医学实验室质量体系
文件编写指南

（第3版）

主　审　翟培军

主　编　庄俊华　黄宪章　胡冬梅

副主编　周亚莉　王丽娜　何　敏　陈　林　罗　强

人民卫生出版社

·北　京·

图书在版编目（CIP）数据

医学实验室质量体系文件编写指南 / 庄俊华，黄宪章，胡冬梅主编. —3版. —北京：人民卫生出版社，2023.12（2024.4重印）

ISBN 978-7-117-35713-5

Ⅰ. ①医… Ⅱ. ①庄… ②黄… ③胡… Ⅲ. ①实验室诊断–质量管理体系–文件–编写–指南 Ⅳ.①R446–62

中国国家版本馆 CIP 数据核字（2023）第 224619 号

人卫智网	www.ipmph.com	医学教育、学术、考试、健康，购书智慧智能综合服务平台
人卫官网	www.pmph.com	人卫官方资讯发布平台

医学实验室质量体系文件编写指南

Yixue Shiyanshi Zhiliang Tixi Wenjian Bianxie Zhinan

第 3 版

主　　编：庄俊华　黄宪章　胡冬梅
出版发行：人民卫生出版社（中继线 010-59780011）
地　　址：北京市朝阳区潘家园南里 19 号
邮　　编：100021
E - mail：pmph @ pmph.com
购书热线：010-59787592　010-59787584　010-65264830
印　　刷：北京瑞禾彩色印刷有限公司
经　　销：新华书店
开　　本：787×1092　1/16　印张：45　插页：8
字　　数：1238 千字
版　　次：2006 年 1 月第 1 版　　2023 年 12 月第 3 版
印　　次：2024 年 4 月第 3 次印刷
标准书号：ISBN 978-7-117-35713-5
定　　价：149.00 元

打击盗版举报电话：010-59787491　E-mail：WQ @ pmph.com
质量问题联系电话：010-59787234　E-mail：zhiliang @ pmph.com
数字融合服务电话：4001118166　E-mail：zengzhi @ pmph.com

编　委（以姓氏笔画为序）：

万泽民　王　意　王丽娜　王建兵　庄俊华　李　沫
吴新忠　何　敏　何文军　陈　林　陈　茶　林海标
欧财文　罗　强　周亚莉　屈平华　胡冬梅　柯培锋
徐　宁　黄宪章　梁　铮　韩　光　韩丽乔

编　者（以姓氏笔画为序）：

万泽民　王　意　王云秀　王红梅　王丽娜　王建兵
龙一飞　吕玉华　庄俊华　刘　丹　刘振杰　孙　琦
李　松　李　涛　李国华　李思挺　李婷婷　吴子安
吴行贵　吴晓宾　吴新忠　何　敏　何文军　余锦旗
张　成　张乔轩　张鹏伟　陈　林　陈　茶　陈颖婷
林城通　林海标　欧财文　罗　强　罗燕芬　周亚莉
胡冬梅　柯培锋　钟伟国　晁　艳　徐　宁　高云龙
涂晓欣　展　敏　黄　迪　黄宪章　黄海昊　黄朝忠
黄景春　鄂顺梅　梁　铮　韩　光　韩丽乔　程招敏

主审简介

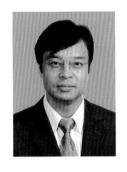

翟培军　研究员，中国合格评定国家认可委员会（CNAS）认可监督部主任。

国际实验室认可合作组织认可事务委员会（ILAC/AIC）委员［2008—2022 年担任医学工作组（WG6）组长，ILAC 对口 ISO/TC 212 官方联络官］；ISO/TC 212 医学实验室检验和体外诊断系统委员会 WG1 和 WG5 成员，TC212 对口 ILAC 官方联络官；ISO/TC 276 国际标准化组织生物技术委员会生物样本保藏工作组（WG2）成员；全国医用临床检验实验室和体外诊断系统标准化技术委员会（SAC/TC 136）副主任委员；中国微生物学会生物安全专业委员会副主任委员。

具有计量、标准化和认可领域工作经验。1997 年开始认可工作，参与了我国实验室认可体系的创建，具体负责了能力验证体系及能力验证提供者（PTP）、标准物质生产者（RMP）、生物样本库等多项认可制度的创建工作；2001 年将 ISO 15189 和 ISO 15190 引入我国，2004 年负责建立起我国医学实验室认可体系。

组织参与了 30 余项国际标准和国家标准制修订，发表论文 50 余篇，主编参编著作 20 余部。获中央国家机关杰出青年"创新奖"、全国质检系统"先进工作者"、"五一劳动奖章"等荣誉；参加"十五"到"十三五"国家科技重大专项、国家重点研发计划、"863"计划、"973"计划相关课题研究，获省部级科研项目一、二、三等奖等奖项。

通讯地址：北京南花市大街 8 号，邮编：100062

E-mail：zhaipj@cnas.org.cn

主编简介

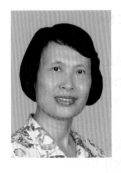

庄俊华　研究员，主任技师，博士生导师，广东省中医院（广州中医药大学第二附属医院）检验医学部学术带头人。

历任中国中西医结合学会检验医学专业委员会第一届名誉主任委员，中国医院协会临床检验管理专业委员会第三届委员，中国医学装备协会临床检验装备技术专业委员会第一届和第二届常务委员，广东省中西医结合学会检验医学专业委员会第一届主任委员，广东省医学会检验分会第九届副主任委员，广东省医院协会临床检验管理专业委员会第二届副主任委员，广东省优生优育协会新生儿疾病筛查专业委员会第五届和第六届副主任委员，广东省中西医结合学会医学实验室自动化专业委员会第一届委员会顾问，广东省中西医结合学会实验医学专业委员会第一届、第二届副主任委员，《检验医学》杂志第七届编委会顾问等。

现任中华中医药学会检验医学分会名誉主任委员，全国卫生产业企业管理协会实验医学专业委员会副主任委员，中国合格评定国家认可委员会医学实验室认可主任评审员，广东省中西医结合学会检验医学专业委员会名誉主任委员，广东省中医药学会检验医学专业委员会名誉主任委员，广东省医学会检验分会顾问，广东省医用耗材管理学会检验与体外诊断分会委员会学术顾问；广东省临床检验质量控制中心专家组专家，广东省医疗器械审评专家，广东省医学会医学鉴定专家库专家等。

获广东省科技进步奖二等奖 3 项（第 1、第 1、第 9）、三等奖 1 项（第 1），广州中医药大学科技奖一等奖 1 项（第 1）、二等奖 1 项（第 1）。获国家发明专利 1 项（第 1）。获国家食品药品监督管理总局医疗器械（诊断试剂）生产批文 1 项（第 1）。主持国家级和省级课题 9 项，厅局级课题 1 项。主编《医学实验室质量体系文件编写指南》（第 1~3 版）、《医学实验室质量体系文件范例》（第 1~3 版）、《临床生化检验技术》、《临床检验掌中宝》（第 1~2 版）等 9 部专著，副主编 / 参编专著多部。作为第一和通讯作者发表论文 60 余篇，其中 SCI 论文 15 篇。作为第一导师培养博士后 1 名，博士生 4 名，硕士生 17 名。

一直从事临床生化检验工作，在临床检验标准化与实验室管理方面有较好的理论基础和实践经验。研究方向：临床检验标准化与实验室管理。

通讯地址：广东省广州市越秀区大德路 111 号，邮编：510120

邮箱：zjh2208@163.com

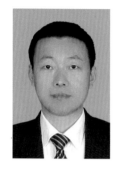 黄宪章　博士，教授，主任技师，博士生导师，广东省中医院（广州中医药大学第二附属医院）检验医学部主任，广州中医药大学医学检验技术专业负责人，新南方优秀教师。

历任中华医学会检验医学分会委员，中国医师协会检验医师分会常务委员，中国医院协会临床检验专业委员会常务委员，国家卫生健康委能力建设和继续教育检验医学专家委员会副主任委员，全国临床医学计量技术委员会委员等；中国合格评定国家认可委员会（CNAS）医学专业委员会委员，CNAS校准专业委员会委员，CNAS主任评审员。

国家自然科学基金、国家重点研发计划、教育部、中华医学会以及广东省、上海市、江苏省、山东省、浙江省、湖北省、辽宁省、四川省、河南省、陕西省、江西省等科技项目和成果评审专家；教育部学位论文评审专家，国际临床检验医学溯源联合委员会（JCTLM）评审专家；《中华检验医学杂志》《临床检验杂志》《检验医学》《临床化学（中文版）》《微循环学杂志》编委，《分子诊断与治疗杂志》常务编委，《中华临床实验室管理电子杂志》副主编；CCLM、JPBA、Spandidos Publications 等杂志审稿人。

获广东省科技进步奖一等奖1项（第7）、二等奖2项（第2、第3）、三等奖3项（第2、第2、第3）。主持国家自然科学基金面上项目2项、国家重点研发计划课题1项、国家科技支撑计划子课题1项；主持广东省自然科学基金等课题16项；作为任务负责人参与国家重点研发计划3项、国家科技支撑计划项目1项；主持省级和校级教学课题7项；制定国家计量技术规范11项，参与制定国家卫生行业标准等20项；负责研制国家标准物质13项。主编、副主编、参编教材和专著32部；作为第一作者和通讯作者发表论文135篇，其中SCI论文60篇、《中华检验医学杂志》11篇。作为第一导师已招收21名硕士生，8名博士生，4名博士后。

从事临床生化检验工作，在临床检验标准化与质量管理方面有较好理论基础和实践经验。研究方向：临床检验标准化；糖尿病及其并发症的发病机制与早期实验诊断；原发性肝癌的发病机制与早期实验诊断。

通讯地址：广东省广州市越秀区大德路111号，邮编：510120
邮箱：huangxz020@163.com

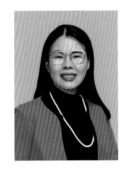

胡冬梅 中国合格评定国家认可委员会校准实验室认可部副主任。

ISO/TC 212/WG2 参考系统工作组委员，国际临床检验医学溯源联合委员会（JCTLM）委员；亚太认可合作组织（APAC）生物样本库工作组召集人，亚太认可合作组织（APAC）同行评审员；全国医用临床检验实验室和体外诊断系统标准化技术委员会（SAC/TC 136）委员，全国临床医学计量技术委员会委员等。

通讯地址：北京南花市大街 8 号，邮编：100062

E-mail：hudm@cnas.org.cn

副主编简介

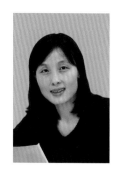

周亚莉　医学博士，中国合格评定国家认可委员会（CNAS）医学实验室认可高级主管。

负责医学实验室认可工作。CNAS 医学实验室认可评审员，担任国际标准化组织临床实验室检验和体外诊断试验系统技术委员会微生物和分子诊断工作组（ISO/TC 212/WG4）委员等。

通讯地址：北京南花市大街 8 号，邮编：100062

E-mail：zhouyl@cnas.org.cn

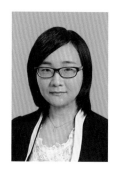

王丽娜　研究生，主任技师。

2006 年起在广东省中医院（广州中医药大学第二附属医院）检验医学部工作至今，2019 年起受聘为中国合格评定国家认可委员会医学实验室认可技术评审员。

通讯地址：广州市大学城内环西路 55 号，邮编：510006

E-mail：wanglina@gzucm.edu.cn

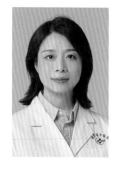

何敏　博士，主任技师。广东省中医院（广州中医药大学第二附属医院）检验医学部免疫专业技术负责人。

中国合格评定国家认可委员会医学实验室认可技术评审员。国家皮肤与免疫疾病临床医学研究中心实验诊断研究委员会副主任委员，中国医师协会风湿免疫科分会自身抗体检测专业委员会委员，广东省中西医结合学会检验医学专业委员会委员，广东省中医药学会检验医学专业委员会委员，广东省预防医学会微生物与免疫学专业委员会委员。

通讯地址：广州市大德路 111 号，邮编：510120

E-mail：minhe@gzucm.edu.cn

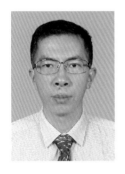

陈林 本科学历，副主任技师。广东省中医院（广州中医药大学第二附属医院）检验医学部血液专业技术负责人，广东省中医院二沙岛医院检验科质量负责人。

中国合格评定国家认可委员会医学实验室认可技术评审员。广东省中西医结合学会检验医学专业委员会委员，广东省中西医结合学会输血医学专业委员会委员，广东省中医药学会检验医学专业委员会委员。

通讯地址：广州市越秀区大通路 261 号，邮编：510105

E-mail：chenlin8378@qq.com

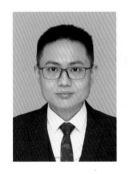

罗强 硕士研究生，副主任技师，广东省中医院（广州中医药大学第二附属医院）芳村医院检验科微生物组组长、实验室技术负责人、检验仪器学教学秘书。

广东省胸部疾病学会健康管理分会常务委员，广东省预防医学会微生物与免疫专委会委员，广东省医疗安全协会检验医学分会委员。

从事临床微生物检验工作，擅长于临床疑难微生物感染的诊治。研究方向：主要从事细菌致病机制、耐药机制以及正常菌群的研究。

通讯地址：广州市荔湾区涌岸街 36 号，邮编：510370

E-mail：luoqiang4313@163.com

内容提要

本书系统介绍了最新版 ISO 15189：2022 实验室认可基础、质量体系文件编写要点、CNAS-CL02 应用要求解读、仪器检定与校准、检测系统性能确认与验证、过程质量管理、医学实验室认可不符合项分析等内容。可以指导医学实验室建立和运行质量管理体系，特别是帮助理解 ISO 15189 最新标准、编写质量体系文件、掌握实验室认可过程中的热点、难点问题。

本书适合正在筹备或准备筹备医学实验室认可单位的管理和技术人员阅读，可供没有筹备实验室认可的医学实验室学习，也可作为 ISO 15189 实验室认可内审员和评审员的培训教材，以及供检验专业的大中专院校师生培训的辅助教材。

前　言

ISO 15189 国际标准自 2003 年发布以来，受到国内外医学实验室技术人员和检验专家、认可组织管理人员等的热烈欢迎和广泛讨论。

广东省中医院二沙岛医院检验科 2002 年底开始筹备实验室认可，2004 年 4 月成为全国第一家通过中国实验室国家认可委员会 ISO/IEC 17025 实验室认可的医院检验科；在此基础上二沙岛医院、大德路总院和芳村医院检验科又进行了 ISO 15189 质量体系认可的筹备工作，2005 年 6 月成为继解放军总医院临床检验科之后全国第二家、综合性检验科第一家通过 ISO 15189 认可的实验室。我们总结了自己筹备认可的体会，2006 年 1 月出版了《医学实验室质量体系文件编写指南》和《医学实验室质量体系文件范例》两本专著，得到广大检验同行们的认可与鼓励。

随着 ISO 15189：2012 版内容有了较大的改变，又增加了新的要求，我们根据这 10 多年来对该质量管理体系的运行并持续改进过程中的体会，同时吸收了美国临床检验标准化委员会（CLSI）、美国病理学家协会（CAP）、美国临床实验室改进修正法案（CLIA）等相关文件质量管理方面的内容，2015 年 6 月出版了《医学实验室质量体系文件编写指南》和《医学实验室质量体系文件范例》第 2 版，获得了良好的社会效益。

随着 ISO 15189：2012 版的发布与运行 10 年来，ISO 15189 的两个母体文件 ISO/IEC 17025：2017《检测和校准实验室能力的通用要求》和 ISO 9001：2015《质量管理体系——要求》均已换版，新技术如分子诊断和 POCT 的发展与应用，ISO 15189 配套和相关标准的制定和修订等技术性因素，以及来自其他国际组织的影响等，2022 年 12 月 ISO/TC 212 正式发布 ISO 15189：2022 国际标准，新标准将带来重大变化。我们系统、全面地学习 ISO 15189：2022 新版标准，结合多年来对该质量管理体系的运行并持续改进过程中的体会，同时进一步吸收国内外相关文件质量管理方面的内容，编写了《医学实验室质量体系文件编写指南》和《医学实验室质量体系文件范例》第 3 版。期待第 3 版能起到抛砖引玉的作用，期待在大家的共同努力下能为提高我国的检验医学学科质量管理水平尽绵薄之力。

《医学实验室质量体系文件编写指南》（第 3 版）系统介绍了实验室认可基础、新版 ISO 15189 质量体系文件编写、设备校准与检验结果的计量溯源性、检测系统性能验证与确认、检验过程管理、实验室信息系统、即时检验质量和能力要求、实验室安全、实验室风险管理、医学实验室认可不符合项等内容。

本书共分十篇，三位主编负责规划篇章目录。每篇均安排一人负责篇内各章的编写和组稿，每章均安排一人负责该章的编写和组稿。《医学实验室质量体系文件编写指南》和《医学实验室质量体系文件范例》两本专著的主编和副主编多次对每篇和每章进行讨论和校稿。翟培军处长负责全部书稿的审稿，庄俊华研究员和黄宪章教授负责全部书稿的审稿与定稿。

本书编写过程中，有些书稿是在第 2 版专著的基础上以及检验医学部的质量管理资料基础上改编的，而这些没有列出编写者的专家和同事们对本书做出了无私奉献。有部分检验医学部同事和在读研究生参与了书稿校对工作。对以上人员的辛勤劳动和贡献一并致谢！有的资料得益于国内外专家发表的论文、出版的著作和取得的成果，编者对本书引用的国内外的科学家们的业绩表示敬意，对他们提供的资料表示感谢！

　　本书编写过程中，得到了中国合格评定国家认可委员会、广东省中医院等单位的大力支持，在此一并致谢！

　　由于时间紧迫，对标准的理解深浅不一，本书难免存在错误和不足之处，恳请读者批评指正。

编者

2023 年 7 月

目 录

第一篇 实验室认可基础

第二篇 医学实验室管理体系文件编写

第三篇　设备检定与校准

第四篇 检测系统性能验证与确认

第五篇　检验过程质量管理

第六篇　实验室信息系统

第七篇 即时检验质量和能力要求

第八篇 实验室安全

第九篇　实验室风险管理

第十篇　医学实验室认可不符合项概述

第一篇
实验室认可基础

　　实验室认可是确保实验室能够按照国家和国际标准提供高质量服务的重要工作。随着科技的不断进步和广泛推广应用,实验室在各个领域的作用日益凸显。无论是环境监测、产品质量检验还是医学检测和诊断,实验室都扮演着不可或缺的角色。实验室通过建立一套科学、严谨的质量管理体系,对实验室的设备、人员、材料、方法和环境等进行全面的评估和监督。开展实验室认可工作,引进先进管理标准,引进或培养优秀人才,优化和提升实验室质量管理流程,提高实验室质量管理水平,保证实验室结果的可靠性和准确性。实验室通过认可能够证明其具备一定的技术能力和管理水平,能够提供可靠的检测结果。这不仅对于实验室自身的发展和提升至关重要,对于用户的信任和满意度也具有重要意义。实验室认可还能够促进实验室之间的合作与交流,提高实验室间结果的互认能力,进一步推动实验室质量的提升,为科技创新和社会发展提供支撑平台。

第一章

合格评定与实验室认可

我国实验室认可工作开展虽较晚，但最近数十年得到了极大的发展。通过实验室认可工作给实验室带来先进的管理制度和理念，提高了实验室的技术能力和质量管理水平，实验室管理人员和技术人员慢慢从观念意识上发生了改变，主动申请实验室认可。

第一节　认证、合格评定与实验室认可

一、认证的发展

国际标准化组织（International Standardization Organization，ISO）为满足国际经济交往中质量保证活动的客观需要，在总结各国质量保证制度和经验的基础上，1987 年 3 月发布了 ISO 9000 族标准。由于这套标准具有的科学性、系统性、实践性和指导性，具有对世界范围质量管理和质量保证的规范、统一、基础、指导作用，一经问世就受到许多国家和地区关注，在工业 / 经济部门赢得了普遍承认，并被迅速采用。目前全世界至少有 150 多个国家和地区采用了这套标准。

随着 ISO 9000 族标准在国际上大量应用，也逐渐暴露出一些问题。因此，ISO/TC 176 委员会在认真总结各国应用 ISO 9000 族标准的基础上，对 ISO 9000 族标准先后进行了四次修订：1994 年有限修订一次；2000 年进行了彻底修订，形成了 2000 版标准；2008 年进行了技术性修订，颁布了 2008 版标准；2015 年进行了技术性修订，颁布了 2015 版标准。2015 版 ISO 9001 标准较过去的标准，在质量管理体系完整性和活力机制方面有明显提升，使质量管理体系更能服务于组织目标的实现，并创造价值。2015 版标准反映了当前世界科学技术和经济贸易的发展状况。我国四次都等同采用了 ISO 标准。

二、合格评定的发展

合格评定（conformity assessment）是指与产品、过程、体系、人员或机构有关的规定要求得到满足的证实。合格评定对象包括接受合格评定的特定材料、产品、安装、过程、体系、人员或机构，其中产品的概念包括了服务。

根据国际贸易发展的要求，20 世纪 70 年代，关税及贸易总协定（General Agreement on Tariffs and Trade，GATT）决定在世界范围内拟定《技术性贸易壁垒协议》（Agreement on Technical Barriers to Trade），简称 TBT 协定，旨在通过消除国际技术贸易壁垒，加快世界贸易的发展，1970 年正式成立了标准和认证工作组，着手起草《技术性贸易壁垒协议》。1975—1979 年经过五年的谈判后该协议于 1979 年 4 月正式签署，1980 年 1 月 1 日生效。1980 年版的 TBT 协定规定了技术法规、

标准和认证制度。GATT 后来改组为世界贸易组织（World Trade Organization，WTO），所使用的 1994 年版的 TBT 协定则将"认证制度"一词更改为"合格评定制度"，并在定义中将内涵扩展为"证明符合技术法规和标准而进行的第一方自我声明、第二方验收、第三方认证以及认可活动"，并且规定了"合格评定程序"，明确其定义为：任何用于直接或间接确定满足技术法规或标准要求的程序。合格评定程序应包括：抽样、检测和检查程序；合格评价、证实和保证程序；注册、认可和批准程序以及它们的综合运用。

根据 GATT 的要求，为了使各国认证制度逐步走向以国际标准为依据的国际认证制度，1970 年 ISO 成立了认证委员会。随着认证制度逐渐向合格评定制度的发展，1985 年该委员会更名为合格评定委员会（简称 ISO/CASCO）。随着国际标准化组织的改革，1994 年该委员会又更名为合格评定标准咨询委员会（简称仍是 ISO/CASCO）。

在合格评定领域，1978 年 ISO 认证委员会发布了第一版针对实验室的 ISO/IEC 导则 25:1978《评估检测实验室技术能力的指南》（ISO/IEC 17025 的前身）；1979 年国际标准化组织（ISO）成立了"质量管理和质量保证技术委员会"（TC176），筹划制定并在 1986 年颁布了 ISO 8402《质量—术语》标准、在 1987 年颁布了第一版 ISO 9000 系列标准。这些标准为合格评定奠定了基础。当前，在合格评定领域已形成了认证、检测（含医学检验）、检查及认可等体系。

三、合格评定与实验室认可的关系

认可（accreditation）是指正式表明合格评定机构具备实施特定合格评定工作的能力的第三方证明。认可机构是指实施认可的权威机构。认可机构的权力通常源自于政府。

认证（certification）是指与产品、过程、体系或人员有关的第三方证明。管理体系认证有时也被称为注册。

实验室是合格评定机构（从事合格评定服务的机构），可以向认可机构申请实验室认可。

从 20 世纪初到 20 世纪 70 年代，各国开展的认证活动均以产品认证为主，但各国开展产品认证活动的做法差异很大。为了实现国与国之间的相互承认，进而走向国际相互承认，国际标准化组织和国际电工委员会（International Electrotechnical Committee，IEC）向各国正式提出建议，以"型式试验＋工厂抽样检验＋市场抽查＋企业质量体系检查＋发证后跟踪监督"模式为基础，建立各国的国家认证制度。

随着质量管理活动的进一步发展，"产品"的含义由实物的产品拓展到了"产品和服务"的广义范畴，也为合格评定注入了许多内容，其性质也从确保产品质量拓展到了司法鉴定、医学检验等公共服务领域。

合格评定是一个国家的基础设施可持续发展的三大基础支柱之一，认可则是认证、检测、检查等合格评定活动的基础，因此，可以说是"基础之基础"。所以，认可与认证并不是同一层面上的事物。

认可的对象一般有实验室、检查机构和认证机构。认可机构自身不从事认证活动，认证是由认证机构进行。具体到实验室认可和质量体系认证的区别，主要表现在：①对象不同，认可的对象是实验室的技术能力；认证的对象是企业等的产品、过程或服务的符合性。②负责机构不同，认可由权威机构进行，一般情况下为政府授权的国家认可机构或者政府机构，认证则由社会上独立的注册机构进行。③认可的原则为非营利性和非商业性，认证一般为市场行为。④结果不同，认可是对能力的评审，证明实验室具有从事某个领域检测和／或校准工作的技术能力，更关注技术；认证是对符合性的审核，证明产品、过程或服务符合特定标准的要求。正是由于存在这些不同，无论是 ISO/IEC 17025 还是 ISO 15189 标准中，均说明其标准是为了证实实验室的技术能力，而非"用于认证目的"。

总之，随着社会的发展以及我国改革的方向，社会对实验室检验检测服务的需求日益增长。因此，实验室认可制度不仅是为了证实实验室的资格和能力符合规定要求，满足检测任务需要，亦是实行国际化、社会化合格评定制度的重要组成，是规范合格评定程序的重要手段。为此，各国和各地区纷纷建立自己的实验室认可制度和体系。

第二节　合格评定机构和实验室认可合作组织

一、合格评定机构

"合格评定"源于"认证活动"的深化和推广，因此习惯上仍称为"认证"活动，我国现阶段称为"认证、认可"活动。

从 20 世纪初到 20 世纪 70 年代，各国开展的认证活动均以产品认证为主。1982 年国际标准化组织出版了《认证的原则和实践》，总结了 70 年来各国开展产品认证所使用的八种形式：①型式试验；②型式试验＋工厂抽样检验；③型式试验＋市场抽查；④型式试验＋工厂抽样检验＋市场抽查；⑤型式试验＋工厂抽样检验＋市场抽查＋企业质量体系检查＋发证后跟踪监督；⑥企业质量体系检查；⑦批量检验；⑧ 100% 检验。

从以上内容可以看出，各国开展产品认证活动的做法差异很大。为了实现国与国的相互承认，进而走向国际相互承认，ISO 和 IEC 向各国正式提出建议，以上述第⑤种形式为基础，建立各国的国家认证制度。

在开展产品认证中需要大量使用具备公正地位的第三方实验室从事产品检测工作，因此实验室检测在产品认证过程中扮演了十分重要的角色。此外，在市场经济和国际贸易中，买卖双方也十分需要检测数据来判定合同中的质量要求。因此对实验室的资格和技术能力的评价显得尤其重要。它不仅是为了验证实验室的资格和能力是否符合规定的要求，满足检测任务的需要，同时也是实行合格评定制度的基础，是实现合格评定程序的重要手段。为此各国和各地区纷纷建立自己的实验室认可制度和体系。我国也于 1983 年建立了实验室国家认可体系。

第一方合格评定活动是由提供合格评定对象的人员或组织进行的合格评定活动。第二方合格评定活动是由在合格评定对象中具有使用方利益的人员或组织进行的合格评定活动。第三方合格评定活动是由既独立于提供合格评定对象的人员或组织，又独立于在对象中具有使用方利益的人员或组织的人员或机构进行的合格评定活动。合格评定机构是从事合格评定服务的机构。认可机构不是合格评定机构。

截至 2022 年 9 月 22 日，全球通过实验室认证或认可基本情况见表 1-1。

表 1-1　全球通过实验室认证或认可基本情况表

通过认证认可前 5 名的国家	英国（20%）	中国（14%）	日本（10%）	印度（5%）	美国（3%）
使用前 5 名的认证认可国际标准	ISO 9001（55%）	ISO 14001（21%）	ISO 45001（11%）	ISO 27001（4%）	ISO 22000（2%）

二、实验室认可合作组织

（一）世界主要国家实验室认可机构

1．澳大利亚实验室认可组织　世界上第一个实验室认可组织是澳大利亚在 1947 年成立的国家检测机构协会（National Association of Testing Authorities，NATA），NATA 的建立得到了澳大利亚联邦政府、专业研究所和工业界的支持。

NATA 认为，对实验室检测结果的信任应建立在实验室对其工作质量和技术能力进行管理控制的基础上，NATA 着手找出可能影响检测结果可靠性的各种因素，并把它们进一步转化为可实施、可评价的实验室质量管理体系；与此同时，在按有关标准对实验室评审的实践中不断研究和发展评审技巧，重视评审员培训与能力的提高，形成了最初的实验室认可体系。截至 2023 年 1 月，NATA 网站显示已认可了 3 000 多家实验室，2 000 多成员，50 多个行业和 20 多个国家。

2．英国实验室认可组织　英国的实验室认可已有 50 多年的历史，1966 年英国贸工部组建了英国校准服务局（BCS），被认为是世界上第二个实验室认可机构，20 世纪 60 年代还没有从事实质上的认可工作，BCS 只负责对工业界建立的校准网络进行国家承认。之后，BCS 开展了检测实验室的认可工作，1981 年获授权建立了国家检测实验室认可体系（NATLAS），1985 年 BCS 与 NATLAS 合并为英国实验室国家认可机构（NAMAS），1995 年 NAMAS 又与英国从事认证机构认可活动的国家认证机构认可委员会（NACCB）合并，并私营化变成英国认可服务机构 UKAS。UKAS 已私营化，但仍属非营利机构。

3．其他国家的实验室认可组织　进入 20 世纪 70 年代以后，随着科学技术的进步和交通的发展，国际贸易有了长足发展，对实验室提供检测和校准服务的需求也大大增加。因此不少国家的实验室认可体系都有了较快发展。欧洲的丹麦、法国、瑞典、德国和亚太地区的中国、加拿大、美国、墨西哥、日本、韩国、新加坡、新西兰等国家都建立起了各自的实验室认可机构，实验室认可活动进入了快速发展和增进相互交流与合作的新时期。

（二）国际与区域实验室认可合作组织

1．国际实验室认可合作组织（International Laboratory Accreditation Cooperation，ILAC）1977 年，主要由欧洲和澳大利亚的一些实验室认可组织和致力于认可活动的技术专家在丹麦的哥本哈根召开了第一次国际实验室认可大会，成立了非官方非正式的国际实验室认可论坛（International Laboratory Accreditation Conference，简称 ILAC）。

1995 年，随着世界贸易组织（WTO）的成立和《技术性贸易壁垒协议》（TBT）条款的要求，世界上从事合格评定的相关组织和人士急需考虑建立以促进贸易便利化为主要目的的高效、透明、公正和协调的合作体系。实验室、实验室认可机构和实验室认可合作组织必须发挥积极作用，与各国政府和科技、质量、标准、经济领域国际组织加强联系，共同合作，才能在经济与贸易全球化的进程中起到促进作用。在这种形势下，ILAC 各成员组织认为实验室认可合作组织有必要以一种更加密切的形式进行合作。

1996 年 9 月，在荷兰阿姆斯特丹举行的第十四届国际实验室认可会议上，经过对政策、章程和机构的调整，ILAC 以正式和永久性国际组织的新面貌出现，其名称变更为"国际实验室认可合作组织"（International Laboratory Accreditation Cooperation，简称仍为 ILAC）。ILAC 向所有国家开放，并专门设立了"联络委员会"，以负责与其他国际组织、认可机构和对认可感兴趣的组织的联络合作。ILAC 设立常设秘书处，包括原中国实验室国家认可委员会（CNACL）和原中国国家进出口商品检验实验室认可委员会（CCIBLAC）在内的 44 个实验室认可机构签署了正式成立"国际实验室认可合作组织"的谅解备忘录（MOU），这些机构成为 ILAC 的第一批正式全权成员。ILAC 的经费来源于其成员缴纳的年金。

ILAC 的成员分为正式成员、联系成员、区域合作组织和相关组织四类。目前 ILAC 正式成员有 100 余个实验室认可组织，联系成员 19 个，相关组织 21 个；区域合作组织成员包括亚太地区的亚太认可合作组织（APAC）、欧洲的欧洲认可合作组织（EA）、中美洲认可合作组织（IAAC）、南部非洲认可发展合作组织（SADCA）、非洲认可合作组织（AFRAC）和阿拉伯认可合作组织（ARAC）共 6 个。目前中国合格评定国家认可委员会（CNAS）、中国香港认可处（HKAS）和中国台湾财团法人基金会（TAF）均为 ILAC 的正式成员。

2．区域实验室认可合作组织　由于地域的原因，在国际贸易中相邻的国家 / 地区之间和区域内的双边贸易占了很大份额。为了达到减少重复检测、促进贸易的共同目的，在经济区域范围内建立的实验室认可机构合作组织更为各国政府和实验室认可机构所关注，这些组织开展的活动也更活跃、更实际。

（1）亚太认可合作组织：亚太实验室认可合作组织（Asia Pacific Laboratory Accreditation Cooperation，APLAC）和太平洋认可合作组织（Pacific Accreditation Cooperation，PAC）于 2019 年 1 月合并，成立亚太认可合作组织（Asia Pacific Accreditation Cooperation，APAC），其前身之一的亚太实验室认可合作组织（APLAC）于 1992 年在加拿大成立，原中国实验室国家认可委员会（CNACL）和原中国国家进出口商品检验实验室认可委员会（CCIBLAC）作为发起人之一参加了 APLAC 的第一次会议，并于 1995 年 4 月作为 16 个成员之一首批签署了 APLAC 的认可合作谅解备忘录（MOU）。MOU 的签约组织承诺加强合作，并向进一步签署多边承认协议方向迈进。

APAC 每年召开一次全体成员大会。APAC 设有执行委员会、多边相互承认协议（MRA）委员会、MRA 管理委员会、技术委员会、能力建设委员会、沟通宣传委员会，APAC 秘书处设在澳大利亚。APAC 现有 55 个认可机构正式成员，12 个合作成员以及 14 个附属成员。

APAC 还积极与由亚太地区各国政府首脑参加的亚太经济合作组织（APEC）加强联系，以发挥更大作用。APEC 的专业区域机构（SRBs）代表 APEC 的测量、标准和合格评定（包括认可）基础设施，致力于实现 APEC 目标，APAC 是其 4 个 SRBs 之一。APEC 中的"标准与符合性评定分委员会"（SCSC）已决定加快贸易自由化的步伐，特别是要在电信、信息技术等产品的贸易中优先消除技术性的贸易壁垒。但为了保证贸易商品满足顾客要求，无障碍贸易的前提条件：一是贸易商品必须经过实验室按公认的标准或相关法规检测合格；二是承担该检测工作的实验室必须经过实验室认可机构按照国际相关标准对其管理和技术能力的认可；三是该实验室认可机构必须是APAC/MRA 的成员。上述 APEC/SCSC 的政策体现了 APEC 各成员国政府的要求，这将大幅推动实验室认可和认可机构之间相互承认活动的发展。

自成立以来，APAC 一直致力于发展多边承认协议（MRA）。因为 APAC 的最终目的是通过MRA 来实现各经济体互相承认对方实验室的数据和检测报告，从而推动自由贸易和实现 WTO/TBT 中减少重复检测的目标。

（2）欧洲认可合作组织：欧洲实验室认可合作组织（EAL）1994 年成立，其前身是 1975 年成立的西欧校准合作组织（WECC）和 1989 年成立的西欧实验室认可合作组织（WELAC）。1997 年EAL 又与欧洲认证机构认可合作组织（EAC）合并组成欧洲认可合作组织（EA），参加者有欧洲共同体（欧洲联盟的前身）各国的 20 多个实验室认可机构。

（三）我国的实验室认可机构

1. 我国实验室认可活动的产生和发展　1983 年，中国国家进出口商品检验局会同机械工业部实施机床工具出口产品质量许可制度，对承担该类产品检测任务的 5 个检测实验室进行了能力评定。此时政府部门既是出口产品质量许可制度的组织实施者，也是实验室检测结果的用户。对实验室检测能力的评价考核，不仅使通过评价的实验室具备了承担国家指令性检测任务的资格，还促进了实验室的管理工作，提高了其检测结果的可信度。

1986 年，通过国家经济管理委员会授权，国家标准局开展对检测实验室的审查认可工作，同时国家计量局依据《计量法》对全国的产品质检机构开展计量认证工作。1994 年，国家技术监督局成立了"中国实验室国家认可委员会"（CNACL），并依据 ISO/IEC 指南 58 运作。

1989 年，中国国家进出口商品检验局成立了"中国进出口商品检验实验室认证管理委员会"，形成了以中国国家进出口商品检验局为核心，由东北、华北、华东、中南、西南和西北 6 个行政大区实验室考核领导小组组成了进出口领域实验室认可工作体系。1996 年，依据 ISO/IEC 指南 58，改组成立了"中国国家进出口商品检验实验室认可委员会"，2000 年 8 月将名称变更为"中国国家出入境检验检疫实验室认可委员会"（CCIBLAC）。

我国的实验室认可工作从起初的行政管理为主导，逐步向市场经济下的自愿、开放的认可体系过渡。CNACL 于 1999 年、CCIBLAC 于 2001 年分别顺利通过 APLAC 同行评审，签署了《亚太实验室认可合作相互承认协议》。

随着改革开放的深入与经济实力的增强，我国的进出口贸易总额有了快速增长，实验室认可工作也需要有进一步的提高，其发展方向要与国际同步。2002 年 7 月 4 日，CNACL 和 CCIBLAC 合并成立了"中国实验室国家认可委员会"（CNAL），实现了我国统一的实验室认可体系。2006 年3 月 31 日为了进一步整合资源，发挥整体优势，国家认证认可监督管理委员会决定将 CNAL 和中国认证机构国家认可委员会（CNAB）合并，成立了中国合格评定国家认可委员会（CNAS）。

2. 中国合格评定国家认可委员会（CNAS）　CNAS 是根据《中华人民共和国认证认可条例》的规定，由国家认证认可监督管理委员会批准设立并授权的国家认可机构，统一负责对认证机构、实验室和检查机构等相关机构（以下简称合格评定机构）的认可工作。认可委员会的宗旨是：推进合格评定机构按照相关的标准和规范等要求加强建设，促进合格评定机构以公正的行为、科学的手段、准确的结果有效地为社会提供服务。

CNAS 的组织机构包括：全体委员会、执行委员会、秘书处以及七个专门委员会（认证机构专门委员会、实验室专门委员会、检验机构专门委员会、评定专门委员会、申诉专门委员会、最终用户专门委员会、审定与核查机构专门委员会）。

全体委员会由与认可工作有关的政府部门、合格评定机构、合格评定服务对象、合格评定使用方和相关的专业机构与技术专家等方面代表组成。执行委员会由全体委员会主任、常务副主任、副主任及秘书长组成。认证机构专门委员会、实验室专门委员会、检验机构专门委员会这三个专门委员会下设若干专业委员会，承担相应的专业技术工作。秘书处是 CNAS 的常设执行机构，设在中国合格评定国家认可中心（简称认可中心）。认可中心是 CNAS 的法律实体，承担开展认可活动所引发的法律责任。

3. 我国认可工作的类别和依据

CNAS 认可的类别：通常情况下，按照认可对象的分类，认可分为认证机构认可、实验室及相关机构认可、检验机构认可、审定与核查机构认可等。

（1）认证机构认可：认证机构认可是指认可机构依据法律法规，基于 GB/T 27011 的要求，并分别以如下标准为标准进行评审并证实能力。①以国家标准 GB/T 27021《合格评定——管理体系审核认证机构要求》（等同采用国际标准 ISO/IEC 17021）系列标准为标准，对管理体系认证机构进行评审，证实其是否具备开展管理体系认证活动的能力。②以国家标准 GB/T 27065《合格评定——产品、过程和服务认证机构要求》（等同采用国际标准 ISO/IEC 17065）为标准，对产品认证机构进行评审，证实其是否具备开展产品认证活动的能力。③以国家标准 GB/T 27024《合格评定——人员认证机构通用要求》（等同采用国际标准 ISO/IEC 17024）为标准，对人员认证机构进行评审，证实其是否具备开展人员认证活动的能力。

认可机构对于满足要求的认证机构予以正式承认，并颁发认可证书，以证明该认证机构具备实施特定认证活动的技术和管理能力。

（2）实验室及相关机构认可：实验室认可是指认可机构依据法律法规，基于 GB/T 27011 的要求，并分别以如下标准为标准进行评审并证实能力。①以国家标准 GB/T 27025《检测和校准实验室能力的通用要求》（等同采用国际标准 ISO/IEC 17025）为标准，对检测或校准实验室进行评审，证实其是否具备开展检测或校准活动的能力；②以国家标准 GB/T 22576《医学实验室质量和能力的要求》（等同采用国际标准 ISO 15189）为标准，对医学实验室进行评审，证实其是否具备开展医学检测活动的能力；③以国家标准 GB 19489《实验室生物安全通用要求》为标准，对病原微生物实验室进行评审，证实该实验室的生物安全防护水平达到了相应等级；④以国家标准 GB/T 27043《合格评定 – 能力验证的通用要求》（等同采用国际标准 ISO/IEC 17043）为标准，对能力验证计划提供者进行评审，证实其是否具备提供能力验证的能力；⑤以 CNAS-CL04：《标准物质 / 标准样品生产者能力认可准则》（等同采用国际标准 ISO 17034）为标准，对标准物质生产者进行评审，证实其是否具备标准物质生产能力。

认可机构对于满足要求的合格评定机构予以正式承认，并颁发认可证书，以证明该机构具备实施特定合格评定活动的技术和管理能力。

（3）检验机构认可：检验机构认可是指认可机构依据法律法规，基于 GB/T 27011 的要求，并以国家标准 GB/T 27020《合格评定 – 各类检验机构的运作要求》（等同采用国际标准 ISO/IEC 17020）为标准，对检验机构进行评审，证实其是否具备开展检验活动的能力。

认可机构对于满足要求的检验机构予以正式承认，并颁发认可证书，以证明该检验机构具备实施特定检验活动的技术和管理能力。

（4）审定与核查机构认可：审定与核查机构认可是指认可机构依据法律法规，基于 GB/T 27011 的要求，以 CNAS-CV01《合格评定审定与核查机构通用原则和要求》（等同采用国际标准 ISO/IEC 17029）为基本标准进行评审并证实其是否具备开展审定与核查活动的能力。

认可机构对于满足要求的审定与核查机构予以正式承认，并颁发认可证书，以证明该审定与核查机构具备实施特定审定与核查活动的能力。

4. CNAS 认可的依据　CNAS 依据 ISO/IEC、国际认可论坛（IAF）、ILAC 和 APAC 等国际组织发布的标准、指南和其他规范性文件，以及 CNAS 发布的认可规则、认可标准等认可规范文件，实施认可活动。

（1）认可规范：认可规范是 CNAS 认可相关文件的统称，主要包括：认可规则、认可标准、认可指南、认可方案、认可说明、技术报告等，其中认可规则、认可标准、认可说明和部分的认可方案属于强制性要求文件；认可指南、技术报告则属于非强制性要求文件，通常供实验室参考。

（2）认可规则：认可规则是 CNAS 根据法律、法规及国际组织等要求制定的实施认可活动的政策和程序，包括通用规则（R）和专用规则（RL）两类文件。如：CNAS-R01《认可标识和认可状态声明管理规则》、CNAS-RL01《实验室认可规则》都属于认可规则，但是 CNAS-R01 是 R 系列通用认可规则，CNAS-RL01 是 RL 系列专用认可规则。

（3）认可标准：认可标准是 CNAS 认可评审的基本依据，规定了对认证机构、实验室和检验机构等合格评定机构应满足的基本要求，包括基本标准和专用标准。专用标准是 CNAS 针对某些行业或技术领域的特定情况，在基本认可标准的基础上制定的专门应用要求，文件名称可以用"标准"，也可以用"要求"或"应用说明"作为后缀，文件代号字母一般是 CL 系列，如：CNAS-CL02《医学实验室质量和能力认可准则》。

（4）认可指南：认可指南是 CNAS 对认可规则、认可标准或认可过程的建议或指导性文件。文件代号一般是 GL 系列，如：CNAS-GL008《实验室认可评审不符合项分级指南》、CNAS-GL037《临床化学定量检验程序性能验证指南》。

（5）认可方案：认可方案是 CNAS 根据法律法规或制度制定者等的要求，对特定认可制度适用认可规则、认可标准和认可指南的补充。文件代号一般是 S 系列，如：CNAS-CL01-S01《中国计量科学研究院认可方案》。

（6）认可说明：认可说明是 CNAS 在认可规范实施过程中，对特定要求理解或对特定工作实施的进一步明确要求。文件代号一般是 EL 系列，如：CNAS-EL-14《医学实验室认可受理要求的说明》。

（7）技术报告：技术报告是 CNAS 发布的对有关合格评定机构运作具有指导性的技术说明文件。文件代号一般是 TRL 系列，如：CNAS-TRL-010《测量不确定度在符合性判定中的应用》、CNAS-TRL-022《实验室风险管理指南》。

三、实验室认可的相互承认协议

为了消除区域内成员国间的非关税技术性贸易壁垒，减少不必要的重复检测和重复认可，EA 和 APAC 都在致力于发展实验室认可的相互承认协议（MRA），即促进一个国家或地区经认可的实验室所出具的检测或校准的数据与报告可被其他签约机构所在国家或地区承认和接受。要做到这一点，签署 MRA 协议的各认可机构应遵循以下原则：

1. 认可机构完全按照有关国际标准（ISO/IEC 17011）运作并保持其符合性。

2. 认可机构保证其认可的实验室持续符合有关实验室能力通用要求的国际标准（ISO/IEC 17025）。

3. 被认可的校准或检测服务完全由可溯源到国际基准的计量器具所支持。

4. 认可机构成功地组织开展了实验室间的能力验证活动。

第二章
实验室认可的意义及 ISO 标准

第一节　实验室认可的意义与作用

一、实验室认可的意义

实验室是为供需双方提供检测服务的技术机构，也是政府和行业部门实施市场和产品监督的重要依据。这些需求要求实验室必须依靠可信的公正性、高效的质量管理和可靠的技术能力，为社会和客户提供准确优质的检测服务。

认可机构通常是经国家政府授权从事认可活动，是一种国家认可行为。因此，经国家认可机构认可后的实验室，其认可领域范围内的检测能力不但为政府所采信，其检测结果也广泛被社会和贸易双方所使用。同时，由于实验室认可的国际性，我国获认可实验室的结果还可通过我国认可机构与国际组织和其他国家或经济体认可机构达成的国际相互承认协议（Mutual Recognition Agreement，MRA）而得到更广泛的国际承认。

由于实验室认可活动的国际化和规范化，以国际实验室认可合作组织（International Laboratory Accreditation Cooperation，ILAC）为基础的实验室认可机构国际联合体，日益得到广泛的认同。当前，ILAC 与其他国际组织保持着良好的合作，例如联合国、世界贸易组织、国际奥委会、世界卫生组织、世界农业组织、国际刑警组织、国际计量局、国际标准化组织、国际临床化学委员会等国际组织，以及欧盟、亚太经济合作组织（Asia-Pacific Economic Cooperation，APEC）等区域政府间合作组织，均认同 ILAC 框架内的认可结果，且越来越多的国际机构将获得 ILAC 成员的认可作为实验室各类准入的条件。

这种国际格局的形成，归根结底是由于全球化进程所带来的结果，而消除贸易技术壁垒，减少重复检测检验则是直接的动力。

针对自由贸易所设定的目标"一次检验/检验，全球接受（product tested or inspected once and accepted everywhere）"，ILAC 正带领各国/经济体的认可机构为实现该目标而努力。

国际组织明确的认可发展方向，也为各国认可制度的设立提供了指导。我国在 2003 年 9 月 9 日发布了《中华人民共和国认证认可条例》，宣告我国实施统一的国家认可制度，2006 年我国完成了统一的国家认可机构。2008 年，欧洲委员会和欧盟理事会联合发布了欧盟第 765 号决议，要求各成员国只能保留一个国家认可机构，且该机构为非商业化和非营利性，旁证了我国认可制度的设计符合国际发展趋势。

随着 ILAC 工作的开展，以及得到当前国际机构的承认，实验室出具的检测检验报告也得到了越来越广泛的接受，将在国际贸易和国际合作中发挥更大的作用。

二、实验室认可的作用

实验室认可为实验室带来的益处归纳起来主要有以下几点：

1. 表明实验室具备了按相应认可标准开展检测 / 校准服务的技术能力。
2. 增强市场竞争能力，赢得政府部门、社会各界及客户的信任。
3. 通过认可机构的国际互认，帮助实验室检测机构得到国际更广泛的承认。
4. 融入国际合格评定机构认可双边、多边合作交流。
5. 可在认可的范围内使用国家认可和 ILAC 国际互认联合标识。
6. 列入获准认可机构名录，提高知名度和公信力。

实验室认可有不同的服务领域，实验室认可结果可被政府利用：

三、实验室认可的服务领域和认可结果利用

1. **CNAS 提供的认可服务领域**　根据《中华人民共和国认证认可条例》相关规定，我国的实验室认可工作统一由中国合格评定国家认可委员会（China National Accreditation Service for Conformity Assessment，CNAS）实施，这涉及我国全部领域的检测和校准活动。专业领域繁多，为便于认可工作开展以及规范实验室能力表述，CNAS 颁布了《CNAS 实验室认可检测、校准领域分类表》，将检测和校准分为生物、化学、机械、电气、3C 认证产品、动植物检疫、医学、法医、兽医、建材与建筑、无损检测、电磁兼容、计量、声学和振动、热学和温度、光学和辐射等领域。同时，考虑到检测对象种类多样、情况复杂，CNAS 还对以上每一个检测领域又划分为若干分领域及项目，以供实验室申请认可和对实验室技术能力进行评审以及 CNAS 做出认可决定、确定认可范围使用。

在医学领域，为保证与国家政策的一致性，同时便于实验室操作，对实验室检验能力的表述，CNAS 采用我国卫生行业部门的临床检验项目分类标准。

2. **实验室认可结果的政府利用**　由于我国行政管理体制的特点，许多行业、部门都建立了一套对自己系统内实验室实施管理的评价、考核方式。这是一种对某个系统进行行政管理的手段，对履行政府职能和规范实验室行为发挥了重要作用。但随着社会体制、经济体制的发展和完善，全社会化的协作和参与的要求日益强烈，客户维权意识的加强，国家对政府部门降低行政管理成本和政府的风险意识也逐步得到强化，"小政府、大社会"以及采信第三方公正评价结果成为发展的必然趋势。

第二节　等同采用 ISO 标准的原则

ISO 是国际上最大、最重要的标准化专门机构。ISO 的宗旨是：在世界范围内促进标准化工作的发展，以利于国际物资交流和互助，并扩大知识、科学、技术和经济方面的合作。主要任务是：制定国际标准，协调世界范围内的标准化工作，与其他国际性组织合作研究有关标准化问题；与 IEC 保持紧密合作，作为一个整体担负制定全球协商一致的国际标准的任务。

当前，ISO 有超过 800 个技术委员会和分委会，每年制定超过 1 000 个国际标准。已经发布了 17 000 多个国际标准。这些国际标准在各领域得到广泛应用，已经成为全球贸易和国际合作的基础。

我国 1978 年加入 ISO，在各界的努力下，我国标准化工作取得了长足的进步，在国际上的话语权也逐渐增加。在 2008 年迪拜召开的第 31 届 ISO 大会上，中国正式成为 ISO 的常任理事国。作为 ISO 的正式成员以及 WTO 成员，根据 WTO 关于技术壁垒协定的约束，中国必须接受和采纳国际标准，通过逐步提高国际标准采标率来实现。根据 2018 年 1 月 1 日实施的《中华人民共和国标准化法》，我国的标准分为国家标准、行业标准、地方标准和团体标准、企业标准。其中，地方标准是在没有国家和行业标准前提下，根据地方需要而制定，当出现国家或行业标准时，就应被撤销。在实验室应用中，对标准优先采用的顺序是：国际标准、国家标准、行业标准，当没有标准存在时，也可使用权威期刊刊载的方法、生产商的说明书、实验室自己制定的标准。

在对国际标准的采用上，我国分为两种方式：等同采用和非等同采用。鼓励等同采用国际标准，以减少不必要的澄清、解释和验证等带来的麻烦。

我国制定国标时，如有相应的国际标准，国家标准管理委员会要求尽可能多地等同采用 ISO 标准；而只有当该领域确实有"中国特色"，例如与我国法律法规相冲突，才会"非等同采用"。

具体到 ISO 15189《医学实验室—质量和能力的要求》，由于该标准同时作为医学实验室质量管理和医学实验室认可的依据，根据 ILAC 要求，各国认可机构需要等同采用该国际标准，因此，在我国国家标准立项时，即明确依据等同采用国际标准的原则。因此，可以说我国的该国家标准是国际标准的汉语翻译版。

2003 年 ISO/TC 212 发布了 ISO 15189：2003《医学实验室—质量和能力的专用要求》，该标准的发布对医学实验室的管理和能力提升产生了重要影响。各国认可机构陆续采用该国际标准对医学实验室开展认可。2004 年我国在国际上较早建立起 ISO 15189 医学实验室认可制度，为提升我国医学实验室质量管理和技术能力，提高我国医学检验国际影响力等发挥了重要作用。ISO 15189：2022 由 ISO/TC 212 进行修订，本次修订将带来重大变化，本章对 ISO 15189 标准的发展过程，标准介绍和认可意义作简单介绍。

第一节　概　　述

ISO 15189 是专门针对医学实验室认可的国际标准，2003 年 ISO 正式颁布 15189 为《医学实验室—质量和能力的专用要求》的国际标准，2007 年和 2012 年分别进行了修订，2022 年再次进行修订并颁布 ISO 15189：2022《医学实验室—质量和能力的要求》。

一、任务起源和修订目标

本次修订始于国际标准 5 年 1 个周期的系统复审。2017 年 10 月，国际标准化组织医学实验室检验和体外诊断系统技术委员会（ISO/TC 212）启动对 ISO 15189：2012 的复审表决，考虑到 ISO 15189 的两个母体文件 ISO/IEC 17025《检测和校准实验室能力的通用要求》和 ISO 9001《质量管理体系—要求》均已换版，新技术如分子诊断和即时检验（point-of-care testing，POCT）的发展与应用，ISO 15189 配套和相关标准的制定和修订等技术性因素，以及来自其他国际组织的影响等。经过 2 轮表决确定了复审结论为修订标准。

ISO 15189 的修订由 ISO/TC 212 医学实验室质量和能力工作组（work group 1，WG1）负责。WG1 确定了本次修订的基本目标为：

1. 与 ISO/IEC 17025：2017 协调一致。
2. 考虑 ISO 9001：2015 的变化。
3. 通过策划和实施应对风险的措施，强化对患者健康的关注。
4. 减少固化和细节规定。
5. 纳入 POCT 要求。
6. 不重复在其他支持性文件中已包含的具体要求。

二、修订过程及我国发挥的作用

修订工作于 2018 年 11 月正式启动，由 WG1 召集人 Sheila Woodcock 负责。项目组设立 7 个初始小组并行工作，来自不同国家 63 名代表共同参与。全国医用临床检验实验室和体外诊断系统标准化技术委员会（SAC/TC 136）作为我国 ISO/TC 212 的对口单位，高度重视并与中国合格评定国家认可委员会一同组建了 ISO 15189 中国专家工作组，研讨和组织各阶段草案的中国意见并提出我国表决建议。SAC/TC 136 副主委、来自中国合格评定国家认可委员会的翟培军研究员同时以国际实验室认可合作组织（ILAC）医学工作组召集人和 ILAC 对口 ISO/TC 212 官方联络人身份代表 ILAC 参与该工作，组织 ILAC 的意见建议。我国代表在本次国际标准修订中发挥了重要作用。

2022 年 4 月底，完成对国际标准草案稿的表决。2022 年 7—8 月进行为期 8 周的最终国际标准草案表决。新版国际标准 2022 年 12 月正式发布。

三、ILAC 对 ISO 15189 修订的参与和影响

ILAC 是一个由各国和经济体认可机构组成的国际组织，目标是促进各国采用认可结果，减少重复检测，实现一次检测全球承认。ILAC 当前有 150 多个成员，其中 104 个认可机构签署了多边互认协议（ILAC-MRA），得到几乎所有国际组织的承认和采信。

2002 年 ILAC 在柏林召开的第六届全体大会上作出采用 ISO 15189 作为医学实验室认可标准的决议，统一了各国医学实验室的认可依据，是 ISO 15189 的最大用户团体之一。

ILAC 在本次标准系统复审之初便开始参与，最主要意见是认为当前版本表述过细，很多内容超越了 ISO/IEC 17025 中的相应要求，同时也对众多条款例如 7.2.7 "检验结果质量的保证" 等提出具体修改意见。

第二节 ISO 15189：2022 标准简介

ISO 9000 质量体系系列标准是质量管理体系标准的母体文件。ISO 9001 是 ISO 9000 质量管理标准和质量管理体系特定要求系列文件的一部分。ISO/IEC 17025：2017 在管理体系的要求方面，与 ISO 9000：2015 相协调。

ISO/TC 212 应用 ISO/IEC 17025：2017 作为结构基础，针对医学（临床）实验室的特点对 ISO 15189：2012 进行了调整，制定了 ISO 15189：2022。

ISO 15189 和 ISO 9001 标准并不能互相替代。实验室质量管理体系符合 ISO 15189 标准，并不意味着其运作符合 ISO 9001 的所有要求。反之亦然，实验室质量管理体系符合 ISO 9001 的要求，并不能证明医学实验室具有出具准确、可重现和符合患者临床情况的报告的能力。

医学实验室可通过建立、实施和保持质量管理体系（如：按照 ISO 9001 的要求）来满足管理体系的通用要求。该质量管理体系应支持和证明医学实验室的活动持续符合 ISO 15189 标准其他部分规定的要求。

医学实验室对于患者医疗至关重要，其在伦理和监管范畴内开展活动，以满足所有患者及负责患者医疗人员的需求，包括：检验申请的安排，患者准备，患者识别，样品采集、运送、患者样品的处理，选择符合预期用途的检验，样品检验，样品储存，以及后续的解释、报告和建议。可能还

包括向患者提供结果、安排急诊检测和通知危急结果等。ISO 15189 标准对上述内容进行了规定和要求，同时明确医疗服务提供者对患者的责任。

换版后的 ISO 15189 标准还包括了医学实验室为应对风险和改进机遇而策划和采取措施的要求。该方式的优点包括：提高管理体系的有效性，减少无效结果的概率，减少对患者、实验室员工、公众和环境的潜在危害。

ISO 15189：2022 主要修订内容包括：

1．与 ISO/IEC 17025：2017 一致，将管理要求移到文件末尾。

2．整合即时检验（POCT）要求（原 ISO 22870《POCT 质量和能力的要求》）。

3．更强调风险管理。

以下将 ISO 15189：2022 具体修订内容按条款进行说明：

一、结构变化

与 ISO 15189：2012 相比，ISO 15189：2022 的结构发生了很大变化，除第 1 章　范围、第 2 章　规范性引用文件和第 3 章　术语定义外，其余章节条款均重新进行了编排。主体内容由旧版的"4　管理要求"和"5　技术要求"两个部分共 25 个要素，变更为"4　总体要求""5　结构和管理要求""6　资源要求""7　过程要求""8　管理体系要求"五章及附录 A 规范性要求，并对 25 个要素进行了改写和重新归类（表 3-1）。

表 3-1　ISO 15189：2022 的框架和条款分布

ISO 15189：2022《医学实验室—质量和能力的要求》		
前言	6.1　总体要求	7.8　连续性和应急预案
1　范围	6.2　人员	8　管理体系要求
2　规范性引用文件	6.3　设施和环境条件	8.1　总体要求
3　术语和定义	6.4　设备	8.2　管理体系文件
4　总体要求	6.5　设备校准和计量溯源性	8.3　管理体系文件控制
4.1　公正性	6.6　试剂和耗材	8.4　记录控制
4.2　保密性	6.7　服务协议	8.5　应对风险和改进机遇的措施
4.3　患者相关的要求	6.8　外部提供的产品和服务	8.6　改进
5　结构和管理要求	7　过程要求	8.7　不符合及纠正措施
5.1　法律实体	7.1　总体要求	8.8　评估
5.2　实验室主任	7.2　检验前过程	8.9　管理评审
5.3　实验室活动	7.3　检验过程	附录 A　即时检验（POCT）的附加要求（规范性附录）
5.4　结构和权限	7.4　检验后过程	附录 B　ISO 9001：2015 与 ISO 15189：2022（本标准）的比较（资料性附录）
5.5　目标和方针	7.5　不符合工作	附录 C　ISO 15189：2012 和 ISO 15189：2022（本标准）的比较（资料性附录）
5.6　风险管理	7.6　数据控制和信息管理	
6　资源要求	7.7　投诉	

二、适用范围

ISO 15189 明确规定"包括即时检验（POCT）的要求"，在正文中则明确阐述为"在实验室管理范围内的 POCT"。这意味着如果实验室同时开展 POCT 检测，应将 POCT 相关要求纳入实验室管理体系。此外，新标准发布后，废止 ISO 22870《POCT 质量和能力的要求》。

自 ISO 15189：2012 发布至今 10 年时间里，被该标准引用的诸如 ISO 15190：2020《医学实验室—安全要求》等 10 余个国际标准也陆续发生变化，涉及实验室安全、风险管理、POCT、溯源、测量不确定度、能力验证、信息安全等多个方面，本次也均进行了更新，实验室在相关活动中应注意更新并执行。

三、术语定义

标准中术语定义共 32 个，删除了原版中一些常识性术语定义，增加了一些新版标准中应用的术语定义，部分旧版标准术语定义保留或修改。需注意的是，ISO 15189 中"医学实验室"定义中不再罗列各专业领域，但在"引言"中仍明确可用于影像医学、生理学等其他医疗服务领域，因此只是简化表述，并非缩小范围。

四、总体要求

ISO 15189 第 4 章为"总体要求"。此章中，"4.1 公正性"和"4.2 保密性"是 ISO 对此类标准的固定格式要求。与旧版相比，这 2 项内容的要求更加具体。除此之外，4.3 条款"患者相关的要求"是医学专业特色内容，进一步强化"增进患者健康"（引言），专门明确了 9 条具体与患者诊疗相关的要求。

五、结构和管理要求

ISO 15189 第 5 章"结构和管理要求"，内容包含了旧版中的"4.1 组织和管理责任""4.2 质量管理体系"和"4.7 咨询服务"3 个条款内容。

主要变化包括：概述"实验室主任"的职责而不再罗列具体要求；取消了"质量主管"称谓，但仍规定了其相关职责；强调"风险管理"相关要求，强化风险管理在整体组织管理中的作用。

六、资源要求

ISO 15189 第 6 章"资源要求"，包括员工、设施、设备、试剂和耗材、支持服务等的要求，内容包含了旧版中"4.4 服务协议""4.6 外部服务和供应""5.1 人员""5.2 设施和环境条件""5.3 实验室设备试剂和耗材"等 5 个条款内容，主要变化体现在以下两个方面。

1. 校准和溯源（6.5 设备校准和计量溯源性） 该条款分为两个子条款，区分规定了"6.5.2 设备校准"以及"6.5.3 测量结果的计量溯源性"，二者校准实施方式、主体和校准参数不同，共同确保测量结果的准确性。这也更符合我国医学实验室通常将"校准"分为"设备校准"和"项目校准"的习惯。

2. 服务协议（6.7 服务协议） 专门对由实验室提供支持的 POCT 活动的协议进行了规范，即"实验室与其母体组织（如医院）的其他部门之间的服务协议应确保对各自的职责和权限进行规定并传达，并可由多学科组织的 POCT 委员会管理此类服务协议"。其余条款要求没有实质性变化。

七、过程要求

ISO 15189 第 7 章"过程要求",包括检验前、中、后过程,内容包含了旧版中"4.8　投诉的解决""4.9　不符合的识别和控制""5.4　检验前过程""5.5　检验过程""5.6　检验结果质量的保证""5.7　检验后过程""5.8　结果报告""5.9　结果发布""5.10　实验室信息管理"九个条款的内容。这些内容除了格式调整之外,内容无重大变化,但增加一个"连续性和应急预案"条款,针对实验室遇到紧急情况时的措施和要求,确保实验室能够及时恢复正常工作。

八、管理体系要求

ISO 15189 第 8 章"管理体系要求",内容包含了旧版中"4.2　质量管理体系""4.3　文件控制""4.10　纠正措施""4.11　预防措施""4.12　持续改进""4.13　记录控制""4.14　评估和审核""4.15　管理评审"八个条款的内容。不再要求必须编制"质量手册",弱化管理体系文件的形式要求。实验室可延续习惯的质量管理体系文件层级架构,但不再作为强制要求;取消了"预防措施"要素,将其作用纳入新增的"风险和改进措施"条款中,再次突出风险管理要求,由此,标准中有"5.6　风险管理"和"8.5　应对风险和改进机遇的措施"两个单独条款规定风险管理的要求,而整个标准中有近 20 处提及风险管理,可见对风险管理的重视。

九、ISO 15189: 2022 换版将给我国带来几个方面的影响

1．标准要求的变化　融合了国际上医学检验的新理念和热点,例如 POCT 的规范、计量溯源性和测量不确定度评定、风险管理的重要性等。我国医学实验室在实施和转换新标准中不仅要研究其新变化,符合新要求,也要探究其文字背后的思路和考量,进一步促进我国检验医学发展。

2．我国对口标准化技术委员会的国家标准的修订　我国对口标准化技术委员会已经启动国家标准 GB/T 22576 的修订工作,方便医学实验室和各需求方能尽早得到权威的中文版本,利于实验室应用。

3．我国认可机构提前做好转换工作准备　ILAC 确定 ISO 15189: 2022 的认可转换过渡期为 3 年,即认可机构应在 2025 年 12 月 31 日之前,完成所有已认可医学实验室的资格转换,以确保维持我国医学实验室国际互认地位。

第四章

医学实验室评价方式与认可要求

第一节 当前存在的医学实验室评价方式

鉴于医学检验对人类健康和诊疗服务的重要性，各国都重视医学检验结果的可靠性，开展医学实验室质量管理研究。随着社会的发展，加强医学实验室质量管理也成为了各实验室的共识和追求。以下介绍当前对我国医学实验室具有影响的质量管理体系模式。

一、我国的《医疗机构临床实验室管理办法》

我国卫生部于 2006 年正式颁布了《医疗机构临床实验室管理办法》（以下简称《管理办法》），这是医疗机构临床实验室建设和管理中一个重要事件。《管理办法》是临床实验室准入的标准，这意味着我国临床实验室的管理迈进了法制化和规范化的轨道，为提高临床实验室质量和服务水平打下基础。

《管理办法》明确了临床实验室的定义及功能、工作目标和必备条件。质量管理是《管理办法》最重要的组成部分，在该方面，除了对校准、室内质控、室间质评提出要求外，还对建立临床检验专业登记注册制度、明确医疗机构内部实验室应集中设置、统一管理、资源共享等提出了要求。

在实验室安全方面，强调临床实验室的生物安全管理，保护工作人员的健康、防止医源性感染的扩散。《管理办法》还确定了监督管理的主体及管理范围，明确各级卫生行政部门、医疗机构和临床检验中心在贯彻本办法中的职责。

《管理办法》及其配套文件的制定参考了国际标准和发达国家的经验，但更多内容是考虑我国国情，在规范我国临床实验室管理上发挥着重要作用，但也正是由于国情特色浓重，难以得到国际认同。

二、我国医院等级评审中对实验室的要求

我国的医院等级可分为一级、二级和三级，其中三级综合医院评审标准比较权威，临床实验室（临床检验）是医院等级评审的重要组成部分。三级综合医院评审标准的临床实验室部分主要包括临床"危急值"报告制度和临床检验管理与持续改进两部分，临床检验管理与持续改进部分主要有以下七条：

1. 临床检验部门设置、布局、设备设施符合《医疗机构临床实验室管理办法》，服务项目满足临床诊疗需要，能提供 24 小时急诊检验服务。

2. 有实验室安全流程，制度及相应的标准操作流程，遵照实施并记录。

3. 由具备临床检验专业资质的人员进行检验质量控制活动，解释检查结果。

4. 检验报告及时、准确、规范，严格审核制度。

5. 有试剂与校准品管理规定，保证检验结果准确合法。

6. 为临床医师提供合理使用实验室信息的服务。

7. 科主任与具备资质的质量控制人员组成团队，能够用质量与安全管理核心制度、岗位职责与质量安全指标，落实全面质量管理与改进制度，开展室内质控、参加室间质评；对床旁检验项目按规定进行严格比对和质量控制。

对医院的等级评价是一项非常综合性的工作。当前，越来越多地方卫生主管部门在医院等级评价的检验科室评审中采信 CNAS 医学实验室认可结果。

三、欧美等发达国家的有关法规和评价体系

在美国，国会于 1967 年批准了《临床实验室改进法案》（Clinical Laboratory Improvement Act 1967）。该《法案》于 1988 年进行修正，形成 CLIA 88 修正案（Clinical Laboratory Improvement Amendment 1988，以下简称 CLIA'88）；2003 年又公布了第 5 次修改案。在临床实验室评价方面，美国病理学家协会（CAP）建立了实验室认可计划（Laboratory Accreditation Program，LAP）、法医尿液检测认可计划（Forensic Urine Drug Testing，FUDT）和生殖实验室认可计划（Reproductive Laboratory Program，RLAP）等 3 项认可计划，由实验室认可委员会（Commission on Laboratory Accreditation，CLA）组织和管理，保证临床实验室的服务质量。

此外，在美国还有医疗机构认可联合委员会（Joint Commission on Accreditation of Healthcare Organizations，JCAHO）以自愿认可方式对卫生服务机构（项目）进行认可，其国际部（Joint Commission International，JCI）负责提供美国以外的认可服务。

需说明的是，将美国的认可制度当作国际制度是一种误解。美国的这些做法与其法律法规紧密结合，因此仅适用美国，而不是国际通行制度。例如在欧洲，美国认可制度就没有市场。

在欧洲，各国政府颁布相应法律法规，例如法国政府于 1999 年发布了 NOR：MESP9923609A《关于正确实施医学生物分析实验的决议》等，而作为一个整体，欧盟则一直在努力协调各国的认可制度，以减少重复评价，提高互相承认。在 2008 年，欧盟理事会和欧洲议会联合做出了一个重大决定，发布了欧盟 765 号决议。该决议中对各国认可活动提出了新要求，要求欧盟成员国每个国家只能设立一个国家认可机构。该认可机构必须是非营利性和非商业性的，统一负责各国的认可事务，且必须是欧洲认可合作组织（EA）成员。因此，当前在欧洲，对于医学实验室的评价主要是由各国国家认可机构负责，认可的依据是等同采用 ISO 15189 国际标准。

在澳大利亚、新西兰、日本、新加坡等发达国家，对医学实验室的认可也是由相应的认可机构 NATA 和日本合格评定认可委员会（JAB）等负责，且这些认可机构均为 APLAC 的正式成员。

从以上国际情况我们可以看出，无论欧洲还是澳大利亚、新西兰、日本等国家，均是由认可机构负责医学实验室认可工作，且这些认可机构均纳入国际认可体系，遵从国际惯例，与我国的认可制度设置类似，且与我国 CNAS 签署了国际互认；而美国当前仍游离于国际认可体系之外，其认可结果还得不到国际认可体系包括我国的承认。

四、医学实验室认可

实验室认可活动的对象是各类实验室，当前，国际上把对检测检验校准活动有重大影响的标准物质生产者（RMP）和能力验证提供者（PTP）也归入实验室认可范畴。认可机构对上述机构的能力进行评审（assessment），然后给予正式承认，这是一种认可行为而不是认证，在医学领域，很多人习惯说"实验室认证"，其实并不正确。

实验室认可的主要依据是 ISO/IEC 17025《检测和校准实验室能力的通用要求》，适用于各个领域，但在医学实验室领域，由于 ISO 15189 的存在，国际实验室认可合作组织要求各认可机构应用 ISO 15189 标准作为认可依据。我国 CNAS 按照国际要求，将 ISO 15189 等同转换为 CNAS-CL02《医学实验室能力和质量认可准则》，同时组织国内专家编制 CL02 认可标准的应用要求，提供给实验室用于规范其管理以及用于评审员在医学实验室评审中使用。这些工作，对推动我国医学实验室的质量管理乃至推动医学检验学科建设发挥了积极的作用。如果医学实验室希望获得 CNAS 的认可，除 CNAS-CL02 外，必须同时遵守 CNAS 制定发布的一系列相关要求。

举例说明：某医院想要提高质量管理能力，宜依据 ISO 9001 并结合我国医院等级评价要求建立起质量管理体系，而对于该医院中的实验室，则应依据 ISO 15189 结合我国医疗检验机构管理办法要求建立起实验室的质量管理体系。医院及其实验室在建立了质量管理体系之后，可借助于获得认证机构的认证和 CNAS 的医学实验室认可得到政府和社会的更广泛承认和信任。

五、ISO 15189 实验室认可的意义

ISO 15189 标准可用于医学实验室建立管理体系和评估自己的能力，也可适用于实验室用户、监管机构和认可机构确认或承认医学实验室的能力。也可有效应用于其他医疗服务，如影像诊断、呼吸治疗、生理学、血库和输血。

通过 ISO 15189 实验室认可，不仅有助于建立用户对医学实验室质量和能力的信心，提升患者的健康和实验室用户的满意度，还有助于医学实验室和其他医疗服务部门之间的合作，促进信息交流以及方法和程序的一致化，同时可以促进不同国家或地区医学实验室间检验结果的可比性。

ISO 15189 自 2003 年被引入我国以来，经过 20 年的推广应用已成为我国医学实验室质量管理和能力建设的重要依据，也被我国认可机构等同采用为医学实验室认可标准，在提升我国医学实验室质量管理和技术能力，促进医学检验学科进步，丰富主管部门监管方式，提高我国医学检验国际影响力等方面发挥了积极重要作用。本次修订所带来的重大变化，值得医学检验各相关方关注，以利于理解国际标准新思路，确保我国医学实验室管理、标准化与认可工作持续保持与国际同步。

第二节 我国的医学实验室认可现状

我国的实验室认可始于 1993 年，经历了多次整合后，在 2006 年形成了当前的中国合格评定国家认可委员会（CNAS），在国家认证认可监督管理委员会的批准和授权下，统一负责对我国认证机构、实验室（含标准物质/标准样品生产者、能力验证提供者）和检查机构等的认可工作。

在医学领域，我国已有一些实验室（例如卫生部临床检验中心、上海市临床检验中心、广州金域医学检验中心、广东省中医院二沙岛分院检验科和一些疾控中心的实验室等）在 20 世纪末和 21 世纪初就获得了 ISO/IEC 导则 25 或 ISO/IEC 17025 实验室认可，但对于 ISO 15189 中定义的医学实验室（即临床实验室）的认可，则是在 2004 年，由当时的中国实验室国家认可委员会（CNAL）开始实施的。

2003 年 ISO 15189 第一版正式发布前，中国实验室国家认可委员会（CNAL）及其前身之一中国实验室国家认可委员会（CNACL）已经对该国际标准的草案进行了 2 年的跟踪研究和意见反馈。ISO 15189 正式发布后，CNAL 在 2003 年底组织完成 ISO 15189 的国家标准的报批稿，同时

完成《医学实验室认可准则》的制定工作；2004 年编辑出版 ISO 15189 评审员培训教材《医学实验室质量管理与认可指南》并在同年 6 月举办了第一期 ISO 15189 评审员培训，发布了我国开始实施 ISO 15189 医学实验室认可的通知；在 2005 年 5 月份和 6 月份完成了解放军总医院临床检验科、广东省中医院总院检验科、广东省中医院二沙岛医院检验科、广东省中医院芳村医院检验科的试点评审。该认可制度在配合支持卫生主管部门服务 2008 年北京奥运会和 2010 年上海世博会中发挥了积极作用，在医院等级评价和项目招投标等工作中也发挥着越来越重要作用。

经过十几年的实践，目前我国已有超过 700 家医学实验室获得了 CNAS 医学实验室认可，覆盖了 32 个省、直辖市、自治区和澳门特别行政区，医学实验室认可在我国已产生了较广泛的影响。这得益于各方的重视和关注，得益于检验界专家们的积极努力，同时也得益于我国选择了一条正确的认可道路。图 4–1 显示我国不同省市的医学实验室认可数量。

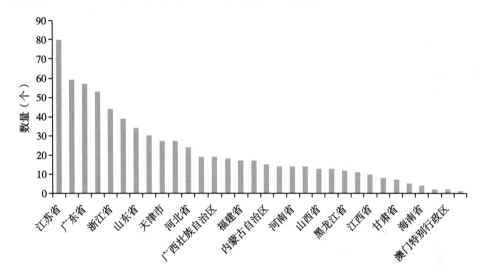

图 4-1　我国医学实验室认可数量地区分布图（截至 2023.6.30）

ISO 15189 作为一个较新的国际标准，在起草过程中始终汇集各国专家智慧，集中各国经验优点，无疑是当前医学实验室质量管理的最佳标准，我国积极参与国际标准起草并等同采用该标准，为我国医学实验室提供科学权威的质量管理模式；国际实验室认可合作体系是由各国家和经济体认可机构及区域认可合作组织组成的全球性国际组织，是实验室能力评价方面的最权威机构，其结果得到包括联合国、世卫组织等政府的和非政府的国际组织的广泛承认。我国按照国际要求建立认可制度并以正式成员身份积极参与国际认可活动，紧紧抓住国际发展趋势，遵守国际规则，为实验室检测检验结果得到全球承认搭建了便利的桥梁。

第三节　认可要求

一、认可条件

在 CNAS-RL01《实验室认可规则》3.1 中给出认可条件定义是：申请人为获得认可资格必须

满足的全部要求。在该规则第 4 章，还提出了关于认可条件的要求，申请人应在遵守国家的法律法规、诚实守信的前提下，自愿地申请认可。CNAS 将对申请人申请的认可范围，依据有关认可标准等要求，实施评审并作出认可决定。申请人必须满足下列条件方可获得认可：

1. 具有明确的法律地位，具备承担法律责任的能力。
2. 符合 CNAS 颁布的认可标准和相关要求。
3. 遵守 CNAS 认可规范文件的有关规定，履行相关义务。

二、申请受理要求

CNAS-RL01《实验室认可规则》规定申请受理要求需满足以下条款：

1. 提交的申请资料应真实可靠，申请人不存在欺骗、隐瞒信息或故意违反认可要求的行为。

注：违反申请资料真实可靠的行为包括但不限于：①申请资料与事实不符；②提交的申请资料有不真实的情况；③同一材料内或材料与材料之间多处出现自相矛盾或时间逻辑错误；④与其他申请人资料雷同等。

2. 申请人应对 CNAS 的相关要求基本了解，且进行了有效的自我评估，提交的申请资料应真实可靠、齐全完整、表述准确、文字清晰。

注：申请认可的境内实验室，应提交完整的中文申请材料，必要时可提供中、外文对照材料。

3. 申请人具有明确的法律地位，其活动应符合国家法律法规的要求。

4. 建立了符合认可要求的管理体系，且正式、有效运行 6 个月以上。即：管理体系覆盖了全部申请范围，满足认可标准及其在特殊领域的应用说明的要求，并具有可操作性的文件。组织机构设置合理，岗位职责明确，各层文件之间接口清晰。

5. 进行过完整的内审和管理评审，并能达到预期目的，且所有体系要素应有运行记录。

6. 申请的技术能力满足 CNAS-RL02《能力验证规则》的要求。

7. 申请人具有开展申请范围内的检测 / 校准活动所需的足够的资源，如主要人员，包括授权签字人应能满足相关资格要求等。

8. 使用的仪器设备的量值溯源应能满足 CNAS 相关要求。

9. 申请认可的技术能力有相应的检测 / 校准经历，上述经历应覆盖申请的全部项目 / 参数。

注 1：申请人申请的检测 / 校准能力应为经常开展且成熟的项目。

注 2：对于不申请实验室的主要业务范围，只申请次要工作领域的，原则上不予受理。对于虽然申请了主要业务范围，但不申请认可其中的主要项目，只申请认可次要项目的，原则上不予受理。

注 3：对所申请认可的能力，申请人应有足够的、持续不断的检测 / 校准经历予以支持。如近两年没有检测 / 校准经历，原则上该能力不予受理。申请人不经常进行的检测 / 校准活动，如每个月低于 1 次，应在认可申请时提交近期方法验证和相关质量控制记录。对特定检测 / 校准项目，申请人由于接收和委托样品太少，无法建立质量控制措施的，原则上该能力不予受理。

10. CNAS 具备对申请人申请的检测 / 校准 / 鉴定能力，开展认可活动的能力。

11. CNAS 认可标准和要求类文件不能作为申请人的能力申请认可。

12. CNAS 秘书处认为有必要满足的其他方面要求。

13. 存在以下情况时，将不受理申请人的认可申请 ①申请人提交的申请资料与事实不符，或提交的申请资料有不真实的情况，或申请人存在欺骗行为、隐瞒信息或故意违反认可要求等；②申请人不能遵守认可合同关于公正诚实、廉洁自律等内容；③不能满足上述 6.2 ~ 6.12 条的要求；

④ 5.1.2.4 所述情况（在资料审查过程中，CNAS 秘书处应将所发现的与认可条件不符合之处通知申请人，但不作咨询。申请人应在规定期限内对提出的问题予以澄清或修改申请资料。自第 1 次向申请人反馈问题起，超过 3 个月仍不能满足受理条件的，不予受理认可申请）。

14. 当 CNAS 对申请人的申请作出不予受理的决定后，申请人再次提交认可申请时，根据不同情况须分别满足以下要求：①由于第 13 条中①和②所述原因不予受理认可申请的，CNAS 秘书处在作出受理决定之后的 36 个月内不再接受申请人的申请。在获得对该实验室诚信、廉洁自律的信心之前，不再受理其再次提出的认可申请。②由于申请人管理体系不能满足认可要求或体系运行有效性存在问题不予受理认可申请的（如不能满足 4 和 5 条要求），申请人须在作出受理决定 6 个月以后才能再次提交认可申请。③由于技术内容不能满足要求不予受理认可申请的（如 6 ~ 9 条），申请人须在满足相关技术要求后才能再次提交认可申请。

三、正式申请和受理

CNAS-RL01《实验室认可规则》规定正式申请和受理需满足以下条款：

1. 申请人在自我评估满足认可条件后，按 CNAS 秘书处的要求提供申请资料，并交纳申请费用。

2. CNAS 秘书处审查申请人提交的申请资料，作出是否受理的决定并通知申请人。

3. 必要时，CNAS 秘书处将安排初访以确定能否受理申请，初访所产生的费用由申请人承担。

4. 在资料审查过程中，CNAS 秘书处应将所发现的与认可条件不符合之处通知申请人，但不做咨询。申请人应对提出的问题给予回复，超过 2 个月不回复的，将不予受理认可申请。回复后超过 3 个月仍不能满足受理条件的，不予受理认可申请。

5. 一般情况下，CNAS 秘书处在受理申请后，应在 3 个月内安排评审，但由于申请人的原因造成的延误除外。如果由于申请人自身的原因，在申请受理后 3 个月内不能接受现场评审，CNAS 可终止认可过程，不予认可。

因此，一个实验室如果想要申请 CNAS 的认可，首先要做好基础建设工作。在能够满足上述条件后，申请才可被 CNAS 受理。这里的"基础建设"包含了实验室的软、硬件条件。

四、法律责任

申请认可的实验室必须能够承担法律责任，这是实验室作为一个合法机构的基本条件。有些实验室是独立法人机构，有些实验室是隶属于某个法人组织中的一个部分，即非独立法人。

在 ISO 15189：2022 标准的 5.1 规定"实验室或其所属组织应是能为其活动承担法律责任的实体"即说明作为一个能够承担法律责任的母体组织中一部分的实验室也可以申请认可，这是因为法律具有可追溯的性质。这种组织内部的实验室虽然不是独立法人，不具备独立承担法律责任的资格，但由于其与母体组织的法律关系，其法律责任可追溯至母体组织，由具有法人资格的母体组织为实验室承担法律责任。

实验室在申请认可时，如果具有独立法人资格，仅需提交相关的法律证明材料，即提交由工商行政管理部门颁发的企业法人营业执照或由国家事业单位管理部门颁发的事业单位法人证书复印件即可；对于一个组织内部的实验室，除需提交其母体组织的营业执照或法人证书复印件外，还需提交由其母体组织法人代表签署的授权实验室独立开展检验工作的授权书，其中还应承诺实验室管理层和员工不受到任何对工作质量有不良影响的，来自内、外部的不正当的商业、财务和其他方面的压力和影响。通过该授权书，还可以体现出申请方是否具有了独立支配开展业务工作所需资源的权力。

对于医院中设置的医学实验室，由于我国国家卫生主管部门要求医院必须具备国家执业资格证明，该前置条件即可保证医学实验室母体机构的法律地位。因此，提交卫生主管部门核发的执业资格复印件（包括特殊资格要求的证明文件）及其母体组织的授权书和确保实验室独立开展检验工作的承诺，即可证明其可为实验室活动承担法律责任。

五、质量管理体系要求

申请认可的实验室应首先依据 CNAS-CL02《医学实验室质量和能力认可准则》（等同采用 ISO 15189）建立质量管理体系。根据该标准中的要求，实验室的质量管理体系应至少包括总体要求、结构和管理要求、资源要求、过程要求、管理体系要求、即时检验（POCT）的附加要求等内容。对这些方面的具体要求，在标准中已有明确规定。实验室在建立了质量管理体系之后，各项工作就应该按照体系的要求来进行，也就是运行质量管理体系。对质量管理体系运行的原则要求是每个要素都要在工作中开展过，这主要是因为在认可的评审中主要是从记录上来查证体系的运行状况，如果实验室质量管理体系的要素没有全部运行过，那么对于某些方面工作的符合性就无法判定。在申请认可条件里面规定的 6 个月是一个经验的时限，其核心还是在于确保体系已经经过完整运作。总之，实验室应在质量管理体系经过充分运作后再申请认可。

对于要有完整的内部审核和管理评审记录的要求，也是基于强调的目的。在标准规定的质量管理体系要素中也包括了这两个活动，因此对全部要素都运行过的要求中已经隐含了本要求。但由于内部审核和管理评审体系管理中最重要的两个质量改进的技术，并且对于活动过程以及人员有着专门的要求（GB/T 19011 专门规定了审核的要求，可以参考。同等采用 ISO 19011），因此实验室在申请认可的时候，必须要能证明按照要求开展了这两项活动。

此外，实验室在建立质量管理体系时还要注意，CNAS 要求实验室要满足相应认可规范，并不是仅指认可标准（ISO 15189）及其应用要求，还有其他认可规范文件要求，例如认可规则中规定的认可标志的使用要求、参加能力验证（检验专业领域习惯称为"室间质评"）的要求等。

六、能力的初步确认

在实验室提出认可申请时，应根据实验室开展检验项目的总体情况，按照 CNAS-EL-14《医学实验室认可受理要求的说明》的要求，申报实验室常规开展的检验项目。

在申请时，实验室主要是依据提供的材料来证明其具备相关申请项目的检验能力的，在实验室认可申请书中，要求实验室填写并提交申请认可的项目、实验室授权签字人一览表、实验室人员一览表、与申请项目相匹配的仪器设备配置表、实验室参加能力验证的情况等。还需要提交质量手册、程序文件、性能验证报告、方法确认报告、内审报告、管理评审报告、风险评估报告和测量不确定度评估报告等材料。

CNAS 通过对上述申请材料的审查，对实验室申请认可的能力进行初步评价，以判定申请认可的实验室能否满足认可申请条件，是否受理实验室的申请。

在对实验室能力的判断中，能力验证是一项重要的判定手段。能力验证的有关内容在相关章节中有描述。在此仅对实验室申请认可时的能力验证要求进行说明。

在 CNAS-RL02《能力验证规则》中，依据国际要求提出了"实验室在获得认可之前应至少参加一次能力验证活动"的要求，但医学实验室参加能力验证活动的频次要求在 CNAS-CL02-A001《医学实验室质量和能力认可准则的应用要求》中有具体规定。关于能力验证，有几个概念需要明确。一是能力验证活动，根据 CNAS 的定义，能力验证活动包含了能力验证计划、CNAS 承认的实验室间比对和 CNAS 的测量审核三项内容。当前的能力验证计划主要是指由 CNAS 组织的或与 CNAS 签署了相互承认协议的国外认可机构组织的能力验证计划；实验室间比对是指由 CNAS 承认的其他行业组织的、能符合 ISO/IEC 17043《合格评定 – 能力验证通用要求》的比对计划。在医学领域，CNAS 充分利用卫生领域室间质评结果。当前，国内通过 CNAS 的能力验证提供者（PTP）认可的机构已经有 7 家，具有按照国际标准 ISO/IEC 17043（即 CNAS CL03《能力验证提供者认可准则》）规范开展能力验证（室间质评）的能力，其组织的结果可直接得到 CNAS 承认，因此鼓励医学实验室优先选择这些机构提供的室间质评计划，对于其他机构组织的室间质评，可列入实验室间比对计划中供 CNAS 和评审组参考使用。

综上，通过对这些内容的审查，可以初步判定实验室的公正性和能力，可以决定是否受理实验室的认可申请。

（胡冬梅　黄宪章　庄俊华　周亚莉）

第二篇
医学实验室管理
体系文件编写

　　新版标准对于某些要求的具体实施方式不再进行特别详细的规定，删除或减少了一些强制性的具体要求，给了实验室更多自主权。实验室可以结合法律法规、行业标准，以满足标准为基础，结合实验室自身的情况制定相应的要求，采用合适和有效的方式去执行。

　　实验室在编写管理体系文件时，至少应覆盖标准规定应该制定文件的内容，对于标准中"适用时"的相关要求，如果实验室不适用，则明确说明"不适用"即可。

　　在新旧版比较部分，针对各条款列出了新版相对旧版增加、变更、删除及维持的内容，若无相应内容则略过。其中，"旧版"指 GB/T 22576.1（ISO 15189: 2012）和 CNAS-CL02: 2012《医学实验室质量和能力认可准则》。

第五章

总体要求

标准第 4 章为"总体要求"，其中，"4.1　公正性"和"4.2　保密性"是 ISO 对此类标准的固定格式要求。与旧版相比，该两项内容的要求更加具体。4.3 条款"患者相关的要求"是为达到进一步"增进患者健康"的目的，专门明确了 9 条与患者相关的具体要求。

第一节　公　正　性

一、标准要求

4.1　公正性

a）应公正开展实验室活动。实验室结构设置和管理应保证公正性。

b）实验室管理层应作出公正性承诺。

c）实验室应对实验室活动的公正性负责，不应允许商业、财务或其他方面的压力损害公正性。

d）实验室应监控其活动及其关系，包括实验室员工的关系，以识别公正性威胁。

注：危及实验室公正性的关系可基于所有权、控制权、管理、员工、共享资源、财务、合同、市场营销（包括品牌推广）、支付销售佣金或其他报酬以引荐实验室新用户等。这些关系并不一定会对实验室的公正性构成威胁。

e）如识别出公正性威胁，应消除或尽量减少其影响，以使公正性不受损害。实验室应能够证明如何降低这类威胁。

备注：上述内容来源于 CNAS-CL02：2023《医学实验室质量和能力认可准则》。

二、条款理解

（一）新旧版比较

1．增加内容　增加了"注"，在其中对一些可能危及实验室公正性的关系进行了举例。

2．修改内容　将公正性作为一个单独的条款，除涵盖旧版"伦理行为"中公正性的内容以外，进一步对影响公正性的"关系"进行了举例，对公正性的实现方式等做出了说明。

（二）要点理解

1．从组织结构和管理上作出安排以保证公正性　当实验室是母体组织的一部分时，与其他部门（如设备管理处、审计处）的相互关系需确保实验室活动能够得到公正的实施。实验室为完成各项活动（如报告审核和修改、设备和试剂准入前的内部评估等），在设置内部岗位及规定其职责权限时，应充分考虑公正性的影响。

2. **明确要求实验室管理层对公正性作出承诺** 实验室必须显示出客观，无成见、无利益冲突。实验室的检验活动应保持独立，不受来自社会经济关系或其他因素（如亲属或上下级等）的影响。无论来自于行政，还是财务等方面的影响，均不会让员工做出任何可能降低实验室在能力、公正性、判断力或运作诚实性等方面可信度的活动。

3. **通过监控实验室活动及其关系，包括实验室员工的关系等，以从中识别对公正性的威胁** 为保证公正性的实现，实验室应充分考虑包含但不限于以下关系对公正性产生的威胁：所有权、控制权、管理、员工、共享资源、财务、合同、市场营销（包括品牌推广）、支付销售佣金或其他报酬以引荐实验室新客户等，并通过建立必要的程序和相关制度、做出承诺、持续监控以及采取措施等来减轻这些威胁对公正性的影响。

4. **应消除或尽量减少对公正性的影响／威胁，以使公正性不受损害，并提供相关证据** 实验室需要在公正性承诺中针对相关内容做出声明并提供以下几方面证据：如何识别和监控所有对组织或患者潜在公正性的威胁，以采取措施消除或减少威胁；对已经存在影响公正性的事件，应积极处理，采取措施，减少对公正性的影响。

三、审查重点

1. 通过检查实验室的组织架构层级、岗位职责和权力等，判断实验室的部门和岗位设置是否能保证其公正性。

2. 实验室是否有公正性的承诺，该承诺可包括实验室为实现公正性所采取的措施，例如相关制度的建立，这些制度主要针对可能影响公正性的实验室活动及其关系，如外部服务和供应品的采购制度、管理实验室的上级针对"不干预实验室活动"所做出的声明等，后者一般体现为《公正性声明》，且管理层代表应签字。公正性承诺可以在质量手册前言中体现，也可在服务对象可以明显看到的地方（宣传文件、服务窗口等）作为质量体系文件的一部分展示给相关人员。

3. 通过查阅实验室的相关程序和记录，检查实验室如何监控可能影响公正性的各种关系，实验室是否对所有公正性威胁的风险进行了评估，实验室采取了何种措施以减轻这种威胁，通过上述措施，实验室是否可以实现独立运作，是否可以保证公平公正，以及实验室是否存在影响公正性的活动或行为。

第二节 保 密 性

一、标准要求

4.2 保密性

4.2.1 信息管理

实验室应通过作出具有法律效力的承诺，对在实验室活动中获得或产生的所有患者信息承担管理责任。患者信息的管理应包括隐私和保密。实验室应将其准备公开的信息事先通知用户和／或患者。除非用户和／或患者公开的信息，或实验室与患者有约定（例如：为回应投诉的目的），其他所有信息都作为专有信息并应视为保密信息。

4.2.2 信息发布

实验室按法律要求或合同授权透露保密信息时，应将发布的信息通知到相关患者，除非法律禁止。实验室应对从患者以外渠道（如投诉人、监管机构）获取的有关患者信息保密。除非信息提供方同意，实验室应为信息来源保密，且不应告知患者。

4.2.3 人员职责

人员，包括委员会委员、合同方、外部机构人员或代表实验室的能获取实验室信息的个人，应对实验室活动实施过程中获得或产生的所有信息保密。

备注：上述内容来源于 CNAS-CL02：2023《医学实验室质量和能力认可准则》。

二、条款理解

（一）新旧版比较

修改内容：将保密性作为一个独立的条款，从信息管理、信息发布、人员职责三方面对如何实现保密性作出了说明。

（二）要点理解

1. 实验室应尊重服务对象隐私，对服务对象的信息保密，保护所有服务对象的合法权益。实验室人员需要理解患者信息保密性的重要性。

2. 条款中明确规定了应视为保密信息的范围。实验室应将其准备公开的信息事先通知用户和 / 或患者。特殊情况下需透露保密信息时，应使相关患者知情。

3. 实验室获取患者信息的来源可能不仅限于患者本身，无论这些信息来源于何处，均为保密信息（包括信息本身、信息的来源等）。除非得到信息提供方允许，否则实验室应为信息提供方保密，不应告知患者。

4. 实验室通过制定并实施信息保护管理程序，维护信息的机密性。实验室应就其针对保密性所做的相关要求和措施等做出书面承诺，需要注意的是，该承诺具有法律效力。

5. 实验室可以通过签订保密协议的方式或其他方式，要求相关人员对患者的保密信息承担保密责任。

（三）认可应用要求

4.2.3 人员职责

应符合 ISO 15189，4.2.3 条款以及下列要求：

实验室应提供工作人员对服务对象（如患者、献血者或体检人群）隐私及结果保密的声明及签字。

备注：上述内容来源于 CNAS-CL02-A001：2023《医学实验室质量和能力认可准则的应用要求》。

三、审查重点

1. 实验室是否有文件针对以下内容进行规定 需保密的患者相关信息的范围；这些信息在何种情况下被允许向何人透露；需透露相关保密信息时如何通知相关患者；实验室从患者以外获取患者信息的来源有哪些；实验室如何对这些信息及其来源进行保密；相关人员的保密职责是如何规定，人员对保密责任的履行情况等。

2. 实验室人员是否知晓患者信息保密性的相关规定，实验室是否对上述内容做出了具有法律效力的承诺，这些规定和承诺是否得到兑现和执行。

第三节 患者相关的要求

一、标准要求

4.3 患者相关的要求

实验室管理层应确保将患者的健康、安全和权利作为首要考虑因素。实验室应建立并实施以下过程：

a）患者和实验室用户有途径提供有用信息，以协助实验室选择检验方法和解释检验结果；

b）向患者和实验室用户提供有关检验过程的公开信息，包括费用（适用时）和预期得到结果的时间；

c）定期评审实验室提供的检验，以确保这些检验在临床上是适当和必要的；

d）适当时，向患者、用户及其他相关人员披露导致或可能导致患者危害的事件，并记录为减轻这些危害而采取的措施；

e）以应有的谨慎和尊重对待患者、样品或剩余物；

f）在需要时获得知情同意；

g）在实验室关闭、收购或合并的情况下，确保留存的患者样品和记录的持续可用性和完整性；

h）应患者和其他代表患者的医务提供者的要求提供相关信息；

i）维护患者不受歧视地获得医疗服务的权利。

备注：上述内容来源于 CNAS-CL02：2023《医学实验室质量和能力认可准则》。

二、条款理解

（一）新旧版比较

该条款是新增条款，将旧版标准"伦理行为"中与患者权利相关的条款与其他新增的几条患者相关的要求合并，作为一个独立的条款。

（二）要点理解

1. 该条款增加了除患者基本权利之外的患者相关要求，充分体现了新版标准的目的，即提升患者的健康和实验室用户的满意度。

2. 在"总体要求"中增加"患者相关的要求"，体现的是实验室活动除需具有"公正性""保密性"以外，还应首先考虑患者的健康、安全及权利，这也从另一方面体现"公平、公正、无差别地对待所有患者"，保证患者与实验室地位对等，有关其检测及健康的信息，患者应该知悉且有参与权，并且在要求获知上述信息时得到回应，而不仅限于接受实验室提供的报告单。

3. 根据该条款，实验室应有让医生和患者针对检验方法的选择、检验结果的解释等提供信息的途径。针对该项内容，公布实验室联系方式是最基本的途径，通常可设置问卷收集医生和患者的建议，或者采用其他方式进行沟通；也可在特定检验结果的咨询活动、投诉反馈等环节深入了解医生和患者关于选择不同检验方法的建议、关于检验结果解释的需求等。

4. 应能让患者获取有关检验过程的公开信息，获取（可能）导致患者伤害的事件以及其他相关信息等。实验室可以通过采样回执、采样清单或者检验公告栏、标本采集手册等方式，向患者和实验室用户提供有关检验过程的公开信息，如检验费用、报告时间等。需要时，还可包括检验方法的局限性、接受采样的潜在风险等。

5. 实验室需获得患者的知情同意（需要时）、需保证患者得到公正对待、保证患者样品、剩余物和相关记录得到妥善对待和处理等，实验室提供的检验对临床而言必须"适当且必要"，以此来满足患者和用户的需求。

三、审查重点

1. 实验室通过何种途径对患者提供检验方法的选择、检验结果的解释等信息。实验室关于检验过程的公开信息（如检验要求，样品周转时间，需要时还包括检验费用等）有哪些，实验室通过何种途径使患者获取这些信息。实验室需获得患者知情同意的范围有哪些，获取知情同意的方式是什么。

2. 实验室如何证明其所提供的检验对临床而言是"适当且必要"的。实验室是否周期性的评审其提供的检验项目清单以确保其适合于临床要求和需求，且其所使用的检验方法与现行最好的临床实践保持一致。此处可参见检验程序的评审和服务协议的评审等相关内容。

3. 实验室是否针对影响患者或可能导致患者伤害的意外情况，对患者提出建议。

4. 查看实验室程序性文件及相关记录，检查实验室如何保证患者得到无区别地对待，如何保证患者样品、剩余物和相关记录得到妥善对待和处理，如何确保实验室在关闭、所有权改变或合并等情况下，如何处理留存的患者样品和记录，以保持其持续可用和完整。检查实验室员工是否按照相关法规要求以及实验室相关程序处理患者样品、组织或剩余物。

第六章

结构和管理要求

标准第 5 章"结构和管理要求",主要变化概括为:"实验室主任"的职责而不再罗列具体要求;取消了"质量主管"称谓,但仍规定了其相关职责。强调"风险管理"相关要求,强化风险管理在整体组织管理中的作用。

第一节 法 律 实 体

一、标准要求

5.1 法律实体

实验室或其所属组织应是能为其活动承担法律责任的实体。

注:基于本准则的目的,政府实验室基于其政府地位被视为法律实体。

备注:上述内容来源于 CNAS-CL02:2023《医学实验室质量和能力认可准则》。

二、条款理解

(一)新旧版比较

该条款与旧版一致,仅增加了"注"的内容。

(二)要点理解

1. 实验室需有明确的法律地位,实验室需有能力承担或有组织为其工作承担法律责任。

2. 目前有两种实验室 一种是实验室本身是一个独立法人单位,它在国家有关部门依法登记注册,例如我国的独立医学实验室。另一种是实验室本身不是独立法人单位,是某个法人单位(母体组织,如:医院、研究所、院校等)的一部分。目前在国内,这种实验室占绝对多数,其工作由母体组织为医学实验室提供的服务活动承担法律责任,可体现为法定代表人签发的授权书。

(三)认可应用要求

5.1 法律实体

应符合 ISO 15189,5.1 条款以及下列要求:

1)实验室或者其所属医疗机构应有医疗机构执业许可、血站执业许可或相应资格许可,许可的诊疗科目中应有相应设置。

2）自获准执业之日起，开展医学检验（检查）工作至少 1 年。

备注：上述内容来源于 CNAS-CL02-A001：2023《医学实验室质量和能力认可准则的应用要求》。

三、审查重点

检查实验室的法人证书，执业范围是否有相应专业科目，以及其他法律法规要求的相关资质证明；非独立实验室是否有法人对实验室负责人的授权文件。

第二节　实验室主任

一、标准要求

5.2　实验室主任

5.2.1　实验室主任能力

实验室应由一名或多名具有规定任职资格、能力、授权、责任和资源的人员领导，以满足本准则的要求。

5.2.2　实验室主任职责

实验室主任负责实施管理体系，包括将风险管理应用于实验室运行的各方面，以便系统识别和应对患者医疗风险和改进机遇。

实验室主任的职责和责任应形成文件。

5.2.3　职责分派

实验室主任可将选定的职责和 / 或责任分派给有资质且有能力的员工，并形成文件。但实验室主任应对实验室的整体运行负有最终责任。

备注：上述内容来源于 CNAS-CL02：2023《医学实验室质量和能力认可准则》。

二、条款理解

（一）新旧版比较

1．增加内容　增加了"将其职责分派形成文件"的要求。

2．修改内容　实验室主任的职责不再进行具体列项规定，而是概括描述。

（二）要点理解

实验室主任可理解为最高管理者（负有责任并拥有权力，在最高层指导和管理实验室活动的一人或多人）。标准要求由有能力的人员负责领导实验室，对实验室主任的职能和职责应有文件化规定，可在质量手册或人员管理程序进行详细描述。这些责任和职责可包括人力资源，建立符合要求的实验室设施和环境，与相关方的沟通，策划应急计划，负责风险管控，咨询服务的执行，供应商、委托实验室、检验方法的选择等，质量目标的完成，服务与质量的持续改进，员工和服务对象的意见和建议、投诉的处理等。

1．新版标准强调实验室主任需具备相应能力，对实验室运行全面负责，包括负责实施管理体系及风险管理。

2．在规定实验室主任的职责时，可根据实验室的实际运行情况进行具体规定，内容可参阅旧版标准的相关内容，但需要重点关注风险管理和改进机遇。

三、审查重点

1．检查实验室对"实验室主任"的能力和职责是否有规定，是否覆盖实验室运行的各方面，包括管理体系实施和风险管理。

2．检查实验室主任分别将哪些选定的职责进行了分派、分派是否有文件化规定、是否对接受分派职责的人员规定了资格和能力要求。无论职责分派给何人，实验室的整体运行由实验室主任负最终责任。

第三节　实验室活动

一、标准要求

5.3　实验室活动

5.3.1　通用要求

实验室应规定实验室活动的范围并形成文件，包括在符合本准则要求的主要地点以外开展的实验室活动（如 POCT、样品采集）。实验室应仅在实验室活动范围内声称符合本准则要求，不包括外部持续提供的实验室活动。

5.3.2　要求的符合性

实验室活动应以满足本准则、用户、监管机构和认可机构要求的方式开展，这适用于已规定且形成文件的实验室活动的全部范围，无论在何处提供服务。

5.3.3　咨询活动

实验室管理层应确保提供适当的实验室建议和解释，并满足患者和用户的需求。

适用时，实验室应建立协议与实验室用户进行沟通，包括：

a）为选择和使用检验提供意见，包括所需样品类型、检验方法的临床适应证和局限性，以及要求检验的频率。

b）为检验结果的解释提供专业判断。

c）促进实验室检验的有效利用。

d）就科学及事务性工作提供意见，例如样品不符合可接受标准的情况。

备注：上述内容来源于 CNAS-CL02：2023《医学实验室质量和能力认可准则》。

二、条款理解

（一）新旧版比较

1．**新增内容**　5.3.3"实验室管理层应确保提供适当的实验室建议和解释，并满足患者和用户的需求"，对应旧版"4.1.2.2　用户需求"，增加了"适用时"这一条件。

2．**修改内容**　将"咨询服务"的表述修改为"咨询活动"。

3．**删除内容**　删除了旧版的"4.7 b）为临床病例提供建议"。

（二）要点理解

1. 实验室活动范围

（1）实验室应仅在实验室活动范围内声称符合本标准的要求，因此实验室应明确规定实验室活动范围，包括在主要地点以外进行的符合本标准要求的实验室活动（如 POCT、样品采集），由临床科室开展的 POCT 不应作为实验室活动范围。

（2）实验室声称的实验室活动范围不包括外部持续提供的实验室活动，例如，由受委托实验室提供的检验。

2. 咨询活动

（1）实验室关于咨询服务的"安排/协议"在"适用时"提供。实验室开展咨询活动的目的是满足患者和用户的需求，通过咨询活动，为实验室服务对象提供相关信息，给予实验室建议，提出解决办法。

（2）医疗咨询小组成员可适当参与临床查房、病案讨论或会诊，以便加深对临床实践的理解，了解临床实践对于检验项目和检验方法的需求，以及实验室所使用的检验方法是否能与现行最好的临床实践保持一致。

（3）实验室人员在为选择和使用检验提供意见时，应主动地向临床医护人员、患者积极宣传检验信息，内容可包括：临床指征与检验项目的选择、检验程序的局限性、检验的频次、样品类型等，推动实验室服务（尤其是新技术、新进展）的有效利用，同时应注意保证公正性。

（4）实验室人员在为检验结果的解释提供专业判断时，应综合考虑检验参考范围、方法的敏感度及特异性、医学决定水平、影响因素等，且应注意咨询工作的原则性、科学性、正确性、一致性、及时性、适应性、保密性，这在传染病项目的检测结果咨询时尤为重要。

（5）咨询活动的形式可以有：

1）就"如何充分利用实验室服务"等内容为医护人员定期举办专题讲座（例如，将实验室现有的检测项目及其样品类型、样品采集注意事项介绍给临床，帮助临床正确地选择和使用检验项目，合理地利用实验室资源）。

2）有计划地开展就检验专业问题进行定期交流的主动式咨询服务（例如，新项目的检测方法、原理、临床意义、干扰因素、参考区间、报告时限、合理选择、定期复查频次、样品类型、留取样品时注意事项等）。

3）定期或不定期地用检验简讯、宣传册、院内网、电子显示屏等方式传送检验信息，及时地将本学科最新的研究进展、本科室新近开展的项目介绍给实验室服务对象，满足其不同需求，推动实验室服务的有效利用。

三、审查重点

1. 实验室是否明确规定实验室活动的范围，是否纳入在主要地点以外进行的符合本标准要求的实验室活动，例如 POCT、样品采集等。

2. 实验室关于咨询活动的安排是怎样的，实验室以何种方式提供适当的实验室建议和解释。通过查阅报告、走访、提问实验室用户等方式，核实实验室所提供的建议和解释能否满足患者和用户的需求。

3. 检查实验室是否针对用户沟通制定了文件，包括何种情况下与实验室用户进行沟通，沟通的内容是否涵盖标准要求的范围，实验室是否能够提供完整的咨询活动记录。

第四节 结构和权限

一、标准要求

5.4 结构和权限

5.4.1 通用要求

实验室应：

a）确定其组织和管理结构、其在母体组织中的位置，以及管理、技术运作和支持服务间的关系；

b）规定对实验室活动结果有影响的所有管理、操作或验证人员的职责、权力、沟通渠道和相互关系；

c）在必要的范围内规定其程序，以确保实验室活动实施的一致性和结果有效性。

5.4.2 质量管理

实验室应配备具有履行其职责所需的权限和资源的人员，无论其是否还被赋予其他职责。所履行职责包括：

a）实施、保持和改进管理体系；

b）识别与管理体系或执行实验室活动的程序的偏离；

c）采取措施以预防或最大程度减少这类偏离；

d）向实验室管理层报告管理体系运行状况和改进需求；

e）确保实验室活动的有效性。

注：这些责任可分配给一人或多人。

备注：上述内容来源于 CNAS-CL02：2023《医学实验室质量和能力认可准则》。

二、条款理解

（一）新旧版比较

1．新增内容

1）"管理、技术运作和支持服务间的关系"，对应旧版标准"4.2.2.2 质量手册 c）"。

2）5.4.1c）在必要的范围内规定其程序，以确保实验室活动实施的一致性和结果有效性。

3）"5.4.2 质量管理"增加了"改进管理体系""识别偏离""减少偏离""确保实验室活动有效性"等要求，并注明"这些责任可分配给一人或多人"。

2．**维持内容** 维持了旧版"实验室主任""管理承诺""职责、权限和相互关系""沟通"及"质量主管"等条款的部分内容。

（二）要点理解

1．可以用结构图等直观的方式列出实验室内外部组织结构、管理责任人权限之间的相互关系等，同时辅以文字描述。在对程序进行规定时，也可以采用流程图的方式描述在执行该程序过程中，各岗位人员之间的职责、权力和相互关系。

2．新版标准"5.4.1c）"与"7.3.6a）"的表述相近，不同的是，此处是要求"程序的规定"达到必要的程度或范围，7.3.6a）要求"检验程序的文件化"达到必要的程度或范围，这两条近似的条款都是新版标准新出现的表述，明确了程序规定及文件化的目的是确保实验室活动实施的一致性和结果有效性。

3．实验室在撰写、培训、执行管理体系文件时，要特别注意是否达到了"确保实验室活动实施的一致性和结果有效性"的目的。

4. 新版标准未提及"质量主管"的称谓，但保留了对其职责的描述，并加以细化。

三、审查重点

1. 实验室相关人员的职责和权限有无冗余或冲突，是否分工明确、流程清晰、运行有效。
2. 岗位人员在履行相应职责时是否具有可行性。
3. 实验室对沟通渠道的规定是否清晰，沟通过程能否达到预期效果。

第五节　目标和方针

一、标准要求

5.5　目标和方针

a）实验室管理层应建立并维持目标和方针（见 8.2），以：

  1）满足患者和用户的需要和要求；

  2）致力于良好的专业实践；

  3）提供满足其预期用途的检验；

  4）符合本准则。

b）目标应可测量并与方针一致。实验室应确保该目标和方针在实验室组织的各层级得到实施。

c）在策划和实施管理体系变更时，实验室管理层应确保管理体系的完整性。

d）实验室应建立质量指标以评估检验前、检验和检验后过程的关键环节，并监控与目标相关的性能（见 8.8.2）。

注：质量指标的类型包括收到的样品数中不合格的样品数，登记或 / 和样品接收的错误数，更正报告数，指定周转时间的完成率。

备注：上述内容来源于 CNAS-CL02：2023《医学实验室质量和能力认可准则》。

二、条款理解

（一）新旧版比较

1. 增加内容　"5.5 b）实验室应确保该目标和方针在实验室组织的各级人员得到执行"，对应旧版"4.1.2.3 d）在组织内传达并得到理解""4.1.2.4　确保落实质量管理体系的策划"。

2. 删除内容　删除了质量方针应"4.1.2.3 c）提供建立和评审质量目标的框架""4.1.2.3 e）持续适用性得到评审"。

3. 维持内容　维持旧版标准"质量方针""质量目标和策划""质量指标"的内容。

（二）要点理解

下文中的"质量目标"与"目标"同义，"质量方针"与"方针"同义。

1. 确定质量方针和质量目标时应依据实验室的具体情况，确保专业能力和技术能够得到不断提高和优化。

2. 质量方针是由实验室管理层（授权）正式发布的与质量有关的组织总的宗旨和方向，通常是宏观、定性的。实验室质量方针应与所在组织的总方针一致，它是质量目标的制定依据和框架，是质量目标持续改进的方向指南。为便于员工理解，可在质量手册中对方针加以适度的解释说明。

3. 质量目标是一个组织在质量方面所追求的目的，是组织所追求或作为目的的事物或任务，是可测量的。目标应与方针一致，应予适当地分类和展开。通常针对各过程设定目标，质量目标可在纵向、横向或时序上分解到各层次、相关部门以至每个相关员工，从而形成目标体系。

4. 目标和方针应能体现实验室的能力、质量和一致运作。目标必须是可以用客观数据衡量的，但可以是定量或定性的目标。在制定目标后，要确定需要什么措施和资源以保证目标达成。

5. 制定实验室质量方针和目标时应考虑：

1）实验室当前及长期的服务对象、任务和市场。服务对象和任务不同，其质量方针和目标肯定不同。可以根据当前的问题点制定目标，目标一般有一定的挑战性。

2）实验室的人力资源、物质资源及资源供应方情况。质量方针和质量目标既不可偏高，也不可偏低，所制定的质量目标应该是可以达到的目标。

3）要与上级组织保持一致。应是上级组织的质量方针和目标的细化和补充，不能偏离，更不可有矛盾。

4）目标的内容是否简单明确，实验室各成员能否理解和执行。

三、审查重点

1. 实验室的质量目标和方针，是否由实验室最高领导层确定，并且在实验室的质量手册或其他质量管理体系文件中明确体现。

2. 实验室人员是否理解其方针和目标。

3. 实验室的质量目标是否可测量，实验室建立了哪些质量指标用以监控与目标相关的性能。

第六节 风 险 管 理

一、标准要求

5.6 风险管理

a）实验室管理层应建立、实施和维护过程，以识别与其检验和活动相关的对患者危害的风险和改进患者医疗的机会，并制定应对风险和改进机遇的措施（见 8.5）。

b）实验室主任应确保对该过程的有效性进行评估，并在确定为无效时进行修改。

注 1：医学实验室风险管理要求见 ISO 22367。

注 2：实验室生物风险管理要求见 ISO 35001。

备注：上述内容来源于 CNAS-CL02：2023《医学实验室质量和能力认可准则》。

二、条款理解

（一）新旧版比较

1. 新增内容　本条款为新增条款，体现准则前言中指出的新版准则"更强调风险管理"。

增加了参考 ISO 22367《风险管理在医学实验室的应用》和 ISO 35001《实验室生物风险管理要求》两个标准中的内容。

条款 5.6 风险管理与标准条款 8.5 应对风险和改进机遇的措施的要求相对应。

2．删除内容 旧标准 4.14.6 风险管理"当检验结果影响患者安全时，实验室应评估工作过程和可能存在的问题对检验结果的影响，应修改过程以降低或消除识别出的风险，并将做出的决定和所采取的措施文件化"。

3．维持内容 旧版内容涵盖在新版风险管理的范畴内。

（二）要点理解

该部分参考了 ISO 22367"医学实验室风险"和 ISO 35001"实验室生物风险管理要求"中的相关要求。

医学实验室应建立、文件化、实施和维持一个过程来识别与其检验和服务相关的危险，估计和评价相关风险，控制这些风险，并监控控制措施的有效性。该过程应包括以下要素：风险管理计划、风险分析、风险评价、风险控制、风险管理的评审和风险监控。医学实验室应把风险管理纳入实验室文件化的质量管理体系相应部分中。

风险管理的过程包括两个方面：一方面是识别与其检验活动相关的对患者产生伤害的风险和改善患者医疗的机遇；另一方面是对控制风险的措施和实施效果的评价。

1．风险管理的职责 医学实验室管理层应通过为风险管理提供充足的资源和有资质人员来保证风险管理过程的实现。应规定并文件化实验室的风险管理方针，包括确定风险可接受性政策；批准所有风险评估和风险管理的报告；按计划的时间间隔评审风险管理过程的适宜性，以确保其持续有效，并记录评审过程中采取的任何决策和措施。该评审可作为质量管理体系评审的输入内容。

实验室应保留本标准要求的每项风险管理活动的记录。记录应可检索，并可根据需要供评审使用。

2．风险管理计划 实验室应策划风险管理活动，风险管理计划应符合本文件中描述的风险管理过程。为此，医学实验室应为其开展的服务或检验建立、文件化和实施一个或多个风险管理计划。

实验室管理层应确定计划的范围，计划的范围和所需风险管理活动的程度应与检验相关的风险相当。

每个风险管理计划至少应包括：①对检验和服务、涉及的任何体外诊断医疗器械以及计划范围内所有相关检验前和检验后环节的描述；②职责和权限的分配；③风险管理活动评审要求；④基于实验室确定可接受风险政策的单项风险和总风险可接受性标准；⑤风险控制措施验证和监控活动。

实验室应对计划范围内的每项检验程序、服务，或一组相关检验、服务，建立并维持风险管理的记录，并能提供每个已识别危险的可追溯性记录。

3．风险评估 风险评估包括风险管理过程中的风险分析和风险评价两个部分，风险分析的适用范围可以是广泛或有限的，按计划实施风险分析活动，得到风险分析的结果，记录整个过程并形成文件。

风险分析包括风险和机遇的识别，包括预期医学实验室用途和可合理预见的误用、安全相关特性的识别、危险的识别、潜在危险情况的识别、可预见的患者危害的识别、危险情况的风险估计。

风险评价要求实验室应在相应的风险管理计划中规定、批准和文件化单项风险和总剩余风险的可接受性标准。再对于每个识别出的危险情况，实验室采用批准的风险可接受性标准来决定是否需要降低风险。

4．风险控制措施　实验室应确定、实施和验证风险控制措施，将风险降低到可接受的水平，并对每项风险控制措施的正确实施进行验证，验证风险控制措施的有效性。风险控制选项中要包括标准在风险控制中的作用和医疗器械在风险控制中的作用，还需要对风险控制措施产生的风险、剩余风险进行评价。

5．风险的监控　应对收集的风险监控信息进行评价，以确保风险控制持续有效，让风险维持在可接受范围。实验室应建立风险监控系统，设置风险的警报和措施触发机制，以确保对已确定的不良事件或趋势做出及时响应。如果发现检验结果对患者的风险不可接受，实验室应根据风险程度采取应急措施，应急措施还应包括调查确定根本原因和风险的再评估。

6．风险管理的评审　实验室应对整个风险管理过程进行全面评审。宜在风险管理计划中确定评审的职责，对总剩余风险评价，考虑单个剩余风险的综合影响，并使用风险管理计划中制定的标准来确定每项检验或服务的总剩余风险是否可接受。最终全面风险管理评审的结果应在风险管理报告中记录，将此部分内容作为实验室质量管理体系管理评审的重要输入内容。

三、审查重点

对实验室管理层是否让整个风险管理过程文件化，并确保整个过程得到有效持续实施进行全面评审，重点审阅实验室的风险管理报告中是否包含风险管理计划、风险分析、风险评价、风险控制和风险监督的内容，并着重关注以下内容。

1．确认实验室风险管理的职责是否明确　实验室管理层是否提供充足的资源和有资质人员来保证风险管理过程的实现；是否规定并文件化风险管理方针；是否确定风险可接受性政策；是否批准所有风险评估和风险管理报告。

2．实验室质量管理体系的管理评审是否包括风险管理报告的内容，是否评审了风险管理过程的适宜性和有效性，是否将评审过程中采取的任何决策和措施记录并作为管理评审的输出。

3．关注实验室风险分析和风险评价的方法和设计是否合适和合理，能否准确地评估单个风险。

4．对于风险控制的过程，采取的措施及控制的效果能否明确呈现。

5．实验室需要建立必要的风险监督措施，对实验室内、外部来源的风险信息进行分析，确保风险管理过程的完整并可持续。

6．实验室风险管理是否能为实验室得到应对风险和改进机遇的措施提供有效的来源和依据。

四、专题关注——实验室风险管理

专题关注内容见本书第九篇"实验室风险管理"。

第七章

资源要求

实验室的资源，包括人力、设施、环境、设备、设备校准、测量结果溯源、试剂、耗材、服务协议、外部提供的产品与服务等，实验室应确保这些资源充足和有效利用，为顺利开展实验室活动和准确的检验结果提供保障，推动实验室服务的有效利用。

第一节　总　体　要　求

一、标准要求

6.1　总体要求

实验室应获得管理和实施其活动所需的人员、设施、设备、试剂、耗材及支持服务。

备注：上述内容来源于 CNAS-CL02：2023《医学实验室质量和能力认可准则》。

二、条款理解

（一）新旧版比较

本条款为新增内容。

（二）要点理解

从总体上要求实验室从事的各种活动，必须获得足够的人员、设施、设备、试剂、耗材及支持服务等资源，并能够管理、实施、维护这些资源，始终处于良好的状态，以确保为用户提供可靠的结果和满意的服务。支持服务包括技术与培训支持、后勤保障、试剂和耗材供应、设备校准与维护、数据与信息支持等服务。

第二节　人　　员

一、标准要求

6.2　人员

6.2.1　通用要求

a）实验室应有足够数量有能力的人员开展其活动。

b）所有可能影响实验室活动的内部或外部人员，应行为公正、符合伦理，有能力并按照实验室管理体系要求工作。

注：POCT 设备监督员和操作者指南见 ISO/TS 22583。

c）实验室应向员工传达满足用户需求和要求以及满足本准则要求的重要性。

d）实验室应有程序向员工介绍组织及其将要工作的部门或区域、聘用的条件和期限、员工设施、健康和安全要求以及职业健康服务。

6.2.2　能力要求

a）实验室应规定影响实验室活动结果的各职能的能力要求，包括教育、资格、培训、再培训、技术知识、技能和经验的要求。

b）实验室应确保全部员工具备开展其负责的实验室活动的能力。

c）实验室应有人员能力管理程序，包括能力评估频率要求。

d）实验室应有记录证实其人员能力。

注：以下能力评估方法可组合使用：

—直接观察活动；

—监控检验结果的记录和报告过程；

—核查工作记录；

—评估解决问题的技能；

—检验特定样品，例如已检验过的样品、实验室间比对样品或分割样品。

6.2.3　授权

实验室应授权人员从事特定的实验室活动，包括但不限于：

a）方法选择、开发、修改、确认和验证；

b）结果审核、发布和报告；

c）实验室信息系统使用，特别是患者数据和信息获取、患者数据和检验结果录入、患者数据或检验结果修改。

6.2.4　继续教育和专业发展

应对从事管理和技术工作的人员提供继续教育计划。全部人员应参加继续教育、常规专业发展或其他的专业相关活动。

应定期评估计划和活动的适宜性。

6.2.5　人员记录

实验室应制定以下活动的程序，并保存记录：

a）确定 6.2.2 a）中规定的能力要求；

b）岗位描述；

c）培训和再培训；

d）人员授权；

e）人员能力监督。

备注：上述内容来源于 CNAS-CL02：2023《医学实验室质量和能力认可准则》。

二、条款理解

（一）新旧版比较

1. 增加内容 新增 6.1.1 a）~ 6.1.1 c）、6.2.2 a）~ 6.2.2 b）；新增"6.2.3 授权"，明确规定"实验室应授权人员从事特定的实验室活动"，并列举了几种需要授权的实验室活动。

2. 删除内容 删除"5.1.5 实验室应为所有员工提供培训"，包括以下内容："5.1.7 员工表现的评估"。

3. 维持内容 维持"人员资质""岗位描述""培训""能力评估""继续教育和专业发展""人员记录"等的内涵。

（二）要点理解

所有的实验室活动范围内的人员，无论是内部人员还是外部人员，均应该行为公正、符合伦理、有能力、并按照实验室管理体系要求工作，特别是标本采集和运送人员等。由于新版标准纳入了 POCT 的内容，所以在"人员"相关条款中也要考虑到对 POCT 操作者的相关要求。

1. 人员数量及能力要求

（1）新版标准要求实验室具备足够数量且有能力的人员，如何确定"数量足够"，如何定义"有能力"，都需要实验室在评估的基础上做出规定。如果实验室分派了某项职能（不一定是"岗位"），那么就要对该职能的"能力要求"进行规定，"能力要求"是对承担工作人员的教育、资格、培训、再培训、技术知识、技能和经验等的综合要求。"人员资质"本质上是"能力要求"的具体化，是与"能力要求"匹配度的体现。

（2）人员资质包括但不限于：教育背景、培训经历、工作经历、工作岗位所需的技能证明，如聚合酶链式反应（PCR）培训证、艾滋病病毒（HIV）初筛实验室培训证等，这些资质要求应与岗位相适应。

（3）进行检验结果的专业判断及评价（如要对检验结果出具意见、解释、预测、模拟等），和为实验室服务对象提供咨询服务和结果解释的人员，应具备适当的理论知识和实践背景，并应有近期工作经验。当国家、区域、地方法规和专业指南有要求时，还应该符合这些要求，如对血液学检验给出的诊断性意见，则需要相关的医师执业证书以及需要一定的理论知识和实践经验。

必要时，对每个岗位的资质要求可在各个专业组的通用作业指导书里描述。

2. 培训 新版标准虽然不再规定人员培训的具体内容，实验室在进行人员培训时，要以达到"有能力"这个效果作为目标，以适宜的培训和能力评估方式作为途径和手段。具体的人员培训内容，仍可参考旧版标准中人员培训的内容。培训内容可包括：

（1）公正性、保密性和患者相关的要求。

（2）健康与安全，包括人员健康、消防安全、实验室安全、生物安全、职业卫生保健服务及各种应急预案等，并培训员工以防止不良事件的发生或控制不良事件的影响。

（3）质量管理体系，包括标准要求、应用说明、体系文件、表格记录等。

（4）其所分派的工作过程和程序：岗位职责、标本处理、仪器操作与维护、室内质控、室间质评、性能验证、结果审核与批准、危急值报告、拟授权范围内实验室信息系统的操作等。

应采用合适的方式评估培训效果，当培训效果不理想时，应进行再培训。

3. 能力评估 实验室应根据所建立的标准，制定程序，规定每个实验室人员在上岗前必须接受相应的培训，并对其执行指定工作的能力包括管理或技术工作的能力进行评估。如未能通过能力评估，或该岗位对能力有新的要求，或员工在服务用户过程中出现严重不良事件时，应对其再次培训并重新评估。同时，应定期进行再评估。必要时，应进行再培训。

能力评估内容可采用以下全部或任意方法组合，在与日常工作环境相同的条件下，对实验室员工的能力进行评估：

（1）直接观察常规工作过程和程序，包括检验前标本的要求和判断、检验中质量控制的执行与失控处理、检验后报告的发放和标本的处理等，同时，还应包括所有适用的安全操作。

（2）直接观察设备维护和功能检查，包括基本维护、校准、普通故障处理、试剂耗品的装载等。

（3）监控检验结果的记录和报告过程。

（4）核查工作记录。

（5）评估解决问题的技能。

（6）检验特定样品，如采用已检验的样品、实验室间比对的物质或分割样品。

（7）适用时，还应评估咨询服务的能力。

（8）对专业判断能力的评估，如临床诊断的符合性、咨询服务有效性等。

4. 授权　实验室管理层应对从事特定工作的人员进行授权，确保由已具备相应权限的人员从事需要特定知识、专门技能、相当经验、具备资格等要求才能完成任务的岗位，如关键仪器操作，方法的选择、开发、修改、确认和验证，结果的审核、发布和报告，检验结果的解释和咨询服务的提供，实验室信息系统的使用和程序修改，特别是患者数据和信息的获取（包括临床资料和非临床如社会情况等资料），患者数据和检验结果的访问、录入，患者数据或检验结果的修改，纠正单据（主要指与财务有关的票据）等。

5. 继续教育和专业发展

（1）员工应参加继续教育和常规专业发展或其他的专业相关活动，及时关注专业发展状况，更新自己的专业知识，以适应学科发展对个人能力提出的新要求。

（2）实验室应制订操作性强并能满足不同层次工作人员需求的继续教育培训方案，这些计划能因人制宜，对不同岗位、不同级别的人员有不同的专业知识要求和培训方案。

（3）实验室管理层应定期评估继续教育计划的有效性和执行情况。

6. 人员记录

（1）新版标准中对人员记录的内容概括为"确定能力要求""岗位描述""培训和再培训""人员授权""人员能力监控"等五个方面，但人员记录应该涵盖的内容并未发生本质的改变，实验室仍可参考旧版标准中"人员记录"的内容，保存全体人员相关教育经历、专业资质、培训经历和能力评估等的记录。

（2）人员记录仍要求实验室对岗位进行描述，包括职责、权限和任务等。

（3）人员能力监督的记录应随时方便授权人员获取、查阅和利用，可包括（但不限于）个人简历、教育背景、工作经历和专业资格，培训、技能和经验记录，继续教育及业绩记录，以前工作资料、工作描述，岗前培训考核记录，业务培训及考核记录，上岗资格证书，资格和能力授权书及确认时间，奖惩记录，健康状况记录（职业暴露，免疫接种）等。这些记录不要求存放在实验室，也可保存在其他特定地点，但在需要时应可获取。

（三）认可应用要求

6.2.2 能力要求

应符合 ISO 15189，6.2.2 条款以及下列要求：

1）有颜色视觉障碍的人员不应从事涉及辨色的相关检验（检查）项目，如微生物学检查、细胞形态学检验、流式细胞术检测、组织病理检查、细胞病理检查及免疫组化染色等。

2）特殊岗位技术人员（如抗 HIV 抗体初筛、产前筛查、新生儿疾病筛查、分子生物学检测等）应按行业规范要求接受培训取得相应资质。

3）从事复杂程度高的项目检测（如形态学检查、微生物检验、质谱、流式细胞分析等）的新上岗员工，在最初 6 个月内应至少进行 2 次能力评估。

4）基因变异检测报告签发人员应通过参加相关领域的培训或学术交流等继续教育活动，熟悉行业规范、指南以及专家共识，了解基因变异检测技术和临床应用的最新进展。

5）实验室技术负责人应具备中级及以上专业技术职务资格，从事医学检验（检查）工作至少 3 年。

6）认可的授权签字人应具备中级及以上专业技术职务资格，从事申请认可授权签字领域专业检验（检查）工作至少 3 年。实验室应制定员工能力评估的内容、方法、频次和评估标准。评估间隔不宜超过 1 年。

备注：上述内容来源于 CNAS-CL02-A001：2023《医学实验室质量和能力认可准则的应用要求》。

三、审查重点

1. 检查实验室如何对可能影响实验室活动的内、外部人员的能力要求进行规定，如何对这些内、外部人员的持续培训、能力评估频率等进行规定。这些规定本身及其实施过程是否满足应用要求中的相关规定。

2. 检查实验室人员记录，核实履行相应职能的人员，其资质是否满足实验室针对该职能所规定的"能力要求"。

3. 重点检查员工在上岗前是否接受充分的培训，通过核实其是否了解所分派的工作过程和程序，来判断实验室对员工进行能力评估的频率、方式、效果等是否符合要求。

4. 检查实验室关于"授权"的规定，查看需授权的特定实验室活动的范围包括哪些，评估和授权的方式是什么。查阅特定实验室活动的记录，检查是否存在非授权人员从事特定活动的情况。

第三节　设施和环境条件

一、标准要求

6.3 设施和环境条件

6.3.1 通用要求

设施和环境条件应适合实验室活动，不应对结果有效性或患者、访客、实验室用户和员工的安全产生不利影响。这应包括在实验室主场所外开展的检验前工作相关的设施与地点，也包括 POCT。

实验室应规定、监控和记录从事实验室活动所必需的设施及环境条件要求。

注 1：设施和环境条件的要求见 ISO 15190。

注 2：对结果有效性产生不利影响的环境条件，包括但不限于非特异性扩增的核酸、微生物污染、灰尘、电磁干扰、辐射、照明条件（照度）、湿度、供电、温度、声音和振动。

6.3.2 设施控制

应实施、记录、监控、定期评审设施控制，应包括：

a）访问控制，考虑安全、保密性、质量以及医疗信息和患者样品的保护；

b）防止来自能源、照明、通风、噪音、供水和废物处理对实验室活动造成的污染、干扰或不利影响；

c）防止来自因检验程序存在风险或不隔离可能影响、干扰工作时造成的交叉污染；

d）提供适当的安全设施和设备，并定期验证其功能；

示例：应急疏散装置、冷藏或冷冻库中的对讲机和警报系统，便利的应急淋浴和洗眼装置和复苏设备等。

e）保持实验室设施功能正常、状态可靠。

6.3.3 储存设施

a）应提供储存空间，其条件应确保样品、设备、试剂、耗材、文件和记录的持续完整性。

b）应以防止交叉污染和损坏的方式储存检验过程使用的患者样品和材料。

c）有害物质和生物废物的储存和处置设施应符合相关法律法规规定的材料分类要求。

6.3.4 员工设施

应有足够的盥洗设施、饮水处，以及储存个人防护装备和衣物的设施。

宜提供员工活动空间，如会议室、学习室和休息区。

6.3.5 样品采集设施

样品采集设施应：

a）保证样品采集方式不会使结果失效或对检测质量有不利影响；

b）在样品采集期间考虑患者的隐私、舒适度及需求（如残疾人通道、盥洗设施）以及陪伴人员（如监护人或翻译）的安排；

c）提供隔开的患者接待和样品采集区域；

d）维持患者和员工用急救物品。

注：样品采集设施要求见 ISO 20658。

备注：上述内容来源于 CNAS-CL02：2023《医学实验室质量和能力认可准则》。

二、条款理解

（一）新旧版比较

1．新增内容　条款 6.3.2 设施控制的要求。

条款 6.3.1 通用要求"注"中 ISO 15190 规定的安全相关内容。

2．修改内容　参照 ISO 20658 内容对 6.3.5 样品采集设施内容进行了修订。

新版标准 6.3 设施和环境条件的内容将环境相关的内容浓缩到了 6.3.1 通用要求中，包括"注"的不利影响的环境条件。

3．删除内容　旧版条款 5.2.2 实验室和办公设施的环境要求。

旧版条款 5.2.6 设施维护和环境条件。

4．维持内容　环境和设施条件的总体要求、储存设施、员工设施样品采集设施。

（二）要点理解

该部分内容主要参考了 ISO 20658 中样品采集设施和 ISO 15190 中设施和环境的安全要求。

1．设施和环境条件的配置和设计　实验室的设施和环境配置应适合检验前、中、后的活动需要，不会对结果有效性或患者、访客、实验室用户和员工的安全产生不利影响。首先，要有足够的空间，合理进行分区，保证顺利开展工作，不影响操作、人员安全和对患者的医疗服务；其次，实验室的设计要利于有效运行、提高工作效率，保护检验样品，不影响检测质量。设置和设计需要考虑包括能源、光照、通风、供水、管道、废弃物处置、实验台、物品柜等在内的内容。对于属于实验室控制的 POCT 项目相关的设施和环境也应纳入考虑，确保不会对 POCT 检测结果、操作人员和患者造成不良影响。

2．**设施和环境的实验室安全要求** 实验室设施和环境需要能将伤害和职业性疾病的风险降到最低，并保护患者、员工和来访者免受各类危险的伤害。首先需要充分考虑实验室的消防安全和生物安全相关的因素，包括紧急出口、逃生通道、消防设施、报警装置、通风设备、气压控制、防飞溅设计、喷淋洗眼的装置、外来人员管理的门禁设置，具备满足实验室垃圾分类、储存和处理的要求。还需要充分考虑电路设计和用电安全、辐射和噪音对实验室设备和人员的安全影响。

3．**设施和环境条件的监控** 实验室应对从事实验室活动所必需的设施及环境条件的要求做出合理的规定，充分考虑检验前、中、后的需求制定范围，对包括温度、湿度等在内的条件进行规定和设置，并建立可行的监控和记录方案。实验室环境应能保持设施功能正常、状态可靠，工作区应洁净并保持状态良好。

4．**影响检验质量的设施和环境条件** 对结果有效性产生不利影响的环境条件应给予充分考虑，包括但不限于非预期核酸扩增（污染）、微生物污染、灰尘、电磁干扰、辐射、照明条件（照度）、湿度、供电、温度、声音和振动。影响具体检验项目和仪器的设施和环境条件需要给予特殊的设计，如荧光显微镜、分析天平等。

5．**设施和环境条件的控制** 应对实验室的设施和环境条件实施控制措施，做好记录和监控，并定期进行评审。所有实验室设施和环境条件都要安排人员定期验证控制的有效性，当出现影响或有可能影响检验质量的变化时要停止检验及时进行维护和更换。具体控制过程中重点关注以下 5 个方面。

（1）环境条件能保持实验室设施功能正常、状态可靠。

（2）设施设置能进行访问控制，应考虑到安全、保密性、质量以及医疗信息和患者样品的保护。

（3）实验室的设施和环境条件能有效防止来自能源、照明、通风、噪音、供水和废物处理等对实验室活动造成的污染、干扰或不利影响。

（4）当实验室的设施和环境条件能对检验程序构成风险时，或缺少隔离可能影响或干扰工作时，应采取措施防止交叉污染。

（5）使用的安全设施和设备，适用时应定期验证其功能，如应急疏散装置、冷藏或冷冻库中的对讲机和警报系统、应急淋浴和洗眼装置、复苏设备等。

6．**储存设施** 为保证样品材料、文件、设备、试剂、耗材、记录、结果和其他影响检验结果质量的物品的持续完整性，提供合适的储存空间，可包括储存样品、菌种和试剂的柜子、冰箱、冰柜或冷藏室，保存纸质记录文件的文件柜，保存电子文档的电脑、移动储存设备等。

实验室提供相应的存放患者检验样品、标准品、微生物菌种、试剂等的空间和条件，需要充分考虑并使用防止交叉污染和损坏的方式。

有毒物品、危化品和易制毒管制物品、压缩气体、医疗废物等的分类储存条件，要求符合相关法律法规的要求。

7．**员工设施** 实验室应提供足够员工工作期间生活、活动的设施。除必需的盥洗设施、洗手间、饮水处和储存个人防护装备和衣服的设施之外，实验室还应尽量提供空间供员工活动，如会议、学习、就餐和休息的地方。员工设施设计充分考虑实验室员工数量、性别、岗位需求。

8．**样品采集设施** 为保证患者标本采集的正确、隐私、舒适度和特殊需求而建立的设施，包括抽血室、采样间、厕所内的专门设施、残疾人通道、盥洗设施等，还要充分考虑到实验室管理下POCT 相关的设施。设施的设计应保证样品采集方式不会使结果失效或对检测质量有不利影响。

在采集原始样品的地方，尽量优化样品采集的条件，同时考虑患者的行动能力、舒适度及隐私等。应当以人为本，特别关注残疾人员、孕妇、儿童和老人等人群的就医环境，注意保护患者的隐私，提供分隔的患者接待和样品采集区域，还需对陪伴人员（如监护人或翻译）做好合适的安排。

充分考虑样品采集过程中出现的各种危险和意外情况，配备与患者和人员急救相关的物品和设施，并定期进行监查。

9．设施和环境条件与风险管理　如果工作环境和设施可能对检验过程或检验结果产生不利影响，并且已被确定为对患者造成风险，则需要规定、记录并实施风险控制措施。并定期评估这些风险控制措施的有效性。

（三）认可应用要求

6.3 设施和环境条件

6.3.1 通用要求

应符合 ISO 15189，6.3.1 条款以及下列要求：

1）实验室应实施安全风险评估，如设置了不同的控制区域，应制定针对生物、化学、放射及物理等危害的防护措施及合适的警告。

2）适用时，应配备必要的安全设施如生物安全柜、通风设施，以及口罩、帽子、手套等个人防护用品。

3）病理实验室：应定期对室内及实验室排气口处的空气进行甲醛和二甲苯浓度监测，确保安全；宜设置标本接收、取材、组织处理、制片、染色、快速冰冻切片与诊断、免疫组织化学和分子病理检测、病理诊断、细胞学制片、病理档案、标本 / 样品存放等区域。

4）分子诊断实验室：基因扩增检验实验室各工作区域的设置、进入方向及气流控制等应符合《医疗机构临床基因扩增检验实验室管理办法》及《医疗机构临床基因扩增检验实验室工作导则》的要求。

5）细胞遗传实验室：宜设置样品接收、接种、培养、制片、染色、阅片、审核与诊断，病例资料档案保存、外周血细胞和羊水细胞成品样片存放等区域。

6.3.2 设施控制

应符合 ISO 15189，6.3.2 条款以及下列要求：

1）应依据所用检测设备和检测过程的要求，制订环境条件（含温、湿度）控制要求并记录；如果失控，应有处理措施并记录。不同类型的设备置于同一区域时，如环境控制要求有差异，则控制条件应满足该区域所有设备的要求。

2）应依据用途（如：试剂用水、分析仪用水、RNA 检测用水），参考国家 / 行业标准如 WS/T 574，制订适宜的水质检测要求（如：电导率或电阻率、微生物含量、除 RNase 等），并定期监测。

3）必要时，实验室应配置不间断电源（UPS）和 / 或双路电源以保证关键设备（如需要控制温度和连续监测的分析仪、培养箱、冰箱、实验室信息系统（LIS）服务器和数据处理有关的计算机等）的正常工作。

6.3.3 储存设施

应符合 ISO 15189，6.3.3 条款以及下列要求：

1）应依据临床样品、试剂和耗材的保存要求，制订温度（必要时，包括湿度）控制要求并记录。若失控，应有温（湿）度失控时的处理措施并记录。

2）易燃易爆、强腐蚀性等危险品、特殊传染病阳性样品按有关规定分别设库，单独贮存，双人双锁，并有完善的登记和管理制度。

备注：上述内容来源于 CNAS-CL02-A001：2023《医学实验室质量和能力认可准则的应用要求》。

三、审查重点

对实验室的设施和环境条件在设计和配置上是否充分考虑到对检验前、中、后过程的影响，对设施和环境是否进行了有效的规定、监控和记录，建立控制措施并定期进行评审，还应重点关注影响检验质量的不利设施和环境条件，并着重关注以下内容。

1. 与实验室安全相关的设施和环境条件配置和设计能否达到目的，规定的要求是否合适，是否便于监控和记录，对于应急设施（消防、喷淋、报警、疏散等方面）是否定期验证功能。

2. 对于检验前的设施和环境条件是否充分考虑用户的隐私和员工的安全，是否考虑残疾或者特殊人群的需求。

3. 对于在实验室外开展的 POCT 项目所需的设施和环境条件是否充分，是否能避免对检验质量、患者和检测人员的不利影响。

4. 对结果有效性产生不利影响的环境条件（污染、辐射、噪音、灰尘、振动等）是否充分考虑，并进行有效的控制和监测。

5. 实验室的储存设施是否空间足够，有没有建立有效的分隔避免交叉污染，医疗废物的存放是否满足法律法规的要求，是否建立适当的记录和监控。

6. 对于有毒物品、危化品和易制毒管制物品、压缩气体的存储条件是否满足法律法规的要求，是否建立适当的记录和监控。

7. 员工设施的设置与实验室人员数量和岗位是否匹配。

8. 样品采集设施处是否配备应急物品和进行有效紧急救治的设计。

四、专题关注——实验室安全

专题关注内容见本书第八篇"实验室安全"。

第四节 设 备

一、标准要求

6.4 设备

6.4.1 通用要求

实验室应制订设备选择、采购、安装、验收测试（包括可接受标准）、操作、运输、存放、使用、维护以及停用的程序，以确保其正常运行并防止污染或损坏。

注：实验室设备包括仪器的硬件和软件，测量系统和实验室信息系统，或任何影响实验室活动结果的设备，包括样品运输系统。

6.4.2 设备要求

a）实验室应配备检测活动正常进行所需的设备。

b）在实验室永久控制之外的场所，或超出设备制造商的性能规格使用设备，实验室管理层应确保满足本准则要求。

c）可影响实验室活动的每件设备应贴唯一标签，标识或其他识别方式并登记在册。

d）实验室应根据需要维护和更换设备以确保检验结果质量。

6.4.3 设备验收程序

当设备投入或重新投入使用前，实验室应验证其符合规定的可接受标准。

用于测量的设备应能达到提供有效结果所需的测量准确度或 / 和测量不确定度（见 7.3.3 和 7.3.4）。

注 1：这包括在实验室使用的设备、租借的设备，或在医护点，以及实验室授权的相关或移动设施中使用的设备。

注 2：如相关，设备验收试验的核查可基于返回设备的校准证书。

6.4.4 设备使用说明

a）实验室应具有适当的防护措施，防止设备意外调整导致检验结果无效。

b）设备应由经过培训，授权和有能力的人员操作。

c）设备使用说明，包括制造商提供的说明，应可随时获取。

d）应按照制造商的规定使用设备，除非已经实验室确认（见 7.3.3）。

6.4.5　设备维护与维修

a）实验室应根据制造商说明书制订预防性维护程序。应记录与制造商的计划或说明的偏离。

b）设备维护应在安全的工作条件和工作顺序下进行。应包括电气安全、紧急停机装置，以及授权人员对有害物质的安全处理和处置。

c）设备故障或超出规定要求时，应停止使用，并清晰标识或标记为停用状态，直到经验证可正常运行。实验室应检查故障或偏离规定要求的影响，并在出现不符合工作时采取措施（见 7.5）。

d）适用时，实验室应在设备使用、维修或报废前去污染，并提供适于维修的空间和适当的个人防护设备。

6.4.6　设备不良事件报告

应调查可直接归因于特定设备的不良事件和事故，并按要求向制造商或/和供应商以及相关部门报告。实验室应制订响应制造商召回或其他通知，以及采取制造商建议措施的程序。

6.4.7　设备记录

应保存影响实验室活动结果的每台设备的记录。

记录应包括以下相关内容：

a）制造商和供应商的详细信息，以及唯一识别每台设备的充分信息，包括软件和硬件；

b）接收、验收试验和投入使用的日期；

c）设备符合规定可接受标准的证据；

d）当前放置地点；

e）接收时的状态（如新设备、二手或翻新设备）；

f）制造商说明书；

g）预防性维护计划；

h）实验室或经批准的外部服务提供商进行的维护活动；

i）设备损坏、故障、改动或修理；

j）设备性能记录，如校准证书或/和验证报告，包括日期、时间和结果；

k）设备状态，如使用或运行、停用、暂停使用、报废。

设备记录应按 8.4.3 规定要求，在设备使用期或更长时期内保存并易于获取。

备注：上述内容来源于 CNAS-CL02：2023《医学实验室质量和能力认可准则》。

二、条款理解

（一）新旧版比较

1. 新增内容　条款 6.4.3"设备验收程序"新增了测量的设备测量准确度或/和测量不确定度应能达到满足结果有效性的要求，以及相关时，设备的验收试验可基于其校准证书。

条款 6.4.6"设备不良事件报告"新增了实验室应有响应制造商召回或其他通知，并采取制造商建议措施的程序。

条款 6.4.7"设备记录"新增了设备符合规定可接受标准的证据、实验室或经批准的外部服务提供商进行的维护活动。

2. 修改内容　新版 6.4.1"通用要求"在旧版的基础上扩大了设备概念范畴，如任何可影响实验室活动结果的设备，不仅仅是检测设备，包括样品转运系统。

将旧版 5.3"实验室设备、试剂和耗材"单独分开为新版 6.4"设备"和 6.6"试剂和耗材"。

将旧版条款 5.3.1.4"设备校准和计量学溯源"关于防止设备被意外调整的内容调整到新版 6.4.4"设备使用说明"。

将旧版条款 5.3.1.4"设备校准和计量学溯源"从旧版标准 5.3.1"设备"条款中独立，并形成新版一个独立的条款 6.5"设备校准和计量溯源性"。

3．维持内容　新版维持了旧版标准对设备的通用要求、设备要求、设备验收程序、设备使用说明、设备维护与维修、设备不良事件报告、设备记录等基本内容。

（二）要点理解

1．通用要求　在医学实验室中，实验室设备主要是指与实验室检验结果密切相关的物品，如仪器的硬件和软件，测量系统（包括试剂耗材）以及实验室信息系统，或任何可影响实验室活动结果的设备，包括样品转运系统。测量系统是为获得测定结果，涉及仪器或量具、试剂耗材、标准、操作、方法、软件、人员、环境等各环节的集合。

设备是实验室开展活动和获得正确结果的必要条件，实验室应建立设备相关程序，包括设备的选择、采购、安装、验收测试（包括可接受标准）、操作、运输、存放、使用、维护以及报废，目的是确保其功能正常、性能满足需要并防止污染或损坏。

设施是保障实验室设备正常运行和实验室活动正常开展的基本条件，如空间、能源、光源、通风、供水、废弃物处置以及环境条件。

2．设备要求　实验室的设备应与所提供的服务相适应，应能够满足实验室活动和保证获得正确检验结果的需求。实验室使用的设备都应得到有效控制。当在实验室使用非实验室永久控制的设备或超出设备厂商功能的设备，也应满足本实验室设备管理控制的要求。

影响实验室活动的每件设备应有唯一标签、标识或其他识别方式，以及用于识别防止误用的设备状态标识，并维持其必要的登记信息，包括设备序列号、实验室编号、设备名称、规格型号、制造商、放置地点、使用部门、负责人等，并定期更新。

为了保证检验质量，实验室应根据规定维护设备，监控设备的性能，进行评估。在可能影响到检验结果质量之前，应按要求更换设备。

对于租/借用设备参考 CNAS-GL001：2018《实验室认可指南》5.5.11.3 的内容：

a）租借设备应纳入实验室的管理体系管理，并满足标准的相关要求。

b）实验室必须能够完全支配使用租借设备，包括设备的人员操作、维护、校准状态、使用环境、贮存控制等。

c）租借设备的使用权必须完全转移，并在实验室中使用。

d）设备的租借期限至少为 2 年。对于初次获得认可的机构，至少要能够保证实验室在获得认可证书后的 2 年内使用。

CNAS 不允许同一台设备在同一时期由不同实验室租借而申请或获得认可。

CNAS 不允许实验室使用临时租借设备申请/获得认可。

3．设备验收　与实验室使用相关的设备，包括实验室永久控制的设备、租借设备或即时检验设备，以及实验室授权的相关设备或移动设备，在投入使用前或重新投入使用前，实验室应验证符合规定的可接受标准。"投入使用前"是指新设备首次投入实验室使用前，"重新投入使用前"是指设备长期停用后、修复故障后、搬迁移动后、脱离实验室直接控制后（包括租出或借出或非实验室人员使用）等情况下重新投入实验室使用前。

设备验收的内容可包括：完整性（包括设备、配件、说明书或操作指南）、功能正常、分析性能（包括精密度、携带污染率、线性范围、可报告范围、稳定性、灵敏度、特异性等）符合要求等。

当与设备的使用目的和功能相关时，如天平、移液器，其验收试验可基于重新投入使用前的校准证书。

另外，用于测量的设备还应能达到提供有效结果所需的测量准确度或／和测量不确定度（详见标准 7.3.3 和 7.3.4）。

4．设备使用 设备应始终由经过培训、授权和有能力的人员操作，特别是涉及测量的大型设备，还应建立包括硬件和软件在内的防护措施，如设置软件登录密码、建立使用授权管理、禁止非授权人员和外来人员使用，以避免被意外调整导致检验结果无效而产生不良后果。

设备操作人员的能力体现在有专业的知识背景，熟悉设备的原理和方法、正确的操作流程、维护保养、校准流程、故障判断与处理。

制造商提供的使用说明书、使用指南、实验室制订的操作程序、记录表格或表单，应方便岗位工作人员获取。

实验室应按照制造商的规定使用设备，包括使用的环境、操作流程、维护保养要求、性能标准，超出制造商规定，实验室应在进行方法学和性能确认后才能使用。

5．设备维护与维修 实验室根据制造商说明书制订预防性维护保养程序，如每天开关机，清洁清理、日保养、月保养、年保养或必要时的保养等，并应该记录与制造商的维护要求不一致的内容。必要时，还需监测和评估长期不一致对设备的长期影响和对检测结果的影响。

设备的维护分为两类：一类是日常维护，通常由实验室操作人员执行；另一类是定期维护或特定情况下的维护，可以由有能力的实验室操作人员执行，也可以由经授权的设备工程师执行。所有维护应形成记录。

实验室应保障设备在安全的工作条件和工作顺序状态下使用，包括定期检查电气安全、紧急停机装置（如有）、处理危险化学品、放射性物质和生物材料等。所有操作应由经培训后获得授权的人员执行，并得到监控。

当发现设备故障时，应停止使用并清晰、醒目标识，表明该设备已经停用，以防止其他不清楚情况的人员误用。

当设备发生故障后，应立即评估故障对之前检验的影响，最大限度减少对临床诊疗的影响。在不符合工作时，应立即采用同类设备对之前的检验重新测定或评估，或该设备修复后重新测定等措施，必要时，还需要收回检验报告。这里的不符合工作时，是指光路系统、加样系统、温控系统等关键部位故障，可能导致出现较大系统性误差，超过了留样再测或比对的标准，或室内质控失控限。实验室应记录设备故障后的处理过程。

当设备发生故障后，应及时启动维修流程。故障排除后，应确保故障设备已经修复并验证，表明其满足规定的可接受标准后方可使用。通常采用的验证方式有校准验证、校准、质控检测、方法学比对、留样再测等。

适用时，实验室应在设备使用过程中、维修或报废前去污染，并提供适于维修的空间和适当的个人防护设备（如眼罩、口罩、手套、呼吸器、安全帽、防护服等）。

6．设备不良事件报告 医疗设备不良事件是指医疗设备在使用过程中发生的与预期效果不符或对人身造成伤害的不良事件。

由设备直接引起的不良事件和事故，例如实验室仪器、其他附属设备（如用于抽血或标本采集的设备）发生不良事件或事故时，应按要求进行调查并向制造商或／和供应商以及相应的监管部门报告。监管部门包括组织内部的上级主管部门（如设备处、医务处），以及当地药品监督管理局报告。

实验室应有响应制造商召回或其他通知（包括监管部门责令的召回），并采取制造商建议措施的程序。

7．**设备记录** 应保存影响实验室活动结果的每台设备的记录，不仅仅是检测设备。详细内容见标准 6.4.7 设备记录。

（三）认可应用要求

6.4 设备

6.4.5 设备维护与维修

应符合 ISO 15189，6.4.5 条款以及下列要求：

设备发生故障后，应首先分析故障原因，如设备故障可能影响了方法学性能，故障修复后，可通过以下合适的方式进行相关检测，验证相应的性能已满足要求：

a）可校准的项目实施校准验证，必要时，实施校准；

b）质控物检测；

c）存留样品的检测；

d）与其他仪器或方法比对。

备注：上述内容来源于 CNAS-CL02-A001：2023《医学实验室质量和能力认可准则的应用要求》。

三、审查重点

依据实验室申请认可项目所对应的设备和相应的标准规范，对涉及的设备、设备管理文件和记录进行全面评审，并重点关注以下内容。

1．实验室是否配置正确活动所需的设备，包括分析设备、试剂耗材、辅助设备、软件与信息系统等，以及其类型和数量，包括非永久控制的设备。

2．实验室是否制定有关于设备选择、采购、安装、验收测试（包括可接受标准）、操作、运输、存放、使用、维护以及报废的程序，并确保其功能正常并防止污染或损坏的措施。

3．新设备在投入使用前或各种原因导致重新投入使用前，是否经过了性能验证或性能确认，以确认是否满足实验室预期的可接受标准。

4．分析测量设备的操作人员是否经过培训和被授权，是否有硬件和软件在内的防护措施。

5．设备的环境、操作、维护、性能应用是否按照制造商的要求执行，超出制造商规定是否经过确认。

6．设备发生故障后，是否立即对之前检验进行了评估，在不符合工作时，是否立即采取了纠正措施。

7．影响实验室活动结果每台设备的记录是否齐全、是否符合标准要求、是否按照要求保存。

第五节 设备校准和计量溯源性

一、标准要求

6.5 设备校准和计量溯源性

6.5.1 通用要求

实验室应规定对校准和溯源的要求，以保持检验结果报告的一致性。对分析物测量的定量方法，应包括校准和计量溯源要求。测量表征而不是离散分析物的定性方法和定量方法应规定被评估的特性，及不同时间再现性所需的要求。

注：定性方法和可能无法进行计量学溯源的定量方法的示例包括红细胞抗体检测、抗生素敏感性评估、基因检测、红细胞沉降率、流式细胞仪标记物染色和肿瘤 HER2 免疫组化染色。

6.5.2 设备校准

实验室应制订程序，对直接或间接影响检验结果的设备进行校准。程序应规定：

a）使用条件和制造商的校准说明；

b）计量溯源性记录；

c）定期验证要求的测量准确度和测量系统功能；

d）记录校准状态和再校准日期；

e）在重新校准时确保使用的修正因子已更新和记录；

f）校准不合格时的处理，以最大程度降低对服务运行和对患者的风险。

6.5.3 测量结果的计量溯源性

a）实验室应通过形成文件的不间断的校准链，将测量结果与适当的参考对象相关联，建立并保持测量结果的计量溯源性，每次校准均会引入测量不确定度。

注：追溯源至高级别参考物质或参考程序的校准溯源信息可由检验系统的制造商提供。该文件只有在使用未经修改的制造商检验系统和校准程序时才可接受。

b）实验室应通过以下方式确保测量结果溯源到最高可溯源水平和国际单位制（SI）：

—— 具备能力的实验室提供的校准；或

注 1：满足 ISO/IEC 17025 要求的校准实验室被认为有能力进行校准活动。

—— 具备能力的标准物质生产者提供并声明计量溯源至 SI 的有证标准物质的认定值。

注 2：满足 ISO 17034 要求的标准物质生产者被认为是有能力的。

注 3：满足 GB/T 19703/ISO 15194 要求的有证标准物质被认为是合适的。

c）无法依据 6.5.3 a）提供溯源性时，应用其他方法提供结果可信性，包括但不限于：

—— 明确描述、视为提供符合预期用途且由适当比对保证测量结果的参考测量程序、指定方法或公议标准的结果。

—— 用另一种程序测量校准品。

注：被测量的计量溯源让步管理见 ISO 17511。

d）基因检验应建立至基因参考序列的溯源性。

e）定性方法可通过检测已知物质或之前样品的结果一致性，适用时，反应强度一致性，证明其溯源性。

备注：上述内容来源于 CNAS-CL02：2023《医学实验室质量和能力认可准则》。

二、条款理解

（一）新旧版比较

1．新增内容 条款 6.5.1 "通用要求"新增了设备校准和计量溯源性的总体要求。

条款 6.5.2 "设备校准"新增了对校准失败时的处理原则。

条款 6.5.3 "测量结果的计量溯源性"新增了定量方法、定性方法和基因检测的计量溯源途径。

2．修改内容 新版将旧版条款 5.3.1.4 "设备校准和计量学溯源"独立形成新版的 6.5 "设备校准和计量溯源性"。

将旧版条款 5.3.1.4 "设备校准和计量学溯源"关于防止设备被意外调整的内容调整到新版 6.4.4 "设备使用说明"。

3．维持内容 新版维持了旧版标准对制定设备校准程序，校准和溯源的基本内容。

（二）要点理解

1．通用要求 计量学溯源是指通过一条具有规定不确定度的不间断比较链，使测量结果或测量标准的值能够与规定的参考标准（通常是国家标准或国际标准）联系起来的一种特性。

实验室通过对校准和溯源进行规定，并实施，以保证测量结果的准确性和一致性得到保障，实现不同机构间结果互认。

对于定量方法，实验室的规定应包括校准和计量溯源要求。

对基于测量表征、无法进行计量溯源的定性方法和定量方法，应具体说明所评估的特性，以及满足不同时间再现性所需的要求。

无法进行计量溯源的定性方法和定量方法，包括红细胞抗体检测、抗生素敏感性评估、基因检测、红细胞沉降率、流式细胞仪标记物染色和肿瘤 HER2 免疫组化染色等。

2．设备校准　实验室应遵循相关标准规范和制造商建议，制定对直接或间接影响检验结果的设备进行校准的程序，包括设备和检验项目的校准条件、校准周期。对于通用设备（如温度计、移液器、天平），可按照计量检定 / 校准规程进行检定 / 校准。对于分析测量设备，应至少对测量结果有重要影响的性能进行校准，如加样系统、温控系统、检测系统等。

在处理校准不合格的过程中，应最大限度降低潜在风险，包括对分析设备软硬件及其参数的损害，对设备维护人员的伤害，对之前患者检验结果和后续检验报告延迟的影响。

检定与校准的区别要点：

检定必须由社会公用计量标准或授权的计量机构，依据法定计量检定规程、法定的检定周期，对我国计量法明确规定的法制管理范围内的测量装置，实施法定的检定行为，并给出具有法律效力的、是否合格的检定证书。分为强制检定和非强制检定，强制检定是由政府计量行政主管部门所属的或者授权的计量检定机构对测量装置的定点定期检定行为；非强制检定是使用单位自行定期将测量装置送至社会公用计量标准或授权的计量机构执行的检定行为。检定是自上而下的量值传递过程，并给出是否合格、测量误差和误差范围。

需要说明的是社会公用计量标准或授权的计量机构出具的报告可能是检定报告，也可能是校准报告、测试报告，视法规要求和执行的程序而定。

校准是根据组织的实际需要，依据相关行业标准或制造商说明制订校准程序，依据使用频次或风险程度制订校准周期，进行内部校准或送外部校准。校准的结论只是评定测量装置的量值误差，确保量值准确，不要求给出合格或不合格的判定，校准的结果是给出校准证书或校准报告。校准属于自下而上量值溯源的一组操作，属于组织自愿的溯源行为。

3．测量结果的计量溯源性　实验室应通过校准链，建立并保持测量结果的计量学溯源记录，应在校准时引入测量不确定度。

追溯至高级别参考物质或参考程序的校准溯源信息可以由检验系统的制造商提供。只有使用未经修改的制造商检验系统和校准程序，该份文件才能接受。

实验室应通过由具备能力的实验室提供校准；或使用标准值能声明计量溯源至 SI、具备标准物质生产能力提供者提供的有证标准物质，确保测量结果溯源到最高可溯源水平和国际单位制（SI）。

当无法提供溯源性时，可采用其他方法提供结果的可靠性，如参考测量程序、指定方法、共识标准，用另一种程序测量校准品，基因参考序列比对，定法方法结果比对等方法学比对。

4．设备的校准和测量结果的计量溯源可参考最新版的 CNAS-CL01-G004《内部校准要求》、CNAS-CL01《检测和校准实验室能力认可准则》、CNAS-CL01-A025《检测和校准实验室能力认可准则在校准领域的应用说明》、CNAS-CL01-G002：2021《测量结果的计量溯源性要求》，以及相关行业标准。

（三）认可应用要求

6.5　设备校准和计量溯源性

6.5.2　设备校准

应符合 ISO 15189，6.5.2 条款以及下列要求：

应进行外部校准的设备，可参考 ISO 17511 以及相关专业领域国家 / 行业标准的要求，并符合 CNAS-CL01-G002 的要求，至少对测量结果有重要影响的设备性能进行校准，如加样、检测、温控等。

6.5.3　测量结果的计量溯源性

应符合 ISO 15189，6.5.3 条款以及下列要求：

应遵循行业标准或制造商说明书要求对检验项目进行校准，如血细胞分析的项目校准可参考 WS/T347；在试剂批号改变、室内质控失控处理需要时、仪器重要部件更换后应进行项目再校准。

备注：上述内容来源于 CNAS-CL02-A001：2023《医学实验室质量和能力认可准则的应用要求》。

三、审查重点

依据实验室申请认可项目所对应的设备和相应的标准规范，对涉及的设备校准、结果计量溯源性和记录进行全面评审，并重点关注以下内容。

1．实验室是否制订校准和溯源性程序。

2．是否按期、按要求执行检定 / 校准，并形成记录。

3．设备校准标识是否规范。

4．是否能提供计量溯源性记录。

四、专题关注——计量溯源性

专题关注内容见本书第十二章"设备计量溯源性"和第二十章"临床检验结果的计量溯源性"。

第六节　试剂和耗材

一、标准要求

6.6　试剂和耗材

6.6.1　通用要求

实验室应建立试剂和耗材的选择、采购、接收、储存、验收试验和库存管理过程。

注：试剂包括商品化或内部制备的物质、参考物质（校准品和质控品）、培养基；消耗品包括移液器吸头、载玻片、POCT 耗材等。

6.6.2　试剂和耗材—接收和储存

实验室应按照制造商说明储存试剂和耗材，并监测相关的环境条件。当实验室不是接收场所时，应核实接收场所是否具备充分的储存和处理能力，以防止供应品损坏和变质。

6.6.3　试剂和耗材—验收试验

组分或试验过程改变的每个试剂或试剂盒新配方，或新批号或新货运号试剂，在投入使用前或结果发布前（适用时）应进行性能验证。

影响检验质量的耗材在投入使用前应进行性能验证。

注 1：新批号试剂与旧批号试剂的室内质控品结果可比可作为验收证据（见 7.3.7.2）。不同批号试剂比对首选患者样本，以避免室内质控品的物质互换性问题。

注2：有时可基于试剂分析证书进行验证。

6.6.4 试剂和耗材—库存管理

实验室应建立试剂和耗材的库存管理系统。

库存管理系统应将已验收的试剂和耗材与未检查或未接受使用的区分开。

6.6.5 试剂和耗材—使用说明

试剂和耗材的使用说明，包括制造商提供的使用说明，应易于获取。应按制造商说明使用试剂和耗材。如计划他用，见7.3.3。

6.6.6 试剂和耗材—不良事件报告

应调查可直接归因于特定试剂或耗材的不良事件和事故，并根据要求向制造商或/和供应商以及相关部门报告。实验室应制定程序，响应制造商召回或其他通知及采取制造商建议措施。

6.6.7 试剂和耗材—记录

应保存影响检验性能的每一试剂和耗材的记录，包括但不限于：

a）试剂或耗材的标识；

b）制造商信息，包括说明书、名称和批次编码或批号；

c）接收日期和接收时的状态、失效日期、首次使用日期；适用时，试剂或耗材的停用日期；

d）试剂或耗材初始和持续准用记录。

当实验室使用自己配制、再悬浮或组合试剂时，除记录上述相关内容外，还应包括配制人、配制日期和有效期。

备注：上述内容来源于CNAS-CL02：2023《医学实验室质量和能力认可准则》。

二、条款理解

（一）新旧版比较

1. **新增内容** 条款6.6.1"通用要求"新增了试剂和耗材包含的内容。

条款6.6.3"试剂和耗材—验收试验"新增了适用时可以在发布结果前进行试剂的验收试验。

条款6.6.6"试剂和耗材—不良事件报告"新增了实验室应制订有响应制造商召回或其他通知，并采取制造商建议措施的程序。

2. **修改内容** 新版将旧版5.3"实验室设备、试剂和耗材"单独分开为新版6.4"设备"和6.6"试剂和耗材"。

3. **维持内容** 新版维持了旧版标准对试剂和耗材的验收试验、接收和储存、库存管理、使用说明、记录、配制试剂和自配试剂等基本内容。

（二）要点理解

1. **通用要求** 实验室应具有试剂和耗材的选择、采购、接收、储存、验收测试和库存管理流程，以确保试剂和耗材的质量，确保结果的准确性。试剂包括商品化的或内部制备的试剂、参考物质（校准品）、控制品、培养基等参与理化反应和测试的物质。耗材包括样品杯、移液器吸头、载玻片、POCT耗材等辅助材料。

2. **试剂和耗材—接收和储存** 实验室在接收试剂和耗材时，应核查包装是否完好无损，名称、规格、数量等信息是否与订购信息一致，运输条件是否符合要求，有效期是否符合实验室要求。

实验室应监测实验室内储存试剂和耗材的环境条件和实验室外接收场所的储存环境和处理能力，是否满足制造商的要求，以防止供应品损坏和变质。

3. **试剂和耗材—验收试验** 这里的验收试验是针对试剂和耗材的性能。要求组分或试验过程改变的每一个试剂，或新批号或新货运号试剂，应进行性能验证，以评估其性能是否与旧批号相当，并确认其可靠性和适用性。

验证的时机，由实验室基于风险管理、操作便利性、成本等具体情况而定，可以在试剂投入使用前或结果发布前进行试剂的验收试验。

如果组分或试验过程改变的试剂，可能导致检验性能差异较大，宜在投入使用前进行验收试验。

若依据以前验收试验结果，新批号或新货运号试剂性能差异可接受，以及部分项目需要批量检测（如 ELISA），此时可在严格控制检验和报告审批流程等情况下，可以在试剂使用后、发布同批患者结果前，对数据进行分析评估作为验证试验。

影响检验质量的耗材应在投入常规使用前进行性能验证。

可以使用同一批号内部控制品对新批次试剂与前一批次试剂的质控数据分析结果作为验收依据，但仍宜首选患者样品，以避免室内质控物互通性的问题。适合时，可以采用试剂分析证书作为验收依据。

4．试剂和耗材—库存管理　实验室建立的试剂和耗材的库存管理系统，应明确区分已验收合格的与未经检查、未验收、验收不合格的试剂和耗材。

库存管理系统无论是否使用信息化管理，应做到有序管理和使用，并确保使用已验收合格的，不使用过期的试剂和耗材，防止库存量过多或者过少。

5．试剂和耗材—使用说明　制造商提供的使用说明书、使用指南、实验室制定的操作程序和记录表，应方便岗位工作人员获取。

实验室不得擅自更改试剂的使用程序，如试剂的加样量、标本的加样量、试剂的加样顺序等，以免影响检验质量。任何改变，均应进行方法学确认，并能提供证明材料。

6．试剂和耗材—不良事件报告　试剂和耗材的不良事件报告包括质量问题，以及对操作人员、环境、设备的不良影响等。

实验室应具有响应制造商召回或其他通知（包括监管部门责令的召回）程序，并按照制造商建议的措施进行处理。

7．试剂和耗材—记录　应保存影响检验性能的每一种试剂和耗材的记录，包括但不限于以下内容：

a）试剂或耗材的标识。

b）制造商的信息，包括说明书、名称和批次编码或批号。

c）接收日期和接收时的状态、失效日期、首次使用日期；适用时，试剂或耗材的停用日期。

d）试剂或耗材初始和持续准用记录。

当实验室使用自配、再悬浮或混合试剂时，除记录上述相关内容外，还应包括配制人、配制日期和有效期。

初始准用记录是指最初批准使用、全面性能验证或评价的记录。持续准用记录是指精密度、室内质量控制、室内比对、室间质量评价、室间比对、操作能力等表明相关性能或能力满足要求的记录。

再悬浮试剂是指使用溶剂对干粉物质溶解和混匀处理后的试剂，或者容易沉淀使用前需要再混匀的试剂，如干粉试剂、质控品、校准品的溶解和混匀，血细胞分析质控物、化学发光磁珠 / 微球试剂的混匀等。

再悬浮试剂、组合试剂，试剂的处理和分装除按照试剂说明书的要求处理外，还应在处理后标识配制日期和配制人的信息，并按要求储存，在处理后的有效期内使用。

（三）认可应用要求

6.6 试剂和耗材

6.6.1 通用要求

应符合 ISO 15189，6.6.1 条款以及下列要求：

1）实验室制定的试剂和耗材的管理程序，应有明确的判断符合性的方法和质量标准。实验室应选用由相关部门批准或者备案的试剂，并保留制造商提供的试剂性能参数。

2）自制质控物应有制备程序，包括稳定性和均一性的评价方案，以及配制和评价记录。

6.6.3 试剂和耗材—验收试验

应符合 ISO 15189，6.6.3 条款以及下列要求：

不同批号试剂盒组分不应混用，如混用则实验室应提供混用的方法及确认程序和结果。

备注：上述内容来源于 CNAS-CL02-A001：2023《医学实验室质量和能力认可准则的应用要求》。

三、审查重点

依据实验室申请认可项目所对应的试剂和耗材，相应的标准规范，对涉及的试剂和耗材、试剂和耗材的管理文件和记录进行全面评审，并重点关注以下内容。

1. 实验室是否具有试剂和耗材的选择、采购、接收、储存、验收测试和库存管理程序。

2. 试剂和耗材的储存环境是否符合制造商的要求，是否有监控记录和失控时的处理记录。

3. 试剂和耗材的验收试验与记录是否符合要求。

4. 库存管理系统是否区分已验收合格的，与未经检查、未验收、验收不合格的试剂和耗材，是否有防止过期试剂（包括包装有效期和开瓶有效期）的措施。

第七节 服 务 协 议

一、标准要求

6.7 服务协议

6.7.1 与实验室用户的协议

实验室应制定程序建立并定期评审提供实验室活动的协议。

该程序应确保：

a）充分规定了要求；

b）实验室有能力和资源满足要求；

c）适用时，实验室告知用户由受委托实验室和顾问执行的具体活动。

应将可能影响检验结果的任何协议变更通知实验室用户。

应保留评审记录，包括任何重大变更。

6.7.2 与 POCT 操作者的协议

实验室与组织内使用实验室支持的 POCT 的其他部门的协议，应明确规定各自的职责和权限并告知。

注：已建立的多学科 POCT 委员会可管理此服务协议，见附录 A。

备注：上述内容来源于 CNAS-CL02：2023《医学实验室质量和能力认可准则》。

二、条款理解

（一）新旧版比较

1. **新增内容** 新增了条款 6.7.2 "与 POCT 操作者的协议"。

2. **修改内容** 新版条款 6.7.1 "与实验室用户的协议"明确了是在适用时实验室告知用户受委托实验室和顾问执行的具体活动。

3. **删除内容** 删除了旧版条款 4.4.1 "建立服务协议"注 1、注 2、注 3，关于客户、用户包含对象，患者申请的检验备注，以及独立性说明的注。

4. **维持内容** 新版维持了建立和定期评审服务协议、协议需要的资源和能力、协议变更、协议记录等要求。

（二）要点理解

1. **服务协议的定义** 服务协议是指一方向另一方提供活动、过程和结果方面，双方经过协商后对权利、义务和责任等方面达成的约定。

服务的行为可以是有偿的，也可以是无偿的。协议在法律层面上是合同的同义词，它的形式可以是书面的或口头的。

就医学实验室而言，服务协议内容涉及实验室与实验室用户、业务关联方（如委托检验）交互环节的各个方面，如检验申请形式、样品采集要求与转运方式、报告格式和送达方式、危急值设置与送达方式、检验周期、附加检验的要求等。其形式一般以书面为主，也包括口头形式。

2. **与实验室用户的协议** 实验室应制订服务协议程序，用于建立和规范协议的相关内容，并规定对服务协议进行定期评审。

该程序应确保建立的服务协议满足以下要求：

a）应充分考虑协议的相关环节，并进行详细、明确规定，包括过程、方法、各自的权利和义务。

b）应有能力和资源保障协议的执行，包括实验室人力、财力、物力等方面的资源满足协议的要求，实验室用户也应有执行协议的能力和资源。

c）适用时，实验室告知用户由受委托实验室和顾问执行的具体活动，如受委托实验室执行检验和报告时间。

d）应将可能影响检验结果的任何协议变更通知实验室用户。

应保留服务协议评审的记录，包括任何重大变更。

一般重大服务协议的评审，由所在组织内职能部门主持，在实验室和实验室用户三方参与下进行。协议应具有可执行性。

3. **与 POCT 操作者的协议** 实验室与由实验室支持的组织内其他部门 POCT 的协议，应明确规定各自的职责和权限并告知相关人员，包括培训、指导、质量控制、质量监督等，以保证协作顺畅和 POCT 的质量。

注：已建立的多学科 POCT 委员会可管理此服务协议，见 ISO 15189：2022 附录 A。

（三）认可应用要求

6.7 服务协议

应符合 ISO 15189，6.7 条款以及下列要求：

病理实验室：检查项目、检查方法、样品要求、病理检查申请单 / 表、病理报告、检查周期、非预期结果和特殊病例（如国家规定必须上报的传染病）报告发布方式、知情同意书等均应作为服务协议的内容。

备注：上述内容来源于 CNAS-CL02-A001：2023《医学实验室质量和能力认可准则的应用要求》。

三、审查重点

依据本条款，并结合实验室运行具体情况进行评审，重点关注以下内容。

1. 实验室是否建立了服务协议程序。
2. 是否与用户或相关方建立了必要的协议或者文件。
3. 是否在影响到检验结果导致协议变更时通知了实验室用户。
4. 是否按照程序的要求对协议进行了定期评审。
5. 是否保留了协议评审记录，包括协议任何重大变更的记录。

第八节　外部提供的产品和服务

一、标准要求

6.8 外部提供的产品和服务

6.8.1 通用要求

实验室应确保由外部提供的、影响实验室活动的产品和服务在以下情况是适宜的：

a）预期纳入实验室自身活动；

b）实验室直接向用户提供部分或全部从外部供应者那里获得的产品或服务；

c）用于支持实验室的运作。

可能需要与组织其他部门或职能部门合作以满足以上要求。

注：服务包括样品采集服务、移液器和其他校准服务、设施和设备维护保养服务、室间质量评价计划、受委托实验室和顾问提供的服务。

6.8.2 受委托实验室和顾问

实验室应将如下要求告知受委托实验室和提供解释和建议的顾问：

a）提供的程序、检验、报告和咨询活动；

b）危急结果的管理；

c）所需的人员资格和能力证明。

委托实验室（而非受委托实验室）应负责确保将受委托实验室的检验结果提供给申请者，除非协议有其他规定。应保存一份所有受委托实验室和顾问的清单。

6.8.3 外部提供的产品和服务的评审和批准

实验室应制订程序并保存相关记录，用于：

a）规定、审查和批准实验室对所有外部提供的产品和服务的要求；

b）规定对外部供应者的资质、选择、表现评价和再评价的标准；

c）样品委托；

d）在使用或直接提供给用户之前，应确保外部提供的产品和服务符合实验室规定的要求，或适用时，本准则的相关要求；

e）根据对外部服务供应者的表现评价结果采取措施。

备注：上述内容来源于 CNAS-CL02：2023《医学实验室质量和能力认可准则》。

二、条款理解

（一）新旧版比较

1．**新增内容** 条款6.8.1"通用要求"新增了外部提供的产品和服务对实验室相关活动的适宜性内容，服务包含的内容。

条款6.8.2"受委托实验室和顾问"新增了对提供解释和建议的受委托实验室和顾问的要求。

2．**修改内容** 将旧版条款4.5"受委托实验室的检验"调整到新版条款6.8.2"受委托实验室和顾问"中。

新版条款6.8.3"外部提供的产品和服务的评审和批准"细化了评价供应商要求。

3．**删除内容** 删除了旧版条款4.5"受委托实验室的检验"的监控受委托实验室和顾问的工作质量、限时保留申请单和检验结果、定期评审委托协议、委托检验报告转录等方面的要求。

删除了旧版条款4.6"外部服务和供应"中的维持设备、试剂和耗材的供应商清单。虽然删除了部分内容，但可能对实验室也有一定的价值，如需要时，也可以保留在实验室体系文件中。

4．**维持内容** 维持了对外部提供的产品和服务（包括受委托和顾问服务）文件、能力评估、记录的基本要求。

（二）要点理解

外部提供的产品和服务是指实验室外部提供给实验室的产品和服务。实验室外部包括实验室所在组织之外的机构（如公司、法定单位）和实验室所在组织内的其他部门（如医院的后勤部门）。产品包括设备、试剂耗材、日常用品等。服务包括样品采集、设备检定/校准、技术支持、设施和设备维修/保养、软件维护、环境卫生、能力验证/室间质评、受委托检验及顾问等。

1．**外部提供的产品和服务** 外部提供的产品和服务应按照预期用途纳入实验室自身活动，在使用前经过评估/验证，保证其适宜性。

实验室从外部提供者获取的直接向用户提供的部分或全部产品，是指不经过实验室处理的产品，如采集容器、说明书或相关信息、受委托实验室出具的检验报告等。

用于支持实验室的运作，可以是能力验证服务、评审和审核服务等实验室质量管理活动。

注：维持一份外部提供的产品和服务的清单，对实验室的管理和使用也是有益的。

2．**受委托实验室和顾问** 实验室应向受委托实验室和顾问提出检验程序/方法、检验过程、报告处理方式、咨询活动要求、危急值管理要求、人员资质要求等，以满足实验室和实验室用户的要求。

委托实验室（而非受委托实验室）应在充分考虑周转时间、转录过程和结果解释等综合因素的情况下，采用最适合的方式将结果提供给申请者，除非协议中有其他规定。

应保存一份所有受委托实验室和顾问的清单，以便于实验室使用。

3．**评审和批准外部提供的产品和服务** 实验室应建立外部提供的产品和服务的程序和保留记录，内容包括对所有外部提供的产品和服务的流程、选择标准做出规定，定期评审和批准，对外部供应者的评审（包括供应者资质、产品质量、服务质量的要求和评价标准），实验室样品委托与顾问，确保外部提供的产品和服务在使用或直接提供给用户之前符合实验室规定的要求，对外部服务供应者的绩效评价结果采取措施（如表扬、限期改进、更换供应者等）。

（三）认可应用要求

6.8 外部提供的产品和服务

6.8.2 受委托实验室和顾问

应符合 ISO 15189，6.8.2 条款要求。

病理实验室：患者或临床医师自行请求的病理会诊不适用。

备注：上述内容来源于 CNAS-CL02-A001：2023《医学实验室质量和能力认可准则的应用要求》。

三、审查重点

依据本条款评审建立程序的完整性和适用性，以及相关活动的管理和记录，重点关注以下内容。

1. 实验室是否建立了外部提供的产品和服务的程序，并实施，以保障外部提供的产品和服务的适宜性。

2. 外部提供者的资质、能力证明（包括产品资质）。

3. 对外部提供的产品和服务的评价、再评价、批准的记录，以及所采取的措施，特别是不适用时。

4. 受委托检验和顾问流程管理，包括方法学、能力、检验、报告、危急值管理、委托协议、受委托实验室和顾问的清单等。

5. 如果实验室活动范围包含 POCT，则应该审查 POCT 相关外部提供的产品和服务。

第八章

过程要求

"过程要求"是认可标准的核心内容，整体分为 7.1～7.8 共 8 个要素，内容包含了 2012 版中 4.8 "投诉的解决"，4.9 "不符合的识别和控制"，5.4 "检验前过程"，5.5 "检验过程"，5.6 "检验结果质量的保证"，5.7 "检验后过程"，5.8 "结果报告"，5.9 "结果发布"，5.10 "实验室信息管理" 9 个条款，并新增 1 个 "连续性和应急预案" 条款。"过程要求" 按内容分可分为三个部分。

第一部分报告形成过程是重点，涵盖 7.2 "检验前过程"、7.3 "检验过程" 和 7.4 "检验后过程"。从样品采集，运送和接收，到检验方法的选择和评价，再到测量不确定度的评定，检验结果有效性的保证，直至审核和发布报告，以及检验后标本的处置。

第二部分内容与实验室风险管理相关。风险管理理念贯穿过程要求，7.1 "总体要求" 强调应根据对患者的潜在危害，对所识别风险和降低风险过程的有效性进行监控并评估。7.5 "不符合工作" 和 7.7 "投诉" 均可帮助实验室持续改进，降低风险。7.8 "连续性和应急预案" 针对实验室遇到紧要情况时的措施和要求，确保实验室能够及时恢复工作。

第三部分是实验室信息系统，7.6 "数据控制和信息管理" 为实验室提供了数据和信息控制支持。

第一节 总 体 要 求

一、标准要求

7.1 总体要求

实验室应识别在检验前、检验和检验后过程中患者医疗的潜在风险。应评估并尽可能降低风险。适用时，应将剩余风险告知用户。

应根据对患者的潜在危害，监控并评估所识别风险和降低风险过程的有效性。

实验室还应识别患者医疗改进的机遇，并制订方案管理这些机会（8.5）。

备注：上述内容来源于 CNAS-CL02：2023《医学实验室质量和能力认可准则》。

二、条款理解

（一）新旧版比较

条款 7.1 "总体要求" 为新版增加内容，充分体现了新版标准以风险管理为基础，以患者为中心，鼓励医学实验室持续改进的理念。详细内容见新版标准 5.6 "风险管理" 和 8.5 "应对风险和改进机遇的措施"。

（二）要点理解

1. 在新版标准中，降低患者风险和识别患者医疗改进机遇是医学实验室质量管理设计和流程核心的精神。医学实验室应该设置风险管理程序，包括风险识别、风险评估、风险监控和风险告知等内容。

2. **风险识别**　医学实验室应结合其实际情况（如人员、设备、材料、方法、环境、操作程序等），对检验全过程（检验前、检验和检验后）中患者的潜在风险进行全面的识别。

3. **风险分析**　实验室应对识别的风险进行全面的分析和评估，与实验室已建立的风险可接受性标准来比较，并尽可能降低风险。适用时，还需要将剩余风险告知用户。

4. **风险监控**　实验室应对所识别风险和降低风险过程的有效性进行监控。

5. **实验室改进机遇的方案**　实验室应该识别患者医疗改进的机遇，在管理体系中整合并实施这些方案，并针对实验室的运行过程策划，实施和评价这些方案的有效性。

第二节　检验前过程

一、标准要求

7.2　检验前过程

7.2.1　通用要求

实验室应制订涵盖所有检验前活动的程序，并使相关人员方便获取。

注 1：检验前过程可能影响预期检验的结果。

注 2：样品采集和运送要求见 ISO 20658。

注 3：特定来源样品和特定分析物的要求见 ISO 20186-1、ISO 20186-2、ISO 20186-3、ISO 20166（所有部分）、ISO 20184（所有部分），ISO 23118 和 ISO 4307。

7.2.2　实验室提供给患者和用户的信息

实验室应备有向用户和患者提供的适当信息。信息应充分以使用户全面了解实验室活动的范围和要求。

适当时，这些信息应包括：

a）实验室地址、工作时间和联络方式；

b）检验申请和样品采集的程序；

c）实验室活动的范围和预期可获得结果的时间；

d）咨询服务的获取；

e）患者知情同意要求；

f）已知对检验性能或结果解释有显著影响的因素；

g）实验室处理投诉的流程。

7.2.3　检验申请

7.2.3.1　通用要求

a）实验室收到的每份检验申请均应视为协议。

b）检验申请应提供充分信息，以确保：

　　—申请单和样品可明确追溯至患者；

　　—可识别申请者的身份及联络方式；

　　—可识别申请的检验项目；

　　—可提供临床和技术建议及临床解释。

c）检验申请信息可以实验室认为适宜且用户可接受的格式和介质提供。

d）当患者医疗必需时，实验室应与用户或其代表进行沟通，以明确用户申请的内容。

7.2.3.2　口头申请

实验室应制订管理口头申请检验的程序。适用时，包括在规定时限内向实验室提供书面确认的检验申请。

7.2.4　原始样品采集和处理

7.2.4.1　通用要求

实验室应制订采集和处理原始样品的程序。应向样品采集者提供相关信息。

应明确记录任何与既定采集程序的偏离。应评估接受或拒收该样品对患者结果的潜在风险和影响，记录并通知适当人员。

适用时，实验室应定期评审所有类型样品的量、采集器械及保存剂的要求，以确保样品量既不会不足也不会过多，且正确采集样品以保护分析物。

7.2.4.2　采集前活动的指导

实验室应为采集前活动提供充分信息和指导，以确保不影响样品的完整性。

这些信息包括：

a）患者准备（例如：为护理人员、样品采集者和患者提供的指导）；

b）原始样品采集的类型和量，采集容器及必需添加物，样品采集顺序（相关时）；

c）特殊采集时机（相关时）；

d）影响样品采集、检验或结果解释，或与其相关的临床信息（如用药史）；

e）样品标识可明确识别患者和采集部位，以及从同一患者采集的多个样品，包括多块组织或切片；

f）实验室接受或拒收申请的检验所用样品的标准。

7.2.4.3　患者知情同意

a）实验室对患者开展的所有操作均需患者知情同意。

注：对于大多数常规实验室操作，如患者自愿接受样品采集如静脉穿刺，即可表示患者已同意。

b）特殊操作，包括大多数侵入性操作或可能增加并发症风险的操作，需有更详细的解释，在某些情况下，需要记录知情同意。

c）紧急情况下不能得到知情同意时，只要对患者最有利，实验室可以执行必需的操作。

7.2.4.4　采集活动的指导

为确保样品采集和检验前储存的安全、准确和临床适宜性，实验室应提供以下指导：

a）接受原始样品采集的患者身份的确认；

b）确认并记录（相关时）患者符合检验前要求［例如：禁食、用药情况（最后服药时间、停药时间）、在预定时间或时间间隔采集样品等］；

c）原始样品采集说明，包括原始样品容器及必需添加物，及样品采集顺序（相关时）；

d）以可明确追溯到被采集患者的方式标记原始样品；

e）原始样品采集者身份、采集日期及时间（相关时）的记录；

f）分离或者分装原始样品的要求（必要时）；

g）采集的样品运送到实验室之前的稳定条件和合适的储存条件；

h）采样物品使用后的安全处置。

7.2.5　样品运送

a）为确保及时和安全运送样品，实验室应提供以下指导：

　　1）运送样品的包装方式；

　　2）确保从样品采集到实验室接收之间的时间适用于申请的检验；

　　3）保持样品采集、处理所需的特定温度范围；

　　4）保证样品完整性的任何特殊要求，如使用指定的保存剂。

b）如样品的完整性受到损害并存在健康风险，应立即通知负责样品运送的机构并采取措施降低风险，防止再次发生。

c）实验室应建立样品运送系统并定期评估其充分性。

7.2.6　样品接收

7.2.6.1　样品接收程序

实验室应制订样品接收程序，包括：

a）样品可通过申请单和标识明确追溯到唯一识别的患者和解剖部位（适用时）；

b）接受或拒收样品的标准；

c）记录接收样品的日期和时间，相关时；

d）记录样品接收者的身份，相关时；

e）由授权人员对接收的样品进行评估，确保其符合与所申请检验相关的接受标准；

f）急诊样品说明，包括需执行的特殊标记、运送、快速处理方法、周转时间和特殊报告标准等详细信息；

g）确保样品的所有部分均可明确追溯到原始样品。

7.2.6.2 样品接受特殊情况

a）样品因以下情况受影响时，实验室应制订考虑患者医疗最佳利益的过程：

1）患者或样品识别不正确；

2）样品不稳定，如运送延迟等原因导致；

3）不正确的储存或处理温度；

4）不适当的容器；

5）样品量不足。

b）在考虑到对患者安全的风险后，接受了对临床很重要或不可替代的不合格样品，应在最终报告中说明问题的性质，适用时，在解释可能受影响的结果时给出建议提示。

7.2.7 检验前的处理、准备和储存

7.2.7.1 样品保护

实验室应制订程序并有适当设施确保样品的完整性，避免样品在处理、制备、储存期间丢失或损坏。

7.2.7.2 附加检验申请标准

实验室程序应规定对同一样品申请附加检验的时限。

7.2.7.3 样品稳定性

考虑到原始样品中分析物的稳定性，应规定和监控从样品采集到检验之间的时间，相关时。

备注：上述内容来源于 CNAS-CL02：2023《医学实验室质量和能力认可准则》。

二、条款理解

（一）新旧版比较

1. 新增内容 条款 7.2.1 通用要求增加了检验前程序的使用人员获取便捷性，并更多的参照了 ISO 的一系列相关文件内容（ISO 20658《医学实验室样品采集、运送、接收和处理的要求》、ISO 20186《分子体外诊断检查 – 静脉全血预检过程规范》、ISO 20166《分子体外诊断检测 关于福尔马林固定和石蜡包埋（FFPE）组织预检阶段的规范要求》、ISO 20184《分子体外诊断检验 冷冻组织检验前过程的规范》、ISO 23118《分子体外诊断检验—尿液，静脉血清和血浆 代谢组学检验前过程的规范》、ISO 4307《分子体外诊断检验 唾液检验前过程的规范提取人类 DNA》）。

条款 7.2.6.2 样品接受特殊情况的要求。

条款 7.2.7.3 样品稳定性要求。

2. 修改内容 在 7.2.2 实验室提供给患者和用户的信息内容进行了部分调整，增加了提供联系方式和咨询服务的要求，将一些相关内容进行了整合。

在 7.2.3 检验申请中强调每份检验申请都是服务协议。

将 7.2.3.2 口头申请作为单独条款进行规定。

在 7.2.4 原始样品采集和处理中，增加提出需要"定期评审所有类型样品的样品量、采集器械及保存剂的要求"和"实验室接受或拒收特定检验所用样品的标准"。

重点强调了 7.2.4.3 患者知情同意要求。

3．**删除内容**　删除 5.4.3 检验单信息内容。

4．**维持内容**　新标准中维持了总则、提供给患者和用户的信息、原始样品采集和处理、采集前活动的指导、采集活动的指导、样品运送、样品接收、检验前处理、准备和储存的内容。

（二）要点理解

该条款的内容参考了 ISO 20658、ISO 20186-1、ISO 20186-2、ISO 20186-3、ISO 20166、ISO 20184、ISO 23118 和 ISO 4307 的要求，其中 ISO 20166 和 ISO 20184 的全部要求是等同采用。

检验前过程包括临床医师开出检验申请单到检验测定前的全部过程，包括填写检验申请表，患者准备，样品的采集、运送、贮存和前处理等多个环节。实验室需要建立全部检验前活动的程序，并能让所有使用者方便获得，可随时查阅，适当形式的标本采集手册是实验室常采用的方法。

1．**提供给患者和用户的信息**　向患者和用户提供适当的信息，是为了让用户全面了解实验室活动的范围和要求，至少包含以下内容：实验室地址、工作时间和联络方式；申请和采集样品的程序；实验室活动的范围和预期可获得结果的时间；可获得的咨询服务；患者知情同意要求；已知对检验性能或结果解释有显著影响的因素；投诉的流程。

2．**检验申请的要求**　检验申请的内容应与实验室服务对象商讨，并符合相关法规的要求，实验室收到的每份检验申请均应视为服务协议。

检验申请必须包括足够的信息，能让申请单和样品可明确追溯至患者、可用于识别申请者的身份和联络方式、可用于识别申请的项目、提供临床和技术建议及临床解释。具体一般包含：患者的唯一标识（如住院号或门诊号及其姓名）；检验申请者的唯一标识及报告送达地；原始样品的类型和原始解剖部位（相关时）；申请的具体检验项目；患者的相关临床资料（至少应包括性别、出生日期和临床诊断，以备解释检验结果时使用）；原始样品采集日期，采集时间（相关时）；实验室收到样品的日期和时间等内容。

检验申请信息的格式和介质可由实验室根据具体条件而定，并且为用户所接受。当患者医疗必需时，实验室应与用户或其代表进行沟通，明确用户申请的内容或需求。

3．**口头申请检验**　实验室应制订管理口头申请检验的程序，包括各方的责任、申请程序、确认的规定时限、如何识别患者和样品、检验项目、可以追溯的相关记录等。要求在规定时限内提供文件化的（书面、正式）确认检验申请给实验室。

4．**原始样品采集和处理**　实验室应建立采集和处理原始样品的程序，并让样品采集者可方便获得相关信息。当出现任何偏离既定采集程序时应明确记录，还应该评估接受或拒绝该样品对患者结果的潜在风险和影响，并应传达（告知）给适当的人员。实验室还需要定期评审所有类型样品的样品量、采集器械及保存剂的要求，以确保样品量合适，且样品被正确采集以保护分析物，此部分要求一般在每次的实验室管理评审或者遇到有变化进行评审时来完成。

5．**患者知情同意要求**　实验室对患者执行的所有程序均需患者知情同意，但知情同意的形式可以多样化，对于大多数常规实验室程序，如患者愿意接受样品采集程序如静脉穿刺，即可推断患者已同意。

一些特殊程序，包括大多数侵入性操作或有增加并发症风险的操作，则需有更详细的解释，甚至签订知情同意书。当紧急情况下不能得到患者的同意时，只要对患者最有利，实验室可以执行必需的检验程序。

6．**采集前活动的指导**　实验室应为采集前活动提供足够详细的信息和指导，以确保样品的完整性不受影响。实验室需要编制适合形式的标本采集手册用于采集前活动的指导。

指导的内容至少包括以下内容：接受原始样品采集患者身份的确认；确认并记录患者是否符合检验前要求，例如：禁食、用药情况等；原始样品采集顺序，包括原始样品容器及必需添加物的说明；以可明确追溯到被采集患者的方式标记原始样品；原始样品采集者身份及采集日期和时间的记录；分离或者分装原始样品的要求；采集的样品运送到实验室前，稳定和合适的储存条件；采集过程所用物品的安全处置。

7．样品运送 实验室应监控样品向实验室的运送过程，确保及时、有效和安全：

（1）根据检验项目的性质和实验室的相关规定，采集样品后在规定的时间内送达实验室。

（2）确保保存剂及样品运送的温度范围符合要求。

（3）运送方式应确保运送人员、公众和接收实验室的安全，并遵循相关法律法规的要求。

8．样品接收 实验室应建立样品接收程序，需要至少包含以下内容：样品可通过申请单和标识明确追溯到患者及部位；接受或拒收样品的标准；记录接收样品的日期和时间；记录样品接收者的身份；由授权人员对接收的样品进行评估，确保其符合与所申请检验相关的接受标准；确保样品的所有部分均可追溯到原始样品。

对急诊样品的接受，还应包括特殊标识、样品快速转送、快速处理方法、周转时间和需遵守的特殊报告标准等详细信息。

实验室应对出现特殊情况样品制订让步检验程序，建立必要的规定和记录，并在最终报告中说明问题的性质，对可能受影响的结果进行解释时给出建议性警示。采取让步检验程序的样品包括：基于患者最佳利益的处理情况下的不合格样品（患者或样品识别不正确、样品不稳定、不正确的储存或处理温度、不适当的容器、样品量不足）；在考虑到对患者安全的风险后，接受了对临床很重要或不可替代的不合格样品。

9．样品保存和附加检验 实验室应有程序和适当的设施保护患者样品，确保样品的完整性，避免在处理、准备、储存期间遗失或损坏样品。考虑到原始样品中分析物的稳定性，应规定和监控从样品采集到进行检验之间的周转时间，确定样品在保证性状稳定条件下的保留时间，以便进行出具检验报告后的复查，或用于附加检验及进一步检验，并对申请此类检验的项目及时限做出规定。

（三）认可应用要求

7.2 检验前过程

7.2.1 通用要求

应符合 ISO 15189，7.2.1 条款要求。

样品采集宜参考《全国临床检验操作规程》以及相关国家 / 行业标准的要求，如 GB/T 42060、WS/T348、WS/T359、WS/T 402、WS/T 640、WS/T 661、WS/T794 等。

7.2.3 检验申请

应符合 ISO 15189，7.2.3 条款以及下列要求：

1）输血实验室：申请单包括检验申请单、输血申请单、无偿献血登记表等。

2）微生物实验室：申请单应包括临床诊断，必要时说明感染类型和 / 或目标微生物，宜提供抗菌药物使用信息。

3）病理实验室：

   a）标本的采集部位，需检查的病灶的大体描述（采样由细胞病理室进行时适用），及特殊要求（例如：多点穿刺和需预留标本进行辅助检查时，应在申请单上注明）。

   b）申请单应包括：病史（症状和体征）；手术（包括内镜检查）所见；既往临床治疗信息；既往病理检查情况（包括原病理号和诊断）；实验室检验 / 影像学检查结果（适用时）；女性患者申请妇产科病理检查，

应有月经史和妊娠史；必要时，包括患者的家系、家族史、旅行和接触史、传染病和其他相关临床信息。

  c）组织病理标本应有离体时间、标本固定时间、标本数量。

  d）细胞学样品应有采集日期、采集和固定时间（相关时）。

7.2.4 原始样品采集和处理

7.2.4.4 采集活动的指导

应符合 ISO 15189，7.2.4.4 条款及下列要求：

1）应包括特殊患者身份的识别，如昏迷患者、新生儿、没有监护人在场的婴幼儿和儿童患者。

2）微生物实验室：

  a）明确说明并执行血培养样品采集的消毒技术、合适的样品量。用于诊断成人不明原因发热、血流细菌感染时，应在不同部位抽血至少 2 套，每套 2 瓶（需氧、厌氧各一瓶）。

  b）痰样品直接显微镜检查找抗酸杆菌或结核分枝杆菌培养，应送检三份痰样品；宜连续 3 日，采集每日清晨第一口痰。

3）病理实验室：

  a）确认患者符合细胞学检查前要求，例如：食管拉网患者是否禁食、深部脏器穿刺患者的出凝血时间是否正常等。

  b）病理学检查标本容器应至少有两种标识（例如，患者姓名和另一种标识信息）；病理切片应以病理号作为唯一标识（不能单独使用患者姓名作为标识）；送检切片上所作的新标识不应毁去切片原有的标识；每张切片及每个容器均应分别标识；对标本容器和切片的标识方法应文件化。

  c）由临床医师或细胞病理人员进行的细胞学样品采集，应记录采集者的姓名、科室/单位、采集过程和采集日期，对于有特殊要求的检查（例如需进行雌孕激素受体免疫组化检测的样品）应记录采集及固定时间（到分钟）；采集过程记录除操作过程、患者情况外，应包括对所采集样品的性状和数量的描写。

7.2.5 样品运送

应符合 ISO 15189，7.2.5 条款及下列要求：

1）微生物实验室：应有合适的运送培养基。

2）体液实验室：所有体液样品应用密闭容器运送。

3）病理实验室：样品应在采集后完整地送至实验室进行检查，若有特殊取材需要，应通知病理医师并由病理医师操作。

7.2.6 样品接收

应符合 ISO 15189，7.2.6 条款及下列要求：

1）病理实验室：

  a）所有接收的病理标本应给予病理编号，对标本/容器和申请单增加病理号标识；应确保在检查过程中始终以病理号作为原始标本、病理检查申请单、取材样品（包埋盒）、蜡块、切片的唯一性标识。

  b）基于组织/细胞学形态基础的分子检测项目应由具有病理诊断资质的医师确认标本/样品是否满足检测要求；对于石蜡包埋样品，应由病理医师首先评估原病理诊断是否正确，从组织形态学对肿瘤细胞的存在与否及其数量进行评价，并决定是否需要对肿瘤细胞进行富集。

  c）当送检标本/样品存在不同程度缺损，可能导致病理诊断/评估不准时，应拒收，和申请单一并退回申请医师，并注明原因；若标本/样品不可替代，采取继续检查时，应在最终报告中说明问题的性质，适用时，在对可能受影响的结果解释时给出警示。

2）输血实验室：急诊用血应建立绿色通道和紧急预案。应有急诊样品处理程序和与临床沟通程序，并有相应记录。需要时，对稀有血型样品应有明显的标识。

备注：上述内容来源于 CNAS-CL02-A001：2023《医学实验室质量和能力认可准则的应用要求》。

三、审查重点

应对实验室检验前过程中标本采集手册的建立、采集前活动的指导、患者知情同意、采集活动的指导、样品运送和接收流程、样品保护、附加检验、让步检验要求等内容进行重点检查，并着重关注以下内容。

1．实验室是否建立适当形式的标本采集手册，并能够方便使用者获取，标本采集手册内容是否包含了检验前过程的各个重要环节。

2．实验室检验前是否建立可行的患者知情同意，对于特殊情况，是否准备必要的知情同意书。

3．实验室是否建立了标本拒收标准和程序。

4．实验室是否建立检验前的口头申请处理程序。

5．实验室是否建立附加检验的程序，并对附加检验的标本的保存条件和时限进行明确规定。

6．实验室是否规定和监控了从样品采集到进行检验之间的时间和保存或运送方式，确保样品的稳定性。

7．实验室是否建立对让步检验的规定，以应对与患者安全风险有关或满足患者最佳利益的情况。

8．对于特殊检验项目的特殊保存方法、保存剂、采样管等情况需要进行必要的提示和告知。

9．实验室有没有定期对检验前关键环节采取措施的有效性进行评审。

四、专题关注——检验前过程

专题关注内容见本书第二十六章"检验前过程"。

第三节 检验过程——通用要求

一、标准要求

7.3 检验过程

7.3.1 通用要求

a）实验室应选择预期用途经过确认的检验方法，以确保患者检验项目的临床准确度。

注：首选方法可以是体外诊断医疗器械使用说明中规定的程序，公认／权威教科书、同行审议的文章或杂志发表的，国际和国内公认标准或指南中的，或国家、地区法规中的方法。

b）每一检验程序的性能特征，应与该检验的预期用途及对患者医疗的影响相关。

c）所有程序和支持性文件，如与实验室活动有关的说明、标准、手册和参考数据，应保持最新并易于员工使用（见8.3）。

d）员工应遵守规定程序，并记录在检验过程中从事重要操作活动的人员身份，包括POCT操作人员。

e）授权人员应定期评审实验室提供的检验方法，确保其在临床意义上适合于收到的申请。

备注：上述内容来源于CNAS-CL02：2023《医学实验室质量和能力认可准则》。

二、条款理解

（一）新旧版比较

1．**增加内容** 条款7.3.1c）新增文件管理（程序和支持性文件等）的要求。

条款7.3.1e）由授权人员定期评审实验室提供的检验方法的要求。

2．**修改内容** 条款7.3.1a）将"检验程序"的描述改成了"检验方法"，内涵不变。

条款7.3.1b）检验方法的性能特征要求，在原条款与预期用途相关的基础上，增加了要与患者医疗的影响相关的规定。

条款7.3.1d）将POCT操作人员纳入人员管理的范畴。

3．维持内容　保留了 7.3.1 a）"注"首选方法的来源。

（二）要点理解

1．定义　检验过程：包括从原始样品送达实验室到实验室得到检验结果过程中的一系列活动。

2．医学实验室应制订检验方法管理程序，内容包括检验方法选择、检验方法验证、检验方法确认和检验方法定期评审等。

3．制订检验方法选择和管理程序　认可标准中所用"方法"，可视为是 ISO/IEC 指南 99 定义的"测量程序"的同义词。

检测方法是实验室开展活动所必需的资源，是实验室质量管理体系中的重要组成部分。从保证检验结果的质量考虑，实验室必须选择预期用途经过确认的检验方法。检验方法应首先选用体外诊断医疗器械使用说明中规定的程序、在公认 / 权威教科书（如统编教材）中、经同行审议过的文章或杂志（如有代表性的 SCI 论文）中，国际 [如国际血液学标准化委员会（ICSH）、国际临床化学与检验医学联合会（IFCC）、国际理论和应用化学联合会（IUPAC）等国际组织规定的方法]、国内（如《全国临床检验操作规程》）或国家、地区法规中所明确的方法。

4．性能特征要求　每一个检验程序的性能特征，应与该检验的预期用途相关，如筛查试验、诊断试验和确认试验等。此外，在评估检验程序的性能时，正确度、精密度、可报告范围或检出限等性能特征能否满足患者医疗的需要。

5．文件管理要求　该条款规定了所有在用文件的管理办法，所有与实验室活动有关的程序文件，作业指导书，标准，手册和参考资料等均应纳入文件控制的范围。应建立识别文件当前修订状态和分发控制清单或等效的文件控制要求，加以控制和维护。所有在现场使用的文件，都应更新为现行有效版本，并且易于员工使用。

6．检验过程操作要求　工作人员应当遵循既定的程序进行检验过程的所有操作，并且要记录在检验过程中从事重要操作活动的人员身份，包括 POCT 操作人员。如对检验方法进行性能验证 / 确认后需要相应工作人员签字等。

7．检验方法的定期评审　实验室应建立定期评审检验方法的程序，该程序应规定评审的周期和内容，授权评审人员的要求和权限，以确保其在临床意义上适合于收到的申请。

（三）认可应用要求

7.3　检验过程
7.3.1　通用要求
应符合 ISO 15189，7.3.1 条款及下列要求：

微生物实验室：检验程序应至少符合国家标准或卫生行业标准，抗菌药物敏感性试验方法及结果判断至少应遵循上一年的标准。法定传染病病原微生物的检验程序应至少符合国家标准或卫生行业标准，当培养过程中发现人间传染的高致病性病原微生物（依据《人间传染的病原微生物名录》）时，应按相关法规要求进行处理，或送至相应级别的生物安全实验室进行检验。

备注：上述内容来源于 CNAS-CL02-A001：2023《医学实验室质量和能力认可准则的应用要求》。

三、审查重点

应按照实验室申请认可领域结合多种评审形式进行全面评审或者抽样评审，重点包括以下内容：

1．实验室所选择检验方法的适应性和完整性 实验室程序是否规定了如何选择检验方法，在实际工作中是否按照该程序的具体要求对检验程序进行验证／确认，以判断其是否能够满足预期用途。

2．检验方法的性能特征，如正确度、精密度、可报告范围和／或检出限等能否满足制造商说明书的要求，以及患者就医的需要。

3．实验室是否有文件管理程序，该程序是否有效实施，能够保证实验室程序文件、作业指导书、标准、手册、参考资料等支持性文件都为现行有效版本，并且易于员工使用。

4．实验室是否定期对检验方法进行评审，以确保检验方法的临床适用性。此外，评审人员的资质是否符合要求。

5．现场操作中人员是否能够遵循既定的程序进行操作，并且记录从事重要操作活动的人员身份，包括 POCT 操作人员。

第四节 检验过程——检验方法验证

一、标准要求

7.3.2 检验方法验证

a）实验室在引入方法前，应制订程序以验证能够适当运用该方法，确保能达到制造商或方法规定的性能要求。

b）验证过程证实的检验方法的性能指标，应与检验结果的预期用途相关。

c）实验室应保证检验方法的验证程度足以确保与临床决策相关的结果的有效性。

d）具有相应授权和能力的人员评审验证结果，并记录验证结果是否满足规定要求。

e）如发布机构修订了方法，实验室应在所需的程度上重新进行验证。

f）应保留以下验证记录：

　　1）预期达到的性能要求。

　　2）获得的结果。

　　3）性能要求是否满足的结论，如不满足，采取的措施。

备注：上述内容来源于 CNAS-CL02：2023《医学实验室质量和能力认可准则》。

二、条款理解

（一）新旧版比较

1．增加内容 条款 7.3.2 c）实验室的验证程序应足以确保与临床决策相关的结果的有效性。

条款 7.3.2 e）如发表机构修订了方法，实验室应该在所需的程度上重新进行验证。

条款 7.3.2 f）进一步明确了验证记录的具体要求。

2．修改内容 条款 7.3.2 a）要求实验室在引入方法前对该程序进行验证，但未要求由实验室进行"独立验证"。

条款 7.3.2 d）在对验证结果进行审核时，要记录验证结果是否满足规定要求。

3．维持内容 条款 7.3.2 b）验证过程证实的检验方法的性能指标，应与检验结果的预期用途相关。

（二）要点理解

1. 检验方法验证程序　实验室应在引入方法前建立检验方法验证的程序。该程序应包含检测方法的分析性能指标，验证时机，验证流程，预期用途，人员要求，验证记录等内容，以确保检验方法验证程度的充分性。

2. 检验方法验证性能指标要求　在临床检验中，检验方法的性能直接关系到测量结果的质量，并且进一步影响临床决策的制订。因此，临床实验室在使用任一测量程序前均需要对其进行性能验证和/或方法确认。检验程序的验证宜参考相关国家/行业标准，如 WS/T 403、WS/T 406、WS/T 494 等，以及 CNAS 相关指南要求，如 CNAS-GL028、CNAS-GL037、CNAS-GL038、CNAS-GL039 等。定量检验程序的分析性能验证内容至少应包括正确度、精密度和可报告范围；定性检验程序的分析性能验证内容至少应包括符合率，适用时，还应包括检出限、灵敏度、特异性等。

3. 需要进行检验方法性能验证的情况　医学实验室在使用新的检验方法前，必须结合实验室的具体条件，评价该实验室能否恰当地使用该方法，达到制造商或方法规定的性能要求。

如果发布机构修订了方法，应重新进行验证。其验证的内容应该按照实际情况来进行确定。无论是使用新方法还是修订后的方法，只有检测系统的分析性能达到规定的要求，满足临床的需要，才可以将检测系统用于常规样品检测。

4. 检验方法性能验证结果的审核和记录　性能验证的结果应由具有相应授权和能力的人员审核，并且保留验证记录，包括要达到的性能，获得的结果，性能验证是否达到（制造商规定或实验室质量目标）的声明，以及如未达到时所采取的措施。

（三）认可应用要求

7.3.2　检验方法验证

应符合 ISO 15189，7.3.2 条款及下列要求：

1）检验/检查程序的验证宜参考卫生行业标准，如 WS/T 406、WS/T 408、WS/T 492、WS/T 494、WS/T 505、WS/T 807 等，以及 CNAS 相关指南要求，如 CNAS-GL037、CNAS-GL038、CNAS-GL039。

2）定量检验程序的分析性能验证内容至少应包括正确度、精密度和可报告范围；定性检验程序的分析性能验证内容至少应包括符合率（如方法比对符合率、人员比对符合率等），适用时，还应包括检出限、临界值、重复性、抗干扰能力等。

备注：上述内容来源于 CNAS-CL02-A001：2023《医学实验室质量和能力认可准则的应用要求》。

三、审查重点

检验方法的性能验证专业性强，涉及面广。应结合多种评审形式（如现场试验等）进行全面评审或者抽样评审，重点包括以下内容：

1. 检验方法性能验证程序的适应性和完整性　实验室性能验证程序是否能够确保检验方法验证程度的充分性，符合需求预期用途或者临床需要。如性能验证方案内容，性能验证的可接受标准，人员资质，验证结果等是否满足要求等。

2. 检验方法性能验证的实施　实验室对新引入或者变更的检验方法是否进行了方法学验证，以确保实验室能够正确应用该方法。

3. 人员的资质和能力　检验方法性能验证人员和结果审核人员的资质和能力是否满足要求。

4．**检验方法性能验证记录的完整性**　检验方法验证报告是否按照既定程序进行，验证内容是否有删减，数据是否真实可靠（验证原始数据），数据计算结果是否正确，验证结果是否由经授权的人员审核并且记录验证结果是否满足需求。

四、专题关注——检测系统性能验证与确认

专题关注内容见本书第四篇"检测系统性能验证与确认"。

第五节　检验过程——检验方法确认

一、标准要求

7.3.3　检验方法确认

a）实验室应对以下来源的检验方法进行确认：

　　1）实验室设计或开发的方法；

　　2）超出预定范围使用的方法（如超出制造商的使用说明，或原确认的测量范围；第三方试剂应用于预期外的仪器，且无确认数据）；

　　3）修改过的确认方法。

b）方法确认应尽可能全面，并通过性能要求形式等客观证据证实满足检验预期用途的特定要求。实验室应确保检验方法的确认程度足以确保与临床决策相关的结果的有效性。

c）具有相应授权和能力的人员评审确认结果，并确认结果是否满足规定要求。

d）当对确认过的检验方法提出变更时，应评审改变对临床所产生的影响，并决定是否使用修改后的方法。

e）应保留以下确认记录：

　　1）使用的确认程序；

　　2）预期用途的特定要求；

　　3）方法性能参数的确定；

　　4）获得的结果；

　　5）方法有效性声明，并详述其与预期用途的适宜性。

备注：上述内容来源于 CNAS-CL02：2023《医学实验室质量和能力认可准则》。

二、条款理解

（一）新旧版比较

1．**增加内容**　条款 7.3.2 b）实验室应确保检验方法的确认程度足以确保与临床决策相关的结果的有效性。

条款 7.3.3 d）当对确认过的检验方法提出变更时，应评审改变对临床所产生的影响，并决定是否使用修改后的方法。

条款 7.3.3 e）进一步明确了确认记录的具体要求。

2．**修改内容**　条款 7.3.3 a）对需进行确认的检验方法进行了修订，删除了"非标准方法"，并且对超出预定范围使用的方法给出了一些示例。

条款 7.3.3 c）对评审确认结果人员的授权和能力进行了规定，并需要确认结果是否满足规定要求。

3．**删除内容** 删除了旧版 5.5.13 "注：检验程序的性能特征的具体要求"。

4．**维持内容** 条款 7.3.3 b）方法确认应尽可能全面，并通过性能要求形式等客观证据证实满足检验预期用途的特定要求。

（二）要点理解

1．**检验方法确认程序** 实验室应建立检验方法确认的程序，该程序应包含检测方法的分析性能标准，确认时机，确认流程，人员要求，确认记录等内容，以确保检验方法确认程度的充分性。

2．**需要进行检验方法性能确认的情况** 在常规应用前，应由医学实验室对以下来源的检验方法进行确认：①实验室设计或开发的方法；②超出预定范围使用的方法（如超出制造商的使用说明，或原确认的测量范围；第三方试剂应用于预期外的仪器，且无确认数据）；③修改过的确认方法。

如果确认过的检验程序发生变更时，应评估改变对临床所产生的影响，并决定是否使用变更后的方法。无论是使用新方法还是变更后的方法，只有检测系统的分析性能满足规定的要求，满足临床的需要，才可以将检测系统用于常规样品检测。

3．**检验方法确认性能指标要求** 检验方法确认的性能特征，应与检验结果的预期用途有关，并且确保与临床决策相关结果的有效性。新版标准没有明确要求检测系统的性能特征，参考旧版标准，性能确认的指标宜包括：测量正确度、测量准确度、测量精密度（含测量重复性和测量中间精密度）、测量不确定度、分析特异性（含干扰物）、分析灵敏度、检出限和定量限、测量区间、诊断特异性和诊断灵敏度。

4．**性能确认结果的审核和记录** 性能确认的结果应由有相应授权和能力的人员审核，并且保留确认记录，包括使用的确认程序，预期用途规定的要求，确定的方法性能特征，获得的结果和方法有效性声明，并详述与预期用途的适宜性。

（三）认可应用要求

7.3.3　检验方法确认

应符合 ISO 15189，7.3.3 条款及下列要求：

血液、体液实验室：应建立血细胞、尿液有形成分仪器分析结果的显微镜复检程序，在检验结果出现异常计数、警示标志、异常图形等情况时对结果进行复检。复检程序应包括：建立和确认显微镜复检程序的方法，验证结果假阴性率应 ≤ 5%。应用软件有助于显微镜复检的有效实施。

备注：上述内容来源于 CNAS-CL02-A001：2023《医学实验室质量和能力认可准则的应用要求》。

三、审查重点

检验方法的性能确认专业性强，涉及面广。应结合多种评审形式（如现场试验等）进行全面评审或者抽样评审，重点包括以下内容：

1．**检验方法性能确认程序的适应性和完整性** 实验室性能确认程序是否能够确保检验方法确认程度的充分性。如性能确认方案的性能确认内容，性能确认的标准，人员资质，确认结果等是否满足要求。

2．**检验方法性能确认的实施** 实验室是否进行了内部核查，判断哪些方法属于需要进行性能确认（如实验室设计或开发超出预定范围或者修改过的确认方法），对于识别出的检验方法是否进行了方法学确认，以确保实验室能够正确应用该方法。其确认的程度是否符合需求预期用途或者临床需要。

3．**人员的资质和能力**　检验方法性能确认操作人员和结果审核人员的资质和能力是否满足要求。

4．**检验方法性能确认记录的完整性**　检验方法性能确认报告是否按照既定程序进行，确认内容是否有删减，数据是否真实可靠（确认原始数据），数据计算结果是否正确，确认结果是否由经授权的人员审核并且记录确认结果是否满足需求。

第六节　检验过程——测量不确定度的评定

一、标准要求

7.3.4　测量不确定度（MU）的评定

a）应评定测量结果量值的测量不确定度，并保持满足预期用途，相关时。测量不确定度应与性能要求进行比较并形成文件。

注：测量不确定度评定及示例见 ISO/TS 20914。

b）应定期评审测量不确定度的评定结果。

c）对于不能或者无需进行测量不确定度评定的检验程序，应记录未进行测量不确定度评定的理由。

d）当用户有要求时，实验室应向其提供测量不确定度信息。

e）当用户问询测量不确定度时，实验室的回复应考虑不确定度的其他来源，包括但不限于生物学变异。

f）当定性检验结果是基于定量输出数据，并根据阈值判定为阳性或阴性时，应用有代表性的阳性和阴性样品估计输出量值的测量不确定度。

g）对于定性检验结果，产生定量数据的中间测量步骤或室内质量控制结果的不确定度也宜视为此过程中的关键（高风险）部分。

h）进行检验方法性能验证或确认时，宜考虑测量不确定度，相关时。

备注：上述内容来源于 CNAS-CL02：2023《医学实验室质量和能力认可准则》。

二、要点理解

（一）新旧版比较

1．**增加内容**　条款 7.3.4 c）对于不可能或者无需进行测量不确定评定的检验程序，应记录未进行评定的理由。

条款 7.3.4 e）当用户问询测量不确定度时，实验室应该向其提供测量不确定度的来源，包括但不限于生物学变异。

条款 7.3.4 h）明确指出对方法学进行性能验证或者确认时，宜考虑评定测量不确定度（相关时）。

2．**修改内容**　条款 7.3.4 a）规定测量结果量值的测量不确定度评定结果要保持满足预期用途，相关时。并需要将测量不确定度应与性能要求进行比较并形成文件。

条款 7.3.4 f）需进行测量不确定评定的测量程序范围扩大：除了定量检测程序以外，新版标准要求当定性检验结果是基于定量输出数据，并根据阈值判定为阳性或阴性时，也需要进行测量不确定度的评定。

条款 7.3.4 g）直接指出对于定性检验结果，产生定量数据的中间测量步骤或室内质量控制结果的不确定度也宜视为此过程中的关键（高风险）部分。

3．**删除内容**　删除了旧版"注 1 ~ 注 3"。

4．**保留内容**　条款 7.3.4 b）应定期评审测量不确定度的评定结果。

条款 7.3.4 d）当用户有需求时，实验室应向其提供测量不确定度信息。

（二）条款理解

1．**定义**　测量不确定度是根据所用到的信息，表征赋予被测量量值分散性的非负参数。测量不确定度不同于误差，后者是表示测量结果偏离真值的程度。测量不确定度不关注"真值"的未知性，而是通过定义一个量值区间来表达量值不完整性的信息。

影响测量结果的因素是导致测量不确定度存在的原因。这些影响因素中，有些因素可以消除，有些因素可以通过有效的控制使其对被测量的影响减低。如果实验室按照科学规律和应用有效方法，找到可以消除或者减低的影响因素，并采取措施，就会明显提高检验结果的质量。

2．**明确需要进行测量不确定度评定的检验方法**　医学实验室应识别哪些检验方法应评定测量不确定度，并规定每个测量程序的目标测量不确定度，与预期用途保持一致。部分检验程序不可能或者无需进行测量不确定评定时，应记录未进行评定的理由。适用时，对方法学进行性能验证或者确认时也要考虑测量不确定度。

3．**定量方法的测量不确定度评定**　在医学实验室中，原则上有 2 种评定测量不确定度的方法。第一种，"自上而下（top-down）"法，这是临床实验室具有可操作性的测量不确定度评定方法。在该方法中，精密度和正确度（偏倚）是两个主要的分量，前者引入的测量不确定度可利用室内质量控制数据、实验室间比对数据或重复测量常规样品的合并标准差来评定，后者引入的测量不确定度可利用有证参考物质、能力验证数据或与参考测量方法比较来评定。这些条件包括了测量程序标准操作中尽可能多而合理的常规变化，例如：不同批次试剂和校准物、不同操作者和定期仪器维护等。第二种，"自下而上（bottom-up）"法，也称 GUM 或模型方法，是在全面系统地分析测量过程后，识别出每个可能的测量不确定度来源并通过统计学或其他方法评定每个来源测量不确定度的大小，并使用方差法合并所有来源的测量不确定度以获得测量结果的"合成标准不确定度"。若采用"自上而下"法获得的测量不确定度没有达到目标不确定度的要求，则可用"自下而上"法识别不确定度的各种来源，并有针对性地改进主要影响因素以减少测量不确定度。

4．**定性方法的测量不确定度评定**　当定性检验结果基于输出定量数据的试验，并根据阈值判定为阳性或阴性时，应使用有代表性的阳性和阴性样品评定输出量值的测量不确定度。在评定测量不确定度的过程中，产生定量数据的中间测量步骤或者室内质控结果的测量不确定度，也应考虑作为过程中的关键环节。如乙肝表面抗原化学发光检测，可以采用不同水平（阴性和阳性）室内质控品的样品 / 临界值（S/CO）值评定测量不确定。具体内容可参考 ISO/TS 20914《医学实验室　测量不确定度评定指南》。

5．**测量不确定度评定结果的记录**　测量不确定度的评定结果应与性能要求进行比较并形成文件记录。

6．**测量不确定度评定结果的定期评审**　医学实验室应定期评审测量不确定度的评定结果，一般不超过一个管理评审周期。

7．**测量不确定度评定结果的应用**　当用户问询测量不确定度时，实验室应向其提供测量不确定度评定结果，并且回复时应考虑不确定度的其他来源。除生物学变异以外，还可以包含精密度，批间差等。

三、审查重点

测量不确定度评定专业性强，在评审过程中重点关注以下内容：

1. 实验室是否建立测量不确定度评定的控制要求或程序，是否明确规定实验室测量不确定度评定的流程、方法和要求。当评定测量不确定度时，是否采用科学合适的分析方法系统全面地考虑人、机、料、法、环、测等各方面的贡献度（影响）。

2. 测量不确定度评定方法及其严密程度是否满足了检测方法的要求和用户的要求。

3. 实验室是否详细评定测量结果量值的测量不确定度，并进行记录。对于未进行测量不确定度评定的项目，实验室是否记录了未进行评定的理由。

4. 当公认的检测方法对测量不确定度主要来源规定了限值和计算结果的表示方式时，实验室测量不确定度的评定与报告是否遵守并符合检测方法和报告的规定要求。

5. 对于已确定并验证了结果的测量不确定度的特定方法，实验室是否能识别并且控制测量不确定度的关键影响因素。

6. 当与测量程序相关时，方法学性能验证或者确认报告中是否有包含测量不确定度评定结果。

7. 实验室是否定期对测量不确定度进行评审。

四、专题关注——测量不确定度评定

专题关注内容见本书第二十七章"医学实验室测量不确定度评定"。

第七节　检验过程——生物参考区间和临床决定限

一、标准要求

7.3.5　生物参考区间和临床决定限

当解释检验结果需要时，实验室应制订生物参考区间和临床决定限，并告知用户。

a）基于患者风险的考虑，实验室应制订反映其服务的患者人群的生物参考区间和临床决定限，并记录其依据。

注：实验室可使用制造商提供的生物参考值，如其参考值的人群来源经过实验室验证并接受。

b）应定期评审生物参考区间和临床决定限，并将任何改变告知用户。

c）当检验或检验前方法发生改变时，实验室应评审其对相应参考区间和临床决定限的影响，并告知用户，适用时。

d）对于识别某个特征存在与否的检验，生物参考区间即是将鉴别的特征，如基因检验。

备注：上述内容来源于 CNAS-CL02：2023《医学实验室质量和能力认可准则》。

二、条款理解

（一）新旧版比较

1. **增加内容**　条款 7.3.5 a）"注"指出实验室可以使用制造商提供的生物参考值，前提是其参考值的人群来源经过实验室验证并接受。

条款 7.3.5 d）对生物参考区间的定义进行了补充。

2．**修改内容** 将"临床决定值"变更为"临床决定限"，内涵不变。

条款 7.3.5 a）在制定生物参考区间和临床决定限时，首次引入了基于患者风险考虑的理念。

条款 7.3.5 b）增加了定期评审参考区间和临床决定限的要求。

条款 7.3.5 c）指出当检验或检验前方法发生改变，实验室评审发现其对相应参考区间或临床决定限产生影响，适用时要告知用户。

3．**维持内容** 医学实验室应制订和评审参考区间，并将改变告知用户的整体要求不变。

（二）要点理解

1．**生物参考区间与临床决定限的解读** 生物参考区间指取自参考人群的值分布的规定区间，一般定义为中间 95% 区间。因此，当检验结果不在参考区间内时，大多数情况下只是提示异常，而不一定意味着患病。是否患病或需要临床干预，常需要经过医学随访和综合评估来判断。疑似患者或确诊患者人群中，当某一检测指标测量值高于或低于特定"阈值"时，可以对特定疾病进行明确诊断，或与不良临床结局发生风险显著相关，这一阈值即为临床决定限。很多临床指南采用 n 倍参考区间上限值或下限值来表示"诊断阈值"，从而在一定程度上造成了生物参考区间上限与临床决定限的混淆。

对于识别某个特征存在与否的检验，应规定被评估的特征，生物参考区间即是将鉴别的特征。例如进行 β- 地中海贫血基因检测，以识别 β- 珠蛋白基因某位点为"野生型"或"存在某种类型的突变"，"野生型"即可视为参考区间。

2．**生物参考区间和临床决定限的临床应用** 当解释检验结果需要时，实验室应制订适用于其服务患者人群的生物参考区间和临床决定限，并告知用户。

3．**生物参考区间和临床决定限的来源** 实验室应根据相关文件引用生物参考区间和临床决定限，并记录其依据。

生物参考区间可来源于相关国家 / 行业标准，或者由试剂生产商提供。前提是参考值的人群来源经过实验室验证并接受，确定适用于其服务患者的人群。如不合适，实验室可按照规范流程自行建立生物参考区间。生物参考区间的建立，验证和转移，可参考 WS/T 402-2022《临床实验室定量检验项目参考区间的制定》或美国临床和实验室标准化协会 EP28-A3c《临床实验室如何定义、建立和验证参考区间 核准指南——第三版》文件所规定的方法。

临床决定限一般来源于与疾病诊断或者治疗决策有关的标准 / 指南 / 共识，经实验室评估可应用于其服务人群。

4．**生物参考区间和临床决定限的评审**

（1）实验室应定期评审生物参考区间和临床决定限，并将任何改变告知用户。评审的过程应有临床医生参与，必要时再评审。

（2）当检验方法或检验前方法发生改变，实验室应评审其对生物参考区间或者临床决定限是否产生影响。如果有影响，应将任何改变通知用户。如更换试剂厂商以后采用不同的参考区间，或者不同抗凝剂对钾离子浓度的影响等。

（三）认可应用要求

7.3.5 生物参考区间或临床决定限

应符合 ISO 15189，7.3.5 条款及下列要求：

1）实验室建立或转移使用参考区间时，宜参考相关卫生行业标准，如 WS/T 402、WS/T 405、WS/T 779、WS/T 780 等。

2）生物参考区间评审内容应包括：参考区间来源、检测系统结果可比性、参考人群适用性等，评审过程应有临床医生参加。需要时，宜根据性别、年龄等划分参考区间。

备注：上述内容来源于 CNAS-CL02-A001：2023《医学实验室质量和能力认可准则的应用要求》。

三、审查重点

生物参考区间和临床决定限的评审，重点应关注以下内容：

1. **生物参考区间和临床决定限管理程序的适用性和完整性** 实验室是否建立生物参考区间和临床决定限管理程序，其内容是否涵盖参考区间来源、检测系统一致性、参考人群适用性和定期评审周期等。

2. **生物参考区间和临床决定限的制订** 当解释检验结果需要时，实验室是否制订了检验项目的生物参考区间或者临床决定限，生物参考区间和临床决定限的来源是否明确。

3. **评审** 当引入新的检验方法，或者检验过程（检验前或者检验方法）发生变更时，实验室是否对评审其对生物参考区间和临床决定限的影响。

4. **记录** 实验室制定（验证）、评审（含定期评审）记录生物参考区间和临床决定限的完整性和实时性。

5. **临床告知** 当生物参考区间和临床决定限有变更时（如更换方法学，更换采血管，或者定期评审发现参考区间已不适用于参考人群时），实验室是否告知用户。

四、专题关注——参考区间和参考值的建立和验证

专题关注内容见本书第二十八章"参考区间和临床决定限"。

第八节 检验过程——检验程序文件化

一、标准要求

7.3.6 检验程序文件化

a）实验室应按需详尽制订检验程序，以确保其活动实施的一致性和结果的有效性。

b）程序应用实验室员工理解的语言书写，且在适当的地点可获取。

c）任何简要形式文件的内容应与其程序对应。

注：只要有程序全文供参考，且总结的信息按需更新，与完整程序的更新保持一致，工作台处可使用作业指导书、流程图或总结关键信息的类似系统作为快速参考。

d）程序可参考包含足够信息的产品使用说明书。

e）当实验室对检验程序做出经确认的改变，并对结果解释可能产生影响时，应向用户解释其含义。

f）所有与检验过程相关的文件均应遵守文件控制要求（见8.3）。

备注：上述内容来源于 CNAS-CL02：2023《医学实验室质量和能力认可准则》。

二、条款理解

（一）新旧版比较

1．**增加内容** 增加了检验程序文件化的目的，即"7.3.6 a）"；增加了"7.3.6 c）的'注'"，即简要形式文件中所总结的信息要"按需更新"且"与完整程序的更新保持一致"。

2．**删除内容** 删除了"检验程序文件应包括"的详细内容。删除了需向用户解释检验程序所做的改变时，可采用的方式。

（二）要点理解

作业指导书的作用是确保其活动实施的一致性和结果有效性。

实验室开展的检验项目以及与检验质量密切相关的仪器设备均应建立相应的作业指导书，相关操作人员在工作地点应可查阅作业指导书，作业指导书应易于理解和执行。只要可行，试剂盒说明书可作为作业指导书的部分或全部；电子版文件等同书面文件要求；卡片文件应与完整文件的内容相对应，是文件控制的一部分，但必须按需更新且与完整程序的更新保持一致。

虽然在新版标准中删除了检验程序文件（检验过程的作业指导书）应包括的内容，从工作实际出发，作业指导书视具体情况一般应包括以下内容：文件控制标识；检验项目和方法；检验原理；患者准备；标本类型、标本量、抗凝剂种类、处理方法、标本的稳定性；试剂和仪器：包括供应商、贮存条件及稳定期、准备、性能特征（线性、精密度、测量不确定度、检出限、测定区间、灵敏度和特异性等）；环境和安全控制；校准（包括校准物来源、贮存条件及稳定期、准备、校准计划、校准程序）；程序步骤；质量控制（包括质控物来源、贮存条件及稳定期、准备、室内质量控制和外部质量评价程序）；干扰（如：脂血、溶血、黄疸、药物）和交叉反应；结果计算程序的原理，包括被测量值的测量不确定度（相关时）；生物参考区间或临床决定值；患者检验结果的可报告区间；危急值（适当时）；临床解释；变异的潜在来源；参考文献等。

当检验科拟改变现有的检验程序，而导致检验结果或其解释可能明显不同时，在对程序进行确认后，应向检验科服务的用户解释改变所产生的影响。

解释的方法可根据检验科自身情况，通过不同方式实现，包括直接邮寄、实验室通讯或作为检验报告的一部分等。

三、审查重点

作业指导书作为管理体系文件中的一部分，对于确保实验室活动实施的一致性和结果有效性具有举足轻重的作用。

作业指导书要求内容完备且可操作性强。实验室的程序文件虽然已对其执行某项特定活动做出规定，但由于不同专业领域又各有特点，故而各专业组在撰写作业指导书时，通常对本专业组不同设备的校准、不同项目的性能验证和比对等具体的操作过程及结果判断标准进一步做出详细规定。此时，由于参考了各专业相关的国家标准（既往使用的各专业领域的应用说明已转换为相应的国家标准，各专业组在编制通用或特定作业指导书时可以参考）或行业标准，因此要注意这类作业指导书与程序文件中相关规定的一致性，以及与质量目标等相关规定的一致性等。还要注意质量体系各层级文件的接口是否清晰、内容是否一致。

作业指导书要求内容完备、可操作性强且可以方便地获得。工作人员对作业指导书中的内容是否熟悉，工作人员的实际操作与作业指导书中的规定是否一致，取决于作业指导书是否易于获得，以及作业指导书中所写内容的易读性、充分性和适用性等。

简易版及完整版作业指导书均按需更新，且二者内容保持一致，才能保证作业指导书持续适用。

第九节 检验过程——检验结果有效性的保证

一、标准要求

7.3.7 检验结果有效性的保证

7.3.7.1 通用要求

实验室应制订监控结果有效性的程序。记录结果数据的方式应能检查出趋势和漂移，如可行，应采用统计学技术审核结果。实验室应策划和评审此监控。

7.3.7.2 室内质量控制（IQC）

a）实验室应制订室内质量控制程序，根据规定的标准监测检验结果的持续有效性，以验证达到预期质量，并确保与临床决策相关的有效性。

1）宜考虑检验的预期临床用途，因为同一被测量的性能特征在不同的临床情况下可能不同。

2）质量控制程序宜能监测检验方法的试剂或/和校准品的批号变化；为此，在更换试剂或/和校准品批号的同一天/批时，宜避免改变室内质控品的批号。

3）宜考虑使用第三方室内质控品，作为试剂或仪器制造商提供的质控物的替代或补充。

注：可通过检验结果的定期同行评审，对解释和意见进行监控。

b）实验室应选择符合预期用途的室内质控品。当选择室内质控品时，应考虑以下因素：

1）相关性能的稳定性；

2）基质尽可能接近患者样品；

3）室内质控品对检验方法的反应方式尽可能接近患者样品；

4）室内质控品满足检验方法的临床适宜用途，其浓度处于临床决定限水平或与其接近，可能时，覆盖检验方法的测量范围。

c）当无法获得合适的室内质控品时，实验室应考虑使用其他方法进行室内质量控制。其他方法的示例包括：

1）患者结果的趋势分析，例如：患者结果的浮动均值，或结果低于或高于特定值的样品的百分比，或结果与诊断相关的样品的百分比；

2）按照规定方案，将患者样品结果与另一替代程序检测结果比较，该程序经确认可计量溯源至 ISO 17511 规定的同级或者更高级别的参考标准；

3）患者样品留样再测。

d）室内质量控制的检测频率应基于检验方法的稳定性和稳健性，以及错误结果对患者危害的风险而确定。

e）记录结果数据的方式应能检查出趋势和漂移，适用时，应采用统计学技术审核结果。

f）应按照规定的可接受标准定期评审室内质量控制数据，在某一时段内能够有效提示当前性能。

g）室内质量控制不符合可接受标准时，实验室应避免发布患者结果。

1）当室内质量控制不符合可接受标准，并提示检验结果可能有明显临床意义的错误时，应拒绝结果，并在纠正错误后重新检验相关患者样品（见 7.5）。

2）实验室应评估最后一次在控的室内质控之后的患者样品结果。

7.3.7.3 室间质量评价（EQA）

a）实验室应通过实验室间比对监控检验方法的性能，包括参加适于检验和检验结果解释的室间质量评价计划，含 POCT 检验方法。

b）有相应质评计划时，实验室应就其检验方法建立室间质量评价的程序，包括申请、参加和结果评价。

c）室间质量评价样品应由常规执行检验前，检验和检验后程序的人员进行检验。

d）实验室选择的室间质量评价计划应尽可能：

1）具有检查检验前，检验和检验后过程的效果。

2）满足临床适宜用途的可模拟患者样品的样品。

3）满足 GB/T 27043/ISO/IEC 17043 要求。

e）在选择室间质量评价计划时，实验室宜考虑靶值设定类型：

1）由参考方法独立设定，或

2）由总体公议值设定，和 / 或

3）由方法分组的公议值设定，或

4）由专家组设定。

注 1：不能获得不依赖方法的靶值时，可用公议值判断是实验室或方法特定的偏倚。

注 2：室间质量评价物质缺乏互换性会影响某些方法间的比较，但在另外一些方法间具备互换性时，仍可用于这些方法间的比较，而非仅依赖于方法内的比较。

f）当室间质量评价计划不可获得或不适用时，实验室应采取替代方法监控检验方法的性能。实验室应判断所选替代方法的合理性，并提供其有效性的证据。

注：可接受的替代方法包括：

—与其他实验室交换样品。

—采用相同室内质控品的实验室间进行比对，评估单个实验室的室内质量控制结果与使用相同室内质控品的分组结果进行比较。

—分析不同批号的制造商终端用户校准品，或制造商的正确度质控品。

—至少由两人或两台仪器或两种方法对同一微生物样品进行分割 / 盲样检测。

—分析与患者样品有互换性的参考物质。

—分析临床相关研究来源的患者样品。

—分析细胞库和组织库的物质。

g）应按规定的可接受标准定期评审室间质量评价数据，在某一时段内能够有效提示当前性能。

h）当室间质量评价结果超出预定的可接受标准时，应采取适当措施（见 8.7），包括评估与患者样品相关的不符合，是否造成对临床的影响。

i）如确定影响有临床意义，则应复核受影响的患者结果，考虑修改结果的必要性，并告知用户，适当时。

7.3.7.4　检验结果的可比性

a）当使用不同方法或 / 和设备，和 / 或在不同地点进行检验时，应制订临床适宜区间内患者样品结果可比性的程序。

注：进行不同检验方法的比较时，使用患者样品能避免室内质控品互换性不足带来的问题。当患者样品不可获得或不适用时，参考室内质量控制和室间质量评价的全部选项。

b）实验室应记录比对的结果及其可接受性。

c）实验室应定期评审比对结果。

d）如识别出差异，应评估该差异对生物参考区间和临床决定限的影响，并采取措施。

e）实验室应告知用户结果可比性的临床显著差异。

备注：上述内容来源于 CNAS-CL02：2023《医学实验室质量和能力认可准则》。

二、条款理解

（一）新旧版比较

条款名称更换为"检验结果有效性的保证"。内容仍分为三个部分，包括室内质量控制，室间质量评价和检验结果的可比性。

1．总体要求

（1）增加内容：条款 7.3.7.1"总体要求"强调对结果有效性的监控，如结果记录的方式应能检查出趋势和漂移，尽可能采用统计学技术审核结果。实验室还要策划和评审此监控。

（2）删除内容：删除旧版"实施适当的检验前和检验后过程（见 4.14.7、5.4、5.7 和 5.8）"和"实验室不应编造结果"。

2．室内质量控制

（1）增加内容：条款 7.3.7.2 a）宜考虑检验的预期临床用途，因为同一被测量的性能特征在不同的临床情况下可能不同。考虑试剂或校准品批号更换对室内质控结果的影响。"注"中增加可通过检验结果的定期同行评审，对解释和意见进行监控。

条款 7.3.7.2c）增加了无适宜质控物时的替代方案。

（2）修改内容：条款 7.3.7.2 b）将旧版"注 1"质控品的浓度单独作为一个条款列出，并且明确规定质控物选择要求。

条款 7.3.7.2 d）室内质量控制的检测频率除基于检验方法的稳定性以外，还增加了稳健性要求。

条款 7.3.7.2 e～g）将室内质控的记录方式，定期评审和失控处理单独列出。

（3）维持内容：实验室制订室内质量控制程序，进行质控操作，失控处理，定期总结和评审质控数据等内容基本维持不变。

3．室间质量评价 新版标准将室间质量评价拆分为 a～i）9 个子条款，内容更具条理性。

（1）增加内容：条款 7.3.7.3 a）增加了对 POCT 检验方法进行实验室间比对的要求，明确规定应通过实验室间比对监控检验方法的性能，包括 POCT 检验方法。

条款 7.3.7.3 e）增加了考虑靶值确定方法。

条款 7.3.7.3 f）中增加了无室间质评计划可获得时的替代方案类型。

条款 7.3.7.3 i）如室间质评不合格时要考虑对患者结果的影响，是否需要修改检验结果，并告知用户，适当时。

（2）修改内容：建立室间质评程序，选择室间质评计划，室间质评结果的评审，以及时间质评结果不合格的处理都单独作为子条款列出 7.3.7.3b），7.3.7.3d），7.3.7.3g～i）。

（3）删除内容：删除了旧版 5.6.3.3"实验室间比对样品的分析"条款，其对检测人员要求单独作为条款 7.3.7.3 c）列出。

（4）维持内容：实验室选择、参加和评价室间质量评价计划，无室间质评项目可选时需有替代方案基本保持不变。

4．检验结果可比性

（1）增加内容：条款 7.3.7.4 a）"注"规定在进行检验结果可比性实验中，优先使用患者样品，如不可获得，参考室内质量控制和室间质量评价建议使用的替代方法。

条款 7.3.7.4 c）增加定期评审比对结果的要求。

（2）修改内容：条款 7.3.7.4 d）略去了导致结果可比性发生改变的具体情况。

（3）删除内容：删除旧版 5.6.4"注"：在测量结果可溯源至同一标准的特定情况下，如校准物可互换，则认为结果具有计量学可比性。

（4）维持内容：实验室应针对具体情况建立检验结果可比性的程序，评估结果偏差对生物参考区间和临床决定限的影响，并采取相应措施；并告知用户在结果可比性方面有临床意义的差异。

（二）要点理解

1．定 义 有效性是指所完成的活动达到预先策划结果的程度，实验室每项活动在设计时都会有所要达到的预期结果，实施了该活动且达到了一定程度，被视为是有效的。结果有效性，是指所开展检验检测活动获得的数据结果达到了准确、可靠的程度。保证检验结果的有效性是指实验室通过计划和系统的对包括从原始样品送达实验室到实验室完成检验报告的过程主动开展质量控制活动，以确保检验检测活动所获得的数据结果达到准确、可靠的程度。结果有效性的保证更加注重质量控制的目的，也就是说，不仅应开展质量控制活动，而且质量控制活动应达到确保结果有效性的程度。

2．监控结果有效性的管理程序　实验室管理体系建立的目的，就是对影响结果有效性的所有要素进行分解，并采取适当的方法予以控制，以保证检验结果的质量。实验室应对质量控制活动进行策划，逐步建立全方位、多层次、系统性的监控体系，形成适合自身的质量控制理论和质量控制方法，以确保检验结果的有效性。在此过程中，内部质量保证是实验室向其管理者提供信任，室间质量评价和检验结果的可比性是实验室向其服务对象提供信任。此外，实验室应对监控进行评审。记录结果数据的方式应能检测出趋势和漂移，尽可能采用统计学技术审查结果。

3．室内质量控制程序　制定室内质量控制程序，并确保与作出临床决策相关结果的有效性。室内质量控制是检验人员按照一定的频率连续测定稳定样品中的特定组分，并采用一系列方法进行分析，按照统计学规律推断和评价本批次测量结果的可靠程度，以此判断检验报告是否可发出，及时发现并排除质量环节中的不满意因素。

需根据实验室的实际情况，选择合适的室内质控品种类、科学设定靶值和控制限、质控方法（规则），以便能够对失控项目进行及时处理。并非失控规则越严格越好，根据检验科的质量目标，合理设置失控规则，避免真失控未被发现和假失控检出概率太高。

（1）室内质控品的选择：医学实验室应使用稳定性好，基质接近患者样品的质控品。室内质控品与检测系统响应方式尽可能接近患者样品的质控物。只要可能，实验室宜选择临床决定值水平或与其值接近的质控物浓度，以保证决定值的有效性。宜考虑使用第三方室内质控品，作为试剂或仪器制造商提供的质控品的替代或补充。

（2）无室内质控品的替代方案：当无法获得合适的室内质控品时，实验室应考虑使用其他方法进行室内质量控制。其他方法的示例包括：

a）患者结果的趋势分析，例如：患者结果的移动均值，结果低于或高于特定值或结果与诊断相关的样品的百分比等。具体内容可参考 WS/T 641—2018《临床检验定量测定室内质量控制》。

b）按照规定方案，将患者样品结果与另一替代程序检测结果比较，该程序经确认可计量溯源至 ISO 17511 规定的同级或者更高级别的参考（系统）。

c）患者样品留样再测。

（3）室内质控品的检测频率：应定期检测质控品，其检测频率应基于检验程序的稳定性和稳健性，以及错误结果对患者危害的风险而确定。

（4）室内质控数据的记录方式：记录结果数据的方式应能检测出趋势和漂移，适用时，医学实验室应采用统计学技术审查结果连续监测检验系统的性能，如 Westgard 多规则质控方法等。

（5）质控数据的管理：医学实验室应制订程序以防止在质控失控时发出患者结果。当违反质控规则并提示检验结果可能有明显临床错误时，应拒绝接受结果，并在纠正错误情况并验证性能合格后重新检验患者样品，还应评估最后一次成功质控活动之后患者样品的检验结果。应定期评审质控数据，以发现可能提示检验系统问题的检验性能变化趋势。发现此类趋势时应采取预防措施并记录。

4．室间质量评价程序　实验室应建立室间质量评价程序并文件化。该程序包括职责规定、参加说明，评价标准以及替代方案。应对实验室间质量评价结果进行监控，达不到控制标准时及时实施应急措施和 / 或纠正措施。以上内容也需要涵盖 POCT 检测方法。

（1）室间质量评价计划的选择：实验室宜参加满足 ISO/IEC 17043 相关要求的外部质量评价计划或能力验证计划，通常为参加国家卫生健康委临床检验中心和 / 或省市临床检验中心和 / 或美国 CAP 组织的室间质量评价活动。实验室选择的实验室间比对计划应尽量提供接近临床实际的、模拟患者样品的比对试验，具有检查检验前，检验和检验后过程的功效（可能时）。在选择室间质量评价计划时，实验室还宜考虑靶值是通过何种方式设定，如基于参考方法设定，基于总体公议值设定，基于方法分组的公议值设定，或由专家组设定等。

（2）实验室间比对样品的分析：实验室应尽量按日常处理患者样品的方式处理实验室间比对样品。实验室间比对样品应由常规检验患者样品的人员用检验患者样品的相同程序进行检验。实验室在提交实验室间比对数据日期之前，不应与其他参加者互通数据。实验室在提交实验室间比对数据之前，不应将比对样品转至其他实验室进行确认检验，尽管此活动经常用于患者样品检验。

（3）替代方案：对于室间质量评价计划不可获得或者不适用的项目，实验室应通过替代方案监控检验方法的性能。所选的方案应科学合理，能够尽量保证检验结果的有效性，替代方案可包括：

a）与其他实验室交换样品。

b）采用相同室内质控品的实验室间进行比对，评估单个实验室的室内质量控制结果与使用相同室内质控品的分组结果进行比较。

c）分析不同批号的制造商终端用户校准品，或制造商的正确度质控品。

d）至少由两人或两台仪器或两种方法对同一微生物样品进行分割 / 盲样检测。

e）分析与患者样品有互换性的参考物质。

f）分析临床相关研究来源的患者样品。

g）分析细胞库和组织库的物质。

（4）实验室表现的评价：实验室应评价其参加室间质量评价的表现。当实验室表现未达到预定标准（即存在不符合）时，员工应实施纠正措施并记录。如果不符合的结果对临床产生影响时，应评审受影响的患者结果，并且考虑是否需要修改患者结果，必要时需要告知用户。实验室还应按照规定的可接受标准定期评审室间质量评价数据，在一段时间范围内能够有效提示当前性能。

5．检验结果的可比性 实验室制订检验结果可比性的程序，该程序包含实验室内部应用不同的方法或设备或在不同地点进行，或以上各项均不同时的定期比对计划和评价标准，确保检验结果的可比性。

（1）比对方案的设置：使用不同方法或 / 和设备，和 / 或在不同地点进行检验时，应规定比较程序和所用的设备和方法，以及建立临床适宜区间内患者样品结果可比性的方法。

（2）比对样品的选择：比对样品优先使用患者样品，能够有效避免室内质控品互通性不足带来的问题，如基质效应等。当患者样品不可获得或不合适时，可参考室内质量控制和室间质量评价的内容选取替代方法。比对样品的浓度应尽可能覆盖测量范围，因此能更好地反映不同检测方法、设备和人员的偏差。

（3）比对数据的分析：实验室应对比较的结果进行整理、记录原始数据并判断其可接受性。当识别出任何偏差时，应评估这些偏差对生物参考区间和临床决定限的影响，并采取相应措施及记录。实验室应告知结果使用者在结果可比性方面的任何变化，并讨论其对临床活动的影响。例如：当不同测量系统对同一被测量物（如葡萄糖）给出不同测量区间时。实验室还应定期评审比对结果。

（三）认可应用要求

7.3.7 检验结果有效性的保证

7.3.7.2 室内质量控制

应符合 ISO 15189，7.3.7.2 条款及下列要求：

1）宜参考相关国家 / 行业标准建立质量控制程序，如 WS/T 641，内容包括：质控规则（质控规则应确保试验的稳定性和检验结果的可靠性）。质控物的类型、浓度和检测频度；质控物位置（如酶联免疫试验，适用时，用质控物应随机放置且应覆盖检测孔位）；质控记录。

2）质控物可为商品化质控物或自制质控物。

3）定量检测项目：应至少使用两个浓度水平（正常和异常水平）的质控物。可利用质控图对质控数据进行统计分析，包括失控时的分析处理程序和纠正措施等。

4）定性检测项目：每次实验应设置阴性、弱阳性和 / 或阳性质控物，并对质控数据进行分析，包括阴、弱阳性和 / 或阳性结果是否符合预期。

5）病理实验室：

  a）应制订科内疑难病例讨论制度，每月至少 1 次。

  b）应监测检查结果与既往病理诊断的符合率、术中冰冻和石蜡切片诊断的符合率。

  c）应定期随机抽取病理报告进行内部同行复阅。

  d）应建立细胞和组织学病理报告结果对照的统计分析制度。

  e）应建立妇科细胞学结果统计分析制度，如不满意、阴性、非典型、低级别及高级别病变的比例等各种病变的比例。

6）分子诊断实验室：

  a）若开展核酸提取，适当时，应评价核酸的含量和质量（如纯度和完整性）并保留评价记录。

  b）若开展基因变异、基因多态性或基因型检测，质控物应包括临床常见的或者是最具临床价值的变异类型或者基因型。

  c）若开展肿瘤组织分子病理检测应评估样品中肿瘤细胞的含量并记录。

7）微生物实验室：应至少对使用中的染色剂、凝固酶、过氧化氢酶、氧化酶及抗菌药物敏感性试验等进行质量控制。应贮存与诊断相配套的质控物，以便在染色、试剂、试验、鉴定系统和抗菌药物敏感性试验中使用。药敏用标准菌株种类和数量应满足工作要求，保存其来源、传代等记录，并有证据表明标准菌株性能满足要求。

7.3.7.3 室间质量评价

应符合 ISO 15189，7.3.7.3 条款及下列要求：

1）实验室应满足卫生行政管理部门对室间质量评价的相关规定，应按照 CNAS-RL02 的要求参加相应的室间质量评价，只要存在可获得的能力验证活动，医学实验室参加能力验证活动的频次应满足如下要求：

  a）对于申请初次认可和扩大认可范围的实验室，基于可获得的能力验证活动开展频次，申请认可的每个检验（检查）项目，从申请认可之日计算，前 1 年内应至少参加 1~2 次能力验证活动；

  b）对于监督评审和复评审的实验室，基于可获得的能力验证活动开展频次，获准认可的每个检验（检查）项目在 1 个认可周期内应至少参加 1~2 次能力验证活动；

  c）如可获得的能力验证活动开展频次 ≥ 2 次 / 年，获准认可的每个检验（检查）项目，每年应至少参加 2 次能力验证活动。

2）应保留参加室间质量评价的结果和证书。实验室负责人或指定人员应监控室间质量评价活动的结果，并在结果报告上签字。

3）室间质量评价不可获得的检验（检查）项目，可参考 WS/T 415 通过与其他实验室比对的方式确定检验结果的可接受性，并规定比对实验室的选择原则（如使用相同检测系统 / 检测方法的已获认可的实验室或其他同级别、高级别实验室）、比对样品数量、比对频次（宜参考 7.3.7.3 1）参加室间质量评价的频次要求）、判断标准等。

4）如与其他实验室的比对不可行，实验室应制订评价检验（检查）结果与临床诊断一致性的方法，例如：病理实验室可参加省市或地区的读片会，判断检验结果的可接受性，并记录。

7.3.7.4 检验结果可比性

应符合 ISO 15189，7.3.7.4 条款及下列要求：

1）实验室内部结果比对的程序文件应规定比对条件、样品类型及数量、比对方案、判断标准、频次及相关措施，可参考 CNAS-GL047 以及相关国家 / 行业标准，如 WS/T 406、WS/T 407。

2）应规定由多个人员进行的手工检验项目比对的方法和判断标准，例如：显微镜检查、培养结果判读、抑菌圈测量等，定期（至少每 6 个月 1 次，每次至少 5 份临床样品）进行检验人员的结果比对。

3）比对记录应由授权人员审核并签字，并至少保留 2 年。

备注：上述内容来源于 CNAS-CL02-A001：2023《医学实验室质量和能力认可准则的应用要求》。

三、审查重点

应系统评审实验室质量监控和计划的策划、审查与实际执行情况，并特别关注以下内容：

1. 监测结果有效性（质量监控）程序的完整性和适应性评审 实验室是否建立和保持了监控结果有效性（质量监控）程序，程序的完整性和适应性，包括对内、外部质量监控活动的各项要求。

2. 质量监控方案和计划及其使用的监控方法是否科学合理，实验室所有数据的记录方式是否便于其发现变化趋势和漂移。若可行，是否应用统计学技术审查结果。

3. 质量监控活动是否按质量监控计划实施，若发现偏离，实验室是否采取了有效的措施纠正所出现的问题，以防止出现错误的结果。

4. 评审室内质控时，需要查看实验室的室内质控检测是否按计划进行，质控品浓度和检测频率是否满足需要，室内质控失控时是否能够及时处理并进行反馈和改进。

5. 实验室是否参与室间质量评价（能力验证）活动，其参与程序是否满足 CNAS 相关政策和程序的要求，评价能力验证活动实施的符合性。当室间质评计划不可获得或不适用时，是否采取合理有效的替代方法监控检验方法的性能，并提供其有效性的证据。

6. 实验室内部比对是否按计划进行，记录是否完整，检验结果可比性的判断是否正确等。

7. 实验室内部和外部监控方案和计划是否进行定期评审与评价。质量监控方案的执行情况和结果是否作为实验室管理评审的一项重要输入，是否通过管理评审实现持续改进。

四、专题关注——全程质量管理

专题关注内容见本书第二十九章"室内质量控制"，第三十章"室间质量评价"和第三十一章"检验结果的可比性"的相关内容。

第十节 检验后过程

一、标准要求

7.4 检验后过程

7.4.1 结果报告

7.4.1.1 通用要求

a）每项检验结果均应准确、清晰、明确并依据检验程序的特定说明报告。报告应包括解释检验结果所有必需的信息。

b）当检验报告延误时，实验室应基于延误对患者的影响制订通知用户的程序。

c）所有与报告发布有关的信息应按照管理体系要求（见 8.4）保存。

注：只要满足本准则的要求，报告可以硬拷贝或电子方式发布。

7.4.1.2　结果审核和发布

结果在发布前应经过审核和批准。

实验室应确保检验结果在授权者发布前得到审核，适当时，应对照室内质量控制、可利用的临床信息及以前的检验结果进行评估。

应规定发布检验结果报告的职责和程序，包括结果发布者及接收者。

7.4.1.3　危急值报告

当检验结果处于规定的危急值限值时：

a）根据可获得的临床信息，尽快通知用户或其他授权人。

b）记录所采取的措施，包括日期、时间、责任人、通知的人员、通知的结果、通知准确性的确认，及在通知时遇到的任何困难。

c）当无法联系到责任人时，应制订实验室人员的逐级上报程序。

7.4.1.4　结果的特殊考虑

a）如用户同意，可用简化方式报告结果。未向用户报告的 7.4.1.6 ～ 7.4.1.7 中所列的信息，用户应能方便获取。

b）当结果以初步报告传送时，最终报告应发送给用户。

c）应保留所有口头提供结果的记录，包括沟通准确性确认的细节（见 7.4.1.3b）。口头提供的结果应补发书面报告。

d）某些对患者有重要影响（如遗传或某些感染性疾病）的检验结果，可能需要特殊的咨询。实验室管理层宜确保在没有得到充分咨询前，不将结果告知患者。

e）匿名的实验室检验结果可用于流行病学、人口统计学或其他统计分析等目的，前提是降低了对患者隐私和保密的所有风险，并符合相关法律或 / 和监管要求。

7.4.1.5　结果的自动选择、审核、发布和报告

当实验室应用结果的自动选择，审核，发布和报告系统，应制订程序以确保：

a）规定自动选择，审核，发布和报告的标准。该标准应经批准、易于获取并被授权负责发布结果的人员理解。

b）标准在使用前进行确认和批准，在报告系统发生变化，并可能影响其正常功能及使患者医疗面临风险时，定期评审和验证这些标准。

c）可识别经自动报告系统选择出需要人工审核的报告，选择的时间和日期，以及审核人的身份均可获取。

d）必要时，可应用快速暂停自动选择、审核、发布和报告功能。

7.4.1.6　报告要求

每份报告应包括下列信息，除非实验室有理由可以省略某些内容并文件化：

a）每页都有患者的唯一标识，原始样品采集日期和报告发布日期。

b）发布报告的实验室的识别。

c）用户姓名或其他唯一识别号。

d）原始样品类型和描述样品的必需信息（例如：来源，取样部位，大体描述）。

e）清晰明确的检验项目识别。

f）相关时，所用检验方法的识别，可能和必要时，包括被测量和测量原理的一致（电子）的识别。

注：观测指标标识符逻辑命名与编码系统（LOINC），命名、属性和单位（NPU、NGC）和 SNOMED CT 为电子识别的示例。

g）适用时，检验结果的测量单位以 SI 单位或可溯源至 SI 单位，或其他适用的单位报告。

h）生物参考区间、临床决定值，似然比或支持临床决定限的直方图 / 列线图（诺谟图），必要时。

注：可将生物参考区间清单或表格发给实验室用户。

i）作为研发计划的一部分而开展的，尚无明确的测量性能声明的检验项目识别。

j）审核结果和授权发布报告者的识别（如未包含在报告中，则在需要时随时可用）。

k）需要作为初步结果的识别。

l）危急值提示。

m）将报告中所有部分标记为完整报告一部分的唯一性标识，以及表明结束的清晰标识（如页码和总页数）。

7.4.1.7 报告的附加信息

a）当患者医疗需要时，应包括原始样品采集时间。

b）报告发布时间（如未包含在报告中），需要时应可获得。

c）全部或部分由受委托实验室完成的检验，包括不加修改的顾问提供意见的识别，以及实施检验的实验室名称。

d）适用时，报告应包含结果解释和注释：

1）影响检验结果临床意义的样品质量和适宜性。

2）采用不同程序（如POCT）或在不同地点进行检验时产生的差异。

3）当地区或者国家使用不同的测量单位时，错误解释所产生的潜在风险。

4）结果随时间产生的趋势性或显著变化。

7.4.1.8 修正报告结果

修正或修改结果的程序应确保：

a）记录修改的原因并在修改的报告中标识（相关时）；

b）修改的报告应仅以追加文件或数据传输的形式发送，明确标记为修订版，并包括参照原报告的日期和患者识别；

c）用户知晓报告的修改；

d）当有必要发布全新报告时，应有唯一性标识，并注明且追溯至所替代的原报告；

e）如报告系统不能显示修改，应保存修改记录。

7.4.2 检验后样品的处理

实验室应规定检验后临床样品的保存时限以及样品的储存条件。

实验室应确保在检验后：

a）保存样品的患者和来源识别；

b）明确样品用于附加检验的适宜性；

c）样品保存方式尽可能确保附加检验的适用性；

d）可定位和检索样品；且

e）以适宜方式弃置样品。

备注：上述内容来源于CNAS-CL02：2023《医学实验室质量和能力认可准则》。

二、条款理解

（一）新旧版比较

新版标准按照实验室检验后流程进行了重新编排，"7.4.1 结果报告"整合了旧版"5.7.1 结果复核"，"5.8 结果报告"和"5.9 结果发布"的内容。"7.4.2 检验后样品的处理"对应旧版"5.7.2 临床样品的储存、保留和处置"。

1．增加内容 条款7.4.1.4"结果的特殊考虑"增加如用户同意，可用简化方式报告结果，详细信息备查。

条款7.4.1.7"报告的附加信息"中解释和注释内涵扩大，增加不同方法或地点检验结果的差异和一段时间内结果的趋势或明显改变。

2．修改内容 条款7.4.1.3"危急值报告"单独列一个条款，并要求当无法联系到负责人员时，实验室应有逐级报告程序。

条款7.4.1.5"结果的自动选择、审核、发布和报告"相对于原条款增加了"审核、发布"两部分内容。

条款7.4.1.8"修正"报告结果的英文为"amend"，原为"revise"。

3．**删除内容**　删除旧版 5.8.1"总则"实验室应制定程序以保证检验结果正确转录。

4．**维持内容**　条款 7.4.1.6"报告要求"和条款 7.4.2"检验后样品的处理"的内容基本不变。

（二）要点理解

1．报告是实验室向用户提供的最终"产品"，是实验室给服务对象提供服务的具体表现。实验室出具的检验结果报告必须符合检验方法中规定的要求，必须保证报告的数据准确，结果的描述清晰。

（1）实验室应确保检验报告在规定的检验周期内送达合适的人员。当出现延迟报告时，实验室应该基于延误对患者的影响制订通知用户的程序。但并非所有的检验延迟都需要通知，只有在检验延迟可能影响患者的诊疗情况下才需要。只要满足本标准要求，报告可以用纸质或者电子方式发布，但是所有与报告发布有关的信息应按照管理体系要求（见 8.4）保存。

（2）如报告单使用认可标识，应符合 CNAS-R01 的要求。

（3）免疫室、微生物实验室和输血实验室等实验室涉及传染病，微生物鉴定培养和疑难配型等特殊报告时，需要参考 CNAS-CL02-A001 的要求，按照相关的文件和流程来处理。

2．**结果审核和发布**

（1）结果审核和发布的程序：实验室应制订程序性文件，确保检验结果在被授权者发布前得到审核和批准。程序中还应规定如何发布检验结果报告的职责和流程，包括结果发布者及接收者。

（2）检验结果的审核：保证检验结果的准确性是检验结果审核的首要任务，实验室应授权专职人员复核检验结果，评价检验结果与可获得的患者相关临床信息的符合性，应特别注意从专业角度评价检验结果是否与临床资料相符，可从以下方面进行评估：如对检验结果与患者的年龄、性别、临床诊断等有关临床信息进行系统性评价；对照室内质控结果对检验结果进行评估；对一个样品不同特性结果的相关性进行分析以及利用累积趋势图进行分析等。

3．**危急值的报告**

（1）设立危急值管理程序：实验室管理层与检验申请方及医务处等协商，设立危急值范围（根据不同医院的具体情况，同一指标的范围可不同），并按照设立的危急值范围建立危急值报告程序，规定当检验报告中出现危急值并核实无误后报告和接收的方式、对象，记录内容以及出现漏报的处理方法等。

（2）危急值记录：记录要完善，包括日期、时间、责任人、通知的人员、传达的结果、沟通准确性的确认。在报告过程中遇到困难时也应如实记录。

（3）逐级上报：当无法联系到责任人时，实验应制订员工的逐级上报程序。

（4）评审：定期对危急值的报告进行评审，完善危急值报告流程。

4．**结果的特殊考虑**

（1）简化报告：如用户同意，可用简化方式报告结果。简化报告的具体内容可以通过与用户协商获得。所有未在简化报告中向用户提供的信息（标准 7.4.1.6 ～ 7.4.1.7 中有详细规定），用户应能方便地获得。

（2）初步报告和口头报告：根据用户的需要，可以对检验结果提供初步报告和口头报告（如患者危重时，医生急需知道的检验指标，或者需要较长时间的微生物报告的初步结果），初步报告和口头报告之后还应向用户提供最终的正式报告，初步报告和口头报告要和最终正式报告保持一致。要做好初步报告和口头报告的记录，包括报告的内容、报告人、报告的对象和报告时间。

（3）特殊报告：报告某些对患者有重要影响（如遗传或某些感染性疾病）的检验结果，可能需要特殊的咨询。实验室管理层宜确保在未经充分咨询之前，不宜直接将结果告知患者。

（4）匿名报告：实验室在某些特殊情况时可以采用匿名的实验室检验结果，如基于流行病学、人口统计学或其他统计分析等目的，前提是降低了对患者隐私和保密的所有风险，并符合相关法律或/和监管要求。

5. **结果的自动选择、审核、发布和报告**　检验结果的审核可分为人工审核与计算机自动审核两种方式。自动审核的特点在于计算机信息系统按照人为设定的规则执行结果审核，侧重于应用规则识别各种与结果准确性相关的信息，保证结果的准确性。规模大、标本量多和自动化程度高的实验室，为了提高检验效率会使用自动选择，审核，发布和报告系统。使用此系统需要建立文件化的标准和程序，以确保其不会出现影响结果的漏洞。以下是对结果的自动选择、审核、发布和报告要求：

（1）实验室应根据临床需求和自身的情况，来设计实施自动选择，审核，发布和报告的规则要求。应包括标本的前处理和自动识别，危急值，不可能或矛盾的结果，历史比较，少见或者罕见的结果，仪器警示等。

（2）规则要经过全面讨论和批准，并易于员工理解。在使用前需要通过验证和模拟，对全体员工进行培训和考核。应建立应急处理措施，在需要时可以快速暂停结果的自动选择，审核，发布和报告功能，并详细地记录。

（3）在报告系统发生变化，并可能影响其正常功能及使患者医疗面临风险时，定期评审和验证这些规则。

（4）特殊标示：当报告未满足标准，经自动报告系统筛选后需要人工审核时，系统应该可以识别这些报告，并明确标示筛选的时间，审核人的身份等。

6. **报告的通用要求**　检验结果应清晰易懂，文字表述正确，并且应报告给经授权的可以接收并使用医学信息的人员。检验报告的内容至少应包含以下信息：

（1）报告的每一页都应有患者的唯一性标识（如诊疗卡号或住院号）等。原始样品采集日期，实验室接收样品的日期，报告发布的日期等。

（2）发布报告的实验室标识（如实验室名称，委托检验结果的标识应是委托方），最终报告中是否需注明受委托实验室的名称地点，应遵守国家、地区或地方法规等的要求。

（3）用户（如申请检验的临床医生）的姓名或其他唯一性标识（如临床医生代码）和用户申请检验时的部门。

（4）原始样品的类型（如静脉血、脑脊液等）和任何描述样品的必需信息，如来源，从哪个部位取样，以及样品的大致描述。

（5）清晰明确的检验项目名称，适当时还包括检测方法（如果某检验项目存在多种检测方法且各方法所得的检验结果有显著差异时必须提供检测方法）。可能和必要时，所用检验方法可采用被测量和测量原理的一致（电子）的识别，可参考观测指标标识符逻辑命名与编码系统（LOINC），命名、属性和单位（NPU、NGC）和 SNOMED CT 等电子识别的范例。

观测指标标识符逻辑命名与编码系统（Logical Observation Identifiers Names and Codes，LOINC）：LOINC 数据库提供的是一套用于标识实验室检验项目和临床观测指标的通用的名称和标识代码。其目的是促进实验室检验项目和临床观测指标结果的交换与共享。目前，LOINC 数据库收录的各种试验和临床观测指标已超过 30 000 条。其所有相关文档的最新版本均可由互联网上免费下载（Http：//www.loinc.org/）。

命名、属性和单位（Nomenclature for Properties and Units，NPU，NGC）：NPU 术语是一种编码系统和术语，用于识别和交流卫生领域临床实验室的检查结果。它确定了结果值的类型，用于报告实验室结果。这些定义具有统一的结构，并使用参考词汇。其相关术语可通过官网下载（https://www.npu-terminology.org/）。

医学系统命名法—临床术语（Systematized Nomenclature of Medicine-Clinical Terms，SNOMED CT）：是当前国际上广为使用的一种临床医学术语标准。这套术语集，提供了一套全面统一的医学术语系统，涵盖大多数方面的临床信息，如疾病、所见、操作、微生物、药物等，可以协调一致地在不同的学科、专业和照护地点之间实现对于临床数据的标引、存储、检索和聚合，便于计算机处理。同时，它还有助于组织病历内容，减少临床照护和科学研究工作中数据采集、编码及使用方式的变异。对于临床医学信息的标准化和电子化起着十分重要的作用。

（6）检验报告对检验操作和检验结果的描述应尽可能使用专业术语，同时注意我国本领域专业术语的特点和规定。如适用，参见《中华人民共和国法定计量单位使用方法》，以 SI 单位或可以溯源至 SI 单位的单位和我国的法定计量单位报告结果。

（7）生物参考区间、临床决定值，似然比或支持临床决定限的直方图 / 列线图（诺谟图）。可以将生物参考区间列表或表格分发给所有接受检验报告的实验室服务对象（如适用）。

（8）报告中应区别出作为开发新方法的、其测量性能还没有完全确定的那部分检验项目。

（9）审核结果和授权发布报告者的标识（姓名、签名或其他标识）。如未在报告中标示，则在需要时可以随时取用。

（10）如果报告是初步报告，也需要标识。

（11）检验结果出现异常甚至危急值时，报告中有规定的符号提示。

（12）电子和纸质检验报告都清楚标注检验结果的页数和总页数。

7. 报告的附加信息

（1）当患者就医需要时，应在报告中标注原始样品采集日期和时间。

（2）如果报告中未显示报告发布时间，在需要时应可获得。

（3）受委托实验室完成的检验项目需要在检验结果中注明。如果是顾问提供的意见，应该不加以改变直接转录。

（4）结果的解释或注释（如需要时，应特别注意参考值上下限值、医学决定水平附近值的解释）。当原始样品的质和量对检验结果有影响时，应注明样品的状态，如溶血、脂血等，并在报告中说明可能对结果造成的影响；当采用不同程序（如 POCT）或在不同地点进行检验时产生的差异；要特别留意不同测量单位导致的对结果的曲解；结果随时间产生的趋势性或显著变化等。

8. 修正报告结果

（1）报告修正程序：实验室应该设立程序规范报告结果的修正，明确报告修改或修正权限，并要建立报告修改的上报和批准制度，杜绝随意、超越权限和不良目的的修改报告。

（2）修改报告的发布：修改的报告应仅以追加文件或数据传输的形式发送，明确标记为修订版，并包括参照原报告的日期和患者识别，并让报告的使用者知晓报告的修改，相关时要在修改的报告中记录修改的原因。

当有必要发布全新报告时，应有唯一性标识，并注明且追溯至所替代的原报告。

（3）记录：信息系统应该能够记录每次报告修改的操作，当实验室信息管理系统不能显示修改时，应保存修改记录，包括修改的原因、修改前的结果、修改人、批准人等。记录要方便查询。

9. 检验后样品的处理　实验室应制订文件化程序对检验后样品进行控制，该控制程序应包括对样品的识别、收集、保留、检索、访问、储存、维护和安全处置。

（1）检验后样品的保存：实验室应在能够保持检验后样品性状稳定的前提下，在质量体系文件中对检验后原始样品的贮存地点、条件和时间进行规定，以保证样品的安全性。样品可被定位和检索，便于在出具报告后可以复查、复核，或用于附加检验。

出于法律责任考虑，某些类型的样品（如组织学检验、遗传检验、儿科检验）可能要求对某些样品保留更长的时间，这要根据相关法律法规而定。

该程序应与实验室用户（如医务处、医护人员代表等）进行服务协议评审。内容至少包括保证样品的质量、安全性和保存期，用于附加检验的适宜性等。

（2）检验后样品的标识：如果保存取自原始样品的部分样品如血清或血浆，应可以追溯到最初的原始样品。

（3）检验后样品的处置：实验室还应制订检验后样品的处理程序，样品的安全处置应符合我国的相关法律法规的规定，以确保生物安全。建议根据不同类型样品，在作业指导书中做出细化说明，以方便操作人员查询和执行。

（三）认可应用要求

7.4 检验后过程

7.4.1 结果报告

7.4.1.1 通用要求

应符合 ISO 15189，7.4.1.1 条款以及下列要求：

1）如报告单使用认可标识，应符合 CNAS-R01 的要求。

2）实验室负责人应对实验室信息管理系统（LIS）中实验室报告的内容和格式进行审核、批准，并征求临床医护人员的意见。

3）应有防止数据传输错误的程序文件和记录，并核查报告单查阅终端（如医院信息管理系统（HIS）、报告查询客户端）等和 LIS 内的最终检验报告结果与原始输入数据（包括复检数据）是否一致。应定期核查数据在处理及存储过程中是否出现错误。当计算机系统出现变更时，如 HIS 和 LIS 软件升级或者更换数据中心服务器等，应再核查。

4）免疫实验室：特殊检验项目的结果报告应符合相关规范及标准要求，如《全国艾滋病检测技术规范》、WS/T 573 等。

5）产前筛查报告应由两个以上相关技术人员核对后方可签发。

6）输血实验室：对所有出现血型定型困难、疑难配血的样品应制订立即报告及记录程序。稀有血型、不规则抗体阳性及配血不相合等应及时报告。

7）LIS 应有程序能在计算机发出报告前发现危急值结果并发出预警。应通过相关程序及时通知临床（如医师、护士工作站闪屏）并记录（包括患者相关信息，危急值的接收者、接收的日期和时间，以及实验室通知者、通知的日期和时间）。

8）病理实验室：

　　a）应以病理号作为病理诊断报告的唯一性标识。

　　b）应结合患者的临床信息发布病理报告，当病理结果与临床诊断明显不符，特别是涉及病变部位或病变性质时，应有文件规定如何发布结果。

　　c）应有程序规定报告发送的方式，若需人工发送报告应授权专人进行，接收人员接收报告时应签名并记录时间。

9）微生物实验室：

　　a）血液、脑脊液样品的培养鉴定应及时发送分级报告，如样品直接涂片或湿片直接镜检、培养结果的判读等阳性发现。

　　b）其他无菌部位来源样品宜报告直接涂片镜检的阳性结果。

　　c）应保存抗菌药物敏感性试验资料，至少每年向临床医师报告流行病学分析结果。

10）分子诊断实验室：适用时，应定期评审并更新基因变异检测报告中提供给用户参考的分子变异临床意义和用药信息，确保其准确性。

7.4.1.2　结果审核和发布

应符合 ISO 15189，7.4.1.2 条款以及下列要求：

1）输血实验室：ABO 血型、RhD 血型和抗体筛查结果应与患者或者献血者以前的结果进行比较，如存在差异，实验室应分析原因，采取相应措施，确保结果准确，并记录相关情况。

2）病理实验室：应制订并实施病理诊断复核制度和疑难病例讨论制度。

7.4.1.4　结果的特殊考虑

应符合 ISO 15189，7.4.1.4 条款以及下列要求：

微生物实验室：血液、脑脊液、国家规定立即上报的法定细菌性传染病显微镜检查及培养阳性结果应按规定立即报告相关管理部门及临床。

7.4.1.5　结果的自动选择、审核、发布和报告

应符合 ISO 15189，7.4.1.5 条款以及下列要求：

1）实验室制定程序时可参考相关卫生行业标准，如 WS/T 616《临床实验室定量检验结果的自动审核》。

2）LIS 宜有程序能在计算机发出报告前发现不合理或不可能的结果，数据修改后，原始数据应能显示。LIS 中应能显示患者的历史数据。

7.4.1.6　报告要求

应符合 ISO 15189，7.4.1.6 条款以及下列要求：

1）血液实验室：

a）检验结果应使用规范的测量单位，尽可能使用 SI 单位，例如：白细胞绝对计数的单位为（ ×10^9/L ）。

b）口服华法林抗凝治疗监测时，凝血酶原时间（ PT ）的报告方式使用国际标准化比率（ INR ）。

c）血涂片检验疟原虫阳性时，应同时报告鉴定结果。

d）检验报告中的形态学检验项目，应只报告确认后的正确结果，必要时可另附相关说明。

2）体液实验室：

a）尿液沉渣显微镜检查宜以每高 / 低倍视野中的不同种类有形成分数量报告结果。

b）检验报告中的形态学检验项目，应只报告确认后的最终唯一结果，必要时可另附相关说明。

7.4.1.7　报告附加信息

应符合 ISO 15189，7.4.1.7 条款以及下列要求：

1）流式细胞检测：报告应包括异常细胞群（如确定）的百分率、免疫表型信息，并提供可能的专业判断。

2）分子诊断实验室：适用时，报告内容还应包括方法的局限性、检测结果临床意义的简要解读、进一步检测的建议；肿瘤分子病理报告内容还应包括检测样品中肿瘤细胞的含量。

3）病理实验室：报告使用的术语、肿瘤分期等应符合行业规范，科内会诊结果应包含在患者的最终报告中，除通用要求，还应包括以下内容：

a）大体描述。

b）镜下描述，适用时。

c）最终病理结果解释。

d）与以前的细胞、针吸样品和 / 或冰冻切片结果不一致的解释。

e）特殊检查（如免疫组织化学、组织化学染色、电镜、分子病理）的结果，适用时。

7.4.2　检验后样品的处理

应符合 ISO 15189，7.4.2 条款以及下列要求：

1）分子诊断实验室：应规定用于产前诊断的原始样品、核酸提取物和 / 或核酸扩增产物的保存期限。

2）免疫实验室：为便于追溯，凝胶图像和斑点杂交条带和 / 或通过扫描、拍照等方式保留的结果应作为技术记录保存，保存期限可参照相关行业要求。

3）病理实验室：

a）组织病理检查剩余的标本应至少保存至病理报告发出后 2 周，取材后无剩余组织的标本容器应至少保存至报告发出后 2 周。

b）细胞学检查剩余的样品应保存至细胞病理报告发出后，阳性病例应至少保存至病理报告发出后 2 周，具传染性的样品（如痰和体腔积液等）保存困难者除外。

c）应制订对用于会诊或法律程序的原始切片 / 蜡块进行外借的规定，并应有使用、外借、转借的记录。

备注：上述内容来源于 CNAS-CL02-A001：2023《医学实验室质量和能力认可准则的应用要求》。

三、审查重点

评审时应关注认可所有领域的检验报告以及检验后标本的处理两个大类。评审组应全面抽查实验室评审周期内所有领域的报告，以及评审现场全部现场试验的检验报告。组长侧重于实验室报告总体质量的评审，技术评审员应该关注实验室报告的科学性、可靠性以及信息的安全性。此外，还应关注检验后样品的处理流程。

1．**检验报告流程**　实验室出具的检验报告是否都做到准确、清晰、明确并依据检验程序的特定说明报告；受委托实验室出具的检验报告是否标识；当报告以简化方式报告结果时是否经客户同意，并且可以在需要时提供其他补充信息；初步报告和口头报告等是否按照既定流程进行报告。

2．**结果发布**　结果发布前是否经过授权人员审核和批准，其职责和权限是否明确。

3．**结果的自动选择、审核、发布和报告系统**　如果实验室采用结果的自动选择，审核，发布和报告系统，应评估该系统的完整性和适用性。所采用的标准是否满足实验室需求，经过确认和批准，并且定期的评审和验证；实验室的信息系统能否识别自动审核和人工审核的报告，能否获取审核人，审核日期，审核时间等信息。

4．**危急值报告流程**　危急值报告流程是否定期评审；危急值报告是否漏报以及记录是否完整等。

5．**报告内容的完整性和适用性**　检验报告格式设计、编排表达是否便于用户阅读理解；除非实验室有足够充足的理由并且文件化，否则每份报告都符合认可标准 7.4.1.6 "报告要求" 的 13 项条款内容，必要时还要包含标准 7.4.1.7 "报告的附加信息" 中所要求的内容，如对检测报告结果进行解释和注释等；报告的电子传送能否保证结果的完整性和保密性。

6．**报告周期**　报告周期是否达到实验室管理体系的要求；当检验报告延误时，是否建立相应的程序并且基于报告延误对患者的影响通知用户。

7．**报告的修正**　当实验室需要对已发出的结果报告做更正或增补时，是否按规定的程序执行；修正或者修改后的报告，是否以追加文件或数据传输的形式发送，并标注了区别于原报告的唯一性标识；是否详细记录了更正或增补的内容；用户能够知晓报告的修改。

8．**检验后样品的处理**　检验后样品的保存时限和样品储存条件是否满足实验室要求；实验室是否有明确规定标本用于附加检验的时限；检验后样品的处置是否符合生物安全要求和当地法规要求等。

四、专题关注——检验后的质量管理

专题关注内容见本书第三十二章 "检验后的质量管理"。

第十一节　不符合工作

一、标准要求

7.5　不符合工作

实验室应制订过程，在实验室活动或检验结果不符合自身程序、质量要求或用户要求时（例如：设备或环境条

件超出规定限值，监控结果不能满足规定的标准）实施。该过程应确保：

　　a）确定管理不符合工作的职责和权限；

　　b）基于实验室建立的风险分析过程采取应急和长期措施；

　　c）当存在对患者造成危害的风险时，终止检验并停发报告；

　　d）评价不符合工作的临床意义，包括在识别不符合工作之前已发出或本来可以发出的检验结果的影响分析；

　　e）对不符合工作的可接受性作出决定；

　　f）必要时，修改检验结果并通知用户；

　　g）规定批准恢复工作的职责。

　　实验室应采取与不符合工作（见8.7）再次发生的风险相符的纠正措施。

　　实验室应保存不符合工作和7.5 a）~g）中规定措施的记录。

　　备注：上述内容来源于CNAS-CL02：2023《医学实验室质量和能力认可准则》。

二、条款理解

（一）新旧版比较

　　1．增加内容　新版认可标准7.5的增加了"在实验室活动或检验结果不符合自身程序、质量要求或用户要求"的内容，对"不符合工作"的定义进行详细的解释。

　　条款7.5增加了"e）不符合工作的可接受性作出决定""f）必要时，修改检验结果并通知用户"和"实验室应保存不符合工作和7.5 a）~g）中规定措施的记录"的内容。

　　条款7.5 c）增加了"存在对患者造成伤害的风险时"的内容。

　　条款7.5d）增加了"包括在识别不符合工作之前已发出或本来已经发出的检验结果的影响分析"的内容。

　　2．修改内容　新版认可标准7.5 b）的内容在旧版条款4.9 b）的"采取应急措施"基础上修改为"基于实验室建立的风险分析过程采取应急和长期措施"。

　　3．删除内容　新版认可标准删除了旧版条款4.9 c）、f）、h）和"注"的内容。

（二）要点理解

　　1．定义和解释　条款7.5"不符合工作（Nonconforming work）"是8.7的"不符合及纠正措施"中的"不符合（Nonconformities）"的其中一类。8.7"不符合"指"未满足要求"，是广义的不符合，指所有的不符合的事项，如不符合的体系、不符合的过程、不符合的条件、不符合的设备、不符合的操作者等，其中7.5中的"不符合工作"指的是8.7中的"不符合的过程"，主要是检测中的不符合，而不是监督中的不符合。

　　医学实验室发生不符合工作一般分为三种情况，一是检测过程中活动或检验结果不满足标准或者技术规范的要求，二是检测过程中活动或检验结果不满足实验室的程序要求，三是检测过程中活动或检验结果不满足客户约定的要求。因此，不符合工作是指实验室活动或检验结果的任何方面不满足标准或技术规范的要求，不符合实验室的程序要求，不满足与客户的约定要求。

　　但值得注意的是，不符合工作与单纯样品检测结果不合格是两个完全不同的概念，不可混淆。

　　2．不符合来源　实验室的不符合工作可来源于管理体系和技术运作等任一环节和任何方面，通常识别于监督员的日常监督、服务对象的投诉及意见、内部质量控制指标应用和评审、检验程序、试剂、耗材、环境条件、仪器校准溯源、数据处理、数据审核、质量控制、员工培训、员工的考核和监督、室间质评、内部比对、外部比对、人员的差错、员工意见、核查报告及证书、实验方法学的问题、评估和审核及外部评审等方面。

3．**不符合工作控制程序** 针对不符合工作，实验室应建立相应的文件化的控制程序，该控制程序应明确规定不符合工作的识别、控制和管理。

（1）通常可以通过日常监督、质量监控、评估和审核等多种途径进行识别。

（2）应明确实验室内处理和管理不符合工作的人员的职责和权限。必要时，可根据不符合工作对临床产生的影响来规定处理人员的职责和权限。

（3）应基于实验室建立的风险分析过程，对不符合工作进行分析和评估，采取应急和长期的措施。

（4）应规定当不符合工作存在对患者造成伤害的风险时，终止检验并停发报告。

（5）评价不符合工作的临床意义，包括在识别不符合工作之前已发出或本来可以发出的检验结果的影响分析。

（6）应结合实验室实际情况和不符合工作的影响情况，对不符合工作的可接受性做出决定。

（7）应规定在何种必要情况需修改检验结果，并需要把结果修改前后的具体情况通知用户，同时需要如实记录。

（8）应规定批准恢复工作人员的职责以及什么情况下可以批准恢复工作。

4．**不符合工作报告** 实验室发现不符合时，应经相关责任人确认后填写不符合工作报告。不符合工作报告应包括责任部门/人、不符合事实描述、不符合的标准及条款、不符合的来源、不符合的分类、不符合的提出者及确认者、采取的应急措施及后续活动（如进行了暂停工作、扣发报告、处理事故、修正报告、通知患者和用户等活动）、原因分析及必要时导出的纠正措施、预计完成时间、完成情况及跟踪验证、效果评估及见证材料等方面。

5．**不符合工作的纠正措施** 实验室应分析产生不符合工作的根本原因，并采取适当的纠正措施。特别经实验室相关人员或管理层确定不符合可能会再次发生或在其他场合发生/可能会发生时，应采取与不符合工作再次发生的风险相符的纠正措施，并转入纠正措施控制程序（请参照"8.7纠正措施"）。

6．**不符合工作的保存要求** 实验室应详细保存不符合工作及对不符合工作处理的所有记录和见证材料，以证明不符合工作已得到完整、妥善的处理。

三、审查重点

现场评审时，应全面审查实验室相关不符合工作处理案例，以确定实验室不符合工作控制程序的适宜性和完整性，确定实验室不符合工作的识别充分性和有效性，确定实验室不符合工作报告方式的合理性与及时性，确定实验室不符合工作严重性界定的符合性，确定不符合纠正处理的及时性和合理性。评审过程中，应重点关注以下内容：

1. 实验室是否制定和保持了不符合工作控制程序，该程序的内容是否完整与适用，是否包括不符合工作的确认、分析、评价、决定、恢复工作等流程。

2. 不符合工作控制程序是否确定了管理不符合工作的部门、人员的职责和权限。

3. 实验室是否基于实验室风险水平对不符合工作进行识别和确认及所采取的相应的处理措施进行应对。

4. 当不符合工作存在对患者造成危害的风险时，实验室是否有终止检验并停发报告等。

5. 实验室是否评价不符合工作的临床意义，包括在识别不符合工作之前已发出或本来可以发出的检验结果的影响分析。

6. 实验室是否评价了不符合工作的严重性，是否有对不符合工作的可接受性作出决定，不符合是否可能再次发生。

7. 当不符合可能影响实验室活动的数据和结果时，实验室是否有修改结果并通知客户，是否有召回已发出的数据和结果报告。

8. 实验室是否有规定不符合工作处理后批准恢复工作的职责和权限。

9. 当评价表明不符合工作可能再次发生时，实验室是否采取了相应的纠正措施。

10. 实验室是否保存了不符合工作和认可标准 7.5 条中 7.5a）~ g）规定措施的记录。

四、专题关注——医学实验室认可不符合项

专题关注内容见本书的第十篇"医学实验室认可不符合项概述"。

第十二节 数据控制和信息管理

一、标准要求

7.6 数据控制和信息管理

7.6.1 通用要求

实验室应获得开展实验室活动所需的数据和信息。

注1：本准则"实验室信息系统"中包括计算机化和非计算机化系统中的数据和信息管理。相比非计算机化的系统，有些要求更适用于计算机系统。

注2：与计算机化实验室信息系统相关的风险见 ISO 22367：2020，A.13。

注3：确保信息保密性、完整性和可用性的信息安全控制、策略和最佳实践等见 ISO/IEC 27001：2022 附录 A"信息安全控制参考"。

7.6.2 信息管理的职责和权限

实验室应确保规定信息系统管理的职责和权限，包括可能对患者医疗产生影响的信息系统的维护和修改。实验室最终为实验室信息系统负责。

7.6.3 信息系统管理

用于采集、处理、记录、报告、存储或检索检验数据和信息的系统应：

a）在引入前，经过供应者确认以及实验室的运行验证；在使用前，系统的任何变化，包括实验室软件配置或对商业化软件的修改，均应获得授权、文件化并经验证；

注1：适用时，确认和验证包括：实验室信息系统和其他系统，如实验室装备、医院患者管理系统及基层医疗系统之间的接口正常运行。

注2：常用的商业现成软件在其设计的应用范围内使用可被视为已经过充分的确认（例如：文字处理和电子表格软件，以及质量管理软件程序）。

b）形成文件，包括系统日常运行等文件可被授权用户方便获取；

c）考虑网络安全，以防止系统未经授权的访问，并保护数据不被篡改或丢失；

d）在符合供应者规定的环境下操作，或对于非计算机系统，提供保护人工记录和转录准确性的条件；

e）进行维护以保证数据和信息完整，并包括系统故障的记录和适当的应急和纠正措施；应对计算和数据传送进行适当和系统检查。

7.6.4 宕机预案

实验室应制订经策划的过程，以便在发生影响实验室提供服务能力的信息系统故障或宕机期间维持运行。该情况还包括自动选择和报告结果。

7.6.5 异地管理

当实验室信息管理系统在异地或由外部供应者进行管理和维护时，实验室应确保系统的供应者或运营者符合本准则的所有适用要求。

备注：上述内容来源于 CNAS-CL02：2023《医学实验室质量和能力认可准则》。

二、条款理解

（一）新旧版比较

1. 增加内容 新版认可标准的 7.6.1 增加了"与计算机化实验室信息系统相关的风险"和"确保信息保密性、完整性和可用性的信息安全控制、策略和最佳实践"的要求。

条款 7.6.2 增加了"实验室最终为实验室信息系统负责"的内容。

条款 7.6.3 增加了"注 2：常用的商业现成软件在其设计的应用范围内使用可被视为已经过充分的确认（例如：文字处理和电子表格软件，以及质量管理软件程序）"和"应对计算和数据传送进行适当和系统检查"的内容。

条款 7.6.4 增加了"该情况还包括自动选择和报告结果"的内容。

2. 删除内容 新版认可标准的 7.6.1 条款删除了旧版 5.10.1 中"实验室应有文件化程序以确保始终能保持患者信息的保密性"的内容。

新版认可标准的 7.6.2 条款删除了旧版的 5.10.2a）、b）、c）、d）的内容。

新版认可标准的 7.6.3 条款删除了旧版的 5.10.3g）的内容。

（二）要点理解

认可标准中"实验室信息管理系统"包括计算机化和非计算机化系统中的数据和信息管理。为保证信息管理系统有效，实验室在使用信息管理系统前确认其适用性和安全性。使用信息管理系统时，应确保信息管理系统能满足权限应用、信息系统风险管理、审核路径、数据计算、数据传输、数据安全和完整性等的要求。

1. 信息管理系统的定义 实验室信息管理系统是指包括计算机化和非计算机化的数据和信息处理和管理的系统，是以数据库为核心的信息化技术与实验室管理需求相结合的实验室信息化管理系统。

2. 实验室信息的分类 实验室信息可以按照承载介质不同分为：电子数据、纸质数据和声音数据。电子数据包括电子报告、电子签名、电子邮件、网站和移动终端查询结果、手机短信报告、录像和电子照片及其他个人网络设备等；纸质数据包括实验室的正式报告、复印件、传真、照片等；声音数据包括面对面口头说话、电话通知、录音留言等。

3. 信息和数据的获取 实验室信息系统应能访问或获得开展实验室活动所需的数据和信息，如可以从 HIS 系统、门诊病历管理系统、急诊病历管理系统获得患者的唯一性标识、基本信息、临床诊断、家族史、遗传史、过敏史、婚姻史、月经史、药物应用情况等数据和信息；可以从仪器设备中获取检测结果、曲线、图形、图片、报警信息、诊断建议信息等数据和信息；可以从第三方的实验室系统获取相关的信息和数据；也可以由检测人员手工录入相关结果信息或数据等。

4. 信息管理系统的风险和安全控制 实验室应能识别与计算机实验室信息系统相关的风险，并制定应对计算机化实验室信息系统相关的风险的应急预案，具体可参见 ISO 22367：2020，A.13 的相关条款的内容。

实验室应能对其信息管理系统进行有效管理和进行信息安全控制，并制定行之有效的安全策略和最佳实践方案，确保数据和信息的完整性与保密性，具体可参见 ISO/IEC 27001：2022 附录 A "信息安全控制参考"的相关内容。

5．信息管理的职责和权限 实验室必须要有文件化的实验室信息系统管理的规定性文件，明确规定使用和管理实验室信息系统的人员（包括实验室内部的人员和受委托管理信息系统的实验室外部的人员）的职责和权限，特别是需要明确对患者医疗产生影响的信息系统维护和修改人员的职责和权限，并规定实验室必须要为其使用的信息系统所发生的情况和产生的后果负责。

6．信息系统的管理 实验室应对用于采集、处理、记录、报告、存储或检索检验数据和信息的系统进行具体的规定，并对信息管理系统进行全面管理，确保其安全、稳定、高效运行。因此，信息系统管理要求需要重点关注以下三方面：信息系统的验证和管理、信息安全管理、信息系统备份与恢复。

（1）信息系统的验证：用于收集、处理、记录、报告、存储或检索数据的实验室信息管理系统在投入使用前应进行功能评估、验证和确认。另外，信息管理系统的任何变更，包括修改了实验室软件配置或修改了现成的商业化软件的用途等，在变更后均应进行评估、验证和确认。其中评估、验证和确认的内容包括信息管理系统的适宜性、稳定性、安全性、完整性、易操作性、兼容性、故障恢复能力、维护和扩展等方面。

若实验室信息系统存在与其他系统（如第三方实验室系统、基层医疗系统、仪器设备系统、医院患者管理系统等）进行对接的情况时，实验室应对系统间的对接进行信息安全和功能验证和确认，以保证实验室信息系统和其他系统之间的接口正常运行和信息安全。

另外，对于一些如文字处理、电子表格软件、质量管理软件程序等常用的商业现成软件（注：使用范围没有超出软件设计的应用范围）可被认为已经经过充分的确认，使用前可免于验证。

（2）制定信息管理系统操作文件：实验室应制定信息管理系统操作和管理的标准化文件，这些文件应放置在实验室相应位置，方便授权用户的获得和使用。

（3）信息管理系统的安全要求：实验室应制定信息系统的安全管理文件，确保在安全使用的范围内，被授权的人可以访问、修改和删除信息，信息管理系统能记录所有的改动信息。未被授权的人则被禁止访问、修改和删除信息，以保护患者信息的安全，保护数据不被篡改或丢失。实际操作中，实验室可以通过以下方法，保障信息系统的安全：

1）确定信息安全整体目标和风险分级政策，构建安全管理体系，并制定安全规程和安全控制措施。

2）建立完整的防范措施，例如身份认证、访问控制、加密与解密、登录监控、记录追踪等信息安全保护措施。

3）定期对信息系统和技术设备进行安全性评审，弥补漏洞，发现并消除潜在的安全风险。

4）加强员工信息安全培训，增强员工的信息安全意识。

（4）信息系统运行环境：实验室应该有文件规定信息管理系统运行和使用的环境，其中包括场地的温度、湿度、水电安全、防磁等要求，并在符合信息管理系统供应者规定的环境和要求下操作，避免出现不合规范操作带来的影响或灾难。

（5）数据传输和录入：实验室应有文件规定对信息系统的数据计算处理和数据传输进行验证和核查，避免因计算处理和数据传输出现的错误而造成检验结果的不可靠，确保实验室所获得的数据的完整性和安全性。

另外，实验室应对信息管理系统抄录和转录的数据进行核查。特别对于非计算机系统，实验室应该有文件化程序规范结果的人工录入和人工转录的操作，包括对患者信息、项目信息、结果数据、结果描述等内容的核查，并要求一人录入，另外一人核查的双人双审，确保人工录入数据或转录数据的准确性和安全性。

（6）信息数据完整性：由于信息系统中承载了实验室的大量数据，实验室应有相关措施保证数据和信息完整。因此，实验室应建立信息系统备份机制和恢复机制，明确规定在信息系统故障恢复后应将信息系统故障期间产生的数据进行补录和恢复，以确保数据能够及时、完整、准确的保存。

（7）信息系统的维护：在保证数据和信息完整的前提下，实验室需要建立信息管理系统维护程序，定期进行信息系统维护，包括对数据库、硬件和软件、系统漏洞、安全信息、日志处理、系统的优化和升级等方面进行维护。并应有系统故障相关的应急措施，在发现故障后应立即记录，并采取相应的措施去应对信息系统的故障，确保数据传输安全。

7. 宕机预案 实验室需要建立宕机预案，做好应对信息管理系统的突发事件，如服务器故障、系统崩溃、病毒入侵等紧急事件。宕机预案应可减少信息系统中断和故障造成的影响，预案中需要包括信息系统中断后供员工使用的替代程序，启动实验室的应急操作的程序，进行数据备份和数据恢复的程序，善后信息故障期间的信息补录的程序，以及自动选择和报告结果相关的处理程序。

8. 异地管理 当实验室信息管理系统在异地或由外部服务供应商进行管理和维护时，实验室应确保系统的供应商或运营商符合认可标准的所有适用要求。实验室应与供应商签订公正性、保密性等满足认可标准要求的协议。

三、审查重点

结合实验室信息系统活动的全流程开展评审活动。重点应包括以下内容：

1. 实验室是否能以实验室信息化管理系统或人工采集等方式获得开展实验室活动所需的数据和信息。

2. 实验室是否明确规定了信息系统管理的职责和权限；是否明确了可能对患者医疗产生影响的信息系统的维护和修改的职责和权限。实验室系统是否出现过问题，实验室是否有为实验室信息系统出现的问题负责。

3. 实验室在使用信息管理系统收集、处理、记录、报告、存储或检索检验数据前，是否对系统的功能进行了验证和确认。

4. 当信息管理系统发生更改（包括实验室软件配置或对商用现成软件的修改），更改后是否经过了批准，是否获得了使用的授权，是否形成文件并经过验证和确认；更改的信息管理系统形成的文件是否已再次验证和确认；实验室是否保存了所有相关更改、验证和确认记录。

5. 实验室信息系统与实验室装备、医院患者管理系统及基层医疗系统等其他系统进行对接时，是否有对信息安全和功能、数据的传输等进行验证和确认。

6. 信息系统的系统日常运行文件等是否可被授权用户方便获取。

7. 实验室是否对使用信息管理系统的人员进行了培训、考核和授权，是否制订有安全措施防止未授权人员使用和访问等，以防止检测或校准数据被篡改或丢失。

8. 实验室的环境和运行条件能否符合信息系统的运行条件，是否能确保信息系统中的实验室活动数据的完整性。

9. 对于使用非计算机化的信息系统，实验室是否有确保人工记录和转录数据准确性的措施和条件。

10. 实验室信息管理系统的维护能否确保数据和信息完整性，实验室是否明确记录系统失效和所采取的适当紧急措施及纠正措施。

11. 实验室是否对信息系统的计算和数据传送进行适当和系统检查，是否经过了验证和确认。

12. 实验室是否制订了专门针对宕机的应急预案。

13. 当实验室信息管理系统在异地或由外部服务供应商进行管理和维护时，实验室是否确保了系统的服务供应商或运营商符合标准的所有适用要求；实验室是否与供应商签订了公正性、保密性等满足认可标准要求的协议。

四、专题关注——实验室信息系统

专题关注内容见本书第六篇"实验室信息系统"。

第十三节 投 诉

一、标准要求

7.7 投诉

7.7.1 过程

实验室应有处理投诉的流程，至少包括：

a）对投诉的接收、确认、调查以及决定采取处理措施过程的说明；

注：投诉的解决可导致实施纠正措施（见 8.7）或作为改进过程的输入（见 8.6）。

b）跟踪并记录投诉，包括为解决投诉所采取的措施；

c）确保采取适当的措施。

应可公开获取投诉处理过程的说明。

7.7.2 投诉接收

a）在接到投诉后，实验室应确认投诉是否与其负责的实验室活动相关，如相关，则应处理该投诉（见 8.7.1）。

b）接到投诉的实验室应负责收集所有必要的信息，以确认投诉是否属实。

c）只要可能，实验室应告知投诉人已收到投诉，并向其提供处理结果和进程报告，适用时。

7.7.3 投诉处理

调查和解决投诉不应导致任何歧视行为。

投诉决定应由与投诉事项无关的人员做出或审查和批准。资源不允许时，任何替代方案都不应损害公正性。

备注：上述内容来源于 CNAS-CL02：2023《医学实验室质量和能力认可准则》。

二、条款理解

（一）新旧版比较

1．**新增内容** 条款 7.7.1 过程详细规定了处理投诉的基本流程、接收投诉的必要步骤和处理投诉的要求。

条款 7.7.3 投诉流程的公正性和无歧视性内容。

2．**修改内容** 条款 4.8 投诉的解决变更为 7.7 投诉。

3．**删除内容** 删除了旧版中的投诉来源以及投诉、调查和采取措施的记录要求。

（二）要点理解

1. **投诉的定义** 对医学实验室的投诉，通常是指临床医生、护士、患者或其他方面对实验室服务不满意时，所做的各种形式的表述，包括申诉、声明、意见和建议等。其实质是反映情况，要求实验室解决问题，对所造成或可能造成的不良结果进行原因分析。

2. **投诉的来源** 投诉是发现风险和识别改进机遇的重要渠道，实验室应定期以系统化的方式，确保渠道畅通，主动或被动地从服务对象那里获得投诉信息。另外，投诉信息还来自：患者向医院职能部门等表达的申诉；临床医护人员向实验室负责人表达的申诉；服务对象在实验室内表达的不满和/或意见；极个别情况，如重大质量事故时媒体的报道等。

3. **投诉的分类** 按照内容分类，投诉可分为质量相关的投诉和服务态度相关的投诉两种；按照性质分类，投诉可分为有效投诉和无效投诉。

实验室管理层既要重点关注质量相关的投诉，也不能忽视服务态度相关的投诉；有效投诉是指经调查后确认被投诉人确实存在检验质量或服务态度等方面的差错的投诉；无效投诉是指经调查后事实与投诉人陈述的内容严重不符，而且不属于实验室质量或服务态度等内容引起的用户不满。

4. **接收投诉** 实验室应制定政策和程序，对来自临床医生、患者或其他方面的投诉或反馈意见的接收和记录等过程做出规定。

实验室管理层负责投诉的总受理，实验室所有人员均有接收并转达投诉的义务和责任。投诉第一受理人，应及时受理、记录投诉内容和投诉时间等，积极与投诉人沟通，并跟踪投诉处理的全过程。

接收投诉后实验室应确认投诉是否与其负责的实验室活动相关，然后收集所有必要的信息以确认是否为有效投诉。根据实际情况，实验室应尽可能告知投诉人已收到投诉，并向其提供处理结果和进程报告。

5. **处理投诉** 实验室应制订政策和程序，规范受理投诉后对投诉事件调查和解决等系列过程。调查和解决投诉不应导致任何歧视行为且不损害公正性，投诉的处理或审查和批准应由与投诉内容无关的人员做出。

投诉接收后，应及时进行调查取证，由被投诉人陈述或检查后，实验室给出处理意见，提出解决方案，实施纠正措施或改进机遇的措施。当投诉是针对或涉及本科室质量管理体系的适应性、有效性，甚至提出质量管理体系与认可标准不符，经查证质量体系确实存在重大问题时，应组织附加评审。

6. **对用户的反馈和记录** 当实验室对用户包括临床医生、护士、患者和其他方面提出的投诉受理解决后，需要将对投诉的解决办法、处理结果等反馈给用户，同时获得用户对投诉处理的态度，并将进一步反馈的情况记录保存。跟踪并记录投诉的解决情况，包括为解决投诉所采取的措施，确保采取了适当的措施。实验室应该把实验室处理投诉流程的说明给予公开，并让公众容易获取。

实验室应制定相关的政策，明确规定实验室应对于质量管理体系密切相关投诉处理过程进行记录并保存。制订详细的表格记录客户投诉的受理、处理意见、采取的纠正措施、审核意见等，指定专人负责记录、跟踪和保存。

7. **投诉与风险管理** 从临床医生、患者、实验室员工或其他方面收到的投诉或反馈，处理后应对每项投诉进行评价，以确定其是否涉及不良事件、已知危险、先前未知的风险或风险水平的变化。基于风险评估，投诉调查的优先级和范围宜与事件所代表的风险水平相适应，评审现有的风险分析方式，进行必要的更新。投诉评价和调查活动产生的信息和数据宜纳入风险监控。

三、审查重点

应对实验室关于投诉的程序完整性，以及流程合理性进行确认，对接收投诉和处理投诉的内容和流程进行重点检查，并着重关注以下内容。

1. 投诉在接收和处理过程中有没有关注投诉流程的公正性和无歧视，重点是处理人员安排以及向投诉来源的反馈和告知方式。

2. 查阅实验室投诉的记录，从记录反推投诉的处理流程是否完整、合理。

3. 查询投诉是否导出纠正措施或改进机遇的措施。

4. 是否进行对投诉处理的反馈和跟踪，并做好记录。

5. 实验室是否对投诉内容进行风险评估，作为实验室风险管理的内容。

第十四节　连续性和应急预案

一、标准要求

7.8　连续性和应急预案

实验室应确保已经识别与紧急情况，或者其他导致实验室活动受限或无法开展等状况有关的风险，并制订协调策略，包括计划、程序和技术措施，以便在中断后继续运行。

应定期测试预案，并演练响应能力，可行时。

实验室应：

a）考虑所有相关实验室人员的需要和能力，制订紧急情况响应方案；

b）向相关实验室人员提供适当的信息和培训；

c）对实际发生的紧急情况作出响应；

d）采取与紧急情况的严重程度和潜在影响相符的措施，预防或减轻紧急情况的后果。

注：详细信息见 CLSI GP36-A。

备注：上述内容来源于 CNAS-CL02：2023《医学实验室质量和能力认可准则》。

二、条款理解

（一）新旧版比较

此条款为新标准增加的新条款，本条款还充分参考了 ISO 35001：2019、ISO 15190：2020 和 CLSI GP36-A：2014 的相应内容，更突显了"更强调风险管理"的理念。

（二）要点理解

该条款参考了 ISO 35001：2019、ISO 15190：2020 和 CLSI GP36-A：2014 的相关要求。

1. 应急预案的建立　本条款是属于 7 过程要求中的一个条款，属于与实验室过程要求相关的应急预案内容。根据此条款要求实验室管理层应利用风险管理的理论和方法识别紧急情况或其他可导致实验室活动受限或不可获得的风险情况，此类风险有别于常规风险管理所涉及的管理和技术相关内容，是一旦发生就会对实验室的检验过程的安全和质量都有较大影响的紧急风险，比如气象异常、自然灾害、消防、疫情、生物安全、放射污染、化学泄漏等。

应根据实验室自身条件（充分考虑地理位置、气候、环境和人员因素）建立不同类型的应急预案，所需应急预案的种类和数量应由实验室管理层对潜在重大风险识别后来决定。建立的应急预案需要包含对应的协调策略、计划、程序和技术措施等。应急预案还需要充分考虑当应急情况引起检验中断后，如何让实验室和检验工作能恢复运行，充分保障用户的需求。建立必要的预案清单，包括需要的资源以及联系方式等。

建立紧急情况应对方案的同时还应充分考虑到实验室所有相关人员的需要和能力，因此在人员的配置和配套条件上应给予充分支持，如有必要需配备有经验的人员和保障。在应急预案中需要明确人员权责，协调好不同部门之间的关系并做好沟通。

医学实验室应建立符合自身需要的一系列应急预案，一般包括消防安全应急预案、生物安全应急预案、重大气象灾害应急预案（台风等）、电力系统故障应急预案、信息系统故障应急预案、突发重大传染病应急预案、化学物品和试剂泄漏应急预案、放射物质泄漏应急预案等。

2.预案的培训与演练　实验室应做好应急预案测试和演练的计划，并定期进行响应能力的训练。如果应急种类的训练可行时应做好计划，定期进行测试，如果不可行也需定期进行模拟。培训和演练的周期一定要充分考虑应急预案的有效性和更新、人员构成等情况。

实验室还应对实验室相关人员提供适当的资料和培训，制订计划并严格执行。培训应该充分考虑实验室建立的应急预案的种类，分门别类，定期覆盖。除了常见的消防和生物安全应急预案外，还应重视其他种类的应急预案。演练的设计需要包括以下的框架：程序（路线图、人员安排）、方针、计划（脚本、方法、角色、场地等）。

3.预案的实施　预案的实施首先一定要明确权责，确定预案的启动、执行、分配等的权限。在紧急预案建立并做好培训后，一旦出现类似预案的紧急情况，实验室根据权限和指令做出符合预案要求的反应，将紧急情况的损失控制在最小，并充分保障服务对象的需求，尤其对老年、幼年、残疾和重症患者需做好保障工作。

4.执行预案的效果　当出现应急预案对应的紧急情况，实验室应采取与紧急情况的严重程度和潜在影响相符的行动，以预防或减轻紧急情况的不良后果。在执行了紧急预案后，对执行预案的后果进行评估，分析预案建立时是否存在考虑不周、实验室人员是否将预案执行到位、部门和人员之间的协调和合作效果、预案执行后是否能预防或减轻紧急情况。通过对后果的分析可重新完善和发布新的紧急预案，并在今后的培训和演练中进行加强。

三、审查重点

应该关注实验室是否根据实验室自身的情况建立与检验过程相适合的一系列应急预案，并对应急预案的计划、培训、演练、实施等情况进行审查，还应重点关注以下内容。

1.实验室建立的应急预案类型是否充分考虑实验室所在的地理位置和气候特点。

2.实验室制订的应急预案计划和演练是否能够实现应急预案所要达到的目的和范围，方案所包含的框架要素是否齐全。

3.应急预案是否对实验室的人员进行了责任和权限的规定。

4.实验室制订的应急预案的资源保障和与其他部门的沟通是否充分。

5.实验室实施应急预案后是否能有效地预防和减少紧急情况的后果。

6.实验室对于相关人员提供的资料和培训是否充分。

7.实验室的人员配置是否能够满足应急预案的需求。

第九章
管理体系要求

标准第 8 章介绍了管理体系的文件体系框架结构、文件控制、应对风险和改进机遇的措施、改进、不符合和纠正措施、评估、管理评审等方面的内容。医学实验室为了能持续满足标准的要求，应建立、实施和保持实验室自己的管理体系。

第一节　总　体　要　求

一、标准要求

8.1　总体要求

8.1.1　通用要求

实验室应建立、编制、实施和保持管理体系以支持和证明实验室持续满足本准则要求。

实验室管理体系应至少包括：

—职责（8.1）

—目标和方针（8.2）

—成文信息（8.2，8.3 及 8.4）

—应对风险和改进机遇的措施（8.5）

—持续改进（8.6）

—纠正措施（8.7）

—评估和内部审核（8.8）

—管理评审（8.9）

8.1.2　满足管理体系要求

实验室可通过建立、实施和保持质量管理体系（如，按照 ISO 9001 的要求）（见表 B.1）满足 8.1.1 的要求。该质量管理体系应支持和证明持续符合第 4 章~第 7 章以及 8.2~8.9 规定的要求。

8.1.3　管理体系意识

实验室应确保在实验室控制下从事工作的人员理解以下内容：

a）相关目标和方针；

b）其对于管理体系有效性的贡献，包括提高绩效的获益；

c）不符合管理体系要求的后果。

备注：上述内容来源于 CNAS-CL02：2023《医学实验室质量和能力认可准则》。

二、条款理解

（一）新旧版比较

1. 新增内容 条款 8.1.2 满足管理体系要求新条款。

条款 8.1.3 管理体系意识新条款，明确了需要员工理解的内容。

2. 修改内容 新版标准将原来的"质量管理体系"改为"管理体系要求"。

旧标准 4.2.1 总则中质量管理体系应整合所有必需过程，修改为新标准 8.1.1 通用要求中明确了管理体系应该包含的 8 个要素。

3. 删除内容 删除了 4.2.1 总则中对实验室的要求 a）～f）内容。

4. 维持内容 条款 4.2.1 总则的基本要求。

（二）要点理解

为了支持和证明实验室持续满足标准的要求，实验室要建立、编制、实施和保持一套完整的管理体系。实验室的管理体系应至少包括条款 8.1～8.9 的内容，即：职责、目标和方针、成文信息、应对风险和改进机遇的措施、持续改进、纠正措施、评估和内部审核、管理评审。

下文的质量管理体系与管理体系同义。

1. 质量管理体系 实验室可通过建立、实施和保持一套完整的质量管理体系来满足管理体系的要求。该质量管理体系应支持和证明持续符合第 8.2 至 8.9 规定的要求。

质量管理体系是指挥和控制实验室建立质量方针和质量目标并实现质量目标的相互关联、相互作用的一套体系。建立目标是向临床提供准确、可靠、及时的检验报告，得到患者和临床的信赖与认可，满足患者和临床医护部门的要求。

2. 质量管理体系的建立 质量管理体系的建立来源于对实验室现状的调查和分析，调查分析的目的是合理地选择质量管理的要素和进行质量目标的定位。调查和分析的具体内容包括：实验室已有质量管理体系情况、检测结果要达到的要求、实验室组织结构、检测设备、人力资源等。经过调查和分析后，确定要素和控制程序时要注意：是否符合有关质量管理体系的国际标准、是否适合本实验室检测/校准的特点、是否适合本实验室实施要素的能力、是否符合相关法规的规定。依据国际标准建立的质量管理体系受益的将是三方：实验室本身、服务对象及实验室资源供应方。不同的医学实验室，应根据自己的具体情况，也就是相关三方的具体情况，来建立质量管理体系。

3. 质量管理体系的实施 依据标准建立起来的质量管理体系是文件化的管理体系，实验室的政策、过程、计划、程序和指导书均应形成文件。实验室制订的文件是行动的依据，首先要求执行文件者（指该文件相关人员，并不是所有人员）能接收并充分理解文件。

开展有效的质量控制（包括内部质量控制和外部质量评价），参加有组织的实验室间比对或能力验证活动，在实验室质量管理体系中占着极其重要的地位。质量控制是质量管理体系实施过程中的核心部分，是满足组织自身和服务对象的质量要求，保证实验室运作的一致性和结果的可重复性。

质量管理体系包含组织结构、过程、程序和资源四部分，资源是指人员、设备、设施、资金、技术和方法。在质量管理体系实施过程中，仪器设备使用的监控是需重视的问题，实验室应建立程序，定期监控和验证仪器、试剂及分析系统，确保分析系统经过了适当校准并处于正常功能状态。还应有文件化的预防性维护及校准程序，其内容至少应遵循制造商的建议（倘若实验室使用时没有遵循制造商建议，至少应出具同样正确可行的验证报告）。

4．质量管理体系的保持　建立的质量管理体系是否保持有效，实施时可用下列指标进行判断：患者、医护人员的满意度；检验人员的满意度；检验项目和结果是否对临床有用和对健康结局有最佳影响；是否符合预定的准确度、重复性和溯源性；是否使过失最小化；是否及时、安全、高效、经济；是否能持续改进。

5．管理体系意识　实验室应确保在实验室体系内从事工作的员工清楚实验室管理体系的相关目标和方针；理解员工自己对于管理体系有效性的贡献，以及贡献对于包括提高绩效在内的获益；也要明白出现不符合管理体系要求的后果。

通过提出目标、给出收获和奖惩等多种层次的方式让员工形成完善的管理体系意识，保持管理体系的稳定，从而支持实验室满足标准的要求。

三、审查重点

实验室内审和外部评审不应刻意要求对 8.1 条款单独进行审核或评审，通常应该通过现场审核或评审 8.2～8.9 条款内容，再对 8.1.1～8.1.3 条款进行全面综合评价，重点关注以下内容：

1．实验室建立、实施的文件化管理体系是否满足认可标准要求，实验室是否已将方针和目标制订成文件，是否适合自身特点并可实现。实验室是否能按照建立的管理体系要求运作，是否能支持和证明持续满足认可标准的要求，并能保证实验室结果的质量。

2．实验室是否结合自身特点并依据认可标准 8.2～8.9 要求建立并实施了质量管理体系。

3．实验室为了保持管理体系是否建立和采用相应的指标进行监测和判断。

4．实验室是否对实验室控制下从事工作的员工的管理体系意识的建立提供必要的培训、绩效挂钩和奖惩制度。

第二节　管理体系文件

一、标准要求

8.2　管理体系文件

8.2.1　通用要求

实验室管理层应建立、编制和保持实现本准则目的的目标和方针，并确保实验室组织的各层级人员理解和实施该目标和方针。

注：管理体系文件可以（但不要求）纳入质量手册。

8.2.2　能力和质量

目标和方针应能体现实验室的能力、质量和一致运作。

8.2.3　承诺的证据

实验室管理层应提供建立和实施管理体系以及持续改进其有效性承诺的证据。

8.2.4　文件

管理体系应包含、引用或链接与满足本准则要求相关的所有文件、过程、系统和记录等。

8.2.5　员工取阅

参与实验室活动的所有员工应可获得适用其职责的管理体系文件和相关信息。

备注：上述内容来源于 CNAS-CL02：2023《医学实验室质量和能力认可准则》。

二、条款理解

（一）新旧版比较

1．**新增内容**　条款 8.2.2，8.2.3，8.2.5。

2．**修改内容**　新标准条款标题由原来的"文件化要求"改为"管理体系文件"；不再规定质量体系文件应该包括的内容，对于质量手册也不再做纳入要求，只在 8.2.1 管理体系文件需要发挥的作用做出规定。

将旧标准中 4.2.2.1 总则的 c)、d)、e) 合并为新条款 8.2.4 文件。

3．**删除内容**　条款 4.2.2.2 质量手册整个条款的内容。

4．**维持内容**　关于实验室目标和方针的要求和内容。

（二）要点理解

1．**管理体系文件的作用**　虽然新标准并未硬性要求实验室编制质量手册，但为了保证管理体系的完整性和系统性，建议实验室将质量手册作为纲领性文件纳入文件化管理体系，而程序文件也可以作为质量手册的一部分进行整合。

实验室管理层应建立、编制和保持符合认可标准目的的方针和目标。实验室应建立、编制和保持方针、目标以及实现这些目标的政策和程序，包括质量管理、技术运作和支持服务的相关政策和程序。实验室应将方针、目标、组织结构和程序都文件化。

2．**能力和质量**　政策是指为达到一定的目的，结合自身的情况和特点而制定的行动标准。质量方针是指由实验室管理层正式发布的该组织总的质量宗旨和方向。质量方针应当简明，要与实验室的总方针相一致，并为制订质量目标提供框架，质量方针应由实验室管理层正式发布或由其授权发布。质量目标是在质量方面所追求的目的，它是实验室总体目标中最重要的目标之一，通常依据实验室的质量方针制订，且应对组织的相关职能和层次分别做出规定。

为实现方针和目标，实验室应系统地识别和管理许多相互关联和相互作用的过程，用"过程要求"建立管理体系，并按照实验室的方针和政策，对各过程及其相互作用系统地进行规定和管理，从而实现预期结果。

3．**承诺的证据**　实验室管理层不仅要策划未来、制定方针、确立目标、决定政策、落实资源、指挥控制、协调活动、营造环境、激励员工共创辉煌，还应求真务实、以身作则、深入实际，全面掌握实验室管理体系运作的状况，真正在管理体系运作中发挥指挥和控制作用。实验室管理层应提供建立和实施管理体系以及持续改进其有效性的证据。这些证据通常可从三个方面获取：建立符合标准要求并符合实验室自身情况的管理体系的文件审查记录；实施管理体系过程有效性的记录；实现管理体系持续改进全过程中分析、识别、监视、评审和实施的全部记录。

实验室管理层应充分识别外部环境和内部条件对管理体系的影响，采取应对风险和改进机遇的措施，建立和保持管理体系，并通过评审操作程序、实施方针、总体目标、审核结果、纠正措施、管理评审、员工建议、风险评估、数据分析和能力验证结果等评测活动，提供持续改进有效性的证据。同时，实验室管理层应对遵循认可标准及持续改进管理体系有效性作出承诺。

4．**管理体系文件的范围**　管理体系需要规范，运行要有依据，所以管理体系应包含、引用或链接满足标准要求的成文信息。管理体系包含、引用的所有文件、过程、系统、记录等，可以是实验室为满足标准要求而制定的，也可以是引用其所在组织的管理体系文件或记录，或相关的管理系统。标准对文件化管理体系的要求更加灵活，实验室可按原架构执行。无论实验室采取何种形式的管理体系，应满足标准的要求。

系统完整的管理体系文件可以全面规范管理体系，有利于实验室管理体系的实施和保持以及持续改进。实验室应结合自身实际情况建立管理体系并编制管理体系文件，所建立的管理体系应与实验室的规模、活动范围、组织结构和运行过程密切相关，能确保管理体系运行达到标准的要求。

5．管理体系文件的员工取阅　管理体系的有效运行依赖于"全员积极参与"，因此参与实验室活动的所有人员应可获得与其职责权限和层级相适应的管理体系文件和相关信息。实验室应将管理体系文件化，即将政策、制度、程序和作业指导书等制订成文件，不能口头规定，不要求人手一册，其详略程度与人员的培训教育程度有关，最终要以保证检验结果质量和患者满意为目的。通常员工需要能获得管理体系文件，以理解、掌握和执行管理文件规定的要求，只有这样，才能确保实验室活动受控，体系运行有效。实验室管理层应采取措施，定期与实验室人员就其管理体系规定的职责进行沟通，使管理职责得到全面落实。

6．管理体系文件的特性

（1）应具有系统性：管理体系文件应反映一个实验室管理体系的系统特征，各种文件之间的关系应是协调和全面的，任何片面的、相互矛盾的规定都不应在文件体系中存在。文件之间的衔接具有良好接口。

（2）应具有法规性：文件经最高管理者批准后发布实施，对实验室的每个成员而言，它是必须执行的法规文件。

（3）应具有增值性：文件的建立应达到改善和促进质量管理的目的，不断提高和改进。

（4）应具有见证性：编制好的管理体系文件应可作为实验室管理体系有效运行的客观证据，记录实验室的各项活动并使这些活动具有可追溯性。

（5）文件应具有适应性：当依据的标准与实验室实际情况出现变化，质量管理体系作出相应变化，管理体系决定文件，而不是文件决定管理体系，质量管理体系发生变化，文件也应作相应变化。

7．管理体系文件的编写

（1）编写质量手册：由于新版标准不再要求纳入质量手册，因此实验室管理体系文件可将质量手册的内容与程序文件进行整合，内容对应完善更有利于实验室使用。

质量手册阐明实验室的质量方针并描述其整个管理体系文件，是质量体系建立和运行的纲领。质量手册应对管理体系进行描述，质量体系的描述也是从组织结构、程序、过程和资源四个要素入手。质量手册还应描述整个质量管理体系文件的名称、内容及相互关系。质量手册应规定技术管理层和质量管理层的权力和职责，当然也可以在质量手册中规定所有人员的权力和职责。质量手册的核心是质量方针、目标、组织机构及质量管理体系要素描述。

（2）编写程序文件：按照新版标准质量手册不再单独要求，实验室可以将质量手册内容与程序文件充分融合作为实验室的管理体系文件的顶层文件。

程序文件是对完成各项质量活动的方法所作的规定。其含义可从如下方面加以理解：①对影响质量的活动进行全面策划和管理，规定的对象是"影响质量的活动"；②包括质量管理体系的一个逻辑上独立的部分；③不涉及纯技术性的细节，这些细节应在作业指导书中加以规定作为支持。

程序文件通常应具备：文件编号和标题、目的和适用范围、相关文件和术语、职责、工作程序、记录表格，其中工作程序是其核心内容。编写工作程序应逐步列出开展此项活动的细节，保持合理的编写顺序；明确输入、转换的各环节和输出的内容；物资、人员、信息和环境等方面应具备的条件；与其他活动接口的协调措施；明确每个环节转换过程中各项因素，及所要达到的要求；所需形成的记录和报告及其相应的签发手续；注明需要注意的任何例外或特殊情况。

（3）编写作业指导书：规定某项工作具体操作程序的文件，也就是实验室常用的"操作规程"。医学实验室的作业指导书大致可以分为四类：方法类、设备类、样品类、数据类。认可标准中要求实验室必须编写检验操作文件，其具体的要求内容可参见检验程序相关内容。

三、审查重点

对管理体系的符合性、适应性进行系统评审。应特别注意在现场整体评审的基础上对实验室管理体系的符合性、适应性、有效性及可操作性做出全面综合的评价，重点关注以下内容：

1. 实验室管理层是否建立、编制和保持符合标准目的的方针和目标，方针和目标是否适合实验室自身特点、清晰明确并具有可实现性。实验室是否将其方针、目标、组织结构和程序文件化，实验室各级人员能否理解实验室的方针、目标和管理体系要求。实验室是否采取相应的措施和方法实现目标，并保证实验室的能力、公正性和一致运作。

2. 实验室管理层是否在建立和实施管理体系以及持续改进方面做出了承诺并发挥了领导作用，评审确认是否有建立和实施以及持续改进管理体系的记录，评审实验室活动与文件化管理体系的符合性、适用性和实施过程的有效性。

3. 实验室的管理体系由哪些文件、过程、系统和记录构成，是否满足标准的要求。实验室形成的管理体系文件（或要求）是否系统、全面，是否能实现实验室的能力、公正性和一致运作及结果的有效性。

4. 实验室是否规定了管理体系文件和相关信息的发布方式和范围，参与实验室活动的所有人员是否可获得与其职责权限和层级相适应的管理体系文件和相关信息。所有与实验室活动有关的人员是否熟悉相关管理体系文件和要求，是否执行了相关政策和程序的要求。

5. 体系文件是否覆盖了实验室活动，文件之间接口是否明确、内容衔接是否顺畅。

四、专题关注——质量管理体系层次与架构的参考模式

实验室的日常运行和现场评审中均应系统关注实验室管理体系的层次与架构。

实验室应将其方针和目标文件化，纳入管理体系文件中。文件可分为质量手册（需要时）、程序文件、作业指导书、质量和技术记录表格等。

通常将文件化管理体系的结构用金字塔构架来形象比喻，金字塔可以分成三个层次或四个层次。

第一层次——质量手册：规定管理体系的文件。质量手册也可以称为管理手册、质量管理手册等，具体名称由实验室自定。按照新标准，质量手册不再作为体系文件的必需，可以考虑与程序文件内容合并简化。

第二层次——程序文件：是质量手册的支持性文件。程序文件描述管理体系过程所涉及的质量和技术活动。其内容包括为什么做（目的）、做什么、由谁来做、何时做、何地做等。程序可在一个文件中表达，也可以在多个文件中表达。按照新标准可以与质量手册合并作为实验室的顶层文件。

第三层次——作业指导书：有关任务如何实施和记录的详细描述。作业指导书是用以指导某个具体过程、描述事物形成的技术性细节的可操作性文件。作业指导书可以是详细的书面描述、流程图、图表、模型、图样中的技术注释、规范、设备操作手册、图片、录像、文件清单等，或这些方式的组合。作业指导书应当对使用的任何材料、设备和文件进行描述。必要时，作业指导书还可包

括接收标准。

第四层次——记录格式：质量记录或技术记录的格式（诸如各类表格、原始记录和结果报告格式）。

典型管理体系文件层次结构为三个层次。文件化的详略程度与执行质量手册、程序文件或作业指导书的人员培训教育程度有关，没有一个固定的模式。人员素质较高，文件可以适当简单些；人员素质不高或人员流动性较大，则文件需要编写得详细些。总之与实验室实际相适应，能达到保证实验室结果的质量即可。

在编制管理体系文件前，实验室应进行态势分析（态势分析法就是将与研究对象密切相关的各种主要内部优势、劣势和外部的机会和威胁等，通过调查列举出来，并依照矩阵形式排列，然后用系统分析的思想，把各种因素相互匹配起来加以分析，从中得出一系列相应的结论，而结论通常带有一定的决策性），确定其内部的优势和劣势、外部环境的风险和机遇，建立一个符合自身实际的管理体系，明确管理责任，保证实验室结果的质量。

虽然新标准不要求实验室编制质量手册，但为了保证管理体系的完整性和系统性，建议实验室将质量手册作为纲领性文件纳入文件化管理体系。标准允许形成"成文信息"，文件、数据和记录是成文信息的组成部分。标准的 8.3 条规定了管理体系文件控制，8.4 条和 7.6 条规定了记录和数据控制。

实验室管理层对管理体系的建立、实施和持续改进的证据大多体现在：所搜集的实验室质量方针、质量目标达成情况记录；通过数据分析找出客户不满意、数据和结果未满足要求的情况记录；利用内外部审核的结果不断发现管理体系的薄弱环节，采取纠正措施，避免不合格的发生或再发生的记录；风险识别和应对的记录；通过管理评审活动中对管理体系的适宜性、充分性和有效性的全面评价，发现管理体系有效性的持续改进机会的记录；更重要的是利用上述记录所进行的实验室日常渐进性的改进活动和重大的突破性的改进活动的证据。管理体系文件根据认可标准换版或转版，也是持续改进的客观证据之一。

有效性承诺也体现在为实现目标寻找机会的过程中，是一个利用评审操作程序、实施方针、总体目标、审核结果、纠正措施、管理评审、人员建议、风险评估、数据分析和能力验证结果的持续过程，在这一过程中通常会采取纠正措施或应对风险和改进机遇的措施。

第三节 管理体系文件控制

一、标准要求

8.3 管理体系文件控制

8.3.1 通用要求

实验室应控制与满足本准则要求有关的内部和外部文件。

注：本准则中，"文件"可以是政策声明、程序及相关辅助工具、流程图、使用说明、规范、制造商说明书、校准表格、生物参考区间及其来源、图表、海报、公告、备忘录、软件、图纸、计划、协议和外源性文件如法律、法规、标准和提供检验程序的教科书，描述员工资质（如岗位说明）的文件等。这些文件可用任何形式或类型的媒介，如硬拷贝或数字形式。

8.3.2 文件控制

实验室应确保：

a）文件有唯一性标识；

b）文件发布前，由具备专业知识和能力的授权人员确定其适用性后予以批准；

c）定期审查文件，必要时更新；

d）在使用地点可获得适用文件的相关版本，必要时，控制其发放；

e）识别文件更改和当前修订状态；

f）防止未经授权修改、删除或移除；

g）防止未经授权获取文件；

h）防止误用作废文件，对因需要而保存的作废文件作适当标识；

i）规定期限内或按照适用的规定要求，每份废止的受控文件至少保存一份纸质或电子版文件。

备注：上述内容来源于 CNAS-CL02：2023《医学实验室质量和能力认可准则》。

二、条款理解

（一）新旧版比较

1．新增内容 条款 8.3.2 "文件控制" 新增了对文件批准授权人员能力的要求，新增了防止未经授权获取文件和对文件进行更改。

2．修改内容 条款 8.3.1 "通用要求" 明确了文件控制范围包括内部和外部文件。

条款 8.3.2 "文件控制" 简化了对文件标识的要求。

3．删除内容 删除了旧版条款 4.3 "文件控制" 关于文件控制应制定文件化程序、文件清单管理现行有效文件、使用地点只有现行文件、对文件手写修改、文件易读性等方面的要求。

4．维持内容 新版维持了关于文件的防止误用、唯一性标识、发布、定期评审、可获得性、废纸文件的保存等内容。

（二）要点理解

管理体系文件控制是规范实验室活动的前提和保障。本条款首先明确了文件控制的范围是体系相关的内部制订文件和外部文件，并对文件类型进行了举例和存在的形式进行了说明。

内部文件，包括方针、政策、质量手册、程序文件、作业指导书、管理制度、记录表格、会议记录、计划、方案、其他工作记录，以及对外使用的标本采集手册、宣传资料、承诺等。外部文件，包括法律法规，认可相关的规则、标准、应用要求、指南，国家标准，行业标准，行业指南，教科书，参考图谱，制造商的说明书和声明，供应商的资质证明等。

1．文件唯一性标识的目的是易于使用和管理文件，唯一性标识可以是字符和数字的组合或相关文字组合。

2．文件发布前，需要由具备专业知识背景和有能力的授权人员审查文件充分性，确定适用性后予以批准。充分性表示文件内容是否全面，过程是否完善和详细，表达是否准确，是否符合管理体系的要求，如符合法律法规、行业、制造商、内部质量体系等；适用性表示是否适合使用对象，是否适合实验室当前所处的状况，以及用户的需求和可执行性等，良好的适用性才能体现文件的适用价值。

3．实验室应规定评审文件的周期，对内部文件和外来文件实施评审，并形成记录，必要时按照文件管理的要求更新文件。

4．要求在工作岗位能够方面获得本岗位适用的有效文件，一般情况下应收回作废的文件和本岗位不必要的文件。

5．能方便识别文件更改和当前修订状态，一般正式发布修订的文件，可以写在修改页，如果实验室规定可以手写修改，也应满足本文件控制的要求。

6．应规定处理文件职责和权限，防止未经授权对文件进行修改、删除或移除。

7．防止未经授权获取文件，如阅读、窃取、复制、下载、转移等。

8．对作废文件进行适当明确的标识，以防止误用作废文件，一般情况下宜从工作岗位撤离作废或无效的文件。

9．应规定每份废止的受控文件至少保存一份纸质或电子版文件和保存期限。

三、审查重点

依据本条款评审建立文件控制管理程序的完整性和适用性，文件的管理和控制，重点关注以下内容。

1．是否将必要的内部文件和外部文件纳入文件控制的范畴，并进行有效管控，及相关记录。

2．文件是否有唯一性标识。

3．是否规定了文件授权批准人的职责和权限，现场的文件是否经过授权批准人的审查和批准。

4．按要求定期评审，并保留记录或改进措施。

5．文件修订的内容和状态是否易于识别。

6．是否有措施防止未经授权获取文件、防止未经授权对文件进行更改，更改是否符合规定的要求。

7．作废文件是否进行了适当明确的标识，以及其他防止误用作废文件的措施。

8．是否有保留作废文件的规定，是否按规定保留。

第四节　记 录 控 制

一、标准要求

8.4　记录控制

8.4.1　记录建立

实验室应建立和保存清晰的记录以证明满足本准则的要求。

应在执行影响检验质量的每一项活动时进行记录。

注：记录的媒介可采用任何形式或类型。

8.4.2　记录修改

实验室应确保修改的记录可追溯到之前的版本或原始记录。应保留原始的和修改后的数据和文档，包括修改的日期，相关时，修改的时间、修改内容和修改人的标识。

8.4.3　记录保存

a）实验室应实施记录的标识、存放、防止非授权的获取及修改、备份、归档、检索、保存期和处置所需的程序；

b）应规定记录保存时间；

注1：除要求外，可基于已识别的风险选择记录保存时间。

c）报告的检验结果应能在必要或要求的期限内进行检索；

d）所有记录应在整个保存期间可获取，无论使用何种媒介保存记录，应清晰，并可用于实验室管理评审（见8.9）。

注 2：从法律责任考虑，特定类型程序（如组织学检验、基因检验、儿科检验等）的记录可能需要比其他记录保存更长时间。

备注：上述内容来源于 CNAS-CL02：2023《医学实验室质量和能力认可准则》。

二、条款理解

（一）新旧版比较

1. **新增内容**　新版条款 8.4.3"记录保存"新增了记录保存时间基于已识别的风险。
2. **修改内容**　新版条款 8.4"记录控制"不再明确区分质量记录和技术记录。
3. **删除内容**　删除了旧版条款 4.13"记录控制"中至少需要保存记录类型。
4. **维持内容**　新版维持了对记录建立、修改、保存的基本内容。

（二）要点理解

记录是阐明所取得的结果或提供所完成活动的证据性文件。实验室的活动应有相应的记录，能够复现活动时的状况，并满足相关标准和质量体系的要求。

1. 实验室应建立记录的标识、存放、防止非授权的获取及修改、备份、归档、检索、保存期和处置所需的程序并实施。
2. 应及时记录，内容应规范完善，结构清晰，记录的媒介可采用任何形式，并按照要求整理，确保其清晰、易于识别和检索。
3. 记录的修改应在授权职责范围内，应保持可追溯性，应保留原始的和修改后的内容，包括修改的日期，相关时，修改的时间、修改内容和修改人的标识。
4. 规定记录的保存期限，应充分考虑法律法规、质量体系需要、已知风险评估，以及实验室认可周期。
5. 记录可用于实验室管理评审。

三、审查重点

依据本条款评审记录控制管理程序的完整性和适用性，以及实验室各项记录的完整性、规范性、充分性、及时性、可追溯性等，重点关注以下内容。

1. 是否有实施保存记录的程序。
2. 是否保留了满足质量体系要求的记录。
3. 记录的修改是否规范，有可追溯性。
4. 记录是否清晰、易于识别和检索。

四、专题关注——文件和记录的控制

1. **概念与内涵**
（1）文件：是指社会组织和个人在各项活动中形成的、具有特定效用的信息集合。
（2）记录：阐明所取得的结果或提供所完成活动的证据性文件。记录可用于再现和追溯活动，并提供证据。
（3）文件类型和存在形式：文件类型有文本、图像、音频、视频等各种类型，不同的用途可能还有不同的分类。文件存在的形式多种多样，常用的是纸质、磁盘、光盘、胶片等。

（4）数据：关于客体的事实，是以数字、文字、图形等形式呈现的信息。它可以是事实、观察结果、统计结果等，通常是通过收集、记录和分析得到的。数据可以用来描述和表示现实世界中的各种现象、特征和关系。在计算机科学和信息技术领域，数据还可以指代存储在计算机系统中的数值、文本、图像等信息。

（5）原始数据：原始数据是指科学研究、调查、实验等过程中首次直接观察、记录、测量得到的、未进行任何处理或修改的数据。

（6）信息：有意义的数据。

2．数据和信息的区别　数据和信息是两个相关但不同的概念。数据可以是符号、文字、数字、语音、图像、视频等，是无组织的、原始的、未经加工的事实或数字。信息是对数据进行加工处理之后所得到的、可对决策产生影响的数据，具有逻辑性和观念性。数据是信息的表现形式，信息是有意义的数据。例如，一串数字本身只是数据，但当一串数字代表一个人的身份证号码时，它就变成了信息。

对于实验室的文件和记录，要求有足够的信息以表明文件完整性、充分性、适用性、可追溯性等。

3．文件和记录的区别　文件和记录在质量管理体系中都有重要的作用。文件是一种以文字为主体的规范材料，可以有纸质文件和电子文件，其用途是传递信息、沟通意图。需要经过编写、批准、发布、评审、更改、作废、回收等流程。

记录是一种原始资料，它是形成文件的依据之一或主体，是阐明所取得的结果或提供所完成活动的证据性文件，是一种特殊的文件。记录为可追溯性提供文件，并提供验证、预防措施和纠正措施的证据。

4．记录的主要特性

（1）及时性：记录的及时性是指记录信息的时间与信息发生的时间之间的延迟程度。及时记录可以保证信息的准确性和完整性，防止遗漏或遗忘重要信息，同时也有利于及时采取措施解决问题。因此，应在时间发生时或发生后较短时间内完成信息的记录。

（2）溯源性：记录的溯源性是指能够追溯到记录数据的来源，以及记录过程中所作出的修改和更改，以保证数据的真实性和可信度，包括来源于哪个设备，人员，时间，修改前后信息保留情况等。

（3）充分性：记录的充分性是指记录应包含足够详细的信息，以便他人能够理解活动的所有细节和过程，以及能够重现活动的结果，是确保活动数据完整性和可重复性的重要因素。充分性涉及的环节包括人、机、料、法、环、测等各个方面。

（4）规范性：记录的规范性是指记录应按照一定的格式和标准进行记录，以确保记录的可读性、可索引性和可比性。一个规范、标准化的实验记录，不仅可以减少错误和混淆的发生，还可以方便后续的数据分析和结果比较。实验室的记录应采用特定的标准格式或模板，统一的单位和符号，统一的术语和定义，完整的参考文献，以及保护机密信息或个人隐私方式。

5．对记录的管理和控制的要求

（1）应有唯一性标识，以便识别。唯一性标识可以是数字或字母组成的序列号或编号，也可以是记录对象名称、时间、事件等的组合。

（2）文字表述应清晰，数据应准确可靠，结果或结论应清晰明确。

（3）应建立记录良好的保存方式和适宜的检索方式，以便授权人员能够快速准确地查阅，并保护机密信息或个人隐私，防止记录混乱或丢失。可以建立目录分类和检索系统，以及定期进行数据备份。

（4）记录的保存环境应适宜，包括有防火、防潮、防虫、防盗等措施，以防止损坏、变质和丢失。

（5）应明确规定记录保存期限，应符合法律法规、协议、法定管理机构、认可机构的要求。

（6）电子记录应有保护和备份程序，防止未经授权的接触或修改。

（7）过期记录需要销毁时，应按照流程进行审批。

第五节 应对风险和改进机遇的措施

一、标准要求

8.5 应对风险和改进机遇的措施

8.5.1 识别风险和改进机遇

实验室应识别与实验室活动相关的风险和改进机遇，以：

a）预防或减少实验室活动中的不利影响和潜在问题；

b）通过应对机遇实现改进；

c）确保管理体系达到预期结果；

d）减轻患者医疗风险；

e）帮助实现实验室目的和目标。

8.5.2 应对风险和改进机遇

实验室应对识别出的风险进行分级并应对。应对风险的措施应与其对实验室检验结果、患者及员工安全的潜在影响相适应。

实验室应记录针对风险和机遇所做的决定及采取的措施。

实验室应在其管理体系中纳入并实施针对已识别风险和改进机遇的措施，并评审其有效性；

注1：应对风险的选择可包括：识别和规避威胁，消除某一风险源，降低风险概率或后果，转移风险，为寻求改进机遇承担某一风险，或通过知情决策而接受风险。

注2：虽然本准则要求实验室识别和应对风险，但并未要求特定的风险管理方法。实验室可使用ISO 22367和ISO 35001作为指南。

注3：改进机遇可导致扩展实验室活动范围、应用新技术或产生其他可能性以满足患者和用户需求。

备注：上述内容来源于CNAS-CL02：2023《医学实验室质量和能力认可准则》。

二、条款理解

（一）新旧版比较

条款8.5应对风险和改进机遇的措施为增加内容，此条款充分借鉴了ISO/IEC 17025：2017标准中的内容，此部分内容还充分融合了本标准5.6风险管理的要求和理念。

（二）要点理解

旧版标准中4.12"预防措施"的内容在新版中融合到了本条款之中，不再单独强调预防措施，而且条款中关注的风险和机遇内容不再局限于未发生的潜在不符合，也包括5.6"风险管理"识别的风险不利影响和潜在问题的内容，适用更广泛。

1. **风险和机遇**　风险是指不确定性对目标的影响，机遇是对实验室有利的时机、境遇、条件、环境。医学实验室的最终目标是为客户提供及时、准确、可靠的结果，在实验室活动的全过程中则可能存在不确定性，因此实验室应建立基于风险思维的运作与管理体系，与利益相关方进行充分的沟通和协商，通过风险监测、收集、识别、分析、评价和处理，提出与实验室活动相关联科学合理的应对风险和改进机遇的措施，实现不断取得改进的效果、有效预防负面影响以及持续提升管理体系有效性。

在标准引言中声明"本标准包含了医学实验室为应对风险和改进机遇而策划和实施行动的要求。其优点包括：提高管理体系的有效性，降低产生无效结果的可能性，减少对患者、实验室员工、公众和环境的潜在伤害"，而且充分纳入了风险管理的模式，要求实验室识别和应对风险，但并未要求特定的风险管理方法，实验室可使用 ISO 22367 和 ISO 35001 作为指南。因此实验室有责任确定要应对的风险和机遇，对检验全过程进行分析和梳理，识别和描述过程中不同节点的风险，策划并采取措施应对风险和机遇，将风险降到最低程度。通过实施改进，保证结果和服务的符合性，增强用户满意度。

2. **不利影响和潜在问题**　实验室为了达到管理体系需要达到的预期结果，为了减轻患者照护风险，最终实现实验室目的和目标，需要预防或减少实验室活动中的不利影响和潜在问题，不利影响和潜在问题的识别可以从以下方面进行：质量监控，通过室内质控、室间质评、比对试验和趋势分析来反映潜在的不符合；人员素质，对各岗位人员业务工作的资格评定；质量体系内审和管理评审；实验室服务对象反馈信息等；质量体系运行信息及检验活动信息；工作程序评审趋势分析及能力验证分析。

通过风险管理的识别和评估，可对实验室检验全过程、实验室安全和技术方面的出现所有不利影响和潜在问题进行有效处理和监控，风险管理是发现不利影响和潜在问题的方法。

3. **应对风险和改进机遇措施**　要求实验室策划应对风险和改进机遇的措施，在管理体系中整合并实施这些措施，评价这些措施的有效性，实验室可以应用其他指南或标准，参考风险管理的理论和模型，将风险管理整合到实验室管理体系中，嵌合检验全过程中，并针对实验室的运行过程策划和实施。实验室应使用与其目标、能力及所面临风险相适宜的风险识别工具和技术。按照风险管理的风险识别、风险分析、风险评价的步骤去实施。

采取改进措施应结合本实验室实际情况（如人员、设备、材料、方法、环境、操作程序等）对潜在风险的原因进行分析。应同时分析若不采取改进措施可能导致的潜在问题的影响，还应对包括外部质量评价在内的相关资料进行分析，确保改进措施足够、有效又不至于浪费资源。

4. **应对风险和改进机遇措施有效性验证**　实验室应定期评审和验证应对风险和改进机遇措施实施的有效性，可作为管理评审的输入内容。对于风险和机遇的分析和措施应让相关人员知晓和执行，在实际运行中，根据具体情况定期评价措施是否合理和有效，适当调整风险和改进机遇的应对措施。

应对风险的选择可包括：识别和规避威胁，消除某一风险源，降低风险概率或后果，转移风险，为寻求改进机遇承担某一风险，或通过知情决策而接受风险。制订的措施应尽可能消除对结果产生的不良影响的风险源，但有时风险不一定能完全消除，应对的措施也有多种，所以需要对影响结果最显著的风险采取最适宜的措施。应对机遇的措施可能发生风险变化，应通过风险评价，对效果进一步分析，开展新的风险决策，风险处理应考虑风险的容忍性，在了解相关信息的基础上以用户最有利原则，通过知情同意决定承担风险。

改进机遇可导致扩展实验室活动范围、应用新技术、或产生其他可能性以满足患者和用户需求。实验室应该善于使用新技术，提高自身能力，抓住发展的每次契机，应对客户不断变化和增长的需求。

在新版标准中除了在条款 5.6 和 8.5 中主要涉及风险和机遇外，还在条款 7 过程要求中也提到"应根据对患者的潜在危害，对所识别风险和降低风险过程的有效性进行监控并评估。实验室还应识别患者医疗改进的机遇，并为此制定管理框架"，因此在检验的全过程中都需要充分引入应对风险和改进机遇措施的管理方式。

三、审查重点

新标准中 5.6 和 8.5 都涉及风险和机遇，应从实验室人、机、料、法、环的各个层面结合实际逐一识别，系统科学地进行风险控制和风险管理。在现场评审中应根据实验室的管理评审、内部审核、监督检查、外部评审和能力验证等活动的记录和信息，以及实验室针对各实验室活动过程所进行的风险识别、分析、评价及所策划的应对风险和改进机遇的具体措施进行综合评审与评价，应重点关注以下内容。

1. 实验室是否建立基于风险思维的运作与管理系统，在管理体系建立、实施和保持过程中是否关注并识别了与实验室活动相关的内外部风险和机遇。实验室管理层在内部审核、管理评审时是否对相关风险和机遇进行关注和评审。实验室基于风险思维的运作与管理系统，是否有助于实验室预防或减少实验室活动中的不利影响和可能的失败，是否确保管理体系实现预期结果，是否确保实现不断取得改进效果并增强实现实验室方针和目标的机遇。

2. 实验室是否策划并采取措施应对风险和机遇，策划是否包括了风险监测、收集、识别、分析、评价和控制过程。在实验室活动中是否实施了策划的措施，相关措施能否有效利用机遇，有效消除或减小风险，实验室是否评价相关措施的有效性。

3. 实验室策划并采取的应对风险和机遇的措施是否与其对实验室结果的有效性和潜在影响相适应。实验室应对风险和机遇的措施中是否包括消除风险源、改进风险的可能性或后果、扩展实验室活动范围、开展新技术、满足客户新需求等的记录。

四、专题关注——纠正（应急措施）、纠正措施和应对风险和改进机遇的措施

实验室在日常运行和现场评审中应系统关注纠正、纠正措施、应对风险和改进机遇的措施的定义和内涵（表 9-1），主要包括以下几个方面：

1. 纠正是消除已发现的不符合所采取的措施，纠正可连同纠正措施一起实施。
2. 纠正措施是为消除已发现的不符合或其他不期望情况的原因所采取的措施。
3. 应对风险和改进机遇的措施是主动识别不利影响、潜在问题和改进机遇并采取的措施。

表 9-1　纠正（应急措施）、纠正措施和应对风险和改进机遇的措施对比表

项目	纠正（应急措施）	纠正措施	应对风险和改进机遇的措施
定义	纠正是为消除已发生的不符合所采取的措施。通常以对不符合进行处置的方式实现	为消除已发现的不符合或其他不期望情况的原因所采取的措施	为消除不利影响、潜在问题和改进机遇所采取的措施
特点	是对不合格的一种处置，不分析原因，纠正可连同纠正措施一起实施	为消除现在的不符合分析原因，防止类似问题再次发生所采取的措施	为消除潜在的，经过风险识别的不利影响、潜在问题和改进机遇及采取的措施
性质	被动的措施	被动的措施	主动的措施

纠正措施和应对风险和改进机遇的措施的程序不是同步进行,应分别建立纠正措施和应对风险和机遇的措施程序。纠正措施和应对风险和机遇的措施与改进的关系是:纠正措施和应对风险和机遇的措施是改进的方法、手段和途径。改进是纠正措施和应对风险和机遇的措施的目的和归宿。

第六节 改 进

一、标准要求

8.6 改进

8.6.1 持续改进

　　a)实验室应按方针和目标声明,持续改进其管理体系的有效性,包括检验前、检验中和检验后过程;

　　b)实验室应识别和选择改进机遇,研究、制定并采取必要措施;改进活动应针对风险评估和识别出的机遇而确定的重点工作(见8.5);

注:可通过风险评估、方针应用、评审操作程序、总体目标、外部评审报告、内审发现、投诉、纠正措施、管理评审、员工建议、患者和用户的建议或反馈、数据和室间质量评价结果分析等,识别改进机遇。

　　c)实验室应评审采取措施的有效性;

　　d)实验室管理层应确保实验室参加覆盖患者医疗相关范围和结果的持续改进活动;

　　e)实验室管理层应将改进计划和相关目标告知员工。

8.6.2 实验室患者、用户和员工的反馈

实验室应向其患者、用户和员工征求反馈意见。应分析和利用这些反馈以改进管理体系、实验室活动和用户服务。

应保存包括所采取措施在内的反馈记录。应将对其反馈所采取的措施告知员工。

备注:上述内容来源于 CNAS-CL02:2023《医学实验室质量和能力认可准则》。

二、条款理解

(一)新旧版比较

1. 增加内容　新版认可标准新增了8.6.2条款"实验室患者、用户和员工的反馈"的内容。

2. 修改内容　新版认可标准的8.6.1条款的内容把旧版4.12条款内容拆分为8.6.1 a)、b)、c)、d)和e)条款,并对旧版的内容进行了归纳和修改。

3. 删除内容　新版认可标准删除了旧版"适用时,应制定、文件化并实施改进措施方案"和"如果持续改进方案识别出了持续改进机会,则不管其出现在何处,实验室管理层均应着手解决"的内容。

(二)要点理解

1. 定义　改进是指对某一事物、过程或方法的修改、增加或改动,以提高其质量、效率、可靠性或功能。改进不应仅仅是对问题的改正或纠正,而应是提高实验室活动效率和能力的持续循环活动。改进的核心是改变不适宜,是与时俱进,是发展和创新,是实验室能力和水平的持续提高。

持续改进是指实验室为提高其整体服务质量和运作水平,依据认可标准及其他适用的要求,采

取持续改进措施的一种管理方法。

2．持续改进的总体要求　实验室应建立文件化的持续改进程序，规定实验室所有工作人员应按方针和目标声明，持续改进包括检验前、检验和检验后全过程的实验室管理体系的相关活动，并通过管理评审等活动评价现行的质量方针和总体目标的具体情况，适时调整质量方针、总体目标，明确持续改进的方向。

持续改进的一般步骤包括获取需要改进信息、分析需要改进方面、确定改进目标、寻找可能的改进方法、评估改进实施后的预期结果、正式采用改进措施、评估改进效果等。

3．改进机遇的识别和选择　实验室可通过风险评估、方针应用、评审操作程序、总体目标、外部评审报告、内审发现、投诉、纠正措施、管理评审、员工建议、患者和用户的建议或反馈、数据分析和室间质评和室间比对结果分析等识别需要改进的活动或事项，选择合适的改进机遇。

实验室管理层还应确保实验室参加覆盖患者医疗的相关范围和结果的持续改进活动，其中应覆盖实验室对患者相关医疗及结果情况和非本实验室的其他部门对患者医疗的相关的事项。

4．制定改进方案　对于已识别出的改进点，应注重分析问题根源，制定切实可行的改进计划和方案，明确改进措施、责任人、时间节点等细节。并要求在需要改进的各种活动或事项中，应优先对风险评估中得出的高风险事项实行改进措施。

对于一些重大改进或改进结果不好掌握的计划和方案，可以采用试点方式，先行验证效果，再进行全面推广。实验室管理层应当确保改进计划的可行性、有效性，并及时落实改进计划。

5．告知员工　对于识别出的需要持续改进活动或事项，实验室管理层应将其改进目标、改进计划、改进方案和改进措施等告知员工，与员工进行充分沟通，让员工清楚方案和措施的具体内容，以便营造一个全员参与的氛围和环境，让所有员工主动实施改进，确保改进措施的有效实行，从而推动改进的进程和提高改进效率。

6．评审改进措施的有效性　实验室管理层应指定质量管理人员或专人对改进措施的执行情况进行监督和跟踪评估，评审改进措施的有效性。其中，还应评估改进实施后的结果和带来的新风险。

7．实验室患者、用户和员工的反馈要求　实验室可以通过访谈、问卷、调查、电话、邮件等方式主动向患者、用户和员工征求反馈意见，获取与实验室有关的建议和需要改进等方面的反馈信息，确保实验室能够获取有关质量和服务范围的全面内容。

针对实验室患者、用户和员工的反馈内容，实验室可设立专门团队（如咨询服务小组等）对反馈信息进行分析并提出改进方案，确保反馈信息的有效利用。

另外，实验室应保存包括反馈信息和采取措施在内的所有反馈记录。同时，也要把针对反馈信息所采取的改进措施告知给全体员工。

三、审查重点

现场评审中，应重点关注实验室基于风险思维建立的运作与管理体系的系统性和动态性的持续改进的措施，实验室在质量管理体系建立、运行和保持过程中关注、识别与实验室活动相关的内外部风险和机遇及所采取措施的适时性和有效性，以及实验室向其患者、用户和员工征求反馈意见的活动情况。评审中应特别关注以下几个评审要点：

（1）实验室是否有按其方针和目标声明，持续改进其管理体系的有效性；是否有对实验室检验前、检验和检验后全过程进行持续改进。

（2）实验室是否通过风险评估、方针应用、评审操作程序、总体目标、外部评审报告、内审发现、投诉、纠正措施、管理评审、员工建议、患者和用户的建议或反馈、数据和室间质量评价结果分析等活动充分识别改进机遇，是否有针对识别和选择的改进机遇适时制定了必要的应对措施。

（3）实验室的改进活动是否有根据风险评估和识别出的机遇而确定的重点工作实行改进措施。

（4）实验室是否评审了所采取改进措施的有效性。

（5）实验室管理层是否有确保实验室的持续改进活动覆盖患者医疗相关范围和结果。

（6）实验室管理层是否将改进计划和相关目标告知员工。

（7）实验室是否有向其患者、用户和员工征求反馈意见，实验室是否提供了与患者、用户和员工的沟通、交流的证据。实验室是否分析并使用向客户征求的反馈意见，是否应用于改进实验室管理体系和提升实验室活动和用户服务的水平。

（8）实验室是否保存包括所采取措施在内的反馈记录，是否将对其患者、用户和员工反馈所采取的措施告知员工。

四、专题关注——持续改进的意义、方法和流程

医学实验室是医疗体系中至关重要的一环，负责各类检验检测与实验室诊断工作。在不断提升医疗质量的过程中，持续改进实验室的质量管理体系和流程变得尤为重要。随着医学技术和实验室质量管理体系的发展，医学实验室必须不断改进其管理、质量、流程和服务等，以确保持续提供准确快速的检验结果和高质量的服务。

（一）持续改进的意义

1. 提升医疗质量　实验室持续改进提升检测流程效率，提高检验结果的准确性，并降低误检率和误诊率，提高临床诊断准确率。

2. 降低成本　通过持续改进，可以优化实验室流程和设备使用效率，减少废物和资源的浪费，降低实验室运行成本。

3. 加强质量控制　持续改进的检验质量，提升实验室质量控制水平，有助于维护实验室质量管理体系持续有效的运行。

4. 适应新的技术和研究进展　医学实验室通过不断更新和改进其流程，可以适应新的技术和新方法的发展，确保患者可以获得最新的诊断和治疗方案。

（二）常用的改进方法

1. 实验室流程持续改进的工具　可以通过使用流程图、鱼骨图和直方图等工具，帮助医学实验室识别和解决问题。

2. 实验室项目质量持续改进的方法　实验室在分析项目质量时一般可以使用 6σ（Six Sigma）和 DMAIC（定义、度量、分析、改进和控制）等方法，持续改进项目质量和减少实验室误差。

3. 建立团队合作　医学实验室应该鼓励团队合作，通过经验分享和知识传递来促进持续改进。

4. 培训和教育　医学实验室应该提供持续培训和教育，使员工掌握最新的研究和技术，提高其技能水平。

（三）持续改进的常见策略

1. 引入自动化系统　如条码标签、实验室信息管理系统（LIMS）等，以降低人工操作的错误率，并提高工作效率。

2．优化检验全流程 实验室应按方针和目标声明，持续改进和优化检验前、检验和检验后全过程的工作流程，实现实验室质量管理体系持续有效性的运行。

3．与临床团队合作 加强与临床医生和其他医疗专业人员的沟通和协作，确保所有测试的准确性和及时性，并提供精确的结果解读。

4．数据分析和反馈 使用数据分析技术，监测和评估实验室指标，对实验室绩效进行定期评价，并给予反馈和改进建议。

（四）持续改进的关键流程

医学实验室持续改进是提升医疗质量和服务水平的关键步骤。通过收集和分析数据、制定明确的目标、制定改进措施以及评估和监控，医学实验室可以持续优化自身的工作流程和服务质量，持续改进流程的示例见图9-1，具体内容包括：

1．收集和分析数据 通过收集和分析实验室的数据，可以识别潜在的问题和改进机遇，确定改进方向和内容。

2．制定明确的目标 医学实验室应该根据识别需要改进的问题和机遇，制定明确的改进目标，以便评估和跟踪改进的进展。

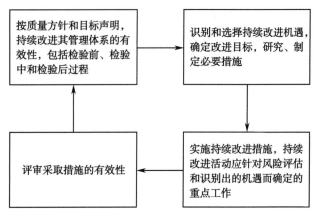

图9-1 持续改进流程图

3．制定改进措施 根据数据分析结果，医学实验室应该制订具体的改进计划和措施，包括实施时间表和责任分配。

4．措施实施效果的评估和监控 医学实验室应该定期评估和监控改进措施的执行情况，以确保其有效性，并进行必要的调整。

持续改进流程有助于实验室质量体系的持续有效运行，有助于医疗体系的全面提高，有助于进一步提升整体医疗质量和患者满意度，为患者提供更好的医疗服务体验。应用适当的质量管理工具和方法，并鼓励团队合作和持续培训，将进一步加强改进流程的有效性。

第七节 不符合及纠正措施

一、标准要求

8.7 不符合及纠正措施

8.7.1 发生不符合时的措施

实验室发生不符合时，应：

a）应对不符合，并且适用时：

1）立即采取措施以控制和纠正不符合。

2）处置后果，特别关注患者安全，包括上报给适当人员。

b）确定不符合的原因。

c）评审是否需要采取纠正措施，以消除产生不符合的原因，减少其再次发生或者在其他场合发生的可能性：

　　1）评审和分析不符合。

　　2）确定是否存在或可能发生类似不符合。

　　3）评估若不符合再次发生时的潜在风险和影响。

d）实施所需措施。

e）回顾和评估所采取纠正措施的有效性。

f）需要时，更新风险和改进机遇。

g）必要时，修改管理体系。

8.7.2　纠正措施有效性

纠正措施应与不符合产生的影响相适应，并应减轻识别出的原因。

8.7.3　不符合和纠正措施记录

实验室应保存记录以证明：

a）不符合的性质、原因和后续所采取的措施。

b）评估纠正措施有效性。

备注：上述内容来源于 CNAS-CL02：2023《医学实验室质量和能力认可准则》。

二、条款理解

（一）新旧版比较

1．增加内容　条款 8.7.1 c）新增了"减少其再次发生或者在其他场合发生的可能性""确定是否存在或可能发生类似不符合""评估若不符合再次发生时的潜在风险和影响"的内容。

条款 8.7.1 新增了 f）"需要时，更新风险和改进机遇"和 g）"必要时，修改管理体系"的内容。

新版认可标准新增了 8.7.2"纠正措施有效性"的条款。

2．修改内容　条款 8.7.1e）是在旧版 4.10f）的基础上进行修改，修改为"回顾和评估所采取纠正措施的有效性"。

条款 8.7.3 是在旧版的 4.10e）的基础上进行了修改，修改为"8.7.3 不符合和纠正措施记录：实验室应保存记录以证明：a）不符合的性质、原因和后续所采取的措施；b）评估纠正措施有效性"。

3．维持内容　新旧版认可标准的其余条款的内容和意思基本一致。

（二）要点理解

实验室质量体系运行过程和各种检验活动中，会出现各种不符合，针对这些不符合，实验室应分析不符合原因，采取纠正措施，评估纠正措施的效果，详细记录不符合纠正的整个过程的情况和纠正结果等。

1．不符合的应对　实验室应根据实验室的实际情况，制定文件化的不符合控制程序和纠正措施实施程序。当不符合出现时，应根据文件化的程序应对不符合，并结合实际情况对不符合进行控制或采取纠正措施。对于一些影响到实验室安全、人员安全、患者结果、医护诊断、临床治疗等需要紧急处理的不符合，实验室应立即采取应急措施以控制和纠正。

实验室除了采取应急措施控制和纠正不符合工作外，还需要科学地处置不符合所带来的后果，而且要特别关注影响到患者安全和诊治等的后果，并及时把不符合、不符合导致的后果及处理情况等上报给患者医生、实验室管理人员、实验室主任等适当人员。

总之，发生不符合时，实验室应根据实验室和不符合的实际情况采取措施进行针对性控制和纠正，将不符合的影响和损失降到最低，对不符合的后果进行科学及时处置。

2. 不符合原因分析 实验室除了制定措施应对不符合外，更需要根据文件化的程序来分析不符合的根本原因，分析可能引起不符合再次出现的原因，以及分析不符合或类似不符合在其他场合出现的可能原因。实验室可根据人、机、料、法、环、测等环节对不符合的原因进行分析，如根据员工培训、员工技能、用户要求、设备情况、设备使用、试剂情况、样品情况、检验程序、检测方法、检验环境、检测情况等进行分析。

3. 不符合的评审 实验室应对不符合的情况和产生不符合的原因进行评审，确定是否需要采取纠正措施，以消除产生不符合的原因，同时"举一反三"地分析和评审不符合的潜在原因，并采取相应纠正措施。对不符合进行评审和分析时，应特别关注以下内容。

（1）评审和分析不符合的性质与严重程度，实验室应识别出严重性不符合或一般性不符合，分析不符合产生的原因，确定不符合的影响，以确保能采取与不符合的影响程度相适应的措施。

（2）实验室在分析和评审不符合时，应确定实验室是否存在或可能发生类似的不符合，包括其他场合是否存在相同或类似的不符合。若存在，则应系统分析和评审不符合发生的原因和潜在原因，针对不符合的根本原因（包括潜在原因）制定与不符合的影响程度相适应的适宜纠正措施。

（3）实验室应对不符合进行评估，确定不符合是否再次发生，包括不符合纠正后再次发生或在其他场合、部门、领域、活动再次发生。若不符合再次发生，实验室应该全面评估潜在风险和影响，评估不符合再次发生所带来的影响，系统分析不符合的根本原因和潜在原因，最大程度消除不符合原因和减轻不符合带来的影响。

4. 纠正措施的实施 实验室应根据已分析和确定的不符合原因（包括潜在原因）制定针对性的纠正措施，并确保纠正措施在规定的时间内得到实施。

纠正措施实施后，实验室应通过审查相关记录和证据监控所确定的纠正措施是否按计划得到有效实施，并对所采取的纠正措施进行系统性的回顾分析，对纠正措施的实施结果进行跟踪和验证。

另外，实验室在分析不符合原因和在实施纠正措施的过程中，还应识别是否存在风险点和改进的机遇。需要时，实验室应根据识别出的风险点和改进机遇进行持续改进，减少实验室活动中的风险和潜在的风险，实现管理体系的持续改进。

必要时，通过实施修改质量管理体系的纠正措施，纠正不符合，让质量管理体系运行符合要求。

5. 纠正措施有效性的评估 实验室不仅要针对不符合的根本原因和潜在原因制定纠正措施，而且还应根据不符合所产生的影响（严重程度和风险大小）选择适宜的纠正措施。更重要的是评估实验室所采取的纠正措施的有效性，确定纠正措施能消除已经确定的引起不符合的原因和减轻不符合带来的影响。

6. 不符合和纠正措施的记录 实验室应如实详细保存识别不符合、分析和评审不符合、采取纠正措施、评估纠正措施有效性、识别风险和改进机遇、修改管理体系等系列活动的成文记录、原始材料和见证材料。通过这些记录可以证明实验室有持续进行发现不符合、分析不符合原因和性质、采取不符合的措施、评估纠正措施有效性等的相关活动。

三、审查重点

实验室质量体系运行过程和检验检测过程中，肯定会出现各种不符合，现场评审过程中应关注实验室是否有针对这些不符合分析原因，是否有评估不符合，是否有分析类似不符合情况，是否实施纠正或采取纠正措施，是否有评估纠正措施的有效性。所以，现场评审中评审专家应重点关注以下几点内容。

（1）发生不符合时，实验室是否针对不符合采取措施进行控制和纠正，是否对不符合的后果进行科学及时处置，是否有关注患者安全和上报给适当人员，是否将不符合的影响和损失降到最低。

（2）实验室是否分析和确定不符合的根本原因，是否针对不符合的根本原因选择和实施纠正措施，是否根据不符合所产生的影响选择适宜的纠正措施。

（3）实验室是否有分析和评审不符合的活动，是否明确评估并及时识别采取措施的需求。是否分析可能引起不符合再次出现的原因以及分析不符合或类似不符合在其他场合出现的可能原因。若经过评价不符合可能再次发生或在其他场合发生时，实验室是否采取纠正措施消除产生不符合的原因。

（4）实验室是否保证所有确定的纠正措施均能在规定的时间内得到实施，是否通过审查相关证据和记录适时跟踪验证并确保所确定的纠正措施能按计划得到实施。

（5）实验室是否通过审查已实施措施或已采取纠正措施的相关证据和记录，跟踪验证并系统评价所采取的纠正措施的有效性。实验室是否及时更新并识别新的风险和机遇，是否采取最新有效的措施应对更新后的风险和机遇。

（6）实验室是否综合评估所采取的纠正措施的纠正效果，纠正措施的纠正效果与不符合产生的影响是否相适应；纠正措施是否适合用于纠正不符合，是否能消除已经确定的引起不符合的原因和能减轻不符合带来的影响。

（7）实验室是否按照认可标准的要求保存不符合的性质、原因和后续所采取的措施的记录，是否有保存实验室对纠正措施有效性的评估记录等。

四、专题关注——医学实验室认可不符合项

专题关注内容见本书的第十篇"医学实验室认可不符合项概述"。

第八节 评 估

一、标准要求

8.8 评估

8.8.1 通用要求

实验室应按照计划时限进行评估，以证明其管理、支持服务、检验前、检验、检验后过程满足患者和实验室用户的需求和要求，并确保符合本准则的要求。

8.8.2 质量指标

应策划监控质量指标［见5.5 d）］的过程，包括建立目的、方法、解释、限值、措施计划和监控周期。应定期评审质量指标以确保其持续适宜。

8.8.3 内部审核

8.8.3.1 实验室应按照计划时限进行内部审核，以提供信息证明管理体系是否：

　　a）符合实验室自己的管理体系要求，包括实验室活动；

　　b）符合本准则的要求；

　　c）有效实施和保持。

8.8.3.2 实验室应策划、制定、实施和保持内部审核方案，包括：

 a）实验室活动对患者风险的优先考虑；

 b）日程表，涵盖识别出的风险、外部评审及之前内部审核的输出、不符合的发生、事件、投诉、影响实验室活动的变化等；

 c）每次审核的具体目标、准则和范围；

 d）经培训、合格并授权的审核员的选择，对实验室质量管理体系的表现进行审核，只要资源允许，审核员独立于被审核的活动；

 e）审核过程客观公正的保证；

 f）将审核结果报告给相关员工的保证；

 g）适当纠正和纠正措施的及时实施；

 h）记录的保存，作为审核方案实施和审核结果的证据。

 注：审核管理体系相关指南参见 GB/T 19011/ISO 19011。

备注：上述内容来源于 CNAS-CL02：2023《医学实验室质量和能力认可准则》。

二、条款理解

（一）新旧版比较

1．**增加内容**　条款 8.8.3.2 新增了 "a）实验室活动对患者风险的优先考虑"、"b）日程表，涵盖识别出的风险、外部评审及之前内部审核的输出、不符合的发生、事件、投诉、影响实验室活动的变化等"和 "f）将审核结果报告给相关员工的保证"。

2．**修改内容**　条款 8.8.1 的内容是在旧版 4.14.1 a）、b）、c）内容的基础上进行归纳、提炼和修改，把旧版 4.14.1b）"确保符合质量管理体系要求"修改为"确保符合本标准的要求"。

条款 8.8.2 是在旧版的 4.14.7 内容的基础上进行了归纳和修改。

3．**删除内容**　新版认可标准 8.8 评估的内容删除了旧版认可标准中的 4.14.2、4.14.3、4.14.4、4.14.6 和 4.14.8 的相关内容。

4．**维持内容**　其他条款的内容和意思与旧条款基本一致。

（二）要点理解

1．**定义**　评估是指对某一机构或事物的价值或状态进行定量和／或定性的分析和审定的过程，主要依据当初设定的某种目标、标准、技术或方法，按照一定的程序对某一机构或事物进行分析、研究、判断和出具评估报告的一种活动。

2．**评估的总体要求**　实验室应根据质量体系运行情况和实验室实际情况筹划好评估方案，并在其限定的时间内完成评估，以证明实验室的管理、支持服务、检验前、检验、检验后过程满足患者和实验室用户的需求和要求，并确保符合认可标准的要求。若评估超出限定时间，实验室应该对超出评估时间的情况进行说明，必要时应按照既定的措施进行处置。

3．**质量指标和目标评估**　实验室应建立质量指标管理程序，定期监控和评审检验前、检验和检验后过程中的质量指标，包括质量指标建立的目的、方法、解释、限值、措施计划和监控周期等。

实验室质量指标和目标评估的目的是衡量实验室在质量管理方面的性能、有效性和合规性，以评估实验室的实验结果的准确性和可靠性，以进一步改进实验室的效率和质量水平。

实验室可根据具体情况进行选择评估方法，常见的评估方法包括：内部评估、外部评估、评估问卷等。评估实验室质量指标和目标时，可以进行定量评估和定性评估。定量评估通过收集实验数据、测量指标等数值化的数据来评估实验室的质量水平。定性评估则是通过观察、访谈、问卷等方式来获取实验室成员的主观感受和评价。

实验室质量指标和目标的评估是一个系统性的过程，一般的评估步骤包括：确定评估的质量指标和目标，收集数据和信息，进行评估分析，提出改进建议和制定改进措施，实施改进和监控。

"5.5 d）"强调质量指标的建立，"8.8.2"强调对质量指标进行监控和评审。

4．内部审核要求

（1）内部审核的定义：内部审核，也称为第一方审核，是实验室为了证实体系运作持续符合质量管理体系的要求，对其管理体系和实验室活动的各个要素进行有计划的、系统的、独立的审核活动。可作为组织自我合格声明的基础，主要是由实验室本身或以实验室的名义对实验室质量体系的符合性、有效性、适合性进行的审核。

（2）内部审核计划：条款 8.8.3.1 虽然没有具体规定和强调内部审核必需的时限，但明确要求实验室应根据质量体系运行情况和实验室实际情况筹划好内部审核的计划，并在其限定的时间内完成内部审核。若内部审核超出限定时间，实验室应该对超出时间情况进行评估和说明，必要时应按照既定的措施进行处置。

一般情况下，实验室内部审核通常以 12 个月作为一个周期，每 12 个月的间隔内可以进行一次或多次内部审核，以证明实验室管理体系和实验室活动是否符合认可标准和实验室自身的管理体系的要求，以及实验室管理体系是否在质量体系运行过程和实验室的所有活动中得到有效的实施和保持。

若实验室的质量管理体系运行有序，且无发生大的改变，可在合理风险评估的基础上适当延长内部审核的周期。若实验室发生了严重的质量问题，组织结构改变较大，人员变动较大，经评估发现质量体系存在较大的风险，发生较大的质量问题或用户有重要的质量投诉等时宜有针对性地增加内部审核的频次。

（3）内审员：实验室应根据公平、公正、公开的原则选择合适的内审员。内审员应由经过培训的人员担任，这种培训可以由有资格的人员进行内部培训，也可以参加外部培训机构组织的培训，并取得实验室的授权。只要资源允许，内审员应独立于被审核的活动，内审员一般不应审核自身工作。对于一些特殊情况或特殊实验室，可由本专业领域内的经过内审培训和授权的员工作为内审员，对本专业领域进行内部审核，确保能够对质量管理体系的全部要素进行审核，但应在内审报告中说明情况。在实施内部审核时，内审员应根据内部审核方案对实验室质量管理体系的所有要素和检验活动进行审核。

（4）内审方案：实验室应策划、制定、实施和保持内部审核方案，以保证实验室内部审核活动能按计划进行，并能按照既定的内部审核方案完成内部审核。实验室在制定内部审核方案时，应包括以下内容：

1）实验室每次制定内部审核方案时应确定内部审核的具体目标、应用审核标准和审核范围。内部审核标准主要是认可标准的各要素为主，也可以是法律法规、相应规范、标准、作业指导书等具体的标准、要求或管理体系文件。内部审核范围可以是实验室具体的实验室活动、实验场所、部门和设施。

2）实验室在制定内部审核方案时，应优先考虑与患者风险有关的实验室活动的要素，以保证通过内部审核，优先发现影响患者安全或存在与患者有关风险的不符合或潜在的不符合，并能及时采取的必要纠正措施，避免对患者造成不良的结果或伤害。

3）实验室在制定内部审核方案时，应该有一份涵盖了本次内部审核之前已经在日常工作、监督、其他评审时识别出的风险，以及涵盖了本次内部审核前的外部评审及之前内部审核的输出、不符合的发生、事件、投诉、影响实验室活动等的日程清单，以便在本次内部审核中对上述日程清单的内容进行重点审核，以此监控实验室以往存在风险、不符合、问题输出、投诉、不良事件、影响实验室活动等事项的是否已经得到纠正或解决。若上述事项未得到解决，可作为本次内部审核的输入，必要时可识别为本次内部审核的不符合项；若上述事项在本次是内部审核前已经纠正，但同样事项或类似事项在本次内部审核时再次出现，可识别为不符合，必要时，可识别为严重不符合。

4）实验室制定的内部审核方案应能确保审核过程的客观和公正。必要时，内审员可与管理层、其他同事一起进行审核，共同评价审核结果，以确保审核结果的客观性和公正性。

（5）内部审核的后续措施

1）在每次内部审核结束后，审核组长应编制内部审核报告，列出所有的审核发现及需要采取的措施。同时，审核组应能及时将内部审核结果呈报给实验室相关人员，如接受审核的部门负责人、内审员、质量负责人、技术负责人等管理层人员。

2）被审核领域的负责人应及时根据内部审核结果进行适当的纠正或采取适合的纠正措施，并应规定纠正措施的实施时间和完成时间。

（6）内部审核记录：实验室应保留内部审核结果的相关记录，作为审核方案得以有效实施的证据。内部审核结果的相关记录通常包括审核方案（包括内部审核目的、审核标准、审核方法、人员分工、审核重点、审核时间、审核区域、审核要求等）和内部审核实施记录（包括审核计划、审核报告、不符合项报告、首末次会议签到表、内审核查表、采取的纠正或纠正措施的证据等）。

（7）内部审核程序：实验室可根据 GB/T 19011/ISO 19011《管理体系审核指南》制定内部审核程序，内部审核程序宜包括（不限于）以下方面：

1）内部审核的策划：应由质量主管或指定的有资格的人员负责正式策划，并制定年度内审计划。

2）建立内审组：应由受过正规内审培训的人员组成内审组，但应特别注意，原则上员工不得审核自己的工作，特殊情况时，员工也可以审核本专业组的工作。

3）内审准备：包括编制本次内审实施计划和方案、编写内审检查表、通知被审核部门、准备内审文件等。

4）内审实施：包括召开内审首次会议、现场审核、确定不符合、填写不符合工作报告、内审结果汇总分析、召开末次会议、编写与发放内审报告等。

5）纠正措施的实施的证据（如培训的记录、更新的管理体系的文件、改造的设施）及其有效性的跟踪验证。

（三）认可应用要求

8.8 评估

8.8.2 质量指标

应符合 ISO 15189，8.8.2 条款以及下列要求：

1）实验室可参考相关标准建立适宜的质量指标，如 WS/T 406，WS/T 496。

2）病理实验室：应包括标本规范化固定率、病理制片优片率、常规诊断质控符合率、术中快速诊断与石蜡切片诊断符合率、报告及时率、投诉处理率等。

备注：上述内容来源于 CNAS-CL02-A001：2023《医学实验室质量和能力认可准则的应用要求》。

三、审查重点

现场评审时，应结合实验室管理体系实际运行情况、本评审周期实验室实施的评估情况和本周期实验室进行的内部审核情况进行评审。本条款评审应重点关注以下内容。

1. 实验室是否有制订评估计划；是否有按照计划中的时限进行了评估；实验室制订的评估计划是否包括了实验室管理、支持服务、检验前、检验、检验后过程等过程；实验室是否按照制订的计划对实验室的实验室管理、支持服务、检验前、检验、检验后过程等都进行了评估，评估结果是否满足患者和实验室用户的需求和要求，是否符合本标准的要求。

2. 实验室是否有策划监控质量指标的过程的计划和方案；实验室对质量指标监控的过程是否包括了质量指标的建立目的、方法、解释、限值、措施计划和监控周期等；实验室是否定期评审包括检验前、检验、检验后等质量指标，是否有对实验室质量指标的持续适宜性进行了评审。

3. 实验室是否有制订内部审核的计划和方案，是否按照内部审核计划的时限实施内部审核，实验室的内部审核是否覆盖管理体系和认可标准的所有要素，是否覆盖与实验室管理体系有关的所有场所、所有部门和所有活动。

4. 实验室的内部审核是否对管理体系运作（包括实验室活动）的符合性进行了审核，是否对管理体系与认可标准的符合性及管理体系的运行有效性进行了审核。

5. 实验室策划、建立、实施和保持的内部审核方案是否优先考虑了实验室活动对患者风险的重要性，是否涵盖了每次内部审核前所识别出的风险、外部评审及之前内部审核的输出、不符合的发生、事件、投诉、影响实验室活动的变化等内容。

6. 内部审核方案中的审核目标是否明确规定每次内部审核的审核标准和审核范围，是否明确了内部审核的频次、方法、职责、策划要求和报告等内容。

7. 内部审核方案是否明确了内审员，内审员是否有经过专业培训、考核合格以及内审授权等；内审员未独立于被审核的活动时，是否在内审方案或内审报告中进行了相应的说明；内审员是否根据内审方案对实验室进行了内部审核。

8. 内部审核方案是否有保证审核过程客观公正的措施，内审员在内部审核过程是否有按照要求进行客观公正审核。

9. 在内部审核结束后，审核组长是否编制内部审核报告，是否列出所有的审核发现及要采取的措施；是否及时将内部审核结果呈报给实验室管理层和接受审核的部门负责人等相关员工。

10. 实验室是否根据内部审核结果和内部审核发现的不符合，适时提出适宜的纠正或采取纠正措施的要求。与不符合有关的场所、部门和实验室活动相关的管理者和责任人是否根据认可标准相关条款的要求，及时分析不符合的根本原因，是否进行了适宜的纠正或确定合适的纠正措施，是否采取了举一反三的必要，是否明确规定了整改时间期限；纠正措施是否能消除不符合及其根本原因，是否能避免类似不符合或问题的再次发生。是否有对纠正或纠正措施进行了有效性的评价。

11. 实验室是否能提供内部审核方案按计划实施的证据，内部审核记录是否完整。实验室保存的内部审核记录是否包括审核计划、审核方案、内审核查表、首末次会议签到表、审核报告、不符合项报告、纠正措施记录表等内容。内部审核的结果相关内容是否作为管理评审的输入。

四、专题关注——评估、审核与评审

评估是指依据某种目标、标准等，对收到的信息，按照一定的程序，进行分析、研究，判断其效果和价值的一种活动，在此基础上形成的书面材料即为评估报告。评估通常是对某一事物的价值或状态进行定性定量的分析说明和评价的过程。从这个意义上来讲，评估结论是对评估对象的价值或所处状态的一种意见和判断。

审核是指为获得审核证据并对其进行客观的评价，以确定满足审核标准的程度所进行的系统的、独立的并形成文件的过程。审核是由对被审核客体不承担责任的人员，按照程序对客体是否合格的确定。医学实验室审核可以是内部审核（第一方审核），或外部审核（第二方或第三方审核），也可以是结合审核或联合审核来实现。内部审核，也称为第一方审核，是实验室为了证实体系运作持续符合质量管理体系的要求而对体系的所有管理及技术要素进行的定期的审核，可作为组织自我合格声明的基础，主要是由实验室自己或以实验室的名义对实验室自身质量体系的符合性、有效性、适合性进行的审核。第二方审核包括为外部供方审核和其他外部相关方审核。第三方审核包括认证和/或认可审核以及法律、法规或类似的审核。

评审是为确定主题事项达到规定目标的适宜性、充分性和有效性所进行的活动，可通过评价+审核实现。对于医学实验室，评审就是通过评价和审核，确定实验室质量体系达到实验室规定的质量方针和质量目标的适宜性、充分性和有效性的活动。管理评审则是指由实验室最高管理层就质量方针和目标按策划的时间间隔组织管理评审，对质量体系的现状进行的正式评价，是实验室最高管理层对质量体系最高层次的全面检查，主要对实验室管理体系的适宜性、充分性、有效性是否能够保证实验室质量方针和质量目标的实现，以及对实验室现实情况、体系运作情况（结合评估与审核结果）、资源配置充分性等方面进行评审，确保实验室管理体系的有效运行和持续改进。

第九节　管 理 评 审

一、标准要求

8.9　管理评审

8.9.1　通用要求

实验室管理层应按照策划的时间间隔对实验室的管理体系进行评审，以确保其持续的适宜性、充分性和有效性，包括为满足本准则而声明的方针和目标。

8.9.2　评审输入

实验室应记录管理评审的输入，并应至少包括以下评审：

  a）以往管理评审所采取措施的情况，管理体系内外部因素的变化，实验室活动的量和类型的变化及资源的充分性；

  b）目标实现及方针和程序的适宜性；

  c）近期评审、使用质量指标监控过程、内部审核、不符合分析、纠正措施、外部机构评审等的结果；

  d）患者、用户和员工的反馈及投诉；

  e）结果有效性的质量保证；

  f）实施改进及应对风险和改进机遇措施的有效性；

  g）外部供应者的表现；

  h）参加实验室间比对计划的结果；

  i）POCT 活动的评审；

  j）其他相关因素，如监控活动和培训。

8.9.3　评审输出

管理评审的输出应至少是以下相关决定和措施的记录：

a）管理体系及其过程的有效性；

b）实现本准则要求相关的实验室活动的改进；

c）所需资源的供应；

d）对患者和用户服务的改进；

e）变更的需求。

实验室管理层应确保管理评审提出的措施在规定时限内完成。

管理评审得出的结论和措施应告知实验室员工。

备注：上述内容来源于 CNAS-CL02：2023《医学实验室质量和能力认可准则》。

二、条款理解

（一）新旧版比较

1．**增加内容**　条款 8.9.1"通用要求"增加了"包括为满足本标准而声明的方针和目标"的内容。

条款 8.9.2"评审输入"新增了"e）结果有效性的质量保证""i）POCT 活动的评审"和"j）其他相关因素，如监控活动和培训"的条款。

条款 8.9.3"评审输出"新增了"b）实现本标准要求相关的实验室活动的改进""e）变更的需求"的条款。

2．**修改内容**　新版条款 8.9.1 在旧版 4.15.1 的基础上，把"实验室管理层应定期评审质量管理体系"修改为"实验室管理层应按照策划的时间间隔对实验室的管理体系进行评审"。新版认可标准 8.9.1a）是在 4.15.2m）和 n）的基础上修改和提炼，修改为"以往管理评审所采取措施的情况，管理体系内外部因素的变化，实验室活动的量和类型的变化及资源的充分性"的内容。

新版认可标准 8.9.1c）是在旧版 4.15.2d）、f）、g）、k）和 1）的基础上进行了融合和修改，修改为"近期评审、使用质量指标监控过程、内部审核、不符合分析、纠正措施、外部机构评审等的结果"。

新版认可标准 8.9.1d）是在旧版 4.15.2 b）、c）和 i）的基础上进行了归纳和修改，修改为"患者、用户和员工的反馈及投诉"。

8.9.1 f）在 4.15.2e）的基础上修改为"实施改进及应对风险和改进机遇措施的有效性"。

3．**删除内容**　删除了旧版 4.15.1 的"以及对患者医疗的支持"的内容。

删除了 4.15.2o）"包括技术要求在内的改进建议"的内容。

删除了旧版的 4.15.3"评审活动"的条款内容。

删除了旧版的 4.15.4"评审输出"的"注："中"两次管理评审的时间间隔不宜大于 12 个月"的内容。

4．**维持内容**　新旧版认可标准的其余条款的内容和意思基本一致。

（二）要点理解

1．**定义**　评审是指为确定主题事项达到规定目标的适宜性、充分性和有效性所进行的活动。管理评审则是指由实验室最高管理层就质量方针和目标，对质量体系的现状和适应性进行的正式评价，它是实验室对质量体系最高层次的全面检查，主要对实验室的质量方针和质量目标的适宜性及实现情况、体系运作情况（结合评估与审核结果）、资源配置充分性等方面进行评审。

2．**管理评审目的**　定期评审质量体系的适宜性、充分性、有效性，不断改进与完善质量体系，确保质量体系持续适用、运行有效，质量方针、质量目标适合于检测工作及实验室发展的需要，为患者的医护提供持续适合及有效的支持，并能够进行必要的改动或改进。

3．**管理评审周期**　实验室最高管理层应制订管理评审的计划和方案，可根据质量管理体系运行情况和实验室风险评估情况确定管理评审的时间间隔，并按确定的时间间隔实施管理评审。

一般情况下，建议每 12 个月进行一次管理评审。但当实验室质量体系发生重大变化或出现重要情况如发生重大事故、组织机构或人员发生重大变化、发现工作中质量体系不能有效运行等时，可随时进行管理评审，需要时可增加评审次数。若实验室的质量管理体系运行有序，且无发生大的变化，可在合理风险评估的基础上适当延长管理评审的时间间隔。

4．**管理评审输入**　实验室应记录管理评审输入的所有内容，通常管理评审的输入应包括以下 14 个方面的内容：

（1）以往管理评审所采取措施的情况，通常是指前几次管理评审的输出内容和所采取措施的情况，未完成的输出应作为本次管理评审的输入。

（2）实验室有关的内部因素的变化，包括实验室内部人、机、料、法、环、测的变化，如每年内部人员的变动、设备设施的更新、试剂的升级换代、新方法和新技术的更替等。

（3）实验室外部因素的变化，如实验室外部评审标准变化、政策要求变化，新的法律法规的颁布，新标准代替旧标准以及新标准的实施等。

（4）工作量、工作类型或实验室活动范围的变化，包括实验室工作类型、工作范围、专业领域、工作量等的动态变化情况。

（5）资源的充分性，包括实验室人力资源、设备资源、环境资源、计量溯源性资源、外部提供的产品和服务资源等，要评估这些资源是否满足实验室质量体系运行的要求。

（6）目标实现及方针和程序的适宜性，包括对实验室质量方针、质量目标、质量指标等的全面系统的评审，评价质量方针、质量目标和质量指标的实现情况。

（7）近期评审、使用质量指标监控过程、内部审核、不符合分析、纠正措施、外部机构评审等的结果。

（8）患者、临床医生、护士、其他用户和员工的反馈及投诉，包括正面建议、负面意见、经验总结、错误纠正等。

（9）结果有效性的质量保证，包括室内质控、仪器设备校准、内部比对、结果临床一致性评估、实验室其他质量检测方案的落实情况等。

（10）实施改进及应对风险和改进机遇的措施，包括持续改进措施的落实和有效性的评估报告和内外部风险和机遇的识别和评估报告等。

（11）外部供应者的表现，包括对外部供应者的评价及不良事件等。

（12）参加实验室间比对计划的结果，包括国家卫生健康委员会、各省市临床检验中心组织的室间质评、能力验证计划、室间比对等。

（13）POCT 活动的评审，包括 POCT 测试的准确性和可靠性的评审、POCT 操作人员的技能水平的评审、POCT 质量控制活动的评审、POCT 改进活动的评审等评审内容。

（14）其他相关因素，如监控活动和培训等，包括人员能力要求、人员选择、人员监督、人员授权、人员能力监控、人员培训和考核等方面分析和总结报告。

5．**管理评审输出**　管理评审的输出应至少是以下相关决定和措施的记录：

（1）管理体系及其过程的有效性。通过对输入内容进行分析，获得与管理体系及其过程有效性相关的输出内容。

（2）实现本标准要求相关的实验室活动的改进。管理评审如果发现了与实现本标准要求相关的实验室活动存在改进机遇，则应作为管理评审输出的内容。

（3）所需资源的供应，指的是确保实验室管理体系的有效运行和持续改进所需的资源，包括人力资源、设备资源、环境资源、计量溯源性资源、外部提供的产品和服务资源等。

（4）对患者和用户服务的改进，包括实验室不断改进对患者和用户的服务质量以及确保医学检测结果的准确性所实施的活动、方法、程序和政策等内容。

（5）变更的需求，包括修订管理体系文件、修改方针和目标、调整部门结构和职责、优化关键岗位、重新配置资源、扩大实验室活动范围等。

6. **管理评审后续措施**　实验室管理层确定了管理评审的输出后，应针对输出的内容制定和实施相关整改措施和整改时限。为保证管理评审提出的改进措施在规定的时间内真正落实，应确保以下内容得以实施。

（1）实验室管理层签发管理评审报告：管理评审的现场会议结束后要形成报告，明确管理评审中提出的问题以及针对该问题采取的对策和措施，对相关责任部门提出要求，经实验室管理层签发后发布。

（2）制定整改措施实施表：由实验室质量主管制定改进措施实施日程表，明确责任部门、责任人、整改措施和完成期限等。

（3）整改措施的实施：实验室应确保各整改负责人能根据管理评审输出报告的整改措施、整改期限和管理评审报告的改进要求落实整改措施。

（4）对整改措施的跟踪验证：按要求组织责任部门和责任人进行整改，对整改措施的实施情况进行跟踪和验证，并形成整改验证报告，向实验室管理层报告。

管理层应把管理评审的结论和相应的措施告知给实验室员工，以确保实验室员工了解到实验室质量管理系统的整体情况。

三、审查重点

1. 实验室是否根据质量方针和目标，按策划的时间间隔组织了系统性的管理评审；是否对体系运作情况、资源配置充分性等方面进行了全面的评审；实验室管理体系的适宜性、充分性、有效性，是否能够保证实验室质量方针和质量目标的实现。

2. 管理评审的策划和实施是否符合认可标准和实验室管理评审程序的要求；实验室是否能提供完整的管理评审输入的资料；实验室管理评审的输入内容是否满足认可标准和实验室管理评审程序的要求；实验室管理评审的输入是否符合管理评审策划的要求；实验室管理评审的输入是否在策划的时间周期内完成信息输入；管理评审的输入内容是否与实验室质量体系运行的实际情况和实验室的实际活动相符；实验室管理层是否根据管理评审结果做出实验管理体系的改进对策和决议；实验室管理评审能否确保实验室管理体系的有效运行和持续改进。

3. 实验室是否能提供完整的管理评审输出的资料；实验室管理评审的输出内容是否满足认可标准和实验室管理评审程序的要求。

4. 实验室管理层是否对管理评审的结果（包括各项决策、决议、管理体系的修改决定、纠正措施等）制订实施计划并形成文件；实验室管理层是否确保在规定的时间内执行和完成管理评审的各项决策、决议、决定和纠正措施等。

5. 实验室管理评审及其持续改进实施过程中的相关记录是否完整，是否按要求及时归档保存。

6. 管理评审得出的结论和措施是否有按要求告知实验室员工。

四、专题关注——内部审核和管理评审

实验室在日常运行和现场评审中应系统关注管理评审和内部审核的内涵和控制要求。

（一）内部审核的内涵和控制要求

内部审核是实验室为了证实体系运作持续符合质量管理体系的要求而对体系的所有管理及技术要素进行的定期的审核，是实验室按照管理体系文件规定，对其管理体系和实验室活动的各个环节组织开展的有计划的、系统的、独立的审核活动，可作为组织自我合格声明的基础，主要是由实验室自己或以实验室的名义对实验室自身质量体系的符合性、有效性、适合性进行的审核，是管理体系自我诊断、自我审核、自我完善机制的关键要素，是实验室确保实验室活动准确、可靠、有效的重要保证，是实验室实现质量方针和目标的关键因素。

1. 内部审核的内涵包括以下内容：

（1）对实验室流程的审核：包括标本采集、接收、样品处理、质控和标准化操作等，以确保实验室的流程符合规定的标准和法规的要求。

（2）对检验活动的审核：每个检验活动应该得到合适的评审和监控，确保检验结果的准确性、可靠性和精度。

（3）对实验室人员培训和教育的审核：对培训和教育记录进行检查和评估，以确保员工理解、遵守和执行实验室的质量要求。

（4）对质量控制记录的审核：对质量控制的结果、数据和记录进行审核和评估，以保证实验室的准确性和可靠性。

2. 内部审核的控制要求包括以下方面：

（1）确保审核程序符合标准和法规的要求，能够满足实验室管理的需求。

（2）确保审核人员具备必要的技能和知识，能够对实验室流程和检验结果进行确切、准确的评估。

（3）确保文件记录的完整性、存档、追溯性和保密性。

（4）实验室内部审核，每个领域需由一名独立的审查员来负责，确保审核的公正性和客观性。

（5）内部审核应定期进行，以确保实验室质量管理系统的可持续改进。

（二）医学实验室管理评审的内涵和控制要求

管理评审是指由实验室最高管理层根据质量方针和目标按策划的时间间隔组织的系统性的评审，是对质量体系的现状进行的正式评价，是对质量体系最高层次的全面检查，是对实验室管理体系的适宜性、充分性、有效性是否能够保证实验室质量方针和质量目标的实现，以及对实验室实际情况、体系运作情况、资源配置充分性等方面进行评审，并据此做出管理体系的改进决策，确保实验室管理体系的有效运行和持续改进。

归纳起来实验室管理评审应对以下三方面进行系统分析讨论。

1. **分析管理体系的适宜性** 实验室评审管理体系的适宜性，通常需要评审包括质量方针、质量目标、质量手册、程序文件、管理规定是否与实验室活动和实验室所处的检测环境相适应，评审实验室管理体系是否与内外环境的变化相适应。实验室管理层应根据评审结果，做出是否调整管理

体系，是否增加资源，是否变更服务，是否变更技术，是否调整质量方针和质量目标等决策。

2. 分析管理体系的充分性 管理体系的充分性要求实验室的管理体系结构合理，程序完善，资源充足，过程控制满足管理的需要，具有充分满足临床医护、患者和用户等不断变化的要求的能力。如：实验室在建立、运行和保持管理体系时，是否考虑管理体系的结构和过程控制的科学性、合理性和充足完善。管理体系是否符合实验室认可文件的要求，是否符合临床医护、患者和用户的需求，是否符合实验室活动范围的要求，实验室是否具有自我发现问题、解决问题并实现持续改进的能力。

3. 分析管理体系的有效性 对于医学实验室，有效性指实验室对完成所策划的活动并达到策划结果的程度所进行的度量，即通过实验室质量管理体系的运行，完成体系所需的过程或者活动而达到所设定的质量方针和质量目标的程度，包括与认可标准和质量体系的符合程度、患者和用户满意程度等。为评价管理体系的有效性，实验室可将管理体系运行的相关信息与设定的质量方针和质量目标进行对比，判断管理体系过程是否达到预定的目标。

（三）内部审核和管理评审的主要区别

医学实验室内部审核和管理评审是实验室管理体系的重要组成部分，目的是确保实验室内的工作质量和可靠性。虽然两者都是为了提高质量和效率而进行的，但它们之间还有一些区别。

1. 目的不同 内部审核的目的是评估实验室内部是否符合标准、程序和实验室要求，发现问题并解决问题，以提高实验室的工作质量。其主要目标是将内部程序和标准与外部标准相匹配。管理评审的目的是评估实验室的管理体系，确定是否达到预期目标，识别需要改进的方面，旨在提高实验室管理体系的适宜性、符合性和有效性。

2. 范围不同 内部审核重点关注实验室内部的过程和质量，着眼于实验室流程实现的有效性和一致性，保证实验室工作的质量。管理评审关注实验室的管理体系本身，着眼于管理策略、项目计划、管理资源、管理绩效等，从而维护实验室良好的规划和运营。

3. 组织者和执行者不同 内部审核由质量主管组织，与被审核活动无直接责任关系的审核员具体实施对质量体系所有要素进行全面的审核。管理评审由管理层最高管理者主持，质量主管、技术主管、各部门负责人、关键管理人员等参与。

4. 依据不同 内部审核主要依据实验室制定和使用的体系文件，包括管理体系标准、质量手册、程序文件、作业指导书、合同以及相关的国家法律、法规和规章。管理评审主要考虑临床医护、患者和用户等的期望，管理体系结构合理，程序完善，资源充足，过程控制等。实验室开展内审应依据《实验室和检验机构内部审核指南》，开展管理评审依据《实验室和检验机构管理评审指南》。

5. 输出不同 内审时，输出是经过确认的不符合项，由被审核方对不符合实施纠正措施，内审组长编制内审报告，并发放给相关人员。其中，内审的结果和输出是管理评审输入的重要内容。管理评审输出包括管理体系及其过程的有效性、实现本标准要求相关的实验室活动的改进、所需资源的供应、对患者和用户服务的改进、变更的需求等，管理输出是实验室下年度工作计划和活动目的的重要内容之一。

（四）内部审核和管理评审的主要联系

1. 目标一致性 实验室内部审核和管理评审的共同目标是确保实验室的运行符合规定的标准和要求，确保实验室的质量管理体系有效运行，保证实验室工作的科学性、可靠性和准确性。通过内部审核了解实验室的运作情况，评估其符合性，并采取必要的措施改进运作。管理评审则通过定期的评估和审查，确保实验室的管理体系和流程符合要求，能够有效支持实验室的正常运作。

2. **数据和信息来源的相关性** 实验室内部审核通常通过检查记录、文件等方式收集数据和信息，并与实验室的标准和要求进行比对，以确定是否符合标准。管理评审则通常收集与实验室管理体系和流程相关的数据和信息，例如关键绩效指标、管理评审报告等，以评估管理体系和流程的有效性。两者使用的数据和信息具有互通性，内部审核的输出内容是管理评审输入的内容，管理评审的输出又为内部审核的审核内容。

3. **汇报和反馈机制** 实验室内部审核和管理评审都需要建立汇报和反馈机制。内部审核的结果应当及时向实验室负责人或管理层报告，并确定改进措施和时间表。管理评审的结果通常被提供给关键利益相关方，例如高层管理人员，作为评估实验室管理体系有效性的依据，并推动持续改进。

4. **改进和持续改进** 实验室内部审核和管理评审都关注持续改进。内部审核发现的问题和不符合要求的情况应当通过采取纠正和纠正措施来解决。管理评审的结果可以揭示管理体系和流程中的潜在问题和改进建议，通过持续改进来优化实验室的管理和运作。

总之，实验室内部审核和管理评审密切联系，旨在确保实验室的规范运作和持续改进。内部审核提供了运作情况的审查结果，管理评审提供了管理体系和流程的评估结果，并通过相应的改进措施来推动实验室的发展。

第十章

即时检验附加要求

标准附录 A 为新标准增加的内容，将 ISO/TS 22583 和 ISO 22870 的内容充分融合了进来，把医疗机构的 POCT 仪器和项目均纳入了实验室认可的管理，在认可标准的正文中涉及实验室活动、人员、设施和环境、服务协议、试剂和耗材、检验过程、室间质评、管理评审的内容中均对应增加了 POCT 的内容和要求，可更有效的全面保证 POCT 的标准化。

一、标准要求

附录 A 即时检验（POCT）的附加要求

（规范性附录）

A.1 总体要求

本附录是对实验室有关 POCT 的附加要求，与正文要求有区别或增加。这些要求规定了实验室对组织、部门及其员工的责任，包括设备选择、员工培训、质量保证及完整 POCT 过程的管理评审。

本附录不包括患者自测，但本准则的要素可适用。

注 1："无实验室支持的服务"的指南见 ISO/TS 22583。

注 2：POCT 安全和风险指南见 ISO 15190 和 ISO 22367。

A.2 管理

组织的管理机构应最终负责确保有适当措施以监督在组织内开展的 POCT 的准确性和质量。

实验室与所有使用实验室支持 POCT 的场所之间的服务协议，应确保对职责和权限做出规定并在组织内部传达。

这些协议应获得临床同意，适用时，还应有财务批准。

这些服务协议应包含 POCT 范围，并可由一个医疗专业团队（如医学咨询委员会）管理。

A.3 质量保证方案

实验室应指定一名接受过适当培训及有经验的人员，负责 POCT 质量，包括评审其与本准则中 POCT 相关要求的符合性。

A.4 培训方案

应指定一名受过适当培训及有经验的人员，对 POCT 操作人员的培训和能力评估进行管理。

培训人员应为所有 POCT 人员制定、实施并保持适当的理论和实践培训方案。

备注：上述内容来源于 CNAS-CL02：2023《医学实验室质量和能力认可准则》。

二、条款理解

（一）新旧版比较

1. 增加内容　POCT 的内容为新版标准新增加的内容，前言中指出本标准"整合了即时检验（POCT）要求（原 ISO 22870）"，引言中也指出"本标准包含即时检验（POCT）的要求并取代 ISO 22870，ISO 22870 将在本标准发布后作废"，明确指明了不同标准相互之间的关系。

2．除附录 A 外，其他条款中也增加了 POCT 相关内容，汇总如下：

（1）范围中增加了"本标准同样适用于即时检验（POCT）"的内容。

（2）术语和定义中增加了"3.22 即时检验 POCT"内容。

（3）条款 5.3 实验室活动中包含了 POCT 内容。

（4）条款 6.2 人员中增加了"ISO/TS 22583 提供了 POCT 设备监督员和操作者指南"。

（5）条款 6.3 设施和环境条件中增加了"这些要求也适用于在实验室主场所外开展的检验前工作的相关设施与地点，也包括 POCT"。

（6）条款 6.6 试剂和耗材增加了"POCT 供应品"内容。

（7）条款 6.7 服务协议条款增加了"6.7.2 与 POCT 操作者的协议"内容。

（8）条款 7.3 检验过程中增加了"人员应遵循既定程序，并记录在检验过程中从事重要操作活动的人员身份，包括 POCT 操作人员"。

（9）条款 7.3 室间质量评价中增加了"参加适于检验和检验结果解释的 EQA 计划，含 POCT 检验方法"要求。

（10）条款 7.4.1.7 报告的附加信息增加了"采用不同程序（如 POCT）或在不同地点进行检验时产生的差异"内容。

（11）条款 8.9 管理评审中增加了"POCT 活动的评审"输入要求。

（二）要点理解

该部分是新增加的内容，作为规范性附录，是强制要求，规定了对实验室有关 POCT 的附加要求。

1．POCT 范围　本附录的 POCT 特指在实验室内或者有实验室支持（如临床科室的快速血糖检测）的 POCT 服务，同时也不包括"患者自测"的 POCT 活动。但"患者自测"和无实验室支持的 POCT 服务也可以参考本准则要求的要素进行管理。

标准详细规定了实验室对组织、部门及其员工的责任，包括设备选择、员工培训、质量保证及完整 POCT 过程管理评审的内容，以下内容均定位于"实验室内或者有实验室支持的 POCT 服务"。

2．POCT 的管理　由于 POCT 项目涉及实验室所在组织的多个部门，因此需要组织的管理机构应最终负责确保用适当措施监督在组织内开展 POCT 的准确性和质量。

实验室可以根据母体、本医院等单位的实际情况，由医务部门牵头，成立 POCT 管理委员会，并由该组织与相关临床科室、实验室三方共同确定哪些仪器属于实验室控制下的仪器，并纳入管理体系控制，实验室与组织内使用实验室支持的 POCT 的其他部门建立服务协议，明确规定各自的职责和权限并告知。而且这些协议应获得临床提供服务的相关部门的同意，同时还应通过组织内财务部门的审核批准。这些服务协议应明确 POCT 的范围，并可由所在组织组建一个医疗专业团队（如医学咨询委员会）进行管理。

关于实施 POCT 时安全和风险方面的要求可参照 ISO 15190 和 ISO 22367，并与标准中安全和风险管理内容相对应。

3．POCT 的质量管理　受实验室支持的 POCT 项目应由实验室指定一名接受过培训及有经验的人员负责所有 POCT 项目的质量管理，包括评审其与本标准中 POCT 相关要求的符合性，组织编写相关管理程序和标准作业程序（SOP）等。POCT 质量管理内容应包含与 POCT 有关的设备的选择、设备的验证、设备的检定、设备的校准、室内质量控制、室间质量评价等内容。具体操作和规则设置可参照标准对应的内容和要求。

4．POCT 的人员与培训　实验室应指定一名受过培训及有经验的人员，对所有受实验室支持的 POCT 操作人员进行培训和能力评估。

建立必要的文件、作业指导书和操作卡，同时建立对应的管理、技术记录、库存和采购记录，通过管理和技术记录来监督 POCT 操作人员执行效果。

做好 POCT 人员的健康和安全管理，加强对个人健康监测、职业暴露的预防和处置、医疗废物处理、个人防护等的培训，同时关注对公正性和保密性要求的管理。

做好对 POCT 操作人员的培训和能力评估，制定 POCT 理论和实践培训方案，需要包括对 POCT 方法、目的、操作、局限性、样品要求、设备性能特征、干扰因素、标本前处理、试剂保存、质量控制、结果报告、设备维护等内容。

三、审查重点

POCT 是新增加的内容，应关注实验室有没有按要求规定与 POCT 相关的责任与职责、设备选择、员工培训、质量保证及完整 POCT 过程管理评审的内容和执行情况，还应重点关注以下问题。

1．现场评审关注的 POCT 仪器和项目只需要包括受本实验室管理和支持的 POCT，不应包括患者自测或未纳入实验室支持的 POCT 仪器和项目。

2．实验室应有与组织内使用实验室支持 POCT 部门间建立的服务协议，应明确规定各自的职责和权限并告知。

3．是否将 POCT 纳入实验室认可标准适用的范畴内，包括文件控制、作业指导书、记录、库存管理等。

4．实验室对于 POCT 操作人员的培训和能力是否完善，是否覆盖了要求培训的主要内容；同时关注实验室 POCT 项目的人员资质，尤其是管理和培训人员。

5．POCT 的内部和外部质量控制的方式和频率，以及执行情况。

四、专题关注——POCT 质量和能力要求

专题关注内容见本书第七篇"即时检验质量和能力要求"。

（胡冬梅　周亚莉　王丽娜　陈　林　何　敏　罗　强　欧财文）

第三篇
设备检定与校准

　　实验室应制定文件化程序，根据实施活动对象和目的不同，对直接或间接影响检验结果的设备定期进行检定或校准，记录检定或校准状态；当校准给出一组修正因子时，应确保之前的校准因子得到正确更新；同时应对检定或校准的结果进行确认，确保设备符合预期用途，以保证检验质量。

第十一章

设备检定与校准概述

第一节　术语和定义

一、检定（verification）

定义：计量器具的检定，则是查明和确认计量器具是否符合法定要求的程序，它包括检查、加标记和 / 或出具检定证书。

检定具有法制性，其对象是法制管理范围内的计量器具。强制检定应由法制计量检定机构或者授权的计量检定机构执行。我国对社会公用计量标准以及部门和企业、事业单位的各项最高计量标准，也实行强制检定。

检定的依据，是按照法定程序审批公布的计量检定规程。《中华人民共和国计量法》规定：计量检定必须按照国家计量检定系统表进行。国家计量检定系统表由国务院计量行政部门制定。计量检定必须执行计量检定规程，国家计量检定规程由国务院计量行政部门制定。没有国家计量检定规程的由国务院有关主管部门和省、自治区、直辖市人民政府计量行政部门分别制定部门计量检定规程和地方计量检定规程，并向国务院计量行政部门备案。因此，任何企业和其他实体是无权制定检定规程的。

在检定结果中，必须有合格与否的结论，并出具证书或加盖印记。

二、校准（calibration）

定义：在规定条件下，为确定测量仪器或测量系统所指示的量值，或实物量具或参考物质所代表的量值，与对应的由标准所复现的量值之间关系的一组操作，称为校准。

1. **校准的主要含义**　有下列两点：

（1）在规定的条件下，用参考测量标准对包括实物量具或参考物质在内的测量仪器的特性赋值，并确定其示值不确定度。

（2）将测量仪器所指示或代表的量值，按照校准链，使其溯源到由测量标准所复现的量值上。

2. **校准的主要目的**　有以下 4 点：

（1）确定示值不确定度，有时（根据需要）也确定其是否处于预期的允许不确定度范围之内。

（2）得出标准值偏差的报告值，并调整测量仪器或对其示值加以修正。

（3）给标尺标记赋值或确定其他特性，或给参考物质的特性赋值。

（4）实现溯源性。

校准的依据是校准程序或校准方法，通常应对其作统一规定，特殊情况下也可自行制定。校准的结果可记录在校准证书或校准报告中，也可用校准因数或校准曲线等形式表示。

3．内部校准（internal calibration）　在实验室或其所在组织内部实施的，使用自有的设施和测量标准，校准结果仅用于内部需要，为实现检测活动相关的测量设备的量值溯源而实施的校准。

4．自校准（self-calibration）　一般是利用测量设备自带的校准程序或功能（比如智能仪器的开机自校准程序）或设备厂商提供的没有溯源证书的标准样品进行的校准活动，通常情况下，其不是有效的量值溯源活动，但特殊领域另有规定除外。

三、检定和校准的主要区别

校准和检定的主要区别可归纳为如下 5 点：

1．**目的不同**　校准的目的是对照计量标准，评定测量装置的示值不确定度，确保量值准确。这种示值不确定度的评定应根据组织的校准规程做出相应规定，按校准周期进行，并做好校准记录及校准标识。校准除评定测量装置的示值不确定度和确定有关计量特性外，校准结果也可以表示为修正值或校准因子，具体指导测量过程的操作。检定的目的则是对测量装置的计量特性及技术要求进行强制性的全面评定。这种全面评定属于量值统一的范畴。

2．**对象不同**　校准的对象是属于强制性检定之外的测量装置。我国非强制性检定的测量装置，主要指在生产和服务过程中大量使用的计量器具，包括进货检验、过程检验和最终产品检验所使用的计量器具等。检定的对象是我国计量法明确规定的强制检定的测量装置。《中华人民共和国计量法》第九条明确规定："县级以上人民政府计量行政部门对社会公用计量标准器具，部门和企业、事业单位使用的最高计量标准器具，以及用于贸易结算、安全防护、医疗卫生、环境监测方面的列入强检目录的工作计量器具，实行强制检定。未按规定申请检定或者检定不合格的，不得使用。"

3．**依据不同**　校准的依据是校准规范、校准方法或双方认同的其他技术文件，可以是技术规则、规范或顾客要求，也可以由校准机构自行制定；检定的依据则是检定规程，根据检定规程对检定的有效期进行规定。

4．**结果不同**　校准通常不判断测量仪器合格与否，必要时也可确定其某一性能是否符合预期的要求，通常是发给校准证书或校准报告；检定应评定计量器具是否符合规定要求，这种规定要求就是测量装置检定规程规定的不确定度范围。通过检定，则必须做出合格与否的结论，检定结果是合格的发检定证书，不合格的发不合格通知书。

5．**溯源性不同**　在保证量值准确一致的方式上，检定是自上而下地将国家计量基（标）准所复现的量值逐级传递给各级计量标准值至工作计量器具，严格执行国家检定系统表和检定规程。校准是自下而上地将量值溯源到国家基准，可以越级，可根据需要选择提供溯源服务的实验室、溯源时间和方式。

6．**在性质方面**　检定是具有强制性，属于法制计量管理范畴的执法行为；而校准不具有强制性。

7．**在周期方面**　检定是依据国家计量检定规程规定的检定期限；而校准自行确定，可定期、不定期或使用前校准。

8．**在方式方面**　检定是只能在经过考核合格或法定授权具备资格的检定技术部门进行；而校准可自校、外校或两者结合。

9．**在内容方面**　检定是对计量特性进行全面评定，包括评定量值的误差；而校准给出校准结果和评定测量不确定度。

10．**在法律效力方面**　检定是检定证书或检定结果通知书具备法律效力的技术文件；而校准证书或报告不具备法律效力的技术文件。

随着我国改革开放及经济发展，在强化检定法制的同时，对大量的非强制检定的计量器具，为达到统一量值的目的应以校准为主。过去一直没把校准作为是实现单位统一和量值准确可靠的主要方式，常用检定取而代之。这一观念目前正在改变中，校准在量值溯源中的地位已经逐步确立。

（王建兵）

第二节　检定和校准的基本要求

一、检定和校准的基本要求

1．检定的基本要求

（1）从事检定的单位必须具有资质合格证明方可开展检定工作。

（2）从事检定的工作人员必须是经考核合格，并持有有关计量行政部门颁发的检定员证。

2．校准的基本要求

（1）实验室的管理体系应覆盖开展的校准活动，并对校准活动的范围建立文件清单。

（2）实施校准的人员，应经过相关计量知识、校准技能等必要的培训、考核合格并持证或经授权。

（3）实施校准的校准环境、设施应满足校准方法的要求。

（4）实施校准应按照校准方法要求配置和使用测量标准（含测量仪器、校准系统或装置、测量软件及标准物质等）和辅助设备。

（5）实施校准应优先采用标准方法，当没有标准方法时，可以使用自编方法、测量设备制造商推荐的方法等非标方法。使用外部非标方法时应转化为实验室文件。非标方法使用前应经过确认。

（6）应对全部校准的测量结果评定测量不确定度，适用时，应在校准证书中报告测量不确定度。

（7）校准证书应包括设备名称、校准日期及推荐校准周期、溯源性说明、校准依据的技术文件、所使用的计量标准器、校准结果和不确定度、校准结论等。校准记录的内容应符合校准方法和认可标准的要求。

二、认可要求

1．在下列情况下，测量设备应进行检定或校准：

（1）当测量准确度或测量不确定度影响报告结果的有效性；和/或

（2）为建立报告结果的计量溯源性，要求对设备进行检定或校准。

2．合格评定机构应对需校准的设备制定校准方案，校准方案应包括校准的参数、范围、测量不确定度要求和校准周期等内容，以便送校时提出具体有针对性的溯源要求。合格评定机构应对校准方案进行复核和必要的调整，以保持对设备校准状态的信心。

3．为建立并保持测量结果的计量溯源性，合格评定机构应评价和选择满足溯源要求的相关机构，并形成文件，以确保测量结果的计量溯源性可通过不间断的校准链与适当参考对象相链接。

4．合格评定机构应通过以下方式确保测量结果溯源到国际单位制（SI）：

（1）具备能力的实验室提供的校准；注：满足 ISO/IEC 17025 标准要求的校准实验室被视为具备能力。

（2）由具备能力的标准物质/标准样品生产者提供并声明计量溯源至 SI 的有证标准物质的标准值。

注：满足 ISO 17034 要求的标准物质/标准样品生产者被视为具备能力。

（3）SI 单位的直接复现，并通过直接或间接与国家或国际标准比对来保证。

5．合格评定机构应对检定或校准证书进行确认，确认内容应至少包含以下几个方面：

（1）检定或校准报告的完整性和规范性。

（2）检定或校准结果与预期使用要求的符合性判定。

（3）适用时，根据校准结果对设备进行调整或导入校准因子，或在设备使用中进行修正。

（王建兵）

第十二章

设备计量溯源性

实验室应对需校准的设备制定校准方案，校准方案应包括校准的参数、范围、测量不确定度要求和校准周期等内容，以便送校时提出具体有针对性的溯源要求。实验室应制定测量设备量值溯源的计划，联系实施。对检定 / 校准证书应进行确认，以保持对设备校准状态的信心。

第一节　术语和定义

1. **测量设备**（measuring equipment）　为实现测量过程所必需的测量仪器、软件、测量标准、标准物质、辅助设备或其组合。

2. **测量仪器**（measuring instrument）　单独或与一个或多个辅助设备组合，用于进行测量的设备。

一台可单独使用的测量仪器是一个测量系统；测量仪器可以是指示式测量仪器，也可以是实物量具。

测量仪器的分析过程一般包括：样品和试剂的加注、温度控制、反应、检测、结果计算和输出。仪器由加注系统、控温系统、反应系统、检测系统、清洗系统等多系统组成，根据朗伯—比尔定律可进一步计算出待测物的浓度或活性。

3. **测量系统**（measuring system）　一套组装的、适用于给出获得特定种类的量在规定区间内的测得的量值所需信息的一台或多台测量仪器，经常还有其他设备，包括任何试剂和供应品。

4. **国际检验医学溯源联合委员会**（The Joint Committee for Traceability in Laboratory Medicine，JCTLM）　国际检验医学溯源联合委员会（JCTLM）由国际计量局（BIPM）、国际临床化学与检验医学联合会（IFCC）和国际实验室认可合作组织（ILAC）共同成立，其为指导和促进国际医学检验公认的测量等效性及适当测量标准的溯源性提供全球平台。

（王建兵）

第二节　设备计量溯源性要求

量值溯源是通过计量器具的检定或校准，将国家基准所复现的计量单位量值，通过各等级计量标准传递到工作计量器具，以保证被测对象量值的准确和一致。测量设备是计量技术机构提供计量保证的技术基础。因此，要保证量值传递的连续性和准确一致就必须重视对测量设备量值溯源的管理工作。

CNAS-CL01-G002《测量结果的计量溯源性要求》4.2 规定：合格评定机构应对需校准的设备制定校准方案，校准方案应包括校准的参数、范围、测量不确定度要求和校准周期等内容，以便送校时提出具体有针对性的溯源要求。合格评定机构应对校准方案进行复核和必要的调整，以保持对设备校准状态的信心。

CNAS-CL02《医学实验室质量和能力认可准则》6.5.2 设备校准规定，实验室应制定程序，对直接或间接影响检验结果的设备进行校准，程序应有计量溯源性记录。

一、合格评定机构应通过以下方式确保测量结果溯源到国际单位制（SI）

1. 具备能力的实验室提供的校准。

注：满足 ISO/IEC 17025 标准要求的校准实验室被视为具备能力。

2. 由具备能力的标准物质 / 标准样品生产者提供并声明计量溯源至 SI 的有证标准物质的标准值。

注：满足 ISO 17034 要求的标准物质 / 标准样品生产者被视为具备能力。

3. SI 单位的直接复现，并通过直接或间接与国家或国际标准比对来保证。

二、实验室对设备的溯源应明确规定

1. 用于测量的主要设备，其量值溯源应符合国家计量检定系统的要求。

2. 外部检定 / 校准服务机构应是能出具其资格、测量能力和溯源性证明的法定计量检定机构或授权机构。

3. 所有量值应通过社会公用计量标准溯源至国家计量基准，并以此确定量值溯源关系。

4. 用于参考测量的标准物质应是国家或国际有证标准物质。

5. 技术上不能计量溯源到 SI 单位时，合格评定机构应证明可溯源至适当的参考对象，如：①具备能力的标准物质 / 标准样品生产者提供的有证标准物质的标准值；②描述清晰的、满足预期用途并通过适当比对予以保证的参考测量程序、规定方法或协议标准的结果。比对的证据应经过认可机构的评审。

（王建兵）

第三节　设备量值溯源的计划和实施

设备的溯源性是由能出示其资格、测量能力和溯源性证明的计量技术机构的检定或校准服务来保证。因此实验室首先应根据自身的送检需求在送检前对溯源机构的资质、能力进行确认，看检定 / 校准实验室的能力范围，查询检定 / 校准的项目在不在检定 / 校准实验室的能力范围内，当其满足要求时制订量值溯源计划并实施，实施过程中根据本单位各计量器具的实际使用要求提交检定 / 校准要求，当选择校准方式溯源时，在送检前应与服务单位充分沟通，明确校准依据、校准项目与校准点等。检定或校准程序如下：

1. **编制检定 / 校准计划**　年初编制实验室设备检定 / 校准计划，计划内容主要有：周期检定的测量设备及辅助设备的名称、型号、准确度等级、测量范围、性能要求、送检日期、有效期、送检负责人、承担检定 / 校准的单位等内容。

2. **与各部门联系检定 / 校准**　将送检计划报送单位相关职能部门如设备处或承担检定 / 校准的单位。实验室对测量范围、性能要求等提出明确要求。对大型或精密仪器如分光光度计、天平、生化分析仪等，与承担检定 / 校准的单位沟通，现场进行检定 / 校准。小型仪器由实验室按集中送检设备明细，将唯一性标识序号贴在仪器和包装箱上，以免在送检时拆箱和领取时使包装箱与设备造成混乱的问题。

实验室应建立送检的基本信息，如送检单位地址、仪器收发等部门的联系电话、联系人、送检单位的账号等信息以便及时沟通。送检前对所送检的计量设备进行检查、确保计量设备在正常的工作状态下送检，以免因不正常延误检定 / 校准的时间。

3. **送检后的管理**　集中送检结束后，负责送检人员应及时与相关人员联系，必要时进行催检和催报告，以保障在规定时间内完成。

（王建兵）

第四节　校准证书的确认

对返回的计量设备按送检清单与检测科室进行交接，对返回的证书及时在校准计划中进行登记。由实验室校准负责人对送检的测量设备及时进行稳定性、重复性的检查并向单位质量管理部门上交检查报告。

检定 / 校准证书是检定 / 校准工作的结果，是承担法律责任的重要凭证，是检定 / 校准技术机构、服务机构对外提供给客户的合格产品。测量设备取得检定证书 / 校准证书，应立即启动确认程序，用户需从以下几方面进行确认以保证证书 / 报告有效使用。

1. **基本信息确认**　计量检定证书 / 校准证书 / 报告应包括足够信息，如：证书名称、检定 / 校准技术机构名称等联系方式、被检单位、受检产品、检定 / 校准依据、检定 / 校准的所用主要标准器或主要配套设备的信息、检定校准环境条件、检定结果与检定结论或校准结果、检定 / 校准日期、签发日期、有效日期（适用于《检定证书》）、检定 / 校准及其使用注意事项说明等。因此用户需对格式及基本包含内容进行确认，同时应注意检定实验室出具的检定证书应有政府授权的法定计量机构的授权证书号。校准实验室出具的校准证书应有实验室认可标识，CNAS 或法定计量机构的授权证书号。

2. **技术依据及校准项目、校准点的确认**　按《中华人民共和国计量法》规定，计量检定必须执行计量检定规程，国家计量检定规程由国务院计量行政部门制定。从当前的实际情况和国际发展趋势看，对依法实施强制检定的计量器具应制定计量检定规程，其他计量器具可制定计量校准规范，通过校准进行溯源。

因此计量检定会严格按相关检定规程执行，检定证书会做出是否合格的结论，但是用户须注意可能某些测量设备经检定出现"降等"或"降级"后合格的情况，此时应考虑是否满足使用要求。如果采用校准方式溯源时，校准实验室应根据用户的要求选择适当的技术文件，此时，用户应根据溯源委托时提出的校准要求，仔细核对相关信息，如：技术依据、常用项目及常用点。

3.**设备检定或校准结果的确认** 设备检定或校准结果的合格评定又称符合性评定，就是评定仪器的示值误差是否在最大允许误差范围内，也就是测量仪器是否符合其技术指标的要求，凡符合要求的判为合格。

（1）检定证书合格评定：检定证书要对所检的计量器具作出是否符合相应国家计量检定规程要求的结论。检定时，只要被检计量器具处于正常状态，规程要求的各个检定点的示值误差不超过某准确度等级的最大允许误差的要求时，就可判为该计量器具符合准确度等级要求，不需要考虑示值误差评定的测量不确定度对符合性评定的影响，所以取得检定证书后针对示值误差确认环节，只需要检查各检定点示值误差不超过某准确度等级的最大允许误差即可。

（2）校准证书合格评定：凡依据国家计量校准规范，或非强制检定计量器具依据计量检定规程的相关部分，或依据其他已确认的校准方法出具的校准证书，一般不判断计量器具合格与否。主要根据双方约定的技术文件出具测量标准提供的量值与相应示值之间的关系，并给出相应的测量结果的不确定度。客户获取校准证书后需要对示值误差是否符合最大允许误差要求做出符合性判定。但是按照 JJF 1094—2002《测量仪器特性评定》的规定，当示值误差的测量不确定度 U_{95} 或 $k=2$ 时的 U 与被评定测量仪器的最大允许误差的绝对值（MPEV）之比不满足小于或等于 1/3，即满足 $U_{95} \leq 1/3$ MPEV 时，必须考虑示值误差评定的测量不确定度对符合性评定的影响。具体见表 12–1。

表 12–1 测量仪器符合性判断的要求

序号	评定条件	评定方法	结论	备注
1	$U_{95} \leq 1/3$ MPEV	$|\Delta| \leq$ MPEV	合格	不考虑 U 对校准结果评定影响
		$|\Delta| \geq$ MPEV	不合格	
2	$U_{95} \geq 1/3$ MPEV	$|\Delta| \leq$ MPEV $- U_{95}$	合格	考虑 U 对校准结果评定影响
		$|\Delta| \geq$ MPEV $+ U_{95}$	不合格	
		MPEV $- U_{95} \leq |\Delta| \leq$ MPEV $+ U_{95}$	待定	

当评定时出现待定情况，使用单位应重新送到更高等级的技术机构进行检定/校准，技术机构应采用准确度等级更高的测量标准，通过改善环境条件与增加测量次数和改变测量方法等措施，以降低测量不确定度评定的 U_{95}，然后重新评定合格与否。

4.**根据溯源结果及设备的计量特性，确认该测量设备是否适用于使用要求** 每台设备存在"计量特性""计量要求""使用要求"。当"计量特性"满足"计量要求"，其检定结果合格。"计量特性"不满足"计量要求"，其校准结果不一定符合。"计量要求"与"使用要求"二者关系如表 12–2。

表 12-2 "计量要求"与"使用要求"二者关系

序号	评定方法	结论
1	计量要求 = 使用要求	溯源结果满足计量要求，也满足使用要求
2	计量要求 < 使用要求	溯源结果满足计量要求，即满足使用要求；溯源结果不满足计量要求，但不一定不满足使用要求
3	计量要求 > 使用要求	溯源结果不满足计量要求，即不满足使用要求；溯源结果满足计量要求，但不一定满足使用要求

5. **检定／校准证书确认后的应用** 当确认满足使用要求后，管理部门应使用标签、编码或其他标识表明其状态，包括本次检定／校准日期、再检定／校准或失效日期。当校准产生了一组修正因子时，实验室应有程序确保其所有备份（例如计算机软件中的备份）得到正确更新。

（王建兵）

第十三章

通用设备的检定与校准

　　临床实验室通用设备主要包括：移液器、玻璃量具、温湿度计、普通温度计、电子温度计、pH 计、医用冰箱、紫外可见分光光度计和电子天平等仪器。

　　计量器具的检定与校准主要用于确保计量器具能够满足检测任务要求，在贮存和使用过程中处于受控状态，确保用于测量过程控制及计量质量检测的仪器、仪表、量器、衡器等的工作状态完好可靠；以及由上述仪器、仪表、量器、衡器等所提供的测量数据、控制参数准确无误。根据 2023 年中国合格评定国家认可委员会的 CNAS-CL01-G004《内部校准要求》文件要求，根据实验室实际情况进行校准。

第一节　电子天平的检定

一、检定所依据的技术文件

　　JJG 1036—2008　中华人民共和国国家计量检定规程 – 电子天平

二、适用范围

　　适用于电子天平的首次检定、后续检定和使用中检验。

三、检定条件

　　1．环境条件

　　（1）温度条件：检定应在稳定的环境下进行，除特殊情况外，一般为室内温度。稳定的环境条件是指：在检定期间所记录的最大温差，不超过天平温度范围的 1/5，对于 Ⅰ 级天平不大于 1℃，对于 Ⅱ、Ⅲ、Ⅳ 级天平不大于 5℃。

　　（2）湿度条件：对于 Ⅰ 级天平不大于 80%，对于 Ⅱ、Ⅲ、Ⅳ 级天平不大于 85%。

　　（3）其他影响量：振动、大气中水汽凝结和气流及磁场等其他影响量不得对测量结果产生影响。电压稳定，最好配备不间断电源（uninterruptible power supply，UPS）。

　　2．标准物质

　　（1）标准砝码：应配备一组标准砝码，其扩展不确定度不得大于被检天平在该载荷下最大允许误差绝对值的 1/3。

　　（2）分度值不大于 0.2℃ 的温度计；相对准确度不低于 5% 干湿度计。

四、技术和性能要求

1．**重复性** 同一载荷多次称量结果间的差值不得超过相应载荷最大允许误差的绝对值。

2．**偏载误差** 同一载荷下不同位置的示值误差均应符合相应载荷最大允许误差的要求。

3．**示值误差** 任何一次单次测量结果的误差均不得超过相应载荷的最大允许误差。最大允许偏差见表13-1。

表13-1 最大允许误差（MPE）

最大允许误差	载荷 m（以检定分度值 e 表示）			
	I 级	II 级	III 级	IV 级
$\pm 0.5e$	$0 \leqslant m \leqslant 5 \times 10^4$	$0 \leqslant m \leqslant 5 \times 10^3$	$0 \leqslant m \leqslant 5 \times 10^2$	$0 \leqslant m \leqslant 50$
$\pm 1.0e$	$5 \times 10^4 < m \leqslant 2 \times 10^5$	$5 \times 10^3 < m \leqslant 2 \times 10^4$	$5 \times 10^3 < m \leqslant 2 \times 10^3$	$50 < m \leqslant 2 \times 10^2$
$\pm 1.5e$	$2 \times 10^5 < m$	$2 \times 10^4 < m \leqslant 1 \times 10^5$	$2 \times 10^3 < m \leqslant 1 \times 10^4$	$2 \times 10^2 < m \leqslant 1 \times 10^3$

五、检定方法

1．**外观检查** 仪器外观整洁，说明性标记清楚。

2．**预热** 使用前连接电源为天平预热（24小时以上）。

3．**水平状态检查和调节** 检查天平是否在水平状态，否则调节天平至水平状态。

4．**开机** 开启天平，使其处于待机状态。

5．**天平自校** 调零按 CAL 键，天平自动校准完成后，显示为 0.000 00g。

6．**天平重复性**

（1）天平应处于工作状态。

（2）试验载荷选择 80%～100% 最大砝码的单个砝码，测试次数不小于6次。

（3）测量中每次加载前可置零。

（4）天平的重复性等于 E_{max}（加载时天平示值误差的最大值）$-E_{min}$（加载时天平示值误差的最小值），$\leqslant$｜最大允许误差 MPE｜为合格。

7．**偏载误差**

（1）试验载荷选择接近常规工作的单个砝码，放置位置如图13-1，每个位置测试次数不小于6次。

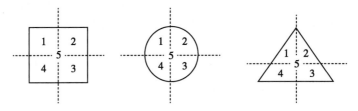

图 13-1 偏载误差试验砝码放置位置

（2）测量中每次加载前可置零。

（3）天平的偏载误差 $\leqslant$｜最大允许误差 MPE｜。

8．**示值误差**

（1）天平应处于工作状态。

（2）试验载荷选择系列砝码中的较小的单个砝码，逐渐地往上加载，直至加到天平的最大秤量，然后逐步卸下载荷，直到零载荷为止。

（3）测量中每次加载前不可置零。

（4）天平的示值误差≤最大允许误差 MPE。

六、检定结果表达

检定合格的天平发给检定证书，并注明准确度级别。检定不合格的天平发给检定结果通知书，并注明不合格项目。

检定结果应在检定证书上反映。检定证书应包括以下信息：

1. 标题　"检定证书"。

2. 实验室名称和地址。

3. 进行检定的地点。

4. 检定证书编号、页码及总页数的标识。

5. 客户名称和地址。

6. 被检定仪器的制造单位、名称、型号及编号。

7. 检定单位检定专用章。

8. 检定日期。

9. 检定所依据的技术规范名称及代号。

10. 所用有证标准物质和主要测量设备名称、型号、准确度等级或不确定度或最大允许误差、仪器编号、证书编号及有效期。

11. 检定时的环境温度、相对湿度。

12. 检定结果及其测量不确定度。

13. 对检定规范偏离的说明（若有）。

14. 复检定时间间隔的建议。

15. "检定证书"的检定人、核验人、批准人签名及签发日期。

16. 检定结果仅对被检定仪器本次测量有效的声明。

17. 未经实验室书面批准，部分复制证书或报告无效的声明。

七、检定周期建议

检定周期一般不超过一年。

（王建兵）

第二节　酸度计（pH 计）的检定

一、检定所依据的技术文件

JJG 119—2018　实验室 pH（酸度）计计量检定规程

二、适用范围

适用于实验室酸度计（pH 计）和作为酸度计（pH 计）使用的实验室通用离子计的整机首次检定、后续检定和使用中检验。本文不包括电计检定内容。

三、检定条件

1．环境条件　检定条件应满足表 13-2 要求。

表 13-2　检定条件

仪器级别	温度（℃）	相对湿度（%）	标准溶液和电极系统的温度恒定性	干扰因素
0.001 级	23 ± 3	≤ 85		
0.01 级	23 ± 10	≤ 85	± 0.2℃	附近无明显的机械震动和强电磁干扰
0.1 级	23 ± 15	≤ 85		
0.2 级	23 ± 15	≤ 85		

2．标准物质

（1）有证标准物质：应使用 pH 有证标准物质，0.001 级 pH 计应使用一级标准物质，不确定度不大于 0.005（k=3）；其他级别 pH 计可使用二级标准物质，不确定度不大于 0.01（k=3）。

（2）pH 计检定仪：0.001 级 pH 计使用 0.000 6 级检定仪。其他级别 pH 计可使用 0.003 级检定仪。

（3）检定其他用具：标准温度计、小烧杯、去离子水、搅拌混匀器、恒温箱。

四、技术和性能要求

整机技术和性能要求见表 13-3。

表 13-3　整机检定计量性能要求

计量性能	仪器级别			
	0.2 级	0.1 级	0.01 级	0.001 级
温度探头测温误差℃	≤ 0.5	≤ 0.5	≤ 0.5	≤ 0.3
仪器示值误差（pH）	≤ 0.2	≤ 0.1	≤ 0.03	≤ 0.011
仪器示值重复性（pH）	≤ 0.1	≤ 0.05	≤ 0.01	≤ 0.005

五、检定方法

1．外观　pH 计的外表应光洁平整，紧固件无松动。通电后，各功能键、显示部分工作正常。

2．电极检查　玻璃电极的玻璃泡无裂纹、爆裂现象；电极接线或插头清洁干燥；参比电极内部充满电解质溶液，液接界无吸附杂质，电解质溶液能正常渗透。

3．温度探头测温误差　计算 pH 计温度探头和标准温度计探头在不同温度点的测温误差 ΔT。取 ΔT 绝对值最大者作为此项目的检定结果。

$$\Delta T = \bar{T} - \bar{T}_s$$

（式 13-1）

式中：

$\overline{T}$—pH 计温度探头 2 次温度测量的平均值，℃；

$\overline{T}_s$—标准温度计探头 2 次温度测量的平均值，℃。

4. 仪器示值误差　将有证标准溶液置于恒温水槽中恒温或室温恒定的环境中，在 pH 计正常工作条件下，测量待测标准溶液 6 次按下式计算 pH 计示值误差 ΔpH_s。

$$\Delta pH_s = \overline{pH} - pH_{ss} \qquad （式 13-2）$$

式中：

$\overline{pH}$—待测标准溶液 6 次测量平均值；

pH_{ss}—标准溶液 pH 值。

5. 仪器示值重复性　将仪器示值误差中 6 次测量数据，按下式计算 pH 计测量重复性 s_{pH}。

$$s_{pH} = \sqrt{\dfrac{\sum_{i=1}^{n}(pH_i - \overline{pH})^2}{n-1}} \qquad （式 13-3）$$

式中：

pH_i—待测标准溶液的测量值；

$\overline{pH}$—待测标准溶液 6 次测量的平均值；

n—测量次数，$n=6$。

六、校准结果表达

1. 通用技术要求和计量性能要求均合格的 pH 计，方为合格仪器。检定合格的 pH 计，发给检定证书。证书上应给出各项目的检定结果和仪器级别。

2. 若电计检定满足要求，但使用该 pH 计原带电极进行整机检定超出规程的规定时，可以更换新电极，若更换电极后整机检定合格，发给检定证书。

3. 当 pH 计无法满足本级别的要求时，允许降级使用。如果降级后仍不满足检定规程的最低要求，仪器不合格，发给检定结果通知书，并注明不合格项目。

4. 检定证书信息见天平结果表达。

七、检定周期

检定周期一般不超过 1 年。如果对 pH 计的测量结果有怀疑或 pH 计更换电极及修理后应及时送检，或使用购买的标准溶液验证。

（王建兵）

第三节　紫外、可见分光光度计的校准

一、校准或检定所依据的技术文件

JJG 178—2007　紫外、可见、近红外分光光度计检定规程

二、适用范围

该程序仅适用于每年强制检定或厂家定期校准之外，用户自行对波长范围 190 ~ 900nm，波长连续可调的紫外、可见分光光度计进行的检定与校准。

三、校准或检定条件

1．环境要求

（1）环境温度应在 10 ~ 35℃，相对湿度应小于 85%。

（2）工作台不受阳光直射，室内应无腐蚀性气体。

（3）周围应无影响检定的强电场、磁场和强烈震动。

（4）开机检定前，须先预热仪器至少 2 小时。

2．校准或检定用具

（1）钬玻璃、镨钕玻璃标准滤光片。

（2）紫外光区透射比标准滤光片。

（3）可见光区透射比标准滤光片。

（4）杂散光截止滤光片。

四、技术与性能要求

1．**波长准确度** 3 次测量平均值与波长标准值的差值，应小于 ± 1nm。

2．**波长重复性** 3 次测量波长的最大值与最小值之差，应小于等于 0.5nm。

3．**透射比准确度** 3 次测量平均值与透射比标准值的差值，应小于 ± 0.5%。

4．**透射比重复性** 3 次测量透射比的最大值与最小值之差，应小于等于 0.2%。

5．**基线平直度** 测量图谱中起始点的吸光度与偏离起始点的吸光度（最大点）之差，210 ~ 850nm 范围内应在 ± 0.002Abs 范围内。

6．**仪器噪音** 测量图谱上（或参阅测量数据报告）最大值与最小值之差即为仪器透射比噪音，应小于等于 0.2%。

7．**杂散光** 使用截止滤光片在相应波长处测量其透射比，得到的透射比值即为仪器在该波长处的杂散光。220nm、360nm 处应小于 0.2%，420nm 应小于 0.5%。

五、校准或检定方法

1．**波长校准** 当仪器开机时，仪器本身具有自检功能，一般不需要进行特殊操作。但如果存在以下情况时则需要进行波长校准：

（1）需准确测定高吸光度样品。

（2）出现"D2 Lamp！"错误信息报警。

（3）进行重大测量活动前对仪器进行性能验证。

校准前仪器应完全稳定，至少开机 2 小时。紫外可见分光光度计波长校准原理是利用仪器内氘灯 656.1nm 的特征谱线来评价波长准确度。确定样品单元内未放置物品，盖好样品盖。然后点击菜单中"分光光度计→校准→波长校准"，仪器自动进行波长校准，如果校准成功，状态栏不报警，显示"就绪"。否则重新操作，问题不能解决时，联系厂家技术支持。

2．**波长准确度检查（方法 1）** 确认开机及打开监测窗口后，在编辑菜单中打开分析方法窗口。在通用区域选择分析方法为波长扫描，按照表13-4设置仪器参数，按表13-5设置监测、进程及报告参数。

表13-4　波长准确度仪器参数设置（方法1）

参数名称	参数设置
数据模式	E（R）
开始波长（nm）	660
结束波长（nm）	650
扫描速率（nm/min）	30
响应	—
基线	系统
初始等待时间（s）	0
测量前自动调零	关
切换波长（nm）	340
平行测定次数	3
狭缝（nm）	0.5
PMT电压（V）	600
采样间隔	自动
光源切换	仅D2灯
高分辨率	开

表13-5　仪器监测、进程及报告参数（方法1）

参数名称	参数设置
最小值	0
最大值	100
采集后打开数据处理窗口	是
采集数据后打印报告	否
处理选择	无
寻找峰值	龙贝格积分法
阈值	0.01

确认样品位置和参比位置未放置东西，关好舱门，点击测量图标→检测完毕后出现波谱→在峰值图中找到波峰→如果峰值在655.8～656.4nm之间则波长准确度符合要求。如果峰值超出范围，则重新进行波长校准。波长校准完后，重新进行波长准确度检查，将结果保存。如果仍超出范围，联系厂家技术支持。

3. 波长准确度与重复性检查（方法2）　使用标准氧化钬、镨钕玻璃滤光片（检测波长范围分别为H643：241.6～637.9nm；P643：431.2～807.2nm）进行检查。在方法-通用区域选择分析方法为波长扫描。按照表13-6设置仪器参数，按表13-7设置监测、进程及报告参数。

表13-6 波长准确度仪器参数设置（方法2）

参数名称	参数设置
数据模式	Abs
开始波长（nm）	H: 650; P: 810
结束波长（nm）	H: 235; P: 420
扫描速率（nm/min）	120
响应	—
基线	系统
初始等待时间（s）	0
测量前自动调零	关
切换波长（nm）	340
平行测定次数	3
狭缝（nm）	2
PMT模式	自动
采样间隔	自动
光源切换	自动
高分辨率	开
路径长度	10

表13-7 仪器监测、进程及报告参数（方法2）

参数名称	参数设置
最小值	0
最大值	100
采集后打开数据处理窗口	是
采集数据后打印报告	否
处理选择	无
寻找峰值	龙贝格积分法
阈值	0.01

确认样品位置和参比位置未放置东西，关好舱门→点击基线图标→选择系统，扫描完毕，将相应标准滤光片放置样品位置，关好舱门→点击测量图标→检测完毕后出现波谱→在峰值数据图中找到若干个吸收峰波长→分别与校准证书相比较，测量3次。

4. **透射比准确度与重复性检查（可见光区和紫外光区）** 检查前至少开机2小时充分预热仪器。打开监测窗口后，在编辑菜单中打开分析方法窗口，按照表13-8设置仪器参数。

表 13-8　透射比准确度与重复性检查参数设置

参数名称	参数设置
通用测量	光度测量
测量	波长
数目	1
校准	无
数据	%T
波长	可见光区（440/546/635）nm 紫外光区（235/257/313/350）nm
基线	系统
延迟	0
光源	自动
切换波长（nm）	340
狭缝（nm）	2
PTM 模式	自动
统计数字	5
重复次数	3
路径长度	10
测量前自动调零	关
最大值	100
最小值	0
采集后打开数据处理窗口	是
采集数据后打印报告	否

　　确认样品位置和参比位置未放置东西，关好舱门→点击自动调零图标调零，依次放入透射比标准滤光片关好舱门→点击测量图标进行检查。共测量 3 次，读取的透光度与校准证书进行比较。
　　5．基线平直度检查　检查前至少开机 2 小时充分预热仪器。打开监测窗口后，在编辑菜单中打开分析方法窗口，选择分析方法为波长扫描，按照表 13-9 设置仪器参数，按照表 13-10 设置监测、进程及报告参数。

表 13-9　基线平直度检查参数设置

参数名称	参数设置
数据模式	Abs
开始波长（nm）	850
结束波长（nm）	210
扫描速率（nm/min）	300
响应	—

续表

参数名称	参数设置
基线	用户
平行测定次数	3
初始等待时间（s）	0
测量前自动调零	关
切换波长（nm）	340
比色皿长度（mm）	10
高分辨率	关
PMT 电压模式	自动控制
光源观察	自动控制

表 13-10　基线平直度监测、进程及报告参数

参数名称	参数设置
最小值	−0.005
最大值	+0.005
采集后打开数据处理窗口	是
采集数据后打印报告	否
处理选择	无
寻找峰值	矩形算法
阈值	0.001

确认样品位置和参比位置未放置东西，关好舱门→点击基线选择系统，扫描完毕后点击基线选择用户 1，扫描完毕后点击测量图标开始检查。基线平坦度为测量图谱中起始点的吸光度与偏离起始点的吸光度（最大点）之差，210 ~ 850nm 范围内应在 ±0.002Abs 范围内。如果超出上述范围则重测一遍如果仍不符合要求，联系厂家技术支持。需要注意的是在 340nm、390nm、600nm 和 780nm 附近有大的干扰，其是由光源或光栅转换造成的，这些干扰可不作评价。

6．噪声与漂移　检查前至少开机 2 小时充分预热仪器。选择仪器的工作波段 A 段 250nm，B 段 500nm 作为噪声的测量波长，漂移的测量波长为 500nm。按表 13-11 设置仪器参数。

表 13-11　噪声与漂移参数设置

参数名称	参数设置
通用测量	时间扫描
数据模式	%T
波长	500nm
扫描时间	120s
高分辨率	开
基线	用户 1

续表

参数名称	参数设置
延迟	0
灯光	自动
切换波长（nm）	340
狭缝（nm）	2
PTM 模式	自动
采样间隔	1.0s
路径长度	10
测量前自动调零	关
最大值	100
最小值	0
采集后打开数据处理窗口	是
数据采集后打印报告	否
积分模式	矩形算法
阈值	0.01
灵敏度	1
吸光度比值 k 系数法	1

在样品光路中插入挡光板调整仪器透射比为 0%，开始扫描。测量图谱上（或参阅测量数据报告）最大值与最小值之差即为仪器透射比 0% 噪音。

仪器参数设置不变，确认样品位置和参比位置皆为空气空白，调整仪器的透射比为 100%，开始扫描。测量图谱上（或参阅测量数据报告）最大值与最小值之差即为仪器投射比 100% 噪音。

仪器参数设置不变，波长置于 500nm，扫描 30 分钟。读出扫描图谱包括中心线（或参阅测量数据报告）的最大值和最小值之差即为仪器的透射比 100% 线漂移。

7. **杂散光**　使用截止滤光片在相应波长处测量其透射比，得到的透射比值即为仪器在该波长处的杂散光。按照表 13-12 设置仪器参数。

表 13-12　杂散光参数设置

参数名称	参数设置
通用测量	光度测定
测量	波长
数目	1
校准	无
数据	%T
波长	220/360/420nm
基线	User1

续表

参数名称	参数设置
延迟	0
灯光	自动
切换波长（nm）	340
狭缝（nm）	2
PTM 模式	自动
统计	5
平行测定次数	3
路径长度	10
测量前自动调零	否
最大值	100
最小值	0
采集后打开数据处理窗口	是
数据采集后打印报告	否

将截止滤光片放置在样品位置，关好舱门，分别在波长 220nm、360nm、420nm 进行扫描，获取不同波长下的杂散光。

六、校准或检定结果表达

填写《紫外可见分光光度计校准记录表》，并打印紫外可见分光光度计各校准操作原始数据。校准证书信息见天平结果表达。

七、校准周期

除每年一次的由省或市计量院实行的常规校准外，在进行重大校准测量活动前都应对使用的紫外可见分光光度计进行校准。

（展　敏）

第四节　常用玻璃量器的检定

一、检定所依据的技术文件

JJG 196—2006　常用玻璃量器检定规程

二、适用范围

本规程适用于滴定管、分度吸量管、单标线吸量管、单标线容量瓶、量杯等常用玻璃量器（以下统称玻璃量器）的首次检定、后续检定和使用中的检定。

三、检定条件

1. **检定环境** 室温为 18 ~ 25℃，测定中波动范围 ≤ 0.5℃，温度变化不能大于 1℃/h，水温与室温之差不应超过 2℃。

2. **检定用具**

（1）经过检定合格的电子天平（十万分之一/万分之一精度）（Max 80g，d=0.01mg；Max 220g，d=0.1mg）。

（2）玻璃皿，小烧杯。

（3）去离子水（水温 18 ~ 25℃，电导率 < 2.0μS/cm），不同温度下去离子水的 K（t）值见表 13–13。

（4）点温度计。

表 13-13　1mL 水在不同温度时 K 值表

水温/℃	K（t）/（cm³/g）	水温/℃	K（t）/（cm³/g）	水温/℃	K（t）/（cm³/g）
15.0	1.004 213	18.4	1.003 261	21.8	1.002 436
15.1	1.004 183	18.5	1.003 235	21.9	1.002 414
15.2	1.004 153	18.6	1.003 209	22.0	1.002 391
15.3	1.004 123	18.7	1.003 184	22.1	1.002 369
15.4	1.004 094	18.8	1.003 158	22.2	1.002 347
15.5	1.004 064	18.9	1.003 132	22.3	1.002 325
15.6	1.004 035	19.0	1.003 107	22.4	1.002 303
15.7	1.004 006	19.1	1.003 082	22.5	1.002 281
15.8	1.003 977	19.2	1.003 056	22.6	1.002 259
15.9	1.003 948	19.3	1.003 031	22.7	1.002 238
16.0	1.003 919	19.4	1.003 006	22.8	1.002 216
16.1	1.003 890	19.5	1.002 981	22.9	1.002 195
16.2	1.003 862	19.6	1.002 956	23.0	1.002 173
16.3	1.003 833	19.7	1.002 931	23.1	1.002 152
16.4	1.003 805	19.8	1.002 907	23.2	1.002 131
16.5	1.003 777	19.9	1.002 882	23.3	1.002 110
16.6	1.003 749	20.0	1.002 858	23.4	1.002 089
16.7	1.003 721	20.1	1.002 834	23.5	1.002 068
16.8	1.003 693	20.2	1.002 809	23.6	1.002 047
16.9	1.003 665	20.3	1.002 785	23.7	1.002 026
17.0	1.003 637	20.4	1.002 761	23.8	1.002 006
17.1	1.003 610	20.5	1.002 737	23.9	1.001 985
17.2	1.003 582	20.6	1.002 714	24.0	1.001 965

水温 /℃	K (t) / (cm³/g)	水温 /℃	K (t) / (cm³/g)	水温 /℃	K (t) / (cm³/g)
17.3	1.003 555	20.7	1.002 690	24.1	1.001 945
17.4	1.003 528	20.8	1.002 666	24.2	1.001 924
17.5	1.003 501	20.9	1.002 643	24.3	1.001 904
17.6	1.003 474	21.0	1.002 619	24.4	1.001 884
17.7	1.003 447	21.1	1.002 596	24.5	1.001 864
17.8	1.003 420	21.2	1.002 573	24.6	1.001 845
17.9	1.003 393	21.3	1.002 550	24.7	1.001 825
18.0	1.003 367	21.4	1.002 527	24.8	1.001 805
18.1	1.003 340	21.5	1.002 504	24.9	1.001 786
18.2	1.003 314	21.6	1.002 481	25.0	1.001 766
18.3	1.003 288	21.7	1.002 459		

四、技术和性能要求

移液器在标准温度 20℃时，其容量允许误差和测量重复性应符合表 13-14 的要求。

表 13-14　在标准温度 20℃时标称容量允许误差

容量（mL）	容量瓶		刻度吸管（流出式）	
	一等	二等	一等	二等
1 000	± 0.30	± 0.60	/	/
500	± 0.15	± 0.30	/	/
250	± 0.10	± 0.20	/	/
100	± 0.10	± 0.20	/	/
50	± 0.05	± 0.10	/	/
25	± 0.03	± 0.06	/	/
10	± 0.02	/	± 0.03	± 0.06
5	/	/	± 0.02	± 0.04
1	/	/	± 0.01	± 0.02
0.5	/	/	± 0.01	± 0.02
0.2	/	/	/	± 0.002
0.1	/	/	/	± 0.001

五、检定方法

1．外观与密合性检查

（1）玻璃量器不允许有影响计量读数及使用强度等缺陷。

（2）滴定管玻璃活塞的密合性要求：当水注至最高标线时，活塞在任意关闭的情况下（不涂油脂）停留 20 分钟后，滴水量应不超过一小格。

（3）具塞量筒、量瓶的口与塞之间的密合性要求：当水注至最高标线，塞子盖紧后颠倒 10 次，不应有水渗出。

2．水的流出时间检定

（1）滴定管

1）将水充至最高标线，流液嘴不应接触接水器壁。

2）将活塞完全开启并计时，使水充分的从流液嘴流出，直到液面降至最低标线为止的流出时间应符合检定规程中的要求。

（2）分度吸管和单标线吸管

1）注水至最高标线以上约 5mm，然后将液面调至最高标线处。

2）吸管垂直放置，并将接水器与吸管间成 30°，在保持不动的情况下流出并计时，其水的流出时间应符合检定规程中的要求。

3．容量器

（1）清洗被检量器，倒置沥干。

（2）洗净的量器应提前放入工作室，使其与室温尽可能接近。

（3）取一只容量大于被检量器的洁净有盖称量杯，进行空称量平衡。

（4）将被检量器内的纯水放入称量杯中，称得纯水质量值（m），根据测定的质量值（m）和测定水温所对应的 K（t）值，即可由简化计算公式：V=m·K（t）计算出被检玻璃量器的实际容量 V。实际容量 V 与检定容量之差应在允许误差范围内。

六、检定结果表达

出具检定报告，注明检定日期及结论：在允许误差范围内或在允许误差范围外。检定证书信息见天平结果表达。

七、检定周期

除每年一次的由权威第三方计量部门的常规检定外，在进行重大检定测量活动前都应对使用的相应移液器及玻璃器皿进行检定。

【计算示例】在 23.7℃时，10mL 刻度吸管放出的去离子水重 9.956 34g，则该吸管在 20℃的容积为：9.956 34g×1.002 026=9.977（mL）。

（张鹏伟）

第五节 移液器的检定

一、检定所依据的技术文件

JJG 646—2006 移液器检定规程。

二、适用范围

该程序适用移液器的首次检定、后续检定和使用中的检定。

三、检定条件

1. 检定环境 室温为 18～25℃，测定中波动范围 ≤ 0.5℃，温度变化不能大于 1℃/h，水温与室温之差不应超过 2℃。

2. 检定用具

（1）德国赛多利斯电子天平（十万分之一精度），（Max 80g，d=0.01mg；Max 220g，d=0.1mg）。

（2）玻璃皿，小烧杯。

（3）去离子水（水温 18～25℃，电导率 < 2.0μS/cm），不同温度下去离子水的 K（t）值见表 13-13。

（4）点温度计。

四、技术和性能要求

移液器在标准温度 20℃时，其容量允许误差和测量重复性应符合表 13-15、表 13-16 的要求。

表 13-15　在标准温度 20℃时可调移液器容量允许误差和测量重复性

标称容量（μL）	校准点（μL）	容量允许误差 ±（%）	测量重复性 CV：≤（%）
20	5	8.0	3.0
	10	4.0	2.0
	20	4.0	2.0
40	20	4.0	2.0
	40	3.0	1.5
50	25	4.0	2.0
	50	3.0	1.5
100	10	8.0	4.0
	20	4.0	2.0
	50	3.0	1.5
	100	2.0	1.0
200	20	4.0	2.0
	100	2.0	1.0
	200	1.5	1.0

续表

标称容量（μL）	校准点（μL）	容量允许误差 ±（%）	测量重复性 CV：≤（%）
1 000	100	2.0	1.0
	500	1.0	0.5
	1 000	1.0	0.5
5 000	1 000	1.5	0.5
	2 000	1.0	0.5
	5 000	1.0	0.5

表 13-16　在标准温度 20℃时固定移液器容量允许误差和重复性

标称容量（μL 或 mm³）	容量允许误差（%）	重复性（%）
5	± 6.0	≤ 3.0
10	± 4.0	≤ 2.0
20 ~ 25	± 3.0	≤ 1.5
50	± 3.0	≤ 1.5
100 ~ 150	± 2.0	≤ 1.0
200 ~ 600	± 1.5	≤ 0.7
1 000	± 1.0	≤ 0.5

五、检定方法

（一）移液器的检定

1．外观要求

（1）移液器塑料件外壳表面应平整、光滑，不得有明显的缩痕、废边、裂纹、漏气和变形等现象；金属件表面镀层应无脱落、锈蚀和起层。

（2）移液器主体应具有下列标记：产品名称、制造厂或商标、标称容量（μL 或 mL）、型号规格、出厂编号。

（3）活塞：按动移液器的活塞时，上、下移动应灵活，分挡界限明显。

（4）调节器：移液器的显示窗在容量调节动作时，应转动灵活，数字指示清晰、完整。

（5）吸液嘴

1）吸液嘴应采用聚丙烯材料制成。

2）吸液嘴不得有明显的弯曲现象。内壁应光洁、平滑，排液后不得有残留液体存在。

3）不同规格型号的移液器应采用相应配套的吸液枪头。

（6）密合性：移液器处于 0.04MPa 的压力下，5 秒内无漏气现象。

2．选定检定体积

（1）按照国标 JJG 646—2006 选定的校准体积，不同量程移液器的检定体积见表 13-15。

（2）最小可调体积。

（3）工作中需要使用的体积。

3．检定步骤　调节好电子天平及点温度计，准备好去离子水及校准用容器等。

（1）将容器放在电子天平托盘上，待显示稳定后，按下去皮键，使天平显示归零。

（2）将移液器调至拟检定体积，选择合适的吸头。

（3）吸去离子水 3 次，以使吸头湿润，用滤纸拭干吸头外壁。

（4）垂直握住移液器，将吸头浸入液面 3mm 以下，缓慢（1～3 秒）地吸取去离子水（或蒸馏水）。

（5）将吸头离开液面，用滤纸拭干吸头外壁。

（6）将移液器吸头尖端停靠在玻璃皿内壁，缓慢一致地将移液器压至第一档，等待 1～3 秒，再压第二档，使吸头里的液体完全排出。

（7）记录称量值，测定值记录到小数点后五位。

（8）重复（1）～（6）称量 6 次，取均值作为最后移液器吸取去离子水的重量，测定去离子水水温，然后查表 13-13 中的去离子水的 K 值进行计算：水的重量 ×K 值 ＝ 实际体积。

（9）填写《移液器检定记录表》，参考被检定移液器的允差范围，确定是否要进行校准。

（二）玻璃吸管检定

1. 选择需要检定的玻璃吸管，去离子水润洗。

2. 右手垂直握住移液器，左手使用吸耳球，将吸管浸入液面 3mm 以下，双手配合小心吸取去离子水至需要检定刻度。

3. 将吸管移开液面，用滤纸拭干吸头外壁。

4. 将吸管尖端停靠在小烧杯内壁，缓慢释放管内液体，根据标识决定要吹与否。

5. 记录称量值。

6. 由于加水后不易干燥，本实验室只称量 2 次，作为最后玻璃吸管吸取去离子水的重量，测定去离子水水温，然后查表 13-13 中的去离子水的 K 值进行计算：水的重量 ×K 值 ＝ 实际体积。填写《玻璃量具检定记录表》。

JJG 196—2006 要求：凡使用需要实际值的检定，其检定次数至少 2 次，且差值应不超过被检玻璃容量允差的 1/4，并取 2 次的平均值。

7. 参考被检定玻璃吸管的允差范围，如果超过允差范围则不再使用该玻璃吸管。

（三）移液器的校准

1. **按检定结果调节移液器**　将校准工具套进拇指操作钮底座的槽穴中，若欲增加液体体积，顺时针方向转动校准工具，若欲减少液体体积，逆时针方向转动校准工具。

2. 校准后，重复移液器校准步骤，确定该移液器是否已符合要求。

六、检定结果表达

出具移液器检定报告，注明检定日期及结论：在允许误差范围内或在允许误差范围外。在标准温度 20℃时可调移液器容量允许误差和测量重复性（此为国际 JJG 646—2006 的要求）见表 13-15，在标准温度 20℃时固定移液器容量允许误差和重复性见表 13-16。检定证书信息见天平结果表达。

七、检定周期

除每年一次的由权威第三方计量部门的常规检定外，在进行重大校准测量活动前都应对使用的相应移液器及玻璃器皿进行检定。

（张鹏伟）

第六节　温度计/温湿度计的校准

一、检定所依据的技术文件

JJG 1076—2020　中华人民共和国国家计量技术规范 – 数字式温湿度计校准规范

JJG（粤）047—2017　广东省地方计量检定规程 – 数字温湿度计

二、适用范围

适用于电参数型数字式温湿度计、温湿度传感器、温湿度变送器、温湿度巡检仪、温湿度记录仪、温湿度存储器等的校准。其他原理的温湿度计亦可参照执行。

三、校准条件

1. **环境条件**　环境温度：20~30℃；环境湿度：< 85%RH。

2. **测量标准及其他设备**

（1）精密露点仪：测量范围为（–20~+40）℃（露点或霜点温度）；最大允许误差为 ±0.2℃（露点或霜点温度）。

（2）数字式温度计：测量范围为（–20~+100）℃；最大允许误差为 ±0.05℃。

（3）湿度发生器（含温湿度标准箱）：湿度范围为 10%RH~95%RH，均匀度不大于1.0%RH，波动度不超过 ±1.0%RH；温度范围为（5~50）℃，均匀度不大于0.3℃，波动度不超过 ±0.2℃。

（4）计量院校准的合格温湿度计。

四、技术和性能要求

临床实验室要求：测量室内的温湿度计温度相差 2℃、相对湿度相差 5% 为合格。

五、校准方法

1. **外观检查**　仪器外观整洁、完好，表面无影响读数的缺陷，显示应清晰正常。

2. **计量机构校准**

（1）校准设备安装：将被校准的温湿度计放入湿度发生器的测试室内或温湿度标准箱的中心位置，同时放入标准温度计和精密露点仪的露点传感器。

（2）温湿度计的修正值：校准时，先设定湿度发生器的温度值（如：20℃或25℃）。当温度平衡后，设定湿度发生器的湿度值，一般由低湿（例如：10%RH）到高湿（例如：90%RH），通常间隔 10%RH 做一个校准点。

（3）每个校准点在温湿度达到设定值后稳定 10分钟，然后每隔2分钟左右记录精密露点仪的相对湿度值、温度计的温度值和被校准温湿度计的温度、相对湿度显示值，共记录3组数据。然后做下一个校准点，至所有的校准点测试结束。

（4）计算出每个校准点下温湿度计的温度示值误差：

$$\Delta T = \bar{T} - (\bar{T}_\text{s} + d_1) \qquad （式13-4）$$

式中：

ΔT—温度示值误差，℃；

$\bar{T}$—被检仪器温度示值平均值，℃；

$\bar{T}_s$—标准器温度示值平均值，℃；

d_1—标准器温度修正值，℃。

（5）计算相对湿度示值误差

$$\Delta H = \bar{H} - (\bar{H}_s + d_2)$$ （式 13-5）

式中：

ΔH—湿度示值误差，%RH；

$\bar{H}$—被检仪器湿度示值平均值，%RH；

$\bar{H}_s$—标准器湿度示值平均值，%RH；

d_2—标准器湿度修正值，%RH。

3．临床实验室校准　被检温度计、温湿度计与计量机构校准合格的标准温度计、温湿度计放置于同一温度环境，30 分钟记录一次各温度计、温湿度计读数，连续记录 3 次。

六、校准结果表达

校准证书信息见天平结果表达。

七、校准周期

建议温湿度计复校时间间隔为 1 年。送校单位也可以根据实际使用情况自主决定复校时间间隔。

（王建兵）

第七节　冰箱温度的校准

一、校准所依据的技术文件

冰箱校准依据 JJF 1101 环境试验设备温度、湿度参数校准规范，其最新版本（包括所有修订单）适用于本文件。

二、适用范围

适用于温度范围为 -70～30℃电子或机械式冰箱温度计的校准。

三、校准条件

1．环境条件

（1）环境温度：15～25℃，温度波动度不超过 ±3℃ /6h。

（2）相对湿度：≤ 75%RH。

（3）气压：80～106kPa。

（4）其他：无影响冰箱温度计及测量标准器正常工作的外磁场、冷热源，周围无强烈振动、无强烈气流及腐蚀性物质。

2．测量标准及其他设备校准用测量标准及其他设备　见表13–17。

表13–17　标准器及配套设备

序号	仪器名称	测量范围（℃）	技术要求	用途
1	精密温度计	–80～50	分辨力：不低于0.01℃ 最大允许误差：±0.2℃	主要标准
2	温度检定箱	–80～50	均匀度：0.3℃ 波动度：±0.2℃	恒定温场
3	温度计	–20～50	最大允许误差：±0.5℃	实验室环境温度测量

四、技术和性能要求

冰箱的温度偏差、重复性、均匀度和波动度的技术要求见表13–18。

表13–18　冰箱温度计计量特性

工作温度（℃）	分度值（℃）	偏差（℃）	均匀度（℃）	波动度（℃）
–70～30	1	±1.0	2.0	±0.5
–70～30	2	±2.0	2.0	±1.0

五、校准过程

1．**外观检查**　外形结构完好，铭牌内容（仪器名称、编号、规格型号、使用温度范围、校准日期或有效期等）齐全，冰箱处于正常工作状态，无报警等。

2．**校准方法**

（1）校准点的选择：温度校准点一般根据用户需要选择常用的温度点进行，或选择设备使用范围的上限、下限和中间点。

（2）测量点位置：测量点位置应布置在冰箱工作空间的三个不同层面，即上、中、下三层，中层为通过工作空间几何中心的平行于底面的校准工作面，各布点位置与设备内壁的距离为各边长的1/10。如冰箱带有样品架，下层测量点可布置在样品架上方10mm处。另测量点位置也可根据用户实际工作需要进行布置。

（3）测量点数量：测量点用数字1，2，3…表示，冰箱容积小于等于2m³时，温度测量点为9个，温度点5位于冰箱工作空间中层几何中心处，如图13–2所示。冰箱容积大于2m³时，温度测量点为15个，测量点位置如图13–3所示。若冰箱容积小于0.05m³或大于50m³时，可根据实际需要或用户需求减少或增加测量点数量并图示说明。

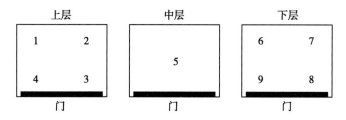

图13–2　冰箱容积小于等于2m³布点示意图

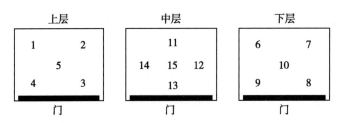

图 13-3 冰箱容积大于 2m³ 布点示意图

（4）冰箱温度的校准：按照测量点位置、数量布置温度传感器后，关闭冰箱门，等待冰箱温度达到稳定状态后，温度稳定时间以说明书为依据，若说明书未给出，一般为：30～60 分钟，等待时间不超过 60 分钟。每隔 2 分钟记录各测量点温度，30 分钟内共记录 16 组数据，或根据设备运行状况和用户需求确定时间间隔和数据记录次数，并在原始记录和校准证书中进行说明。

如果在规定的稳定时间之前能够确定冰箱内已达稳定状态，也可提前记录。稳定时间须以环境试验设备达到稳定状态为主要判断标准，应在环境试验设备达到稳定状态后才开始进行校准。

3．数据处理

（1）温度偏差

$$\Delta t_{\max} = t_{\max} - ts \qquad （式 13-6）$$

$$\Delta t_{\min} = t_{\min} - ts \qquad （式 13-7）$$

式中：

$\Delta t_{\max}$—最大偏差，℃；

$\Delta t_{\min}$—最小偏差，℃；

$t_{\max}$—各测量点规定时间内测量的最高温度，℃；

$t_{\min}$—各测量点规定时间内测量的最低温度，℃；

ts—冰箱设定温度，℃。

（2）温度均匀度：校准设备在稳定工作状态下，工作空间各测量点 30 分钟内（每 2 分钟测试一次）每次测量中实测最高温度与最低温度之差的算术平均值。

$$\Delta t_u = \sum_{i=1}^{n} \frac{(t_{i\max} - t_{i\min})}{n} \qquad （式 13-8）$$

式中：

Δt_u—温度均匀度，℃；

$t_{i\max}$—各测量点在第 i 次测得的最高温度，℃；

$t_{i\min}$—各测量点在第 i 次测得的最低温度，℃；

n— 测量次数。

（3）温度波动度：校准设备在稳定工作状态下，工作空间各测量点 30 分钟内（每 2 分钟测试一次）实测最高温度与最低温度之差的一半，冠以"±"号，取全部测量点中变化量的最大值作为温度波动度校准结果。

$$\Delta t_f = \pm\max \frac{(t_{j\max} - t_{j\min})}{2} \qquad （式 13-9）$$

式中：

Δt_f—温度波动度，℃；

t_{jmax}—测量点 j 在 n 次测量中的最高温度，℃ ；

t_{jmin}—测量点 j 在 n 次测量中的最低温度，℃。

六、校准结果表达

1．**校准记录**　校准记录应尽可能详尽地记录测量数据和计算结果，示例见《医学实验室质量体系文件范例（第 3 版）》第三篇第十五章第七节。

2．**校准报告**　经校准的冰箱出具校准报告，校准证书信息见天平结果表达。

七、校准周期

冰箱温度计复校时间间隔建议为一年，可根据实际使用情况进行调整。在使用过程中经过修理、更换重要器件等一般需重新校准。

（韩丽乔）

第十四章
临床血液学检验仪器校准基本要求

临床血液学检验仪器是临床实验室检测体系重要组成部分。CNAS-CL02 和 CNAS-CL02-A001 文件要求实验室应对设备校准和测量结果的计量溯源性做出规定，以保证检验结果的准确性和一致性。其校准内容主要包括，以加样系统、检测系统、温控系统为主的设备校准，以测量结果计量溯源性要求的检验项目校准，并应遵循制造商建议。根据检测内容不同，本章将介绍常见血液学检验仪器校准的基本要求。

第一节　血细胞分析仪校准

一、校准参照的技术文件

WS/T 347—2011　血细胞分析的校准指南

WS/T 406—2012　临床血液学检验常规项目分析质量要求

二、校准周期

1. 常规使用情况下，至少每 6 个月进行一次校准。

2. 以下情况应进行校准：

（1）仪器投入使用前或重新启用前。

（2）更换部件或进行维修后，可能对检测结果的准确性有影响时。

（3）仪器搬动后，需要确认检测结果的可靠性时。

（4）室内质量控制显示系统的检测结果有漂移时（排除仪器故障和试剂的影响因素后）。

（5）比对结果超出允许范围。

（6）实验室认为需进行校准的其他情况。

三、适用范围

本文适用于血细胞分析仪的校准。

四、校准条件

校准前准备

1. **校准前基本要求**　对仪器进行全面的保养维护。

2．校准物的来源和选择

（1）使用配套检测系统的实验室，一般使用制造商推荐的校准物，也可使用校准实验室提供的、可溯源至参考方法的定值新鲜血为校准物。

（2）使用非配套检测系统实验室，只能使用新鲜血进行仪器校准。

五、技术和性能要求

1．核查电力供应、泵压力、气动阀、机械位置、光源等涉及加样系统、温控系统、检测系统等重要部件的参数，以及白细胞分类图形参数等应符合制造商要求。

2．实验室环境的温度与湿度应符合仪器说明书标示的要求。

3．背景计数应符合仪器说明书标示的性能要求。

4．携带污染率应符合仪器说明书标示的性能要求。

5．精密度应符合仪器说明书标示的性能要求，同时应符合临床需要。

6．校准结果偏倚的判定标准见表 14-1。

表 14-1　血细胞分析校准的判定标准

参数	偏倚要求	
	一列	二列
白细胞（WBC）	1.5%	10%
红细胞（RBC）	1.0%	10%
血红蛋白（Hgb）	1.0%	10%
血细胞比容（Hct）	2.0%	10%
平均红细胞体积（MCV）	1.0%	10%
血小板计数（PLT）	3.0%	15%

六、校准方法

对使用不同吸样针的不同吸样模式，应分别进行校准。

（一）校准项目

WBC、RBC、Hgb、PLT、Hct/MCV。

（二）校准步骤

按仪器说明书规定的程序进行校准，如说明书规定的程序不完善时，也可按如下程序进行校准。

1．**仪器的准备**　先用仪器的专用清洗液对仪器内部各通道及测试室处理 30 分钟。确认仪器的背景计数及精密度在说明书标示的范围内时，才可进行校准。

2．**校准物的准备**

（1）使用仪器制造商推荐的配套校准物。

1）将校准物从冰箱内（2~8℃）取出后，要求在室温（18~25℃）条件下放置约15分钟，使其温度恢复至室温。

2）检查校准物是否超出有效期，是否有变质或污染。

3）轻轻地将校准物反复颠倒混匀，并置于两手掌间慢慢搓动，使校准物充分混匀。

4）打开盖子时，应垫上纱布或软纸，使溅出的校准物被吸收。

5）将两管校准物合在一起，混匀后再分装于2个管内，其中一管用于校准物的检测，另一管用于校准结果的验证。

（2）使用新鲜血作为校准物。

1）使用新鲜血分装于3个试管中。

2）取其中1管，用参考方法或标准检测系统连续检测11次。计算第2～11次检测结果的均值，以此均值作为新鲜血的定值。

3）其他2管新鲜血作为定值的校准物，用于仪器的校准及校准结果的验证。

3．**校准物检测**　取1管校准物，连续检测11次，第1次检测结果不用，以防止携带污染。

4．**校准判断**

1）仪器若无自动校准功能，则将第2～11次的各项检测结果手工记录于工作表格中，计算均值，均值的小数点后数字保留位数较日常报告结果多一位；有自动校准功能的仪器可直接得出均值。

2）用上述均值与校准物的定值比较以判别是否需要调整仪器。

3）计算各参数的均值与定值相差的百分数（不计正负号）。计算见下面公式：

$$偏倚 = \frac{均值 - 定值}{定值} \times 100\% \qquad （式14-1）$$

与表14-1中的标准数据进行比较。

5．**校准系数调整**

1）各参数均值与定值的差异全部等于或小于表14-1的第一列数值时，仪器不需进行调整，记录检测数据即可。

2）若各参数均值与定值的差异大于表14-1中的第二列数值时，需请仪器维修人员检查原因并进行处理；若各参数均值与定值的差异在表14-1第一列与第二列数值之间时，需对仪器进行调整，调整方法可按说明书的要求进行。

3）若仪器无自动校准功能，则将定值除以所测均值，求出校准系数。将仪器原来的系数乘以校准系数，即为校准后的系数。将校准后的系数输入仪器更换原来的系数。

6．**校准结果的验证**　将用于校准验证的校准物充分混匀，在仪器上重复检测11次。去除第1次结果，计算第2～11次检测结果的均值，再次与表14-1的数值对照。如各参数的差异全部等于或小于第一列数值，证明校准合格。如达不到要求，须请维修人员进行检修。

（三）校准报告

校准报告一般由制造商工程师编写，并将原始数据（仪器的结果、参数的图片）、所用试剂、耗材、器具的证明或校准/检定证书、校准品说明书/溯源材料、校准人资质证明等信息附录在校准报告正文之后。专业组长或指定人批准校准报告，存档，至少保存2年。

（龙一飞）

第二节 凝血分析仪校准

一、校准参照的技术文件

JJF 1945—2021 凝血分析仪校准规范
YY/T 0659—2017 凝血分析仪

二、校准周期

1. 常规使用情况下，至少每 12 个月进行一次校准。
2. 以下情况应进行校准：
（1）仪器投入使用前或重新启用前。
（2）更换部件或进行维修后，可能对检测结果的准确性有影响时。
（3）仪器搬动后，需要确认检测结果的可靠性时。
（4）室内质量控制显示系统的检测结果有漂移时（排除仪器故障和试剂的影响因素后）。
（5）比对结果超出允许范围。
（6）实验室认为需进行校准的其他情况。

三、适用范围

本文适用于凝血分析仪的校准。

四、校准条件

（一）校准的环境条件

1. **环境温度** 要求在 18～25℃范围内。
2. **环境湿度** 相对湿度要求 ≤ 80%。
3. 通风散热良好，无明显振动，远离电磁干扰，电力供应满足仪器要求，气动系统满足要求，仪器各部件工作状态良好。

（二）校准器材和试剂

1. 经过计量校准的标准温度测试仪，测量端可经任意弯曲折叠放入半封闭仪器内部温场，测量范围为 0～50℃，最大允许误差为 ±0.1℃。
2. 一台精密天平（测量精度不低于 0.1mg，经计量检定合格），并使用修正值；空试管，反应杯，去离子水。
3. 血浆纤维蛋白原标准物质，相对扩展不确定度一般应不大于 5%（k=2），或根据用户及仪器的技术要求选择国际参考物质。
4. 校准过程中需要的仪器配套诊断试剂和临床质控血浆样品。试剂应按照说明书要求的条件储存并在有效期内。

五、技术和性能要求

1. **温度控制** 温育部和温育位恒温装置部（37.0℃）温度示值误差 ±1.0℃，试剂冷却位温度

≤ 20℃。

2．通道差（半自动凝血分析仪）要求 ≤ 10%。

3．**加样系统**　要求样品针与试剂针的不同加液量需同时符合制造商体积量和精密度要求。

4．纤维蛋白原（Fg）携带污染率（全自动凝血分析仪）要求 ≤ 10%。

5．测量重复性应符合表 14-2 要求。

表 14-2　测量重复性要求

项目	样品	全自动凝血分析仪
凝血酶原时间（PT）	正常样品（要求：11 ~ 14s）	≤ 3.0%
	异常样品	≤ 8.0%
活化部分凝血活酶时间（APTT）	正常样品（要求：25 ~ 37s）	≤ 4.0%
	异常样品	≤ 8.0%
纤维蛋白原（Fg）	正常样品（要求：2 ~ 4g/L）	≤ 8.0%
	异常样品	≤ 15.0%
凝血酶时间（TT）	正常样品（样品要求：12 ~ 16s）	≤ 10.0%
	异常样品	≤ 15.0%

6．Fg 示值误差要求 ± 10%。

7．Fg 线性相关性要求相关系数 r ≥ 0.980。

六、校准方法

（一）机械位置校准

按照制造商校准手册，对各机械运动部件的位置进行校准。

（二）温度控制

1．**检测部和温育部温度示值误差**　开机后按照厂家要求进行预热，将温度测试仪的测量端通过弯曲折叠后放入仪器检测部和温育部装置部中心点，待仪器显示温度达到设定温度 37℃稳定后，每 2 分钟记录测试点的温度一次，在 30 分钟内共测试 15 次，根据式 14-2 计算检测部和温育部温度示值误差。

$$\Delta T = T_o - \bar{T}_j \qquad （式 14-2）$$

公式中：

ΔT—检测部和温育部温度示值误差，℃；

T_o—仪器显示温度设定值，℃；

$\bar{T}_j$—中心点温度 15 次测量的平均值，℃。

2．**试剂冷却位温度（适用于全自动凝血分析仪）**　仪器开机预热后，将温度测试仪的测量端放入仪器试剂冷却位，待仪器显示温度达到设定温度稳定后，每 2 分钟记录测试点的温度一次，在 30 分钟内共测试 15 次，根据式 14-3 计算 15 次温度测量平均值表征试剂冷却位温度。

$$\bar{T}_j = \frac{1}{15}\sum_{j=1}^{15} T_j \qquad （式 14-3）$$

式中：

$\bar{T}_j$—试剂冷却位温度 15 次测量的平均值，℃；

T_j—温度测试仪单次测量的温度值，℃。

3. 加样系统　要求应对所有需要使用的样品针、试剂针进行校准，且校准的加样量需要覆盖实际使用的范围。一般采用称量法。

让仪器进入工程师模式，取一个空反应杯（加入适量去离子水或封膜，减少去离子水挥发），在天平上调零。将此杯放入指定加样针的位置，进入针注液量程序，让仪器吸取样品杯去离子水注入此反应杯中。在天平上测量注入去离子水的质量。每个加样针，选定的每个加样量，重复上述步骤测量 10 次并记录其数据，并计算均值与重复性。

$$V = \frac{m}{\rho} \qquad （式14-4）$$

式中：

V—加样量体积，μL；

ρ—去离子水的密度，mg/μL（如校准时室温 26℃，对应水密度为 0.996 813mg/μL）；

m—去离子水的质量，mg。

4. 通道差（适用于半自动凝血分析仪）　正常条件下，在至少 3 个以上通道中连续测定同一正常标本 PT、APTT、TT、Fg 各三次。分别计算各通道测定值的算术平均值（$\bar{X}_i$）及所有通道测定值的总算术平均值（$\bar{X}_总$），然后按式 14-5 计算通道差（R）。

$$R = \frac{\bar{X}_{\max} - \bar{X}_{\min}}{\bar{X}_总} \times 100\% \qquad （式14-5）$$

式中：

R—通道差；

$\bar{X}_{\max}$—各通道测定值的算术平均值中最大值；

$\bar{X}_{\min}$—各通道测定值的算术平均值中最小值；

$\bar{X}_总$—所有通道测定值的总算术平均值。

5. Fg 携带污染率　取一份高浓度的临床样品，混合均匀后连续测定 3 次，再取一份低浓度的临床样品，混合均匀后连续测定 3 次，按式 14-6 计算携带污染率。

$$CR = \frac{L_1 - L_3}{H_3 - L_3} \times 100\% \qquad （式14-6）$$

式中：

CR—携带污染率，%；

L_1—低值临床质控样品第 1 次测定值，g/L；

L_3—低值临床质控样品第 3 次测定值，g/L；

H_3—高值临床质控样品第 3 次测定值，g/L；

注：高浓度样品测定值应大于低浓度样品测定值的 2 倍。

6. Fg 对 PT 或 APTT 的携带污染率　连续测定正常血浆 PT 或 APTT 3 次（j_1、j_2、j_3）后，立即连续测定原血浆 Fg 3 次，再测定原正常血浆 PT 或 APTT 1 次（j_4）后，根据式 14-7 计算试剂间的携带污染率（%）。

注：血浆 Fg 的浓度要求在 3～4g/L。

$$CR = \frac{(j_1 + j_2 + j_3)/3 - j_4}{(j_1 + j_2 + j_3)/3} \times 100\% \qquad （式14-7）$$

注：如果（$j_1+j_2+j_3$）$/3-j_4$）≤ 0，则令 CR=0。

式中：

CR—携带污染率，%；

j_1、j_2、j_3、j_4—正常血浆 PT 或 APTT 测定值。

7. 测量重复性 采用凝血分析仪配套的试剂、校准品及相应的测定程序，对计量特性中规定的项目和样品，每个项目重复测定至少 6 次，并根据式 14-8 计算相对标准偏差（RSD）作为重复性的表征。

$$RSD = \frac{1}{\bar{\chi}} \times \sqrt{\frac{\sum\limits_{i=1}^{n}(\chi_i - \bar{\chi})^2}{n-1}} \times 100\% \qquad （式 14-8）$$

式中：

RSD—相对标准偏差；

χ_i—第 i 次的测量值；

$\bar{\chi}$—测定平均值；

n—测定次数，$n \geq 6$。

8. Fg 示值误差 用仪器测定血浆纤维蛋白原标准物质或参考物质，重复测量 3 次，计算 3 次测量结果的平均值。根据式 14-9 计算 Fg 示值误差。

$$\Delta c = \frac{\bar{c} - c_s}{c_s} \times 100\% \qquad （式 14-9）$$

式中：

Δc—示值误差，%；

$\bar{c}$—标准物质或参考物质 3 次测量结果的平均值，g/L；

c_s—标准物质的标准值或参考物质的参考值，g/L。

9. Fg 线性相关性 将 Fg 高浓度样品至少稀释为 5 个浓度（涵盖测试范围的上、下限和中间值），再将各浓度的样品上机测定，每份样品测定 3 次，取其平均值。将测量结果的平均值与样品的标准值进行线性回归，按式 14-10 计算线性相关系数作为线性相关性的表征。

$$r = \frac{\sum\limits_{i=1}^{n}(\chi_i - \bar{\chi})(y_i - \bar{y})}{\sqrt{\sum\limits_{i=1}^{n}(\chi_i - \bar{\chi})^2} \times \sqrt{\sum\limits_{i=1}^{n}(y_i - \bar{y})^2}} \qquad （式 14-10）$$

式中：

r—线性相关系数；

χ_i—各个浓度水平样品的标准值，g/L；

$\bar{\chi}$—各个浓度水平样品的平均值，g/L；

y_i—各个浓度水平样品的测量值，g/L；

$\bar{y}$—各个浓度水平样品的测量值平均值，g/L；

n—浓度水平的个数。

（龙一飞）

第三节　血型分析仪校准

一、校准参照的技术文件

JJG 646—2006　移液器鉴定规程

YY/T 1245—2014　自动血型分析仪行业标准

二、校准周期

1. 常规使用情况下，至少每 12 个月进行一次校准。

2. 以下情况应进行校准：

（1）仪器投入使用前或重新启用前。

（2）更换部件或进行维修后，可能对检测结果的准确性有影响时。

（3）仪器搬动后，需要确认检测结果的可靠性时。

（4）室内质量控制显示系统的检测结果有漂移时（排除仪器故障和试剂的影响因素后）。

（5）比对结果超出允许范围。

（6）实验室认为需进行校准的其他情况。

三、适用范围

本文适用于全自动血型分析仪的校准。

四、校准条件

1. **仪器**　具备自检模块或可根据需要选择的手动诊断模式。

2. **人员**　经制造商授权具有资质的工程师。

3. **环境条件**　符合仪器安装要求的电源、温湿度和空间。

4. 用于校准的设备经过检定 / 校准合格并符合测量要求。

五、技术和性能要求

1. **仪器状态**　核查软件版本、条码读取模块、移液针模块、加样台模块、传输臂模块、离心机模块、读卡相机模块、管道系统等各模块的状态正常；

2. 实验室环境的温度与湿度应符合仪器说明书标示的要求；

3. 校准结果偏倚的判断根据仪器厂家的技术要求。

六、校准方法

（一）加样系统校准

1. **称重法**

（1）将待检血型仪、生理盐水、电子分析天平等置于恒温、恒湿的实验室内平衡至少 2 小时。

（2）用 10mL 量筒去皮后加入 10mL 生理盐水进行称重，用重量除以体积得到生理盐水密度。

（3）取一定数量未打孔的血型卡，做好标记，用电子天平称重并记录。

（4）在诊断维修模式下依次打孔，根据实验检测要求，对不同加样量进行加样测试。

（5）加样后用电子天平称重并记录。

（6）通过加样前后的重量差进行换算。

（7）校准参数计算：

1）体积计算

$$V_i = \frac{W_i}{\rho_{水_t}}$$ （式 14-11）

$$\bar{V} = \frac{i}{n}\sum_{i=1}^{n}V_i$$ （式 14-12）

式中：

V_i—第 i 次测得的加样体积；

W_i—第 i 次称量的加样质量；

$\rho_{水_t}$—t℃时盐水的密度；

$\bar{V}$—平均加样体积；

n—重复测定的次数。

2）标准差计算

$$s = \sqrt{\frac{\sum_{i=1}^{n}(V_i - \bar{V})^2}{n-1}}$$ （式 14-13）

式中：

V_i—第 i 次测得的加样体积；

$\bar{V}$—平均加样体积；

n—重复测定的次数；

s—标准差。

3）变异系数计算

$$CV = \frac{s}{\bar{V}}\times100\%$$ （式 14-14）

式中：

$\bar{V}$—平均加样体积；

s—标准差；

CV—变异系数。

4）准确度计算

$$\Delta_i = \frac{\bar{V} - V}{V}\times100\%$$ （式 14-15）

式中：

$\bar{V}$—平均加样体积；

V—设定的加样体积；

Δ_i—准确度。

2. 仪器自动校准

1）安装仪器自带的移液量定标块；

2）启动仪器自带的诊断模式；

3）选择需要校准的加样量；

4）仪器自动检测后得出校准数据。

（二）温控系统校准

1. 开启仪器的诊断模式，进入温度检测功能页面。

2. 使用温湿度计对室温保持区和37℃孵育区进行温度检测。

3. 可根据配套试剂孵育时间的要求，进行孵育时间范围内温度波动情况的评估。

（三）离心系统校准

1. 开启仪器的诊断模式，进入离心机检测功能页面。

2. 根据仪器离心机容量满载血型卡。

3. 离心机在旋转时，用经过校准的非接触式转速表分别测定仪器内各离心机的转速并记录结果。

4. 利用经过校准的电子秒表，记录离心机启动到结束的时间。

5. 如果仪器设定为二段式离心，则低速和高速的离心速度和时间需要分开记录。

（四）光路系统校准

1. 开启仪器的光路系统校准模块。

2. 放入专用的光路校准检测卡。

3. 仪器自检后判断结果。

（五）校准报告

校准报告一般由校准工程师编写，并将原始数据（仪器的结果、参数的图片）、所用试剂、耗材、器具的证明或校准/检定证书、校准品说明书/溯源材料、校准人资质证明等信息附录在校准报告正文之后。专业组长或指定人批准校准报告，存档，至少保存2年。

（梁　铮　吕玉华）

第四节　红细胞沉降率分析仪校准

一、校准参照的技术文件

YY/T 1251—2014　红细胞沉降率测定仪

WS/T 347—2011　血细胞分析的校准指南

二、校准周期

1. 常规使用情况下，至少每12个月进行一次校准。

2. 以下情况应进行校准:

(1)仪器投入使用前或重新启用前。

(2)更换部件或进行维修后,可能对检测结果的准确性有影响时。

(3)仪器搬动后,需要确认检测结果的可靠性时。

(4)室内质量控制显示系统的检测结果有漂移时(排除仪器故障和试剂的影响因素后)。

(5)比对结果超出允许范围。

(6)实验室认为需进行校准的其他情况。

三、适用范围

本文适用于红细胞沉降率分析仪的校准。

四、校准条件

(一)校准前仪器准备

对仪器进行全面的保养维护。

(二)校准的环境条件

1. 环境温度 要求在 10 ~ 30℃范围内(25℃最佳)。

2. 环境湿度 相对湿度要求在 20% ~ 85% 范围内。

(三)校准物的来源和选择

1. 校准物的来源 制造商推荐使用的校准物,要求定值溯源至参考方法。

2. 校准物的选择 使用制造商推荐的校准物。

五、技术和性能要求

1. 核查电力供应、泵压力、气动阀、机械位置、光源等涉及加样系统、温控系统、检测系统等重要部件的参数符合制造商的要求。

2. 校准物结果偏倚的判断标准见表 14-3。

表 14-3 血细胞沉降率分析仪校准的判定标准

检测项目	均值(mm/h)	偏倚要求
	0 ~ 10	± 3mm/h
红细胞沉降率(ESR)	11 ~ 20	± 4mm/h
	≥ 21	± 15%

六、校准方法

建议由厂家派工程师(需资质证明)定期进行校准。具体的校准操作联系厂家技术支持,由经厂家认可的专业维修工程师和科室仪器负责人一起共同参与。按照制定程序进行校准。

1. 校准物的准备 使用仪器制造商推荐的配套校准物。

（1）将校准物从冰箱内（2~8℃）取出后，要求在室温（18~25℃）条件下放置约 15 分钟，使其温度恢复至室温。

（2）检查校准物是否超出有效期，是否有变质或污染。

（3）轻轻地将校准物反复颠倒混匀，并置于两手掌间慢慢搓动，使校准物充分混匀。

（4）打开盖子时，应垫上纱布或软纸，使溅出的校准物被吸收。

（5）将两管校准物合在一起，混匀后再分装于 2 个管内，其中一管用于校准物的检测，另一管用于校准结果的验证。

2. **校准检测**　取其中 1 管校准物，在仪器血沉模式中连续测定 5 次。

3. **校准判断**

（1）将 5 次的检测结果手工记录于工作表格中，计算测定均值以及测定均值与校准物定值间的偏倚值。

（2）对照血沉仪校准的判定标准要求（表 14-3），根据偏倚结果判别是否需要调整仪器检测参数。

（3）计算测定均值与校准物定值的偏倚值，计算公式如下：

$$绝对偏倚（mm/h）= 测定均值 - 定值 \qquad （式 14-16）$$

$$相对偏倚（\%）= \frac{测定均值 - 定值}{定值} \times 100\% \qquad （式 14-17）$$

4. **校准系数调整**

（1）偏倚值在要求范围内，说明仪器准确度较好，仪器不需进行调整，记录检测数据即可。

（2）偏倚值超出偏倚要求，说明仪器准确度需要进行调整，调整方法可按说明书的要求进行。

5. **校准后结果验证**　将另一管校准物充分混匀后，在校准后仪器上重复检测 5 次。计算 5 次检测结果的测定均值以及测定均值与校准物定值的偏倚值，再次对照表 14-3 中的偏倚要求范围。如偏倚满足要求，证明校准合格；如达不到要求，须请维修人员进行检修。

（龙一飞）

第五节　血液流变学分析仪校准

一、校准参照的技术文件

JJF 1316—2011　血液黏度计校准规范

YY/T 1460—2016　血液流变仪

二、校准周期

1. 常规使用情况下，至少每 12 个月进行一次校准。

2. 以下情况应进行校准：

（1）仪器投入使用前或重新启用前。

（2）更换部件或进行维修后，可能对检测结果的准确性有影响时。

（3）仪器搬动后，需要确认检测结果的可靠性时。

（4）室内质量控制显示系统的检测结果有漂移时（排除仪器故障和试剂的影响因素后）。

（5）比对结果超出允许范围。

（6）实验室认为需进行校准的其他情况。

三、适用范围

本文适用于剪切速率为 $1\sim200s^{-1}$、剪切应力 $10\sim1\,000mPa$，测量全血和血浆动力黏度的血液流变学分析仪的校准。

四、校准条件

（一）环境条件

1. 环境温度　$10\sim35℃$。

2. 相对湿度　$\leqslant80\%$。

3. 供电电源　$(220\pm22)V$。

4. 无强电磁场干扰、无震动。

环境条件与制造商标称的产品规格不一致时，以产品规格为准。

（二）标准物质

采用有证国家标准品进行检测。

五、技术和性能要求

（一）外观

1. 文字和标识清晰可见。

2. 表面平整、光洁、色泽均匀，无磕碰、划伤及凹凸不平等缺陷。

3. 紧固件连接牢固可靠，不得有松动。

（二）温度准确度和波动性

样品测量区的温度应在设定值 $\pm0.5℃$ 的范围内，波动不超过 $\pm0.5℃$。

（三）血浆黏度测量示值误差和重复性

血浆黏度测量示值误差$\leqslant\pm5\%$，测量重复性$\leqslant3\%$。

（四）全血黏度测量示值误差和重复性

全血黏度测量示值误差$\leqslant\pm5\%$，测量重复性$\leqslant3\%$。

（五）最小剪切应力

$\leqslant10mPa$。

（六）样品加样量准确度（适用于全自动流变仪）

加样量应不少于仪器标称量。

六、校准方法

1. **外观**　目视检查，予以验证，应符合外观检查的要求。

2. **温度准确度**　流变仪开机稳定后，在样品检测区加入适量液体，待充分预温后，用精度不低于 0.1℃ 温度计对液体进行测量，每间隔 30 秒测定一次温度值，连续测试 10 分钟。计算所有次温度值的平均值和最大值与最小值之差。平均值与设定温度值之差为温度准确度，最大值与最小值之差的一半为温度波动，应符合温度准确度和波动性的要求。

3. **血浆黏度测量示值误差和重复性**　仪器设置为"血浆黏度测试"方式，加入标准品，重复测量 6 次，按式 14-18 计算血浆黏度测试方式下黏度测量示值误差，按式 14-19 计算测量重复性。

$$\Delta_\eta = \frac{\bar{\eta} - \eta_s}{\eta_s} \times 100\% \qquad （式 14-18）$$

式中：

Δ_η —黏度测量示值误差；

$\bar{\eta}$ —黏度测量示结果的平均值，mPa·s；

η_s —被测标准品的标准黏度值，mPa·s。

$$S_{rel}(\eta) = \frac{1}{\bar{\eta}} \sqrt{\frac{\sum_{i=1}^{n}(\eta_i - \bar{\eta})^2}{n-1}} \times 100\% \qquad （式 14-19）$$

式中：

$S_{rel}(\eta)$ —测量重复性；

η_i —第 i 次测量值，mPa·s；

$n=6$ —测量次数。

4. **全血黏度测量示值误差和重复性**　仪器设置为"全血黏度测试"方式，设定剪切速率分别为 $1s^{-1}$、$50s^{-1}$、$200s^{-1}$（或接近此设定值），分别加入 3 种不同浓度标准品，各测量 6 次，每个标准品的 6 次检测结果计算平均值（$\bar{\eta}$），按式 14-18 计算，取最大值为该仪器的全血黏度测试方式下黏度示值误差，按式 14-19 计算测量重复性。

5. **最小剪切应力**　选低值校准品，按 3.4 测定剪切速率分别为：$1s^{-1}$、$2s^{-1}$、$3s^{-1}$、…、$10s^{-1}$ 时的黏度测量示值误差和测量重复性；取测量结果重复性小于 3%，示值误差小于 5% 时所对应的最小剪切速率值为最小剪切应力。按式 14-20 计算最小剪切应力。

$$r_{min} = \eta_s \dot{\gamma} \qquad （式 14-20）$$

式中：

r_{min} —最小剪切应力，mPa；

η_s —被测标准品的标准黏度值，mPa·s；

$\dot{\gamma}$ —剪切速率，s^{-1}。

6. **样品加样量准确度（适用于全自动流变仪）**　比色法和称量法两种类型的测定方法，可任意选择两种方法之一。

（1）称量法

1）将仪器、除气蒸馏水等置于恒温、恒湿的实验室内平衡数小时后开始试验。准备适当的容器（可以防止容器内的水分挥发），在分度值为0.01mg的电子天平上调零。

2）将容器放到合适的位置，控制加样针往该容器加入规定量除气蒸馏水，再在电子天平上称量其质量。按式14-21计算加样误差。

$$B = \frac{\bar{V}_{\text{实}} - V_{\text{设定}}}{V_{\text{设定}}} \times 100\% \qquad （式14-21）$$

式中：

B—加样误差；

$\bar{V}_{\text{实}}$—实际加入量平均值；

$V_{\text{设定}}$—设定加入量。

（2）比色法

1）橘红G血清液（色素原液）的配制：用分度值为0.1mg以下的电子天平称取橘红G粉末0.35g，轻轻放入10mL质控血清中，用混匀器慢慢混匀溶解。

2）色素原液比重的测定：使用同一比重瓶测定空比重瓶质量W_1，色素原液质量W_2，纯水质量W_3，按式14-22计算色素原液密度。

$$\rho_{\text{色}t} = \frac{W_2 - W_1}{W_3 - W_1} \rho_{\text{水}t} \qquad （式14-22）$$

式中：

$\rho_{\text{色}t}$—t℃时色素原液密度；

$\rho_{\text{水}t}$—t℃时纯水密度。

3）配制参考稀释液，测量并计算稀释倍数，测定稀释液吸光度：称量一个空样品杯质量W_4，在此空样品杯中加入约1mL色素原液并称取质量W_5，将样品杯中的色素原液用纯水稀释到2 000mL容量瓶中定容；在分光光度计上（478±1）nm测定稀释后的参考色素稀释液吸光度A_{ref}。按式14-23计算参考稀释液稀释倍数。

$$D_{ref} = \frac{\rho_{\text{色}t}}{W_5 - W_4} \times 2\,000 \qquad （式14-23）$$

4）样品加注、回收、定容及吸光度检测：将色素原液加入样品杯，放置于流变仪上，按仪器样品量设定范围分别设定规定加样量；执行自动加样，加样结束后在加试剂前停止仪器运转。

手工将比色杯内的色素原液用蒸馏水回收到容量为M_{sam}的容量瓶中定容。

在分光光度计上（478±1）nm测定定容后的被检色素吸光度A_{sam}。

按式14-24计算实际样品加注量。

$$V = \frac{M_{sam} \times A_{sam}}{D_{ref} \times A_{ref}} \qquad （式14-24）$$

5）按式14-21计算加样误差。

（余锦旗）

第十五章
临床体液学检验仪器校准基本要求

临床体液学检验仪器是临床实验室检测体系重要组成部分。根据检测内容不同，本章将介绍常见体液学检验仪器校准的基本要求。

第一节 尿液干化学分析仪校准

临床体液学检验使用的仪器主要有尿液干化学分析仪。尿液干化学分析仪是根据尿液中的被测成分与尿试纸条上相应测试块进行独立反应产生颜色的变化，用于定性、定量测量尿液成分。试纸条上色块颜色变化的深度与尿液中相对应的成分成比例关系，从而实现对尿液的相对密度（SG）、pH、白细胞（WBC 或 LEU）、亚硝酸盐（NIT）、蛋白质（PRO）、葡萄糖（GLU）、酮体（KET）、尿胆原（URO 或 UBG）、胆红素（BIL）、红细胞（RBC 或 BLD）和维生素 C（VC）等多项成分的检测。

临床体液学实验室都应该建立适合本实验室使用的尿液干化学分析仪校准程序。校准程序的内容一般包括：校准参照的技术文件、校准周期、适用范围、校准条件、校准的具体方法和步骤等。

一、校准参照的技术文件

JJF 1129—2005 尿液分析仪校准规范。

GB/T 22576.3—2021 医学实验室质量和能力的要求第 3 部分：尿液检验领域的要求。

二、校准周期

1. 常规使用情况下，至少每 12 个月进行一次校准。

2. 以下情况应进行校准：

（1）仪器投入使用前（新安装或旧仪器重新启用）。

（2）更换部件进行维修后，可能对检测结果的准确性有影响时。

（3）仪器搬动后，需要确认检测结果的可靠性时。

（4）室内质量控制显示系统的检测结果有漂移时（排除仪器故障和试剂的影响因素后）。

（5）比对结果超出允许范围。

（6）实验室认为需进行校准的其他情况。

三、适用范围

本文适用于尿液干化学分析仪的校准。

四、校准条件

（一）校准前准备

1. **校准前基本要求** 对仪器进行全面的保养维护。

2. **校准前检查**

（1）环境条件：环境温度要求在 20～30℃，相对湿度不大于 85%。室内应防潮、避光、防热、无腐蚀性物品，通风良好。

（2）仪器外观：外表应光滑平整，不应有影响工作性能的机械损伤；显示屏应平整洁净无划痕，读数清晰；各装置、调节器、开关及按键功能良好。

（3）试纸条：与仪器配套使用的试纸条应切口整齐，无变色、无分层、基片平直、无掉块现象，且在使用保质期内。

（二）空白液和工作标准溶液的准备

1. **试剂配制**

（1）人工原尿：称取 20.0g 尿素、10.0g 氯化钠、1.0g 肌酐、2.0g 氯化钾、3.5mg 食用色素柠檬黄，溶解后定容至 250.0mL。

（2）尿酸钠溶液：称取 0.75g 尿酸钠，溶解后定容至 500.0mL。

（3）560mmol/L 葡萄糖溶液：称取 25.222 5g 无水葡萄糖，溶解后定容至 250.0mL。

（4）10mmol/L 亚硝酸钠水溶液：称取 0.344g 亚硝酸钠，溶解后定容至 500.0mL。

（5）2mmol/L 胆红素溶液：称取 0.375g 胆红素，溶解后定容至 500.0mL。

（6）5mmol/L 尿胆原溶液：称取 0.485g 尿胆原冻干粉，溶解后定容至 500.0mL。

2. **空白溶液** 取人工原尿 25.0mL，尿酸钠溶液 18.0mL，缓冲液约 20mL，加入适量水使其约为 90mL，摇匀，然后用 pH 计测量，并调节 pH 至 5.5，用氯化钠调密度至 1.005，加水至 100.0mL。

3. **工作标准溶液**

（1）1 号工作标准溶液：称取牛血清白蛋白 0.2g，8 000 个 /μL 白细胞溶液 5mL，5 000 个 /μL 红细胞溶液 30mL，560mmol/L 葡萄糖溶液 5mL，10mmol/L 亚硝酸钠水溶液 3mL，丙酮 0.1mL，2mmol/L 胆红素溶液 5mL，5mmol/L 尿胆原 5mL，人工原尿 150.0mL，尿酸钠溶液 90.0mL，缓冲液 150.0mL，0.1mol/L 氢氧化钠溶液 50.0mL，摇匀，然后用 pH 计测量，并加入 0.1mol/L 氢氧化钠溶液，使 pH 至 6.5，用氯化钠调密度至 1.015，加水至 1 000.0mL。

（2）2 号工作标准溶液：称取牛血清白蛋白 2.0g，8 000 个 /μL 白细胞溶液 25mL，5 000 个 /μL 红细胞溶液 30mL，560mmol/L 葡萄糖溶液 75mL，10mmol/L 亚硝酸钠水溶液 10mL，丙酮 0.6mL，2mmol/L 胆红素溶液 37.5mL，5mmol/L 尿胆原 20mL，人工原尿 150.0mL，尿酸钠溶液 90.0mL，缓冲液 150.0mL，0.1mol/L 氢氧化钠溶液 50.0mL，摇匀，然后用 pH 计测量，并加入 0.1mol/L 氢氧化钠溶液，使 pH 至 7.5，用氯化钠调密度至 1.025，加水至 1 000.0mL。

五、仪器校准

建议由厂家派工程师（需资质证明）定期进行校准。具体的校准操作联系厂家技术支持，由经厂家认可的专业维修工程师和科室仪器负责人一起共同参与。按照制定程序进行校准。

1. **仪器准备** 接通仪器电源，预热 10 分钟。

2．**空白计数**　按照仪器和试纸条的说明书要求，取适量空白液倒入一试管中，将一试纸条浸入空白液中（所有色块必须全部浸入空白液），2秒后取出沥干多余液体，置于仪器上进行测量，连续测量3次，观察测量值。测量值应符合表15-1要求。

表15-1　空白溶液的浓度及不确定度

参数	SG	pH	WBC（个/μL）	NIT（μmol/L）	PRO（g/L）	GLU（mmol/L）	KET（mmol/L）	URO（μmol/L）	BIL（μmol/L）	RBC（个/μL）
测量结果	1.000～1.010	5.0～6.0	0	0	0	0	0	≤ 3.4	0	0
扩展不确定度	0.001	0.02				10%（k=3）				

注：表中SG、pH两项指标是在25℃时的值

3．**标示值的校准**

（1）工作标准液测量：分别取适量的1号和2号工作标准溶液，按上述操作方法连续测量5次，5次测量值应符合表15-2要求。

表15-2　工作标准溶液的浓度及不确定度

参数	SG	pH	WBC（个/μL）	NIT（μmol/L）	PRO（g/L）	GLU（mmol/L）	KET（mmol/L）	URO（μmol/L）	BIL（μmol/L）	RBC（个/μL）
1号溶液	1.015	6.5	40	30	0.2	2.8	1.0	25	10	15
2号溶液	1.025	7.5	200	100	2.0	42	6.0	100	75	150
扩展不确定度	0.001	0.02				10%（k=3）				

注：表中SG、pH两项指标是在25℃时的值

（2）仪器调校：当某检测项目1号和2号工作标准溶液的检测结果与标示值不一致时，需要对该项目进行灵敏度的调整，调整完后，重新做标示值的校准，直到检测结果符合要求。

4．**校准报告**　校准报告一般由制造商工程师编写，并将原始数据（仪器的结果、参数的图片）、所用试剂、耗材、器具的证明或检定证书、校准品说明书/溯源材料、校准人资质证明等信息附录在校准报告正文之后。专业组长或指定人批准校准报告，签名存档，至少保存2年。

（何文军）

第二节　尿液有形成分分析（数字成像）仪校准

尿液有形成分（urine formed elements）是尿液中一切以固体有形状态出现的物质的总称。尿液有形成分种类很多、形态各异、易于破坏或发生形态改变，其分析需要经验积累，一直以经

典的显微镜检查方式为主。由于科学技术的迅速发展，特别是流式细胞分析技术、计算机技术、数字图像技术和神经网络技术的迅速发展，使得尿液有形成分检查的自动化水平有了很快的发展。尿液有形成分的自动化分析设备，以目前检测技术而言，所用检测原理可分为2种主要类型，流式尿液有形成分分析系统和数字成像影像拍摄技术。从检验全流程质量管理与操作规范的角度，结合国家标准、行业标准及专家共识等，临床体液学实验室都应该建立适合本实验室使用的尿液有形成分分析仪校准程序。本节将介绍基于数字成像自动识别尿液有形成分分析仪的校准程序。

一、校准参照的技术文件

JJF 1129—2005　尿液分析仪校准规范

JJF 1823—2020　全自动尿沉渣分析仪校准规范

GB/T 22576.3—2021　医学实验室质量和能力的要求第 3 部分：尿液检验领域的要求

二、校准周期

1．常规使用情况下，至少每 12 个月进行一次校准。

2．以下情况应进行校准：

（1）仪器投入使用前（新安装或旧仪器重新启用）。

（2）更换部件进行维修后，可能对检测结果的准确性有影响时。

（3）仪器搬动后，需要确认检测结果的可靠性时。

（4）室内质量控制显示系统的检测结果有漂移时（排除仪器故障和试剂的影响因素后）。

（5）比对结果超出允许范围。

（6）实验室认为需进行校准的其他情况。

三、适用范围

本文适用于尿液有形成分分析（数字成像）仪的校准。

四、校准条件

（一）校准前准备

对仪器进行全面的保养维护。

（二）校准前环境条件

环境温度要求在 15～30℃，相对湿度不大于 85%。室内应防潮、避光、防热、无腐蚀性物品，通风良好。

（三）技术和性能要求

1．**仪器外观**　外表应光滑平整，不应有影响工作性能的机械损伤；显示屏应平整洁净无划痕，读数清晰；各装置、调节器、开关及按键功能良好。

2．**仪器检查**　开机自检，要求机械臂、相机拍摄、通讯传输、试管架、显微镜控制、离心机、清洗模块等全部组件通过自检。

3．仪器性能验证

（1）空白计数：用仪器配套的空白稀释液或纯水进行上样计数，连续测量 4 次，舍去第 1 次测量值，记录其余 3 次测量结果的最大值，即为 RBC、WBC 的空白值。要求空白值在厂家规定的允许范围内。

（2）精密度：取红细胞和白细胞高、低浓度的新鲜临床尿液标本，按仪器操作说明书要求混匀后，分别将两个标本进行连续 11 次检测，计算后 10 次检测结果的算术平均值（$\bar{X}$）和标准差（SD），并计算变异系数（CV），CV 即为批内不精密度。以中华人民共和国医药行业标准《尿液有形成分分析仪（数字成像自动识别）》YY/T 0996—2015 为判断依据。

（3）携带污染率：选取高浓度的样品和生理盐水，先对高浓度的样品混匀后连续检测 3 次，检测结果分别为 i_1、i_2、i_3；紧接着对生理盐水连续检测 3 次，检测结果分别为 j_1、j_2、j_3；计算携带污染率。

$$携带污染率 = \frac{j_1 - j_3}{i_3 - j_3} \times 100\% \qquad （式 15-1）$$

五、仪器校准

建议由厂家派工程师（需资质证明）定期进行校准。具体的校准操作联系厂家技术支持，由经厂家认可的专业维修工程师和科室仪器负责人一起共同参与。按照制定程序进行校准。

1．注样针校准　按照制造商说明书要求校准注样针正好对准计数池注样孔。

2．光学校准

（1）校准前准备：显微镜台以及显微镜臂保持清洁、干净。

（2）使用厂家提供的标准计数校正板校：让显微镜聚焦到计数池尿液中的单层有形成分上面拍照，要求能清晰分辨出尿液所包含的各种有形成分。如果偏离标准数值，将使用专用工具进行调节校准。

（3）校准物测量：校准物从 2～8℃冰箱取出后，室温静置约 15 分钟恢复至室温，充分颠倒混匀，然后按仪器操作说明书连续检测 5 次，计算 5 次结果的均值。比较均值与校准物的标识值，若均值超出校准物使用说明书标示值规定范围，则按照校准物使用说明书的要求将校准品充分混匀后进行校准，否则无需进行校准，保持原有校准系数。

3．校准后验证

（1）质控品检测：取正常异常两个水平配套质控品，按仪器操作说明书要求混匀后，置于清洁尿管中进行检测计数白细胞 WBC、红细胞 RBC，得到各项目检测数据，判断结果是否在允许范围内。

（2）实验室比对：用 5 份新鲜临床尿液样品（含正常和异常标本），以另一台通过性能验证及参加室间质评的尿液有形成分分析仪为靶机，分别在两台尿液有形成分分析仪上进行检测计数红细胞和白细胞，取得两组比对结果数据。结合参考范围，结果在实验室设定的参考范围内即为符合；异常阳性标本比对偏差允许范围小于 15%，同个项目总体符合率应大于 80%。

4．校准报告　校准报告一般由制造商工程师编写，并将原始数据（仪器的结果、参数的图片）、所用试剂、耗材、器具的证明或检定证书、校准品说明书／溯源材料、校准人资质证明等信息附录在校准报告正文之后。专业组长或指定人批准校准报告，签名存档，至少保存 2 年。

（何文军）

第三节　阴道分泌物检测仪校准

阴道分泌物检测是细菌性阴道病、需氧菌性阴道炎（aerobic vaginitis，AV）、外阴阴道假丝酵母菌病和滴虫性阴道炎等妇科疾病的重要诊断依据。随着自动化和人工智能在医疗领域的迅速发展，阴道分泌物自动化检测仪器陆续进入临床。仪器检测提高了工作效率，降低了人员的主观性。具备自动温育、自动加样、自动判读结果及传输数据等功能的阴道分泌物自动化检测仪器，实验室应该结合相关行业标准、专家共识等，根据制造商仪器说明书要求进行校准。

一、校准参照的技术文件

阴道分泌物自动化检测与报告专家共识（2023）

GB/T 22576.3—2021　医学实验室质量和能力的要求第 3 部分：尿液检验领域的要求

WS/T 662—2020　临床体液检验技术要求

二、校准周期

1. 常规使用情况下，至少每 12 个月进行一次校准。

2. 以下情况应进行校准：

（1）仪器投入使用前（新安装或旧仪器重新启用）。

（2）更换部件进行维修后，可能对检测结果的准确性有影响时。

（3）仪器搬动后，需要确认检测结果的可靠性时。

（4）室内质量控制显示系统的检测结果有漂移时（排除仪器故障和试剂的影响因素后）。

（5）比对结果超出允许范围。

（6）实验室认为需进行校准的其他情况。

三、适用范围

本文适用于阴道分泌物检测仪的校准。

四、校准条件

（一）校准前准备

对仪器进行全面的保养维护。

（二）校准的环境条件

环境温度要求在 15~30℃，相对湿度不大于 80%。室内应防潮、避光、防热、无腐蚀性物品，通风良好，且无强电磁场干扰与震动。

（三）技术和性能要求

1. **仪器外观**　外表应光滑平整，不应有影响工作性能的机械损伤；显示屏应平整洁净无划痕，读数清晰；各装置、调节器、开关及按键功能良好。

2．检测材料及工具准备

（1）干化学标准调试卡：一套。

（2）转盘位置校准工装治具：一套。

（3）调试所需试剂卡（包含干化学）：一盒（20人份）。

（4）维修工具箱：一套（备用）。

五、仪器校准

建议由厂家派工程师（需资质证明）定期进行校准。具体的校准操作联系厂家技术支持，由经厂家认可的专业维修工程师和科室仪器负责人一起共同参与。按照制定程序进行校准。

（一）机械位置校准

按照制造商校准手册，对加样、测量、镜检及拍照模块等各机械运动部件的位置进行校准。

（二）温度控制

开机后，检测仪进入自动检查及预热程序，各机构复位应准确，用电子温度计检测温育装置温度，温度准确度应不大于 ±0.5℃，波动度应不大于1℃，检测仪开机8小时内，温育装置温度应能满足制造商说明书规定温度准确度及波动度的要求。

（三）干化学校准

按照制造商校准手册，使用配套标准卡对干化学模块进行调试校准，并记录数据。

（四）显微镜镜检校准

按照制造商校准手册，使用配套调试试剂卡对镜检区进行调试校准，并记录数据。

（五）校准后验证

1．干化学质控品检测　采用仪器配套的质控品进行检测，并记录检测结果。要求仪器和肉眼判断的总体符合率≥90%。

2．形态学计数准确测试　收集20份正常和异常的新鲜临床样品，使用人工显微镜镜检法和仪器分别对同一份样品进行细胞计数（白细胞和上皮细胞）判读，以人工显微镜法为标准，计算两种方法的结果符合率。判断标准：同为阴性或阳性时相差 ±1个等级；上皮细胞梯度分别为："−""少量""1/2视野""满视野"。

3．形态学结果符合率　收集20份正常和异常的新鲜临床样品，使用仪器和人工显微镜镜检分别对同一份样品进行形态学结果判定，以人工显微镜镜检为标准，计算两种方法的结果符合率。要求清洁度：实验仪器与人工镜检结果同为Ⅰ、Ⅱ度（正常）或者同为Ⅲ、Ⅳ度（异常）为符合；其他项目：实验仪器与人工镜检定性结果间，上下相差不超过一个等级为符合，且阳性结果不能为阴性，阴性结果不能为阳性；并且同个项目总体符合率应≥80%。

4．携带污染率　分别取高浓度的白细胞、芽生孢子样品及阴性样品，高浓度样品连续检测3次，结果依次为H1、H2、H3，再取阴性样品连续检测3次，结果依次为L1、L2、L3，按照公式 CR=|L1−L3| × 100% / |H3−L3| 计算携带污染率（CR）。要求：携带污染率（CR）白细胞和芽生孢子均低于0.05%。

（六）校准报告

校准报告一般由制造商工程师编写，并将原始数据（仪器的结果、参数的图片）、所用试剂、耗材、器具的证明或检定证书、校准品说明书/溯源材料、校准人资质证明等信息附录在校准报告正文之后。专业组长或指定人批准校准报告，签名存档，至少保存2年。

（钟伟国　何文军）

第四节　精液分析仪校准

精液分析是男性生育能力评估和男科疾病诊治最基本的检验方法，精子的浓度、活动力、活动率、存活率、运动速度和轨迹等参数的综合分析是了解和评估男性生育能力的重要依据。传统的精液分析带有很大的主观性，不同的检验人员分析的结果有时相差很大，对精子运动能力的判断缺少严格的量化指标。计算机辅助精液分析（computer-aided semen analysis，CASA）系统是20世纪80年代发展起来的一项分析技术，它通过计算机技术和图像处理技术结合，其高效、客观、高精度的特点在精液检查方面凸显优势。目前，国内大部分医院均采用CASA精液分析仪进行精液常规分析，CASA仪通常由显微成像模块、温控系统模块、计数池模块、计算机系统、软件等组成，用于精子浓度分析、精子活力分类和精子形态学分析等。由于世界卫生组织、国际标准化组织颁布的操作手册、标准化文件以及最近出版的《临床实验室精液常规检验中国专家共识》中，均未对精液分析仪的校准提出具体要求或建议，所以实验室可以依据制造商提供的建议，建立适合本室的精液分析仪校准程序。

一、校准参照的技术文件

YY/T 1795—2021　精子质量分析仪

精液分析质量控制方法专家共识（2023）

WHO 人类精液检验与处理实验室手册（2021）

临床实验室精液常规检验中国专家共识（2023）

二、校准周期

1. 常规使用情况下，至少每12个月进行一次校准。

2. 以下情况应进行校准：

（1）仪器投入使用前（新安装或旧仪器重新启用）。

（2）更换部件进行维修后，可能对检测结果的准确性有影响时。

（3）仪器搬动后，需要确认检测结果的可靠性时。

（4）室内质量控制显示系统的检测结果有漂移时（排除仪器故障和试剂的影响因素后）。

（5）比对结果超出允许范围。

（6）实验室认为需进行校准的其他情况。

三、适用范围

本文适用于精液分析仪的校准。

四、校准条件

1. **校准前准备**　对仪器进行全面的保养维护。
2. **环境条件**　环境温度：10~35℃；相对湿度：≤80%；远离水源、无震动、水平放置。
3. **技术和性能要求**

（1）仪器外观：外表应清洁平整，色泽均匀、无明显色差，无伤痕和裂纹；显示屏应洁净无划痕，读数清晰；各装置、调节器、开关及按键功能良好。

（2）仪器检查：检查电力供应、光源、显微镜成像、摄像及传输系统、温控系统、检测计数系统等重要部件的参数符合制造商的要求。

五、仪器校准

建议由厂家派工程师（需资质证明）定期进行校准。具体的校准操作联系厂家技术支持，由经厂家认可的专业维修工程师和科室仪器负责人一起共同参与。按照制定程序进行校准。

1. **显微图像**

（1）显微图像方法：精子静态图像清晰率（仅对自动聚焦扫描的分析仪适用）分析仪自动聚焦采集 100 幅精子形态学样品片的图像并进行分析，目视检查，记录模糊图像数目。按式 15-2 计算精子静态图像清晰率。

$$R = \left(1 - \frac{t}{100}\right) \times 100\% \qquad （式 15-2）$$

式中：

R—精子静态图像清晰率；

t—模糊图像数目。

要求：精子静态图像清晰率 ≥ 95%。

（2）精子运动视频图像方法：取一份精液样品混匀后加样到精子计数池中，静置 5 分钟，启动分析仪精子动力学分析功能，完成后用秒表计时精子视频图像每个视频拍摄时长；查看分析后的视频轨迹图，轨迹的起止点正好是视频的第一帧和最后一帧。要求：精子运动视频图像清晰，每个运动视频拍摄时长 ≥ 1 秒，且视频被完整分析。

2. **恒温板温度**　方法：分析仪开机 5 分钟后，用温度测试仪测量和计数池底面接触的恒温板表面的温度，每隔 1 分钟测量温度一次，在恒温板多个不同区域的位置点测量，共测量 10 次。要求：恒温板温度与制造商设定温度偏差不超过 ±0.5℃。

3. **识别分析**

（1）浓度分析准确度方法：取适量混匀的表 15-3 规定的一种直径在 2~5μm 范围内的微粒测试液，在两个计数池内分别加样，两个计数池的计数结果在 95% 可信区间内，取两次计数结果的平均值分析精子浓度作为精子浓度测量值；两个计数池的计数结果不在 95% 可信区间的重做以上操作。

选表 15-3 规定的另一种直径在 2~5μm 范围内的微粒测试液重复以上操作。

按式 15-3 分别计算两种直径在 2~5μm 范围内的微粒测试液的浓度分析相对偏差，结果符合

表 15-3 浓度分析准确度的要求。

$$D_i = \frac{X_i - X_o}{X_o} \times 100\% \qquad （式 15-3）$$

式中：

D_i—浓度分析相对偏差；

X_i—浓度测量值；

X_o—浓度靶值，即直径在 2~5μm 范围内的微粒测试液浓度值。

要求：分析仪对表 15-3 中两种直径在 2~5μm 范围内的微粒测试液分别进行浓度分析，每个样品至少分析 200 个微粒，其结果的相对偏差满足表 15-3 的要求。

表 15-3 浓度分析准确度要求

序号	直径在 2~5μm 范围内的微粒测试液	允许相对偏差范围
1	浓度在（25~70）×10^6/mL 范围	±10%
2	浓度在（10~25）×10^6/mL 范围	±25%

（2）精子动力学分析方法：精子动力学测试视频图像分析：分析仪至少采集 6 个视野图像，且总精子数至少 200 个，拍摄的样品中应包含运动活跃型（PR）、非运动活跃型（NP）、完全不动型（IM）精子及其他非精子成分（细胞及细胞碎片），拍摄时长 ≥ 1 秒，可回放，用于精子动力学分析符合率的试验。

将"精子动力学测试视频图像"导入分析仪进行精子动力学分析，得到表 15-4 各精子活力分级数值 P1，按照式 15-4 分别计算表 15-4 中各精子活力分级的符合率。

$$C_P = \left(1 - \frac{|P_1 - P_2|}{P_2}\right) \times 100\% \qquad （式 15-4）$$

式中：

C_P—精子活力分级的符合率；

P_1—分析仪对"精子动力学测试视频图像"进行精子动力学分析，得到表 15-4 各精子活力分级数值；

P_2—医学专业人员对"精子动力学测试视频图像"确认的表 15-4 各精子活力分级数值。

要求：分析仪进行精子活力分级，其符合率满足表 15-4 的要求。

表 15-4 精子活力分级符合率

序号	精子活力分级	符合率
1	前向运动 PR	≥ 80%
2	非前向运动 NP	≥ 80%

（3）精子形态学分析方法：取封片后的染色良好、精子散在分布且正常形态精子 ≥ 5% 的精子形态样品片，进行精子形态学分析，确认分析仪至少分析 200 个精子。

按以下过程计算正常形态精子及异常形态精子的识别符合率：

a）记录分析仪识别正常形态精子及异常形态精子的个数。

b）医学专业人员对分析仪识别的正常形态精子及异常形态精子进行复核，并记录其个数。

c）按照式 15-5 计算正常形态精子及异常形态精子的识别符合率。

$$C = \frac{A_1 + B_1}{A + B} \times 100\%$$ （式 15-5）

式中：

C—正常形态精子及异常形态精子的识别符合率；

A_1—经人工复核后的分析仪识别的正常形态精子个数；

B_1—经人工复核后的分析仪识别的异常形态精子个数；

A—分析仪识别的正常形态精子个数；

B—分析仪识别的异常形态精子个数。

要求：分析仪应能识别正常形态精子及异常形态精子，识别符合率≥ 80%。

4. 重复性　方法：分析仪对表 15-3 中的两种直径在 2 ~ 5μm 范围内的微粒测试液分别进行浓度分析，每种微粒测试液重复分析 10 次，按式 15-6 计算 10 次浓度分析结果的变异系数（CV）。

$$CV = \frac{S}{\bar{X}} \times 100\%$$ （式 15-6）

式中：

S—浓度分析结果的标准差；

$\bar{X}$—浓度分析结果的平均值。

要求：分析仪进行浓度分析检测结果的变异系数（CV）应不大于 7%。

5. 稳定性　方法：分析仪对表 15-3 中的两种直径在 2 ~ 5μm 范围内的微粒测试液分别进行浓度分析，每种微粒测试液重复分析 10 次，记录浓度值。

间隔 4 小时、8 小时，分析仪分别进行如上分析，记录分析结果。

按式 15-6 分别计算 30 次表 15-3 中质控液的浓度值变异系数（CV）。

要求：开机 8 小时内，分析仪进行浓度分析，检测结果的变异系数（CV）应不大于 10%。

6. 校准报告　校准报告一般由制造商工程师编写，并将原始数据（仪器的结果、参数的图片）、所用试剂、耗材、器具的证明或检定证书、校准品说明书 / 溯源材料、校准人资质证明等信息附录在校准报告正文之后。专业组长或指定人批准校准报告，签名存档，至少保存 2 年。

（陈颖婷　何文军）

第五节　粪便分析仪校准

自动粪便分析仪（automated feces analyzer）是采用粪便标本自动稀释、混匀、充池并应用显微镜图像全自动识别技术对粪便标本的理学指标、有形成分等进行自动识别和 / 或人工辅助分析，提供粪便理学指标（外观、性状等）、有形成分实景图和其他相关信息（粪便生物标志物检测）的仪器。相比血细胞分析仪和尿沉渣分析仪有较为成熟的检定规程、校准规范或校准指南，目前粪便分析仪的校准还没有相关的校准规范，因此本节相关内容参考了血细胞分析仪和尿沉渣分析仪的相关规范，并结合目前国内主流自动粪便分析仪生产厂家制定的仪器校准要求，编写符合现状的自动粪便分析仪校准规程。

一、校准参照的技术文件

YY/T 1745—2021 自动粪便分析仪

JJF 1823—2020 全自动尿沉渣分析仪校准规范

二、校准周期

1. 常规使用情况下，至少每 12 个月进行一次校准。

2. 以下情况应进行校准：

（1）仪器投入使用前（新安装或旧仪器重新启用）。

（2）更换部件进行维修后，可能对检测结果的准确性有影响时。

（3）仪器搬动后，需要确认检测结果的可靠性时。

（4）室内质量控制显示系统的检测结果有漂移时（排除仪器故障和试剂的影响因素后）。

（5）比对结果超出允许范围。

（6）实验室认为需进行校准的其他情况。

三、适用范围

本文适用于粪便分析仪的校准。

四、校准条件

（一）校准前准备

1. **校准前基本要求** 对仪器进行全面的保养维护。

2. **校准前检查**

（1）环境条件：应当满足仪器安装的要求，不得存在强烈的机械振动和电磁干扰，无霜冻、凝露、渗水、淋雨和日照等。

（2）环境温度：按照制造商仪器说明书规定的温度条件进行。

（3）环境湿度：按照制造商仪器说明书规定的湿度条件进行。

（4）大气压力：75～106kPa。

（5）电源电压：AC（220±22）V，50Hz，功率符合制造商仪器说明书要求。

（6）其他：按照分析仪说明书规定的其他要求进行。

3. **技术和性能要求**

（1）仪器外观：外表应光滑平整，不应有影响工作性能的机械损伤；显示屏应平整洁净无划痕，读数清晰；各装置、调节器、开关及按键功能良好。

（2）仪器检查：开机自检，仪器各装置机械位置按照制造商要求通过自检。

（二）校准物质和校准设备

1. 优先推荐使用厂家提供的校准品或形态学质控品用于仪器的校准验证。

2. 在有条件的情况下应采用国内外有证标准物质进行仪器校准，至少应选用经校准合格的血细胞分析仪检测的新鲜血常规样品（含符合浓度要求的 RBC、WBC、Hb 示值）作为模拟样品的原液。

（三）设备和材料准备

1. 基本材料和设备　在校准前，准备以下设备和校准所需的足量材料：

（1）自动粪便分析仪（自动粪便处理分析系统）及其配套的样品稀释液、清洗液、样品采集管。

（2）血细胞分析仪 1 台及其配套稀释液、清洗液、采血管。

（3）移液枪、烧杯、量筒等常用实验器具。

（4）等渗生理盐水若干等。

2. 相关模拟样品的配制

（1）优先选用厂家提供的校准品或形态学质控品、粪便隐血（FOB）检测试剂盒等用于仪器的校准验证。

（2）也可采用实验室新鲜血常规样品配制 RBC、WBC 模拟样品进行仪器的校准验证。

（3）RBC 各浓度模拟样品的配制按以下步骤执行：

1）如采用新鲜血常规（EDTA 抗凝）标本，为降低后续稀释比例，可预先稀释后作为待用样品，在经过校准的血细胞分析仪上检测 5 次，取均值作为理论靶值。

2）将上述已知浓度的样品按适当比例稀释至各目标浓度的模拟样品。

示例：假定经过预稀释的血常规标本在血细胞分析仪上测得红细胞浓度（测试 5 次取均值）为 $4.0 \times 10^5/\mu L$（原液），配制各理论浓度模拟样品的方法见表 15-5。

表 15-5　RBC 模拟样品配制方法

序号	模拟样品浓度（个/μL）	配制方法	稀释倍数	浓度代码
1	4 000	原液 500μL+ 生理盐水 49 500μL	100	A
2	200	A 液 500μL+ 生理盐水 9 500μL	20	B
3	50	A 液 500μL+ 生理盐水 39 500μL	80	C
4	10	B 液 500μL+ 生理盐水 9 500μL	20	D

3）WBC 模拟样品的配制可参照前述步骤执行。但需尽可能去除 RBC 避免干扰。

4）FOB（胶体金免疫层析法）检测范围验证的模拟样品可采用新鲜血常规（EDTA 抗凝）标本充分溶血离心后配制各浓度点的模拟样品，浓度点的设置应覆盖 FOB 试剂盒标称的检测范围且有适当延展。

示例：某厂家的便隐血检测试剂盒标称的检测范围为 0.2 ~ 2 000μg/mL，假定经过溶血离心后的血常规标本在血细胞分析仪上测得血红蛋白（IIb）浓度（测试 5 次取均值）为 100g/L（=100 000μg/mL）（原液）。配制各理论浓度模拟样品的方法见表 15-6。

表 15-6　FOB 检测范围验证模拟样品配制方法

序号	模拟样品浓度（μg/mL）	配制方法	稀释倍数	浓度代码
1	4 000	原液 500μL+ 生理盐水 12 000μL	25	A
2	2 000	原液 500μL+ 生理盐水 24 500μL	50	B
3	1 000	原液 500μL+ 生理盐水 49 500μL	100	C
4	100	C 液 500μL+ 生理盐水 4 500μL	10	D

序号	模拟样品浓度（μg/mL）	配制方法	稀释倍数	浓度代码
5	10	C 液 500μL+ 生理盐水 49 500μL	100	E
6	1.6	E 液 1 600μL+ 生理盐水 8 400μL	6.25	F
7	0.8	E 液 800μL+ 生理盐水 9 200μL	12.5	G
8	0.4	E 液 400μL+ 生理盐水 9 600μL	25	H
9	0.2	E 液 200μL+ 生理盐水 9 800μL	50	I
10	0.1	E 液 100μL+ 生理盐水 9 900μL	100	J
11	0.0	生理盐水或样品稀释液		K

（4）真菌、寄生虫卵等标本仅用于空白试验和有形成分验证等，不需要定量，因此可选用临床随机检测的阳性标本或厂家提供的有形成分质控品。

（5）模拟样品的其他要求

1）模拟样品的原液应选用 HIV、丙型肝炎病毒（HCV）、乙型肝炎表面抗原（HBsAg）、真阳性值数（TP）阴性患者的标本。

2）模拟样品标本配制完成后，相关测试尽量在 4 小时内完成（如想放置更长时间，则需将红细胞、白细胞进行醛化以固定其形态）。

3）便隐血检测范围验证的模拟样品原液应充分溶血并采用离心去除可能的溶血沉渣。

4）试验操作时应遵守实验室安全操作规范，做好生物防护。粪便标本、模拟样品和/或寄生虫卵样品、真菌样品及所有用过的实验物品应按相关法规和制度进行妥善处理。

五、校准项目和校准方法

建议由厂家派工程师（需资质证明）定期进行校准。具体的校准操作联系厂家技术支持，由经厂家认可的专业维修工程师和科室仪器负责人一起共同参与，按照制造商规定程序进行校准。

1. **校准项目** 可根据自动粪便分析仪的检测原理、检测项目不同，选择表 15-7 所列项目进行仪器校准。

表 15-7 自动粪便分析仪（自动粪便处理分析系统）的校准项目

校准特性	校准项目				
	空白试验	重复性试验	携带污染	试剂卡检测范围验证	有形成分验证
红细胞	+	+	+		+
白细胞	+	+	+		+
真菌	±				±
寄生虫卵	±				±
FOB	+	+	+	+	

注：＋为必须校准项目；±为选择性校准项目或可以其他替代的校准项目

2. **校准方法** 以下校准项目应在自动粪便分析仪经过开机预热、仪器达到正常工作条件后进行，校准前应当确保仪器工作状态正常。

（1）空白试验：取仪器配套的样品稀释液，按仪器操作规程上样检测，检测项目包括红细胞、白细胞、霉菌、虫卵、FOB 检测等。连续检测 4 次，舍去第 1 次测量值，记录其余 3 次的测量结果，即为上述项目的空白检测结果。要求样品稀释液中不含红细胞、白细胞、霉菌、虫卵等有形成分，FOB 检测结果为阴性。

（2）重复性试验

1）红细胞和白细胞重复性试验参考表 15-5 的方法准备浓度约为 50 个 /μL 和 200 个 /μL 的模拟样品，按分析仪正常测试方法分别测试每种浓度的样品各 10 次，按式 15-6 计算变异系数（CV%）。

重复性试验应满足表 15-8 的要求。

表 15-8　有形成分重复性

浓度 /（个 /μL）	50～200	≥ 200
CV/%	≤ 20	≤ 15

2）FOB 重复性试验参考表 15-6 的方法准备浓度约为 10μg/mL 的模拟样品对模拟样品连续检测 10 次 FOB，检测结果应全部为阳性。

（3）携带污染试验

1）红细胞和白细胞的携带污染试验参考表 15-5 的方法准备浓度约为 5 000 个 /μL 的模拟样品和样品稀释液，先对模拟样品连续检测 3 次，检测结果分别为 i_1、i_2、i_3；接着对样品稀释液连续检测 3 次，检测结果分别为 j_1、j_2、j_3；按照式 15-7 计算携带污染率（C_i）。

$$C_i = \frac{i_1 - j_3}{i_3 - j_3} \times 100\%　\qquad（式 15-7）$$

要求：分析仪的携带污染率应 ≤ 0.05%。

2）FOB 携带污染试验参考表 15-6 的方法准备浓度约为 10μg/mL 的模拟样品和样品稀释液，先对模拟样品连续检测 3 次 FOB，检测结果分别为 F_1、F_2、F_3；接着对样品稀释液连续检测 3 次，检测结果分别为 S_1、S_2、S_3；

要求：F_1、F_2、F_3 的检测结果应为阳性，S_1、S_2、S_3 的检测结果应为阴性。

（4）试剂卡检测范围验证：取 A mL 新鲜全血（HIV、HCV、HBsAg、TP 阳性患者的除外），参考血常规中血红蛋白的含量 B mg/mL，加入 C mL 的蒸馏水或纯化水（其中 C =（A×B/20）–A）后混匀得到 20mg/mL 的高浓度血红蛋白溶液，上下倒置 1 分钟。

通过对血红蛋白母液进行稀释后分别制备以下浓度的血红蛋白参考品：4 000μg/mL、2 000μg/mL、1 000μg/mL、100μg/mL、10μg/mL、1.6μg/mL、0.8μg/mL、0.4μg/mL、0.2μg/mL、0.1μg/mL、0μg/mL，配制好后分别取 100μL 样品滴加至厂家配套提供的 FOB 试剂卡上，说明书规定的孵育后观察结果，重复测试 3 次。

要求：FOB 最低检测限应不高于厂家宣称的最低检测限浓度水平，出现钩状（HOOK）效应时血红蛋白的最低浓度应不低于厂家宣称的钩状（HOOK）效应浓度，在最低检测限～钩状（HOOK）效应宣称浓度的浓度下测试结果为阳性为合格。

（5）有形成分验证：配制 1～3 个 /HP 红细胞大便悬液及 1～3 个 /HP 白细胞大便悬液，分别取两种悬浊液各加入 3 个采集管中，前者记为 R1-R3，后者记为 W1-W3，再分别取两种悬浊液各制作 3 个涂片，前者记为 R4-R6，后者记为 W4-W6，取采集管 R1-R3 和 W1-W3 在待校准设备上机测试，取玻片 R4-R6 和 W4-W6 进行手工镜检，统计最终测试结果。

要求：仪器镜检结果应为阳性，和手工镜检结果数量级相近。

（6）检出率的验证：采用灵敏度质控品或者配制浓度 10 个 /μL 的模拟样品，按照仪器正常测试方法测试 10 次，采用人工或计算机自动识别或分类，审核后得到仪器测定结果，统计结果大于 0 的次数 N，按照式 15-8 计算出检出率 Dr，要求检出率 $Dr \geqslant 90\%$。

$$Dr = \frac{N}{10} \times 100\% \qquad （式 15-8）$$

六、校准报告

校准报告一般由制造商工程师编写，并将原始数据（仪器的结果、参数的图片）、所用试剂、耗材、器具的证明或检定证书、校准品说明书 / 溯源材料、校准人资质证明等信息附录在校准报告正文之后。专业组长或指定人批准校准报告，签名存档，至少保存 2 年。

（鄂顺梅　何文军）

第十六章

临床化学检验仪器校准基本要求

生化分析仪是临床化学检验的常用仪器，主要是根据光电比色原理来测量特定化学成分的仪器，其检测结果对临床疾病的诊断和治疗监测有直接的影响。自 1996 年 5 月 28 日国家技术监督局发布了《生化分析仪检定规程》（JJG 464—1996），规定了紫外 – 可见分光光度法对各种样品进行定量分析的半自动生化分析仪的校准要求及实验方法等；2017 年 3 月 28 日国家食品药品监督管理总局发布了《全自动生化分析仪医药行业标准》（YY/T 0654—2017），标准中规定了全自动生化分析仪（以下简称分析仪）的分类、要求、试验方法等；2018 年 12 月 25 日国家市场监督管理总局发布了《全自动生化分析仪校准规范》。此外，CNAS-CL02：2023 中规定实验室应提供仪器校准清单、计划、校准状态；设备新安装时应按法规或制造商建议进行校准；投入使用之后的校准周期应按法规或制造商建议进行。生化分析仪校准的基本项目至少应包括杂散光、吸光度线性范围、吸光度准确性、吸光度稳定性、吸光度重复性、样品交叉污染率、加样系统的准确性与重复性、温度准确度及波动、临床项目的批内精密度等。本章除了介绍全自动生化分析仪的校准外，还介绍了血气分析仪、特定蛋白分析仪等设备的校准。

第一节 全自动生化分析仪校准

一、校准参照的技术文件

YY/T 0654—2017　全自动生化分析仪

JJF 1720—2018　全自动生化分析仪校准规范标准

生化分析仪厂家校准程序

二、校准周期

1. 常规使用情况下，至少每 12 个月进行一次校准。

2. 以下情况应进行校准：

（1）仪器投入使用前或重新启用前。

（2）更换部件或进行维修后，可能对检测结果的准确性有影响时。

（3）仪器搬动后，需要确认检测结果的可靠性时。

（4）室内质量控制显示系统的检测结果有漂移时（排除仪器故障和试剂的影响因素后）。

（5）比对结果超出允许范围。

（6）实验室认为需进行校准的其他情况。

三、适用范围

本节适用于全自动生化分析仪的校准。

四、校准条件

（一）环境条件

1. 温度　15～30℃。
2. 相对湿度　40%～85%。
3. 其他　无强光直射，无腐蚀性气体，无震动及电磁干扰。

注：条件与制造商标称的产品规格不一致时，以产品规格为准。

（二）标准物质

1. 生化分析仪校准用标准物质（吸光度标准溶液）　吸光度标称值 0.5 和 1.0，Ur ≤ 2%，k=2。

2. 全自动生化分析仪校准用标准物质　血清中丙氨酸氨基转移酶，Ur ≤ 6%，k=2；血清中葡萄糖，Ur ≤ 4%，k=2。

3. 全自动生化分析仪校准用线性误差标准物质　橙黄 G 吸光度标准物质，至少 5 个吸光度水平，最小吸光度 > 0.1，最高吸光度 > 2.0，并且在吸光度（0.1～2.0）范围内均匀覆盖，Ur ≤ 3%，k=2。

注：应该使用经国家计量行政主管部门批准颁布的标准物质。

五、技术和性能要求

（一）杂散光

吸光度不小于 2.3。

（二）吸光度

1. 线性范围　相对偏倚在 ±5% 范围内的最大吸光度应不小于 2.0，各测定值的相对偏倚不大于 ±5%。

2. 准确度　应符合表 16-1 的规定。

表 16-1　吸光度准确度要求

吸光度值	允许误差
0.5	± 0.025
1.0	± 0.07

3. 稳定性　吸光度的变化应不大于 0.01。
4. 重复性　用变异系数表示，应不大于 1.5%。

（三）温度的准确度与波动度

温度值在设定值 ± 0.3℃，波动度不大于 ± 0.2℃。

（四）样品交叉污染率

样品交叉污染率应不大于 0.5%。

（五）加样准确度与重复性

1. 对仪器标称的样品最小、最大加样量，以及在 5μL 附近的一个加样量，进行检测，加样准确度误差不超过 ± 5%，变异系数不超过 2%。

2. 对仪器标称的试剂最小、最大加样量，进行检测，加样准确度误差不超过 ± 5%，变异系数不超过 2%。

（六）临床项目的批内精密度

变异系数（CV）应满足表 16-2 要求。

表 16-2　临床项目批内精密度要求

项目名称	浓度范围	CV 要求
丙氨酸氨基转移酶（ALT）	30 ~ 50U/L	≤ 5.0%
尿素（UREA）	9.0 ~ 11.0mmol/L	≤ 2.5%
TP	50.0 ~ 70.0g/L	≤ 2.5%

六、校准方法

（一）杂散光

用去离子水作参比，在 340nm 处测定 50g/L 的亚硝酸钠标准溶液；或以空气作参比，在 340nm 处测定 JB400 型截止型滤光片的吸光度。

注：两种方法等效，制造商可任选其一。

吸光度不小于 2.3。

（二）吸光度

1. 线性范围

（1）以去离子水作参比，对 340nm 和 480nm 两个波长进行线性范围测定，340nm 处分别测定去离子水和吸光度线性范围测试用重铬酸钾溶液标准物质，480nm 处分别测定去离子水和吸光度线性范围测试用橙黄 G 溶液标准物质，重铬酸钾和橙黄 G 溶液标准物质各有 1、2、3、4、5、6、7、8、9 和 10 浓度的系列溶液。

（2）将去离子水和不同浓度的重铬酸钾和橙黄 G 溶液标准物质分别加入比色杯中，执行吸光度测量得到不同溶液的吸光度值。

（3）按照浓度由低到高的顺序，每个浓度重复测定 5 次。

（4）以相对浓度为横坐标，吸光度为纵坐标，画出散点图。

（5）用最小二乘法对所有数据进行线性拟合，按照式 16-1、式 16-2 和式 16-3 计算每一个点的相对偏倚。

$$相对偏倚 = \frac{A-(a+b \times C)}{a+b \times C} \times 100\% \qquad （式 16-1）$$

式中：

A——为实际测定的吸光度；

a——线性拟合的截距；

b——线性拟合的斜率。

$$b = \frac{n\sum (A \times C) - \sum A \sum C}{n\sum C^2 - \left(\sum C\right)^2} \qquad （式 16-2）$$

$$a = \frac{\sum A - b\sum C}{n} \qquad （式 16-3）$$

式中：

A——为吸光度；

C——为相对浓度；

n——为总的测定点数。

2．**准确度** 以去离子水作参比，在分析仪上测定 340nm 处吸光度分别为 0.5ABS（以去离子水为空白，允许偏差为 ±5%）和 1.0ABS（以去离子水为空白，允许偏差为 ±5%）的重铬酸钾标准溶液的吸光度，重复测定三次，计算三次测量值的算术平均值和标准值之差，应符合表 16-1 的要求。

3．**稳定性** 对分析仪的 340nm 和 600~700nm 波长范围内任一波长进行吸光度稳定性测定。340nm 的测定溶液为吸光度为 0.5ABS（以去离子水为空白，允许偏差为 ±5%）的橙黄 G 标准溶液，600~700nm 波长范围内任一波长测定溶液吸光度为 0.5ABS（以去离子水为空白，允许偏差为 ±5%）硫酸铜标准溶液。

按照下面的设定条件（a）、（b），在分析仪上测定上述溶液的吸光度，计算其中最大与最小值之差。

（a）测定时间为仪器标称的最长反应时间或 10 分钟。

（b）测定间隔为仪器的读数间隔或 30 秒。

4．**重复性**

（1）设定一个单试剂项目：波长为 340nm，试剂量为全自动生化分析仪标称的最小试剂量、样品量为全自动生化分析仪标称的最小样品量、反应时间为全自动生化分析仪标称的最长反应时间或 10 分钟、读数间隔为全自动生化分析仪的测定周期或 30 秒。

（2）以 340nm 吸光度为 1.0ABS（允许偏差为 ±5%）的橙黄 G 溶液为试剂和样品，连续进行 20 个测试，查看反应曲线或反应数据，最后一点的吸光度值为该溶液吸光度值，共得到 20 个吸光度值。

（3）计算吸光度值变异系数 CV。

（三）温度的准确度与波动度

将精度不低于 0.1℃的温度检测仪的探头，或分析仪制造商提供的相同精度、且经过标定的专用测温工具，放置于制造商指定的位置，在温度显示稳定后，每隔一个分析仪的读数间隔或 30 秒测定一次温度值，测定时间为分析仪标称的最长反应时间或 10 分钟。计算所有次温度值的平均值和最大与最小值之差。平均值与设定温度值之差为温度准确度，最大值与最小值之差的一半为温度波动度。

（四）样品交叉污染率

以去离子水为试剂，以橘红（check solution sample）原液和去离子水为样品（样品加入量为全自动生化分析仪标称的最大样品量，即 35μL），按照原液、原液、原液、去离子水、去离子水、去离子水的顺序在分析仪上共测得 CSS1-CSS3 和 W1-W3 共 6 个吸光度数据，这 6 个吸光度数据为一组，共进行 5 组检测，每组数据分别进行携带污染率的计算，样品系统携带污染率检测方法及判断标准均依据 YY/T 0654—2017《全自动生化分析仪》。

（五）加样准确度与重复性

1. 将全自动生化仪、蒸馏水等置于恒温、恒湿的实验室内平衡数小时后开始试验，准备一微量样品杯，先盛有约适量蒸馏水和 1 薄层石蜡油（石蜡油的作用是防止水分挥发），并在分度值为 0.01mg 的电子天平上调零。分别控制试剂针和样品针往微量管中加入规定量蒸馏水，再在电子天平上称量其重量。

2. 每种规定加入量重复称量 20 次，每次的实际加入量等于加入蒸馏水重量除以当时温度下蒸馏水的密度。

3. 计算变异系数 CV。

4. 计算加样误差。

5. 结果应符合标准的要求，见表 16-3。

表 16-3 加样误差与重复性要求

加样器类别	加入体积	误差	重复性
样品加样器	最小加入体积	不超过 ±4%	$CV \le 2\%$
	最大加入体积	不超过 ±3%	$CV \le 1\%$
试剂加样器	最小加入体积	不超过 ±3%	$CV \le 2\%$
	最大加入体积	不超过 ±2%	$CV \le 1\%$

（六）临床项目的批内精密度

用制造商指定的试剂、校准品及相应的测定程序，对表 16-2 中规定的项目和浓度范围，使用正常值质控血清或新鲜患者血清进行重复性检测。每个项目重复测定 20 次，计算变异系数。

（万泽民 李 沫）

第二节 血气分析仪校准

一、校准参照的技术文件

YY/T 1784—2021 血气分析仪
JJG 1051—2021 电解质分析仪
血气分析仪厂家校准程序

二、校准周期

1. 常规使用情况下，至少每12个月进行一次校准。

2. 以下情况应进行校准：

（1）仪器投入使用前或重新启用前。

（2）更换部件或进行维修后，可能对检测结果的准确性有影响时。

（3）仪器搬动后，需要确认检测结果的可靠性时。

（4）室内质量控制显示系统的检测结果有漂移时（排除仪器故障和试剂的影响因素后）。

（5）比对结果超出允许范围。

（6）实验室认为需进行校准的其他情况。

三、适用范围

本节适用于血气分析仪的校准。

四、校准条件

（一）环境条件

1. 环境温度 按照血气分析仪说明书的规定。

2. 相对湿度 按照血气分析仪说明书的规定。

3. 电源 （220±22）V，（50±1）Hz。

4. 大气压力 按照血气分析仪说明书的规定。

5. 周围无强的机械振动和电磁干扰。

注：实验室环境应当满足仪器厂家的安装要求。

（二）标准物质和校准设备

1. 质控品 覆盖测量范围的质控样品，至少2个浓度。

2. 校准血液 采用新鲜人类全血样品，需在30分钟内使用。

3. 校准设备 经计量局检验合格的温湿度计、电压计或数字万用表。

五、技术和性能要求

（一）电极检测

各电极的信号（mV值）应在表16-4的可接受范围内，视为合格。

表 16-4　常用电极信号可接受范围表

电极名称	可接受范围（mV）
pH	−4 000 ~ 4 000
Reference	−8 000 ~ 8 000
PO$_2$	−4 000 ~ 4 000
PCO$_2$	−4 000 ~ 4 000
Na$^+$	−4 000 ~ 4 000
K$^+$	−4 000 ~ 4 000
Ca^{2+}	−4 000 ~ 4 000
Cl$^-$	−4 000 ~ 4 000
Glu	−4 000 ~ 4 000
Lac	−4 000 ~ 4 000

（二）加热器检测

实测温度均在表 16-5 正常范围内，视为合格。

表 16-5　各部件加热器可接受范围表

部件名称	温度范围（℃）
进样口预热器（inlet preheater）	36.50 ~ 40.00
pH/BG 测量池（pH/BG meas. Chamber）	36.89 ~ 37.39
血氧检测溶血池（oximetry hemolyzer）	36.50 ~ 37.50
血氧检测光电管（oximetry photodiode）	44.70 ~ 45.30
EI/Met 测量池（EI/Met meas. chamber）	36.70 ~ 37.40

（三）血氧单元检测

数值在表 16-6 正常范围内，视为合格。

表 16-6　血氧单元检测参数可接受范围表

参数	可接受范围
卤素电压（halogen voltage）	3.90 ~ 4.10V
卤素强度（halogen intensity）	2 000 ~ 3 900
氖素电压（neon voltage）	275 ~ 325V
氖素强度（neon intensity）	> 50%

（四）液体传感器检测

液体传感器实测数值在表 16-7 正常范围内，视为合格。

表 16-7 液体传感器检测各参数可接受范围表

参数	可接受范围
入口处下部（inlet lower）	＜ 40
入口处（inlet）	＜ 40
pH/BG 上部（pH/BG upper）	＜ 40
血氧测定处（oximetry）	＜ 40

（五）液体阀检测

进入电磁阀检测程序，依次开关电磁阀，观察电磁阀是否有动作，电磁阀是否有漏气以及其他问题存在，如能正常工作视为合格。

（六）准确度

仪器准确度应符合表 16-8 中准确度的要求。

（七）精密度

仪器精密度应符合表 16-8 中精密度的要求。

（八）稳定性

仪器稳定性应符合表 16-8 中稳定性的要求。

（九）携带污染率

仪器携带污染率应符合表 16-8 中携带污染率的要求。

表 16-8 仪器技术参数的要求

参数	准确度（相对偏差或绝对偏差）	精密度（CV）		稳定性（R）	携带污染率（C）
		区间	要求		
pH	绝对偏差不超过 ±0.04	7.35 ~ 7.45	≤ 0.3%	≤ 0.5%	≤ 1.0%
PCO_2	绝对偏差不超过 ±5mmHg，相对偏差不超过 ±5.0%	35 ~ 45mmHg	≤ 3.0%	≤ 4.0%	≤ 3.0%
PO_2	绝对偏差不超过 ±5mmHg，相对偏差不超过 ±5.0%	80 ~ 100mmHg	≤ 3.0%	≤ 4.0%	≤ 3.0%

六、校准方法

首先确认血气分析仪处于正常工作状态，质控结果在控。以某品牌型号为例，仪器校准主要内容如下。

（一）校准前确认

1. 使用经计量局检验合格的温湿度计，放置于血气分析仪前置条码扫描器前方，等待 5 分钟后读数。

2. 使用经计量局检验合格的电压计或数字万用表测量血气分析仪电源插座电压。

（二）外观及正常工作性检查

整机完整，无划痕和裂纹；紧固件连接牢固可靠，无松动现象；金属制件表面没有明显瑕疵。

（三）电极检测

查看电极"Signal"数值。

（四）加热器检测

查看"Temperature"数值。

（五）血氧单元检测

记录数值。

（六）液体传感器检测

记录当前实测数值。

（七）液体阀检测

依次开关电磁阀，并观察和记录其工作状态。

（八）准确度

采用下列方法之一测量仪器的准确度：

1. **相对偏差（有证参考物质法）**　样品选用具有定值数据的参考物质。

仪器在正常工作条件下按常规测试程序先行校准，然后对定值参考物质连续测定 3 次，按式16-4计算相对偏差（B%）或按式 16-5 计算绝对偏差（B），如果 3 次结果都符合表 16-8 要求，即判为合格。如果大于或等于 2 次的结果不符合，即判为不合格。如果有 1 次结果不符合要求，则应重新连续测试 20 次，并分别按式 16-4 计算相对偏差（B%）、式 16-5 计算绝对偏差（B），如果大于或等于 19 次测试的结果符合表 16-8 的要求，则准确度符合表 16-8 的要求。

$$B\% = \frac{M - T_1}{T_1} \times 100\% \qquad （式16-4）$$

$$B = M - T_1 \qquad （式16-5）$$

式中：

M—测试结果；

T_1—有证参考物质标示值。

2. **相对偏差（气体张力法）**　在温度和压力一定的条件下，气体在液体中的溶解度和气相中的该气体的分压呈正比（道尔顿分压定律和溶解度亨利定律）。采用国家标准气体通过一定方法充分溶解于血液中，作为定值物质，把气体分压值作为其定值，气体溶解过程按照 YY/T 1784-2021《血气分析仪》医药行业标准附录 A 中规定的试验方法进行。

仪器在正常工作条件下按常规测试程序先行校准，然后定值物质连续测定 3 次，按式 16-6 计算相对偏差（B%）或按式 16-7 计算绝对偏差（B），如果 3 次结果都符合表 16-8 要求，即判为合格。如果大于或等于 2 次的结果不符合，即判为不合格。如果有 1 次结果不符合要求，应重新连续测试 20 次，按式 16-6 计算相对偏差（B%），按式 16-7 计算绝对偏差（B）。如果大于或等于 19 次测试的结果符合表 16-8 的要求，则准确度符合要求。

$$B\% = \frac{M - T_2}{T_2} \times 100\%$$ （式 16-6）

$$B = M - T_2$$ （式 16-7）

式中：

M—测试结果；

T_2—有证参考物质标示值。

3．替代方法　鉴于血气检测的特殊性，正确度评价标本较难获得，一般可测量原厂配套质控品，来确认血气分析仪准确性。

（1）首先确认血气分析仪使用试剂和质控品均在有效期内。

（2）依次测试配套不同浓度水平的质控品，同时打印测量结果，并与质控品靶值单进行核对，确认测量结果是否均在靶值范围内，如各水平质控各项参数均在范围内，视为合格。如有参数脱靶，请工程师维护仪器，确保仪器准确性。

（九）精密度

仪器在正常工作条件下按常规测试程序先行校准，然后对表 16-8 中精密度所示浓度范围内的质控品或人源样品连续测定 10 次，分别求取测试样品内各分析物测定值的均值（$\bar{x}$）和标准差（SD），按式 16-8 计算各分析物的变异系数（CV），应符合表 16-8 的规定。

$$CV = \frac{SD}{\bar{x}} \times 100\%$$ （式 16-8）

（十）稳定性

仪器在正常工作条件下按常规测试程序先行校准，然后对表 16-8 精密度所示浓度范围内的质控品或人源样品，分别在 0h、4h、8h，测试一次并记录分析物的测定值，各分析物均分别得到 3 个测定值，挑出其中最大值（X_{max}）和最小值（X_{min}），按式 16-9 分别计算各分析物的波动百分比（R），符合表 16-8 的规定。

$$CV = \frac{X_{max} - X_{min}}{T_3} \times 100\%$$ （式 16-9）

式中：

T_3—标称参考值。

（十一）携带污染率

仪器在正常工作条件下按常规测试程序先行校准，选用接近线性上限的质控品或人源样品作为高值样品和接近线性下限的质控品或人源样品作为低值样品，分别交替进行测试。先对低值样品连续测定四次，接着对高值样品连续测定四次，然后再对低值样品连续测定四次，每一杯分析物均得到 3 组测量值（即 2 组低浓度值和 1 组高浓度值），然后按式 16-10 和式 16-11 将每相邻两组数值进行计算，得到一个从低浓度到高浓度的携带污染率（C_{LH}）和一个从高浓度到低浓度的携带污染率（C_{HL}）应符合表 16-8 的规定。

$$C_{LH} = \frac{\dfrac{H_2 + H_3 + H_4}{3} - H_1}{\dfrac{H_2 + H_3 + H_4}{3} - \dfrac{L_2 + L_3 + L_4}{3}} \times 100\% \qquad （式 16-10）$$

$$C_{HL} = \frac{L_1 - \dfrac{L_2 + L_3 + L_4}{3}}{\dfrac{H_2 + H_3 + H_4}{3} - \dfrac{L_2 + L_3 + L_4}{3}} \times 100\% \qquad （式 16-11）$$

式中：

$H_1 \sim H_4$——每组高浓度溶液的第 1 次至第 4 次测量值；

$L_1 \sim L_4$——每组低浓度溶液的第 1 次至第 4 次测量值。

（罗燕芬　万泽民）

第三节　特定蛋白分析仪校准

一、校准参照的技术文件

JJF 1071—2010　国家计量校准规范编写规则

JJF 1001—2011　通用计量术语及定义

JJF 1265—2010　生物术语及定义

GB/T 26124—2011　临床化学体外诊断试剂（盒）

CLSI EP06-A　定量测量程序的线性评估

二、校准周期

1. 常规使用情况下，至少每 12 个月进行一次校准。

2. 以下情况应进行校准：

1）仪器投入使用前或重新启用前。

2）更换部件或进行维修后，可能对检测结果的准确性有影响时。

3）仪器搬动后，需要确认检测结果的可靠性时。

4）室内质量控制显示系统的检测结果有漂移时（排除仪器故障和试剂的影响因素后）。

5）比对结果超出允许范围；

6）实验室认为需进行校准的其他情况。

三、适用范围

标准适用于临床使用的以免疫法为定量原理的特定蛋白分析仪的计算性能的校准。分析仪包括全自动特定蛋白分析仪和半自动特定蛋白分析仪（免疫荧光法、金标法）等。

四、校准条件

（一）工作条件

1．环境温度　18 ~ 32℃。
2．相对湿度　30% ~ 85%。
3．工作电压　AC（220 ± 22）V。

（二）测量标准及其他设备

1．数字温度计　测量范围包括（−10 ~ 50）℃，最大允许误差为 ± 0.3℃。
2．标准物质　应使用 C 反应蛋白、白蛋白、免疫球蛋白等有证标准物质。标准物质需要有高、低两个浓度，并且具有互换性。标准物质使用时应遵守标准物质证书的使用说明。
3．可调移液器　容量范围（10 ~ 100）μL，经检定合格且在有效期内。

五、技术和性能要求

特定蛋白分析仪的主要计量特性指标见表 16-9。

表 16-9　特定蛋白分析仪的主要计量特性指标

序号	计量特性	计量性能指标
1	温度示值误差	≤ ±1℃
2	浓度测量示值误差	≤ ±15%
3	浓度测量重复性	≤ 10%
4	携带污染率	≤ 5%
5	线性误差	≤ 5%

六、校准方法

特定蛋白分析仪校准前仪器保养，检查各组成部件完好，检查配套试剂是否在有效期内且保持完好，使用仪器配套校准品进行定标。

（一）温度示值误差和稳定性

反应杯温度应为 37 ± 1.5℃；反应杯温度波动 ≤ 1℃。将仪器通电，待温度稳定后，将数字温度计每隔 30 秒测量一次反应杯内液体温度，连续记录 5 分钟，共计 10 次，求出平均值。平均值与设定值之差为温度示值误差，10 次读数中最大值与最小值之差为温度稳定性。

（二）示值误差

分别选取高、低两个浓度特定蛋白有证标准物质（以下简称标准物质），每个浓度在仪器上连续测量 3 次，记录每次测定值，该浓度下示值误差按式 16-12 计算。

$$\delta = \frac{\bar{c} - c_s}{c_s} \times 100\% \qquad （式 16\text{-}12）$$

式中：

$\bar{c}$—测定的特定蛋白含量的平均值，选择的标准物质单位；

c_s—特定蛋白标准物质标准值，选择的标准物质单位；

δ—特定蛋白分析仪示值误差 %。

（三）重复性

选取高值标准物质在仪器上连续测量六次，记录每次的测定值 x_i，重复性 R，计算见公式 16-13。

$$R = \frac{1}{\bar{x}} \sqrt{\frac{\sum_{i=1}^{n}(x_i - \bar{x})^2}{n-1}} \times 100\% \qquad （式 16\text{-}13）$$

式中：

x_i—第 i 次特定蛋白的测定值，选择的标准物质单位；

$\bar{x}$—测定的特定蛋白含量的平均值，选择的标准物质单位；

n—测量次数，n=6。

（四）携带污染

按照从高值到低值的测量顺序，分别连续测量高值和低值特定蛋白标准物质各 3 次，测量值分别记为 i_1、i_2、i_3 和 j_1、j_2、j_3。以 CO 来表征仪器的携带污染率，计算公式为式 16-14。

$$CO = \frac{j_1 - j_3}{i_3 - j_3} \times 100\% \qquad （式 16\text{-}14）$$

式中：

CO—携带污染率 %；

i_3—高值标准物质第 3 次测量值，选择的标准物质单位；

j_1—低值标准物质第 1 次测量值，选择的标准物质单位；

j_3—低值标准物质第 3 次测量值，选择的标准物质单位。

（五）线性相关

对至少 5 个浓度（在低值至高值范围内，涵盖测试范围的上、下限和中间值）的特定蛋白标准物质（或配制的校准溶液）进行测量，重复测量 3 次，取其平均值。采用混合样品法配制校准溶液，选取低值、高值特定蛋白标准物质各 1 份，按 4∶0、3∶1、2∶2、0∶4 比例混合得 5 个不同浓度的标准溶液。配制设备使用经过计量的可调移液器。校准溶液混合样品的配制值为特定蛋白预期值，按式 16-15 计算，公式中 n、m 分别代表高值（H）和低值（L）特定蛋白标准物质的份数。将测量结果的平均值与标准物质的标准值（或校准溶液的配制值）进行线性回归，用软件进行线性拟合或按式 16-16 计算线性相关系数 r 作为线性相关性的表征。

$$C_{混} = \frac{n \times H + m \times L}{n + m} \qquad （式 16-15）$$

$$r = \frac{\sum_{i=1}^{n}(x_i - \bar{x})(y_i - \bar{y})}{\sum_{i=1}^{n}(x_i - \bar{x})^2(y_i - \bar{y})^2} \qquad （式 16-16）$$

式中：

r—线性相关系数；

x—各个浓度水平标准物质的标准值，选择的标准物质单位；

$\bar{x}$—各个浓度水平标准物质的平均值，选择的标准物质单位；

y—各个浓度水平标准物质的测量值，选择的标准物质单位；

$\bar{y}$—各个浓度水平标准物质的测量值平均值，选择的标准物质单位。

（王云秀　万泽民）

第四节　蛋白电泳分析仪校准

一、校准参照的技术文件

JJF 1654—2017　平板电泳仪校准规范

电泳仪厂家校准程序

二、校准周期

1. 常规使用情况下，至少每 12 个月进行一次校准。

2. 以下情况应进行校准：

1）仪器投入使用前或重新启用前。

2）更换部件或进行维修后，可能对检测结果的准确性有影响时。

3）仪器搬动后，需要确认检测结果的可靠性时。

4）室内质量控制显示系统的检测结果有漂移时（排除仪器故障和试剂的影响因素后）。

5）比对结果超出允许范围。

6）实验室认为需进行校准的其他情况。

三、适用范围

标准适用于医学实验室使用的全自动蛋白电泳分析仪。分析仪用于对人类血液或其他体液中的蛋白成分进行鉴定或分离，包括基于电泳技术、电泳－免疫结合技术、电泳－酶标技术等原理的蛋白电泳分析仪。

四、校准条件

1. 应符合 GB/T 29248—2012　基础电泳装置的要求。
2. 环境温度　15～35℃。
3. 相对湿度　≤ 75%。
4. 大气压力　75～106kPa。
5. 电源电压　单相正弦交流（220±22）V，（50±1）Hz。
6. 电泳仪周围应无强烈震动，无腐蚀性气体存在。

五、性能要求和校准方法

（一）反应区温度控制的正确度和波动度

将分辨率不低于 0.1℃的温度检测仪的探头，或分析仪制造商提供的相同精度且经过标定的专用测温工装，放置于电泳槽至少 2 个温度点，在温度显示稳定后，温度的偏倚应在设定值的 ±1℃内。

（二）示值误差

将电泳仪电源设为恒压（恒流）模式，依次测定电泳槽最大工作电压（电流）的 10%、20%、30%、50%、80% 时输出电压（电流），每个校准点分别重复测量 3 次，计算其算术平均值，计算输出电压（电流）示值与实测值误差 $_\Delta V$（$_\Delta I$）。$_\Delta V$（$_\Delta I$）应符合电泳仪生产厂家要求。

（三）漂移

将电泳仪电源的输出电压（电流）设定为 150V（50mA），采用电压表（电流表）监测其 30 分钟内的电压（电流）变化，记录电压表（电流表）显示的最大值和最小值。最大值减去最小值即电压（电流）的漂移 $_\Delta X = X_{max} - X_{min}$。$_\Delta X$ 应符合电泳仪生产厂家要求。

（四）迁移距离重复性

取浓度合适的蛋白质标准物质溶液按电泳仪要求平行加载 12 个样品孔，选择适当的电泳电压，运行 30 分钟后停止电泳。加入适当染料染色 30 分钟后烘干。按式 16-17 计算蛋白标准物质谱带的平均迁移距离重复性（RSD）。

$$RSD = \sqrt{\frac{\sum\limits_{i=1}^{n}(d_i - \bar{d})^2}{n-1}} \times \frac{1}{\bar{d}} \times 100\% \qquad （式16-17）$$

式中：

d_i—第 i 泳道标准物质迁移距离，单位：mm；

n—泳道数；

$\bar{d}$— 标准物质谱带的平均迁移距离，单位：mm。

（五）加样量和携带污染率

对于自动点样的电泳仪，还应进行吸样针加样量和携带污染率测试。加样量正确性可选择比色法和称量法（见前述）。携带污染率可取阳性标本及阴性标本各 3 份，阳性阴性标本交替检测。阴

性结果次数为 $I_阴$，阳性结果次数为 $I_阳$，计算仪器的携带污染率 K。

$$K = \frac{I_阳 - I_阴}{I_阳 + I_阴} \times 100\%$$

（式 16–18）

携带污染率应为 0。

（黄　迪　万泽民）

第五节　液相色谱分析仪校准

一、校准参照的技术文件

JJG 705—2014　液相色谱仪检定规程
液相色谱分析仪厂家校准程序

二、校准周期

1. 常规使用情况下，每年至少进行一次校准。
2. 以下情况应进行校准：
1）仪器投入使用前或重新启用前。
2）更换部件或进行维修后，可能对检测结果的准确性有影响时。
3）仪器搬动后，需要确认检测结果的可靠性时。
4）室内质量控制显示系统的检测结果有漂移时（排除仪器故障和试剂的影响因素后）。
5）比对结果超出允许范围。
6）实验室认为需进行校准的其他情况。

三、适用范围

该标准适用于配有紫外–可见光检测器、二极管阵列检测器、荧光检测器、示差折光率检测器和蒸发光散射检测器的液相色谱仪的首次检定、后续检定和使用中检查。

四、校准条件

（一）环境条件

1. 检定室应清洁无尘，无易燃、易爆和腐蚀性气体，通风良好。
2. 室温 15～30℃，检定过程中温度变化不超过 3℃（对示差折光率检测器，室温变化不超过 2℃），室内相对湿度 20%～85%。
3. 仪器应平稳地放在工作台上，周围无强烈机械振动和电磁干扰源，仪器接地良好。
4. 电源电压为（220±22）V，频率为（50±0.5）Hz。

（二）检定设备

1. 秒表　最小分度值不大于 0.1 秒。

2. **分析天平** 最大称量不小于 100g，最小分度值不大于 1mg。

3. **数字温度计** 测量范围为 0 ~ 100℃，最大允许误差为 ± 0.3℃。

以上器具需经计量检定合格。

（三）有证标准物质

萘 - 甲醇溶液标准物质：认定值为 1.00×10^{-4}g/mL，扩展不确定度小于 4%，k=2。

萘 - 甲醇溶液标准物质：认定值为 1.00×10^{-7}g/mL，扩展不确定度小于 4%，k=2。

甲醇中胆固醇溶液标准物质：认定值为 200μg/mL，扩展不确定度小于 2.0%，k=2。

甲醇中胆固醇溶液标准物质：认定值为 5.0μg/mL，扩展不确定度小于 5.0%，k=2。

胆固醇纯度标准物质：认定值为 99.7%，扩展不确定度小于 0.1%，k=2。

（四）其他要求

1. **检定用试剂** 色谱级甲醇，纯水，分析纯的丙酮和异丙醇，紫外分光光度计溶液标准物质等。

2. **注射器** 10μL，50μL 和 10mL 各一支。

3. **容量瓶** 50mL，10 个。

五、技术和性能要求

（一）输液系统

1. 输液管路接口紧密牢固，在规定的压力范围内无泄漏。

2. 泵流量设定值误差 S_S 和流量稳定性 S_R 应符合表 16-10 的要求。

3. 梯度最大允许误差 Gc：± 3%。

表 16-10 泵流量设定值误差 S_S 和稳定性 S_R 的指标要求

泵流量设定值 /（mL/min）	0.2 ~ 0.5	0.6 ~ 1.0	大于 1.0
测量次数	3	3	3
流动相收集时间 /min	20 ~ 10	10 ~ 5	5
泵流量设定值最大允许误差 S_S	± 5%	± 3%	± 2%
泵流量稳定性 S_R	3%	2%	2%

注1：最大流量的设定值可根据用户使用情况而定；

注2：对特殊的、流量小的仪器，流量的设定可根据用户使用情况选大、中、小三个流量，流动相的收集时间则根据情况适当缩短或延长

（二）柱温箱

1. 柱温箱温度设定值最大允许误差 ± 2℃。

2. 柱温箱温度稳定性 不大于 1℃/h。

注：以上指标不是用于合格性判别，仅供参考。

（三）检测器

仪器的检测器的主要技术指标见表 16-11。

表16-11 液相色谱仪检测器的主要技术指标

项目 \ 检测器	紫外-可见光检测器/二极管阵列检测器	荧光检测器	示差折光率检测器	蒸发光散射检测器
基线噪声[1]	$\leqslant 5 \times 10^{-4}$AU	$\leqslant 5 \times 10^{-4}$FU	$\leqslant 5 \times 10^{-7}$RIU	$\leqslant 1$mV
基线漂移	$\leqslant 5 \times 10^{-3}$AU/30min	$\leqslant 5 \times 10^{-3}$FU/30min	$\leqslant 5 \times 10^{-6}$RIU/30min	$\leqslant 5$mV/30min
最小检测浓度	$\leqslant 5 \times 10^{-8}$g/mL 萘-甲醇溶液	$\leqslant 5 \times 10^{-9}$g/mL 萘-甲醇溶液	$\leqslant 5 \times 10^{-6}$g/mL 胆固醇-甲醇溶液	$\leqslant 5 \times 10^{-6}$g/mL 胆固醇-甲醇溶液
波长示值最大允许误差	±2nm	±5nm	/	/
波长重复性	$\leqslant 2$nm	$\leqslant 2$nm	/	/
线性范围	优于10^3	优于10^3	优于10^3	/

注：若仪器的输出信号用 mV 或 V 表示，注意查看仪器说明书或仪器标牌标明的其与 AU（FU）的换算关系；若无特殊标明通常可按照 1V=1AU（FU）进行换算

（四）整机性能

仪器的整机性能用定性定量测量重复性表示，指标要求见表 16-12。

表16-12 液相色谱仪整机性能指标要求

项目 \ 检测器	紫外-可见光检测器/二极管阵列检测器	荧光检测器	示差折光率检测器	蒸发光散射检测器
定性重复性	$\leqslant 1.0\%$	$\leqslant 1.0\%$	$\leqslant 1.0\%$	$\leqslant 1.5\%$
定量重复性	$\leqslant 3.0\%$	$\leqslant 3.0\%$	$\leqslant 3.0\%$	$\leqslant 4.0\%$

（五）仪器外观和电路系统

仪器上应有仪器名称、型号、制造厂名、产品系列号、出厂日期等内容标牌，国产仪器应有制造计量器具许可标志。

仪器电源线、信号线等插接紧密，各开关、旋钮、按键等功能正常，指示灯灵敏，显示器清晰。

六、校准方法

（一）通用技术要求

按照要求，目视、手动检查。

（二）输液系统

1．泵耐压 将仪器各部分连接好，以 100% 甲醇（或纯水）为流动相，流量为 0.2mL/min，按说明书启动仪器，压力平稳后保持 10 分钟，用滤纸检查各管路接口处是否有湿迹。卸下色谱柱，堵住泵出口端（压力传感器以下），使压力达到最大允许值的 90%，保持 5 分钟应无泄漏。

2．泵流量设定值误差 S_S 和流量稳定性 S_R 按表 16-10 的要求设定流量，启动仪器，压力稳定后，在流动相出口处用事先称重过的洁净容量瓶收集流动相，同时用秒表计时，收集表 16-10

规定时间流出的流动相，在分析天平上称重，按式 16-21 计算流量实测值 F_m，按式 16-19、按式 16-20 计算 S_S 和 S_R。每一设定流量，重复测量 3 次。

$$S_S = \frac{\overline{F_m} - F_5}{F_5} \times 100\%$$ （式 16-19）

式中：

$\overline{F_m}$—同一设定流量 3 次测量值的算术平均值，mL/min；

F_5—流量设定值，mL/min。

$$S_R = \frac{F_{max} - F_{min}}{F_m} \times 100\%$$ （式 16-20）

式中：

F_{max}—同一设定流量 3 次测量值的最大值，mL/min；

F_{min}—同一设定流量 3 次测量值的最小值，mL/min。

$$F_m = \frac{(W_2 - W_1)}{\rho_t \times t}$$ （式 16-21）

式中：

F_m—流量实测值，mL/min；

W_2—容量瓶 + 流动相的质量，g；

W_1—容量瓶的质量，g；

ρ_t—实验温度下流动相的密度，g/cm³；

t—收集流动相的时间，min。

3．**梯度误差**　由梯度控制装置设置阶梯式的梯度洗脱程序，A 溶剂为纯水，B 溶剂为含 0.1% 丙酮的水溶液（表 16-13）。将输液泵和检测器连接（不接色谱柱），开机后以 A 溶剂冲洗系统，基线平稳后开始执行梯度程序，画出 B 溶剂经由 5 段阶梯从 0% 变到 100% 的梯度变化曲线。求出由 B 溶剂变化所产生的每一段阶梯对应的响应信号值的变化值 L_i。重复测量 2 次，按式 16-22 计算每一段阶梯对应的响应信号值的变化平均值 $\overline{L_l}$；按式 16-23 计算五段阶梯响应信号值的总平均值 $\overline{\overline{L_l}}$；按式 16-24 计算每一段的梯度误差 G_i，取 G_i 最大者作为仪器的梯度误差。

$$\overline{L_l} = \frac{(L_{1i} - L_{1(i-1)}) + (L_{2i} - L_{2(i-1)})}{2}$$ （式 16-22）

式中：

$\overline{L_l}$—第 i 段阶梯响应信号值的平均值；

L_{1i}—第 i 段阶梯第 1 组响应信号值；

$L_{1(i-1)}$—第 $(i-1)$ 段阶梯第 1 组响应信号值；

L_{2i}—第 i 段阶梯第 2 组响应信号值；

$L_{2(i-1)}$—第 $(i-1)$ 段阶梯第 2 组响应信号值。

$$\overline{\overline{L_l}} = \frac{\sum_{i=1}^{n} \overline{L_l}}{n}$$ （式 16-23）

式中：

$\overline{\overline{L_l}}$—5 段阶梯响应信号值的总平均值；

n—梯度的阶梯数，*n*=5。

$$G_i = \frac{\overline{L}_l - \overline{\overline{L}}_l}{\overline{\overline{L}}_l} \times 100\%$$ （式 16–24）

式中：

G_i—第 *i* 段阶梯的梯度误差。

注：当 i 为 1（i–1=0）时，第（i–1）阶梯响应信号值为 B 溶剂为 0% 时的响应信号值。

表 16–13　梯度程序设置

序号	A 溶剂（纯水）	B 溶剂（0.1% 丙酮水溶液）
1	100%	0%
2	80%	20%
3	60%	40%
4	40%	60%
5	20%	80%
6	0%	100%
7	100%	0%

（三）柱温箱温度设定值误差 ΔT_s 和柱箱温度稳定性 T_C

将数字温度计探头固定在柱温箱内与色谱柱相同的部位，选择 35℃ 和 45℃（也可根据用户使用温度设定）进行检定。按仪器说明书操作，通电升温，待温度稳定后，记下温度计读数并开始计时，以后每隔 10 分钟记录 1 次读数，共计 7 次，求出平均值。平均值与设定值之差为柱温箱温度设定值误差 ΔT_s，7 次读数中最大值与最小值之差为柱温箱温度稳定性 T_C。

（四）紫外 – 可见光检测器和二极管阵列检测器的性能

1. **波长示值误差和重复性**　将检测器和数据处理系统连接好，通电预热稳定后，用注射器将纯水注入检测池内进行冲洗后，充满检测池。待检测器示值稳定后，在（235±5）nm、（257±5）nm、（313±5）nm 和（350±5）nm 的波长下将示值回零，然后再用注射器将紫外分光光度计溶液标准物质（参考波长为 235nm，257nm，313nm 和 350nm）从检测器入口注入样品池中冲洗，并将样品池充满至示值稳定。将检测器波长调到低于参考波长 5nm 处（例如检定 257nm 时，检测器波长先调到 252nm），改变检测器波长，每（5~10）秒改变 1nm，记录每个波长下的吸收值，最大或最小吸收值对应的波长与参考波长之差为波长示值误差。每个波长重复测量 3 次，其中最大值与最小值之差为波长重复性。

有吸光值显示的检测器，改变波长时可直接读出吸光值，其最大（或最小）吸光值对应的波长与参考波长之差为波长示值误差。有波长扫描功能的仪器可画出标准溶液的光谱曲线，其波峰（或波谷）对应的波长与参考波长之差为波长示值误差。对于有内置标准滤光片可进行自检的仪器可直接采用其测量数据。

对改变波长有自动回零功能的紫外 – 可见光检测器，可采用连续进样的方法检定波长示值误差，具体做法是：用一节空管代替色谱柱将液路连通，以水做流动相，流量为（0.5～1.0）mL/min，采用步进进样方法，例如检定 257nm 时，从 252nm 开始到 262nm，每 2 分钟改变 1nm，用注射器注入相同体积的紫外分光光度计溶液标准物质，得到一组不同波长的色谱峰，最高（或最低）色谱峰对应的波长与参考波长之差，即为波长示值误差。

2．**基线噪声和基线漂移**　选用 C_{18} 色谱柱，以 100% 甲醇为流动相，流量为 1.0mL/min，紫外检测器的波长设定为 254nm，检测灵敏度调到最灵敏挡。开机预热，待仪器稳定后记录基线 30 分钟，选取基线中噪声最大峰峰高对应的信号值，按式 16-25 计算基线噪声，用检测器自身的物理量（AU）作单位表示。基线漂移用 30 分钟内基线偏离起始点最大信号值（AU/30min）表示。

$$N_d = K \times B \qquad (式 16-25)$$

式中：

N_d—检测器基线噪声；

K—衰减倍数；

B—测得基线峰－峰高对应的信号值，AU。

3．**最小检测浓度**　由进样系统注入 10～20μL 的 1.00×10^{-7} g/mL 萘－甲醇溶液，记录色谱图，由色谱峰高和基线噪声峰高，按式 16-26 计算最小检测浓度 C_L（按 20μL 进样量计算）。

$$C_L = \frac{2N_d cV}{20H} \qquad (式 16-26)$$

式中：

C_L—最小检测浓度，g/mL；

N_d—基线噪声峰高；

c—标准溶液浓度，g/mL；

V—进样体积，μL；

H—标准物质的峰高。

注：N_d 和 H 的单位应保证一致；式中分母的"20"表示标准的进样体积，其单位为微升（μL）。

4．**线性范围**　将检测器和数据处理系统连接好，检测器波长设定为 254nm，通电稳定后，用注射器直接向检测池中注射 2% 异丙醇－水溶液冲洗检测池至示值稳定后，记下此值。然后，依照上法向检测池中依次分别注入丙酮－2% 异丙醇系列水溶液（丙酮含量为 0.1%，0.2%，…，1.0%），并记下各溶液对应的稳定响应信号值，每个溶液重复测量 3 次，取算术平均值。以 5 个丙酮溶液浓度（0.1%，0.2%，0.3%，0.4%，0.5%）和对应的响应信号值做标准曲线，在曲线上找出丙酮溶液浓度大于 0.5% 各点的读数，与相应各浓度点的测量值做比较，量值相差 5% 时的浓度作为检测上限 C_H。按 4.3 得到的最小检测浓度为检测下限 C_L 值，C_H/C_L 比值为线性范围。

（五）荧光检测器性能

1．**波长示值误差和重复性**　固定波长荧光检测器波长示值误差和重复性的检定，需取出检测器中的滤光片，在经检定合格的紫外－可见分光光度计上测出其最大透射比对应的波长，此波长与滤光片上标记的波长之差，为波长示值误差。

可调波长荧光检测器波长示值误差和重复性的检定，将检测器与数据处理系统连接好，利用萘在 290nm（激发波长）和 330nm（发射波长）有最大荧光强度的特性，用注射器从检测池入口注入 1.00×10^{-7} g/mL 的萘－甲醇溶液标准物质，冲洗检测池并将其充满。调激发波长为 290nm，改变发射波长，从 325nm 到 335nm，每 5～10 秒改变 1nm，记录每个波长下的吸收值，曲线最高点对应的波长与参考波长之差，为发射波长示值误差，重复测量 3 次，其最大值与最小值之差为波长重复性。然后将发射波长调到测得的曲线最高点对应的波长，改变激发波长（从 285nm 到 295nm），用与前面相同的方法测出激发波长的示值误差和重复性。

2．**基线漂移和基线噪声** 将仪器各部分连接好，选用 C_{18} 色谱柱，以 100% 甲醇为流动相，流量为 1.0mL/min，灵敏度选在最灵敏挡，激发波长设定为 290nm，发射波长设定为 330nm，仪器预热稳定后，记录基线 30 分钟，根据检测器的衰减倍数和测得的基线峰－峰高对应的响应信号值，按式 16–25 计算基线噪声，用检测器自身的物理量（FU）做单位表示；基线漂移用 30 分钟内基线偏离起始点最大相应信号值（FU/30min）表示。

3．**最小检测浓度** 在 4.2 中的色谱条件下，待基线稳定后由进样系统注入 10～20μL 的 1.00×10^{-7}g/mL（或 1×10^{-8}g/mL）的萘－甲醇溶液，记录色谱图，按式 16–26 计算最小检测浓度。

4．**线性范围** 将检测器和数据处理系统连接好，检测器的激发波长设定为 290nm，发射波长设定为 330nm，仪器稳定后，向检测池中注入 100% 甲醇，冲洗检测池，至示值稳定后，记下此值。然后按此法依次向池中注入 1×10^{-5}g/mL，2×10^{-5}g/mL，3×10^{-5}g/mL，…，1×10^{-4}g/mL 的萘－甲醇溶液，记下每种溶液对应的响应信号值，重复测量 3 次，取平均值。以 5 个萘－甲醇溶液浓度 1×10^{-5}g/mL～5×10^{-5}g/mL 和对应的响应信号值作标准曲线，在曲线上找出萘－甲醇浓度大于 5×10^{-5}g/mL 各点读数，与相应各浓度点的测量值做比较，两值相差 5% 时的萘－甲醇溶液浓度为检测上限 C_H，4.3 得到的最小检测浓度 C_L 为检测下限，C_H/C_L 比值为线性范围。

注：荧光检测器性能的检定过程中使用的 1×10^{-5}g/mL、1×10^{-6}g/mL 和 1×10^{-8}g/mL 的萘－甲醇溶液可用 1×10^{-4}g/mL 的萘－甲醇溶液标准物质稀释而得。

（六）示差折光率检测器性能

1．**基线漂移和基线噪声** 选用 C_{18} 色谱柱，将仪器各部分连接好，以甲醇为流动相，流量为 1.0mL/min，参比池充满流动相，灵敏度选择在最灵敏挡，接通电源，待仪器稳定后记录基线 30 分钟，根据检测器的衰减倍数和测得的基线峰－峰高对应的响应信号值，按式 16–25 计算基线噪声，用检测器自身的物理量（RIU）表示；基线漂移用 30 分钟内基线偏离起始点最大响应信号值（RIU/30min）表示。（实验中应特别注意，室温的波动不要超过 2℃）

2．**最小检测浓度** 在 5.1 的色谱条件下，待基线稳定后由进样系统注入 10～20μL 的 5.0μg/mL 的甲醇中胆固醇溶液标准物质，记录色谱图，按式 16–26 计算最小检测浓度 C_L。

3．**线性范围** 将检测器与数据处理系统连接好，用甲醇反复冲洗样品池与参比池，并充满参比池，仪器稳定后记下响应信号值。依次向样品池中注入 1×10^{-4}g/mL，2×10^{-4}g/mL，…，10×10^{-4}g/mL 甲醇中胆固醇溶液，记下上述各浓度溶液对应的响应信号值，重复测量 3 次，取平均值。以 5 个甲醇中胆固醇溶液浓度 1×10^{-4}～5×10^{-4}g/mL 和对应的响应信号值作标准曲线，在曲线上找出甲醇中胆固醇溶液浓度大于 5×10^{-4}g/mL 各点对应的读数，与相应各浓度点的测量值做比较，两值相差 5% 时的甲醇中胆固醇溶液浓度为检测上限 C_H，5.2 得到最小检测浓度为检测下限 C_L，C_H/C_L 之比值为线性范围。

（七）蒸发光散射检测器性能

1．**基线漂移和基线噪声** 选用 C_{18} 色谱柱，将仪器各部分连接好，以甲醇为流动相，流量为 1.0mL/min，漂移管温度 70℃（低温型 35℃），雾化气体流速为 2.5～3.0L/min 或适当的气体压力 280~350kPa，灵敏度选择在适当的挡位，接通电源，待仪器稳定后记录基线 30 分钟，根据检测器的衰减倍数和测得的基线峰 – 峰高对应的响应信号值，按式 16–25 计算基线噪声，用检测器自身的物理量（mV）表示；基线漂移用 30 分钟内基线偏离起始点最大响应信号值（mV/30min）表示。

2. **最小检测浓度**　在 6.1 的色谱条件下，待基线稳定后由进样系统注入 10~20μL 的 5.0μg/mL（5.0×10^{-6}g/mL）的甲醇中胆固醇溶液标准物质，记录色谱图，按式 16–26 计算最小检测浓度 C_L。

（八）整机性能（定性、定量重复性）

将仪器各部分连接好，选用 C_{18} 色谱柱，用 100% 甲醇为流动相，流量为 1.0mL/min，根据仪器配置的检测器，选择测量参数：紫外 – 可见光检测器和二极管阵列检测器波长设定为 254nm，灵敏度选择适中，基线稳定后由进样系统注入一定体积的 1.0×10^{-4}g/mL 萘 – 甲醇溶液标准物质；荧光检测器激发波长和发射波长分别设定为 290nm 和 330nm，灵敏度选在中间挡，基线稳定后注入一定体积的 1×10^{-5}g/mL 萘 – 甲醇标准溶液；示差折光率检测器和蒸发光散射检测器灵敏度选在中间挡，注入一定体积的 200μg/mL（2.0×10^{-4}g/mL）的甲醇中胆固醇溶液标准物质。连续测量 6 次，记录色谱峰的保留时间和峰面积，按式 16–27 计算相对标准偏差 RSD_6。

$$RSD_{6定性（定量）} = \frac{1}{\bar{X}} \sqrt{\frac{\sum_{i=1}^{n}(X_i - \bar{X})^2}{(n-1)}} \times 100\% \qquad （式 16–27）$$

式中：

$RSD_{6定性（定量）}$——定性（定量）测量重复性相对标准偏差；

X_i——第 i 次测得的保留时间或峰面积；

$\bar{X}$——6 次测量结果的算术平均值；

i——测量序号；

n——测量次数。

（吴晓宾　万泽民）

第六节　液相色谱 – 质谱联用分析仪校准

一、校准参照的技术文件

JJF 1317—2011　液相色谱 – 质谱联用仪校准规范

GB/Z 35959—2018　液相色谱 – 质谱联用分析方法通则

YY/T 1740.1—2021　医用质谱仪第 1 部分：液相色谱 – 质谱联用仪

GB/T 6041—2002　质谱分析方法通则

JJG 705—2002　液相色谱仪

以上文件最新版本（包括所有修订单）适用于本文件。

二、校准周期

1. 常规使用情况下，至少每 12 个月进行一次校准。

2. 以下情况应进行校准：

1）仪器投入使用前或重新启用前。

2）更换重要部件或进行维修后，可能对检测结果的准确性有影响时。

3）仪器搬动后，需要确认检测结果的可靠性时。

4）室内质量控制显示系统的检测结果有漂移时（排除仪器故障和试剂的影响因素后）。

5）比对结果超出允许范围。

6）实验室认为需进行校准的其他情况。

三、适用范围

该校准程序适用于三重四极杆型、单四极杆和离子阱型液相色谱 – 质谱联用仪（LC-MS）的校准。主要包括分辨力、信噪比、质量准确性、保留时间重复性、离子丰度比重复性、峰面积重复性和灵敏度的校准。

四、校准条件

1. **环境条件**　环境温度：（15~30）℃；相对湿度：< 80%RH；电源电压：（220 ± 22）V，频率：（50 ± 0.5）Hz；仪器室内不得有明显的机械振动，无电磁干扰，不得存放与实验无关的易燃、易爆和强腐蚀性气体或试剂。

2. **标准物质和校准设备**

（1）利血平溶液标准物质，相对扩展不确定度优于 5%（k=2）；PPG POS 标准试剂（2.0×10^{-7} mol/L）、PPG NEG 标准试剂（3.0×10^{-5}mol/L）。

（2）移液器或移液管：量程范围 100μL 或 200μL，B 级及以上。

（3）容量瓶：10mL 或 25mL，B 级及以上。

五、技术和性能要求

1. **LC-MS 各项计量性能指标**　见表 16–14。

表 16-14　LC-MS 主要计量性能指标

计量性能	仪器类型	电离模式	计量性能指标
分辨力	三重四极杆、单四极杆、离子阱	ESI+	≤ 1u
信噪比		ESI+	≥ 30∶1
	三重四极杆	ESI−	≥ 10∶1
		APCI+	≥ 30∶1
		ESI+	≥ 10∶1
	单四极杆、离子阱	ESI−	≥ 10∶1
		APCI+	≥ 10∶1
质量准确性	三重四极杆、单四极杆、离子阱	ESI+	≤ 0.5u

续表

计量性能	仪器类型	电离模式	计量性能指标
峰面积重复性	三重四极杆、单四极杆	ESI+	≤ 10%
离子丰度比重复性	离子阱	ESI+	≤ 30%
保留时间重复性	三重四极杆、单四极杆、离子阱	ESI+	≤ 1.5%

注：以上指标不是用于合格性判别，仅供参考。

2. **灵敏度** 正离子模式下 Q1 和 Q3 均应满足：175.133Da 的响应（cps）$\geq 1.2 \times 10^6$；906.673Da 的响应（cps）$\geq 1.4 \times 10^7$。负离子模式下 Q1 应满足：933.636Da 的响应（cps）$\geq 1.0 \times 10^7$。负离子模式下 Q3 应满足：933.636Da 的响应（cps）$\geq 8.0 \times 10^6$。

注：cps 是频率的单位，全称 cycle per second。

六、校准方法

1. **外观检查** 仪器铭牌上标示仪器的名称、型号、制造厂名、产品序列号、出厂日期等内容。

2. **分辨力** 待仪器运行稳定后，根据仪器说明书的推荐条件设置参数，将扫描范围设为 m/z=606~612，用注射器直接注入或经色谱柱注入 5ng 利血平校准溶液。观察质谱图，记录 m/z 609 质谱峰，并计算其 50% 峰高处的峰宽，得到 $W_{1/2}$，作为分辨力的结果。

3. **信噪比** 根据附录 A 设定液相色谱条件并优化质谱条件，将检测离子的 m/z 设为表 16-15 中特征离子的 m/z，经色谱柱注入相应量的利血平校准溶液。观察色谱图，记录其色谱峰峰高作为 H_s。同时记录信号峰后 1~3 分钟时间内的基线输出信号的最大值与最小值之差，作为 H_n。根据按式 16-28 计算信噪比 S/N，连续测量 6 次，以 6 次测量 S/N 的平均值作为信噪比的结果。

$$S/N = \frac{H_s}{H_n} \quad \text{（式 16-28）}$$

式中：

H_s—提取离子（m/z）的色谱峰峰高；

H_n—基线噪音值。

表 16-15 信噪比测量条件

仪器类型	电离模式	进样量 /pg	特征离子的 m/z
三重四极杆	ESI+	50	609（母离子）→ 195（子离子）
单四极杆、离子阱	ESI+	500	609
三重四极杆	ESI-	500	607
三重四极杆	APCI+	50	609
单四极杆、离子阱	ESI-	500	607
单四极杆、离子阱	APCI+	500	609

4. **质量准确性** 根据表 16-6 和 LC-MS 质量数应用范围，选用相应的标准物质或试剂，将扫描范围设为表 16-16 中相应特征离子理论值 ±5 的范围，直接注入相应量的标准物质或试剂。观

察质谱图，记录特征离子的实测质量数（有效数字取小数点后两位）。按式 16-29 计算 DM，以 DM 的最大值作为质量准确性的结果。

$$DM=|M_{i\text{测}}-M_{i\text{理}}| \tag{式 16-29}$$

式中：

$M_{i\text{测}}$——第 i 个离子的测量值，u；

$M_{i\text{理}}$——第 i 个离子的理论值，u。

表 16-16　质量准确性的测量条件和特征离子理论值

LC-MS 质量数应用范围	标准物质或试剂	进样量 /ng	特征离子理论值 m/z
质量数不大于 1 000	咖啡因	5	195.09
	黄体酮	10	315.23
	利血平	10	609.28
质量数大于 1 000	PPG425、PPG1000、PPG2000 混合溶液	50	59.05
			175.13
			616.46
			906.67
			1 254.93
			1 545.13*
			2 010.47*
			2 242.64*

* 可选的检测离子

5．**峰面积重复性与保留时间重复性**　将检测离子的 m/z 设为表 16-17 中特征离子的 m/z，经色谱柱注入相应量的利血平。观察色谱图，记录其色谱峰的峰面积和保留时间。连续测量 6 次。按式 16-30 分别计算峰面积与保留时间的相对标准偏差（RSD），作为峰面积重复性与保留时间重复性的结果。

$$RSD=\sqrt{\frac{\sum_{i=1}^{6}(x_i-\bar{x})^2}{6-1}}\times\frac{1}{\bar{x}}\times100\% \tag{式 16-30}$$

式中：

x_i——第 i 次测量保留时间（min）或峰面积；

$\bar{x}$——6 次测量保留时间（min）或峰面积的算术平均值；

i——测量序号。

表 16-17　峰面积重复性与保留时间重复性的测量条件

仪器类型	进样量 /pg	特征离子的 m/z
三重四极杆	50	609（母离子）→ 195（子离子）
单四极杆、离子阱	500	609

6．**离子丰度比重复性** 将检测离子的 *m/z* 设为母离子 *m/z* 609 的两个子离子 *m/z* 397 和 *m/z* 448，经色谱柱注入利血平 500pg。观察质谱图，分别记录 *m/z* 397 和 *m/z* 448 的丰度。连续测量 6 次，按式 16–31 计算两个子离子丰度比值的相对标准偏差（RSD），作为离子丰度比重复性的结果：

$$RSD = \sqrt{\frac{\sum_{i=1}^{6}(x_i - \bar{x})^2}{6-1}} \times \frac{1}{\bar{x}} \times 100\% \qquad （式 16-31）$$

式中：

x_i—第 i 次测量 *m/z* 397 丰度与 *m/z* 448 丰度比；

$\bar{x}$—6 次测量的 *m/z* 397 丰度与 *m/z* 448 丰度比的平均值；

i—测量序号。

7．**灵敏度** 使用仪器针泵进样系统，调用质谱的调谐程序，按仪器说明调节流速，待稳定后，采集数据。首先观察正离子模式下 Q1 和 Q3 的 175.133 和 906.673 是否达到要求；然后观察负离子模式下 Q1 和 Q3 的 933.636 是否达到要求。

（韩丽乔　李思挺）

第七节　四极杆电感耦合等离子体质谱仪校准基本要求

一、校准参照的技术文件

JJF 1159—2006　四极杆电感耦合等离子体质谱仪校准规范

GB/T 15481—2000　检测与校准实验室能力的通用要求

GB/T 6041—2002　质谱分析方法通则

二、校准周期

1．常规使用情况下，至少每 12 个月进行一次校准。

2．以下情况应进行校准：

1）仪器投入使用前或重新启用前。

2）更换部件或进行维修后，可能对检测结果的准确性有影响时。

3）仪器搬动后，需要确认检测结果的可靠性时。

4）室内质量控制显示系统的检测结果有漂移时（排除仪器故障和试剂的影响因素后）。

5）比对结果超出允许范围。

6）实验室认为需进行校准的其他情况。

三、适用范围

本文适用于四极杆电感耦合等离子体质谱仪的校准。

四、校准条件

根据仪器安装要求执行。

五、技术和性能要求

四极杆电感耦合等离子体质谱仪的各项主要技术指标见表 16–18，供校准时参考。

表 16–18 四极杆电感耦合等离子体质谱仪校准项目和技术指标

序号	校准项目	技术指标
1	背景噪声	9u，$\leq$ 5cps；115u，$\leq$ 5cps；209u，$\leq$ 5cps
2	检出限（ng/L）	Be $\leq$ 30，In $\leq$ 10，Bi $\leq$ 10
3	灵敏度（Mcps/mg/L）	Be $\geq$ 5，In $\geq$ 30，Bi $\geq$ 20
4	丰度灵敏度	IM-1/IM $\leq$ 1 $\times$ 10^{-6}，IM+1/IM $\geq$ 5 $\times$ 10^{-7}
5	氧化物离子产率	$^{156}CeO^+/^{140}Ce^+ \leq$ 3.0%
6	双电荷离子产率	$^{69}Ba^{2+}/^{138}Ba^+ \leq$ 3.0%
7	质量稳定性 /（u/8h）	9（Be）+/-0.05，115（In）+/-0.05，209（Bi）+/-0.05
8	分辨率 /u	$\leq$ 0.8
9	冲洗时间 /s	$\leq$ 60（^{115}In 离子计数下降至原信号强度的 10^{-4} 倍）
10	同位素丰度比测量精度	$^{107}Ag/^{109}Ag \leq$ 0.2%，$^{206}pb/^{207}Pb \leq$ 0.2%
11	短期稳定性	$\leq$ 3.0%
12	长期稳定性	$\leq$ 5.0%

注 1：可用 Li，Y，Tl 代替 Be，In，Bi，技术指标不变。
注 2：氧化物产率也可用 $^{154}BaO^+/^{138}Ba^+$，技术指标不变

六、校准方法

1．校准用标准物质及试剂　校准时采用国内外有证标准物质。
（1）铈标准物质或钡标准物质。
（2）铅标准物质或银标准物质。
（3）铍标准物质或锂标准物质。
（4）铟标准物质或钇标准物质。
（5）铋标准物质。
（6）铯标准物质。
（7）18MΩ·cm 高纯水。
（8）高纯硝酸溶液。

2．校准项目和校准方法
（1）外观检查：仪器应具有下列标识：名称、型号、制造厂名（或公司名）、出厂日期、出厂编号和设备编号。主机及配件齐全。仪器的按键开关、各调节旋钮均应正常工作，无松动现象，指示灯显示正常。校准项目应在质谱仪经过预热、稳定并达到真空度要求后进行。
（2）背景噪声校准：以 2% 高纯硝酸溶液进样，测量质量数 9 115 209 处的离子计数，分别测量

20 个数据，取其平均值。

（3）检出限校准：以 18MΩ·cm 的高纯水进样，测量质量数 9115209 处的离子计数，积分时间 0.1 秒，分别测量 11 个数据，用测量结果的标准偏差的 3 倍除以 Be，In，Bi 的灵敏度 S，结果即为各元素的检出限，见式 16-32。

检出限计算公式：

$$C_L = \frac{3S_A}{S} \qquad \text{（式 16-32）}$$

（4）灵敏度校准：以 1×10^{-2}mg/L Be，In，Bi 混合溶液进样，测量质量数 9115209 处的离子计数，积分时间 0.1 秒，分别测量 20 个数据，取其平均值，分别扣除背景噪声后，再除以其准确浓度值，即为各个元素的灵敏度 S（Mcps/mg/L）。

（5）丰度灵敏度校准：分别以 2% 高纯硝酸溶液进样，测量质量数 132、133、134 处的离子计数 B_{132}、B_{133}、B_{134}，积分时间 1 秒，分别测量 10 次；以 1×10^{-2}mg/L Cs 溶液进样，测量质量数 133 处的离子计数 S_{133}，积分时间 1 秒，测量 10 次；以 20mg/L Cs 溶液进样，测量质量数 132、134 处的离子计数 S_{132}，S_{134}，积分时间 1 秒，分别测量 10 个数据；计算丰度灵敏度。

低质量数端：

$$\delta_{低} = \frac{I_{132}}{I_{133}} \qquad \text{（式 16-33）}$$

高质量数端：

$$\delta_{高} = \frac{I_{134}}{I_{133}} \qquad \text{（式 16-34）}$$

式 16-33、16-34 中：

$I_{132}=S_{132}-B_{132}$

$I_{133}=（S_{133}-B_{133}）\times 2\,000$

$I_{134}=S_{134}-B_{134}$

（6）氧化物离子产率校准：以 1×10^{-2}mg/L Ce 单标溶液进样，测定质量数 156 和 140 处的离子计数，计算氧化物比 $^{156}CeO^+/^{140}Ce^+$，测量 50 个数据，取平均值。

（7）双电荷离子产率校准：以 1×10^{-2}mg/L Ba 单标溶液进样，测定质量数 69 和 138 处的离子计数，计算双电荷比 $^{69}Ba^{2+}/^{138}Ba^+$，测量 50 个数据，取平均值。

（8）质量稳定性校准：以 1×10^{-2}mg/L Be，In，Bi 混合溶液进样，打印质量数 9115209 的谱图，8 小时以后重复该进样和测量步骤，并计算峰中心偏倚的程度。

（9）分辨率校准：以 1×10^{-2}mg/L Be，In，Bi 混合溶液进样。打印质量数 9115209 的谱图，并计算 10% 峰高处的峰宽度。

（10）冲洗时间校准：以 5×10^{-2}mg/L ln 溶液进样 2 分钟，之后再以 5% 硝酸溶液冲洗，同时检测公皿的离子计数。记录从进 5% 硝酸溶液开始到 in 信号强度降低到原信号强度的 10^{-4} 倍所需要的时间。

（11）同位素丰度比校准：分别以 1×10^{-2}mg/L Pb 和 1×10^{-2}mg/L Ag 溶液进样，用跳峰法测量 $^{206}Pb/^{208}Pb$ 和 $^{107}Ag/^{109}Ag$，各测量 10 个数据，计算测量结果的相对标准偏差 RSD（%）。

（12）短期稳定性校准：以 1×10^{-2}mg/L 的 Be，In，Bi 混合溶液进样，测量质量数 9115209 处的离子计数，在 20 分钟内，每 2 分钟取一个数据，每个数据扫描 10 次，共计 10 个数据，计算其相对标准偏差 RSD（%），即为仪器的短期稳定性。

短期稳定性的计算：

$$\bar{R} = \frac{\sum\limits_{i=1}^{m} R_i}{n}$$

（式 16–35）

$$S = \sqrt{\frac{\sum\limits_{i=1}^{m}(\bar{R} - R_i)^2}{n-1}}$$

（式 16–36）

式中：

$\bar{R}$—10 个测量数据的平均值；

R_i—个测量数据（10 次扫描的平均值）；

S—标准偏差；

n—测量个数。

短期稳定性为：

$$RSD_{短期} = \frac{\bar{S}}{R} \times 100\%$$

（式 16–37）

（13）长期稳定性校准：以 1×10^{-2}mg/L Be，In，Bi 混合溶液进样，测量质量数 9 115 209 处的离子计数，在不少于 2 小时内，重复测量不少于 10 个数据，并计算出相对标准偏差 $RSD_{长期}$（%），即为仪器的长期稳定性。长期稳定性 RSD 长期的计算与短期稳定性相同。

（张乔轩　李思挺）

第十七章

临床免疫学检验仪器校准基本要求

临床免疫学检验分为定量检验和定性检验。根据检测原理的不同，定量检测方法主要有化学发光法、电化学发光法、增强免疫发光法、免疫荧光法及酶联免疫法（ELISA）等。定性检测方法主要包括 ELISA、免疫荧光法、免疫印迹法、凝集法等。本章将以发光免疫分析仪、全自动酶免疫分析仪、流式细胞仪和多功能流式点阵分析仪等常用分析仪为代表，介绍临床免疫学检验仪器的校准。

第一节　全自动发光免疫分析仪的校准

全自动发光免疫分析仪（以下简称分析仪）是指所有分析过程包括样品和试剂的加注、免疫结合反应环境的提供、数据测量、结果计算和输出都实施了自动化的发光免疫分析仪。其检测原理为将发光系统与免疫反应相结合，可进行定性或定量检测抗原或抗体等。

对分析设备校准的基本项目：设备新安装时应按法规或制造商建议进行校准，分析仪的校准至少应包括加样系统、检测系统和温控系统。

一、校准参照的技术文件

YY/T 1155—2019　全自动发光免疫分析仪

二、校准周期

投入使用之后的校准周期应按法规或制造商建议进行，复校时间间隔建议不超过 1 年。

三、适用范围

标准适用于医学实验室使用的全自动发光免疫分析仪。分析仪采用发光系统和免疫分析方法对人类血清、血浆或其他体液中的各种被分析物进行定量或定性检测，包括基于化学发光、电化学发光、免疫荧光法（含磁条码）等原理的发光免疫分析仪。

该标准不适用于：基于图像识别的发光免疫分析仪；即时检验（POCT）的全自动发光免疫分析仪。

四、校准条件

环境条件　应符合 GB/T 14710—2009 中气候环境 I 组，机械环境 I 组的要求。

五、技术和性能要求

1. 加样正确度与重复性 对仪器标称的样品最小加样量和最大加样量、试剂最小加样量和最大加样量进行检测，应符合表17-1的规定。

表17-1 加样正确度与重复性要求

标称加样量（v）/μL	要求	
	偏倚	变异系数（CV）/%
$v \leq 10$	不超过 ±1μL	≤ 5
$10 < v \leq 50$	不超过 ±10%	≤ 3
$v > 50$	不超过 ±5%	≤ 2

2. 反应区温度控制的正确度和波动度 反应区温度的偏倚应在设定值的 ±0.5℃内，波动度不超过0.5℃。

3. 光检测装置部分

（1）仪器噪声：应不超过制造商的规定。

（2）发光值的线性：在不小于3个发光值数量级范围内，线性相关系数（r）应≥ 0.99。

（3）发光值的重复性

1）采用发光剂法，变异系数（CV）应不超过5%。

2）采用参考光源法，变异系数（CV）应不超过3%。

（4）发光值的稳定性

1）采用发光剂法，发光值的变化应不超过 ±10%。

2）采用参考光源法，发光值的变化应不超过 ±5%。

4. 携带污染 携带污染率 ≤ 10^{-5}。对于仅能报告定性检验结果的分析仪，检测高浓度阳性样品后再检测阴性样品，阴性样品不能检测为阳性。

5. 临床项目的批内精密度 选取至少1个临床项目，用制造商指定的校准物、试剂盒进行批内精密度试验，批内精密度应符合相应国家标准、行业标准要求。如无国家标准、行业标准情况下，应符合制造商规定。

6. 分析仪主要功能 分析仪应具备以下主要功能：

（1）用户可以通过人机对话指令，使仪器能自动完成不同样品、测试项目的分析任务。

（2）仪器应能提示试剂等消耗品、废弃物的状态。

（3）仪器具备自检功能。

（4）故障提示：仪器对操作错误、机械及电路故障应有相应提示。

7. 外观 分析仪外观应满足如下要求：

（1）外观应整洁，无裂纹或划痕，文字和标识清晰。

（2）分析系统运动部件应平稳，不应卡住突跳。

（3）紧固件连接应牢固可靠，不得有松动。

六、校准方法

1．正常工作环境

（1）电源电压：（220±22）V；（50±1）Hz。

（2）环境温度：10~30℃。

（3）相对湿度：30%~70%。

（4）大气压力：85.0~106.0kPa。

（5）远离强电磁场干扰。

（6）避免强光直接照射。

（7）具有良好的接地环境。

注：以上（1）~（4）中的条件与制造商标称不一致时，以制造商标称为准。制造商在产品技术要求中进行说明。

2．加样正确度与重复性 分为比色法和称量法两种类型的测定方法，制造商可任选两种方法之一。

（1）称量法：称量法按下列步骤进行测定。

1）将分析仪、除气纯水等置于恒温、恒湿的实验室内平衡数小时后开始试验。准备适当的容器（可以防止容器内的水分挥发），在分度值为0.01mg的电子天平上调零；

2）将容器放到合适位置，控制试剂针或样品针往该容器中加入规定量除气纯水，再在电子天平上称量其质量；

3）每种规定加入量重复测量20次，每次的实际加入量等于加入除气纯水的质量除以当时温度下纯水的密度，计算出每次的加样实测值vi，并计算均值$\bar{\upsilon}$；

4）计算20次测量的变异系数，并按式17-1测量偏倚，结果应符合表17-1的规定。

$$B = (\bar{\upsilon} - \upsilon_T) / \upsilon_T \times 100\% \qquad （式17-1）$$

式中：

B—加样误差；

$\bar{\upsilon}$—加样实测值的平均值；

υ_T—规定加入量。

（2）比色法：比色法按下列步骤进行测定。

1）橙黄G（Orange G）血清液（色素原液）的配制：用分度值为0.1mg以下的电子天平称取橙黄G粉末0.35g，轻轻放入10mL质控血清中，用混匀器慢慢混匀溶解。

2）色素原液比重的测定：使用同一比重瓶测定空比重瓶质量m_1，色素原液质量m_2，纯水质量m_3，按式17-2计算色素原液密度：

$$\rho_{色t} = \frac{m_2 - m_1}{m_3 - m_1} \rho_{水t} \qquad （式17-2）$$

式中：

$\rho_{色t}$—温度为t时色素原液密度；

$\rho_{水t}$—温度为t时纯水密度。

3）参考稀释液的配制、测量并计算稀释倍数，测定稀释液吸光度：准备一个合适的空容器（例如样品杯），称量空容器的质量m_4，在此空容器中加入约1mL色素原液并称取质量m_5，将容器中的色素原液用纯水稀释到2 000mL容量瓶中定容。在分光光度计波长478nm±1nm处测定稀释后的参考色素稀释液吸光度 A_{ref}。按式 17–3 计算参考稀释液稀释倍数：

$$D_{ref} = \frac{\rho_{色t}}{m_5 - m_4} \times 2\,000 \qquad （式 17-3）$$

4）样品加注、回收、定容及吸光度检测：在分析仪上执行加样品 / 试剂程序，控制样品针 / 试剂针往反应杯中加入规定量的色素原液，重复加样至少 5 次到不同的反应杯中。手工将反应杯内的色素原液用纯水回收到容量为 M_{sam}（M_{sam} 可以参考表 17-2 进行选取）的容量瓶中并定容；

表17-2　样品量与容量瓶体积的选取建议

样品量（v）/μL	M_{sam}/mL
$v \leqslant 10$	10
$10 < v \leqslant 20$	25
$20 < v \leqslant 50$	50
$50 < v \leqslant 100$	100
$100 < v \leqslant 200$	200

在分光光度计波长（478 ± 1）nm 处测定定容后的被检色素溶液吸光度 A_{sam}；
按式 17-4 计算实际样品加注量：

$$V = \frac{M_{sam} \times A_{sam}}{D_{ref} \times A_{ref}} \qquad （式 17-4）$$

5）计算多次测量的变异系数，并按式 17-1 计算测量偏倚，结果应符合表 17-1 的规定；

6）如有其他与比色法等效的方法，也可采用。

3．反应区温度控制的准确性和波动度校准　将分辨率不低于 0.1℃的温度检测仪的探头，或分析仪制造商提供的相同精度，且经过标定的专用测温工具，放置于制造商指定的位置，在温度显示稳定后，每隔 30 秒测定一次温度值，测定时间为 10 分钟。温度测量值的均值与设定值之差为测量偏倚，最大值与最小值之差的一半为温度波动度，应满足五、技术和性能要求 2 的规定。

4．光检测装置部分

（1）仪器噪声：待分析仪开机处于稳定工作状态后，使用空白样品进行测试，连续测试 20 次，记录每一次测试的发光值，计算发光值的算术平均值 $\bar{I}$，并按照式 17-5 计算仪器噪声 I_B，应满足五、技术和性能要求 3. 光检测装置部分的规定。

$$I_B = \bar{I} + 2s \qquad （式 17-5）$$

式中：

I_B—仪器噪声；

$\bar{I}$—发光值的算术平均值；

s—标准差。

（2）发光值的线性：可任选下列两种方法之一。

1）发光剂法：用制造商指定的稀释液将制造商指定的高值发光剂按比例稀释成至少 5 个样品，5 个样品的发光值要覆盖至少 3 个数量级，混合均匀后将各个样品用分析仪检测其发光值，每个样品重复测定 3 次。记录各样品的测量结果，并计算各样品 3 次测量值的平均值。以稀释比例为自变量，以测定结果均值为因变量进行线性拟合，并计算线性回归的相关系数（r），应符合五、技术和性能要求 3. 光检测装置部分的规定。

2）参考光源法：在分析仪上测试参考光源，以每只光源的标定值为自变量，以分析仪实际测量所得的发光值为因变量进行线性拟合，并计算线性回归的相关系数（r），应符合五、技术和性能要求 3. 光检测装置部分的规定。

（3）发光值的重复性：可任选发光剂法或参考光源法进行试验。用分析仪对在线性范围内的高、低 2 个水平的参考光源或发光剂进行测试，连续测试 10 次，并记录发光值，计算发光值的标准差和变异系数，变异系数应符合五、技术和性能要求 3. 光检测装置部分的规定。

（4）发光值的稳定性：可任选发光剂法或参考光源法进行试验。待分析仪开机处于稳定工作状态后，用在线性范围内的高、低 2 个水平的参考光源或发光剂进行测试，重复测试 3 次，记录发光值，计算测定结果的平均值 I_0。过 4h、8h 再分别上机重复测试 3 次，计算测定结果的平均值 I_1 和 I_2，以 I_0 作为基准值，按式 17-6 计算相对偏倚（α），应符合五、技术和性能要求 3. 光检测装置部分的规定。

$$\alpha = \frac{(I_i - I_0)}{I_0} \times 100\%$$ （式 17-6）

式中：

α—发光值相对偏倚；

I_i—第 4h、第 8h 测定值；

I_0—初始测定值。

5. **携带污染率**　按如下方法进行。

1）制造商指定临床测试项目。

2）准备该临床测试项目的高浓度样品（$I_{原}$），高浓度样品的浓度应至少为该检测系统检出限的 10^5 倍。

注：若因分析仪或试剂测量范围的限制而使得检测系统无法准确检测高浓度样品，可采用稀释推算法获得。

3）使用生产企业指定的临床测试项目的试剂，以高浓度样品和零浓度样品作为样品，按照高浓度样品、高浓度样品、高浓度样品、零浓度样品、零浓度样品、零浓度样品的顺序为一组，在分析仪上进行测试，共进行 5 组这样的测试。

4）每一组的测试中，第 4 个样品的测试值为 I_4，第 6 个样品的测试值为 I_6。

5）按照式 17-7 计算每组的携带污染率 K。

6）5 组均应符合携带污染率要求。对于仅能进行定性检测的分析仪，无需计算 K，要求 I_4、I_5、I_6 应符合携带污染率要求。

$$K = \frac{I_4 - I_6}{I_{原} - I_6}$$ （式 17-7）

6. **临床项目的批内精密度**　用制造商指定的临床测试项目的校准物、试剂盒，按照相应的国家标准、行业标准或试剂盒技术要求，测试批内精密度。

7. **分析仪主要功能**　按照说明书操作进行验证，应符合五、技术和性能要求 6 的要求。

8. **外观**　目视检查，应符合五、技术和性能要求 7 的规定。

第二节 全自动酶免疫分析仪校准

酶联免疫分析（ELISA）是将已知的抗原或抗体吸附在固相载体表面，通过酶标记抗原或抗体与固相载体表面的抗体或抗原进行免疫反应，实现对目标物进行定性或定量检测的方法。

全自动酶联免疫分析仪（以下简称分析仪）是采用酶联免疫分析原理对样品进行定性和定量分析的仪器，其分析过程包括样品和试剂的加注、孵育洗板、数据测量、结果计算和输出等都实现了自动化。分析仪通常由液体分配单元、孵育单元、洗板单元、检测单元及计算机系统等核心模块组成。其校准主要包括液体分配系统、孵育系统、洗板系统和检测系统等。如果分析仪使用非一次性移液器（如特氟龙加样针）来吸样，实验室除了要进行加样量校准，还应具备评估携带污染率。实际应用中，如果分析物浓度具有很宽的临床范围，以至于微量残留便会造成显著临床影响，这样的分析物更应该评估携带污染问题（例如，血清肿瘤标记物）。因此，实验室在研究携带污染情况时应选择这类分析物做代表性例证。

部分实验室会使用由移液器、洗板机、酶标分析仪等各单元组成的半自动系统进行 ELISA 检测，校准流程可根据实际使用的单元参考本节全自动酶免分析仪的校准来进行，或者依据 JJG 861—2007《酶标分析仪》和 YY/T 1529—2017《酶联免疫分析仪》等文件执行。

当实验室使用全自动酶免疫分析仪自带的自动校准功能，或者实验室委托第三方校准机构和部门（如质量技术监督局）校准酶标仪时，也要关注制造商或者第三方校准机构提供的校准报告，是否符合相应的标准。

一、校准参照的技术文件

JJG 861—2007　酶标分析仪

YY/T 1529—2017　酶联免疫分析仪

JJF xxxx—202x 全自动酶联免疫分析仪校准规范（征求意见稿）

二、校准周期

复校时间间隔的长短是由酶免分析仪的使用情况、使用者、酶免分析仪本身质量等诸多因素所决定的，因此送校单位可根据实际使用情况自主决定复校时间间隔，复校时间间隔建议不超过 1 年。

三、适用范围

本规范适用于吸光度测定原理的全自动酶联免疫分析仪的校准。

四、校准条件

1．环境条件

（1）环境温度：15～30℃。

（2）相对湿度：≤ 85%。

注：上述条件与制造商的产品规定不一致时，以产品规定为准。

2．测量标准及其他设备

（1）电子天平：感量 0.01mg 和 0.1mg。

（2）水银温度计及温度测量仪：最大允许误差不超过 ±0.1℃。

（3）标准物质：应使用经国家计量行政部门批准颁布的光谱中性滤光片标准物质，吸光度标称值分别为 0.2，0.5，1.0，1.5（$U \leq 0.01$，$k=2$）。

（4）纯水：电阻率达到 18.2MΩ·cm。

五、技术和性能要求

自动酶联免疫分析仪的主要计量特性指标见表 17-3。

表17-3　全自动酶联免疫分析仪的主要计量特性指标

序号	计量特性	计量性能指标
1	加液体积示值误差	20μL：≤ ±15%
		200μL：≤ ±3%
2	加液体积重复性	20μL：≤ 10%
		200μL：≤ 3%
3	孵育温度示值误差	≤ ±1.5℃
4	洗涤残留	≤ 5μL
5	示值稳定性	≤ ±0.005
6	吸光度示值误差	≤ ±0.03
7	吸光度重复性	≤ 1.0%
8	通道差异	≤ 0.03

六、校准方法

全自动酶联免疫分析仪在正常工作条件下先进行仪器自检和清洗，校准前分析仪应当提前开机预热 30 分钟以上。纯水在使用前平衡至室温并超声脱气处理，用温度计测量纯水温度并从国际温标纯水密度表（kg/m³）中查找到对应的密度。

1. 加液体积示值误差和加液重复性　将可密封容器（如 500μL 带盖离心管）在感量为0.01mg 的电子天平上称量质量，去盖后放到全自动酶免分析仪板架的合适位置，控制样品针往该容器中加入 20μL 平衡至室温的脱气纯水，立即盖上容器在电子天平上称量质量。根据式 17-8 计算加液体积，重复测量 6 次，根据式 17-9 计算加液体积重复性。取后 3 次测量结果根据式 17-10计算 20μL 校准点的加液体积示值误差。重复上述过程，加液体积改为 200μL，计算 200μL 校准点的加液体积示值误差。

$$V = \frac{m - m_0}{\rho} \qquad （式 17-8）$$

式中：

V— 加液体积，单位微升（μL）；

m— 容器和纯水的总质量，单位毫克（mg）；

m_0— 容器质量，单位毫克（mg）；

ρ — 室温下水的密度，单位克每毫升（g/mL）。

$$E_v = \frac{V_0 - \frac{1}{3}\sum_{i=1}^{3} V_i}{V_0} \times 100\% \qquad （式 17-9）$$

式中：

V_0—体积设定值，单位微升（μL）；

V_i—后三次加液体积测量值，单位微升（μL）；

E_v—加液体积示值误差，无量纲（%）。

$$RSD_V = \sqrt{\frac{\sum_{i=1}^{n}(V_i - \bar{V})^2}{(n-1)}} \times \frac{1}{\bar{V}} \times 100\% \qquad （式 17-10）$$

式中：

RSD_V—加液体积重复性，无量纲（%）；

V_i—第 i 次加液体积测量结果，单位微升（μL）；

$\bar{V}$—6 次加液体积测量结果平均值，单位微升（μL）；

n—测量次数，$n=6$。

2．**孵育温度示值误差** 将酶标仪孵育温度设置为 37.0℃，把温度测量仪的传感器放置在酶标板架上并关闭酶标仪仓门，平衡 30 分钟待读数稳定后，读取酶标板上有代表性的至少 6 孔（如 B4、B8、B12、G4、G8、G12）的实际温度，每孔重复测量 3 次，根据式 17-11 分别计算并报告上述代表性孔位的孵育温度示值误差。

$$E_{T,j} = T_0 - \frac{1}{3}\sum_{i=1}^{3} T_{i,j} \qquad （式 17-11）$$

式中：

j—酶标板上有代表性的至少 6 孔；

T_0—孵育温度设定值，单位摄氏度（℃）；

$T_{i,j}$—j 孔第 i 次温度测量值，单位摄氏度（℃）；

$E_{T,j}$—j 孔孵育温度示值误差，单位摄氏度（℃）。

3．**洗涤残留** 取一块 96 孔酶标板，在感量为 0.1mg 的电子天平上称量其质量。设定洗涤程序为全板洗涤，用平衡至室温的脱气纯水逐行或逐列清洗，每孔清洗用量 300μL，无浸泡时间，重复清洗 5 次。清洗完成后，在感量为 0.1mg 的电子天平上再次称量 96 孔酶标板的质量，根据式 17-12 计算洗涤残留：

$$w = \frac{1}{96}\frac{m_1 - m_0}{\rho} \qquad （式 17-12）$$

式中：

w—洗板残留，单位微升（μL）；

m_1—洗涤后酶标板质量，单位毫克（mg）；

m_0—洗涤前酶标板质量，单位毫克（mg）；

ρ—纯水密度，单位克每毫升（g/mL）。

4．示值稳定性［JJG 861—2007，5.3.2］　选用 492nm 波长或仪器特有的专一波长，将吸光度标称值 1.0 的光谱中性滤光片平放在 96 孔酶标板的空板架上，以空气为参比，测量并记录仪器的初始吸光度示值，5 分钟后记录吸收度示值一次，记录初始值 10 分钟后再次记录仪器示值。取后两次吸光度示值与初始值之差绝对值较大者按照式 17-13 计算示值稳定性 r：

$$r = A - A_0 \qquad （式 17\text{-}13）$$

式中：

r—示值稳定性，无量纲；

A_0—初始时的吸光度，无量纲；

A—5 分钟和 10 分钟两次吸光度示值与初始值之差绝对值较大者，无量纲。

5．吸光度示值误差［JJG 861—2007，5.3.4］　依次选用 405nm，450nm，492nm，620nm 波长或仪器特有的专一波长，将吸光度标称值分别为 0.2，0.5，1.0，1.5 的四块光谱中性滤光片同时平放在 96 孔酶标板的空板架上，以空气为参比，连续测量 3 次，依次记录仪器吸光度示值，并计算平均值。吸光度示值误差 ΔA 按式 17-14 计算：

$$\Delta A = \frac{1}{3}\sum_{i=1}^{3} A_i - A_s \qquad （式 17\text{-}14）$$

式中：

ΔA—吸光度示值误差，无量纲；

A_i—第 i 次测量的吸光度值，无量纲；

A_s—吸光度标准值，无量纲。

逐一报告 405nm，450nm，492nm，620nm 或仪器特有专一波长下，不同吸光度水平的吸光度示值误差。

6．吸光度重复性［JJG 861—2007，5.3.5］　选用 450nm 波长或仪器特有的专一波长，将吸光度标称值为 0.5 或 1.0 的光谱中性滤光片平放在 96 孔酶标板的空板架上，以空气为参比，于固定的某一孔位重复测量 6 次，记录仪器吸光度示值，并计算平均值，按式 17-15 计算 RSD_A 表征吸光度重复性。

$$RSD_A = \frac{\sqrt{\dfrac{\sum_{i=1}^{n}(A_i - \overline{A})^2}{(n-1)}}}{} \times \frac{1}{\overline{A}} \times 100\% \qquad （式 17\text{-}15）$$

式中：

RSD_A—相对标准偏差，无量纲（%）；

A_i—第 i 次吸光度测量值，无量纲；

$\overline{A}$—6 次吸光度测量结果的平均值，无量纲；

n—测量次数，$n=6$。

7．通道差异［JJG 861—2007，5.3.7］　选用 450nm 波长或仪器特有的专一波长，将吸光度标称值为 1.0 的光谱中性滤光片平放在 96 孔酶标板的空板架上，先后置于多个通道的相应位置，以空气为参比，测量并记录每一通道的至少 6 次吸光度值（例如 A 通道可测量 A1-A6 或 A2-A7），多个通道的差异结果报告用全部测量数据的极差值表示，按式 17-16 计算通道差异 δ_A：

$$\delta_A = A_{\max} - A_{\min} \qquad （式 17\text{-}16）$$

式中：

A_{max}——多个通道中测量结果的吸光度最大值，无量纲；

A_{min}——多个通道中测量结果的吸光度最小值，无量纲；

δ_A——通道差异，无量纲。

（李国华 何 敏）

第三节 流式细胞分析仪校准

流式细胞仪（flow cytometer）是利用流式细胞术的原理对细胞或颗粒进行自动分析和分选的装置。它可以快速测量、存贮、显示悬浮在液体中的细胞或颗粒的一系列重要物理、化学方面的特征参量，并能根据预选的参量将目的细胞群进行分离。

流式细胞仪由液流系统、光学系统、检测系统和分析系统四部分组成。测量原理为鞘液和样品流在喷嘴附近组成一个圆柱流束，与水平方向的激光束垂直相交，染色的细胞受激光照射后发出荧光或产生散射光，这些信号分别被光电倍增管荧光检测器和光电二极管散射光检测器接收，经过计算机储存、计算、分析这些数字化信息，就可得到细胞的大小、活性、核酸含量、酶和抗原的性质等物理和生化指标。

一、校准所参照的技术文件

JJF 1665—2017 流式细胞仪校准规范

YY/T 0588—2017 流式细胞仪

二、校准周期

流式细胞仪复校间隔建议一般不超过 1 年。由于复校时间间隔的长短是由仪器的使用情况、使用者、仪器本身质量等诸多因素所决定的，因此，送校单位可根据实际使用情况自主决定复校时间间隔。如果对仪器的检测数据有怀疑或仪器更换主要部件及修理后应对仪器重新校准。

三、适用范围

标准适用于临床使用的对单细胞或非生物颗粒膜表面以及内部的生物化学及生物物理特性成分进行定量分析或分选（限于有分选功能的流式细胞仪）的流式细胞仪。

四、校准条件

1. 环境条件

（1）环境温度（15 ~ 30℃）。

（2）相对湿度 ≤ 70%。

实验室环境应当满足仪器厂家的安装要求。

2. 标准物质和校准设备

（1）标准物质

1）单一荧光强度的荧光微球标准物质。

2）多重荧光强度混合荧光微球标准物质。

3）计数荧光微球标准物质。

4）淋巴细胞计数标准物质。

校准时应采用有证标准物质，相对扩展不确定度不超过 20%（$k=2$）。

（2）化学试剂

1）去离子水（18.2MΩ·cm，0.22μm 滤膜过滤）。

2）0.1mol/L 磷酸钠缓冲液 pH（7.2～7.4）。

（3）校准设备：移液器，量程（200～1 000μL），B 级及以上，需检定合格。

五、技术和性能要求

1. 分辨率

（1）流式细胞仪前向角散射光和荧光信号的荧光通道全峰宽应满足表 17-4 要求。

表 17-4　流式细胞仪的主要计量特性指标

序号	荧光素	要求（CV）
1	前向角散射光（FSC）	≤ 3.0%
2	异硫氰酸荧光素（FITC）	≤ 3.0%
3	藻红蛋白（PE）	≤ 3.0%
4	其他荧光素	符合制造商要求

（2）前向角散射光和侧向角散射光分辨率

1）应可将外周血中红细胞和血小板分开。

2）应可将外周血白细胞三群（淋巴细胞、单核细胞、粒细胞）分开。

2. 荧光线性
流式细胞仪荧光强度线性相关系数（r）应不低于 0.98。

3. 荧光检出限
流式细胞仪的荧光检出限应符合下列要求。

（1）流式细胞仪对 FITC 的荧光检出限应不大于 200 等量可溶性荧光分子（MESF）。

（2）流式细胞仪对 PE 的荧光检出限应不大于 100 等量可溶性荧光分子（MESF）。

4. 漂移
环境温度变化不超过设定温度的 5% 或 ±3℃时，在 8 小时内检测前向角散射光（FSC）及所有荧光通道峰值荧光道数的波动范围应不超过 ±10%。

5. 重复性
重复检测样品 CD4 阳性百分比结果的变异系数（CV）应符合：

（1）阳性百分比大于等于 30% 时，CV 值应不超过 8%；或

（2）阳性百分比小于 30% 时，CV 值应不超过 15%。

六、校准方法

1. 分辨力　仪器经预热，进入正常工作状态。在装 0.5mL 经过 0.22μm 滤膜过滤的磷酸盐缓冲液的试管中，移取 0.5mL 单一荧光强度的荧光微球标准物质，充分混匀后上机实验。记录前向角散射光和 488nm 激发下两个荧光通道，包括绿色荧光（FITC）、橙红色荧光（PE）。收集门内有效信号 10 000 个，按式 17-17 计算前向角散射光和两个荧光通道中校准微球峰宽的相对标准偏差

（RSD），以表示分辨力。

$$RSD = \frac{\delta}{\mu} \times 100\%$$ （式 17-17）

式中：

RSD—相对标准偏差，%；

δ—颗粒分布的标准差；

μ—颗粒分布的平均值。

2．**线性相关系数** 在装有 1mL 经过 0.22μm 滤膜过滤的磷酸盐缓冲液的试管中加入 20μL 多重荧光强度混合荧光微球标准物质，充分混匀后上机实验，记录 488nm 激发下绿色荧光（FITC）、橙红色荧光（PE）通道信号。对试验结果进行直方图分析，荧光强度从低到高至少 5 种不同的荧光强度峰（峰的数量和强度取决于所采用的多重荧光强度水平标准微球标准物质），每个峰收集 10 000 个门内有效信号，得到每个峰的平均荧光强度。根据校准微球标准物质证书提供的各个峰的等量可溶性荧光分子（MESF），将各峰的 MESF 取对数 lg（MESF），简化表示为 y，各峰测量的平均荧光强度取对数 lg（FITC）或 lg（PE），简化表示为 x，将两者线性回归得到方程 y=kx+b，按式 17-18 分别计算两个通道的线性相关系数（r）。

$$r = \frac{\sum_{i=1}^{n}(x_i - \bar{x})(y_i - \bar{y})}{\sqrt{\sum_{i=1}^{n}(x_i - \bar{x})^2} \times \sqrt{\sum_{i=1}^{n}(y_i - \bar{y})^2}}$$ （式 17-18）

式中：

r—线性相关系数；

x_i—第 i 个峰的荧光强度的对数值；

$\bar{x}$—每个峰的荧光强度的对数值的平均值；

y_i—多重荧光强度混合微球标准物质中各个水平的荧光微球的 MESF 的对数值；

$\bar{y}$—多重荧光强度混合微球标准物质中的荧光微球的 MESF 的对数值的平均值；

n—峰的个数。

3．**检出限** 针对绿色荧光（FITC）和橙红色荧光（PE）荧光通道，采用方法 2 中得到的线性回归方程 y=kx+b（式 17-19，式 17-20），按式 17-21 计算无荧光标记的空白微球的平均荧光强度值对应的 MESF 即为荧光检出限（LOD）。

线性回归方程的斜率 k 为：

$$k = \frac{\sum_{i=1}^{n}(x_i - \bar{x})(y_i - \bar{y})}{\sum_{i=1}^{n}(x_i - \bar{x})^2}$$ （式 17-19）

截距 b 为：

$$b = \bar{y} - k\bar{x}$$ （式 17-20）

则检出限（LOD）的计算公式为：

$$\lg(LOD) = kx_0 + b$$ （式 17-21）

式中：

LOD—检出限；

x_i—第 i 个峰的荧光强度的对数值；

$\bar{x}$—每个峰的荧光强度的对数值的平均值；

x_0—无荧光标记的空白微球的测得的荧光强度的对数值；

y_i—多重荧光强度混合微球标准物质中各个水平的荧光微球的 MESF 的对数值；

$\bar{y}$—多重荧光强度混合微球标准物质中的荧光微球的 MESF 的对数值的平均值；

n—峰的个数；

k—线性回归方程的斜率；

b—线性回归方程的截距。

4. **漂移**　将周围环境温度控制在允许范围（设定温度 ±3℃），在装 1mL 经过 0.22μm 滤膜过滤的磷酸盐缓冲液的试管中，加入数滴单色荧光微球标准物质，充分混匀后上机试验，记录前向角散射光和 488nm 激发下绿色荧光（FITC）、橙红色荧光（PE）通道的信号，收集 10 000 个以上门内有效信号。测试完成后，利用直方图分析试验结果，计算标准微球的平均荧光强度值（FL_0）；连续开机 2 小时后，在相同流式细胞仪设置和荧光通道电压值的条件下重复前述试验步骤，得到标准微球的平均荧光强度值（FL_1），按式 17-22 计算 FL_0、FL_1 的相对漂移率（D）来表示稳定性。

$$D = \frac{FL_1 - FL_0}{FL_0} \times 100\%$$ （式 17-22）

式中：

D—相对漂移率，%；

FL_0—初始时各通道信号峰的平均强度；

FL_1—2 小时后各通道信号峰的平均强度。

5. **重复性**　将淋巴细胞标准物质（取 100μL 淋巴细胞标准物质，按比例添加抗原决定簇 CD4 抗体，轻柔涡旋充分混匀，避光存放半小时，使 CD4 抗体与细胞充分结合）标记好 CD4 抗体后上机测试，收集 10 000 个以上门内有效信号。重复测量 6 次，依次记录每次测量的 CD4 阳性细胞占总淋巴细胞的百分比，按式 17-23 计算 CD4 阳性细胞数量占总淋巴细胞的百分比的相对标准偏差（RSD），作为重复性的评价。

$$RSD = \sqrt{\frac{\sum_{i=1}^{n}(r_i - \bar{r})^2}{n-1} \times \frac{1}{\bar{r}}} \times 100\%$$ （式 17-23）

式中：

RSD—相对标准偏差，%；

r_i—CD4 阳性细胞数量单次测量结果；

$\bar{r}$—CD4 阳性细胞数量 n 次测量平均值；

n—测量次数。

（涂晓欣　李　沫）

第四节　多功能流式点阵分析仪校准

　　液相芯片，又称悬浮阵列、流式荧光等，是近二十多年逐渐发展起来的多指标联合诊断技术。该技术以荧光编码微球为核心，集流式原理、激光分析、高速数字信号处理等多种技术于一体，可同管检测 2 ~ 500 种不同的生物分子，具有高通量、高灵敏度、并行检测等特点。其核心技术为特制的不同色标编码的 5.6μm 塑料小球或 6.5μm 的磁珠。每一种编码的小球标记一种可以捕获相应目标分子的配体，任选几种或多至 500 种标记好的小球混合后与样品中待检目标分子作用，由于每种小球标上不同的探针分子，从而可以对样品中多达 500 种的不同目标分子进行同步检测。液相芯片可用于免疫分析、核酸研究、酶学分析、受体、配体识别分析等多方面、多领域的研究。

　　多功能流式点阵分析仪工作原理：光学组件由两个激光器组成。一个激光器发射红色激光，激发微球内的染色混合物，而另一个发射绿色激光，激发附着在微球表面上的荧光发光基团。雪崩光电二极管检测器测量微球内的彩色编码分类染色混合物的激发发射强度，而光电倍增管检测附着在微球表面上的报告分子激发发射强度。

一、校准所依据的技术文件

　　×××校准试剂盒说明书（calibration kit package insert）

　　×××性能验证试剂盒说明书（performance verification kit package insert）

　　JJF 1665—2017　流式细胞仪校准规范

二、校准周期

　　流式点阵荧光检测仪复校间隔建议一般不超过 1 年。由于复校时间间隔的长短是由仪器的使用情况、使用者、仪器本身质量等诸多因素所决定的，因此，送校单位可根据实际使用情况自主决定复校时间间隔。如果对仪器的检测数据有怀疑或仪器更换主要部件及修理后应对仪器重新校准。

三、适用范围

　　本规范适用于以流式荧光技术为基础的多功能流式点阵分析仪的校准。其他类型的多功能流式点阵分析仪（以下简称分析仪），可参照本规范执行。

四、校准条件

　　1．环境条件　应符合 GB/T 14710 中气候环境Ⅰ组，机械环境Ⅱ组的要求。

　　2．标准物质

　　（1）分类校准微球

　　（2）报告校准微球

五、技术和性能要求

　　1．正常工作条件

　　（1）环境温度：按照仪器说明书规定。

　　（2）相对湿度：按照仪器说明书规定。

　　（3）电源电压：交流 220V，50Hz。

（4）大气压强：按照仪器说明书规定。

（5）避免强光直接照射。

（6）远离强磁场干扰源。

2．仪器外观要求

（1）外观应整洁，外表应光洁，色泽均匀，应无明显划痕、裂纹及毛刺。

（2）紧密件连接应牢固可靠，不得有松动，泄漏。

3．红色激光校准 红色激光识别微球编码，需要对每个微球检测三个参数：DD、CL1 和 CL2，应满足实际说明书规定。

4．绿色激光校准 绿色激光荧光强度、重复性、线性和空白检出限均在厂家可接受范围内。

5．携带污染 ×××仪器分类验证微球的携带污染率要求为 ≤ 4%。

六、校准方法

仪器经预热，进入正常工作状态。在装检测板条中分别加入荧光微球标准物质，充分混匀后上机实验。

1．红色激光校准流程 DD 是微球直径，只有在规定范围内的微球才可能是有效微球，过大或过小均是无效微球。CL1 和 CL2 是确定微球位置的两个参数，CL1 在 X 轴，CL2 在 Y 轴，微球的这两个参数决定了微球位置和编码。

（1）红色激光分类校准：采用校准微球（通常为 1 种微球），每种微球至少检测 1 000 个有效微球，将测得的 DD、CL1 和 CL2 结果与相应批号标准微球设定靶值进行比较，在厂家可接受范围内即为校准通过。

（2）红色激光分类验证：采用多种验证微球，每种微球至少检测 1 000 个有效微球，分别收集 CL1 和 CL2 的数据，计算平均荧光强度和 CV%。分别与厂家相应批号标准微球设定的可接受范围（靶值，上下限）和 CV% 进行比较，在厂家可接受范围内即为验证通过。

2．绿色激光校准 RP 是指绿色激光的荧光值。其中，RP（1）是指正常电压下的荧光值；RP（2）是指高电压下的荧光值。

（1）绿色激光荧光强度校准：采用报告校准微球（通常为 1 种微球），检测正常电压下的荧光值 RP（1）和高电压下的荧光值 RP（2），与相应批号标准微球设定靶值进行比较，在厂家可接受范围内即为校准通过。

（2）绿色激光重复性：将所测结果与相应批号标准微球设定靶值进行比较，CV% 在厂家可接受范围（可接受上下限）内即为校准通过。

（3）绿色荧光线性：采用不同梯度荧光微球（≥ 4 种），用于验证微球的报告荧光值和线性是否符合要求。

（4）空白检出限：采用无荧光标记的空白微球，其检测平均荧光强度（mean fluorescent intensity，MFI）即为空白检出限（LOD），验证是否处于厂家允许范围内。

3．携带污染 检测两种不同荧光标记的微球（如 F1 和 F2），要求在 30 秒内检测至少 2 000 个有效 F1 微球，然后在 30 秒内检测至少 2 000 个有效 F2 微球，要求此时 F1 微球的数量少于 4%。

（吴行贵）

第十八章

临床微生物学检验仪器校准基本要求

临床微生物学是一门由临床医学、基础医学和微生物学相结合的交叉学科，相对于其他临床检验技术而言，其专业操作性强、仪器自动化程度低且对人员的经验要求较高。近几十年来，随着计算机技术的发展和应用，微生物自动化检测技术得到了快速提高，先后出现了许多自动化微生物检测和鉴定技术，如全自动细菌鉴定和药敏分析系统、全自动血液细菌培养分析系统和全自动快速质谱微生物检测系统等。这些自动化检测技术，在节省人力成本和提高工作效率的同时，还提高了临床微生物检测的灵敏度和准确性，对于临床微生物学检验的发展具有深远影响。与此同时，我们也必须意识到，微生物自动化检测系统的有效保养、维护和校准，将直接影响仪器的正常运转和检测结果的准确性。本章节将根据检测内容不同，介绍常见临床微生物学检验仪器设备校准的基本要求。

第一节　微生物鉴定和药敏分析系统校准

微生物鉴定和药敏分析系统是可以同时对细菌和真菌等微生物进行菌种鉴定和抗菌药物敏感性试验的仪器，其根据自动化程度分为半自动分析系统和全自动分析系统。微生物鉴定以微生物的生物学性状和代谢产物差异作为依据，以微量快速培养基和微量生化反应系统为基础，采用传统的光电比色法和快速荧光法进行检测，具有简易、微量和系统等优点；抗菌药物敏感性试验则以不同浓度梯度抗菌药物作用下微生物生长状态为依据，采用光电比浊法和荧光测定法进行检测。

分析系统通常主要由试剂板、恒温孵育箱、光电读数器和计算机等部分组成。分析系统工作时，在恒温孵育环境下，由光路部分发出的单色光扫描每块试剂板上的分析物，通过光电比色、光电比浊或荧光测定细菌因分解或利用底物导致的颜色、浊度或荧光强度的变化，通过读数器将吸光度或荧光强度变化值转换成电信号，再由计算机分析得出菌种鉴定和药敏试验结果。

一、校准参照的技术文件

JJF 2034—2023　微生物鉴定与药敏分析仪校准规范

二、校准周期

由于复校时间间隔的长短是由分析仪的使用情况、使用者、分析系统本身质量等诸多因素所决定的，因此送校单位可根据实际使用情况自主决定复校时间间隔，一般建议复校时间间隔不超过1年。

三、适用范围

本校准标准适用于光学原理的微生物鉴定与药敏分析系统，不适用于微生物 MALDI-TOF 质谱和核酸序列鉴定系统。

四、校准条件

（一）环境条件

环境温度 15~30℃，相对湿度 < 90%，仪器应远离振动和电磁干扰（注：当环境条件与制造商的产品规定不一致时，以制造商规定的环境条件为设备适用条件）。

（二）标准物质及设备

1. 分析系统校准装置　温度测量范围满足 20~50℃，最大允许误差为 ±0.1℃；光源照度测量范围满足 0~10 000 lx，最大允许误差为 ±5.0%。校准设备需经检定合格。

2. 可溯源到标准菌株库的标准菌株　仪器供应商建议的标准菌株，如大肠埃希菌 ATCC 25922 或金黄色葡萄球菌 ATCC 25923。

3. 鉴定和药敏试剂板　校准过程中所需要的按照说明书要求条件储存及有效期内使用的配套试剂。

五、技术和性能要求

微生物鉴定和药敏分析系统的主要计量特性指标见表 18-1。

表 18-1　微生物鉴定和药敏分析系统的主要计量特性指标

序号	计量特性	计量性能指标
1	温度示值误差	±1.0℃
2	温度波动度	±1.0℃
3	温度均匀度	≤2℃
4	光源照度均匀度	≤30%
5	光源照度精密度	≤10%
6	吸光度示值误差	≤±0.03
7	鉴定试验准确度	符合性 100%
8	药敏试验准确度	一致性 100%

六、校准项目和校准方法

应根据分析系统的结构组成和厂商产品说明，将校准装置置于分析系统内塔、架或盒内放置试剂板的位置，选取代表性位置（如中心孔和四周至少 5 个孔位）分别进行校准并分别报告。

（一）温度示值误差、温度波动度和温度均匀度

系统开机进行预热，设定目标温度，当达到目标温度且稳定 2 小时后，对所有测试孔的温度

每 2 分钟进行记录,在 30 分钟内共测量 16 次。温度示值误差为计算设定温度值与中心位置孔 16 次测量结果的平均值之差,按式 18–1 计算;校准装置各测量孔实测最高温度与最低温度之差的一半,冠以"±"号,温度波动度为全部测量位置变化量的最大值,按式 18–2 计算;温度均匀度为 30 分钟内每次测试不同位置孔最高温度与最低温度之差的算术平均值,按式 18–3 计算。

$$\Delta T_{\mathrm{d}} = T_{\mathrm{d}} - \bar{T}_0 \tag{式 18–1}$$

$$\Delta T_{\mathrm{f}} = \pm \frac{1}{2} \max \left(T_{j\max} - T_{j\min} \right) \tag{式 18–2}$$

$$\Delta T_{\mathrm{u}} = \sum_{i=1}^{n} \left(T_{i\max} - T_{i\min} \right) / \mathrm{n} \tag{式 18–3}$$

式中:

ΔT_{d}—温度示值误差,℃;

T_{d}—分析系统温度显示值,℃;

$\bar{T}_0$—校准装置测得的中心位置温度平均值,℃;

ΔT_{f}—温度波动度,℃;

$T_{j\max}$—校准装置测量孔 j 在 16 次测量中的最高温度,℃;

$T_{j\min}$—校准装置测量孔 j 在 16 次测量中的最低温度,℃;

ΔT_{u}—温度均匀度,℃;

n—测量次数;

$T_{i\max}$—各校准位置孔在第 i 次测得的最高温度,℃;

$T_{i\min}$—各校准位置孔在第 i 次测得的最低温度,℃。

(二)光源照度均匀度和光源照度精密度

待光源照度稳定后,每个位置孔分别测量 6 次。每个位置孔光源照度为 6 次测量结果平均值,按式 18–4 计算光源照度均度;按式 18–5 计算每个位置孔的相对标准偏差,取相对标准偏差最大值作为分析系统光源照度精密度的表征。

$$N = \frac{E_{\max} - E_{\min}}{E_{\max} + E_{\min}} \times 100\% \tag{式 18–4}$$

$$RSD_{Ei} = \sqrt{\frac{\sum\limits_{i=1}^{n}(E_i - \bar{E})^2}{(n-1)}} \times \frac{1}{\bar{E}} \times 100\% \tag{式 18–5}$$

式中:

N—温度示值误差,%;

$E_{\max}$—放置试剂板位置各位置孔中光源照度最大值,lx;

$E_{\min}$—放置试剂板位置各位置孔中光源照度最小值,lx;

RSD_{Ei}—光源照度精密度(相对标准偏差),%;

$\bar{E}$—所测孔位置光源照度的平均值,lx;

E_i—第 i 个孔位置的光源照度,lx;

n—第 i 个孔位置测量次数。

（三）测量准确度检查

分析系统开机运行稳定后，选择仪器供应商建议的处于对数生长期的新鲜标准菌株，制备菌悬液；按照厂家说明书要求，选取正在使用的鉴定卡和药敏卡，加样后进行上机鉴定及药敏分析。以分析系统鉴定结果与已知标准菌株的符合性或药敏结果与已知标准菌株参考方法结果的一致性作为分析系统测量准确度的表征，要求鉴定试验准确度符合性为 100%，药敏试验准确度一致性 100%。

（屈平华　陈　茶）

第二节　全自动快速微生物质谱鉴定系统校准

全自动快速微生物质谱鉴定系统是基于基质辅助激光解吸电离飞行时间技术（Matrix-Assisted Laser Desorption/Ionization Time of Flight，MALDI-TOF）建立的微生物鉴定系统，通常由标本准备工作站、真空系统、离子源、飞行管、检测器、内部控制系统和计算机系统等组成。MALDI 的原理是利用激光照射标本与基质形成共结晶膜，基质从激光中吸收能量传递给微生物的蛋白质分子，并将质子（H⁺）转移到蛋白质分子而使蛋白质分子发生电离。TOF 的原理是带电离子在电场作用下加速飞过真空管道，且不同带电离子到达真空管顶端的时间与其质量呈反比，即质量越大，飞行速度越慢，到达检测器时间就越长。由于不同种类微生物的蛋白质组成不同，可以通过飞行时间鉴定不同质量的蛋白并获得不同微生物蛋白质量的指纹图谱，并通过图谱比对快速获得菌种鉴定结果。

一、校准所依据的技术文件

JJF 1528—2015　飞行时间质谱仪校准规范
YY/T 1740.2—2021　医用质谱仪 第 2 部分：基质辅助激光解吸电离飞行时间质谱仪

二、校准周期

由于复校时间间隔的长短是由分析仪的使用情况、使用者、分析系统本身质量等诸多因素所决定的，因此送校单位可根据实际使用情况自主决定复校时间间隔，一般建议复校时间间隔不超过 1 年。

三、适用范围

本校准标准适用于微生物 MALDI-TOF 质谱鉴定系统，不适应于核酸质谱鉴定系统及其他光学原理的微生物鉴定与药敏分析系统。

四、校准条件

（一）环境条件

环境温度 15～25℃，相对湿度＜75%，电源电压（220±22）V，（50±1）Hz，仪器应远离振动和电磁干扰，且确保校准过程中的环境温度小于3℃（注：当环境条件与制造商的产品规定不一致时，以制造商规定的环境条件为设备适用条件）。

校准前应确保仪器工作状态正常，信号灵敏度适中，检测器未达到饱和状态；且仪器经过开机预热、真空度满足要求，工作状态正常。

（二）标准物质及设备

1. **相对分子质量标准物质或标准菌株** 国家认可的标准物质或制造商确定的含胰蛋白酶抑制剂（6 512m/z）、肌血红蛋白（M^{2+} 8 476m/z）、细胞色素C（12 355m/z）的混合蛋白标准物质。由大肠埃希菌 ATCCC 8739 或等同标准菌株制备保存的混合蛋白（含 4 365、6 255 和 9 742m/z 的标准蛋白）。检测绝对量 ≤ 1pmol 的相关标准或制造商确定的牛血清白蛋白（66 447m/z）。

2. **可溯源到标准菌株库的标准菌株** 用于标准蛋白制备的大肠埃希菌 ATCCC 8739 或等同菌株（含 4 365、6 255 和 9 742m/z 的标准蛋白）。至少 8 株用于鉴定准确度分析的标准菌株：①革兰氏阴性细菌：大肠埃希菌 ATCC 25922 或等同标准菌株，铜绿假单胞菌 ATCC 27853 或等同标准菌株；②革兰氏阳性细菌：金黄色葡萄球菌 ATCC 25923 或等同标准菌株；肺炎链球菌 ATCC 49619 或等同标准菌株；③分枝杆菌：脓肿分枝杆菌 ATCC 19977 或等同标准菌株；④厌氧菌：脆弱拟杆菌 ATCC 25285 或等同标准菌株；⑤酵母菌：白念珠菌 ATCC 10231 或等同标准菌株；⑥丝状真菌：烟曲霉 ATCC 96918 或等同标准菌株。

3. **移液器或移液管** 选用合适范围的移液器或移液管，经检定合格。

4. **容量瓶** 10mL，B级及以上。

5. **配套试剂** 由标准品制备的基质液和甲酸等。

五、技术和性能要求

全自动快速微生物 MALDI-TOF 质谱鉴定系统的主要计量特性指标见表18-2。

表18-2 全自动快速微生物 MALDI-TOF 质谱鉴定系统的主要计量特性指标

序号	计量特性	计量性能指标
1	质量范围	涵盖 2 000 ~ 20 000m/z
2	质量准确度	质荷比最大允许示值误差应 ≤ 5×10^{-4}
3	质量稳定性（漂移）	8 小时内的质荷比相对偏差不超过 $\pm 3 \times 10^{-4}$
4	信噪比	> 10
5	分辨能力	胰蛋白酶抑制剂（6 512m/z）：R > 500 肌血红蛋白（M^{2+} 8 476m/z）：R > 600 细胞色素C（12 355m/z）：R > 700 大肠埃希菌 ATCC 8739（4 365、6 255 和 9 742m/z）：R > 600
6	重复性	质荷比的变异系数 ≤ 0.02%
7	鉴定试验准确度	符合性 100%

六、校准项目和校准方法

（一）质荷范围

使用国家认可的标准物质或制造商确定的标准物质进行测试获得并记录质谱数据，在质谱数据中得到的质荷比的最大值与最小值区间为质量范围，质荷比最小值、最大值的质谱峰的信噪比大于3。全自动快速微生物 MALDI-TOF 质谱鉴定系统的质荷范围应涵盖 2 000～20 000m/z。

（二）质荷准确度

使用国家认可的标准物质或制造商确定的含胰蛋白酶抑制剂（6 512m/z）、肌血红蛋白（M^{2+} 8 476m/z）和细胞色素 C（12 355m/z）的混合蛋白标准物质进行检测，重复测试 3 次相应质谱峰的质荷比；或大肠埃希菌 ATCCC 8739 或等同标准菌株制备保存的混合蛋白（含 4 365、6 255 和 9 742m/z 的标准蛋白）进行检测，重复测试 3 次相应质谱峰的质荷比。质荷比的最大允许误差为 3 次测试中各质谱峰质荷比测量值和标准值之间相对示值误差绝对值的均值，按式 18-6 计算。全自动快速微生物 MALDI-TOF 质谱鉴定系统的质荷比最大允许示值误差应 ≤ 5 × 10⁻⁴。

$$\Delta M = \frac{1}{n} \sum_{i=1}^{n} \frac{|m_i - m_c|}{m_c} \qquad （式 18-6）$$

式中：

ΔM—相应质谱峰质荷比的最大允许误差；

n—测试次数；

m_i—测试图谱中相应质谱峰质荷比第 i 次测量值；

m_c—与测试图谱对应的质谱峰质荷比的标示值。

（三）质荷稳定性

使用国家认可的标准物质或制造商确定的含胰蛋白酶抑制剂（6 512m/z）、肌血红蛋白（M^{2+} 8 476m/z）和细胞色素 C（12 355m/z）的混合蛋白标准物质或由大肠埃希菌 ATCCC 8739 或等同标准菌株制备保存的混合蛋白（含 4 365、6 255 和 9 742m/z 的标准蛋白）进行检测。对相应质谱峰的质荷比，连续测量 3 次质荷比，取均值。保持环境温度波动在 ±2℃内，每隔 1 小时重复一次上述测定过程，进行不少于 8 小时的连续监测，根据式 18-7 计算每个时间段各质荷比的相对偏差，8 小时内的质荷比相对偏差不超过 ±3 × 10⁻⁴。测试过程中不允许进行重新校准。

$$D = \frac{\overline{m_l} - \overline{m_0}}{\overline{m_0}} \qquad （式 18-7）$$

式中：

D—质荷比相对偏差；

$\overline{m_l}$—监测期质谱峰 3 次测定结果的平均值；

$\overline{m_0}$—初始时质谱峰 3 次测定结果的平均值。

（四）信噪比

用于微生物蛋白指纹图谱鉴定的质谱仪，按照仪器操作说明运行，校准后，检测绝对量 ≤ 1pmol 的相关标准或制造商确定的牛血清白蛋白（66 447m/z）标准物质，根据式 18-8 计算信噪比，重复 3 次，取均值。全自动快速微生物 MALDI-TOF 质谱鉴定系统的信噪比应 > 10。

$$S = \frac{H}{H_n} \qquad (式 18-8)$$

式中:

S—信噪比;

H—牛血清白蛋白或相关标准的电荷分子离子峰信号强度;

H_n—基线噪声信号强度。

(五)分辨能力

使用国家认可的标准物质或制造商确定的含胰蛋白酶抑制剂(6 512m/z)、肌血红蛋白(M^{2+} 8 476m/z)和细胞色素 C(12 355m/z)的混合蛋白标准物质或由大肠埃希菌 ATCCC 8739 或等同标准菌株制备保存的混合蛋白(含 4 365、6 255 和 9 742m/z 的标准蛋白)进行检测。测量质荷比 M 对应的质谱峰 50% 峰高处的峰宽($W_{1/2}$),根据式 18-9 计算相应质峰的质量分辨力,重复测定 3 次,取均值。全自动快速微生物 MALDI-TOF 质谱鉴定系统分辨能力应符合表 18-2 的相关要求。

$$R = \frac{M}{W_{1/2}} \qquad (式 18-9)$$

式中:

R—质荷分辨力;

M—相应质谱峰的质荷比;

$W_{1/2}$—质谱峰峰高 50% 处的峰宽。

(六)重复性

国家认可的标准物质或制造商确定的含胰蛋白酶抑制剂(6 512m/z)、肌血红蛋白(M^{2+} 8 476m/z)和细胞色素 C(12 355m/z)的混合蛋白标准物质或由大肠埃希菌 ATCCC 8739 或等同标准菌株制备保存的混合蛋白(含 4 365、6 255 和 9 742m/z 的标准蛋白)进行检测。制备 10 个点样,每个点样进行一次检测,记录相应质谱峰的质荷比,根据式 18-10 计算相应质谱峰质荷比测量值的变异系数(CV)。全自动快速微生物 MALDI-TOF 质谱鉴定系统质荷比的变异系数应 ≤ 0.02%。

$$CV = \frac{\sqrt{\frac{1}{n-1}\sum_{i=1}^{n}(m_i - \bar{m})^2}}{\bar{m}} \times 100\% \qquad (式 18-10)$$

式中:

CV—图谱中相应质谱峰质荷比测量值的变异系数;

n—测试次数;

m_i—图谱中相应质谱峰第 i 次的测量值;

$\bar{m}$—图谱中相应质谱峰 10 次测量的平均值。

(七)菌种鉴定准确度检查

至少选择 8 株处于对数生长期的标准菌株,用于菌种鉴定准确度分析。按仪器说明书要求提取蛋白，点样后进行菌种鉴定，以分析系统鉴定结果与已知标准菌株的符合性作为分析系统测量准确度的表征。全自动快速微生物 MALDI-TOF 质谱鉴定系统符合性应为 100%。

（程招敏　陈　茶）

第三节　全自动血培养分析仪校准

全自动血液细菌培养分析仪是用于临床实验室在体外对人体血液或其他无菌体液中的微生物进行连续培养和自动化检测的仪器，可快速、准确地侦测出血液或体液中是否有微生物的存在和生长。全自动血培养分析仪由恒温孵育系统、检测系统、计算机及外围设备等组成，通常采用荧光法、比例显色法、压力传感法等原理判断被检测样品是否有微生物的存在。

一、校准所依据的技术文件

JJF 1937—2021　全自动血液细菌培养分析仪校准规范

JJF 1101—2003　环境试验设备温度、湿度校准规范

CLSI M47-A　血培养的原则和规程；批准指南。

二、校准周期

由于复校时间间隔的长短是由仪器的使用情况、使用者、仪器本身质量等诸多因素所决定的，因此，送校单位可根据实际使用情况自主决定复校时间间隔，复校时间间隔建议不超过 1 年。

三、适用范围

本规范适用于采用光学原理检测全自动血培养分析仪的校准。压力传感和其他原理相近的微生物培养分析仪器的校准可以参照本规范执行。

四、校准条件

（一）环境条件

环境温度 15～30℃，相对湿度 < 90%，仪器应远离振动和电磁干扰（注：当环境条件与制造商的产品规定不一致时，以制造商规定的环境条件为设备适用条件）。

（二）标准物质及设备

1. 分析系统校准装置　温度测量范围满足 20～50℃，最大允许误差为 ±0.1℃；光源照度测量范围满足 0～10 000 lx，最大允许误差为 ±5.0%。校准设备需经检定合格。

2. 可溯源到标准菌株库的标准菌株　仪器供应商建议或 CLSI M47-A《血培养的原则和规程；批准指南》推荐的标准菌株，如大肠埃希菌 ATCC 25922、金黄色葡萄球菌 ATCC 25923。

3. 血培养瓶　校准过程中所需要的按照说明书要求条件储存及有效期内使用的血培养瓶。

五、技术和性能要求

全自动血培养分析仪的主要计量特性指标见表18-3。

表18-3 全自动血培养分析仪的主要计量特性指标

序号	计量特性	计量性能指标
1	温度示值误差	±1.5℃
2	温度波动度	≤3℃
3	温度均匀度	≤3℃
4	光源照度均匀度	≤30%
5	光源照度精密度	≤10%
6	血培养报阳时间	符合性100%

六、校准项目和校准方法

（一）温度示值误差、温度波动度和温度均匀度

将周围无菌温度控制在全自动血液细菌培养分析仪说明书允许范围内，系统开机至设定温度后，稳定2小时，使用校准装置测试血培养用培养基所在位置的温度，每2分钟记录一次该测试点的温度，在30分钟内共测试15次。温度示值误差为计算中心位置15次测量结果与设定温度值之差，按式18-11进行计算；温度波动度为中心位置实测最高温度与最低温度之差的一半，冠以"±"号，按式18-12计算。在测定温度波动度的同时，根据仪器加热模块的组成，选取具有代表性的位置（例如检测舱的中心孔和四周选取8个孔位），温度均匀度为在30分钟内（每2分钟测试一次）每次测试中实测最高温度与最低温度之差的算术平均值，按式18-13计算。

$$\Delta T = T_o - \overline{T}_i \qquad (\text{式}18\text{-}11)$$

$$\Delta T_f = \pm\frac{1}{2}(T_{omax} - T_{omin}) \qquad (\text{式}18\text{-}12)$$

$$\Delta T_u = \frac{\sum\limits_{i=1}^{n}(T_{imax} - T_{imin})}{n} \qquad (\text{式}18\text{-}13)$$

式中：

ΔT—温度示值误差，℃；

T_o—仪器的温度设定值，℃；

$\overline{T}_i$—校准装置测得的中心位置温度平均值，℃；

ΔT_f —温度波动度，℃；

T_{omax} —中心位置校准装置15次测量中的最高温度，℃；

T_{omin} —中心位置校准装置15次测量中的最低温度，℃；

ΔT_u—温度均匀度，℃；

n—测量次数；

T_{imax}——各校准位置孔在第 i 次测得的最高温度，℃；

T_{imin}——各校准位置孔在第 i 次测得的最低温度，℃。

（二）光源照度均匀度和光源照度精密度

打开仪器，待仪器光源照度稳定后，在血培养区域均匀选择 9 个分布孔（包括血培养区域中心孔）进行光源照度均匀度校准。采用校准装置对 9 个分布孔的光源照度分别测量 6 次。每个位置孔的光源照度为 6 次测量结果平均值，按本章第二节公式 18-4 计算光源照度均匀度；按本章第二节公式 18-5 计算每个位置孔的相对标准偏差，取相对标准偏差最大值作为分析系统光源照度精密度的表征。

（屈平华　陈　茶）

第四节　麦氏浊度分析仪校准

麦氏浊度法是通过测量菌悬液的透光量（浊度值）来估算细菌数的方法，其原理是细菌悬浮液的浓度在一定范围内与透光度呈反比，与光密度呈正比。按照麦氏细菌浊度法测得的细菌浊度单位，即麦氏单位（McFarland unit，MCF）。麦氏细菌浊度分析仪是一种通过检测悬浮液中的微生物散射光来反映微生物数量的仪器，主要应用于临床微生物的药物敏感性试验和其他微生物领域的细菌浊度检测。

一、校准所依据的技术文件

JJG 880—2006　浊度计
JJF 1825—2020　麦氏细菌浊度分析仪校准规范

二、校准周期

按 CNAS-CL02-A005 文件 5.3.1.4 条款对临床微生物设备校准要求，浊度仪的校准周期为 6 个月。

三、适用范围

本规范适用于麦氏细菌浊度分析仪（bacterial turbidity analyzer）计量性能的校准。

四、校准条件

（一）环境条件

环境温度 < 30℃，相对湿度范围 40%～90%，测量过程中应测量和记录环境中的温度和湿度。

（二）标准物质

校准时应采用细菌浊度有证标准物质，标准物质量值范围涵盖（0.0McF、0.5McF、1.0McF、2.0McF、3.0McF、4.0McF），相对扩展不确定度 ≤ 10%（$k=2$）。

五、技术和性能要求

浊度仪的主要计量特性指标见表18-4。

表18-4 浊度仪的主要计量特性指标

序号	计量特性	计量性能指标
1	零点漂移	30分钟内不超过 ±1.5%
2	示值稳定性	30分钟内不超过 ±1.5%
3	重复性	相对标准偏差 ≤ 2%
4	示值误差	相对误差 ≤ 10%

六、校准项目和校准方法

（一）零点漂移

在仪器最低量程范围 T 内，用零浊度水调好零点 T_0，持续观测30分钟，每隔5分钟记录仪器示值 T_i，按式18-14计算零点偏倚 ΔT_i，取绝对值最大的 ΔT_i 为仪器零点漂移。比浊仪的零点漂移不得超过 ±1.5%。

$$\Delta T_i = \frac{T_i - T_0}{T} \times 100\% \qquad （式18-14）$$

式中：

T—仪器最低量程满量程值，McF。

（二）示值稳定性

用标称值为0.0McF的细菌浊度标准物质调零后，使用标称值为3.0McF的细菌浊度标准物质进行测量，稳定后读取示值 T_1，持续观测30分钟，每隔5分钟记录仪器示值 T_i，按式18-15计算示值稳定性，取绝对值最大的为仪器示值稳定性。比浊仪的示值稳定性不超过 ±1.5%。

$$\delta_i = \frac{T_i - T_1}{T} \times 100\% \qquad （式18-15）$$

式中：

T—仪器最低量程满量程值，McF。

（三）重复性

用标称值为0.0McF的细菌浊度标准物质调零后使用标称值为3.0McF的细菌浊度标准物质进行测量，连续重复测量6次，记录每次测量值，按式18-16计算相对标准偏差。比浊仪的相对标准偏差应 ≤ 2%。

$$s_R = \sqrt{\frac{\sum_{i=1}^{n}(T_i - \bar{T})^2}{(n-1)}} \times \frac{1}{\bar{T}} \times 100\% \qquad （式18-16）$$

式中：

T_i—第 i 次测量值，McF；

n—测量次数，n=6；

$\bar{T}$—平均测量值，McF；

s—单次测量标准偏差，McF；

s_R—测量的相对标准偏差，%。

（四）示值误差

用标称值为 0.0McF 的细菌浊度标准物质调零后使用标称值为 0.5McF、1.0McF、2.0McF、3.0McF 和 4.0McF 的细菌浊度标准物质，连续重复测量 3 次，记录测量值，按式 18-17 计算上述 5 种浓度下仪器的示值误差 Δi。示值误差的相对误差应 ≤ 10%。

$$\Delta i = \frac{\bar{T} - T_s}{T_s} \times 100\% \qquad （式18-17）$$

式中：

Δi—示值误差，McF；

$\bar{T}$—细菌浊度标准物质的测量平均值，McF；

T_s—细菌浊度标准物质的标称值，McF。

（屈平华 陈茶）

第五节 游标卡尺检定

游标卡尺是利用带有量爪的尺框在尺身上相对运动，通过游标、指示表或数显形式显示尺身和尺框上两量爪之间的平行间距，用于测量外尺寸、内尺寸等相关尺寸的计量器具。

一、检定所依据的技术文件

JJG 30—2012 中华人民共和国国家计量检定规程：通用卡尺

二、检定周期

游标卡尺检定周期为 1 年。

三、适用范围

本规范适用于普通游标卡尺、数显游标卡尺的内部核准。

四、检定条件

环境温度（20±5）℃，相对湿度范围 45% ~ 75%，测量过程中应测量和记录环境中的温度和湿度。

五、技术和性能要求

游标卡尺的主要计量特性指标见表 18-5。

表 18-5 游标卡尺的主要计量特性指标

序号	计量特性	计量性能指标
1	标尺标记宽度	0.08 ~ 0.18mm
2	标尺标记宽度差	0.02 ~ 0.05mm
3	外量爪测量面表面粗糙度	0.2 ~ 0.4μm
4	内量爪测量面表面粗糙度	0.4μm
5	外量爪测量面的平面度	0.003 ~ 0.005mm
6	"零"标记重合度	± 0.005 ~ ± 0.010mm
7	"尾"标记重合度	± 0.010 ~ ± 0.030mm
8	示值变动性	< 0.01mm
9	漂移	1 小时内不大于一个分辨力
10	示值误差	± 0.02 ~ ± 0.25mm

六、检定项目和检定方法

(一)外观

1. 卡尺表面镀层应均匀、标尺标记清晰。无锈蚀、碰伤毛刺、镀层脱落及明显划痕,无目力可见的断线及粗细不匀,以及影响外观质量的其他缺陷。

2. 卡尺上应有制造厂名及商标、分度值和出厂编号。

(二)各部分相互作用

1. 尺框沿尺身移动手感应平稳,无阻滞或松动现象。数字显示清晰、完整无黑斑和闪跳现象。各按钮功能稳定、工作可靠。

2. 各紧固螺钉和微动装置的作用可靠。

3. 主尺尺身应有足够的长度余量,可保证在测量范围上限时尺框及微动装置在尺身之内。

(三)各部分相对位置

1. 游标尺刻线应与主标尺刻线平行,无目力可见的倾斜。

2. 游标尺标记表面棱边至主标尺标记表面的距离不应大于 0.30mm。

3. 卡尺两外量爪合并时,应无肉眼可见的间隙。

(四)标尺标记的宽度和宽度差

用工具显微镜或读数显微镜测量。对于游标卡尺应分别在主标尺和游标尺上至少各抽测 3 条标记测量其宽度,标记宽度差以受测所有标记中的最大与最小宽度之差确定。游标卡尺的主标尺和游标尺的标记宽度和宽度差应符合表 18-6 的规定。

表 18-6　标尺标记的宽度和宽度差

分度值 /mm	标尺标记宽度 /mm	标尺标记宽度差 /mm
0.02		0.02
0.05	0.08 ~ 0.18	0.03
0.10		0.05

（五）测量面的表面粗糙度

用表面粗糙度比较样块比较测量。进行比较时，所用的表面粗糙度样块和被检测量面的加工方法应相同，表面粗糙度样块的材料、形状、表面色泽等也应尽可能与被检测量面一致。当被检测量面的加工痕迹深浅不超过表面粗糙度比较样块工作面加工痕迹深度时，则被检测量面的表面粗糙度一般不超过表面粗糙度比较样块的标称值。测量面的表面粗糙度应符合表 18-7 的规定。

表 18-7　测量面的表面粗糙度

分度值（分辨力）/mm	表面粗糙度 $Ra/\mu m$	
	外量爪测量面	内量爪测量面
0.01，0.02	0.2	0.4
0.05，0.10	0.4	

（六）测量面的平面度

卡尺外量爪测量面的平面度用刀口形直尺以光隙法测量。测量时，分别在卡尺外量爪测量面的公共面的长边、短边和对角线位置上进行。其平面度根据各方位的间隙情况确定。当所有检定方位上出现的间隙均在中间部位或两端部位时，取其中一方位间隙量最大的作为平面度。当其中有的方位中间部位有间隙，而有的方位两端部位有间隙，则平面度以中间和两端最大间隙量之和确定。测量面的平面度应不超过表 18-8 的规定。

表 18-8　测量面的平面度

测量范围 /mm	外量爪测量面的平面度 /mm
$0 < L \leqslant 1\ 000$	0.003
$1\ 000 < L \leqslant 2\ 000$	0.005

注：测量面边缘 0.2mm 范围内允许塌边

（七）刀口内量爪的平行度

将 1 块尺寸为 10mm 或 20mm 的 3 级或 5 等量块的长边夹持于两外测量爪测量面之间，紧固螺钉后，该量块应能在量爪测量面间滑动而不脱落。用外径千分尺沿刀口内量爪在平行于尺身方向测量，以刀口内量爪全长范围内最大与最小尺寸之差确定。刀口内量爪的平行度应不超过 0.01mm。

（八）零值误差

移动尺框，使游标卡尺量爪两外测量面接触。分别在尺框紧固和松开的情况下，用目力观察其重合度。必要时，用工具显微镜或读数显微镜测量。

游标卡尺量爪两测量面相接触时，游标上的"零"标记和"尾"标记与主标尺相应标记应相互重合。其重合度应符合表18-9的规定。

表18-9 "零"标记和"尾"标记与主标尺相应标记重合度

分度值 /mm	"零"标记重合度 /mm	"尾"标记重合度 /mm
0.02	± 0.005	± 0.010
0.05		± 0.020
0.10	± 0.010	± 0.030

（九）示值变动性

在相同条件下，移动尺框，使数显卡尺量爪两外测量面接触。重复测量5次并读数。示值变动性以最大与最小读数的差值确定。数显卡尺不超过0.01mm。

（十）漂移

目力观察。在测量范围内的任意位置紧固尺框，在1小时内每隔15分钟观察1次，记录实测值，取最大漂移的绝对值作为测量结果。数显卡尺的数字漂移在1小时内不大于一个分辨力，带有自动关机功能的数显卡尺可不检此项。

（十一）示值误差

用3级或5等量块测量。测量点的分布：对于测量范围在300mm内的卡尺，不少于均匀分布3点，如0~300mm的卡尺，其测量点为101.30mm、201.60mm、291.90mm，或101.20mm、201.50mm、291.80mm；对于测量范围大于300mm的卡尺，不少于均匀分布6点，如0~500mm的卡尺，其测量点为80mm、161.30mm；240mm、321.60mm、400mm、491.90mm，或80mm、161.20mm、240mm、321.50mm、400mm、491.80mm。根据实际使用情况可以适当增加测量点位。对每一测量点均应在量爪的里端和外端两个位置分别测量，量块工作面的长边和卡尺测量面长边应垂直。

示值误差的测量应在螺钉紧固和松开两种状态下进行。无论尺框紧固与否，卡尺的测量面和基准面与量块表面接触应能正常滑动。接触时，有微动装置的应使用微动装置。刀口外量爪和刀口内量爪的示值误差的检定方法同上。测量时，每一测量点应在刀口外量爪和刀口内量爪的中间位置进行测量。检定刀口内量爪的示值误差时应使用量块和内测量专用检具或相应的标准内尺寸作为内尺寸测量标准。

游标或数显卡尺外量爪、刀口内量爪的示值误差以及数显类卡尺的细分误差应符合表18-10的规定。

游标、数显卡尺外量爪示值误差在里外端两位置测量时，其读数之差不大于相应测量范围内最大允许误差的绝对值。

表 18-10　示值最大允许误差

测量范围上限 /mm	分度值（分辨力）/mm		
	0.01，0.02	0.05	0.10
	示值最大允许误差		
70	± 0.02	± 0.05	± 0.10
200	± 0.03	± 0.05	± 0.10
300	± 0.04	± 0.08	± 0.10
500	± 0.05	± 0.08	± 0.10
1 000	± 0.07	± 0.10	± 0.15
1 500	± 0.11	± 0.15	± 0.20
2 000	± 0.14	± 0.20	± 0.25

（孙　琦　陈　茶）

第十九章

分子诊断仪器校准基本要求

临床分子诊断学技术主要包括聚合酶链式反应（polymerase chain reaction，PCR）、核酸分子杂交、基因测序、核酸质谱和生物芯片等，具有特异性强、灵敏度高、重复性好、定量准确等特点。满足以上特点的前提是分子诊断仪器设备应能达到规定的性能标准。因此，分子诊断实验室应定期对影响检验结果的检测仪器设备进行校准/检定，校准需符合相关法律法规、国家/行业标准、计量规范等要求，并满足实验室实际工作需求。

第一节 核酸提取仪校准

核酸提取仪，是应用配套的核酸提取试剂来自动完成样品核酸的提取工作的仪器，广泛应用于国内外核酸分析检测。核酸提取仪分为两类：一类是大型自动化的核酸提取仪，一般称为自动液体工作站；另一类是小型自动核酸提取仪，利用封装好的配套试剂自动完成提取纯化过程。根据其应用的试剂的不同，又可以分为两类：一类为应用磁珠法试剂的仪器，另一类为应用离心柱法试剂的仪器。自动核酸提取仪主要由温控系统、取液装置、振荡装置和分离纯化系统组成。

一、校准参照的技术文件

JJF 1874—2020 （自动）核酸提取仪校准规范

二、校准周期

校准周期为1年，使用特别频繁时应适当缩短，更换重要部件、维修或对仪器性能有怀疑时，应及时校准。

三、适用范围

适用于全自动核酸提取仪和半自动核酸提取仪的校准。

四、校准条件

1. 环境条件
（1）环境湿度：10~30℃。
（2）相对湿度：≤80%。
（3）室内无明显机械振动和电磁干扰。

2．校准设备和标准物质

（1）温度测量装置：可至少同时测量 7 组温度数据，测量范围 0～120℃，最大允许误差 ±0.3℃。

（2）震动频率测量装置：测量范围为（0.1～120）Hz，0.1 级或由于 0.1 级。

（3）电子天平：分度值 0.1mg，最大称量值 ≥ 200g，满足 ①级要求，经过计量检定或校准。

（4）核酸标准物质：采用有证标准物质，浓度 ≥ 1 000ng/μL，相对扩展不确定度 U_{rel} ≤ 5%（k=2）。

（5）微量分光光度计；经过校准，或者有证标准物质进行标定。

五、技术和性能要求

可选择温度示值误差、均匀性、稳定性，振动示值误差、重复性和稳定性，取液量示值误差、重复性、一致性，核酸提取回收率、回收率一致性、回收率重复性等指标作为自动核酸提取仪的计量特性指标。可以根据实验室的计量特性的最大允许误差进行符合性判定，并将结论列入校准报告。

六、校准方法

1．**外观检查**　外观应完整，配件应齐全、不应有影响工作性能的机械损伤，仪器各部分连接正常，可正常开机，软件正常启动。

2．**温度示值误差**

（1）校准温度示值误差的温度点一般选择 55℃、65℃、90℃，也可根据实际情况进行调整。

（2）将多通道测温仪的温度探头与测温系统主机相连，使其处于正常工作状态。将 7 个温度传感器探头固定在核酸提取仪的加热模块上，并保证测温传感器探头与加热模块贴合紧密。对于不同模块的提取仪，可根据实际情况均匀选取测量点，测温点数选取规则如下：提取仪位数 48～96 位，测温点选 7 个；提取仪位数 8～48 位，测温点选 5 个；提取仪位数 8 位及以下，测温点选 3 个。

（3）将核酸提取仪设定在被校准温度点上，稳定 15 分钟以上，按式 19-1 和 19-2 计算温度的示值误差。

$$\Delta \overline{T}_a = T_s - \overline{T} \qquad （式 19-1）$$

$$\overline{T} = \frac{1}{n}\sum_{i=1}^{n} T_i \qquad （式 19-2）$$

式中：

$\Delta \overline{T}_a$—温控工作区域内温度示值误差，℃；

T_s—温控工作区域内设定温度值，℃；

$\overline{T}$—所有测温点温度传感器测量值的平均值，℃；

T_i—第 i 个温度传感器测定值，℃；

n—测温点数。

3．**温度均匀性**　分别考察仪器设定 55℃、65℃和 90℃时工作区域的温度均匀性，考察 7 个温度检测点的加热均匀性。按式 19-3 计算温度的均匀性。

$$\Delta T_u = T_{max} - T_{min} \qquad （式 19-3）$$

式中：

ΔT_u—温度均匀性；

T_{max}—所有温度传感器测定平均值的最大值；

T_{min}—所有温度传感器测定平均值的最小值。

4．温度稳定性 考查仪器设定65℃时加热区域的温度稳定性。待仪器温度稳定后，考查时间为10分钟，隔1分钟记一个温度，10分钟之内的所有温度传感器探头检测温度的平均值极差的一半，冠以 ± 号表示温度的稳定性。按式19-4计算温度的稳定性。

$$\Delta T_w = \pm \frac{1}{2}\left(\overline{T}_{max} - \overline{T}_{min}\right) \qquad (式 19-4)$$

式中：

ΔT_w—温度稳定性，℃；

$\overline{T}_{max}$—所有测温点温度传感器测定平均值的最大值，℃；

$\overline{T}_{min}$—所有测温点温度传感器测定平均值的最小值，℃。

5．振动频率示值误差

（1）校准振动点：一般选择仪器频率最大值的20%（低）、50%（中）、80%（高）三个点。

（2）将转速表开机使其处于稳定状态，把感应反光片固定于核酸提取仪的振动模块上，把转速表的光斑对准感应片，确保振动过程中振动模块位移最大时光斑能完全移出感光片。对于其他形式的振动频率测定仪，也可以把振动感应探头固定在核酸提取仪的振动模块上进行测定。待测定仪读数稳定后读取振动频率数值。

（3）分别考查低、中、高振动频率情况下的仪器振动频率的示值误差，每个频率重复测量3次，按式19-5和19-6计算振动的示值误差。

$$\Delta \overline{F}_a = F_s - \overline{F} \qquad (式 19-5)$$

$$\overline{F} = \frac{1}{n}\sum_{i=1}^{n} F_i \qquad (式 19-6)$$

式中：

$\Delta \overline{F}_a$—振动频率示值误差，Hz；

F_s—振动频率设定值，Hz；

$\overline{F}$—n次测量振动频率的平均值，Hz；

F_i—第 i 次振动频率测定值，Hz；

n—测量次数。

6．振动频率稳定性 考查中等振动频率（最大值的50%）情况下的仪器振动的稳定性。待振动稳定后，考查时间为10分钟，隔1分钟记一个振动频率，10分钟之内的检测到的振动频率极差的一半，冠以 ± 号表示振动的稳定性。按式19-7计算振动的稳定性。

$$\Delta F_w = \pm \frac{1}{2}\left(\overline{F}_{max} - \overline{F}_{min}\right) \qquad (式 19-7)$$

式中：

ΔF_w—振动频率稳定性，Hz；

F_{max}—振动频率测定值的最大值，Hz；

F_{min}—振动频率测定值的最小值，Hz。

7．取液量示值误差 分别设定提取仪取液量为50μL、100μL、200μL，或者其他实际使用的取液量作为校准点。超纯水作为被取液，选择一个通道，每个取液量测量3次，用电子天平称取所取液体质量，根据实验温度时水的密度，将质量换算成体积，按式19-8、19-9计算取液量示值误差。

$$\Delta \overline{V}_a = V_s - \overline{V} \qquad\qquad (式 19-8)$$

$$\overline{V} = \frac{1}{n}\sum_{i=1}^{n}V_i \qquad\qquad (式 19-9)$$

式中：

$\Delta \overline{V}_a$—取液量示值误差，μL；

V_s—取液量设定值，μL；

$\overline{V}$—n 次取液量测定值的平均值，μL；

V_i—第 i 次取液量测定值，μL；

n—测量次数。

8. 取液量重复性 测试取液量设定值为 100μL 时提取仪取液量的重复性。选择一个通道重复取液 7 次，用电子天平称量所取液体质量，根据实验温度时水的密度，将所取液体的质量换成体积，按式 19-10 计算不同取液量的重复性。

$$RSD = \sqrt{\frac{\sum_{i=1}^{n}(V_i-\overline{V})^2}{(n-1)} \times \frac{1}{V}} \times 100\% \qquad\qquad (式 19-10)$$

式中：

RSD—相对标准偏差，%；

V_i—第 i 次取液量测量值，μL；

$\overline{V}$—n 次取液量的平均值，μL；

n—取液次数。

9. 取液量一致性 测试取液量设定值 100μL 时取液量的一致性。使用提取仪各通道分别取液（去离子水）一次，用电子天平分别进行称重，根据实验温度下水的密度换算成体积，所有通道取液体积的极差表示取液量的一致性。按式 19-11 计算取液量一致性。

$$\Delta V_u = V_{max} - V_{min} \qquad\qquad (式 19-11)$$

式中：

ΔV_u—取液量一致性，μL；

V_{max}—所有通道取液量的最大值，μL；

V_{min}—所有通道取液量的最小值，μL。

注：若提取仪通道数少于 3 个，该项可以不做。

10. 核酸提取回收率一致性

（1）选择有证核酸标准物质，采用微量分光光度计测量其浓度，重复检测 3 次，取平均值作为提取前初始浓度。

（2）使用提取仪对有证核酸标准物质进行核酸提取。参考 2（2）进行选点测量。

（3）将每孔提取后的核酸样品使用微量分光光度计测量其浓度。

（4）对比提取前后的核酸浓度，计算提取回收率。

按式 19-12、19-13、19-14 计算孔位间核酸提取回收率一致性。

$$\Delta C_u = \lambda \times (C_{max} - C_{min}) \qquad\qquad (式 19-12)$$

$$\lambda = \frac{V_c}{V_0} \qquad\qquad (式 19-13)$$

$$\Delta R_{\mathrm{u}} = \frac{\Delta C_{\mathrm{u}}}{C_0} \times 100\%$$

（式 19-14）

式中：

ΔC_{u}—核酸回收浓度最大差值，ng/μL；

$C_{\max}$—核酸回收浓度测量值最大值，ng/μL；

$C_{\min}$—核酸回收浓度测量值最小值，ng/μL；

λ—提取后总体积和提取前加入标准物质的体积比值；

V_{c}—提取后的总体积，μL；

V_0—提取前加入标准物质的体积，μL；

C_0—初始浓度，ng/μL；

ΔR_{u}—回收率一致性，%。

注：若提取仪通道数少于 3 个，该项可以不做。

11. 核酸提取回收率重复性 按照 2（2）中的原则选取测试孔位进行核酸提取，将所有孔位提取后样品混合均匀，用微量分光光度计测量核酸浓度，计算核酸提取回收率作为一次结果，重复提取测量 3 次，按式 19-15 计算核酸提取回收率重复性。

$$RSD = \frac{R_{\max} - R_{\min}}{C_n} \times \frac{1}{\overline{R}} \times 100\%$$

（式 19-15）

式中：

RSD—相对标准偏差，%；

$R_{\max}$—n 次回收率测量值中的最大值，%；

$R_{\min}$—n 次回收率测量值中的最小值，%；

$\overline{R}$—n 次回收率的平均值，%；

C_n—极差系数，$n=3$ 时，=1.69。

12. 核酸提取回收率 把 10 中获得的所有孔位提取后的样品混合均匀，使用微量分光光度计测量核酸浓度，重复测量 3 次，按式 19-16、19-17 计算核酸提取回收率。

$$R = \lambda \times \frac{\overline{C}}{C_0} \times 100\%$$

（式 19-16）

$$\overline{C} = \frac{1}{n} \sum_{i=1}^{n} C_i$$

（式 19-17）

式中：

R—核酸提取回收率，%；

$\overline{C}$—n 次测量浓度的平均值，ng/μL；

C_0—初始浓度，ng/μL。

（王　意　张　成）

第二节　荧光定量 PCR 仪校准

　　PCR 仪是基于 PCR 技术原理，模拟 DNA 或 RNA 的复制过程，在模板、引物、聚合酶等存在的条件下，扩增已知序列，对其进行检测分析的仪器设备。PCR 仪包括定性 PCR 仪和定量 PCR 仪两类。定性 PCR 仪通常由样品载台、热循环部件、控制部件和光源部件等部分组成。定量 PCR 仪主要由样品载台、热循环部件、传动部件、荧光检测光学部件、微电路控制部件、计算机及应用软件组成。

　　PCR 仪温控系统中其控温精度、升降温速率以及温场的均匀性等直接影响 DNA 片段扩增的结果，PCR 仪经使用后其温度传感器的计量特性可能会发生变化；同时光路系统中激发光源随着使用时间的增加也会逐渐老化，光路检测系统随着环境条件的改变而受影响，因此 PCR 仪需定期校准后才能继续使用。

一、校准参照的技术文件

　　JJF 1527—2015　聚合酶链反应分析仪校准规范
　　JJF（津）04—2020　实时荧光定量 PCR 仪校准规范
　　基因扩增仪（PCR 仪）测温系统校准规范

二、校准周期

　　校准周期为 1 年，使用特别频繁时应适当缩短，更换重要部件、维修或对仪器性能有怀疑时，应及时校准。

三、适用范围

　　适用于实时荧光定量聚合酶链反应分析仪的校准。

四、校准条件

　　1．环境条件　环境温度：15～30℃；相对湿度：（20～85）%RH。其他：仪器应远离振动、电磁干扰。

　　2．测量标准和其他设备

　　（1）光学模拟器：光学模拟器集成了温度传感器和发射光发生器两部分。其温度测量范围为 0～120℃，最大允许误差为 ±0.1℃，发射光发生器的波长范围为 360～780nm，相对光辐射强度在 10%～100% 范围内可调。

　　（2）标准物质：校准时应采用国内外有证标准物质，包括：质粒 DNA 标准物质、核糖核酸标准物质，其特性量值拷贝数 $\geq 10^9$ copies/μL，相对扩展不确定度 $\leq 5\%$。

　　（3）移液器：规格：2μL、10μL、100μL、200μL、1 000μL，且需要计量检定合格。

五、技术和性能要求

　　具体性能指标要求如表 19-1 所示。

表 19-1　荧光定量 PCR 仪计量性能指标

序号	项目	技术指标	备注
1	温度示值误差	±0.5℃	温度项目
2	温度均匀度	≤1.0℃	
3	温度最大过冲量	≤3.0℃	
4	平均升温速率	≥1.5℃/s	温度项目
5	平均降温速率	≥1.5℃/s	
6	阈值循环数示值误差	±2.5	光学系统物理项目
7	阈值循环数均匀度	≤5	
8	阈值循环数精密度	≤10%	
9	通道峰值强度一致性	±0.2	
10	线性灵敏系数	±0.2	
11	熔解温度漂移	±1℃	
12	熔解温度比	±0.2	
13	荧光强度精密度	≤5%	光学系统生物化学项目
14	样品测量精密度	≤3%	
15	荧光线性相关系数	≥0.990	
16	样品线性相关系数	≥0.980	

六、校准方法

1. **校准前的准备工作**　将荧光定量 PCR 仪及光学模拟器各部件连接完好，光学模拟器为集成传感器，下方为温度传感器，上方为荧光发射光源。将 7 个光学模拟器设置于 96 孔模块的四角及中央，在光学模拟器下方温度传感器表面上涂抹适量导热油，以确保其与均热块测量孔接触良好。

2. **校准过程**　按照仪器说明书设置校准程序。典型的校准设置程序如表 19-2 所示。程序运行结束后，读取标准值和测量值。校准程序步骤 1 到步骤 3 为预热程序，步骤 4 到步骤 11 为温度技术指标校准程序（其中 30℃的温度指标测量数据来源于步骤 6；平均升、降温速率的测量数据分别来源于步骤 4 到步骤 5、步骤 5 到步骤 6）。步骤 12、13 为光学模拟器光学扩增程序，荧光定量 PCR 仪在步骤 12 和步骤 13 设定程序之间循环 32 次。

表 19-2　校准设置程序

步骤	设定温度点	持续时间	备注
1	30℃	60s	
2	95℃	60s	预热程序
3	30℃	60s	

续表

步骤	设定温度点	持续时间	备注
4	30℃	60s	温度技术指标校准程序
5	95℃	180s	
6	30℃	120s	
7	90℃	180s	
8	50℃	180s	
9	70℃	180s	
10	60℃	180s	
11	30℃	180s	
12	85℃	10s	模拟光学扩增程序：在85℃/60℃之间循环 32次，同时进行光学检测
13	60℃	30s	
14	95℃	15s	扩增变性程序
15	60℃	30s	熔解曲线分解程序
16	95℃	15s	

3. **温度示值误差**　将荧光定量PCR仪设定在被校准温度点上，稳定15分钟以上，按式19-18计算温度的示值误差。

$$\Delta T = Ts - \frac{1}{n}\sum_{i=1}^{n}\overline{T_i}$$ （式19-18）

式中：

ΔT—采样测量孔温度示值误差，℃；

Ts—采样测量孔的设定温度值，℃；

$\overline{T_i}$—第i个温度传感器测定值，℃；

n—测温点数。

4. **温度均匀性**　按式19-19计算温度的均匀性。

$$\Delta T_u = \overline{T}_{max} - \overline{T}_{min}$$ （式19-19）

式中：

ΔT_u—温度均匀性，℃；

$\overline{T}_{max}$—所有温度传感器测定平均值的最大值，℃；

$\overline{T}_{min}$—所有温度传感器测定平均值的最小值，℃。

5. **温度最大过冲量**　均热块所有采样测量孔内温度最大过冲量按照公式19-20计算：

$$\Delta T_{os} = |T_{osmax} - T_s|$$ （式19-20）

式中：

ΔT_{os}—采样测量孔内温度最大过冲量，℃；

T_{osmax}—所有采样测量孔测定温度最大过冲值，℃；

T_s—采样测量孔的设定温度值，℃。

6. **平均升温速率**　平均升温速率是指在温度技术指标校准程序中，荧光定量PCR仪均热块所有采样测量孔从50℃升温至90℃过程中，单位时间内上升的平均温度值，按式19-21计算。50℃→90℃的平均升温速率：

$$V_{UT} = \frac{T_b - T_a}{t_{UT}} \qquad (式\ 19\text{-}21)$$

式中：

V_{UT}—采样测量孔内平均升温速率，℃/s；

T_b—90℃温度点所有采样测量孔的温度平均值，℃；

T_a—50℃温度点所有采样测量孔的温度平均值，℃；

t_{UT}—从50℃温度点到达90℃温度点的时间，s。

7. **平均降温速率** 平均降温速率是指在温度技术指标校准程序中，荧光定量 PCR 仪均热块所有采样测量孔从 90℃降温至 50℃过程中，单位时间内下降的平均温度值，按式 19-22 计算。90℃→50℃的平均降温速率：

$$V_{DT} = \frac{T_b - T_a}{t_{DT}} \qquad (式\ 19\text{-}22)$$

式中：

V_{DT}—平均降温速率，℃/s；

t_{DT}—从90℃温度点到达50℃温度点的时间，s。

8. **阈值循环数示值误差、均匀度和精密度** 阈值循环数 Ct 示值误差的计算按照公式 19-23 计算，Ct 均匀度的计算按照公式 19-24 计算，Ct 精密度按照公式 19-25 计算：

$$\Delta C_{ti} = C_{tqi} - C_{ts} \qquad (式\ 19\text{-}23)$$

$$\Delta C_{tu} = C_{tqmax} - C_{tqmin} \qquad (式\ 19\text{-}24)$$

$$RSD_{Ct} = \frac{1}{\sum\limits_{i=1}^{n} C_{tqi}} \times \sqrt{\frac{\sum\limits_{i=1}^{n}\left(C_{tqi} - \sum\limits_{i=1}^{n} C_{tqi}\right)^2}{n-1}} \times 100\% \qquad (式\ 19\text{-}25)$$

式中：

ΔC_{ti}—第 i 个采样测量孔 Ct 值示值误差；

C_{tqi}—第 i 个采样测量孔荧光信号达到阈值时荧光定量 PCR 仪实测的 Ct 值；

C_{ts}—荧光信号达到阈值时光学模拟器实际经历的 Ct 值；

ΔC_{tu}—Ct 值均匀度；

C_{tqmax}—所有采样测量孔荧光信号达到阈值时荧光定量 PCR 仪实测的 Ct 最大值；

C_{tqmin}—所有采样测量孔荧光信号达到阈值时荧光定量 PCR 仪实测的 Ct 最小值；

RSD_{Ct}—Ct 值精密度。

9. **通道峰值强度一致性、线性灵敏系数** 当 DNA 循环扩增时从最大荧光强度 100% 逐渐减弱到 20% 过程中，理论上荧光定量 PCR 仪接收到的荧光强度也线性递减。计算熔解曲线上熔解温度（Tm）附近的温度点对应的荧光强度可得到通道峰值强度一致性（$CPHC$）和线性灵敏系数（LSF），其值分别按照公式 19-26、19-27 计算：

$$CPHC_i = \frac{B_i - C_i}{\bar{B} - \bar{C}} \qquad (式\ 19\text{-}26)$$

$$LSF_i = \frac{A_i - B_i}{B_i - C_i} \qquad (式\ 19\text{-}27)$$

式中：

$CPHC_i$—第 i 个采样测量孔通道峰值强度一致性；

B_i—第 i 个采样测量孔熔解曲线上（$Tm-2$）℃对应的荧光强度；

C_i—第 i 个采样测量孔熔解曲线上（$Tm+2$）℃对应的荧光强度；

$\bar{B}$—所有采样测量孔熔解曲线上（$Tm-2$）℃对应的荧光强度平均值；

$\bar{C}$—所有采样测量孔熔解曲线上（$Tm+2$）℃对应的荧光强度平均值；

LSF_i—第 i 个采样测量孔线性灵敏系数；

A_i—第 i 采样测量孔熔解曲线上 Tm ℃对应的荧光强度。

10．**熔解温度漂移和熔解温度比**　熔解温度漂移（ΔTm）的计算按照公式 19-28 计算，熔解温度比（RTm）的计算按照公式 19-29 计算：

$$\Delta Tm_i = Tm_i - Tm_s \qquad\qquad（式 19-28）$$

$$RTm = \frac{Tm_{\max} - Tm_{\min}}{t_{\max} - t_{\min}} \qquad\qquad（式 19-29）$$

式中：

ΔTm_i—第 i 个采样测量孔熔解温度漂移，℃；

Tm_i—第 i 个采样测量孔荧光定量 PCR 仪实测的 Tm 值，℃；

Tm_s—光学模拟器的 Tm 设定值，℃；

RTm—熔解温度比；

$Tm_{\max}$—所有采样测量孔荧光定量 PCR 仪实测的 Tm 最大值，℃；

$Tm_{\min}$—所有采样测量孔荧光定量 PCR 仪实测的 Tm 最小值，℃；

$t_{\max}$—设定 Tm 时，所有采样测量孔光学模拟器测量的最大温度值，℃；

$t_{\min}$—设定 Tm 时，所有采样测量孔光学模拟器测量的最小温度值，℃。

11．**荧光强度精密度**　在荧光 PCR 仪均热块测量孔数量范围内，选取 n 个测量孔（一般 n ≥ 6）。分别将配制高、中、低浓度的标准荧光染料溶液置入选取的测量孔中进行一次测量，光学系统收集各测量孔的荧光强度。按照公式 19-30 计算荧光强度精密度。

$$RSD_F = \frac{1}{\sum\limits_{i=1}^{n} F_i} \times \sqrt{\frac{\sum\limits_{i=1}^{n}\left(F_i - \sum\limits_{i=1}^{n} F_i\right)^2}{n-1}} \times 100\% \qquad\qquad（式 19-30）$$

式中：

RSD_F—荧光强度精密度；

F_i—第 i 采样测量孔单次测得的荧光强度。

12．**样品测量精密度**　选用配套使用的标准荧光染料对高、中、低浓度 DNA 标准物质进行检测，每一浓度重复检测 6 个测量孔，按照公式 19-31 计算 Ct 值的样品测量精密度。

$$RSD_s = \frac{1}{\sum\limits_{i=1}^{n} S_i} \times \sqrt{\frac{\sum\limits_{i=1}^{6}\left(S_i - \sum\limits_{i=1}^{6} S_i\right)^2}{n-1}} \times 100\% \qquad\qquad（式 19-31）$$

式中：

RSD_s—样品测量精密度；

S_i—第 i 采样测量孔单次测得的 Ct 值。

13. **荧光线性相关系数** 将已知浓度标准荧光染料梯度稀释后（至少稀释 5 个梯度）进行测量，每种浓度重复测量 n 次取其平均值（一般取 $n=3$），按式 19-32 计算线性相关系数 r_F：

$$r_F = \frac{\sum_{i=1}^{n}(x_{Fi} - \bar{x}_F)(y_{Fi} - \bar{y}_F)}{\sum_{i=1}^{n}(x_{Fi} - \bar{x}_F)^2 \sum_{i=1}^{n}(y_{Fi} - \bar{y}_F)^2} \qquad （式 19-32）$$

式中：

r_F—荧光线性相关系数；

x_{Fi}—各个浓度梯度荧光染料第 i 次实验的标准值；

$\bar{x}_F$—各个浓度梯度荧光染料 n 次实验的标准平均值；

y_{Fi}—各个浓度梯度荧光染料第 i 次实验的测量值；

$\bar{y}_F$—各个浓度梯度荧光染料 n 次实验的测量值平均值。

14. **样品线性相关系数** 将已知浓度 DNA 标准物质稀释后（至少稀释 5 个梯度）进行测量，每种浓度重复测量 n 次取其平均值（一般取 n=3），按式 19-33 计算样品线性相关系数 r_S：

$$r_S = \frac{\sum_{i=1}^{n}(x_{Si} - \bar{x}_S)(y_{Si} - \bar{y}_S)}{\sum_{i=1}^{n}(x_{Si} - \bar{x}_S)^2 \sum_{i=1}^{n}(y_{Si} - \bar{y}_S)^2} \qquad （式 19-33）$$

式中：

r_S—样品线性相关系数；

x_{Si}—各个浓度梯度标准物质第 i 次实验的标准；

$\bar{x}_S$—各个浓度梯度标准物质 n 次实验的标准平均值；

y_{Si}—各个浓度梯度标准物质第 i 次实验的测量值；

$\bar{y}_S$—各个浓度梯度标准物质 n 次实验的测量平均值。

（王 意 张 成）

第三节 芯片扫描仪校准

基因芯片诊断技术是通过提取核酸（DNA 或 RNA），进行必要的扩增和标记后靶标分子与芯片上预制核酸片段进行分子杂交，通过扫描仪获取基因芯片杂交的数据，经过程序分析，并给出检测报告的全过程。基因芯片扫描仪是用来检测基因芯片结果的装置，扫描仪主要有两大类：激光共聚焦微点阵芯片扫描仪和 CCD 微点阵芯片扫描仪，目前前者应用更广泛。激光共聚焦生物芯片扫描仪通过光学系统把激发光汇聚到待测芯片上，通过光学元件对芯片的快速扫描来获取荧光数据。

一、校准参照的技术文件

GB/T 33805—2017　激光共聚焦生物芯片扫描仪技术要求

二、校准周期

校准周期为 1 年，使用特别频繁时应适当缩短，更换重要部件、维修或对仪器性能有怀疑时，应及时校准。

三、适用范围

适用于生物芯片扫描仪校准。

四、校准条件

1. 环境条件

（1）室内使用。

（2）海拔高度不超过 2 000m。

（3）温度：5～40℃。

（4）不同温度下的环境湿度要求：无冷凝，20%～80%RH；温度低于 31℃时，最大相对湿度为 80%；温度为 40℃时，最大相对湿度为 50%。

2. 校准设备　标准格式芯片。

五、技术和性能要求

1. 分辨率　小于或等于 20μm/ 像素。

2. 透光率　测量高、中、低 3 级灰阶的透射灰度板的透光率（T）数值，重复测量三次，误差均不超过 ±5%。

3. 最低响应值　标准格式芯片上，5.0×10^{-3} μM 探针对应信号值不小于 0。

4. 线性范围　标准格式芯片上，各探针浓度对数与信号值的线性相关系数 R^2 不小于 0.95。

5. 重复性　CV 值 ≤ 10%。

6. 稳定性　仪器开机预热稳定后 0～4 小时内极差不超过 20%。

六、校准方法

1. 分辨率　使用厂家优化的扫描参数，在 20μm 分辨率扫描标准格式检测芯片的扫描区域，检测区域内信号值最高的信号点直径上像素数。

2. 透光率　用生物芯片识读仪对计量过的高、中、低 3 级灰阶透射灰度板进行透光率（T）的测量，重复测量 3 次，记录在校准记录表中，每个透射灰度板的测量误差（误差 =3 次均值 – 标定值）均不超过 ±5%。

3. 最低响应值　在 20μm 分辨率，采用优化参数扫描标准格式检测芯片，扫描区域 1 次，依次获取中位值，背景中位值以及背景 SD 值。按照公式 19-34 计算信号噪声比：

$$信号噪声比\ SNR = \frac{信号值 - 背景值}{背景SD} \qquad （式 19-34）$$

系统最小可识别的信号要求 SNR 不小于 2，此时可识别的信号浓度为最低响应值。

4．**线性范围** 用生物芯片识读仪对标准格式芯片进行测试，通过电脑端软件对检测结果进行分析，分析报告中各探针浓度的对数值与信号值的线性相关系数 R^2 不小于 0.99 为合格。

5．**一致性** 在 20μm 分辨率，采用优化参数扫描标准格式检测芯片，得到正向数据，将芯片平面旋转 180° 后同样方法扫描，得到反向数据。选扫描区域内最低响应值 5～10 倍浓度作为实验考察值，将此行正向数据从左至右记录为 a_1、a_2、…a_{10}，反向数据依次记录为 a'_1、a'_2、…a'_{10}，记录检测数值。

$$\left|\frac{a_1-a'_1}{\frac{a_1+a'_1}{2}}\right|\times100\% 、\left|\frac{a_2-a'_2}{\frac{a_2+a'_2}{2}}\right|\times100\% …\left|\frac{a_{10}-a'_{10}}{\frac{a_{10}+a'_{10}}{2}}\right|\times100\% \qquad（式 19-35）$$

6．**重复性** 用生物芯片识读仪对标准格式芯片扫描区域进行扫描，相同条件下重复测量 30 次，记录信号值数据，选取区域内最低响应值 5～10 倍浓度行数据作为考察值，取该行信号中位数作为单次测量值，计算 CV 值。

7．**稳定性** 仪器开机预热稳定后状态作为考察的 0h，0～4h 仪器稳定性。在 20μm 分辨率，采用优化参数扫描标准格式检测芯片扫描区域，选取区域内最低响应值 5～10 倍浓度行数据作为考察值，取考查信号中位数值作为单次测量值，记 P_0，每 1h 重复该检测，依次记录信号中位值 P_1、P_2、P_3、P_4，相对极差 RR 计算按照公式 19-36。

$$RR=\frac{P_{max}-P_{min}}{P_{average}} \qquad 式（19-36）$$

式中：

RR—相对极差。

P_{max}—P_0～P_4 中最大值。

P_{min}—P_0～P_4 中最小值。

$P_{average}$—P_0～P_4 算术平均值。

（王 意 张 成）

第四节 核酸分子杂交仪校准

核酸分子杂交是通过已知核酸探针对目标序列加以捕获与检测的分子生物学技术。核酸分子杂交仪采用导流杂交技术，可提高杂交效率，简化操作步骤，缩短杂交时间。核酸分子杂交仪通常由温控模块、控制面板模块、加液排液模块、振荡模块、机械移液模块等组成。

一、校准参照的技术文件

JJF 1030—2010 恒温槽技术性能测试规范

全自动核酸分子杂交仪技术要求（XXX 公司）

二、校准周期

复校时间间隔不超过 1 年，使用特别频繁时应适当缩短，更换重要部件、维修或对仪器性能有怀疑时，应及时校准。

三、适用范围

核酸分子杂交仪校准。

四、校准条件

1．环境条件
（1）环境温度：15～30℃。
（2）相对湿度：30%～70%RH。
（3）大气压力：50～106kPa。
（4）电源电压：110～240V AC，50/60Hz。

2．校准工具
（1）测温表：测温仪 1 台。
（2）100mL 量筒：1 个。
（3）秒表 1 个。

五、技术和性能要求

1．反应室工作温度
（1）显示分辨率：0.1℃。
（2）工作温度范围：25～45℃、可调。
（3）目标温度：25℃、36℃、（45±0.5）℃。

2．蠕动泵的抽取速度 （85±10）mL/min。

3．升温速度 ≥10.0℃/min。

4．降温速度 ≥5.2℃/min。

5．定位准确。

六、校准方法

1．**定位测试** 打开程序，逐一点击测试程序，仪器将进行取枪头、打枪头动作，目测枪头定位是否正常。

2．移杂交液过程中，观察枪头内是否有滴漏现象，无滴漏则符合要求。

3．**反应室温度检测** 将反应室的每孔中，注入 1mL 的水，反应室测温分别设置为 25℃、36℃、45℃三个温度点，点击设定选测的温度，达到设定点并稳定 10 分钟开始测量。用温度测量仪测量分隔室四角及中心分隔孔的温度，结果应符合技术指标要求。

4．**反应室升温速度测试方法** 从 25℃开始升温，目标设定为 50℃，观察显示温度，用秒表记录温度从 30℃升至 45℃的时间，计算出每分钟的升温速度，结果应符合技术要求。

5．**反应室降温速度测试方法** 从 50℃开始降温，目标设定为 25℃，观察显示温度，用秒表记录温度从 45℃降至 30℃的时间，计算出每分钟的升温速度，结果应符合技术要求。

6．排液量的检测 在反应室加入 100mL 水，启动排液泵，液体进入量筒时开始秒表计时，30 秒时停止排液，量筒测量液体量，计算出每分钟排出液体量，结果应符合技术指标要求。

（王红梅 李婷婷）

第五节 即时检验核酸检测分析仪校准

实现"样品进、结果出"是我们对核酸 POCT 的基本要求，POCT 核酸分析仪是集核酸提取和扩增于一体，能够自动化地完成样品的预处理、核酸的纯化、扩增及检测的过程。因此 POCT 核酸检测分析仪具有简便化、自动化、集成化、便携化的特点。

一、校准参照的技术文件

JJF 1874—2020 （自动）核酸提取仪校准规范

JJF 1527—2015 聚合酶链反应分析仪校准规范

JJF（津）04—2020 实时荧光定量 PCR 仪校准规范

二、校准周期

校准周期为 1 年，使用特别频繁时应适当缩短，更换重要部件、维修或对仪器性能有怀疑时，应及时校准。

三、校准条件

1．环境条件 环境温度：15～30℃；相对湿度：20%～85%RH。其他：仪器应远离振动、电磁干扰。

2．光学模拟器 光学模拟器集成了温度传感器和发射光发生器两部分。其温度测量范围为 0～120℃，最大允许误差为 ±0.1℃，发射光发生器的波长范围为 360～780nm，相对光辐射强度在 10%～100% 范围内可调。

3．标准物质 校准时应采用国内外有证标准物质，包括：质粒 DNA 标准物质、核糖核酸标准物质，其特性量值拷贝数 ≥ 10^9copies/μL，相对扩展不确定度 ≤ 5%。

4．电子天平 精度 ≤ 0.01mg，且需要通过计量检定。

5．移液器 各量程移液器均需要通过计量检定。

四、技术和性能要求

POCT 核酸分析仪的技术和性能指标包括温度示值误差、温度均匀性、平均升温速率、平均降温速率、荧光强度精密度、样品测量精密度、荧光线性相关系数和样品线性相关系数。具体要求见表 19-3。

表 19-3　POCT 核酸分析仪技术和性能要求

校准项目	技术指标
温度示值误差	± 0.5℃
温度均匀度	≤ 1.0℃
平均升温速率	≥ 1.5℃/s
平均降温速率	≥ 1.5℃/s
荧光强度精密度	≤ 5%
样品测量精密度	≤ 3%
荧光线性相关系数	≥ 0.990
样品线性相关系数	≥ 0.980

五、校准方法

校准前将 POCT 核酸分析仪及光学模拟器各部件连接完好，光学模拟器为集成传感器，下方为温度传感器，上方为荧光发射光源。在光学模拟器下方温度传感器表面上涂抹适量导热油，以确保其与均热块测量孔接触良好，将温度传感器置于核酸分析仪所有检测通道。

1. **温度示值误差、温度均匀性校准和升降温速率校准**　参照核酸分析仪说明书设定温度控制程序，具体可参考荧光定量 PCR 仪的温度质控程序设置。启动温度校准装置，记录整个数据采集过程并保存。温度示值误差、温度均匀度和升降温速率校准结果的计算详见本章第二节。

2. **荧光强度精密度**　针对每个检测通道。分别将配制高、中、低浓度的标准荧光染料溶液置入选取的测量孔中进行一次测量，光学系统收集各测量孔的荧光强度。具体计算详见本章第二节。

3. **样品测量精密度**　选用配套使用的标准荧光染料对高、中、低浓度 DNA 标准物质进行检测，每一浓度重复检测 6 个测量孔，计算 Ct 值的样品测量精密度。具体计算详见本章第二节。

4. **荧光线性相关系数**　将已知浓度标准荧光染料梯度稀释后（至少稀释 5 个梯度）进行测量，每种浓度重复测量 n 次取其平均值（一般取 $n=3$），计算线性相关系数，具体计算详见本章第二节。

5. **样品线性相关系数**　将已知浓度 DNA 标准物质稀释后（至少稀释 5 个梯度）进行测量，每种浓度重复测量 n 次取其平均值（一般取 $n=3$），计算样品线性相关系数，具体计算详见本章第二节。

（王红梅　李婷婷）

第二十章
临床检验结果的计量溯源性

计量溯源性是国际间互相承认测量结果的前提条件，同时也是一个国家高质量发展、参与高质量竞争的重要标志。为了使检验医学量的测量得到正确的医学应用，具有跨越时空的可比性，量值必须有明确的定义、提供给医生或其他卫生人员及患者的结果必须准确。

2006年2月28日，卫生部办公厅发布了《关于医疗机构间医学检验、医学影像检查互认有关问题的通知》，2010年6月29日，国务院办公厅发布了《关于印发医药卫生体制五项重点改革2010年度主要工作安排的通知》（国办函〔2010〕67号）中关于"实行同级医疗机构检查结果互认"的有关要求，由此可见，检查结果的互认已成为社会关注的焦点问题之一。

"互认"的前提是实验室间检验结果的"可比"，"可比性"越好，对临床提供信息的"互认"程度越高。"可比"需要检验结果准确，而检验结果的准确需要有良好的精密度和正确度。要想使检验结果正确可靠，实现临床检验标准化，其有效途径是建立和保证检验结果的计量学溯源性，量值溯源是提高临床检验质量的重要手段，而开展检验量值溯源的必要条件是具备参考系统。发展和应用参考系统将可能成为临床检验领域的重要课题。

第一节 计量溯源性有关的术语和定义

一、计量溯源性（metrological traceability）

通过文件规定的不间断的校准链，将测量结果与参照对象联系起来的测量结果的特性，校准链中的每项校准均会引入测量不确定度。

本定义中的"参照对象"可以是通过实际实现的测量单位的定义，或包括非序量测量单位的测量程序或测量标准。

计量溯源性要求建立校准等级序列。

参照对象的技术规范应包括在建立等级序列时所使用该参照对象的时间，以及关于该参照对象的任何计量信息，如在这个校准等级序列中进行第一次校准的时间。

对于在测量模型中有一个以上输入量的测量，每个输入量值本身应当是经过计量溯源的，并且校准等级序列可形成一个分支结构或网络。为每个输入量值建立计量溯源性所作的努力应与对测量结果的贡献相适应。

测量结果的计量溯源性不能保证测量其不确定度满足给定的目的，也不能保证不发生错误。计量溯源性要求建立校准等级序列。

"溯源性"有时候也是指"计量溯源性"，有时也用于其他概念，诸如"样品可追溯性""文件可追溯性"或"仪器可追溯性"等，其含义是指某项目的历程（"轨迹"）。所以，当有产生混淆的风险时，最好使用全称"计量溯源性"来表示。

在 ISO/IEC 指南 99 中，计量溯源性定义为"测量结果的特性，结果可以通过形成文件的不间断的校准链与参考对象相关联，每次校准均会引入测量不确定度"。

国际实验室认可合作组织（ILAC）认为确认计量溯源性的要素包括与国际测量标准或国家测量标准相联系的不间断的溯源链、文件规定的测量程序、认可的技术能力、向 SI 单位的计量溯源性以及校准间隔。如果两个测量标准的比较用于检查，必要时用于对量值进行修正以及对其中一个测量标准赋予测量不确定度时，测量标准间的比较可看作一种校准。对于在测量模型中具有一个以上输入量的测量，每个输入量本身应该是经过计量溯源的，并且校准等级序列可形成一个分支结构或网络，为每个输入量建立计量溯源性所作的努力应与对测量结果贡献相适应。

二、测量方法（measurement method）

对测量所用操作的逻辑性安排的一般性描述。测量方法可用不同方式表述，如替代测量法、微差测量法、零位测量法、直接测量法等。

三、测量程序（measurement procedure）

根据一种或多种测量原理及给定的测量方法，在测量模型和获得测量结果所需计算的基础上，对测量所做的详细描述。

测量程序通常要写成充分而详尽的文件，以便操作者能进行测量。测量程序可包括有关目标测量不确定度的陈述，测量程序有时被称作标准操作程序（standard operating procedure，SOP）。

四、参考测量系统（reference measurement systems）

有时简称为参考系统（reference systems），包括参考测量程序（reference measurement procedure，RMP）、参考物质（reference material，RM）和参考实验室（reference measurement laboratory）。参考物质需由参考方法定值，而参考实验室是运行参考方法的实验室。参考物质，按定义包括各种级别的校准物质和质控物质，但一般指的是计量学级别较高的、用作测量标准的参考物质，是有证参考物质（certified reference material，CRM）。

1. 参考测量程序（reference measurement procedure）　经过全面研究分析的测量程序，其所产生的值具有与其预期用途相称的测量不确定度，尤其是在评价同一量的其他测量程序的真实性和描述参考物质的特征时。

参考测量程序可按其测量不确定度的大小分为不同级别：

（1）一级参考测量程序（primary reference measurement procedure）：具有最高计量学特征的参考测量程序，其操作可被完全描述和理解，所有的不确定度可用 SI 单位表示，结果不用参考被测量的测量标准而被接受。

该程序须基于特异，无需同量校准而能溯源至 SI 单位和较低不确定度的测量原理。目前有同位素稀释/质谱法（ID/MS）、库仑法、重量法、滴定法和依数性（如凝固点降低）测量等，也称一级测量原理。

一级参考测量程序主要由国家计量机构建立和维持。多数情况下只适合于一级参考物质（纯物质）的鉴定，不适合生物基质样品的分析。

决定性方法（definitive method）：是高度准确的、经充分论证的参考测量程序。它们多采用

ID/MS 分析原理，有时也称为一级参考方法。

（2）二级参考测量程序（secondary reference measurement procedure）：需一级参考物质校准的参考测量程序。在临床化学领域经常提及的"参考方法"多指该测量程序。它们是高度特异、精密、准确、适合于复杂生物样品分析的方法。二级参考测量程序适合于次级测量标准物的鉴定，也常用于评价常规测量程序的性能。

2. 参考物质（reference material，RM） 是一类充分均匀、并具有一个或多个确定的特性值的材料或物质，用以校准测量系统、评价测量程序或为材料赋值。参考物质可分为一级参考物质和二级参考物质。由于参考物质具有校准和评价测量系统两个功能，因此，参考物质分为校准物和正确度控制物。

（1）一级参考物质（primary reference material）：是具有最高计量学特征的参考物质，是测量单位的体现体，具有最小测量不确定度。它可由一级参考测量程序直接定值，也可通过可靠的杂质分析间接定值。一级参考物质一般是高度纯化的分析物，主要在参考实验室中使用，用于一级参考方法正确度验证，评价及校正二级参考测量程序。

（2）二级参考物质（secondary reference material）：一般具有与实际样品相同或相似的基质，主要用于临床检验试剂溯源性的量值传递。二级参考物质由一种或多种二级参考方法赋值，主要用于常规方法的评价，或为质控物定值和常规测定的结果计算。厂家校准物的定值源于二级参考方法/二级参考物质，用于常规分析。

（3）有证参考物质（certified reference material，CRM）：是指附有证书的参考物质，其一种或多种特性值由建立了溯源性的程序确定，使之可溯源到准确复现的表示该特性值的计量单位。有证参考物质每一种确定的特性值都有给定置信水平的不确定度，有证参考物质和参考物质的区别是前者有明确的溯源性和不确定度要求。一级和二级参考物质一般是经权威计量机构或行政机构认证的参考物质。

3. 参考测量实验室（reference measurement laboratory） 可简称参考实验室。指运行参考测量程序，提供有给定不确定度测量结果的实验室。对参考实验室有很高的技术和管理要求，需通过特定的评审程序才能成为参考实验室。

对于同一检验指标，如胆固醇、糖化血红蛋白（HbA1c）和酶催化活性等，国际上有参考实验室网络。对网络定期进行测量比对，以保证参考测量的有效性。

五、标准化（standardization）

是为了所有有关方面的利益，特别是为了促进最佳的、全面的经济并适当考虑到产品使用条件与安全要求，在所有有关方面的协作下，进行有秩序的特定活动所制定并实施各项规则的过程。

测量标准化在临床检验方面具有重要作用，其目的是确保使用常规测量系统检测患者样品得到的结果具有可比性，通过较高等级的一级参考物质和/或参考测量程序，能够溯源到国际单位制（SI）。

确保标准化除建立参考测量系统外，与标准化努力相关联的另一方面是建立合乎科学的和全球适用的参考区间（reference intervals，RIs）。缺少适当的参考区间可能妨碍标准化的贯彻，这是因为标准化的实施改变了测量结果；缺少适当的参考区间不利于结果分析，且妨碍厂商采用新的标准化的商业方法。虽然试剂生产厂家在说明书中建议临床实验室建立自己的参考区间，这是不符合实际情况的，实施非常困难。通常情况下，单个临床实验室或厂商都没有办法建立适当的参考区间。

目前，测量结果为方法依赖性，使用的参考区间也具有方法依赖性。未来，运用可提供溯源性结果的标准方法或参考物质，并使用相同的参考区间（至少相同的人种）。来源于国际临床化学与检验医学联合会（International Federation of Clinical Chemistry and Laboratory Medicine，IFCC）多中心研究结果表明：ALT 和 AST 没有观察到地区间的差异，可以使用相同的参考区间；而 GGT 由于在不同人群之间存在差异，在全球范围内不可能使用相同的参考区间。

六、一致化（harmonization）

在没有高级别的一级参考物质和 / 或参考测量程序情况下，一致化的目的是不随时间和地点的变化，患者样品某项目的测量结果相等。

必须清楚定义所希望得到的相等程度，可通过下列两种情况得到：溯源到某一参考物质或者基于协商一致溯源到所有方法的均值。

七、溯源等级图

溯源等级图是指一种代表等级顺序的框图，用以表明计量器具的计量特性与给定量的基准之间的关系，有时也称为溯源性体系表。它是对给定量或给定型号测量仪器所用的校准链的一种说明，以此作为溯源性的证据。

建立溯源等级图的目的，是要对所进行的测量在其溯源到计量基准的途径中，尽量能减少环节和降低测量不确定度，并能给出适当的置信度。为实现溯源性，用等级图的方式应给出：

1. 对不同等级测量标准的选择。
2. 等级间的连接及其平行分支。
3. 有关测量标准特性的重要信息，如测量范围、准确度等级或最大允许不确定度等。
4. 溯源链中比较用的装置和方法。

等级图是逐级分等的，即用（n-1）等级校准 n 等级，或由 n 等级向（n-1）等级溯源。试图固定两个等级间的不确定度之比是不现实的。根据被测量的具体情况，这个比率通常处于 2～10 之间。对某些量，准确度提高 2 倍也是可观的进步。但对另一些量，甚至可能达到 10 倍。

等级图应注意区别测量标准本身的复现量值的不确定度，以及经该测量标准校准所得测量结果的不确定度。要指明测量不确定度是标准不确定度、合成不确定度还是扩展不确定度。当表示为扩展不确定度时，要给出包含因子 k 或置信概率 p。对于普通等级的测量仪器，也可以指出其最大允许不确定度。等级图中所反映的信息，应与有关的法规、规程或规范的要求相一致。

对持有某一等级测量仪器的部门或企业，至少应按溯源等级图提供其上一等级测量标准特性的有关信息，以便实现其向国家基准溯源。

（王建兵　韩丽乔）

第二节　计量溯源性概论

临床检验结果准确，具有跨时空的可比性，是医疗卫生工作的需要，也是临床检验领域的工作目标。实现检验结果准确和具有可比性，必须使其具备两个基本属性，即计量溯源性和足够小的测量不确定度。

一、临床检验计量溯源性的建立

实现量值溯源性的根本目的是追求患者结果的可靠性。体外诊断试剂盒生产厂家要按照 ISO 17511 的要求对校准物的定值实现量值溯源，不仅要对其产品的溯源负责，还要为终端用户提供测量方法的溯源文件。对临床实验室检验来说，作为国际实验室认可依据的 ISO/IEC 17025《检测和校准实验室能力的通用要求》（我国国家标准和国家实验室认可委员会 CNAS "实验室认可标准" 等同采用 ISO/IEC 17025）和 ISO 15189《医学实验室质量和能力认可准则》，也都对临床检验结果的溯源性做出明确要求。

由国际计量局（BIPM）、国际临床化学与检验医学联合会（IFCC）和国际实验室认可合作组织（ILAC）成立的检验医学溯源联合委员会（Joint Committee on Traceability in Laboratory Medicine，JCTLM），其秘书处设在国际计量局（BIPM）。JCTLM 的目标是为促进和指导国际公认的医学检验等效测量及向适当测量标准溯源提供全球平台；任务是为医学检验结果可比、可靠和等效提供支持，从而达到改善卫生保健和促进体外诊断器具贸易的目的。

JCTLM 在现有国际或政府间公约基础上协商工作，由 BIPM、IFCC 和 ILAC 的指定代表组成执行委员会。JCTLM 执委会每年按照标准（ISO 15193、ISO 15194 和 ISO 15195）对参考测量服务、参考测量程序和参考物质进行评审，并公布符合要求的参考测量服务、参考测量程序和参考物质，为检验结果溯源到国际单位提供支撑。

二、临床检验计量溯源链的基本结构

临床检验的量值溯源可以有不同模式，但其中心内容是使各测量方法的测量值与公认的标准发生联系。图 20-1 为能在计量上溯源到国际单位制（SI）的量值溯源图。一个样品或校准品的测量结果通过一系列校准而建立的溯源性，对比测量中的测量过程和校准物质的计量学等级由低到高组成一条连续的链（溯源链）。链的顶端是国际单位制（SI）单位（基本或导出单位）。SI 单位国际通用，不随时间和空间的变化而变化，因此它们是溯源链的最高级别。

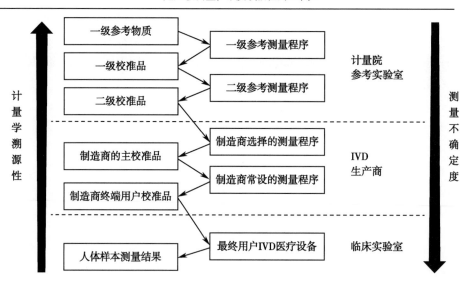

图 20-1 医学临床实验室计量溯源链基本模式图

溯源链自上而下各环节的溯源性逐渐降低，而不确定度则逐渐增加，因此量值溯源过程应尽量减少中间环节。从计量学角度上讲，理想的情况是用一级参考测量方法直接测量样品，省去所有中间环节，这在临床检验中显然是很困难的。

三、计量溯源性的基本前提

关于检验计量溯源性还有以下几个问题需要说明。其中两个重要问题是常规测定方法的特异性及校准品的互换性。

常规测量方法特异性高，所测量的量与参考测量方法测量的量完全一致，是量值溯源的前提。然而，由于临床检验被测物质的复杂性，许多常规测量方法，尤其是利用免疫学原理的测量方法，要达到真正意义上的特异性非常困难。有些常规测量方法甚至还作用于被测物质以外的其他物质，其特异性问题则更为严重。在这种情况下，仅通过校准品或参考物质逐级溯源显然不能提高测量的准确性。

其次是临床检验参考物质或校准品的互换性，是指在不同溯源阶段中测量参考物质或校准品时，测量方法测量结果与用这些测量方法测量实际临床样品时测量结果的数字关系的一致程度，亦即该物质理化性质与实际临床样品的接近程度。参考物质，虽然一般采用与实际样品相同的物质作原料，但出于对被测物质浓度的要求、贮存、运输等方面的考虑，往往需对原料成分进行调整并做处理（如加入稳定剂、防腐剂等）。这些经加工的材料在某些测量过程中的行为有时会不同于实际临床样品，这种差异称基质效应。基质效应是临床检验质量工作中的常见问题。在量值溯源中，它限制了某些参考物质的直接使用。值得指出的是，基质效应的存在，不应是参考物质单方面的原因，认识和解决基质效应问题需从参考物质和测量方法两方面入手。使参考物质与实际样品尽量接近是必要的，但对基质效应过分敏感的测量方法一般不是好的测量方法，尤其是对于小分子化合物的分析。由于基质效应是客观存在，在利用参考物质或校准品进行量值溯源时需首先鉴定参考物质和常规测量方法之间有无基质效应，鉴定的方法一般是用参考方法和常规方法同时分析参考物质和新鲜实测样品。如新鲜实测样品两方法测定结果无偏倚，而测定参考物质时出现偏倚，往往说明参考物质存在基质效应。若有基质效应，需进行修正，或改用无基质效应的参考物质。

鉴于上述特异性和基质效应问题及可能存在的其他质量问题（如线性、灵敏度等），临床检验量值溯源均需最后验证其有效性。验证方法是用参考测量方法和常规测量方法同时分析足够数量的、有代表性的、分别取自不同个体的实际新鲜样品，然后检查是否存在偏倚。

四、临床检验计量溯源性方案

几乎所有的分析物，确定溯源性的方案可归纳如下：用参考方法、或以参考品为校准品，对人血清的检测。公司一级校准品以这些参考方法赋值标准化。市售校准品和真实控制品则以公司一级校准品在临床检验分析系统上作校准。这样保证了在这些系统上检测的患者结果的溯源性。每个分析系统平台对每个方法各自都以相同方式，按照该参考标准化，其通用完整溯源方案见图20-1。

对公司一级参考血清定值的最高计量水平是国际认可的参考方法（如LC/MS）。若没有参考方法可用，则选择合适的正式官方参考品（如CRM 470）。若没有官方参考品，则可使用一级标准的水标准液（如乳酸锂）为参考，或者某个确定的检测方法。

人血清可以用单一献血员血清或混合血清，这些血清即为公司的一级参考品。混合血清中的各个分析物浓度或活力，尽可能分布于整个相应的检测范围。混合血清内不可添加任何处理过的材料，也不可用氯化钠溶液稀释，以确保在参考标准化中使用的样品和天然的患者血清没有任何差别。这些人来源的样品直接用参考方法检测，或者在临床检验分析系统上，经参考品校准后检测得到参考值。以后它们作为公司一级参考物质服务于公司一级校准品校准值的定值。使用时，在需要标准化的分析仪上检测，用具有初步校准品值的公司一级校准品批号进行校准。然后，通过方法学比对，为公司一级校准品设定最终值。

公司一级校准品的基体大致和各批市售校准品（常规校准品）相当，另外，这些一级校准品储存于 −70℃，并定期检查稳定性。公司一级校准品为具有初步校准值的校准品，公司一级校准品值的标准化通过方法学比较（线性回归）实现。方法学比对回归线的截距若在允许限值内，可以从斜率的偏离计算出新校准品校准值。若截距超出了允许限值，则方法学比对不能用于公司一级校准品校准值的标准化。

由于公司一级校准品具有和常规校准品相同的基体，使用公司一级校准品单独校准，得到的常规校准品校准值预期不会和使用人血清校准得到的值有差异。校准值的真实性和检测不确定度主要取决于统计模式和检测性能的质量。

为了确认这个假设和认可常规标准化的程序，对每个检测系统（分析仪器、校准品、试剂）进行的外部实验室的检测，应使用相同批号的试剂，相同的一批患者样品（其分析物含量分布于相应范围），用公司一级校准品和市售校准品任意批号分别校准后进行平行检测。为了肯定市售校准品和公司一级校准品在这个程序中的可比性，方法学比对的直线回归的截距必须接近 0，斜率和 1.00 间的差异在规定的限值内。

五、体外诊断厂商建立、确认人体样品测量结果计量溯源的一般要求

（一）体外诊断产品（IVD）满足建立计量溯源的一般要求

常规系统检测结果的溯源性通过不间断的交替出现的测量方法和测量参考物质而建立，并溯源到目前技术水平可达到的最高计量学水平，这些测量方法和测量参考物质通常具有不断降低的测量不确定度。最高计量学参考物质的测量单位最好是 SI（国际单位制）单位，SI 单位表示了该物质量值的准确性达到计量基准，它具有非常小的不确定度。除了保证参考物质的溯源性之外，临床实验室和生产厂商必须对监测系统各组分（仪器、试剂、参考物质和操作程序等）实施严格的标准化程序，才能实现患者检验结果的溯源性。体外诊断厂商建立计量溯源的一般要求包括：

1. **定义被测量** 被测量的定义至少应包括以下信息：分析物名称如 β-D- 葡萄糖；生物学系统如血清；量的种类如物质的量；测量单位如 mmo/L。在某些情况下，如果使用特定测量程序、测量方案，则须注明。

2. **规定最大允许扩展不确定度（$U_{max(y)}$）** 由 IVD 医疗设备制造商制定的 $U_{max(y)}$ 技术参数应考虑与 IVD 医疗设备制造商校准等级中所有步骤相关的合成测量不确定度，除了常规使用带来的预期不确定度（至少在重复性条件下）贡献之外，还包括最终用户校准品定值引入的不确定度。

患者样品测量结果不确定度评价包括以下三个等级，见图 20-2：

（1）高等级参考不确定度目标：参考物质是

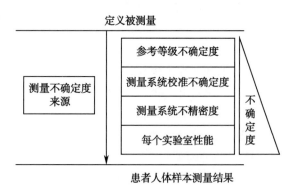

图 20-2 总不确定度来源的主要组成部分

对总体测量不确定度的第一贡献，其应该足够小，以满足临床样品水平的总不确定度目标。通常其贡献度小于推荐三分之一总不确定度目标。

（2）商业系统校准不确定度目标：IVD 制造商的作用是识别高等级计量参考，在此基础上定义一个校准等级，为其测量系统校准品定值，使其具有可溯源性。此等级的不确定度应小于总不确定度目标的 20%。商业系统校准不确定度目标与高等级参考不确定度目标之和应小于 50%。

（3）临床实验室不确定度目标：临床上被测量结果的不确定度包括了相应溯源链累积不确定度，应小于总不确定度目标。总不确定度目标目前最常用的是根据生物学变异得到的性能目标，该质量目标分为最低、合适和最佳目标；也可以依据室间质评规定的最大允许总误差进行判断。

如血清葡萄糖浓度，高等级参考物质使用 NIST 的 SRM965b 水平 3（6.575mmol/L），扩展不确定度为 0.094mmol/L（1.43%），允许的扩展不确定度限为 1.87%；生产商终端用户校准品的扩展不确定度为 2.50%，允许的扩展不确定度限为 2.80%；临床实验室测量结果不确定度（通常用 CV% 表示）2.51%，根据生物学变异合适性能的总质量目标为 5.60%。

3. 定义校准等级　必须明确开始的测量标准和 / 或测量程序，对于一个给定的被测量，应识别校准等级中计量位置最高的测量程序、测量方案或校准物质，并为所述测量系统规定计量溯源的最高级别。

4. 参考物质、校准品的选择和要求　应用于厂家 IVD 医疗设备规定校准等级（IVD 医疗设备终端校准品除外）中的各校准品或参考物质应识别和文件化其特性，并确保不同批号间的一致性。这些特性包括：

（1）物质的预期用途。

（2）分析物的识别（具体说明分析物的原子或分子形式和 / 或化学替代形式）。

（3）物质的来源，如合成的、重组的、微生物的、人或动物来源。

（4）相（态），如气体、液体、固体。

（5）聚合状态，如溶液、悬浮、冻干。

（6）物质的基质如缓冲液、蛋白溶液、人体样品等。

（7）所定的值和计量溯源性。

（8）扩展测量不确定度。

（9）稳定性。

（10）批内均匀性。

（11）互换性特征。

（12）承认范围，如国际、国家、地区。

（13）发证机构，如 WHO，NIST 等。

（14）证书状态，有证、无证。

要说明和文件化参考物质是否符合 ISO 15194。一级参考物质通常为纯品，不要求进行互通性评价。二级及以下校准等级尽可能使用互通性参考物质，但对于用于校准厂家选择的测量程序的国际约定校准品或有证参考物质可能没有证明与人体样品具有互通性，CRM 的定值可以使用校准因子或函数。

IVD 医疗设备终端用户校准品使用非互换性材料时，应使用互换性物质如一组人体样品来确定校准因子或校准函数，为非互换性的终端用户校准品重新定值，以便补偿偏倚。

5. 测量程序的选择和要求　在校准等级中，每一个连续的量值传递步骤都应包括符合目的的规定测量程序，每个程序的分析性能特征都应具有支撑性数据证明符合性能要求，并可以从第三方

（如应用的测量程序研究者）得到。只要负责校准等级的参与者证明相关程序符合目的和性能特征，仍然可以使用不符合 ISO 15193 要求的测量程序，如生产商选择的测量程序。

生产商或其他责任方可以选择符合 ISO 15195 的参考测量实验室提供计量溯源校准等级实施支撑的参考测量服务。参考测量实验室应证明有能力在预期的人体样品类型和规定的校准等级范围内，为选定的被测量提供最佳测量。

6. 终端用户 IVD 医疗设备校准品定值不确定度评价　制造商应评价为终端用户提供的校准品的合成标准不确定度（u_{CAL}），u_{CAL} 应小于最大允许不确定度。如果没有说明，通常提供的是扩展不确定度，包含因子 $k=2$。

校准品的合成标准不确定度应包括校准等级中所有高级别定值步骤中已知的和可以预见变化的不确定度，如校准品的不均匀性和不稳定性、试剂的批号、非制造商控制和溯源使用的最高级别参考物质定值的标准不确定度。校准等级中各个测量程序不确定度评价所需要的最少信息是在重复条件下测量程序的标准差和程序中所使用的校准品定值不确定度。

校准品的合成标准不确定度计算见式 20-1：

$$u(y) = \sqrt{u(y)_1^2 + u(y)_2^2 + u(y)_3^2 + \cdots + u(y)_n^2} \qquad （式 20-1）$$

式中：

$u(y)$—最终测量值的合成标准不确定度；

$u(y)_1, u(y)_2, u(y)_3, \cdots u(y)_n$ — 确定的校准等级每个步骤影响量的标准不确定度。

扩展合成不确定度（U）计算见式 20-2：

$$U = u(y) \times k \qquad （式 20-2）$$

式中：

k—包含因子，通常为 2，可信区间约 95%。

（二）体外诊断厂商校准品定值的计量溯源性确认

建立的溯源性需要经过确认，确认的目的是确认终端用户获得的结果与贯穿于量值溯源链的参考测量方法和 / 或参考物质的一致性。确认的方法是用常规测量方法和参考方法同时测量足够数量的、有代表性的、分别取自不同个体的新鲜样品，可用线性回归的方法分析两种方法所得结果的接近程度是否可以接受。

终端用户医疗设备校准品定值溯源性声明确认的研究设计应在技术文件中保存。特定确认策略的选择依赖于被测量参考测量系统的完整性和性能特征，以及执行下列类型研究所需要的物质（参考物质）和测量程序的可获得性。对于给定的校准等级结构，有多种确认策略供制造商根据实际情况进行选择，适用于 IVD 医疗设备校准溯源声明确认的研究策略包括但不限于：

1. 互通性参考物质的测量，最好是有证参考物质和 / 或正确度控制品。

2. 参加 EQA、能力验证（PT）或利用其他可互换性检测样品的实验室间比对计划，目标值最好由参考测量程序（如果有）或一致化方案确定。

3. 检测参考测量程序前期定值的库存人体样品。

4. 使用一组人体样品，与高等级参考测量程序进行方法学比对。

5. 使用一组人体样品，与其他测量程序（非参考测量程序）进行方法学比对。

6. 校准等级和赋值测量程序中较高级别分析控制，重点是精心校准、SI 可溯源测量工具和控制，例如，天平，容量玻璃器皿，分光光度计，温度计，外界环境控制，可用最高纯度的试剂等。

六、计量溯源性在临床检验质量工作中的作用

检验结果的准确性直接为诊断、治疗、预防及人体健康检查提供准确可靠的数据。准确的临床检验结果，具有跨时空的可比性即实验室间测量结果互认，是防病治病和提高人类健康水平的基本需要，也是检验医学界的工作目标。实现检验结果准确的最有效手段是建立和保证检验结果的溯源性。

目前临床检验量值的计量溯源性主要体现在两个环节：一是标准物质或产品校准物定值；二是临床检验结果。绝大多数临床检验使用商品试剂盒或分析系统，因此标准物质或者产品校准品定值的溯源性显得更为重要，建立和保证溯源性的成效更为显著。作为检验量值溯源基础的参考程序和参考物质的建立和维持是一项浩大的工程，需要包括我国在内的世界各国有关组织和机构的共同参与。

加强临床检验质量工作发展的结果是人们对量值溯源问题的重视。临床检验的两种外部质量工作方式，一是对检验项目进行标准化工作，二是室间质评计划。回顾这些工作的历史，参考系统一直在保证临床检验质量中发挥着越来越重要的作用。国际上最早建立、最完善和成效最显著的临床检验参考系统当属美国的胆固醇参考系统。

（王建兵　韩丽乔）

第三节　临床检验计量溯源性和参考测量系统现状

一、临床检验计量溯源性现状

临床上定量检测的检验项目大约有 500 项左右，能溯源至 SI 单位的主要是一些化学定义明确的小分子化合物，包括电解质类物质、代谢物类物质和某些甾体类激素及甲状腺激素。除这些少数项目外，其余多数临床检验项目因被测物质（主要是生物大分子类物质）的复杂性（如混合物、异构体等），其一级参考测量方法的建立和一级参考物质的制备非常困难，量值溯源只能停留在较低水平。下面描述的 6 种校准等级模式代表了当前的技术水平和广泛可用的技术，根据可得到的较高参考等级，它们分别适用于被测物的特定等级。所提供的模式并不包括所有的可能性，也不排除其他模式的可能性。

模式 1：第一种情况是有一级参考物质和参考测量程序，计量学可以溯源到国际单位（SI）。

校准等级不同步骤测量量值随被测物质的变化而变化，测量量值的变化常导致报告不同的单位；如使用质量平衡法鉴定有证一级参考物质皮质醇的纯度，确定的是杂质的质量分数（在此情况下测量的量），而不是皮质醇的质量分数，物质的纯度是用质量分数表示的，单位 g/kg。对于 IVD 医疗设备，皮质醇校准等级中所使用的较低水平的其他参考物质，如二级参考物质或生产商工作校准品，测量的是皮质醇物质浓度（血清或其他体液），可以适当的 SI 单位（μmol/L）表示测量结果。

一级参考测量程序和其他适合目的的测量程序（图 20-3，程序 1、2）应基于已证明适合于目的性能的测量原理，以最小可达到的测量不确定度提供对 SI 测量单位的计量溯源。在特定的时间内可以存在多个一级参考测量程序为一级校准品给定种类的量定值。被测物由两个或两个以上一级参考测量程序所获得的值，在一定置信水平下所标示的不确定度范围内，不应有显著性差异。

通过互换性评价研究确认二级校准品或二级参考物质（见图 20-3，物质 3）与人源样品具有

互换性。如广东省中医院研制的冰冻人血清未结合雌三醇标准物质［编号：GBW（E）091048］是适宜作为二级校准品使用，并具有互换性参考物质的实例，冰冻人血清未结合雌三醇浓度单位为nmol/L，定值方法采用ID/LC/MS/MS法。

生产商终端用户校准品是使用IVD生产商常设测量程序或IVD生产商选择的测量程序进行定值，其用于IVD医疗设备常规测量系统的校准。其定值的不确定度由生产商评价，包括了校准链中不同等级适宜的不确定度和IVD生产商常设测量程序的不确定度。

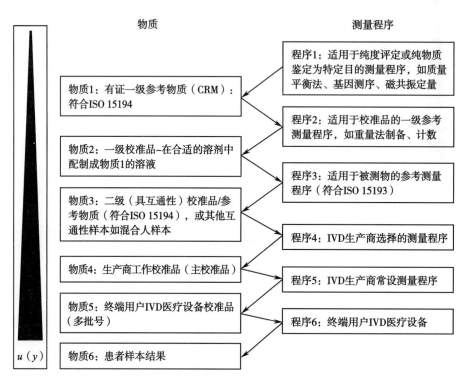

图20-3　有一级参考物质和参考测量程序，计量学可以溯源到国际单位（SI）

模式2： 计量上能够溯源到SI单位、由一级参考测量程序定义被测量的校准等级模式，见图20-4。

对于这种类型的被测量，没有可得到的有证一级参考物质。在这种情况下，计量溯源性是基于明确定义和国际一致认可的参考测量程序，如人血清（或其他体液）中测量的酶催化活性浓度的校准等级。

被测量的定义包括溯源的SI单位，如摩尔每秒每立方米（$mol \cdot s^{-1} \cdot m^{-3}$）。

定义被测量的高等级（一级）参考测量系统（程序3）应使用根据不同用途的一级参考测量程序校准的测量系统（程序1）进行测量，如适用的重量测定、温度测定、体积测定、分光光度测定、电位测定、时间、长度等。一级参考测量系统（程序3）应详细说明有关设备、试剂、反应条件和测量信号的计算，以便一级参考测量系统可以在任何打算进行该测量的合格实验室重现。

模式3： 由特定一级校准品校准的参考测量程序所定义的被测量校准等级模式。

图20-5描述了由特定一级校准品（能溯源到SI单位）校准的参考测量程序所定义的被测量校准等级模式。参考测量程序检测的量是被测物的组成部分（例如，一个肽片段或一个表位），而不是被测物的整个分子结构。

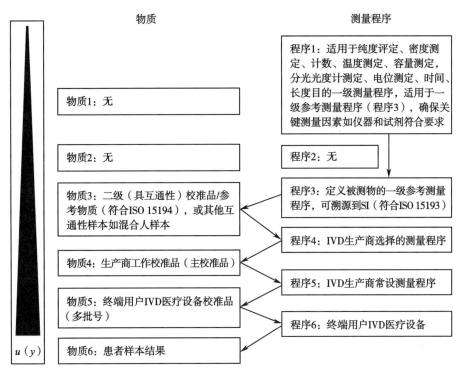

图 20-4 由一级参考测量程序定义被测量的校准等级模式

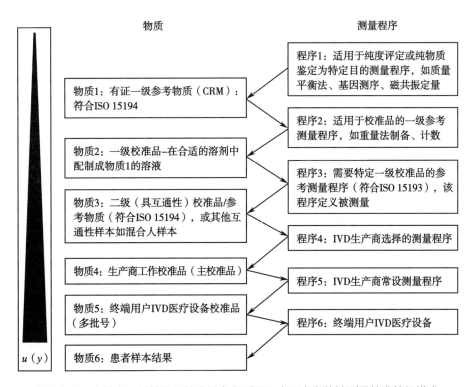

图 20-5 由特定一级校准品校准的参考测量程序所定义的被测量校准等级模式

如 IFCC 推荐的 HbA1c 参考测量系统。葡萄糖和血红蛋白 β 链 N- 端缬氨酸（βN-l- 去氧果糖基血红蛋白）形成一个稳定加合物，采用 LC-MS 测量系统，被测量为血红蛋白 β 链中糖化六肽（A_{1c}）与非糖化六肽（A_0）的摩尔比值，报告单位为 mmoL/mol。

模式 4：用国际约定校准品定义被测量校准等级模式。

有定义被测量的国际约定校准品，其符合 ISO 15194 要求，溯源等级见图 20-6。对于这些可测量的量，没有一级参考测量程序，没有一级参考物质或一级校准品，计量上不能够溯源到 SI 单位。国际约定校准品的定值是基于国际商定的定值方案而得到的特定值，其组成该类特定被测量计量溯源的最高水平。

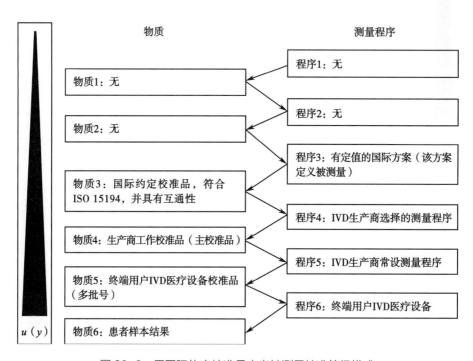

图 20-6 用国际约定校准品定义被测量校准等级模式

国际约定校准品具有与人标本相似的基质，在程序 3、4、5 中具有良好的互通性。国际约定校准品有时提供的是粉末或冻干粉，在使用前需要用适当的稀释液进行稀释，并严格按照校准品的提供者所提供的使用指南进行准备和稀释使用。

国际约定校准品中被测量的均值由一组测量程序确定，这些测量程序具有适当的性能特征，包括精密度、选择性、相关性等，并已通过测量一组人源样品进行的比对。当使用候选国际约定校准品和其他关键影响量重新校准这些程序，结果在不同测量程序之间差异较小。

WHO 生物学标准化专家委员会（Expert Committee on Biological Standardization，ECBS）建立了被称之为"国际标准"的国际生物学参考物质用于生物学程序和免疫学程序。

模式 5：计量学溯源基于国际一致化方案的校准等级模式。

国际一致化方案定义人体样品中的被测量，但没有国际公认的参考测量程序、一级参考物质、约定的参考测量程序或测量程序，也不能溯源到 SI，见图 20-7。

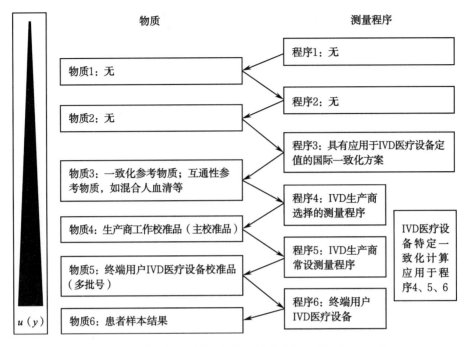

图 20-7　计量学溯源基于国际一致化方案的校准等级模式

为被测量规定的国际一致化方案是该校准等级模式的最高计量学水平，目的是为使用一致化方案的终端用户测量该被测量而取得等值的报告结果。

国际一致化方案将规定一个程序用于一致化参考物质定值，并规定如何用该参考物质评价参加该方案的 IVD 医疗设备测量参考物质结果之间的关系，一致性的算法即不同厂家采用不同计算法得到相同结果，见图 20-8。

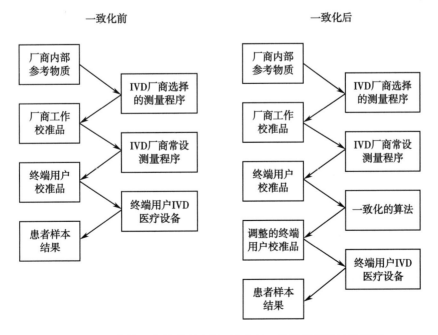

图 20-8　终端用户校准品应用一致化校正算法前后的校准等级

模式 6：计量学仅溯源至生产商内部规定参考物质的被测量模式。

对于某些被测量，既没有有证纯参考物质，也没有一级校准品、参考测量程序和一致化方案，也不能溯源到 SI，见图 20-9。该类被测量校准等级最高计量学水平是厂家特定的参考物质（为了确保生产商医疗设备校准的一致性，生产商有时建立特定的测量程序和/或特定的参考物质，为该校准等级的最高水平）。该参考物质可以是纯化的生物标志物，使用选择的测量程序进行测量。

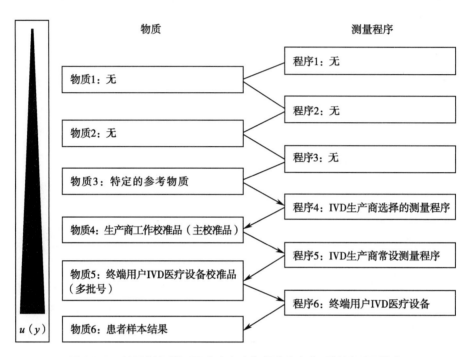

图 20-9　计量学仅溯源至生产商内部规定参考物质的被测量模式

二、临床检验参考测量系统现状

参考测量系统是由参考物质、参考测量程序和参考测量实验室组成的测量系统，是建立溯源性和标准化的基础。ISO 15193《体外诊断医疗器械生物源性样品中量的测量参考测量程序的说明》、ISO 15194《体外诊断医疗器械生物源性样品中量的测量参考物质的说明》和 ISO 15195《检验医学参考测量实验室的要求》分别对临床检验参考测量程序、参考物质和参考测量实验室做出了说明和要求。

参考实验室是指实施参考测量程序并提供带有规定不确定度结果的实验室。要想成为参考实验室，需符合以下 3 个条件：采用 JCTLM 公布的参考测量程序；通过基于 ISO/IEC 17025 和 ISO 15195 标准的认可；定期参加参考实验室室间比对计划，并合格。

图 20-3、20-4 和 20-5 是理想的溯源链，即溯源终点是 SI 单位。溯源至 SI 单位的前提是必须有一级参考测量方法、一级参考物质。目前国际上常用临床检验项目大约有 400~600 个，能溯源至 SI 单位的主要是一些化学定义明确的小分子化合物，包括电解质类物质、代谢物类物质和某些甾体类激素及甲状腺激素等，具有参考测量方法和有证参考物质的检测项目见表 20-1、表 20-2。

表 20-1　具有参考方法的测量项目

分类	项目
维生素和微量营养物	叶酸，5 甲酰四氢叶酸
蛋白质类	白蛋白，α_1-抗糜蛋白酶，α_1-抗胰蛋白酶，血浆铜蓝蛋白，糖化血红蛋白（HbA1c），血红蛋白，免疫球蛋白 A，免疫球蛋白 G，免疫球蛋白 M，α_2-巨球蛋白，C 反应蛋白，转铁蛋白，转甲状腺素蛋白，总蛋白
非肽类激素	醛固酮，皮质醇，雌二醇，非结合雌三醇，17-羟孕酮，19-去甲睾酮，孕酮，睾酮，甲状腺素，总甲状腺素
非电解质金属	砷，镉，钴，铜，铅，汞，锌
代谢物和底物	胆红素，胆固醇，肌酐，游离甘油，葡萄糖，甘油三酯，高密度脂蛋白胆固醇，低密度脂蛋白胆固醇，同型半胱氨酸，25-羟维生素，5-甲基-4-氢叶酸，尿素，尿酸
酶类	丙氨酸氨基转移酶，天门冬氨酸氨基转移酶，碱性磷酸酶，γ-谷氨酰转肽酶，乳酸脱氢酶，肌酸激酶，α-淀粉酶
电解质类	钾，钠，氯，钙，镁，磷，锂

表 20-2　具有有证参考物质的测量项目

分类	项目
维生素和微量营养物	抗坏血酸维生素 C，5 甲酰四氢叶酸
蛋白质类	α_1 酸性糖蛋白，α_1-抗胰蛋白酶，α_2-巨球蛋白，白蛋白，甲胎蛋白，载脂蛋白 A I，载脂蛋白 A II，牛血清白蛋白，不含碳水化合物的转铁蛋白，转铁蛋白，补体 C3c，补体 C4，糖化血红蛋白，氰化高铁血红蛋白，触珠蛋白，人肌钙蛋白 I，免疫球蛋白 IgA/IgG/IgM，前列腺特异性抗原，C-反应蛋白，转甲状腺素蛋白，甲状腺球蛋白
非肽类激素	皮质醇，表睾酮，17β 雌二醇，孕酮，睾酮，葡萄糖醛酸苷睾酮，硫化睾酮，甲状腺素（T4），三碘甲状腺原氨酸，19-去甲睾酮
非电解质金属	镉，钴，汞，锑，砷酸，砷胆碱，亚砷酸，二甲胂酸，碘，铯，铅，锰，钼，铂，硒，铊，钍，铀，氧化三甲胂，单甲基胂酸
代谢物和底物	丙氨酸，精氨酸，天（门）冬氨酸，胆红素，胆固醇，肌酐，胱氨酸，乙醇，葡萄糖，谷氨酸，甘氨酸，组氨酸，同型半胱氨酸，异亮氨酸，亮氨酸，赖氨酸，蛋氨酸，尿素，尿酸，4-羟基-3-甲氧基扁桃酸，苯丙氨酸，脯氨酸，丝氨酸，苏氨酸，总甘油酯，甘油三酯，甘油三棕榈酸酯，酪氨酸，缬氨酸
酶类	酸性磷酸酶，丙氨酸氨基转移酶，碱性磷酸酶，α-淀粉酶，天门冬氨酸氨基转移酶，肌酸激酶，γ-谷氨酰转肽酶，乳酸脱氢酶
电解质类	钾，钠，氯，钙，镁，锂
核酸	凝血酶原
药物	安非他明，苯甲酰芽子碱，氨甲酰氮卓，可卡因，可待因，9-羧基–四氢大麻酚，地高辛，乙琥胺，海洛因，4,4'-二氨基二苯甲烷，一羟基二甲基乙内酰脲，脱氧麻黄碱，吗啡，苯环己哌啶，苯巴比妥，苯妥英，去氧苯巴比妥，茶碱，丙戊酸
凝血因子	抗凝血酶，组织凝血活酶 II、IX、V、VII、VIII、X、XI、XIII，纤维蛋白原，蛋白 C，蛋白 S，促凝血酶原激酶，血管假性血友病因子
血型分型	HLA 特异性同位抗体，抗-c-抗体，抗-D-抗体

三、我国临床检验参考测量系统现状

开展计量溯源性工作需要参考系统。考虑到目前我国临床检验参考系统和标准物质研究现状，根据临床需要，建立必要的临床检验参考测量系统，加强有关国际合作，应成为我国检验医学和计量学工作者的重要课题。一方面应该加强国家投入，研制高等级临床用标准物质；另一方面必须联合国内力量，计量学和临床医学共同努力，共同发展，尽快缩小与发达国家的差距。建立临床领域关键量值的国家标准并得到国际互认，制备各种临床检测用标准物质，建立不同类型的参考实验室支撑我国的临床检验体系。

我国临床检验量值溯源和参考测量系统建设处于初始阶段，2007 年，中国合格评定国家认可委员会与中国计量科学研究院（National Institute of Metrology，China，NIM）、中华人民共和国卫生部临床检验中心（National Center for Clinical Laboratories，NCCL）联合成立了全国临床医学计量技术委员会，即中国的 JCTLM。2011 年，CNAS 开始医学参考测量实验室认可（ISO/IEC 17025/ISO 15195），2012 年北京航天总医院医学参考测量实验室通过中国合格评定国家认可中心（CNAS）认可，成为国内首家医学参考测量实验室。目前包括广东省中医院检验医学部医学校准实验室、国家卫生健康委员会临床检验中心、上海市临床检验中心等多家实验室通过了 ISO/IEC 17025 和 ISO 15195 校准实验室认可，标志着我国医学参考测量实验室取得了长足的进步。

国际检验医学溯源性联合委员会（JCTLM）每年组织全球相关领域专家对申请的参考物质、参考方法和参考测量服务进行审批，并于每年的 1 月底公布评审结果，我国在电解质、酶学、代谢物和底物、非肽类激素和蛋白质方面均有能力提供参考测量服务。

在临床检验的高等级标准物质研制和参考方法的建立方面虽然困难较大，但我国也取得了一定的进步。表 20-3 列举了 2022 年进入 JCTLM 的参考测量服务、参考方法和参考物质。

表 20-3 2022 年我国进入 JCTLM 的参考测量服务、参考方法和参考物质

名称	参考测量服务	参考方法	参考物质
国家卫生健康委临床检验中心	酶学：ALT、CK； 代谢物和底物：肌酐、葡萄糖、总胆固醇； 非肽激素：孕酮、TT4； 蛋白类：HbA1c	离子：钙、镁、钾、钠； 代谢物和底物：葡萄糖、总胆固醇	蛋白类：HbA1c
中国计量科学研究院		代谢物和底物 2 项（肌酐、尿酸）	离子：钙、氯、锂、镁、钾、钠； 代谢物和底物：胆固醇、果糖、半乳糖、乳糖、蔗糖、甘油三酯、尿素、尿酸、木糖
上海市临床检验中心	酶学：ALT、AST、ALP、AMY、GGT、CK、LDH； 代谢物和底物：肌酐、葡萄糖、胆红素；蛋白类：HbA1c		

续表

名称	参考测量服务	参考方法	参考物质
广东省中医院	酶学：丙氨酸氨基转移酶（ALT）、天门冬氨酸氨基转移酶（AST）、碱性磷酸酶（ALP）、γ 谷氨酰基转移酶（GGT）、肌酸激酶（CK）、乳酸脱氢酶（LDH）、α 淀粉酶（amylase）； 蛋白类：总蛋白； 代谢物和底物：总胆红素、葡萄糖、尿素、肌酐、尿酸； 非肽激素：未结合雌三醇、雌二醇	非肽激素：未结合雌醇、雌二醇、17α 羟孕酮； 代谢物：尿素	共 3 项：肌酸激酶、淀粉酶、未结合雌三醇
宁波美康生物科技股份有限公司	酶学：7 项； 离子：钙、镁、钾、钠； 代谢物和底物：胆红素、葡萄糖		
四川迈克生物科技股份有限公司	酶学：ALT、AST、ALP、AMY、GGT、CK、LDH； 代谢物和底物：葡萄糖； 非肽激素：孕酮、睾酮、TT4； 蛋白类：HbA1c		
深圳迈瑞生物医疗有限公司	酶学：ALT、AST、ALP、AMY、GGT、CK、LDH		

尽管我国临床检验参考系统还很不完善，但临床检验量值溯源的中心目的是提高和保证临床诊断与治疗的有效性。鉴于建立参考系统是一项耗资巨大的工作，如何将参考测量系统运用到实际工作中，让其发挥重要作用，如目前全血细胞分析仪器注册，厂家测量结果通过与参考实验室同时测量人体全血，进行方法学比较，使检验结果能够溯源，从而从源头实现了不同医疗机构检验结果可比。但是，量值溯源也不是万能的，还有其他影响检验质量的因素，如各种分析前不确定度、方法本身存在的问题、各种人为失误等。

（王建兵　韩丽乔）

第四节　医学实验室认可对计量溯源性的要求

一、CNAS-CL01-G002：2021 测量结果的计量溯源性要求

1. 在下列情况下，测量设备应进行校准。

（1）当测量准确度或测量不确定度影响报告结果的有效性时，和 / 或

（2）为建立所报告结果的计量溯源性时。

注：影响报告结果有效性的设备类型可包括：

1）用于直接测量被测量的设备，例如使用天平测量质量。

2）用于修正测量值的设备，例如温度测量。

3）用于从多个量计算获得测量结果的设备。

2. 合格评定机构应对须校准的测量设备制定校准方案，并进行复审和必要的调整，以保持对校准状态的信心。

3. 为建立并保持测量结果的计量溯源性，合格评定机构应评价和选择满足相关溯源要求的溯源途径，并形成文件，以确保测量结果的计量溯源性能通过不间断的校准链与适当参考标准相链接。

4. 合格评定机构应通过以下方式确保测量结果可溯源到国际单位制（SI）：

（1）具备能力的校准实验室提供的校准。

（2）具备能力的标准物质生产者提供并声明计量溯源至 SI 的有证标准物质的标准值。

（3）SI 单位的直接复现，并通过直接或间接与国家或国际标准比对来保证。

5. CNAS 承认以下机构提供校准或检定服务的计量溯源性：

（1）中国计量科学研究院，或其他签署国际计量委员会（CIPM）《国家计量基（标）准和国家计量科学研究院（NMI）签发的校准与测量证书互认协议》（CIPM MRA）的 NMI 在互认范围内提供的校准服务。

（2）获得 CNAS 认可的，或由签署国际实验室认可合作组织互认协议（ILAC MRA）的认可机构所认可的校准实验室，在其认可范围内提供的校准服务。

（3）我国的法定计量机构依据相关法律法规对属于强制检定管理的计量器具实施的检定。合格评定机构应索取并保存该法定计量机构的资质证明与授权范围。"检定证书"通常包含溯源性信息，如果未包含测量结果的不确定度信息，合格评定机构应索取或评估测量结果的不确定度。

（4）当（1）至（3）所规定的溯源机构无法获得时，也可溯源至我国法定计量机构或计量行政主管部门授权的其他机构在其授权范围内提供的校准服务，其提供的"校准证书"应至少包含溯源性信息、校准结果及校准结果的测量不确定度等。

（5）当（1）至（4）所规定的溯源机构均无法获得时，合格评定机构可选择能够确保计量溯源性的其他机构的校准服务。此时，合格评定机构应至少保留以下满足 CNAS-CL01 相关要求的溯源性证据：校准方法确认的记录；测量不确定度评估程序；测量溯源性的相关文件或记录；校准结果质量保证的相关文件或记录；人员能力的相关文件或记录；设施和环境条件的相关文件或记录；校准服务机构的审核记录。

6. 当使用参考物质（RM）建立溯源性时，合格评定机构应选用以下 RM：

（1）NMI 生产的且在 BIPM/KCDB 范围内的 CRM。

（2）获得 CNAS 认可的，或由签署 APAC MRA（RMP）的认可机构所认可的 RMP 在认可范围内生产的 RM。

（3）JCTLM 数据库中公布的 CRM。

（4）我国计量行政主管部门批准的 CRM。

（5）我国标准化行政主管部门批准的 CRM。

当上述 RM 不可获得时，合格评定机构也可根据测量方法选用其他适当的 RM，并保留溯源性信息。

7. 技术上不可能计量溯源到 SI 单位时，合格评定机构应通过下列方式证明可溯源至适当的参考标准，如：

（1）具备能力的标准物质生产者提供的有证标准物质的标准值。

（2）使用参考测量程序、规定方法或描述清晰的协议标准，其测量结果满足预期用途，并通过适当比对予以保证。

8. 当测量结果溯源至公认的或约定的测量方法 / 标准时，合格评定机构应提供该方法 / 标准的来源和溯源性的相关证据。

示例：在医学检验认可领域，制造商建议的常规测量程序属于公认的测量方法 / 标准；在医学参考实验室认可领域，国际检验医学溯源性联合委员会（JCTLM）批准的参考测量程序属于公认的测量方法 / 标准。

9. 合格评定机构应对作为计量溯源性证据的文件（如校准证书）进行确认。确认应至少包含以下几个方面（以校准证书为例）：

（1）校准证书的完整性和规范性。

（2）根据校准结果作出与预期使用要求的符合性判定。

（3）适用时，根据校准结果对相关设备进行调整、导入校准因子或在使用中修正。

二、CNAS-CL02《医学实验室质量和能力认可准则》

CNAS-CL02《医学实验室质量和能力认可准则》等同采用了 ISO 15189：2022《医学实验室—质量和能力的要求》，此外，医学实验室也须同时遵守我国对医学实验室的相关法律法规要求。在认可标准的 6.5 设备校准和计量溯源性 6.5.3 测量结果的计量学溯源中明确规定：

1. 实验室应通过形成文件的不间断的校准链，将测量结果与适当的参考对象相关联，建立并保持测量结果的计量溯源性，每次校准均会引入测量不确定度。

可以由检测系统制造商提供溯源至高级别参考物质或 / 和参考程序的溯源信息，前提是实验室未修改制造商的检测系统和校准程序。

2. 实验室应通过以下方式确保测量结果尽可能溯源到最高计量水平和国际单位制（SI）

（1）具备能力的实验室提供的校准。

（2）具备能力的标准物质生产者提供并声明计量溯源至 SI 的有证参考物质的认定值。

3. 无法依据第 1 点提供溯源性时，应用其他方法提供结果可信性，包括但不限于：

（1）明确描述、视为提供符合预期用途且由适当比对保证测量结果的参考测量程序、指定方法或公议标准的结果。

（2）用另一种程序测量校准品。

4. 基因检验应建立至基因参考序列的溯源性。

5. 定性方法可通过检测已知物质或之前样品的结果一致性，适用时，反应强度一致性，证明其溯源性。

三、医学实验室如何实现溯源性

1. 医学实验室应建立检验结果计量溯源性程序。

2. 各专业组负责要求仪器设备或试剂生产厂家提供溯源证明材料或要求 CNAS 承认的机构提供校准或检定服务的计量溯源性材料。

（1）配套检测系统的计量学溯源性证明：检验结果的计量学溯源性应追溯至可获得的较高计量学级别的参考物质或参考程序。对于配套检测系统，其校准溯源文件可以由检验系统的制造商提供，只要使用未经过修改的制造商检验系统和校准程序，则该份文件可作为溯源性证明。同时，应制定适宜的正确度验证计划或者室间质评活动。

（2）非配套系统的计量学溯源性证明：对于非配套系统的计量学溯源性证明也是要求厂家提

供，但生产厂家提供的溯源报告应包括溯源路径、最高等级参考物质结果及不确定度、制造商产品校准品结果及不确定度等。

实验室可通过包括但不限于以下方法提供可信度：

1）实验室可通过使用有证标准物质、正确度控制品等进行正确度验证。

2）经另一程序检验或校准：与经确认的参考方法（参考实验室）进行结果比对以证明实验室检验结果的正确度。

3）使用明确建立、规定、确定了特性的并由各方协商一致的协议标准或方法以提供检测结果的可信度。制造商建议的常规测量程序属于公认测量方法 / 标准。

（3）如以上方式无法实现，实验室可通过以下方式提供实验室检测结果与同类实验室的一致性和可信度的证明：

1）参加适宜的能力验证 / 室间质评，且在最近一个完整的周期内成绩合格。

2）与使用相同检测方法的已获认可的实验室进行比对，结果满意。

3）与使用配套分析系统的实验室进行比对，结果满意。

3. 定性方法如红细胞抗体检测可以通过测量阴性和阳性留存样品来溯源。

4. 实验室编制检验项目结果计量溯源性一览表。

（王建兵 韩丽乔）

第四篇
检测系统性能验证与确认

本篇包括概述、临床检验性能规范、定量检验方法性能验证与确认、定性检验方法性能验证与确认、半定量检验方法性能验证与确认等。

第二十一章
检测系统性能验证与确认概述

本章主要阐述与检测系统性能验证与确认相关的术语和定义，以及验证与确认的条件和性能指标。

第一节　术语和定义

1．检测系统（measuring system）　一套组合在一起的，并适用于特定量在规定区间内给出测得量值信息的一台或多台测量仪器以及经常和其他器械组成的组合，包括任何试剂和用品。

临床检测系统包括完成一个检验项目所涉及的仪器、试剂、校准品、检验程序、检测用水、质量控制和保养计划等的组合。

2．验证（verification）　通过提供客观证据证明已满足规定要求，确认真实性。

在国际法制计量术语（VIML）中定义的验证，以及通常在合格评定中的验证，是指对测量系统的检查并加标记和/或出具验证证书。在我国的法制计量领域，"验证"也称为"检定"。

规定的性能特性或法定要求如厂家重复性精密度要求为总允许误差的1/4，实验室通过提供测量系统中某项目的CV值作为客观证据，证明实验室是否符合规定的性能特性或法定要求。

3．确认（validation）　通过提供规定要求已得到满足的客观证据，对特定预期用途或应用的合理性予以认定。

客观证据可通过观察、测量、检验或其他方式获得。

第二节　检测系统性能验证与确认的条件和性能指标

一、性能验证和确认的实验前准备

在对检验程序进行验证或确认前，应满足以下条件：实验操作人员应熟悉方法原理与操作，能对样品进行正确处理，应了解验证方案，制订验证计划，并组织实施；实验室设施及环境符合检验程序工作要求；仪器经过校准，其各项性能指标合格；试剂及校准品满足检验程序要求，除特殊要求外，验证过程宜使用同一批号的试剂和校准品；应使用适宜的质控品进行室内质量控制。

二、方法验证的条件和性能指标

（一）方法验证的条件

1. 厂家提供的方法，在临床应用前，实验室应有程序验证其能够恰当地使用该方法，确保能达到制造商或方法规定的性能要求。

2. 任何严重影响检验程序分析性能的情况发生后，应在检验程序重新启用前对受影响的性能进行验证。影响检验程序分析性能的情况包括但不限于：仪器主要部件故障、仪器搬迁、设施（如纯水系统）和环境的严重失控等。

3. 常规使用期间，实验室可基于检验程序的稳定性，利用日常工作产生的检验和质控数据，定期对检验程序的分析性能进行评审，应能满足检验结果预期用途的要求。现用检验程序的任一要素（仪器、试剂、校准品等）变更，如试剂升级、仪器更新、校准品溯源性改变等，应重新进行验证。

（二）方法验证的性能指标

对于方法验证条件的第 1 种情况，检验方法和程序的分析性能验证内容至少应包括测量正确度、测量精密度（包括测量重复性和测量期间精密度）和可报告范围。定性检验程序的分析性能验证内容至少应包括符合率，适用时，还应包括检出限、灵敏度、特异性等。

第 2、3 种情况，应通过以下合适的方式进行相关的检测、验证：①可校准的项目实施校准验证，必要时，实施校准；②质控物检测结果在允许范围内；③与其他仪器的检测结果比较，偏差符合规定的要求；④使用留样再测结果进行判断，偏差符合规定的要求。

（三）方法验证记录的保存

①要达到的性能特征；②获得的结果；③性能特征是否达到（制造商规定）的声明，以及如未达到时所采取的措施。

三、方法确认的对象和性能指标

（一）方法确认的对象

实验室应对以下检验方法进行确认，包括实验室设计或制定的方法；超出预定范围使用的标准方法；修改过的确认方法。

（二）方法确认的性能指标

检验程序的性能特征宜包括：测量正确度、测量准确度、测量精密度（含测量重复性和测量中间精密度）、测量不确定度、分析特异性（含干扰物）、分析灵敏度、检出限和定量限、测量区间、诊断特异性和诊断灵敏度。

血液、体液实验室：应制定血细胞分析、尿液有形成分分析的显微镜复检程序，在检验结果出现异常计数、警示标志、异常图形等情况时对结果进行确认，结果假阴性率应 ≤ 3%。

（三）方法确认记录的保存

①使用的确认程序；②规定的要求；③确定的方法性能特性；④获得的结果；⑤方法有效性声明，并详述与预期用途的适宜性。

四、方法性能验证和确认的判断标准

实验室应根据临床需求制定适宜的检验程序分析性能标准。实验室制定性能标准时宜考虑相关制造商或研发者声明的标准、国家标准、行业标准、地方标准、团体标准、公开发表的临床应用指南和专家共识等。通常使用 EQA 允许总误差，或根据生物学变异计算的总误差等。

实验室性能验证和确认的结果应满足实验室制定的判断标准。如果性能指标的验证和确认结果不符合实验室制定的判断标准，应分析原因，并加以纠正。

（王建兵）

第二十二章

临床检验性能规范

在理想情况下，实验室程序的每一性能特征都应有性能规范（performance specification）。在实验室质量管理体系中，检验性能规范通常以允许不精密度（CV%），允许偏倚（bias）及允许总误差（TEa）等质量指标表示，用于规定检测项目在临床做出决策需要的性能水平。其中，以允许总误差要求最为重要，它反映了从临床实用角度所能接受的分析误差大小。故实验室性能规范又称为质量规范（quality specification）、分析质量规范（analytical quality specification）、分析目标（analytical goals）和分析性能目标（analytical performance goals）。

第一节 概　　述

现代质量管理（quality management）涉及的内容要比每天日常工作中执行的简单统计质量控制丰富得多。在质量管理中还包括良好的实验室规范（实践）（good laboratory practice，GLP）、质量保证（quality assurance，QA）、质量改进（quality improvement，QI）和质量计划（quality planning，QP）。这些要素组成了检验医学领域全面质量管理的基本要素。

质量的定义有许多，在检验医学领域可解释为执行所有试验的质量是帮助临床医生进行良好医学实践的条件。因此，在我们可控制、实践、保证或提高实验室质量之前，必须准确知道确保满意的临床决策时需要什么样的质量水平。因此，规定要求的质量是建立质量管理所必需的前提条件（图22-1）。

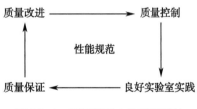

图 22-1　质量管理中性能规范的中心作用

一、设定性能规范

帮助临床医学决策所要求的执行水平已给出了不同的名称。当前最广泛的名词是质量规范。其他的名词包括质量目标（quality goals）、质量标准（quality standards）、适当的标准（desirable standards）、分析目标（analytical goals）和分析性能目标。

如果你询问与试验结果产生有关的不同人员和涉及到申请试验的其他人员来规定良好的实验室试验，每个人将可能给出不同的回答。例如：

1. 实验室负责人可能回答，"试验在能力验证和室间质量评价计划中取得满意的成绩"。
2. 实验室管理者可能回答为，"试验价廉、容易执行"。
3. 技术人员可能回答为，"试验均在室内质量控制范围内"。
4. 急诊室临床医生可能回答为，"在床旁和利用全血就能非常快速地执行试验"。

5. 科研医生可能回答为，"试验具有高的临床灵敏度、特异性和预测值"。

6. 儿科医生可能回答为，"试验要求具有很少的样品量"。

这些假设的回答反映出事实上实验室试验具有许多的不同特性，最好的名称为性能特征（performance characteristics）。每一方法可由其性能特征进行充分的描述，其可分为两大类：

1. 实用性特征（practicability characteristics） 是关于执行程序的详细描述，包括如要求的技术熟练程度、分析速度、要求的样品量、分析样品的类型等许多方面。

2. 可靠性特征（reliability characteristics） 是关于方法的科学方面，如精密度、偏倚、检出限和测量范围。

在理想情况下，对实验室程序的每一性能特征都应有性能规范，特别是可靠性特征、精密度和偏倚。为了执行适当的实验室质量管理体系，我们必须规定精密度和偏倚以及允许总误差的性能规范。

二、性能规范的使用

通过考虑如何将新的分析系统、仪器或方法引入到临床实验室服务中，就能很好地阐述实验室质量管理的许多方面需要客观的性能规范。

这些步骤包括：①文件化要求；②评价可用的系统；③准备规范；④建立简单评价目录；⑤执行方法评价或确认及评估评价数据；⑥制定有计划的室内质量控制系统；⑦参加适当的能力验证或室间质量评价计划。

（一）文件化要求

在过程开始就规定客观的性能规范是基本要求。引进任何新技术的第一步就必须仔细完成此项工作，并且应有详细规定。我们必须详细记录关于适当的实用性和可靠性性能特征。我们必须规定我们需要什么，如试验项目目录，样品基质（血清、血浆、脑脊液、尿液、体液），样品量（成人、儿童、新生儿），急诊及常规试验的时间及通量，方法的化学性，试剂包装大小，校准物的赋值，校准频率及稳定性，质控样品的数量及质控规则的种类。我们应该描述我们可获得的空间（区域）及目前具有可能的服务（如电源、水、照明、电线）。我们应该知道我们目前或将来需要支出的预算费用。在这一阶段更重要的是，我们应该规定精密度、偏倚和总误差的质量，以及检出限、可测量范围、干扰、特异性及携带污染。

（二）评价可用的系统

一旦已明确了所需要的性能，可评价可获得的需求来源。可以咨询杂志、出版物和主要生产厂家、杂志的文章作者。可通过研究厂家的广告宣传和数据，并参加学术会议或讲座，特别是研讨会和其他学术会议；或访问其他的实验室并与同行讨论解决方案的正反方面的问题；也可研究能力验证和室间质量评价报告，以获得丰富的信息，然后使用以前设定的性能规范与技术和方法学上能获得的期望规范进行比较。

1. 准备规范 当对可用的系统进行评价后，可进行回顾分析，并对需要的规范进行定义或修订，然后应该为商业投标的潜在供应商制定详细文件。规范和投标文件应包括尽可能详细的性能特征参数的规范。应该提醒厂家方法可靠性特征影响着临床的决策，并且在实验室仍然是重要的考虑。

2．**建立简单评价目录**　一旦厂家和供应商对规范或标准文件作出反应，为实验室建立可能解决问题的目录。然后将厂家每一可靠性特征的规范声明与已规定的性能规范进行比较。

3．**评价分析或评估数据**　在购买或租赁之前及在引入实验室服务之前通常需要对候选的分析系统或仪器进行简单的或详细的评价。已有许多发表的优秀方案详细地告诉了我们如何进行方法评价或确认。将这些产生的大量性能特征数据与期望性能规范进行比较的目的是做出可接受性的判断。

4．**建立室内质量控制系统**　当引入分析系统或仪器进行服务时，应建立良好的质量控制系统，同时引入质量管理的所有其他方面。质量计划是决定检测质控物的数量及判断用于接受和拒绝（判断失控）质量控制规则的基础，如果没有详细的使用性能规范就不能完成此项工作。

5．**参加能力验证或室间质量评价计划**　对于实验室开展的检验项目，通常是强制性要求参加能力验证或室间质量评价计划。这些计划和方案最好是使用客观设定的性能规范，使用产生的固定限来判断其可接受性。

文件很好地记录了在方法评价和质量控制中需要客观的质量规范。例如，在 1999 年，检验医学权威杂志《临床化学》在其作者说明中陈述，获得的性能特征结果应客观地与以下要求进行比较，如：文件记录的质量规范，发表的当前技术水平，法律机构要求的性能如美国临床实验室改进法案修正案（CLIA'88）及专家小组推荐等。而且，CLSI 最近更新了美国的统计质量控制指南。修订的指南包括计划统计质量控制方法的信息及第一要求就是规定质量要求。

三、设定性能规范的问题

质量计划使室内质量控制系统得到了彻底的改革。然而，有专家认为在质量计划过程中难以设定性能规范，建议最好采用传统的统计质量控制。其他的建议对使用数值性能规范有一些异议，如下所示：

1．现今的书籍、综述、论文中有许多推荐，这些建议对于非专业人员来说难以决定哪一种是好的，哪一种有问题，在选择用于质量计划的最适当性能规范时将面临挑战。

2．试验结果用于许多不同的临床情况，包括研发、教学和培训、监测、诊断、病例发现及筛查，可能没有单一的性能规范设置使任何方法适合于所有临床目的。

3．随着时间变迁，新的推荐不断发表，甚至专家可能看出保持他们观点和推荐的变化。这可能提出实际上没有普遍存在的专业上协商一致的关于设定性能规范的最好方法。

4．有些人提到有证据显示当前的方法学和技术性能水平已损害患者（或临床医生），并且他们对多年来的改变产生怀疑。

5．由于存在涉及到能力验证规则的立法而不是教育类型的室间质量评价，如美国 CLIA'88 要求，实验室努力的方向主要是通过要求的标准，因此，由能力验证设定的固定限成为应用于实践的性能规范。

6．临床检验分析系统的生产厂家并没有使用专业客观设置规范作为开发或市场主要考虑，而更主要考虑的是当前技术和在合理成本上可达到的技术。

尽管存在这些困难，性能规范是质量计划和质量管理的关键点。关于它们的建立和应用的知识对于现代临床实验室运作至关重要。

第二节 总误差及检验结果变异的来源

一、总误差

总误差（total error，TE）能通过不同的方式来进行计算，最常用的方式是偏倚（bias）和不精密度（标准差 s 或变异系数 CV）的线性相加。注意，在这些计算中，偏倚使用的是绝对值，实际上就是不考虑偏倚的正或负。文献中有一些推荐方式，包括：

1. 偏倚加 2 倍不精密度，或 TE= 偏倚 +2s（或 CV）；
2. 偏倚加 3 倍不精密度，或 TE= 偏倚 +3s（或 CV）；
3. 偏倚加 4 倍不精密度，或 TE= 偏倚 +4s（或 CV）；
4. 然而，有许多质量计划的理论与实践的基本文献使用下列公式计算允许总误差（TEa）。偏倚加 1.65 倍的不精密度，或 TE= 偏倚 +1.65s（或 CV），图 22-2 显示这一计算公式的基础。

当采用报告结果的单位表示时采用 s，当以百分数表示变异或误差时采用 CV，$CV（\%）=(s/\bar{x})\times100$。

在此我们使用允许总误差的公式来源于以下方式。通常使用 95% 概率允许 5% 的误差。如图 22-2 所示，想要排除的数据仅是分布的一端，在分布两端即上端和下端我们有 5% 要排除，总和为 10%。满足 90% 的分布的合适系数是 1.65。这些系数就被称为 Z 分数，我们将稍后阐述其用途。

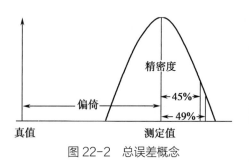

图 22-2 总误差概念

允许总误差的公式为：

$$允许总误差 = 偏倚 + Z \times 不精密度，或$$
$$允许总误差 = 偏倚 + 1.65 \times 不精密度（95\% 概率），或$$
$$TE_a = B_A + 1.65CV_A$$

二、检验结果变异的来源

（一）分析前因素

1. 患者准备 在进行标本采集前，患者必须进行充分准备。标本采集、标识、运送和处理过程中都可能会发生变异，即分析前阶段的因素会影响到实验室检测。以下列出了部分影响标本采集的因素，见表 22-1。

表 22-1 影响样品采集的因素

进食	假若患者短时间内有进食，血清甘油三酯、天门冬氨酸氨基转移酶、胆红素、葡萄糖、磷酸盐、钾以及丙氨酸氨基转移酶的值都会增高，通常增高 5% 以上
饥饿	长期饥饿使血清蛋白质、胆固醇、甘油三酯及尿素的值偏低，尿酸盐和肌酐的值会偏高
运动	长期运动会增加血清中（包括肌酸激酶、乳酸脱氢酶和天冬氨酸氨基转移酶）的活性，这些酶通常存在于肌肉细胞内

海拔	在高海拔地区一定时间后（长期的过程，也可能是数周）血清 C 反应蛋白、血清尿酸盐、血红蛋白以及血细胞比容的值会增加
刺激	咖啡因、尼古丁、酒精以及其他药物的滥用会影响到部分常规检测项目的结果
体位	体位的变化会影响到：大分子物质，比如总蛋白；酶；完全或部分结合的大分子物质，比如钙（半结合）、铁、类固醇以及甲状腺激素类；细胞 立位采集的标本较卧位采集的结果约高出 10%。坐位采集的样品结果介于两者之间（图 22-3）

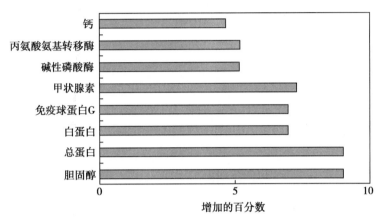

图 22-3　体位的变化致某些分析物增加的百分数（从卧位到立位）

2．**样品采集和处理**　理想情况下，样品采集、运送、识别、处理和储存过程中，应仔细记录与检测结果相关的变异来源。表 22-2 给出了一些重要的变异来源。

表 22-2　标本采集中可能的变异来源

标本的类型	毛细血管血和静脉血的结果不等同，尤其是葡萄糖；毛细血管血和动脉血标本的氧分压不同
抗凝剂	血清和血浆结果并非对所有成分都是等同的。血清中的总蛋白、白蛋白高于血浆。血清有较高含量的钾、乳酸脱氢酶以及磷酸盐。这可能是由于凝块的形成和收缩所致
压脉带的使用	长时间压脉带的使用迫使小分子物质和水分从血管内溢出来，留下大分子物质，小分子结合到大分子的物质（比如胆红素和钙，钙为约 50% 结合）和细胞上，因此血浆变得更浓缩了。结果造成血液停滞后分析物出现高值（图 22-4）
运送时间	标本中的葡萄糖如果没有被保护好会很快降解；标本在离心前长时间的储存会造成血清钾、磷酸盐、天门冬氨酸氨基转移酶以及乳酸脱氢酶含量增高。假如标本是冷冻保存的，短时间内钾的实际含量会降低
离心	标本经过不同短时间离心后可能会在血浆或血清中存有细胞成分，可能会发生人为的高酶活性和高钾。不稳定的分析物，比如同型半胱氨酸，要求快速分离新鲜标本
储存	标本分析前必须得到适当的储存。正确的储存为复杂的过程，要求考虑到多方面的因素。例如，需检测胆红素的标本储存时必须避光；尽量减少与空气接触对总浓度及其他物质的影响，比如 CO_2 的丢失。为了确保分析物的稳定性，一些标本必须在分离后快速冷冻

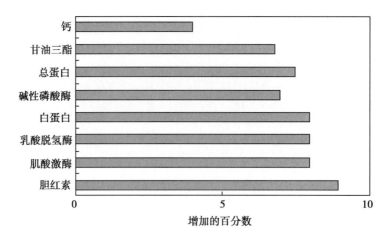

图 22-4 长时间静脉血液停滞后一些分析物增加的百分数

（二）分析中变异的来源

每一种检测技术都存在方法的固有变异。尽管不能全部消除方法的固有变异，但可以通过选择良好的方法学并严格按照标准操作规范进行检测来减少固有变异。

传统意义上变异分为两种：随机变异和系统变异，常分别以精密度和偏倚表示。

1．**随机变异** ISO 将精密度定义为"规定条件下获得的独立检测结果之间的接近程度"。实际上，精密度的测量是通过重复测量同一样品得出的。值得注意的是精密度结果可能会受到分析条件的影响。例如在短时间内使用一台仪器、一套试剂以及同一校准品进行重复测量，这样得出的精密度会小于在较长时间内使用不同仪器、不同批次试剂以及不同校准品重复测量得出的精密度。

由正态分布可知，随机测量变异的结果呈对称、钟形分布。分布的宽度可由标准差（s）计算出。变异系数（CV）可由（$s/\bar{x}$）×100 计算出，其中 $\bar{x}$ 指均值，s 为标准差（也称 SD）。分布的性质可以使用在 $\bar{x} \pm n \times s$ 内的值所占的百分数来表示，如图 22-5 所示。图中正态分布的特征为：均值 ±1s 涵盖了约 68.3% 的值，均值 ±2s 涵盖了约 95.5% 的值，均值 ±3s 涵盖了约 99.7% 的值。

随机变异固有的存在于分析系统和所采用方法内，可来源于温度的波动、移液管或稀释液导致样品和/或试剂容量发生变化、环境的变化以及材料不一致的处理。若一种方法有好的精密度，那么它的随机变异将会比较小，而且由该方法获得的结果不会随着时间变化而变化，至少在分析中影响小。相反，假如一种

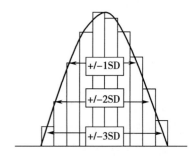

图 22-5 同一样品的重复检测结果的分布特征

方法的精密度不好，分析随机变异大，可能会影响到许多重要的临床结果。例如，可能因为分析的"噪音"而看不到临床重要的"信号"。这方面内容会在后续部分进行探讨。

2．**系统变异（偏倚）** ISO 定义偏倚为"期望的测量结果与真实测定量值之间的偏差"。实际上，偏倚就是测量值与某些估计的真值之间的差值。偏倚的估计可以用实验室检测能力验证（proficiency testing，PT）或室间质评计划（external quality assessment scheme，EQAS）发放的样品得出的值之间的差异表示。PT 和 EQAS 组织者来确定如何比较实验室结果。例如，可以用公议值，参考方法的值，或是由一群更佳（参考/校准）的实验室建立的值。图 22-6 阐释了偏倚的含义。

当检测结果用于诊断、发现或初筛病例时，偏倚是影响结果的一个关键因素。在此情况下，常将检测结果同预先设定的标准值进行比较。然而，若是实验室的偏倚恒定，在临床监测中明显的系统变异没有问题，至少评估同一个体一段时间内的变化。虽然可能所有的检测结果将会比真值更高或更低，但随时间改变得到的变异将不能归因于偏倚。

值得注意的是，偏倚并不总是恒定的。假若仪器或方法学发生了变化，将同一个人的样品检测结果作前后比较，那么偏倚的变化会影响到检测结果的前后变化。进一步来讲，使用不同的仪器或分析系统产生的偏倚大小也不同，例如常规或急诊、实验室内和床旁检验，或是其他环境下仪器可能会有不同的偏倚。因此，在报告分析结果前应该评估已知的偏倚。当不同的分析系统有不同的偏倚的时候，认定其中一种为"金标准"，其他系统据其进行校准。

在短期或中期内，如下情况可能会改变一种方法的偏倚：更换校准物批号，更换试剂批号以及其他耗材批号，更换仪器等。作为个体而言可能完成得很一致，但可能与他人很不同。在传统的内部质量控制图上，这些改变以均值规律移动的形式清楚显示出，然而短期的 s 或 CV 几乎是相同的（图 22-7）。

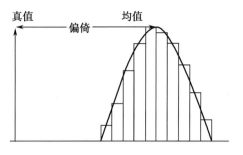

图 22-6 偏倚：检测结果与"真值"之间的差值

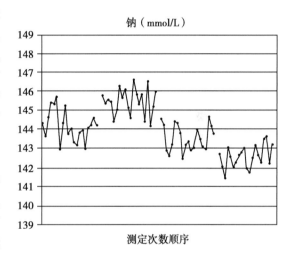

图 22-7 随着时间变化同一样品的重复检测结果
（横坐标：测定次数顺序，纵坐标：mmol/L）

图 22-7 显示了四次钠离子重复检测结果。这四次检测前都进行了重新校准，检测结果有较大的偏倚。伴随着现代化检测系统的使用，校准引起的偏倚改变远大于固有分析随机变异。校准引起的变异成为了现代实验室质量控制和管理中的重要方面。若使用这四次检测时间内的所有数据计算标准差 s，得到的精密度包括了校准引起的变异。为了客观反映检测体系的变异情况，可通过采用适当的实验室管理技术来描述和分析检测结果的变异规律。

当进行了重新校准后，要将偏倚降到最低则必须要改进质量控制方法。通常重新校准之后应立即重复检测质控品，并使用复杂的质控规则和多个质控观测结果。校准后的质控通常与常规质控不同，以确保校准引起的变异很小（确保精密度和偏倚都满足性能规范）。

（三）生物学变异

分析物在个体的生命周期内发生着变化，通常根据年龄对参考值进行分层。另外，某些分析物有生物学周期或节律可以预测。因此，当标本来自不同的生命周期时，所得的系列结果的变异可由生物学周期或节律解释。例如，当分析物在一天内存在变化节律时，一天不同时间的标本存在变异；当分析物在一个月内存在变化的节律时，一个月内不同时间的标本存在变异；当分析物在一个季节内存在变化的节律时，一个季节内不同时间的标本存在变异。

固有生物学变异是指在内环境稳态点附近的随机波动，这种随机变异叫做个体内生物学变异。不同个体的内环境稳态点会有所不同，个体间内环境稳态点的差异叫个体间生物学变异。也有些分析物通过非随机方法发生变化。理解非随机变异不仅对正确使用参考值有着十分重要的价值，而且可以帮助正确申请检验项目以及合理解释结果。关于生物学变异的内容详见本章第四节。

第三节　设定性能规范的层次模式和策略

关于如何设定性能规范已有许多文章、论著、综述和检验医学教材可参考，且已举行讨论这方面话题的特殊主题会议。因此，对设定性能规范的一种争论是，有许多发表的建议，对于非专业人员来说决定哪一种模式是好的，哪一种模式有问题是不容易的。

因此，国际理论和应用化学联合会（IUPAC）、国际临床化学和检验医学联合会（IFCC）和世界卫生组织（WHO）于1999年4月在瑞典斯德哥尔摩召开了相关会议，讨论在检验医学设定性能规范的全球策略上是否能达到协商一致，无论实验室是大还是小，私立还是公立，是发达国家还是发展中国家。会议邀请了来自23个国家发表设定质量规范模式的原创工作人员作报告。

这次会议达到了预期目的，文章和协商一致的声明已发表在斯堪的纳维亚临床和实验研究杂志（*Scandinavian Journal of Clinical and Laboratory Investigation*）的增刊中。协商一致声明中将可获得的模式以分等级结构方式进行表示（表22-3）。

表22-3　设定质量规范策略的分等级结构

等级	策略	条款
1	评价分析性能对特定临床决策的影响	特定临床情况下的质量规范
2	评价分析性能对一般临床决策的影响	A. 基于生物变异的一般质量规范 B. 基于医疗观点的一般质量规范
3	专业建议	A. 国家或国际专家小组指南 B. 个别或学会工作组专家指南
4	由法规机构或室间质量评价组织者制定的质量规范	A. 由法规机构制定的质量规范 B. 由室间质量评价组织者制定的质量规范
5	已发表的当前技术水平数据	A. 已发表的能力验证和室间质量评价的数据 B. 已发表的特定的方法学

分层依据是根据《临床化学杂志》早期社论的建议。层次中较高的模式优于层次中较低的模式，一般建议是适当的模式用于特定的临床目的。然而，这些建议并不是一成不变的，因为有可能获得新的和更好的模式，这样就有更好的模式用于特定专业。

将层次中提倡的质量规范进行比较的困难之一是规范采用不同格式来表示。有些规范讲的是精密度，有些是偏倚，另一些是允许总误差。

允许总误差质量规范对随机变异和系统变异的联合效果设定可接受标准。许多人建议医生考虑总误差，质量计划的思想要求使用总误差质量规范，并且能力验证和室间质量评价计划使用的固定限也是以允许总误差表示质量规范的形式。因此，至关重要的是在我们考虑设定质量规范层次及模式结果的实际意义之前确定如何计算总误差。

层次中较高的模式（第 1 层次）优于层次中较低的模式（第 5 层次），一般建议是适当的模式用于特定的临床目的。

2014 年，欧洲临床化学和检验医学联合会（EFLM）等机构在意大利米兰召开会议，分为以下 3 个层次性能规范设定策略：

1. 基于分析性能对临床结果的影响设定性能规范。
2. 基于被测量的生物学变异设定性能规范。
3. 基于当前技术水平设定性能规范。

上述 3 个层次性能规范设定策略的第一个层次实施有困难，第二个层次最广泛接受也最常用。以上 3 个层次平行并列，根据需要选择具体的层次。

在层次模式中并没有包括所有的设定性能规范的策略。在文献中，特别是标准教材中，已发现某些模式有许多缺陷，应考虑淘汰。可获得的模式由专业人员认为仍然具有其优点按分层的方式如表 22-3。然而，包含的任何特定的策略并不意味着其没有任何缺陷。

一、特定临床情况下的性能规范

理想情况下，性能规范应由评价分析性能对特定临床决策的影响并以数字方式导出。因此，对每一试验，及每一临床情况，我们导出的性能规范直接与临床结果相关联。这种方法几乎是处在层次中的最上层。遗憾的是，这种方法是非常困难的，仅在有限数量的不同的临床情况下对很少的分析物进行计算。

让我们考虑血清胆固醇，当其用于筛查试验，且假定有如图 22-8 所示的真实总体分布的理论实例。我们假定血清胆固醇具有高斯分布，关于临床措施的固定浓度具有广泛的一致性。

如果实验室分析偏倚是正态分布的，则曲线将向右移动，如图 22-8 中间的图形所示。现在总体中有更多的部分高于选定的临床决策固定限，包括真正高于固定限的血清胆固醇浓度的个体，及由于正偏倚导致高浓度的个体。因此，将出现"假阳性"的结果。

因此，分析本身的性能特征影响临床结果。例如，协商的临床指南规定的政策是对血清胆固醇高于固定限的每一个人进行饮食建议，然后召回到门诊、药物治疗，进一步的实验室检测及追访，或甚至进行简单的试验重复，这将导致超出所需的卫生保健资源花费。高于预期比例的人群将被标记为"高风险人群"，其中一些人是由于分析偏倚所导致的错误划分。

与此相反，如果实验室的偏倚是负的，曲线将向左侧移动。如图 22-8 最下面图形的显示结果。由于偏倚，某些人的实际血清胆固醇浓度高于临床实际固定限，但是却得出了较低的值，因此，"假阴性"的数量将增加。这将导致在短期内没有额外的试验和药物的成本节约，但是从长期方面导致潜在的巨额成本，正如对人群中的某些人失去了早期冠心病的最初检测。

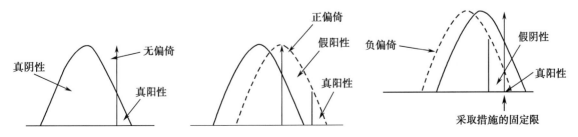

图 22-8　偏倚对血清胆固醇检测结果影响

正偏倚和负偏倚对高危人群比例的影响可从高斯分布简单计算知识导出：通过计算在固定界限内和外的人群所占百分数，及对一些偏倚计算这些值。然后，就可计算出分析偏倚和高危人群百分比增加和降低之间的关系，如图22-9所示。

如果我们根据允许误差划分百分比来规定医学要求，允许的分析偏倚 – 性能规范就很容易通过插入方式获得。在本实例中，如果临床医生同意5%人群不正确的划分，我们将允许的分析偏倚可达到大约为 ±3%～4%。

注意该方法给出了偏倚性能规范，可执行类似（但更困难）的计算来检查不精密度对临床结果的影响。然而，当使用固定限进行试验解释时偏倚是最重要的性能特征。

这种清楚的临床策略规定为一种设定性能规范的最好方法。然而，主要的缺点是大多数的试验结果用在多种临床情况

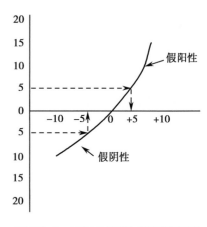

图22-9 正和负偏倚与假阳性和假阴性个数与性能规范方法之间的关系

下，且只有少数试验是用在单一明确的临床情况下，其标准化可接受的医学策略直接与试验结果相关。另一重要的缺点就是计算的性能规范很大程度上依赖于临床医生如何使用这些数字化的试验结果。我们已询问临床医生如何使用有限的试验结果解释临床情况（如检测糖尿病的糖化血红蛋白），但他们不愿意或不能以特定的名词在实际使用中进行规定，在临床实践上如何精确地使用试验结果。

二、一般临床使用基于试验结果的性能规范

使用试验结果的两种主要临床情况是：①监测特定患者；②使用参考区间进行诊断或发现病例。一般可应用的性能规范是基于生物学变异，即个体内和个体间生物学变异。

在本组中（层次中的第二层）的第二种方法是通过寻求临床输入，产生一般的性能规范的观点。以往仅少数研究是这样做的，且通常效果不佳。然而，观念是很不错的：临床医生使用我们试验结果，据此他们应该能够告诉我们需要什么样的质量。因此，这一策略产生的性能规范基于感知的医学需求。在试验结果常规解释的基础上，计算性能规范是基于临床医生对一系列短期病例研究作出的反应。应用实例如下：

患者63岁，男性，高血压，胆固醇浓度为6.60mmol/L。对此患者的治疗建议是生活方式的改变如饮食的改变。两个月后对其评价考虑：血清胆固醇浓度应该是多少表示该患者已接受建议？

临床医生调查最好的方法应采用如下步骤：

1. 理想情况下，选择单一试验和单一主要的临床情况所要求的性能规范。

2. 选择一组临床医生定期分析。

3. 写出一系列病史，描述常见、相对明确的临床情况，其分析物是患者保健的至关重要的内容。

4. 对于选择的一组临床医生，亲自一对一与临床医生交流，向临床医生分发调查表。

病史是描述患者具有的明确的临床状况，对于特定患者要给出第一次结果。然后，询问临床医生给出被认为是足够的不同于第一次值的特定值，这样确认是否需要修改临床决策。第一次值可能是在常规参考区间或基于总体的参考界限之内或之外。

三、从对临床描述的响应中计算精密度性能规范

执行数据分析要求的详细计算是很容易的。既然我们在此关注的是随时间变化的单个受试者

（对象）的变化，在这种情况下重要的性能特征是精密度而不是偏倚，但偏倚应包括在内。其研究步骤如应用前面描述的 63 岁男性研究的步骤如下：

1. 核对并整理回复或回答。
2. 计算 6.60mmol/L 与响应值之间的差值。
3. 计算差值的频数分布。
4. 计算差值的中位数、第 25 百分位数、第 75 百分位数。
5. 决定概率大小表明和发现适当的 Z 值。
6. 从文献中找出个体内生物学变异。
7. 在期望的概率水平上计算出作出临床决策所要求的分析性能。
8. 使用差值的中位数、第 25 百分位数、第 75 百分位数来建立三种水平的性能规范：适当的、最适当的和最低的。

临床医生告诉我们什么样的变化是有临床意义的。此外，给定有意义差值是建立在特定个体的系列结果的基础上，这些差值包括生物变异。个体内生物学变异，必须从大量的文献中进行收集。

即使对于特定的临床情况下的单个分析物，我们常可获得广泛的响应。我们通常使用相应的中位数为适当的性能规范。由响应的 25% 和 75% 位数来规定最适当的和最低的性能规范。这些性能规范通常与适当的精密度有关。

四、来自专业人员推荐的性能规范

一些国际和国家级的专业团体已推荐了详细的性能规范。其中有些是关于精密度，有些是关于偏倚，有些是关于允许总误差。基于这些建议广泛采用的性能规范包括如下步骤：

1. 美国国家胆固醇教育计划专家组已发表推荐的脂类分析的精密度、偏倚和允许总误差。
2. 美国糖尿病协会文件规定自身监测血糖系统和糖化血红蛋白分析的性能规范。
3. 美国国家临床生物化学科学院已推荐甲状腺素检测、治疗药物监测及用于糖尿病和肝功能诊断和监测试验的性能规范。甲状腺素检测指南正在审核中，且新的指南建议精密度、偏倚和允许总误差的性能规范最好是基于生物学变异，如糖尿病和肝功能指南。
4. 欧洲工作组已提议基于生物学变异用于分析系统精密度和偏倚评价的性能规范。
5. 另外的欧洲工作组已建议并确认常规方法和用于能力验证或室间质量评价计划材料赋值的参考方法的性能规范，也是基于生物学变异。

这些性能规范是建立在此项研究的大量实验和临床经验基础之上，在他们发表之前，通常是对可获得的证据经过了详细的讨论。这些规范的使用者可评价得出结论过程的客观性，因为得出推荐的方法是在文献中发表的。

五、准备协商一致文件的步骤

使用专家专业推荐导出性能规范指南的推荐策略方法如下：

1. 专业团体决定需求并任命专家小组成员。
2. 专家小组决定推荐范围。
3. 专业机构对范围达成协议并批准进一步的工作。
4. 专家书写文件内容。
5. 外部同行评审文件内容。
6. 校对文件。

7．在会议（和网络）上介绍文件，征求意见。

8．修订文件。

9．外部同行评审重新起草的文件。

10．在网络上张贴重新起草的文件再次进行评论。

11．考虑适当的观点。

12．准备最后文件。

13．在适当的杂志上发表最终文件。

14．广泛地发表执行摘要。

15．在规定的未来的时间内审核文件。

在已发表的指南中已推荐的不太广泛使用的性能规范"最好的实践"或"良好的实验室实践"指南。这些性能规范通常是在某个协商一致会议上提出而没有经过广泛讨论的结果。它们有一定的价值，通常是建立在某个特定机构的专家或专家组的广泛知识基础上。然而，指南通常是主观的，不常基于可接受的模型、新的方法或实验数据。这些性能规范处于国家或国际专家组推荐的层次结构以下。

因为性能规范是完全不同的类型，有些是分别给出精密度、偏倚和允许总误差数据，其他情况仅给出这些特征中的一种或两种情况的数据，所以强烈建议在适当地应用它们之前仔细阅读有关的建议。

六、基于法规和室间质量评价的性能规范

1．CLIA'88 能力验证（室间质量评价）分析质量要求 一些国家已规定了分析性能标准，为了达到可接受的标准或达到和 / 或保持认可状态，实验室必须满足该标准。CLIA'88 法规文件记录允许总误差，是不精密度加偏倚之和。当然，只是针对一些常见的检测项目。德国也可见类似的法规。但是其性能规范完全不同于美国（例如，德国联邦法律要求不精密度小于 1/12 参考区间）。

这种策略的优点是 CLIA'88 性能规范很知名，并且易于理解和获得，如在互联网上（www.westgard.com/clia.htm）直接下载。然而，其主要缺点是 CLIA'88 质量要求是基于可达到的标准而不是适当的标准。此外，当法规存在及制定可接受性能标准时，实验室可能会因为达到适当目标而不使用其他的性能规范。最近的许多关于质量计划的文献使用 CLIA'88 作为允许总误差性能规范为模型的基础。

2．欧洲国家临床化学室间质评的评价限 欧洲各国主要采用两种方式：一种是基于生物变异、专家意见、"固定"的目前技术水平，或结合这些观点得出的"固定限"。另一种是采用每次调查结果的统计标准，即"可变的限"和实际技术水平限。

不同的室间质量评价计划会使用不同的技术判断参加实验室的可接受性或可达到的其他性能标准。有些国家分析参加实验室回报数据，应用总的或方法组公议值评价偏倚或使用计算的 s 或 CV 建立可接受的界限，通常是 3s 或 3CV。这种情况有明显的缺陷，因为 s 或 CV 仅显示当前方法和技术所能达到的水平。

然而更多的实验室专业人员使用固定限作为可接受标准。如 CLIA'88 标准，一般指的是允许总误差。使用这些室间质量评价固定限作为性能规范的主要缺陷是，虽然这些性能规范是根据专家观点而定，但它们是完全根据经验得到的。不同国家使用完全不同的固定限，其支持的观点不是完全客观的。它们也清楚受到当前技术和方法学实际能达到水平的影响，或被称为"当前技术水平"。

尽管存在这些困难，从能力验证或室间质量评价计划关于当前技术水平的证据已在过去广泛地

提倡作为性能规范，特别是当由更好的实验室可达到的性能，代表性最好的 20% 被作为目标。其根本的概念是，如果五家实验室中有一家实验室能达到这种水平的质量，则对于所有的实验室是相同的技术和方法学的话，则可以达到相同的分析性能。

七、基于当前技术水平的性能规范

从能力验证和室间质量评价计划组织者通常可获得关于分析上实际可达到的数据；如果没有可获得的性能规范，我们能使用这种通常可达到的当前技术水平。然而，文件记录的分析性能不可能真实地反映当前的技术水平，因为分发给参加实验室的样品由于基质效应的影响，不能像患者样品一样。另外，实验室工作人员可能对这些样品采取特殊方式处理，试图"改进"其性能。文件记录的能力验证和室间质量评价计划当前技术水平随时间而变化（并不总是越来越好），及取得的性能可能与实际的医学需求没有关系。

通过阅读文献中的关于方法学的论著可获得当前技术水平。值得注意的是：文件记录的性能可能是实验室发明者或最初的评价者在最好情况下（因为在接近理想条件下操作）而不是每天实践能达到的。另外，分析上达到的性能可能与实际医学需要之间没有内在联系。

因此，这些方法在层次模式中处于较低位置，且所处的位置一定低于基于生物学变异的性能规范。

八、基于生物学变异设定性能规范

基于生物学变异设定性能规范的策略详见本章第五节。

第四节 生物学变异

虽然变异可能是生命和节律性生物学周期过程中变化的结果，但是许多分析物的生物学变异是可以描述的，最简单的模型是围绕着内环境稳态点的随机波动。

一、随机生物学变异

1．案例 同一个体随时间的检测结果。

一名健康个体的两组检测结果，除了血清胆红素浓度外，其他结果都在其年龄和性别对应的参考区间内。该健康个体每年规律的进行身体检查。表 22-4 给出了 1996—1999 年间部分检测数据。

表 22-4 某人 1996—1999 年间的检测结果

分析物	单位	第一次结果	第二次结果	第三次结果	第四次结果	第五次结果
钠	mmol/L	139	139	137	140	138
钾	mmol/L	4.3	4.1	4.1	4.4	4.4
尿素	mmol/L	4.0	4.4	4.1	3.9	3.6
肌酐	μmol/L	88	97	89	82	88
ALT	U/L	40	28	32	33	31

续表

分析物	单位	第一次结果	第二次结果	第三次结果	第四次结果	第五次结果
胆红素	µmol/L	19	21	17	18	17
碱性磷酸酶	U/L	49	46	52	46	45
钙	mmol/L	2.39	2.33	2.25	2.36	2.29
白蛋白	g/L	45	48	47	46	47
胆固醇	mmol/L	4.60	4.82	4.84	4.64	4.41
甘油三酯	mmol/L	0.48	0.52	0.39	0.35	0.43
TSH	mU/L	2.03	2.19	1.89	1.93	2.06
PSA	µg/L	1.5	2.5	2.1	1.8	1.9

这些实验室结果随时间发生了变化，且数值也不一致，数据围绕着内环境稳态点随机波动。引起变异可能是由于分析前因素、分析随机变异（精密度）、可能的系统误差（偏倚）以及固有的生物学变异。不考虑变异的来源，直观分析检测结果可得出：①所有分析物结果随时间发生了变化；②某些检测变化很小，如钠（137～140mmol/L）；③其他检测变化较大，如PSA（1.5～2.5µg/L）；④某些检测的均值似乎接近参考区间的均值（如钾）；⑤某些检测的均值似乎接近参考上限（如白蛋白）；⑥异常结果总胆红素超过参考上限；⑦没有检测项目的变化范围是贯穿于整个参考区间。需要明确的是以上情况是个别现象，还是一种普遍现象。

2．探索随机生物学变异　男性和女性的血清肌酐。

为了更深入探索随机生物学变异，对男性和女性的血清肌酐进行了研究。每14天分别对一组男性和一组女性的血清肌酐进行检测，共四次。结果详见表22-5、表22-6和图22-10、图22-11。数值和图中的横线直观分析显示：①所有检测结果随时间而变化；②没有个体的检测值范围贯穿整个参考区间；③同一个体值的范围仅占参考区间分布的一小部分；④大多数个体值位于参考区间内；⑤所有个体的均值位于参考区间内且各不相同；⑥许多个体都有异常值，但是在参考区间内；⑦个体可以有明显的跨越参考下限和上限的值，因此个体可以有随时间变化从正常到异常的值（反过来一样）。

表22-5　10名健康男性血清肌酐浓度（µmol/L）

男性	第一次结果	第二次结果	第三次结果	第四次结果
1	60	63	66	62
2	103	99	110	107
3	88	85	93	86
4	125	120	115	118
5	75	83	78	86
6	92	98	90	96
7	75	70	68	71
8	105	110	99	103
9	72	81	74	78
10	68	75	72	77

表 22-6　10 名健康女性血清肌酐浓度（μmol/L）

女性	第一次结果	第二次结果	第三次结果	第四次结果
1	61	64	66	59
2	45	50	52	55
3	79	72	74	78
4	83	77	86	79
5	95	104	99	97
6	65	68	69	63
7	92	86	94	89
8	77	73	78	71
9	65	68	75	71
10	89	83	85	82

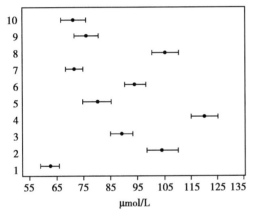

图 22-10　10 名健康男性四份样品血清肌酐
的均值和绝对范围

（男性 18 ~ 55 岁相应参考区间为
64 ~ 120μmol/L）

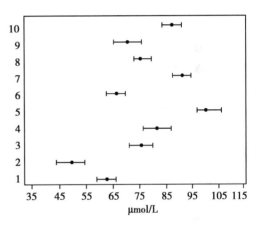

图 22-11　10 名健康女性四份样品血清肌酐
的均值和绝对范围

（女性 18 ~ 55 岁相应参考区间为
50 ~ 100μmol/L）

3. **肌酐浓度结果的解释**　以上数据表明，个体都有各自的血清肌酐内环境稳态点，并且每个人的结果只跨越人群参考区间的一小部分。围绕在设定点的这些变异可能来自分析前、分析中（不精密度和偏倚）和个体内生物学变异。

个体间生物学变异是内环境稳态点之间的差异。健康情况下，个体的肌酐内环境稳态点的值取决于肌肉的含量，因此通常男性比女性的内环境稳态点高。这一点很重要，个体可以有异常值，这些值仍在对应的人群参考区间内。从中可以得到以下信息：①实验室检测不太适合用于筛查早期或潜在性疾病；②使用常规实验室程序进行筛查不太合适；③ 30 年前出现了多通道分析仪，使用常规实验室检测进行病例跟踪不能达到预期效果；④自然状态下，有些个体的检测值会高于和低于参考限，这些"轻微不正常"的标本"重做后正常了"。

为估计获得平均个体内生物学变异以及个体间生物学变异，应合理控制分析前变异并设计实验对分析变异进行定量。个体内和个体间生物学变异可用于：①建立性能规范；②分析单个个体系列结果变化；③考虑普通人群参考值的使用；④其他用途。

二、生物学变异的组分

应用个体内和个体间生物学变异的信息时，必须知道如何对其进行定量。例如，实验室应该为所有项目的每项检验建立自己的人群参考值。以此类推，那么是否所有实验室都有必要确定自己的生物学变异数据？假如能够使用现有的医学实验室每天的数据，那么必需对生物学变异的数据来源进行调查研究。

1. **选择研究对象** 采取类似于传统参考区间制定方法的方式，产生随机生物学变异的组分如个体内和个体间生物学变异。不同之处是选取的研究对象数量以及每个对象采集的样品数量。参考区间的制定需要在大样品人群中进行采样，而生物学变异研究是从较小的研究对象群里采集多份样品，其主要关注的是生物学变异的来源而不是病理学变异的来源。尽管文献中会有某些数据是来自有特殊疾病的人群，生物学变异的研究对象通常是健康人。

研究选取的对象应该是"参考个体"。常用的方法是使用国际临床化学和检验医学联合会（IFCC）推荐的方法，即在研究对象入组前使用一些排除（或入选）标准。要尽量减小分析前变异，这意味着选取的对象：①愿意在一段时间内提供多份样品；②健康且不服用任何可能影响到研究期间分析物的药物（包括避孕药和非处方药物）；③没有不良生活方式或习惯；④不饮用超过推荐剂量的酒精（使用烟草制品同样也应排除）。

有研究建议在招募对象入组前应进行临床的、生化的以及血液学的检测以对其健康状况进行评估。然而，若完全强制实行纳入标准，那么仅有少部分人能纳入研究。性别是实验室检测结果解释的重要因素，生物学变异的研究对象一般都包括了男性和女性。研究对象的数量没有明确的规定，研究对象越多，估计值会越好。数据越多，统计学置信区间会越小。然而，研究对象越多，标本采集、处理和分析样品就越困难。因此，在试验设计中应该平衡两者。

2. **标本采集、处理和储存** 为了将分析前变异降到最低，以便最好地估计生物学变异的成分，采取措施具体包括：①一天中同一时间采集样品，常为早晨；②在相同的条件下采集样品：采样前不要有剧烈运动，标准用餐，最好空腹，采样前静坐 30 分钟；③使用标准的采血技术，最好是由一名熟练的采血员进行，血样采集到相同批号的采集管内；④在相同的温度和时间内运送样品到实验室；⑤如有离心，应在相同的速度和温度以及相同的时间内进行。

标本采集后可以冰冻所有标本（为理想的选择，保证分析物在储存条件下能稳定），也可以采集后快速检测样品（若分析物不稳定）。若研究的对象是液体依照类似的标准。例如研究 24 小时尿样中的分析物生物学变异，那么要给研究对象详细明确地说明；标准化开始和终止时间；采集容器中的稳定剂或防腐剂含量一致；仅一个人的分量或一套仪器检测体积；对标本进行分装保存，直到适当的检测时间。

3. **分析** 尽可能减少分析变异，并采用"最佳条件精密度"的技术。为了有好的精密度，理想情况下最好使用同一仪器、同一操作员、同一校准品、同一批试剂和其他试剂及耗材。

最佳的试验设计是在单一分析批中随机重复检测样品两次。这样可以消除批间分析变异。分析的变异组分来源于样品的重复检测，确保分析变异是在相同水平且基质相同的条件下进行估计的。但是这样做会限制可研究的对象和样品数量。

另一种常用方式是用上述采集和储存样品的方法，在一个分析批中对样品进行检测。使用质控样品评估分析变异，但对于某些分析物质控样品精密度与患者样品的精密度存在差别。因此，实际工作中应证明两种类型样品的分析精密度是相同的。可以通过重复检测每种类型的一些样品，用下述公式计算精密度 s（或 CV）。

$$s = \sqrt{\frac{\sum d^2}{2n}} \quad (d \text{ 是差值，} n \text{ 是样品组数})$$

　　然后使用单因素 F 检验比较 s（或 CV），F 值等于方差（s^2）的比值，并且将其与标准统计表中的临界值 F 进行比较。同时，应该使用有相同顺序检测水平的质控物质作为样品分析物的值。

　　样品不稳定或在其采集时已经进行了检测，则必须由质控物估算批间精密度。假如样品的批内精密度和质控物没有显著差异（用 F 检验），那么可以假定批间精密度同样具有可比性。因此，可以通过简单的减法获得好的生物学变异组分的估算值。

　　4．原始数据的检查和统计学处理　可对结果的统计分析进行简单描述。实际工作中如果没有统计软件的帮助计算相当复杂。Fraser 和 Harris 用一个数值型的例子进行的全面分析非常详细地描述了此方法。正如前面提到的：每个样品双份数据；研究对象中每个个体的一系列重复样品结果。

　　首先，检查离群数据。因为异常值可能是来源于分析错误或简单的样品错误识别，会影响到变异成分的估算。统计上能够使用两种检验来发现离群值：Cochran 检验和 Reed 标准。统计方面的工作可以咨询医学统计专家。原则如下：①使用 Cochran 检验在两套结果中寻找离群值，最大的方差比方差的总和，将其同统计表中适当的临界值进行比较。如果发现有离群方差（重复样品不期望的较大差异），则认为这两个数据是离群值。②再次使用 Cochran 检验来发现离群值，用每个对象的结果的方差来看个体结果的分布是否大于或小于将其作为群体的值。这叫做检测个体内生物学变异的异质性。③看看任意个体是否有明显不同于其他个体的均值，使用 Reed 标准。此非常简单且获得了广泛应用的统计检验考虑了极值与下一个最低（或最高）值之间的差值，假如差值超过了值的绝对范围（最大值减最小值）的 1/3 就拒绝此极值。

　　发现离群值最好的方法之一是简单地写下所有的结果，看这些数值组间是否有明显的差别，然后建立均值图表以及值的绝对范围用于估算，见图 22-12。检查重复测量结果以便筛查出离群值后，再直观地检查数据的图表。图中显示样品 6 比其他研究个体有较高的个体内增加的变异范围，而且分布看起来并不对称，这个样品可能是一个离群点。应用 Cochran 检验来分析此样品的方差是否确实是与其他相比在统计学上不相同。另外，样品 9 的均值比其他的均值更低，应用 Reed 标准来检验此样品的所有值是否应该被排除。此新分析物生物学变异的研究假定例子显示出：①任何不同于其他的均值（离群值）变得非常明显；②显示出了任何值范围明显不同于其他样品的结果（同样是离群值）。当前可以非常容易地将一组数据输入到一个统计软件内，而且做出多种类型的统计计算，此时在做计算前检查数据就非常重要。

　　5．估计生物学变异的组成　一旦检查并剔除了离群值，剩下数据的变异由如下组成：①重复测量分析的平均方差（批内精密度）；②平均个体内生物学方差（样品中围绕内环境稳态点的方差）；③样品均值（内环境稳态点）的方差，比如个体间变异。最好用巢式方差分析来分析这些方法。如果不用此方法，通常计算个体间变异以及其他残余的成分（由于分析中和个体内生物学变异）。然后减去此分析的成分，此情况中通常用简单的计算，减去方差——由于总 SD^2 或 CV^2 是各成分 SD^2 或 CV^2 的总和。此方面内容会在后续部分细述。无论怎样进行计算，只有决定了数据的质量后，才能有如下估计值：

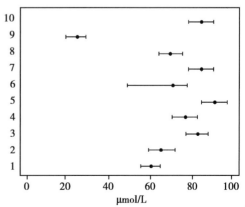

图 22-12　图中数据显示假定的尚未研究的分析物的均值和绝对范围（纵坐标为样品编号）

（1）分析精密度 s 或 CV，通常用符号 s_A 或 CV_A 表示（在理想试验中，其为最优条件下批内精密度的估算）。

（2）平均个体内生物学变异（s 或 CV），常用符号 s_I 或 CV_I 表示。

（3）个体间变异（s 或 CV），常用符号 s_G 或 CV_G 表示。

三、个体内生物学变异的稳定性

生物学变异数据的获得很耗时，且要求具有一定的分析和统计学专业知识。那么，是否每个实验室必须要有自己生物学变异组分的数据呢？现有许多研究是关于常见分析物的生物学变异。表 22-7 显示了个体内血清钠和尿素生物学变异的相关研究。不考虑个体数量、研究时间、方法学以及研究所在的国家，通常情况下个体内生物学变异的估算是相当一致的。

有学说指出机体的稳定性会随年龄增长而减弱，生物学变异会随年龄而增大，而且生物学变异在 30～50 岁间是最小的。通过研究老年人常规生化和血液学分析物的生物学变异，年轻人和年龄超过 70 岁的健康人一些常见血清分析物的生物学变异，见表 22-8。尚无证据证明在年轻人和老年人个体中存在不同的生物学变异。个体内生物学变异一致的假说不仅对血清分析物适用，对尿液分析物质也适用。表 22-9 给出了 24 小时尿液中一些分析物有关个体内生物学变异的研究，这一结论应该是在预料之中的，因为个体内生物学变异是定量估算单一动物物种（人类）的稳定性。

表 22-7　个体内血清钠和尿素生物学变异的相关研究（CV，%）

研究对象数量	时间（周）	性别	钠	尿素	国家
11	2	M	0.7	12.3	丹麦
10	4	M	0.9	14.3	美国
10	8	M	0.6	9.5	德国
14	8	F	0.5	11.3	德国
9	12	M	1.4	13.6	美国
11	15	M	0.6	15.7	丹麦
37	22	M	0.5	11.1	英国
15	40	M & F	0.7	13.9	英国

表 22-8　在英国敦提市进行的年轻人和老年人中个体内生物学变异的相关研究（CV，%）

分析物	年轻人	老年人
钠	0.7	0.9
钾	5.4	4.8
氯	1.2	1.2
尿素	13.9	10.3
肌酐	4.1	4.3
钙	2.1	1.6
胆固醇	4.9	5.8
蛋白质	3.1	2.6
白蛋白	2.2	2.6

表 22-9　个体内尿生物学变异相关研究（CV，%）

分析物	男性 澳大利亚	男性和女性 苏格兰	男性和女性 西班牙
钠	28.0	26.5	28.7
钙	25.1	26.2	27.5
肌酐	11.2	11.0	15.0
磷酸盐	16.6	16.9	20.6

并非每个实验室都必须建立生物学变异组分的数据，因为有充分证据证明生物学变异的估算是一致的。在患者中，假如分析物没受到疾病影响，那么其生物学变异与健康个体是相同的。即使分析物实际受到了疾病影响，假如此疾病为慢性的且疾病状态是稳定的，也有证据证明个体内生物学变异（一般用 CV 表示）与健康人是相同的。内环境稳态点发生了变化，可能是由于病理学原因，但其周围的变异却没有变。

关于生物学变异的数据库可用于所有实验室。1982 年，John Ross 在一篇关于精密度估算的评论中将发表的数据进行了编辑整理，列出了研究的时间范围、个体内（CV_I）、个体间（CV_G）以及其他指标。Callum Fraser 于 1988 年参照此模型将此工作在 1992 年进行了更新，可参考 Xavier Funetes-Arderiu 及其同事 1997 年出版的综合性数据库。此数据库（www.westgard.com/intra-inter.htm）总结了中位 CV_I 和 CV_G。西班牙的 Carmen Ricos 及其同事编写了目前最新和内容最广的有关生物学变异组分和许多有用的衍生指标的书籍（www.westgard.com/guest17.htm）。强烈推荐实验室使用上面的信息资源。

第五节　基于生物学变异设定性能规范的策略

在检验医学领域建立如不精密度、偏倚和允许总误差性能规范的所有策略具有其优点和缺点。当然，性能规范的基本原理应该是：①坚定地根据医学要求设定；②可用于所有的实验室，而不考虑实验室的大小、类型或场所；③使用简单易于理解的模式；④受到该领域的专业人员信服并被广泛地接受。

一、临床实验室试验结果的使用

实验室试验结果可用于许多情况。我们将其用于教学和培训，以及从基础到应用的科研活动和开发项目。我们也可将试验结果用于临床上以下四种情况。

1．诊断（diagnosis）　涉及到通过调查症状来诊断疾病，且这通常需要采用一组相关的临床实验室的检测。

2．发现病例（case finding）　一组研究的机会性能，当一个人参与卫生保健系统时，通常包括一组临床实验室检测。

3．筛查（screening）　对未被发现的疾病或缺陷的识别，且应用于表面是健康的人群。

4．监测（monitoring）　涉及到随着时间变化审核实验室试验结果。时间可以是短期的（例如，医院急性疾病的处理）；中期的（例如，测量肿瘤标志物来评价复发）或长期的（例如：糖尿病血糖控制的监测）。

精密度和偏倚的性能规范应保证能达到这些临床目的。如果我们建立单独的精密度和偏倚的性能规范，就可以容易地计算允许总误差的规范。

二、精密度性能规范：计算总的变异

随机变异或精密度，其定义为在规定的条件下获得独立测量结果之间一致性的接近程度。在实际工作中，精密度由室内质量控制计划重复测量同一样品。

为回答这一问题，"精密度应该多低？"，我们必须回答，"精密度对试验结果的影响及临床决策是什么？"。

在我们研究这种数据之前，我们必须探查并计算更客观的和数学上的总变异。在本文中有两种相关的公式。

首先，如果试验结果通过加减法进行计算，则总变异是以标准差形式表示方差之和，即是：

如 C=A+B 或如 C=A–B，且测量值 A 和 B 分别具有分析的精密度为：s_A 和 s_B，则 $s_C^2 = s_A^2 + s_B^2$，所以 $s_C = \sqrt{s_A^2 + s_B^2}$。

以"阴离子间隙"为例：

$$阴离子间隙 =（钠 + 钾）–（氯 – 碳酸盐）$$

如果钠分析的 s 是 1.0mmol/L，钾为 0.1mmol/L，氯为 1.0mmol/L，碳酸盐为 0.5mmol/L，则阴离子间隙估计的 s 等于

$$\sqrt{1.0^2 + 0.1^2 + 1.0^2 + 0.5^2} = \sqrt{1.00 + 0.01 + 1.00 + 0.25} = \sqrt{2.26} = 1.50$$

注意到结果 s 在数值上超过任何 s 分量，但不是 s 分量的简单数学相加；加法必须是方差。

当所有的分量具有相同的均值，这是非常重要的限制性条件，则在公式中可用 CV 代替 s。

其次，如果通过乘法或除法计算量值，则总方差是方差之和。但这必须采用 CV 进行计算，即：

如果 C=A×B 或如果 C=A/B，则测量值 A 和 B 分别有分析的精密度为 CV_A 和 CV_B，则 $CV_C^2 = CV_A^2 + CV_B^2$，所以 $CV_C = \sqrt{CV_A^2 + CV_B^2}$。

临床实验室所有检测项目因下列原因而不同：①分析前变异；②分析变异；③个体内生物学变异。

这些变异都是随机的。因此，它们被认为具有高斯分布。如我们所见，高斯分布的离散程度（宽度，大小）可由标准差描述。

如果分析变异是 s，且个体内生物学变异为 s_I，则总变异（s_T）按如下公式计算：

$$s_T^2 = s_A^2 + s_I^2 \text{ 或 } s_T = \sqrt{s_A^2 + s_I^2}$$

如果我们在相同的 CV_I 水平下确定或估计 CV_A，在这种情况下均值是相同的，因此计算的总变异为：

$$CV_T^2 = CV_A^2 + CV_I^2$$

$$\text{或 } CV_T = \sqrt{CV_A^2 + CV_I^2}。$$

三、精密度对试验结果变异的影响

我们报告的分析结果为单一数值，但是每一数值有其固有的变异。如果我们忽略分析前变异，则这种变异是由于个体内生物学变异和随机分析变异－精密度和偏倚改变（例如，由于校准改变）决定的，我们通常将其包括在精密度估计值中，并且我们应该尽可能地将其降低。因此，既然我们考虑个体内生物学变异是固定的，分析"噪音"量加到生物学"信号"仅依赖于分析的精密度。

我们可计算由于精密度改变对固有变异的影响。我们知道：$CV_T = \sqrt{CV_A^2 + CV_I^2}$。

因此，如果分析精密度与个体内生物学变异具有相同的量值，则信号和噪音实际上是相等，则 $CV_A = CV_I$，通常公式简单替换，

$$CV_T = \sqrt{CV_A^2 + CV_I^2} = \sqrt{2CV_I^2} = 1.414CV_I$$

意味着由于分析变异，固有变异（由于个体内生物学变异）已增加 41.4%。由于分析的缘故真实结果的变异性已增加了 41.4%。

类似地，如果精密度是个体内生物学变异的两倍，

$$CV_A = 2CV_I$$

因此：

$$CV_T = \sqrt{(2CV_I)^2 + CV_I^2} = \sqrt{4CV_I^2 + CV_I^2} = \sqrt{5CV_I^2} = 2.236CV_I$$

意味着因为分析变异，固有变异已增加了 123.6%。由于分析的缘故真实的试验结果的变异性已增加了 123.6%。

另一方面，如果精密度是个体内生物学变异的一半，

$$CV_A = \frac{1}{2}CV_I$$

因此：

$$CV_T = \sqrt{\left(\frac{1}{2}CV_I\right)^2 + CV_I^2} = \sqrt{\frac{1}{4}CV_I^2 + CV_I^2} = \sqrt{\frac{5}{4}CV_I^2} = 1.118CV_I$$

意味着因为分析变异，固有变异已增加了 11.8%。由于分析的缘故真实的试验结果的变异性已增加了 11.8%。

我们可对大范围的精密度值进行类似的计算，由于分析的缘故计算已增加的真实试验结果的变异性是多少。表 22-10 显示这些值。

被加到真实试验结果变异性变异量与 CV_A/CV_I 比值之间的关系不是线性。随着精密度增加，分析"噪音"量加到生物"信号"相对地增加较多。应该注意到一旦精密度数值上大于个体内生物变异这种情况下就特别重要。

表 22-10　随着精密度与个体内生物学变异相比变得更大时加入到真实结果变异性的变异量

精密度与个体内生物学变异的比值 （ CV_A/CV_I ）	加入到真实变异性中变异的量 （真实变异的百分比）
0.25	3.1
0.50	11.8

续表

精密度与个体内生物学变异的比值 （CV_A/CV_I）	加入到真实变异性中变异的量 （真实变异的百分比）
0.75	25.0
1.00	41.4
1.50	80.3
1.75	100.0
2.00	123.6
2.50	169.3
3.00	216.2
4.00	312.3
5.00	409.9

四、精密度对胆固醇结果变异性的影响

不精密度增加即是试验性能下降增加了试验结果变异性的数量。现在让我们将上述讨论的理论放到临床应用中。

一位 63 岁的男性，高血压，胆固醇浓度为 6.60mmol/L。我们知道胆固醇个体内生物学变异为 6.0%。因此，该男性血清胆固醇以 CV 表示的固有变异为 6.0%，s 为 0.40mmol/L。

因此，我们从高斯分布特征可知道：

1. 均值 ±1s 包含有 68.3% 的结果。
2. 均值 ±2s 包含有 95.5% 的结果。
3. 均值 ±3s 包含有 99.7% 的结果。

从单纯的生物学观点来看：

1. 值落在（6.60±0.40）mmol/L=6.20～7.00mmol/L 范围内的概率有 68.3%。
2. 值落在（6.60±0.80）mmol/L=5.80～7.40mmol/L 范围内的概率有 95.5%。
3. 值落在（6.60±1.20）mmol/L=5.50～7.80mmol/L 范围内的概率有 99.7%。

如果分析的精密度是 3%，如美国国家胆固醇教育计划推荐，则总变异将是：

$$CV_T = \sqrt{CV_A^2 + CV_I^2} = \sqrt{6^2 + 3^2} = 6.7\%$$

所以，有 95.5% 概率胆固醇结果落在（6.60±0.88）mmol/L=5.72～7.48mmol/L 范围之内，如果精密度是 5%，有 95.5% 概率胆固醇结果落在（6.60±1.03）mmol/L=5.57～7.63mmol/L 范围之内，如果精密度是 10%，有 95.5% 的概率其胆固醇结果落在（6.60±1.54）mmol/L=5.06～8.14mmol/L 范围之内，图 22-13 显示随着不精密度的增加，单个胆固醇结果 95.5% 离散程度的范围。注意不精密度下降的影响具有非线性性质。图形不是等腰三角形，而是侧边凹向中心。甚至最差的不精密度给出较大的离散性。

可以看到某个体随时间的系列结果的变化是由于分析前变异、分析变异（精密度和偏倚的改变）和个体内生物学变异。由于误差是相加的，因此差的不精密度将难以随时间监测，因为大的变化是由于分析变异而不是真实和重要的改进或退化。临床"信号"被分析"噪音"所淹没。这

就是不精密度在监测个体系列试验结果解释极其重要的影响。

基于人群参考值经常用于帮助解释。参考区间由参考个体样品获得的结果进行计算，这些结果的每一个结果包含有分析不精密度的变异分量。很清楚，使用差的不精密度的方法产生的值将比具有很好精密度方法的同一项目的值有较宽的参考区间。分析变异导致较宽的参考区间将具有较少的实用性，因为更经常地将个体不正确地进行分类。

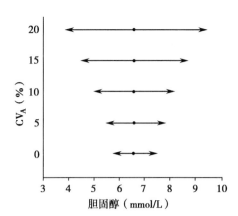

图 22-13　血清胆固醇 6.60mmol/L 在不同分析不精密度水平下 95.5% 的离散程度

五、基于生物变异的精密度性能规范

低的不精密度减小每一个体试验结果的固有变异性（我们随后将探查低不精密度导致单个个体系列结果改变具有大的显著性概率，及导致基于人群的窄参考区间，提高诊断正确性）。

如果我们知道不精密度是低的，我们将在每分析批中运行较少的室内质量控制样品，或者使用不太严格的质量控制规则。我们将增加误差检出概率和减低判断结果假失控的概率。这是非常重要的质量计划概念。

但是多低的不精密度才算是好的？我们知道增加不精密度导致增加试验结果变异性。我们可详细地计算，随着 CV_A 增加，增加变异量上升，这种上升并不是简单的线性关系。

关于分析变异应小于 1/2 平均个体内生物学变异的概念早在 30 多年前就已提出。我们已经计算，如果分析变异小于 1/2 平均个体内生物学变异，则增加到真实试验结果变异性的变异量大约是 10%。仅有 10% 的分析"噪音"被加入到真实生物"信号"。这种加入分析变异性的量看来是合理的（尽管必须承认这是经验性的判断），并且导致我们要求最好的精密度性能规范是：

分析精密度 < 1/2 个体内生物学变异，或 $CV_A < 0.50CV_I$。

这种模式在性能规范层次中处于较高的位置，仅次于评价分析对临床决策的影响。由于结果分析方法存在诸多困难，实际上基于生物学变异分量的性能规范得到许多支持，并被广泛采用多年，使用方便，因为个体内生物学变异的估计在不同时间和地区是固定的。此外，关于平均个体内生物学变异的数据可容易获得使得计算性能规范变得容易。而且，在国际和国家指南推荐的许多性能规范（层次的第 3 位）也是基于生物学变异。

这种基本概念现已扩展：相对于个体内生物学变异增加分析不精密度将增加试验结果的变异性。我们已显示早期的简单计算将允许我们确定：① 当 $CV_A < 0.75CV_I$，则至多 25% 变异性被增加到试验结果的变异性中；② 当 $CV_A < 0.50CV_I$，则只有 12% 的变异性被加入；③ 当 $CV_A < 0.25CV_I$，则最大 3% 的变异性被加入。如图 22-14 所示的推荐。

1. 适当的性能（desirable performance）由 $CV_A < 0.50CV_I$ 规定。这种公式所生成的性能规

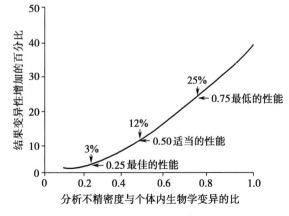

图 22-14　加入的试验结果变异性量作为不精密度与个体内生物学变异比的函数

范应被视为广泛的应用的标准。这是最早被广泛接受和经常使用的基于生物学变异的性能规范。

2．最佳的性能（optimum performance） 由 $CV_A < 0.25CV_I$ 规定。使用这种公式产生的最严格的性能规范应适用于由当前技术和方法学容易达到的适当性能标准的项目。

3．最低的性能（minimum performance） 由 $CV_A < 0.75CV_I$ 规定。使用这种公式产生的不太严格的性能规范应适用于当前技术和方法学不易达到的适当性能的分析项目。

六、性能对参考值的影响

参考区间的离散程度将依赖于分析程序的不精密度。正如我们所见，精密度越差，参考区间越宽。我们可以使用如前演示的方差计算公式来轻松进行计算。然而，偏倚更为重要。参考限将是更依赖于分析偏倚（图 22-15）。

最上面的图形显示的是无误差的高斯分布。根据定义以及根据当前的惯例设定的参考限确保 95% 的值落在参考区间之内。因此，该组 2.5% 的值高于参考上限及 2.5% 的值低于参考下限。

现在，如果方法有正的偏倚，曲线将向右移，如中间图所示。该组中将有大于 2.5% 的值高于参考上限，小于 2.5% 的值低于参考下限。重要的是，由于钟型分布，高于参考上限 2.5% 的增加则大于低于参考下限 2.5% 的减少。

另外，关于这种正偏倚的影响，相较假阴性将具有更多的临床假阳性。最终的重要结果是将有超高 5% 的人被划分为异常，超过预期的 5% 将超出参考区间。

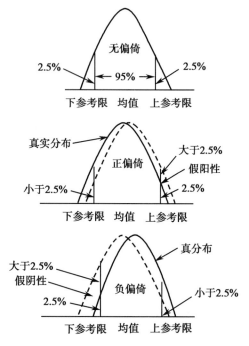

图 22-15 偏倚对参考值的影响

类似地，如果方法具有负的偏倚，曲线将向左移，如下图所示。大于 2.5% 的值将小于参考下限。更值得注意的是，由于钟型分布，低于 2.5% 参考下限的增加将大于高于 2.5% 参考上限的增加。

另外，负偏倚的影响是将在上限之内的误差更多错误的结果超出参考下限。再就是大于 5% 的人将被划分为异常的结果，大于期望的 5% 将超出参考区间的值。

七、基于生物变异的偏倚的性能规范

正的偏倚将增加超出参考上限的百分数，降低超出参考下限的百分数。负偏倚具有相同的效果，但是在相反的参考限。从高斯分布的数学上，我们可以计算当存在偏倚时有多少人将超出每一参考限。

根据医学观点，对于实验室中相同群体范围的基本概念是使用相同的参考区间。这就意味着实验室数据在实验室之间是可移植（转换）的。因此，患者每次去不同医院时没有必要获得重复的实验室结果。即使患者看不同科室的医生，使用不同实验室结果，如果它们仅有很小的偏倚，实验室结果都将是可比的。另外，当实验室改变分析系统或方法时，理想的情况是实验室使用的参考值将可以继续使用而不用修改。

但是多大的偏倚可允许这种参考区间在不同时间和地区是可转换的呢？参考区间由个体内生

物变异（CV_I）和个体间生物变异（CV_G）组成，如果分析的精密度是可忽略的，可以计算这种"组"生物变异，如简单的方差相加，如$\sqrt{CV_I^2 + CV_G^2}$。记住我们在这种公式中使用 CV，因为组分的均值是相同的。

我们使用相同组的参考值时分析偏倚应该小于 1/4 组的生物变异，或

$$B_A < 0.250 \times \sqrt{CV_I^2 + CV_G^2}$$

当$B_A < 0.250 \times \sqrt{CV_I^2 + CV_G^2}$，我们可以计算出 1.4% 超出一侧参考限，4.4% 超出另一侧。因此，比原期望 5% 少的小于组的 1%（0.8%）超出参考区间。增加超出参考区间人的数量是 0.8/0.5=16%，类似于设定适当的精密度性能规范，这种看似"合理的"通用的性能规范。

当$B_A < 0.375 \times \sqrt{CV_I^2 + CV_G^2}$，我们也可计算出 1.0% 超出一侧参考限，及 5.7% 超出另一侧，这样大约 1.7% 大于期望 5% 超出参考区间（超出参考区间人数量的增加 1.7/5.0=34%）。

当$B_A < 0.125 \times \sqrt{CV_I^2 + CV_G^2}$，则 1.8% 超出一侧参考限，3.3% 超出另一侧，这样大约 0.1% 大于期望 5% 超出参考区间（超出人数增加是 0.1/5.0=2%）。

这种推理，如精密度一样，我们应该有三种水平的性能规范，如图 22-16 所示。

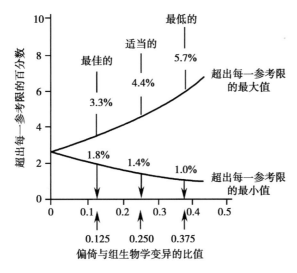

图 22-16　群体超出参考限百分数作为偏倚与组生物变异比的函数

1. **适当的性能规定为**$B_A < 0.250 \times \sqrt{CV_I^2 + CV_G^2}$　使用这种公式产生的性能规范应被视为通用的。这种是最初的、最广为接受的、并且经常使用的基于生物变异的性能规范。通常性能规范看起来太"松"或太"严格"的分析项目，我们建议采用下列的性能规范。

2. **最佳性能规定为**$B_A < 0.125 \times \sqrt{CV_I^2 + CV_G^2}$　使用这种公式产生的更为严格的性能规范可应用于当前技术和方法学容易达到适当的性能标准的分析项目。

3. **最低性能规定为**$B_A < 0.375 \times \sqrt{CV_I^2 + CV_G^2}$　使用这种公式产生的不太严格的性能规范可应用于当前技术和方法学不易达到适当的性能标准的分析项目。

八、允许总误差的性能规范

最为广泛接受的性能规范是基于生物学变异，它是层次模式中第二层的性能规范，这样普通适当的性能规范是：

$$CV_A < 0.50CV_I$$

$$B_A < 0.250 \times \sqrt{CV_I^2 + CV_G^2}$$

则允许总误差的适当性能规范是：$TE_a < 1.65 \times (0.50CV_I) + 0.250 \times \sqrt{CV_I^2 + CV_G^2}$。

三个水平模式考虑到使用当前方法学和技术不能满足这些普通的性能规范的那些分析项目，例如，血清中钙和钠的检测。对于这些困难的分析：

$$CV_A < 0.75CV_I$$

$$B_A < 0.375 \times \sqrt{CV_I^2 + CV_G^2}$$

则允许总误差的最低的性能规范是：$TE_a < 1.65 \times (0.75CV_I) + 0.375 \times \sqrt{CV_I^2 + CV_G^2}$。

例如：氯，$CV_I = 1.2\%$ 和 $CV_G = 1.5\%$，所以适当的性能规范是：

$$B_A < 0.250 \times \sqrt{CV_I^2 + CV_G^2} = 0.250 \times \sqrt{1.2^2 + 1.5^2} = 0.5\%$$

可能实验室无法满足这些稍微苛求的性能规范，而适当的性能规范应被作为当方法学和技术允许时能够达到的目标，最好是应有用于质量计划和管理现实的规范。这些则应是根据最低性能规范的公式得出：

$$CV_A < 0.75CV_I = 0.9\%$$

$$B_A < 0.375 \times \sqrt{CV_I^2 + CV_G^2} = 0.375 \times \sqrt{1.2^2 + 1.5^2} = 0.7\%$$

$$TE_a < 1.65 \times (0.75CV_I) + 0.375 \times \sqrt{CV_I^2 + CV_G^2} = 1.65 \times 0.9 + 0.7 = 2.2\%$$

也应该考虑当前方法学和技术容易满足普通性能规范的那些项目，例如，血清甘油三酯和肌酸激酶检测。对于这些分析：

$$CV_A < 0.25CV_I$$

$$B_A < 0.125 \times \sqrt{CV_I^2 + CV_G^2}$$

因此允许总误差的最佳的性能规范是：

$$TE_a < 1.65 \times (0.25CV_I) + 0.125 \times \sqrt{CV_I^2 + CV_G^2}$$

例如，尿素 $CV_I = 12.3\%$ 和 $CV_G = 18.3\%$，所以适当的性能规范是：

$$CV_A < 0.50CV_I = 6.2\%$$

$$B_A < 0.250 \times \sqrt{CV_I^2 + CV_G^2} = 0.250 \times \sqrt{12.3^2 + 18.3^2} = 5.5\%$$

$$TE_a < 1.65 \times (0.50CV_I) + 0.250 \times \sqrt{CV_I^2 + CV_G^2} = 1.65 \times 6.2 + 5.5 = 15.7\%$$

很有可能实验室能满足这些不太苛求的性能规范，最好是有更加严格的规范用于质量计划和管理。这些则应是根据最佳的性能规范公式：

$$CV_A < 0.25CV_I = 3.1\%$$

$$B_A < 0.125 \times \sqrt{CV_I^2 + CV_G^2} = 0.125 \times \sqrt{12.3^2 + 18.3^2} = 2.8\%$$

$$TE_a < 1.65 \times (0.25CV_I) + 0.125 \times \sqrt{CV_I^2 + CV_G^2} = 1.65 \times 6.2 + 2.8 = 7.9\%$$

（黄宪章　庄俊华）

第二十三章

定量检验方法性能验证与确认

定量检验方法性能验证和确认主要包括精密度、正确度、准确度、分析灵敏度、分析测量范围与临床可报告范围、检测限、分析干扰、生物参考区间以及携带污染等指标。本章主要参考 CNAS、CLSI 及其他相关文件，并结合具体工作实际，介绍除生物参考区间以外的定量检验性能验证与确认的方法。

第一节　精密度评价试验

精密度是检测系统的基本分析性能之一，是其他方法学性能评价的基础。关于精密度性能评价的指导文件较多，使用室内质控的评价方案是期间测量精密度评价简单、可行的方案。

一、术语和定义

1. **测量精密度**（measurement precision）　简称精密度。在规定条件下，对同一或类似被测对象重复测量所得示值或测量结果间的一致程度。

测量精密度通常用不精密度（imprecision）以数字形式表示，如在规定条件下，表示独立检测结果间的随机分散程度，常用标准差（standard deviation，S）或变异系数（coefficient of variation，CV）表示。

规定条件可以是重复性测量条件、期间精密度测量条件或测量复现性测量条件。

2. **重复性测量条件**（repeatability condition of measurement）　简称重复性条件（repeatability condition）。相同测量程序、相同操作者、相同测量系统、相同操作条件和相同地点，并在短时间内对同一或相类似被测对象重复测量的一组测量条件。

3. **测量重复性**（measurement repeatability）　简称重复性（repeatability）。在一组重复性测量条件下的测量精密度。也常称为"批内精密度""日内精密度"。"批内精密度"中的分析批时间有长有短，如临床常用 24 小时为一个分析批，此时同"日内精密度"，但批内精密度在时间上应该是连续性操作，没有间断。

4. **期间测量精密度测量条件**（intermediate precision condition of measurement）　简称期间精密度条件（intermediate precision condition）。除了相同测量程序、相同地点，还可包括涉及改变的其他条件，如不同操作者、不同时间、不同批号校准品和试剂，并在一个较长时间内对同一或相类似的被测对象重复测量的一组测量条件。

5. **期间测量精密度**（intermediate measurement precision）　简称期间精密度（intermediate precision）。在一组期间精密度测量条件下的测量精密度。也常称为"日间精密度"。

6．复现性测量条件（reproducibility condition of measurement）　简称复现性条件（reproducibility condition）。不同地点、不同操作者、不同测量系统，对同一或相类似被测对象重复测量的一组测量条件。

7．测量复现性（measurement reproducibility）　简称复现性（reproducibility）。在复现性测量条件下的测量精密度。也常称为"室间精密度"，最常见的是 EQA 精密度。

二、精密度评价方案

（一）测量重复性评价方案

使用稳定样品，其适宜浓度或活性与医学决定水平或试剂厂家声明的浓度或活性水平相当，在较短时间内（通常 2 小时内）连续测量多次（通常测量 20 次）。在测量过程中，使用相同测量系统，其试剂、仪器、校准品不变，由相同操作者在相同操作条件和相同地点测量，计算标准偏差、方差、变异系数。S、CV 的计算公式 23-1、23-2：

$$S = \sqrt{\frac{\sum (x_i - \bar{x})^2}{n-1}} \qquad （式 23-1）$$

$$CV = \frac{s}{\bar{x}} \times 100\% \qquad （式 23-2）$$

式中，S—标准差；$\bar{x}$—样品均值；n—样品测量次数；x_i—每次测量结果。

（二）期间测量精密度 – 使用室内质控的评价方案

临床室内质控是评估实验室质量的重要工具，也是确保精密度的必要步骤。在每一个分析批内至少对质控品做一次检测，通常测量 2 个水平的质控品，用户根据不同情况，可增加或减少质控品测量次数。原则上在报告一批患者检测结果前，应对质控结果作出评价。统计较长时间内的质控数据，计算标准偏差、方差、变异系数，见测量重复性评价方案。

除了仪器、测量程序、相同地点外，涉及的其他条件可能发生改变，如不同操作者、不同时间、不同批号校准品和试剂，测量时间按实际需要，通常 6 个月或一年。

（三）CLSI EP05-A3 评价方案

CLSI EP05 文件经多次修改，于 2014 年发布第三版（EP05-A3）。该文件与 EP05-A2 相比，新增了一种精密度的评价方法。该文件主要适用于开发商对新开发的检测方法或仪器进行精密度评价，以及用户在测量方法改进后对精密度进行的重新严格评价，是相对较为严格的精密度性能评价指导文件。

EP05-A3 文件中包括单点的 $20 \times 2 \times 2$ 实验方案（single-site study）和多点的 $3 \times 5 \times 5$ 实验方案（multi-site studies）。

单点的 $20 \times 2 \times 2$ 实验方案是沿用 EP05-A2 中的经典方案，即检测 20 天，每天检测 2 批，每批检测 2 次，共获得 80 个有效数据。

对于单点的 $20 \times 2 \times 2$ 实验方案也可以设计为 $20 \times 1 \times 3$，即检测 20 天，每天检测 1 批，每批检测 3 次。

新增的多点 $3 \times 5 \times 5$ 实验方案是指在 3 个（或以上）不同的 "sites"，即不同的操作条件下（如 3 个不同操作者、3 个不同的实验室、3 个不同仪器、3 个不同的试剂批号、3 个不同的校准品批号、3 个不同的校准周期等），检测 5 天，每天检测 1 批，每批检测 5 次。

对于多点的 $3 \times 5 \times 5$ 实验方案也可以设计为 $3 \times 5 \times 2 \times 3$，即在 3 个（或以上）不同操作条件下，检测 5 天，每天检测 2 批，每批检测 3 次。

单点的 $20 \times 2 \times 2$ 实验方案在临床实验室应用更广，实验者将获得的数据通过简单计算就能得到批内精密度（重复性）、批间精密度及室内精密度（总不精密度）等数据。而多点的 $3 \times 5 \times 5$ 实验方案主要适用于如 IVD 厂商评价其产品在不同实验室、不同仪器或不同操作者之间的精密度，以及临床实验室在评价一些较依赖技术人员的手工或者半自动检测项目，因技术人员的更换需重新评定精密度时的情况。这种多点的方案除了可以得到批内精密度（重复性）、室内精密度（总不精密度）数据外，还可以得到重现性的数据。在实际工作中，一般根据所需要评价哪种精密度及哪种来源的变异因素对精密度影响更大来决定选择哪种实验方案。

因单点的 $20 \times 2 \times 2$ 实验方案在临床实验室应用更为广泛，本节对该实验方案进行详细介绍。

1. **实验方案和要求**

（1）试剂和校准品：整个评价过程应使用同一仪器、同一批号的试剂和校准品。

（2）试验样品

1）基质：尽可能选择与临床样品类似的基质。通常选用稳定的、血清基质的质控物。

2）浓度：推荐使用 2 个浓度，尽可能选择与厂商声明性能相近的浓度或接近"医学决定水平"的浓度。

2. **实验方法** 整个实验应收集 20 天有效数据，使用 2 个浓度试验样品，每天 2 批，每批重复检测 2 次，每个浓度应获得 80 个可接受数据。评价实验根据要求应分为几个渐进的阶段，每个阶段应采取必要的质量控制手段以检出离群值。方法熟悉阶段开始后每 5 天应进行前面所有数据的可接受性检验（详见质量控制），以保证结果的有效性。

（1）仪器熟悉阶段：为避免在实际的仪器性能评价过程中出现问题，操作者应熟练掌握仪器的操作程序、保养程序、样品准备、校准及检测程序等。该阶段可在厂家提供的培训期后或同时进行。在这个阶段不需要收集数据，直到操作者能正确操作仪器即可结束。

（2）方法熟悉阶段：因为评价实验的一些步骤很少在常规测量中使用，为了防止这些不熟悉的步骤影响评价实验的结果，在进行评价前需实践多次以熟悉方法。正式试验每天分 2 批进行，每批重复测定 2 次，每批至少间隔 2 小时，每个浓度每天能获得 4 个数据。该阶段一般持续 5 天并获得数据，记录数据。对于复杂仪器可适当延长方法熟悉阶段。该阶段数据若通过可接受性检验，将与后继实验阶段数据一起统计。

（3）初步精密度评价阶段：在方法熟悉阶段末，需进行初步精密度评价实验。通常的做法是采用与精密度实验相同的质控物连续测量 20 次（2 个浓度），然后计算结果的标准差和变异系数。如果从预期的结果中发现了显著性差异，则需与厂商取得联系，同时中止后继实验直至问题得到解决。该阶段的数据还可用于判断方法熟悉阶段和后继实验中的批内离群值。

（4）后继实验阶段：在方法熟悉阶段后，该实验仍需持续 15 天。实验方法同方法熟悉阶段。记录实验数据，每 5 天末需在一系列质控图中重新计算质控限并检验所有数据的可接受性。如果某一批因为质控或操作原因而被拒绝，需在找到并纠正原因后重新进行一批实验。可能的话，在每批检测中加入至少 10 个患者的标本以模拟实际的操作过程。

3. **质量控制精密度评价实验中必须进行常规的质控程序** 每批测量中至少应使用 1 个适当浓度的质控样品。如果常规使用 2 个或更多浓度的质控，那么在本实验中也应如此。在方法熟悉阶段末应建立初步的质控图，采用最初 5 天的质控数据计算均值（$\bar{x}$）、标准差（SD）。由于初步的估计具有较低的统计效能，因此采用 $\pm 3SD$ 作为警告限，使用 $\pm 4SD$ 作为失控限。将后继的质控数据描图中，如果出现失控数据，则应找到原因，清除该质控数据，同时该批实验数据应去除，重新运行一批。每 5 天重新计算所有可接受数据的均值、警告限和失控限。如果以前可接受的结果现在不可接受，则拒绝该批数据继续实验直至获得 20 天共 40 批有效数据。

4．数据的收集、处理与统计分析

（1）实验数据记录：为了便于数据的管理及统计学处理，可将每批可接受数据填于预先设计的表格内。记录表格可根据用户情况更改，只要使用方便即可。

（2）离群值检验：EP05-A3 中规定，$20 \times 2 \times 2$ 实验方案得到的 80 个数据中，离群值的结果不能超过两个。对于多样品的整体研究，视为离群值的单个测量值应不超过结果总数的 1%。

对于离群值的检验参照 EP15-A3 中推荐的格拉布斯（Grubbs）检验进行。具体方法参见"EP15-A3 评价方案"中的"离群值检验"部分。

（3）精密度评价：将进行离群值检验后的数据进行 Two-way ANOVA 统计分析，得到每个变异因素（如检测天数 day，检测批次 run，检测数据残差 error）的平方和（sum of squares，SS）、自由度（degree of freedom，DF）及均方差（mean squares，MS），然后代入下列公式分别求得每个变异因素的方差分量。

$$V_{\text{error}} = MS_{\text{error}} \quad\quad\quad （式 23-3）$$

$$V_{\text{run}} = \left(MS_{\text{run}} - MS_{\text{error}}\right) / n_{\text{rep}} \quad\quad\quad （式 23-4）$$

$$V_{\text{day}} = \left(MS_{\text{day}} - MS_{\text{run}}\right) / n_{\text{run}} n_{\text{rep}} \quad\quad\quad （式 23-5）$$

根据每个变异因素的方差分量按照下列公式分别求得重复性（S_R）标准差及总精密度（S_{WL}）标准差的数据：

$$S_R = \sqrt{V_{\text{error}}} \quad\quad\quad （式 23-6）$$

$$S_{WL} = \sqrt{V_{\text{day}} + V_{\text{run}} + V_{\text{error}}} \quad\quad\quad （式 23-7）$$

根据所求的标准差和所有数据的平均值，可以将以标准差表示的精密度估计值重新表达为以百分比变异系数表示的精密度：

$$CV_R \% = \left(\frac{S_R}{\bar{X}}\right) \times 100 \quad\quad\quad （式 23-8）$$

$$CV_{WL} \% = \left(\frac{S_{WL}}{\bar{X}}\right) \times 100 \quad\quad\quad （式 23-9）$$

式中：n_{rep}、n_{run} 分别代表每批重复次数及每天重复批数；MS_{error}、MS_{run}、MS_{day}，分别表示批内、批间、天间这些变异因素的均方差；V_{error}、V_{run}、V_{day}，分别表示批内、批间、天间这些变异因素的方差分量；S_R，为重复性标准差；S_{WL}，为实验室间精密度标准差，即总精密度标准差；CV，为变异系数。

批内精密度自由度计算公式 23-10：

$$DF_R = N - n_{\text{day}} n_{\text{run}} \quad\quad\quad （式 23-10）$$

室内精密度自由度计算公式 23-11：

$$DF_{WL} = \frac{\left(\alpha_{day}MS_{day} + \alpha_{run}MS_{run} + \alpha_{error}MS_{error}\right)^2}{\dfrac{\left(\alpha_{day}MS_{day}\right)^2}{DF_{day}} + \dfrac{\left(\alpha_{run}MS_{run}\right)^2}{DF_{run}} + \dfrac{\left(\alpha_{error}MS_{error}\right)^2}{DF_{error}}} \qquad （式 23-11）$$

在本 $20 \times 2 \times 2$ 实验方案中，$\alpha_{error}=0.50$，$\alpha_{run}=0.25$，$\alpha_{day}=0.25$。

在评估或验证精密度性能时，实验室通常也根据自由度及卡方检验求得 95% 的置信区间，计算公式如下：

95% 置信区间（$\alpha=0.05$）计算公式分别如下：

$$下限： S\sqrt{\frac{DF}{\chi^2_{(1-\alpha/2),DF}}} = S\sqrt{\frac{DF}{\chi^2_{0.975,DF}}} \qquad （式 23-12）$$

$$上限： S\sqrt{\frac{DF}{\chi^2_{(\alpha/2),DF}}} = S\sqrt{\frac{DF}{\chi^2_{0.025,DF}}} \qquad （式 23-13）$$

其中，$\chi^2_{0.975,DF}$ 及 $\chi^2_{0.025,DF}$ 的值由 SPSS 软件卡方检验得到，代入上述公式中，分别求得重复性 95% 置信区间及总精密度的 95% 置信区间。

实验结束后，将上述评价数据填入精密度评价实验结果预先制定的总结表，即完成了整个实验。

（四）CLSI EP15-A3 评价方案

CLSI EP15-A3 文件《用户对精密度和正确度性能的验证 – 批准指南》于 2014 年发布第三版。该文件主要适用于终端用户即临床实验室对厂商所声明的精密度性能进行验证，因此较 EP05-A3 中厂商用于精密度性能确认的实验方案简单。本部分就 EP15-A3 中的精密度实验方案进行简单介绍。

1．实验方案和要求

（1）试剂和校准品：整个评价过程应使用同一仪器、单一批号试剂和校准品。如果实验室评估这些变化的影响，就能更真实地反映其性能。

（2）试验样品

1）样品个数：至少选择 2 个样品，可以是单一患者样品、混合样品或商品化的质控物。

2）浓度：推荐使用 2 个浓度，尽可能选择与厂商声明性能相近的浓度或接近"医学决定水平"的浓度。

（3）仪器熟悉阶段及方法熟悉：为避免在实际的仪器性能评价过程中出现问题，操作者在正式试验前应该熟练掌握仪器的操作程序及方法的检测程序，该部分内容同"CLSI EP05-A3 评价方案"部分中的"2．实验方法"部分内容。

2．实验方法及步骤

精密度验证实验应该使用至少 2 个样品，2 个浓度，每天检测 1 批，每批重复检测 5 次，共检测 5 天。为了获得更加严格的精密度评价数据，增加每天检测的批数及检测天数的方案也是可以接受的。其具体的实验步骤流程如图 23-1 所示。

3．数据处理

（1）数据完整性检查：在获得原始数据后，为了便于数据的管理及统计学处理，将每批可接受数据按照后续需要进行单因素方差分析（one-way ANOVA）统计分析的格式填于预先设计的表格内，检查数据的完整性及是否有输入错误等。

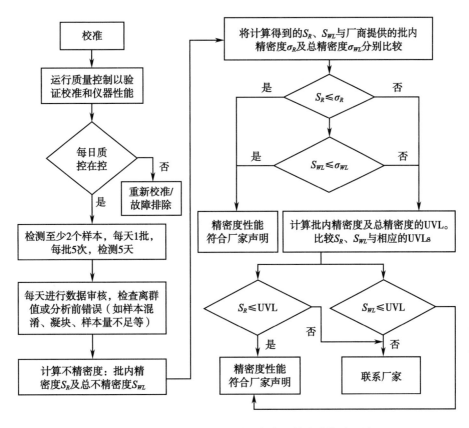

图 23-1 EP15-A3 用户对厂商声明精密度的验证流程

（2）离群值检验：EP15-A3 文件中推荐使用 Grubbs 法进行离群值的检验。其规定的数值区间格拉布斯限（Grubbs limits）的计算公式如下：

$$格拉布斯限 = \bar{x} \pm G \times SD \qquad （式23-14）$$

式中：$\bar{x}$—所有精密度检验结果的均值；SD—所有精密度检验结果的标准差；G—$\lambda(\alpha, n)$：Grubbs 参数，是与测量次数及给定的显著性水平 α 有关的数值。可查表 23-1 得到 G 值。

表 23-1 $\lambda(\alpha, n)$ 数值

α n	1%	5%
3	1.155	1.155
4	1.496	1.481
5	1.764	1.715
…	…	…
80	3.673	3.305
…	…	…

（3）精密度的计算：将进行离群值检验后的数据进行单因素方差分析，得到表 23-2 的参数。

表23-2 单因素方差分析参数汇总

变异来源	平方和（SS）	自由度（DF）	均方差（MS）
批间（between-run）	SS_B	DF_B	MS_B
批内（within-run）	SS_W	DF_W	MS_W
总（total）	SS_{total}	DF_{total}	

根据上述统计分析得到的数据，代入下列公式分别求得批内变异因素的方差分量（V_W）和批间变异因素的方差分量（V_B）。

$$V_W = MS_W \qquad\qquad（式23-15）$$

$$V_B = (MS_B - MS_W)/n_0 \qquad\qquad（式23-16）$$

式中：n_0—每批样品中重复测量次数，若 $MS_B \leq MS_W$（这种情况非常少），则将 V_B 定义为 0。

$$S_R = \sqrt{V_W} \qquad\qquad（式23-17）$$

$$S_B = \sqrt{V_B} \qquad\qquad（式23-18）$$

$$S_{WL} = \sqrt{V_W + V_B} \qquad\qquad（式23-19）$$

$$CV_R\% = \frac{S_R}{X} \times 100 \qquad\qquad（式23-20）$$

$$CV_{WL}\% = \frac{S_{WL}}{X} \times 100 \qquad\qquad（式23-21）$$

式中：S_R—重复性标准差；S_B—批内标准差；S_{WL}—室内标准差；X—所有结果的平均值；$CV_R\%$—重复性，即批内不精密度；$CV_{WL}\%$—室内不精密度，即总不精密度。

4．厂家声明的精密度验证 精密度评价实验结束后，将计算得到的 S_R、S_{WL} 与厂商提供的批内精密度 σ_R 及总精密度 σ_{WL} 分别比较，若 $S_R \leq \sigma_R$ 及 $S_{WL} \leq \sigma_{WL}$，则表示精密度验证实验通过。反之，若 $S_R > \sigma_R$ 或 $S_{WL} > \sigma_{WL}$，则需进一步通过三步查表法完成验证上限值（upper verification limit, UVL）的计算。

（1）第一步：确定自由度 df。

对于批内精密度自由度的验证：$df_R = N - k$，其中 N 代表总的结果数，k 代表检测批数；对于总精密度自由度的验证：$CV_{WL}\%$ 及 $CV_R\%$ 分别代表厂商声明的总不精密度 CV 及批内精密度 CV。计算 ρ，$\rho = CV_{WL}\%/CV_R\%$，再根据 ρ 及检测批数查表23-3获得 df_{WL} 值。

表23-3 厂商声明的精密度比值 ρ 与总精密度自由度 df_{WL} 对应函数表

ρ	df_{WL}	ρ	df_{WL}	ρ	df_{WL}
2.74	5	3.02	6	3.27	7
2.06	6	2.25	7	2.42	8
1.78	7	1.93	8	2.06	9
1.62	8	1.74	9	1.85	10
1.51	9	1.62	10	1.71	11
1.43	10	1.52	11	1.61	12

续表

ρ	df_{WL}	ρ	df_{WL}	ρ	df_{WL}
1.37	11	1.46	12	1.54	13
1.32	12	1.40	13	1.48	14
1.28	13	1.35	14	1.42	15
1.24	14	1.32	15	1.38	16
1.21	15	1.28	16	1.35	17
1.19	16	1.25	17	1.31	18
1.16	17	1.23	18	1.29	19
1.14	18	1.20	19	1.26	20
1.12	19	1.18	20	1.24	21

（2）第二步：通过自由度及样品个数查表 23-4 获得验证上限值 UVL 常数 F。

表 23-4　样品个数及自由度对应的 UVL 常数 F

df	样品数					
	1	2	3	4	5	6
5	1.49	1.60	1.66	1.71	1.74	1.76
6	1.45	1.55	1.61	1.65	1.67	1.70
7	1.42	1.51	1.56	1.60	1.62	1.65
8	1.39	1.48	1.53	1.56	1.58	1.60
9	1.37	1.45	1.50	1.53	1.55	1.57
10	1.35	1.43	1.47	1.50	1.52	1.54
11	1.34	1.41	1.45	1.48	1.49	1.52
12	1.32	1.39	1.43	1.46	1.48	1.49
13	1.31	1.38	1.42	1.44	1.46	1.47
14	1.30	1.37	1.40	1.42	1.44	1.46
15	1.29	1.35	1.39	1.41	1.43	1.44
16	1.28	1.34	1.38	1.40	1.41	1.43
17	1.27	1.33	1.36	1.39	1.40	1.41
18	1.27	1.32	1.35	1.37	1.39	1.40
19	1.26	1.31	1.34	1.36	1.38	1.39
20	1.25	1.31	1.34	1.36	1.37	1.38
21	1.25	1.30	1.33	1.35	1.36	1.37
22	1.24	1.29	1.32	1.34	1.35	1.36
23	1.24	1.29	1.31	1.33	1.35	1.36
24	1.23	1.28	1.31	1.32	1.34	1.35

df	样品数					
	1	2	3	4	5	6
25	1.23	1.28	1.30	1.32	1.33	1.34
26	1.22	1.27	1.30	1.31	1.32	1.34
27	1.22	1.26	1.29	1.31	1.32	1.33
28	1.22	1.26	1.28	1.30	1.31	1.32
29	1.21	1.26	1.28	1.30	1.31	1.32
30	1.21	1.25	1.27	1.29	1.30	1.31
31	1.20	1.25	1.27	1.29	1.30	1.31
32	1.20	1.24	1.27	1.28	1.29	1.30
33	1.20	1.24	1.26	1.28	1.29	1.30
34	1.20	1.24	1.26	1.27	1.28	1.29

（3）第三步：通过 F 值及公式计算 UVL：$UVL=F×\%CV$。

（五）CNAS-GL037 方案

该方案进行精密度评价的样品采用新鲜或冻存样品。至少评估 2 个水平样品的不精密度，所选样品的被测物水平应在测量区间内，至少有 1 个样品的被测物水平在医学决定水平左右。

1. **重复性验证方法** 对样品进行至少 10 次重复测定，计算均值、SD 和 CV。

2. 同时验证重复性和期间精密度。

（1）验证方法（同 EP15-A3 中精密度评价方案）：每天检测 1 批，每批检测 2 个水平的样品，每个样品重复检测 3~5 次，连续检测 5 天。在每一批测量中，应同时测量质控品。

（2）数据检查：在进行数据分析前，可参考 WS/T 492—2016 文件中检查数据中由偶然误差引起的离群值。

（3）数据分析

$$批内标准差：S_r = \sqrt{\frac{\sum_{d=1}^{D}\sum_{i-1}^{n}(x_{di}-\overline{x_d})^2}{D(n-1)}} \qquad （式 23-22）$$

$$批间标准差：S_b^2 = \frac{\sum_{d=1}^{D}(\overline{x_d}-\overline{\overline{x}})^2}{D-1} \qquad （式 23-23）$$

$$实验室内标准差：S_1 = \sqrt{\frac{n-1}{n}S_r^2 + S_b^2} \qquad （式 23-24）$$

式中：D，为实验天数；n，为每天重复次数；x_{di}，为第 d 天第 i 次重复结果；$\overline{x_d}$，为第 d 天所有结果的均值；$\overline{\overline{x}}$，为所有结果的均值。

（六）WS/T 420—2013 评价方案

WS/T 420—2013《临床实验室对商品定量试剂盒分析性能的验证》文件适用于临床实验室对商品定量试剂盒分析性能的验证。文件规定所选用的样品类型应为厂家生产的质控品或校准品，应有稳定性和均匀性，若选用样品为冻干粉或干粉，存在瓶间差，宜取多瓶样品复溶，充分混匀后分装在密闭小瓶中，根据样品特性选择相应的环境进行冰冻储存，每天在测量前取出，室温融化后进行精密度实验。至少含有两个浓度水平的样品，尽可能与厂家精密度评价时所用样品浓度一致，尽可能选择在医学决定水平处的精密度。精密度实验方案与 CNAS-GL037 文件中规定的精密度评价方案一致，即每天一个批次，每批各个浓度样品重复测量 3 次，测量 5 天。数据处理时对离群值的判断标准是单次测量数据超过总均值 $\pm 4SD$，数据剔除量需小于总数据量的 5%。关于重复标准差、期间精密度标准差的计算公式详见文件中的具体规定。

（七）WS/T 492—2016 评价方案

WS/T 492—2016《临床检验定量测定项目精密度与正确度性能验证》文件规定了临床实验室定量测定项目精密度和正确度性能验证的评估程序。用于厂家声明验证中，选择的质控品浓度水平应接近医学决定水平和厂家精密度声明试验中所使用的浓度水平。如果可能，应使用与厂家声明相同的材料，或非常类似的材料（基质）。具体的试验方案如下：

（1）连续测定 5 天，每天一个分析批，每批两个浓度水平，每个浓度水平同一个样品重复测定 3 次。

（2）如果因为质量控制程序或操作问题判断一批为失控，应剔除数据，并增加执行一个分析批。

（3）正常测量每日质控品。

（4）正确度试验样品可在同一批内进行检测。

（5）按照厂家的操作说明进行校准，如果厂家指出其精密度数据是在多个校准周期下产生的，则操作者在实验期间应选择重新校准。

试验结束后，批内标准差（S_r）、批间方差、实验室间标准差（S_l）的计算公式同 CNAS-GL037 文件中计算公式。

三、结果判断标准

实验室应根据临床需求制定适宜的检验程序分析性能标准。实验室制定性能标准时宜考虑相关制造商或研发者声明的标准、国家标准、行业标准、地方标准、团体标准、公开发表的临床应用指南和专家共识等。

1. 与制造商声明的重复性和期间精密度比较　如果根据实验数据得到的不精密度小于制造商声明的不精密度，则表明与制造商声明的不精密度通过验证。

2. 与国家卫生健康委临床检验中心推荐的允许总误差（TEa）比较　将计算得到的标准差或变异系数与推荐的 TEa 进行比较，判断其不精密度是否可接受。

（1）重复性 CV 或标准差应小于或等于 TEa 的 1/4。

（2）期间精密度 CV 或标准差应小于或等于 TEa 的 1/3。

3. 与国家标准比较　如中华人民共和国卫生行业标准 WS/T 403—2012 规定了临床生物化学检验常规项目分析质量标准，实验室测量方法的 CV 应小于推荐 CV。

4. 与生物学变异比较

（1）最低的性能（minimum performance）由 $CV_A < 0.75CV_I$ 规定。使用这种公式产生的不太严格的质量规范应用于当前技术和方法学不易达到的适当性能的分析项目。

（2）适当的性能（desirable performance）由 $CV_A < 0.50CV_I$ 规定。使用这种公式产生的质量规范应被视为广泛地应用。这是最初的最广泛地被接受，且是经常使用的基于生物学变异的质量规范。

（3）最佳的性能（optimum performance）由 $CV_A < 0.25CV_I$ 规定。使用这种公式产生的最严格的质量规范应用于当前技术水平容易达到标准的项目。

5. **实验室基于当前技术水平自定标准** 一些实验室根据自身的技术水平制定出适合自己的精密度要求。

四、应用评价

EP15-A3 可用于定量、半定量和定性方法中精密度、正确度的验证和确认。其主要是为了协助实验室验证已建立的测量程序，为使用者提供了一个最低实施方案，已验证程序的特定实例是否按照制造商的声明进行操作。

EP05-A3《定量测量程序精密度评价指南》（第三版）提供了评估体外诊断定量测量试验精密度评价，包括持续时间、实验设计、材料、数据分析、总结和解释的指南，适用于各种测量和复杂系统的评价。该指南适用于临床实验室测量程序的制造商或开发人员，以及希望确定其自身性能能力的用户。

CNAS-GL037：2019《临床化学定量检验程序性能验证指南》中对精密度的验证包括重复性验证和中间（期间）精密度验证。方案设计简单，易于操作。

重复性是检验程序精密度的"噪音基线"，是实验条件最好时的精密度。使用室内质控数据评价期间测量精密度是临床实验室获得常用方式之一，时间通常 6 个月以上，变化的因素可能包括了人员、试剂批号、仪器老化，有时还包括校准品批号的变化，能够反映实验室测量的稳定性。

（王建兵）

第二节 正确度评价试验

正确度是检测系统或方法重要的分析性能之一，在方法学性能评价试验中的重要性仅次于精密度评价试验，它是分析测量范围、分析灵敏度及生物参考区间评价等试验的基础。实验室可采用偏倚评估、回收试验、方法比对等方式进行正确度的验证和确认。

正确度评价方法较多，主要有 CNAS-GL037：2019《临床化学定量检验程序性能验证指南》，CNAS-GL047：2021《医学实验室定量检验程序结果可比性验证指南》；国外由 ISO（国际标准化组织）发布的 ISO 5725-4：2020《测量方法与结果的准确度（正确度与精密度）》第二版，CLSI 颁布的 EP9-A2、A3、EP9-C 文件即《用患者样本进行方法学比对及偏倚评估》和 EP15-A2、A3 文件即《用户对精密度和正确度性能的验证实验》。本节主要介绍偏倚评估、回收试验、与参考方法比对、与现行使用方法比对的 EP9-A2、EP9-A3 和 EP15-A3。

一、术语和定义

1. **测量正确度（measurement trueness，trueness of measurement）** 简称正确度（trueness）。是无穷多次重复测量结果的均值与真值的一致程度。同样，其也是定性概念，也只能以程度来描述。其通常用与正确度相反的统计量"偏倚（bias）"来表示。这个概念已经消除了不精密度的影响，如果还有偏倚则说明具有系统误差，因此和准确度是有区别的。

2. **测量偏倚**（measurement bias）　简称偏倚，有的文献称为偏移，指系统测量误差的估计值。常通过将测量结果的平均值减去参考值（如有证参考物质的值）获得，偏倚可为正数或负数。可计算绝对偏倚，也可计算相对偏倚。

3. **误差**（error）　是对于真值或对于可接受的、预期真值或参考值的偏离，分为随机误差和系统误差。

4. **随机误差**（random error）　在可重复条件下，对相同的被测量无数次检测结果的均值与检测结果的差异。以该均值下的标准差大小来衡量。

5. **系统误差**（systematic error）　是在可重复条件下，对相同的被测量无数次检测结果的均值与被测量真值的差异。表示系统误差的统计量为偏倚。

6. **总误差**（total error）　是能影响分析结果准确度的确定误差的组合，包括随机误差和系统误差，是不准确度的估计。

二、正确度评价方案

（一）偏倚评估

1. **样品**　按照如下优先顺序选用具有互换性的标准物质或基质与待测样品相类似的标准物质。

（1）有证标准物质（CRM）：包括国家标准物质（如 GBW）、国际标准物质（如 WHO、IFCC）、CNAS 认可的标准物质生产者（RMP）提供的有证标准物质、与我国签署互认协议的其他国家计量机构提供的有证标准物质等。

（2）标准物质（RM），如厂商提供的工作标准品。

（3）正确度控制品。

（4）正确度验证室间质量评价样品，如 CNAS 认可的 PTP 提供的正确度验证样品。

如果可行，宜根据测量区间选用至少 2 个浓度水平的标准物质样品。

2. **验证方法**　每个浓度水平的标准物质样品至少每天重复测定 2 次，连续测定 5 天，记录检测结果，计算全部检测结果的均值，并按公式 23-25 或 23-26 计算偏倚。但由于标准物质不易获得，实验室可根据实际情况决定测量次数。

$$偏倚 = 结果均值 - 参考值 \qquad （式 23-25）$$
$$或 \quad 相对偏倚 = （结果均值 - 参考值）/ 参考值 \times 100 \qquad （式 23-26）$$

（二）回收试验

1. **样品**　指临床样品（基础样品）和被测物标准品。

2. **样品配制**　通过称重法配制标准溶液，在临床基础样品中加入不同体积标准溶液（标准溶液体积应少于总体积的 10%），制备至少 2 个水平的样品（样品终浓度在测量区间内）。

3. **验证方法**　每个样品重复测定 3 次或以上，计算均值浓度，按公式 23-27 计算回收率。

$$R = \frac{C \times (V_0 + V) - C_0 \times V_0}{V \times C_s} \times 100\% \qquad （式 23-27）$$

式中：R 为回收率；V 为加入标准液体积；V_0 为基础样品的体积；C 为基础样品加入标准液后的测定结果（均值）；C_0 为基础样品的测定结果；C_s 为标准液的浓度。

（三）与参考方法比对

1. **样品** 指适宜的临床样品，不少于 8 份，被测物浓度在测量区间内均匀分布，并关注医学决定水平。

2. **参考方法** 使用公认的参考方法，如 CNAS 认可的参考实验室使用的参考方法。

3. **验证方法** 按照制造商说明书或作业指导书规定的方法对试验方法进行校准/校准验证，宜在相同时段内完成对同一样品的两种方法平行检测，每份样品每个检测方法重复检测 3 次，计算每份样品两种方法检测结果的均值，并按照式 23-25 或式 23-26 计算偏倚。

（四）方法之间比对

当实验室无法开展以上试验时，可通过参加能力验证、比对试验等途径，证明其测量结果与同类实验室结果的一致性。如与 CNAS 认可的能力验证提供者（PTP）（或可提供靶值溯源性证明材料的 PTP）提供的 PT 项目结果进行比对，或与 CNAS 认可的实验室使用的经性能验证符合要求的再用检测程序进行比对。

1. **样品** 患者/受试者样品不少于 20 份，被测物浓度、活性等在测量区间内均匀分布，并关注医学决定水平。使用 PT 样品时应不少于 5 份。

2. **参比系统** 经验证分析性能符合预期标准，日常室内质控、室间质量评价/能力验证合格的检测系统。优先选用符合以上要求的 CNAS 认可实验室的检测系统。

3. **验证或确认程序** 比对方案有多种，如 EP9-A2 方案、EP9-A3 方案、CNAS-GL047 方案等。下面分别进行描述。

（五）EP9-A2 方案

EP9-A2 文件《用患者样本进行方法比对及偏倚评估》于 2002 年发布，主要是依据临床实验室中同一物质的两种方法之间的偏倚，评价试验方法得到的结果是否可接受。

1. **EP9-A2 试验方案和要求**

（1）样品准备

1）来源：按照操作规程收集和处理的新鲜患者标本。

2）储存：如果可能的话，避免储存标本，当天收集当天测定；否则按照待测成分的稳定性来选择储存条件和时间。

3）样品数：至少分析 40 个标本。每个样品必须有足够量以备两种方法作双份测定。如果从一个患者得不到所需的样品量，可以将两个（不超过两个）病史相同，被测物浓度也大致相近的患者标本混合使用。

4）浓度：应在有临床意义的范围内，即医学决定水平范围内评价试验方法。通常应从低于参考区间到远高于参考区间，尽可能在分析测量范围内均匀分布。

（2）参比系统或方法的选择：参比系统相应具有以下特点：经验证分析性能符合预期目标，常规室内质量控制、室间质评或能力验证合格。优先选用符合性能要求的 CNAS 认可的实验室检测系统。

2. **试验方法**

（1）仪器熟悉阶段：为避免在实际的仪器性能评价过程中出现问题，操作者应熟练掌握仪器的操作程序、保养程序、样品准备方法、校准及检测程序等。

（2）正式试验阶段：两种方法每天测定 8 个样品，每个样品重复测定 2 次，共测定 5 天。在样品的重复测定中，指定第一次测定顺序，按反向顺序检测第二次。例如，样品可以按下述顺序进行：1、2、3、4、5、6、7、8 和 8、7、6、5、4、3、2、1。顺序中的浓度应尽可能随机排列。第二次标本的反向顺序可以减少交叉污染及漂移对重复测定标本平均值的影响。每天的样品应在 2 小时内测定完毕，以确保分析物稳定。

（3）质量控制：在正式试验前应建立常规质量控制程序。任一方法出现失控时应重新测定，直到达到要求的样品数为止。

3．数据的收集、处理与统计分析

（1）试验数据记录：为了便于数据的管理及统计学处理，可将每批可接受数据填于比对试验数据记录表内，记录表格可根据用户情况更改，只要使用方便即可。

（2）本方案中应用的缩写如下。

X：比较方法。

Y：试验方法。

DX_i 或 DY_i：方法 X 或方法 Y 中双份测定值的绝对差值。

I：样品数。

N：样品总数。

1，2 或 j：双份或重复测定数（下标中）。

DX_i' 或 DY_i'：方法 X 或方法 Y 中双份测定值的相对差值。

E_{ij}：方法间的绝对差值。

$\bar{E}$：方法间平均绝对差值。

E_{ij}'：方法间相对绝对差值。

$\bar{E}'$：方法间相对平均绝对差值。

TL_E：检测限。

r：相关系数。

x：比较方法的观察值。

y：试验方法的观察值。

x_{ij} 或 y_{ij}：第 i 次测定中第 j 个重复观察值（x 或 y）。

$\bar{x}$ 或 $\bar{y}$：x 或 y 的平均值。

b：斜率。

a：y 轴上的截距。

$\hat{Y}$：待评方法的预期值。

$S_{y\cdot x}$：估计值的标准误。

$\hat{B}_c$：在浓度 c 时预期偏倚的估计值。

X_c：医学决定水平浓度。

B_c：在医学决定水平浓度 X_c 的真正偏倚。

N_k：K 组中数据的数目（K=1，2，3）。

$\sum_{m-1}^{N_k}$：表示对 K 组中配对的 x 和 y 的值求和。

$\bar{B}_K$：K 组中的平均偏差（K=1，2，3）。

SD_K：K 组中偏倚的标准差。

（3）方法内离群值检验：计算每个样品重复测定差值的绝对值。

$$DX_i = |x_{i1} - x_{i2}| \qquad （式 23-28）$$

$$DY_i = |y_{i1} - y_{i2}| \qquad （式 23-29）$$

式中：ii 为样品号（由 1 到 N，N = 样品总数）。

计算每个方法重复测定的差值绝对值的均值：

$$\overline{DX} = \frac{\sum DX_i}{N} \qquad （式 23-30）$$

$$\overline{DY} = \frac{\sum DY_i}{N} \qquad （式 23-31）$$

以 4 倍的平均绝对差值作为每个方法重复测定绝对差值的可接受限。如果任一绝对差值超过此限，则再进一步计算其相对差值，即：

$$DX_i' = \frac{|x_{i1} - x_{i2}|}{\overline{x}_l} \qquad （式 23-32）$$

$$DY_i' = \frac{|y_{i1} - y_{i2}|}{\overline{y}_l} \qquad （式 23-33）$$

$$\overline{DX'} = \frac{\sum DX_i'}{N} \qquad （式 23-34）$$

$$\overline{DY'} = \frac{\sum DY_i'}{N} \qquad （式 23-35）$$

以 4 倍相对差值的均值作为可接受限。如果有一个值超过上述可接受限，需检查原因，并从数据组中删除此值。将该标本的所有数据（X 和 Y）删除后再继续分析。如果删除的数据超过一个，则需扩大调查范围，查找出现偏差的原因。如果能够找到问题所在并能追踪到引起偏差的标本，则应替换这些标本，且将问题记录在案。如果能纠正问题但不能追踪到特定样品，则所有数据必须重新收集。如果既找不到问题也不能纠正，则可将两次重复测定差值与该浓度的临床允许不精密度进行比较，如未超过允许范围，则可继续进行后续步骤。如超出允许范围，则应停止试验并通知厂家。

（4）数据作图：将数据作四张图，第一张图是 $\overline{Y}_i$（两次测定的均值）对 $\overline{X}_i$（两次测定的均值）的散点图，以试验方法的结果为 Y，比较方法的结果为 X，同时作一条通过原点，斜率为 1 的直线。第二张图是以每个 Y_{ij} 的结果对 $\overline{X}_i$ 的均值按上述相同方式作图。第三张图是偏倚图，当比较方法为参考方法时，每个样品测定的 Y 与 X 的均值之差 $(\overline{Y}_i - \overline{X}_i)$ 相对于 $\overline{X}_i$ 作图，此图的水平中心线为零。第四张图同上，是单次测定的 Y 值与 $\overline{X}_i$ 的差值 $(Y_{ij} - \overline{X}_i)$ 相对于 $\overline{X}_i$ 作图。如果比较方法不是参考方法或不能确定，那么第三张图就是每次单个样品测定的 Y 与 X 的均值之差 $(\overline{Y}_i - \overline{X}_i)$ 相对于 $(\overline{Y}_i + \overline{X}_i)$ /2 作图，此图的水平中心线为零。同样第四张图是单次测定的 Y 值的差值与 $\overline{X}_i$ 的差值 $(Y_{ij} - \overline{X})$ 相对于 $(\overline{Y}_i + \overline{X}_i)$ /2 作图。这四张图是非常有用的，因为差异的大小可用来判定非线性关系、离群值、试验方法和比较方法的非齐性方差等。

（5）线性关系的目测检查：通过前面所作的散点图我们可以观察 X（比较方法）和 Y（试验方法）是否呈直线关系。如果线性关系满意，则继续进行后续分析。

（6）方法间离群值检验：检查数据分布图（见试验示例），目测有无离群值。如果没有，跳过这部分进行后续评价。如果有离群值，则可用类似前面方法内离群值检验的方法检出离群值。

计算两种方法的绝对差值及其平均值，即：

$$E_{ij} = |y_{ij} - x_{ij}|$$

（式 23-36）

式中：ii = 为样品号 1，2，…，40 和 jj = 重复测定中的 1 和 2。

$$\overline{E} = \frac{1}{2N} \sum_i^N \sum_j^2 E_{ij}$$

（式 23-37）

计算检测限（TL_E），即 $4 \times \overline{E}$。把每一个 E_{ij} 与 TL_E 值比较，并标记超出 TL_E 值的点。

计算两种方法的相对差值及其平均值，即：

$$E'_{ij} = \frac{|y_{ij} - \overline{x}_l|}{\overline{x}_l}$$

（式 23-38）

$$\overline{E'} = \frac{1}{2N} \sum_i^N \sum_j^2 E'_{ij}$$

（式 23-39）

计算相对检测限值为 $4 \times \overline{E'}$，把每一个 E'_{ij} 与此检测限值比较，并标记超出检测限值的点。任何一点（X_{ij}, Y_{ij}）如未通过上述两种检测方法，则判断为离群值。每组数据中被删除的离群值不能超过 2.5%。如果发现有超过 2.5% 的离群值，则应调查是否存在干扰、人为错误或仪器故障。如果出现一个以上的离群点，但它们并未超出临床允许范围，则可保留并使用这些数据。如果进一步扩大调查范围查到离群值原因，则应分析更多样品以增加数据量满足试验要求。

（7）X 值合适范围的检验：为了保证回归分析的结果有效性，我们假设 X 变量没有误差；在临床实验室中这是不可能的，因为每一个检测都存在误差。但如果数据的取值范围足够宽，则这种误差对回归结果的影响可以忽略不计。X 值的取值范围是否够宽，可用相关系数 r 做粗略的估计。r 的计算公式如下：

$$r = \frac{\sum_i^N (\overline{x}_j - \overline{x})(\overline{y}_j - \overline{y})}{\sqrt{\sum_i^N (\overline{x}_j - \overline{x})^2} \sqrt{\sum_i^N (\overline{y}_j - \overline{y})^2}}$$

（式 23-40）

式中：

$$\overline{x} = \frac{\sum \sum x_{ij}}{2N}$$

（式 23-41）

$$\overline{y} = \frac{\sum \sum y_{ij}}{2N}$$

（式 23-42）

一般情况下，如果 $r \geq 0.975$（或 $r^2 \geq 0.95$），则可认为 X 值取值范围合适。如果根据测定数据算出的 r 能满足上述要求，则可认为 X 变量的误差已被数据范围所抵消。这时就可用简单的直线回归来估计斜率和截距。如果 $r^2 < 0.95$，则必须分析更多的样品以扩大数据浓度分布范围，然后再重新分析全部数据。如果 X 的取值范围无法扩大，则需采用后面描述的分部偏倚法代替回归方法来评价平均偏倚。

（8）线性回归分析

1）斜率和截距的计算：对于成对的数据（x_{ij}, y_{ij}），斜率 b 和截距 a 的计算公式分为两种。

A. 单个 Y 测定值对 X 平均值的斜率的计算：

$$b = \frac{\sum_i^N \sum_j^N (y_{ij} - \overline{y})^2 \left[\sum_i^N (\overline{x}_i - \overline{x}) \right]}{\sum_i^N (\overline{x}_i - \overline{x})^2}$$（式 23-43）

B. Y 平均值对 X 平均值的斜率的计算：

$$b = \frac{\sum_i^N (\overline{x}_i - \overline{x})(\overline{y}_j - \overline{y})}{\sum_i^N (\overline{x}_i - \overline{x})^2}$$（式 23-44）

$$a = \overline{y} - b\overline{x}$$（式 23-45）

$\overline{X}_i$ 为每个样品两次测定 X 值的平均值，此处：

$$\overline{y} = \frac{\sum \sum y_{ij}}{2N}$$（式 23-46）

$$\overline{x} = \frac{\sum \sum x_{ij}}{2N}$$（式 23-47）

可用以下方程表示：

$$\hat{Y} = bX + a$$（式 23-48）

对于任何给定的 X 值，用此方程可以计算待评方法 Y 的估计值（$\hat{Y}$）。

2）离散度均匀性检查：目测离散图和偏倚图，检查离散的均匀性。

（9）预期偏倚及可信区间计算：如前面所讲，在计算预期偏倚时就存在三种情况。第一种是我们希望看到的，也是最常见的，即数据通过合适范围和均匀离散度检验；第二种是数据未通过合适范围检验；第三种是未通过均匀离散度检验，即具有非恒定的精密度。因此我们需根据不同情况使用不同的方法来计算。

1）线性回归法（当数据通过适合范围和均匀离散度的检查）：在 Y 轴方向上数据点与回归线之差称为此点的残差，回归标准误（$S_{y\cdot x}$）是这些残差的标准差，是测量围绕回归线的数据点的"离散度"。用下列公式计算某一点（$\overline{x}_j, y_{ij}$）的残差：

$$残差_{ij} = y_{ij} - \hat{Y}_{ij} = y_{ij} - \left(a + b\overline{x}_j \right)$$（式 23-49）

对于平均值（$\overline{x}_j, \overline{y}_j$）：

$$残差_j = \overline{y}_j - \hat{Y}_j = \overline{y}_j - \left(a + b\overline{x}_j \right)$$（式 23-50）

对于单个 y_{ij} 来说，回归标准误的计算公式如下：

$$s_{y,x} = \sqrt{\frac{\sum \sum (y_{ij} - \hat{Y}_{ij})^2}{2N - 2}}$$（式 23-51）

对于平均 $\overline{y}_j$：

$$s_{y,x} = \sqrt{\frac{\sum (\overline{y}_j - \hat{Y}_{ij})^2}{N - 2}}$$（式 23-52）

在给定的医学决定水平 X_c 处的预期偏倚的估计值（B_c），按以下公式计算：

$$\hat{B}_c = a + (b - 1)X_c$$（式 23-53）

$\hat{B}_c$ 的 95% 可信区间（在 X_c 处的真正偏倚）按公式 23–54 计算：

$$\left[\hat{B}_{c,下限}, \hat{B}_{c,上限}\right] = \hat{B}_c \pm 2S_{y \cdot x} \sqrt{\frac{1}{2N} + \frac{(X_c - \bar{x})^2}{\sum\sum(x_{ij} - \bar{x})^2}} \qquad （式23–54）$$

2）当数据未通过适合范围检查时，使用分部残差法计算平均偏倚：按 X 递增的顺序制表，将数据分成三组（低、中、高），每组应含大约相同的数据。在纸上标记这些数据属于哪个组，然后分别用下列方程式计算每组的平均偏倚。

$$\bar{B}_K = \frac{\sum_{m=1}^{N_K}(y_m - x_m)}{N_K} \qquad （式23–55）$$

$$SD_K = \sqrt{\frac{\sum\left[(y_m - x_m) - \bar{B}_K\right]^2}{N_K - 1}} \qquad （式23–56）$$

式中：$N_K = K$ 组的数据数（$K = 1, 2, 3$）；m 为"虚设的"下标，表示 K 组中成对 x 和 y。

$\bar{B}_K$ 是适当浓度范围内估计的预期偏倚，相当于前面的 $\hat{B}_c$。如果三个 $\bar{B}_K$ 大致相等，则用 $\bar{B}$ 代表它们的均值。根据临床需要来选择医学决定水平，在医学决定水平浓度 X_c 处，通过选择对于 X_c 的适当 K 值并作如下计算，得出预期偏倚 $\hat{B}_c$ 的 95% 可信区间：

$$\left[\hat{B}_{c,下限}, \hat{B}_{c,上限}\right] = \bar{B}_K \pm 2\frac{(SD_K)}{\sqrt{N_K}} \qquad （式23–57）$$

3）当数据有非恒定精密度时，用分部残差法计算预期偏倚。如前所述把数据分成三组，每组中数据的数目应大致相等。然后对每组数据分别进行计算，此处 $N_K = K$ 组数据的个数（$K = 1, 2, 3$）。

$$SD_K = \sqrt{\frac{\sum_{m=1}^{N_K}(Y_m - \hat{Y}_m)^2}{N_K - 1}} \qquad （式23–58）$$

在给定医学决定水平 X_c 处，预期偏倚 $\hat{B}_c$ 的估计值为：

$$\hat{B}_c = a + (b - 1)X_c \qquad （式23–59）$$

按公式计算出 B_c 的 95% 可信区间：

$$\left[\hat{B}_{c,下限}, \hat{B}_{c,上限}\right] = \hat{B}_c \pm 2\frac{(SD_K)}{\sqrt{N_K}} \qquad （式23–60）$$

（10）预期结果与可接受标准的比较：用上述方法计算出预期偏倚后，就应该与厂家声明或实验室内部性能标准来比较是否可以接受。目前国内通常都与 CLIA'88 的性能要求比较，一般以其允许误差的二分之一作为评价标准，也可以以生物学变异来作为可接受标准。当预期偏倚>预期偏差可信区间的上限时，试验方法与比较方法相当，偏差可以接受；当预期偏差可信区间的上限>预期偏倚>预期偏差可信区间的下限时，试验方法与比较方法相当；当预期偏倚<预期偏差可信区间的下限时，试验方法与比较方法不相当，偏差不能被接受。

（六）EP9-A3 方案

2013 年 8 月，CLSI 发表 EP9-A3《用患者样本进行方法比对及偏倚评估：批准指南》第三版。相对 2002 年发布的 EP9-A2 及 2010 年发布的 EP9-A2（IR）版本，文件架构、试验方案、附录内容作了很大的修改。EP9-A3 方法比对应用范围更广，用户可使用差异图进行目测并分析数据，利用加权选择法、戴明回归分析（Deming）和 Passing-Bablok 法进行回归分析，通过差异图或临床医学决定水平浓度点计算偏倚及其可信区间等。

1．EP9-A3 的用途　具体要求见表 23-5。

表 23-5　EP9-A3 对厂家和实验室比对研究要求

研究类型	执行者	样品数量	待评方法重测次数	待评方法数量	偏倚评估方法
建立测量方法声明标准	厂家	≥ 100	1 次或多次	1 个或多个	回归分析
确认声明标准	厂家	≥ 100	1 次	1 个或多个	回归分析
新引进测量方法的验证	实验室	≥ 40	1 次或多次	1 个	差异图或回归分析

（1）厂家新建立的测量方法与参比方法相关性研究。

（2）厂家对新建立的测量方法比对声明要求确认。

（3）临床实验室新引进测量方法与参比方法比对。

2．仪器熟悉阶段　待评方法和参比方法的操作者必须熟悉以下工作：

（1）操作。

（2）维护保养程序。

（3）样品准备方法。

（4）校准和质量监控能力。

3．测量方法比对研究

（1）标本要求：比对时应使用未经过处理的患者标本，分析物浓度应尽可能在测定范围内均匀分布，按照实验室操作规范和制造商的推荐收集和处理患者标本。各标本基本信息如临床诊断或状态（是否溶血、黄疸、脂血、浑浊）均应记录。如需要使用处理过的标本，应 ≤ 20%。

（2）参比方法：参比方法应该做到如下几点：

1）具有比待评方法更低的不确定度。

2）可能的情况下，不受已知干扰物质的干扰。

3）使用与待评方法相同的单位。

4）可能的情况下，能溯源至标准品或参考方法。

5）参比方法的线性范围应至少与待评方法的范围一致，以便在分析测定范围内可以比较。

（3）标本数量

1）厂家用于建立或确认声明标准，标本数量应 ≥ 100。

2）增加样品数将提高统计估计值的可信度，如重复测量，应计算其平均值；如重复 3 次或以上，计算其中位数较合理。

3）手工方法应重复测定 2 次。

（4）方法比对的影响因素

1）批内、批间变异等随机误差因素。

2）校准、仪器设备、试剂批号、校准品批号、操作者等因素。

3）厂家建立或确认声明标准时，推荐每天平均检测一定数量和不同浓度标本，连续 3～5 天，同时考虑试剂批号、校准批号、设备、操作者因素。

（5）标本测定顺序：参比方法和待评方法需随机顺序测定每批标本。

（6）时间和期限：对于一个给定的标本，参比方法和待评方法均应在分析物稳定的时间段内测定。如果可能，最好使用测定当天的标本。如果使用储存标本，储存方式必须能确保样品的稳定性，以满足参比方法和待评方法的要求。两种方法应用同样的方式储存样品，以避免储存条件不同引入新的变量。

（7）数据收集过程中的检查

1）对于离群值，应分析其潜在影响因素（如仪器、人员、方法）；并应在数据表上保留原始数据，以备复查。

2）仪器显示存在误差时收集的数据需记录，但在最后的数据分析中不要包括在内。

3）任何操作者造成误差的数据也需记录，但在最后的数据分析中不要包括在内。

（8）质量控制：试验中应遵循实验室和／或制造商的常规质量控制程序。保留质控图，任一方法出现失控时应重新测定，直到达到要求的样品数为止。

（9）数据删除要求：任何需要删除的数据均应仔细形成文件并保留，记录所发现的原因和问题。

4．临床实验室具体要求

（1）参比方法：实验室当前使用的方法、生产厂家声明的方法和公认的参考方法都可作为参比方法。实验室应该清楚，除参考方法外，某些参比方法存在一定的干扰现象和基质效应。

（2）样品数量：为了满足方法比对偏倚评估标准要求，至少需分析40个样品，增加样品数将提高统计估计值的可信度。

（3）重测次数：如果实验室主管认为单次测量合适，则比对时每个测量方法只测定1次是可接受的。如重复或多次测量，应该计算其平均值或中位数后再进行不同浓度样品间的比较。

（4）校准和质控：确保待评方法和参比方法在研究开始时均符合质控控制要求，必要时，实验室应遵循制造商或操作规程进行校准。

5．数据目测检查　对待评方法和参比方法测定结果进行目测检查，初步判断选择的标本浓度是否在测定范围内均匀分布，了解方法间的差异程度，决定后续选择何种方法进行更合理的评估分析。散点图和差异图是比对数据目测检查最有力和灵活的工具。

（1）散点图：比对研究中，x轴为参比方法结果，y轴为待评方法结果。散点图表示因变量随自变量而变化的大致趋势，据此可以选择合适的函数对数据点进行拟合。恒定SD散点图和恒定CV散点图分别见图23-2和图23-3。

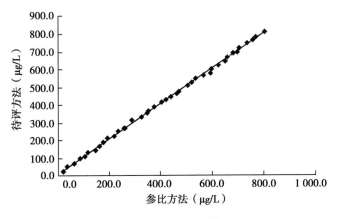

图23-2　恒定SD的散点图

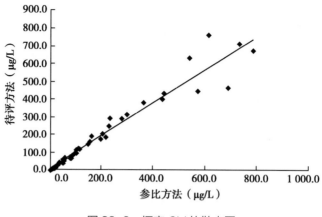

图 23-3 恒定 CV 的散点图

（2）偏差图：偏差图的 x 轴为被测量浓度值，y 轴为待评方法与参比方法的差异值。Bland-Altman 法是一个较好的偏差图例子，主要是观察两种测量方法间差异的分布。绘制偏差图的规则见表 23-6。

表 23-6 偏差图绘制规则

水平轴 x（z）	垂直轴 y	
	差异值（d）恒定（恒定 SD）	差异（d）与浓度成比例（恒定 CV）
参比方法结果	$z_i=$ 浓度 $=x_i$	$z_i=x_i$
	$d_i=$ 差值 $=y_i-x_i$	$d_i=(y_i-x_i)/x_i$
待评方法和参比方法平均值	$z_i=(x_i+y_i)/2$	$z_i=(x_i+y_i)/2$
	$d_i=y_i-x_i$	$d_i=(y_i-x_i)/[(x_i+y_i)/2]$

注：SD：标准差；CV：变异系数；x_i 为参比方法标本 i 的结果；y_i 为待评方法标本 i 的结果。

（3）散点图和偏差图的潜在特征分析。

1）差值恒量变化（恒定 SD）：如果待评方法和参比方法的差值变化为恒定值，其数值偏差图和百分比偏差图见图 23-4、图 23-5。

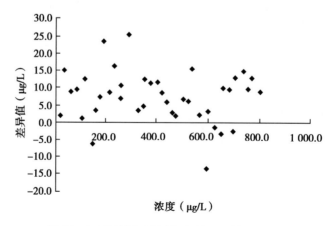

图 23-4 两种测量方法恒定差异－数值偏差图

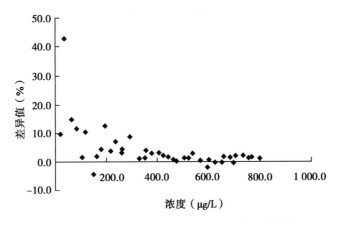

图 23-5　两种测量方法恒定差异 - 百分比偏差图

2）差值成比例变化（恒定 CV）：如果待评方法和参比方法的差值变化随浓度成比例改变，其数值偏差图和百分比偏差图见图 23-6、图 23-7。

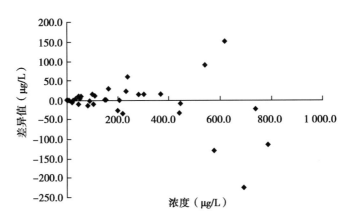

图 23-6　两种测量方法差值成比例 - 数值偏差图

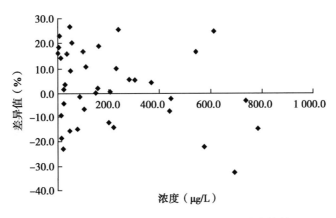

图 23-7　两种测量方法差值成比例 - 百分比偏差图

3）差值混合变化（*SD* 和 *CV*）：有时，待评方法和参比方法的差值在低浓度为恒量变化，而在高浓度又成比例变化，其散点图见图 23-8，偏差图见图 23-9。

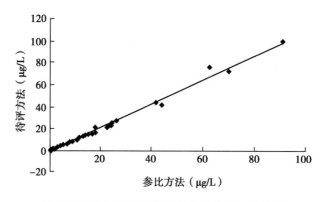

图 23-8　测量方法间的差值混合变化 – 散点图

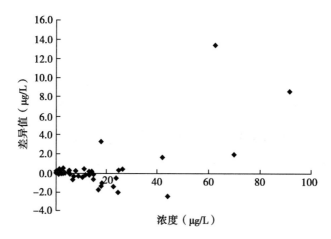

图 23-9　测量方法间的差值混合变化 – 偏差图

4）排序偏差图：在比对试验过程中，会遇到方法间差值成比例变化，且个别高浓度标本的变化更大，给差异评估带来很大难度，排序偏差图将较好地解决这个问题。绘制排序偏差图的规则如表 23-7，排序偏差图见图 23-10。

表 23-7　排序偏差图绘制规则

水平轴 x（z）	垂直轴 y	
	差异值（d）恒定（恒定 SD）	差异（d）与浓度成比例（恒定 CV）
根据参比方法结果排序	$z_k=$ 排序（x_i） $d_k=y_k-x_k$	$z_k=$ 排序（x_i） $d_k=(y_k-x_k)/x_k$
根据待评方法和参比方法平均值排序	$z_k=$ 排序 $\dfrac{(x_i+y_i)}{2}$ $d_k=y_k-x_k$	$z_k=$ 排序 $\dfrac{(x_i+y_i)}{2}$ $d_k=(y_k-x_k)/\dfrac{(x_k+y_k)}{2}$

注：SD：标准差；CV：变异系数；K 为按标本浓度排序后的序号

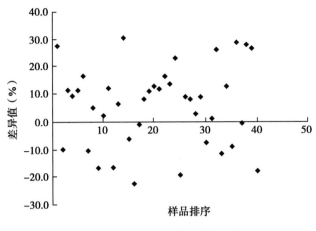

图 23-10　水平轴排序的偏差图

5）偏倚随浓度值变化偏差图：有时，比对试验中，两种方法间的差值变化在整个浓度范围内基本一致，但差值呈线性改变（图 23-11）。

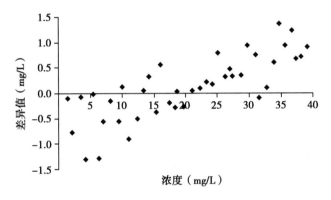

图 23-11　偏倚随浓度值变化偏差图

6）非线性关系：有时，两种方法间的差值随浓度值成比例变化，且变化大小为非线性关系，见图 23-12。

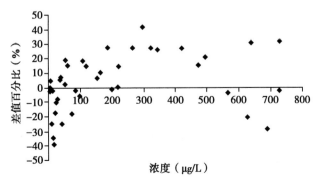

图 23-12　非线性关系偏差图

7）异常值目测检查：使用散点图和偏差图可目测检查异常值（离群值）。具体见图 23-13、图 23-14。

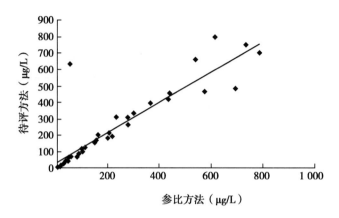

图 23-13 散点图

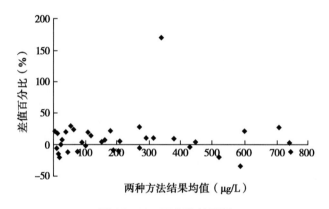

图 23-14 百分比差异图

6．定量分析

（1）通过偏差图评估偏倚：当实验室引进新的测量方法时，应用 40 例标本进行方法学比对试验，并通过偏差图进行偏倚评估。如果可能，还应通过回归分析技巧进一步评估偏倚。

1）恒量 SD：如果两方法间的差值呈正态分布（图 23-15），则利用差值平均值作为估算的偏倚；如果两方法间的差值呈非正态分布，则利用中位数作为估算的偏倚。平均数计算公式见公式 23-61。

$$\bar{d} = \sum_{i=1}^{n} d_i / N \qquad （式 23-61）$$

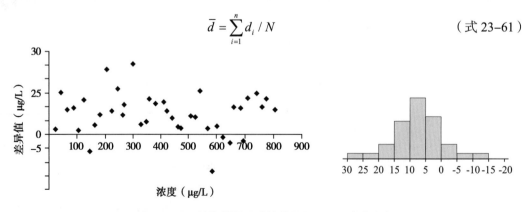

图 23-15 差值偏差图（柱状图显示呈正态分布）

2）恒量 *CV*：与恒量 *SD* 一样，如果两方法间的百分比差值呈正态分布（图 23-16），则利用差值平均值作为估算的偏倚，如果两方法间的差值呈非正态分布，则利用中位数作为估算的偏倚。

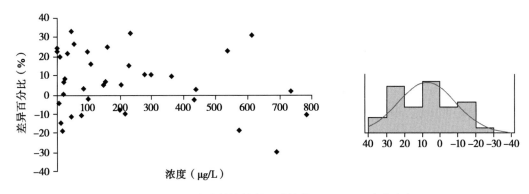

图 23-16　百分比差值偏差图（柱状图显示呈正态分布）

3）差值混合变化（*SD* 和 *CV*）：如两方法比对试验的差值呈混合变化模型，采用排序偏差图计算偏倚，即在低浓度处（$1 \sim k$）采用恒量差值方法评估偏倚，在高浓度处（$k+1 \sim N$）采用成比例的百分比差值评估偏倚，各部分至少包括 20 例标本，计算方法同恒量 *SD* 和恒量 *CV*。

4）偏倚随浓度值变化：比对试验中，偏倚随浓度值变化呈线性关系，用户将可采用回归分析计算偏倚，如果各数据点变化相对一致，则采用常规线性回归程序（ordinary linear regression，OLR）计算，否则采用其他回归分析程序。

5）非线性关系：如果偏倚随浓度值变化成非线性关系，其偏倚估算参照相关文献执行。

6）*y* 轴存在异常结果（偏态分布）：实际上某些异常值有时会对研究结论产生重要影响。识别异常值并将其排除在外，或至少作有无异常值的统计结论分析。可通过极端学生化偏差（extreme studentized deviate，ESD）（计算方法详见案例分析）检验判断数据中是否存在异常值（离群值）。

7）偏倚的置信区间计算：偏倚可用平均值或中位数进行估算，并需进一步计算其 95% 置信区间（*CI*）。如果为正态分布，可用平均值估算偏倚，用标准误（standard error，SE）计算偏倚值的 *CI*。如果为非正态分布，可用中位数估算偏倚，用威尔科克森符号秩检验（Wilcoxon distribution-free signed rank test）计算偏倚值的 *CI*。

（2）通过散点图的线性拟合（回归分析）计算偏倚：临床实验室比对试验研究时，首先应进行偏差图分析，如果不理想，再进行回归分析。厂家在建立和确认比对声明标准时，必须进行回归分析（回归分析方法详见 EP9-A3 附件或者应用 MedCalc 软件进行回归分析）。

1）恒量 *SD*：如果各数据点变化相对一致，相关系数 $r^2 \geq 0.95$，则采用 OLR 进行回归分析计算；否则采用其他回归分析程序，如 Deming 回归分析方法。

2）恒量 *CV*：加权最小二乘法（weighted least squares，WLS）可用于此类数据计算，但其与 OLR 具有同样的特征，如各数据点变化较大，应采用恒量 *CV* Deming 回归方法或 Passing-Bablok 回归方法分析。

3）混合变化（*SD* 和 *CV*）：恒量 *CV* Deming 方法和 Passing-Bablok 方法均可用于混合变化的

回归分析，但恒量 *CV* Deming 方法有时不能消除一些高值标本差异变化较大时的影响，Passing-Bablok 方法更适合此类变化回归分析。

4）异常值结果：OLR 和 Deming 方法不适合此类变化，推荐使用 Passing-Bablok 方法。

5）非线性分布：不适用于回归方法，可采用偏差图分析。

（3）偏倚和回归参数的置信区间计算：OLR 和加权 OLR 回归分析时，其各参数的 95%*CI* 可由公式直接计算，其他回归方法各参数的 95%*CI* 需通过 Jackknife 途径才能获得。

7．方法内比对 对于已建立或确认的方法，厂家或实验室可利用 40 个系列浓度标本对该方法的不同条件进行比对分析。

（1）样品类型比对：可利用单一设备、同批号试剂、当天检测不同类型（样品管或样品类型不同）标本，进行方法内比对。

（2）其他比对：主要包括不同批号试剂、相同或不同厂家设备等。

8．结果解释以及与性能标准比较 在多数情况下，我们关心现行方法与候选方法之间的差别，此时将预期偏倚的可信区间或医学决定水平点 *Xc* 处的允许误差的限值与可接受标准相比较。每个实验室应建立自己的可接受标准（可咨询专家或技术文献）。

（七）EP15-A3 方案

CLSI EP15-A3 文件《用户对精密度和正确度性能的验证—批准指南》于 2014 年发布第三版。正确度试验方案与第二版相比，主要有以下几个方面不同：①标本数量和检测次数：EP15-A3 基本方案为 5×5 设计，每天 1 批，每批重复 5 次，共 5 天，共 25 个数据；②参考物质：EP15-A3 根据所选参考物质不同，提供计算方法不同；③离群值检验：EP15-A3 不仅要求检测时室内质控在控，同时规定采用 Grubbs 法检验离群值点；④统计方法：EP15-A3 明确采用单因素方差分析进行计算，各步骤以表格和流程图等形式呈现，更易操作。下面进行具体介绍。

1．试验方案

（1）在进行正确度的评价试验之前，首先确定实验室允许偏倚。

（2）选择合适的有值参考物。

1）如果想要达到一个比较理想的评估结果，最好选择经过能力验证程序和质量控制程序的定值分析物，或者是商业质控品。

2）至少两个水平浓度（与临床测定相关的浓度水平）。

3）分析物的性质稳定。

4）分析物有确定值，这一项必备条件排除了一些新鲜人患者样品。

5）需要确定有值参考物的不确定度（se_{RM}，标准差）。

6）根据实际用量考虑，需要有足够充足的用量。

（3）仪器熟悉阶段及方法熟悉：为避免在实际的仪器性能评价过程中出现问题，操作者在正式试验前应该熟练掌握仪器的操作程序及方法的检测程序。

2．试验方法 2 个有值参考物，每天 1 批，每批重复 5 次，共 5 天，每个样品得到 25 个数据，具体流程见图 23-17。

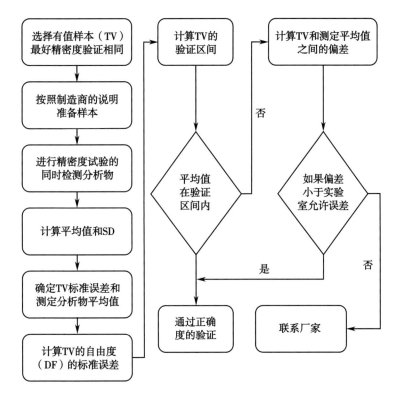

图 23-17　EP15-A3 正确度验证检测流程（利用已知浓度的参考物质）

3．统计学处理

（1）离群值检验：EP15-A3 文件中推荐使用 Grubbs 进行离群值的检验。其规定的数值区间格拉布斯限（Grubbs limits）的计算公式如下：

$$格拉布斯限 = \bar{x} \pm G \times SD \qquad （式 23-62）$$

式中：$\bar{x}$ 为所有精密度检验结果的均值；SD 为所有精密度检验结果的标准差；G 为 Grubbs 参数，根据检验样品个数及批数查询 Grubbs 表格获得。

（2）计算参考物质标准误差 se_{RM}。

1）假设参考物定值是来自能力验证的一致结果，那么 se_{RM} 是这些结果的标准差（S）和所报告结果实验室的数量（$nLab$）之比，即 $se_{RM} = S/\sqrt{nLab}$。

2）如果制造商提供参考物定值的标准误差（u），那么 $se_{RM} = u$。

3）商业质控品 95% 或者是 99% 置信区间靶值的上下限范围，那么 se_{RM} 分别为 $(upper - Lower)/(2 \times 1.96)$ 和 $(upper - Lower)/(2 \times 2.58)$

（3）计算 se_x 的值。

1）用单因素方差分析方法计算批间均方（MS_1）和批内均方（MS_2）。

2）计算批内变异（V_W），设定 $V_W = MS_2$；计算批间变异（V_B），$V_B = (MS_1 - MS_2)/n_0$，n_0 为每批样品中重复测量次数。

3）计算批内重复性（S_R）$= \sqrt{V_W}$ 和实验室内不精密度（S_{WL}）$= \sqrt{V_W + V_B}$；

（4）计算标准误差（$se_{\bar{x}}$）：

$$se_{\bar{x}} = \sqrt{\frac{1}{nRun}\left[S_{WL}^2 - \left(\frac{nRep-1}{nRep}\right)S_R^2\right]}$$ （式 23-63）

其中 $nRun$ 为测试批次数，$nRep$ 为每批重复次数。

如果 S_{WL} 和 DF 已知，可以用以下公式计算：

$$se_{\bar{x}} = S_{WL} / \sqrt{df_{\bar{x}+1}}$$ （式 23-64）

（5）计算 se_c（TV 与平均值之间的标准误差）：

$$se_c = \sqrt{se_{\bar{x}}^2 + se_{RM}^2}$$ （式 23-65）

（6）计算合成自由度（df_c）：

$$df_c = \frac{\left(se_{\bar{x}}^2 + se_{RM}^2\right)}{\dfrac{se_{\bar{x}}^4}{df_{\bar{X}}} + \dfrac{se_{RM}^4}{df_{RM}}}$$ （式 23-66）

其中：$df_{\bar{x}} = nRun-1$。

而 df_{RM} 分为三种情况：

1）当 $se_{RM} = 0$，$df_c = df_{\bar{x}}$。

2）当 $se_{RM} > 0$，$df_{RM} =$ 无限大，$df_C = df_{\bar{x}} \times \left(se_C / se_{\bar{x}}\right)^4$。

3）当 se_{RM} 来自能力验证和质量验证有值参考物的给定值，那么计算 $tau = se_{RM} / se_{\bar{x}}$，验证试验所进行的批次数 $nRun$，查表得 df_c。

（7）计算验证区间（VI）

$$VI = TV \pm (m \times se_c)$$ （式 23-67）

其中：$m = t(0.975, df_c)$，查 t 值表得到 m 值。

4. 结果判断 分别比较参考物质样品每个水平的均值与其靶值 VI 情况，若均值在 VI 内，则证明该方法检测结果与参考物质靶值没有显著性偏差；若不在 VI 内，则计算均值和 TV 的相对偏差，观察相对偏差是否小于用户定义的可接受范围，一般以小于 $1/2TEa$ 为标准。若是则证明候选方法的相对偏差可接受。否则，需查找原因或与厂家联系。

三、应用评价

CNAS-GL037《临床化学定量检验程序性能验证指南》是同时评价精密度、正确度、线性、携带污染率等的方法，对于如何进行性能验证试验提供了依据，介绍了更简易评价正确度的方法。文件中指出当实验室无法开展正确度验证时，可通过参加能力验证、比对试验等途径，证明其测量结果与同类实验室结果的一致性。正规的方法学比对试验是将常规测量程序与参考测量程序（RMP）比较。建立 RMP 对于临床实验室来说，是一件十分困难的事，因此大多数情况下不能直接与 RMP 比较，而只能与较好的方法或原有的方法进行比较。

CNAS-GL047《医学实验室定量检验程序结果可比性验证指南》文件适用于医学实验室（以下简称"实验室"）在相同或不同地点，使用多个相同或不同的定量检验程序、检测系统、检验方法等（通称"检验程序"）检测同一分析物（检验项目）时，验证检验结果间的可比性。

CLSI EP9-A2、A3、EP9-C《用患者标本进行方法比较试验及偏倚评估》介绍了用方法学比对试验进行正确度评价。其主要差别是，EP9 文件要求在没有参考方法的情况下，与现有方法之间的比对，现有方法指经过批准上市，应用到临床实验室的方法，最好是参加室间质量评价合格的方法。

EP15-A2、A3《精密度和正确度性能的用户验证》指南的偏倚估计部分依赖于候选方法在 5 天或 5 天以上进行的 25 次或更多次测量，以估计已知浓度的物料的被测浓度。将这些估计的被测物浓度与定值材料的被测物浓度进行比较用于估计偏差。如果使用高质量的测量程序来定值材料的浓度，则所观察到的偏差是正确性的度量。

（王建兵）

第三节　准确度评价试验

ISO 5725 文件用两个术语"正确度"与"精密度"来描述一种测量方法的准确度。"准确度"这一术语在过去一段时间只用来表示现在称为正确度的部分，但其实它不仅包括测试结果对参照（标准）值的系统影响，也应包括随机的影响。定性方法，即检测结果为阴 / 阳性或存在 / 不存在或反应 / 不反应或是 / 否的方法，准确度的评价以灵敏度和特异性表征，可参考 CLSI EP17 文件；定量方法和半定量方法，准确度的评价以不精密度和正确度表征，可参考文件有 ISO 5725、CLSI EP05、CLSI EP15 及 CLSI EP9 文件等。

本节定量检测方法准确度评价试验方案主要依据 ISO 5725 文件编写，既包含正确度也包含精密度。考虑精密度的原因主要是因为假定在相同的条件下对同一或认为是同一的物料进行测试，一般不会得到相同的结果。这主要是因为在每个测量程序中不可避免地会出现随机误差，而那些影响测量结果的因素并不能完全被控制在对测量数据进行实际解释过程中，必须考虑这种变异。例如，测试结果与规定值之间的差可能在不可避免的随机误差范围内，在此情形下，测试值与规定值之间的真实偏差是不能确定的。类似的，当比较两批物料的测试结果时，如果它们之间的差异来自测量程序中的内在变化，则不能表示这两批物料的本质差别。精密度的两个条件，即重复性和复现性条件对很多实际情形是必需的，对描述测量方法的变异是有用的。在重复性条件下，能够引起测量方法结果变异的因素，如①操作员；②使用的设备；③设备的校准；④环境（温度、湿度、空气污染等）；⑤不同测量的时间间隔，皆保持不变，不产生变异；而在复现性条件下，它们是变化的，能引起测试结果的变异。因此重复性和复现性是精密度的两个极端情况：重复性描述变异最小情况，而复现性则描述变异最大情形。精密度通常用标准差表示或变异系数表示。

当已知或可以推测所测量特性的真值时，测量方法的正确度即为人们所关注。尽管对某些测量方法，真值可能不会确切知道，但有可能知道所测量特性的一个接受参考值。例如，可以使用适宜的标准物料或者通过参考另一种测量方法或准备一个已知的样品来确定该接受参考值。通过把接受参考值与测量方法给出的结果水平进行比较就可以对测量方法的正确度进行评定。正确度通常用偏倚来表示。

一、术语与定义

1. **测试结果**（test result） 用规定的测试方法所确定的特性值。

2. **可接受的参考值**（accepted reference value） 用作比较的经协商同意的标准值，它来自于：①基于科学原理的理论值或确定值；②基于一些国家或国际组织的实验工作的指定值或认证值；③基于科学或工程组织赞助下合作实验工作中的同意值或认证值；④当①②③不能获得时，则采用期望值。

3. **准确度**（accuracy） 测试结果与可接受的参考值之间的一致程度。

4. **正确度**（trueness） 对测量结果的期望与真实值之间的一致程度。

5. **偏倚**（bias） 测试结果的期望与可接受参考值之差。

6. **离群值**（outlier） 样品中的一个或几个观测值，它们离开其他观测值较远，暗示它们可能来自不同的总体。

二、准确度评价方案

1. **标准测量方法** 为使测量按同样的方法进行，测量方法应标准化。所有测量都应该根据规定的标准方法进行。标准测量方法的文件应该是明确和完整的，所有涉及该程序的环境、试剂和设备的初始检查及测试样品准备的重要操作都应包括在测量方法中，这些方法尽可能参考其他对操作员有用的书面说明，同时宜精确说明测试结果、计算方法及应该报告的有效数字位数。

2. **准确度试验（正确度和精密度）的度量** 宜由参加试验的实验室报告的系列测试结果确定。为此目的需专门设立专家组组织所有测试。这样一个不同实验室间的试验称为"准确度试验"，通过这样的试验得到的准确度的估计值，宜指明所用的标准测量方法，且结果仅在所用的方法下才有效。准确度试验通常可以认为是一次标准测量方法是否适合的一个实际测试。标准化的主要目标之一就是要尽可能估计用户（实验室）之间的差异，由准确度试验提供的数据将会揭示出这个目标是如何有效取得的。

3. **同一测试对象** 在一个准确度试验中，规定物料或规定产品的样品从一个中心点发往位于不同地点、不同国家的许多实验室。重复性条件指出在这些实验室中进行的测量应该对同一测试对象，并在实际同一时段内进行。为此应满足以下两个不同的条件：①分送各实验室的样品应该相同；②样品在运输过程中和在实际测试前所耗费的时间须保持相同。在组织精确度试验中，要仔细考察这两个条件是否得到满足。同时样品本身也要保证其均匀性。

4. **短暂的时间间隔** 在重复性条件下进行的试验宜在尽可能短的时间间隔内进行，以便使易变的因素保持最小变化，如环境因素的变化。

5. **参与的实验室** 本部分的一个基本假定是对一个标准测量方法而言，重复性对使用这个标准程序的每个实验室应该或至少是近似相同的，这样可以允许建立一个共同的平均重复性标准差，它适用于任何实验室。然而，每个实验室在重复性条件下进行一系列观测时，都能就该测量方法得到一个自己的重复性标准差的估计值，并可据此与共同的标准差的值来校核该估计值。

6. **统计基本模型** 为估计测量方法的准确度（正确度和精密度），假定对给定的受试物料，每个测试结果 y 是三个分量的和：

$$y=m+B+e \qquad\qquad （式23-68）$$

其中：m 为总平均值（期望），为测试水平；B 为重复性条件下偏倚的实验室分量；在重复条件下进行的任何系列测试中，分量 B 可以认为是常数，但在其他条件下进行的测试，分量 B 则会不

同。B 的方差称为实验室间方差，即

$$var(B) = \sigma_L^2 \qquad （式 23-69）$$

其中 σ_L^2 包含操作员间和设备间的变异。e 为重复性条件下每次测量产生的随机误差。在重复性条件下单个实验室内的方差称为实验室内方差，即

$$var(e) = \sigma_w^2 \qquad （式 23-70）$$

ISO 5725 文件中，假定对一般的标准化测量方法，实验室之间的这种差异是很小的，可以对所有使用该测量方法的实验室设定一个对每个实验室都相等的实验室内方差。该方差称为重复性方差，它可以通过实验室内方差的算术平均值（剔除离群值后）来进行估计，表达式如下：

$$\sigma_r^2 = \overline{var(e)} = \overline{\sigma_w^2} \qquad （式 23-71）$$

7. 基本模型和精密度的关系 当采用基本模型时，重复性方差可以直接作为误差项 e 的方差，但复现性方差为重复性方差和实验室间方差之和。作为精密度的两个量：

重复性标准差：

$$\sigma_r = \sqrt{var(e)} \qquad （式 23-72）$$

复现性标准差：

$$\sigma_R = \sqrt{\sigma_L^2 + \sigma_r^2} \qquad （式 23-73）$$

8. 准确度试验的计划 估计一个标准测量方法的精密度和 / 或正确度试验的具体安排应是熟悉该测量方法及其应用的专家组的任务。专家组中至少应该有一个成员具有统计设计和试验分析方面的经验。当计划一个试验时要考虑以下问题。

（1）该测量方法是否有一个令人满意的标准？

（2）宜征集多少实验室来协作进行试验？

（3）如何征集实验室？这些实验室应满足什么要求？

（4）在实际中什么是水平的变化范围？

（5）在试验中宜使用多少个水平？

（6）什么样的物料才能表达这些水平？如何准备受试物料？

（7）宜规定多少次重复？

（8）完成所有这些测量宜规定多长的时间范围？

（9）基本模型是否适宜？是否需要考虑修改？

（10）需要什么特别预防措施来确保同一物料在所有实验室相同的状态下进行测量？

9. 准确度试验的实验室的选择 从统计观点来看，参加估计准确度的实验室宜从所有使用该测量方法的实验室中随机选取。需要征集参加协同实验室间测试的实验室个数，以及每个实验室在每个测试水平需要进行的测试结果个数是有关的，在下文中给出了如何决定这些数目的导则。

10. 估计精密度所需实验室数 上述符号 σ 表示的储量是未知的标准差真值，精密度试验的一个目标就是对它们进行估计。当可对标准差真值 σ 求得估计值 s 时，可以得到关于 σ 的范围的结论，即估计值 s 期望所在的范围。可通过卡方分布和 s 的估计值所基于的测试结果数目得到解决。通常使用的公式是：

$$P\left(-A < \frac{s - \sigma}{\sigma} < +A\right) \qquad （式 23-74）$$

其中：A 为标准值、估计值不确定度的系数，常用百分数来表示。式 23-74 表示可以预期标准差的估计值 s 以概率 P 位于标准差真值（σ）A 倍的两侧。

对单一测试水平，重复性标准差的不确定度依赖于实验室数 p 和每个实验室内的测试结果数 n。对复现性标准差，其估计程序较为复杂，因为复现性标准差是由两个标准差所确定的（见式 29-73）。此时需要另一个因子 γ，它表示复现性标准差对重复性标准差的比：

$$\gamma = \sigma_R / \sigma_r \qquad （式 23-75）$$

下面给出计算概率水平为 95% 下 A 值的一个近似式。此式的目的是计算所需征集实验室数，并确定每个实验室在每个测试水平所需的测试结果数。这些等式没有给出置信限，因此在计算置信限的分析阶段不宜使用。A 的近似公式如下：

对重复性：

$$A=A_r=1.96\sqrt{\frac{1}{2p(n-1)}} \qquad （式 23-76）$$

对复现性：

$$A=A_R=1.96\sqrt{\frac{p[1+n(\gamma^2-1)]^2+(n-1)(p-1)}{2\gamma^4n^2(p-1)p}} \qquad （式 23-77）$$

γ 值是未知的，通常可利用在该测量方法标准化过程中获得的实验室内标准差和实验室间标准差得到它的初步估计。表 23-8 给出了实验室数为 p，每个实验室的不同测试结果数为 n 时，重复性标准差和复现性标准差不确定度系数的精确值（以百分数表示）。

表 23-8　重复性标准差和复现性标准差估计值的不确定度系数

| 实验室数 p | A_r | | A_R | | | | | | | | | |
| | | | $\gamma=1$ | | | $\gamma=2$ | | | $\gamma=5$ | | |
	$n=2$	$n=3$	$n=4$	$n=2$	$n=3$	$n=4$	$n=2$	$n=3$	$n=4$	$n=2$	$n=3$	$n=4$
5	0.62	0.44	0.36	0.46	0.37	0.32	0.61	0.58	0.57	0.68	0.67	0.67
10	0.44	0.31	0.25	0.32	0.26	0.22	0.41	0.39	0.38	0.45	0.45	0.45
15	0.36	0.25	0.21	0.26	0.21	0.18	0.33	0.31	0.30	0.36	0.36	0.36
20	0.31	0.22	0.18	0.22	0.18	0.16	0.28	0.27	0.26	0.31	0.31	0.31
25	0.28	0.20	0.16	0.20	0.16	0.14	0.25	0.24	0.23	0.28	0.28	0.27
30	0.25	0.18	0.15	0.18	0.15	0.13	0.23	0.22	0.21	0.25	0.25	0.25
35	0.23	0.17	0.14	0.17	0.14	0.12	0.21	0.20	0.19	0.23	0.23	0.23
40	0.22	0.16	0.13	0.16	0.13	0.11	0.20	0.19	0.18	0.22	0.22	0.22

11．估计偏倚所需的实验室数　测量方法的偏倚 δ 可由（式 23-78）估计：

$$\delta=\overline{\overline{y}}-\mu \qquad （式 23-78）$$

式中：$\overline{\overline{y}}$ 为所有实验室对一特定的测试水平所得到的所有测试结果的总平均值；μ 为可接受参考值。

该估计值的不确定度可由下式表达：

$$P\left(\delta-A_{\sigma R}<\delta<\delta+A_{\sigma R}\right)=0.95 \quad （式23-79）$$

上式表示这个估计值以 0.95 的概率距测量方法偏倚的真值不超过 $A_{\sigma R}$。利用系数 γ（见式23-75）可得：

$$A=1.96\sqrt{\frac{n(\gamma^2-1)+1}{\gamma^2 pn}} \quad （式23-80）$$

A 的值由表 23-9 给出。

表 23-9　测量方法偏倚的估计值的不确定度系数 A

实验室数 p	A 值			
	$\gamma=0$	$\gamma=1$		
	all n	$n=2$	$n=3$	$n=4$
5	0.88	0.76	0.72	0.69
10	0.62	0.54	0.51	0.49
15	0.51	0.44	0.41	0.40
20	0.44	0.38	0.36	0.35
25	0.39	0.34	0.32	0.31
30	0.36	0.31	0.29	0.28
35	0.33	0.29	0.27	0.26
40	0.31	0.27	0.25	0.25

在试验期间，实验室偏倚可由下式估算：

$$\hat{\Delta}=\bar{y}-\mu \quad （式23-81）$$

式中：$\bar{y}$ 为所有实验室对特定测试水平所得到的所有测试结果的算术平均值；μ 为可接受参考值。

该估计值的不确定度可由下式表达：

$$P(\Delta-A_w\sigma_r<\hat{\Delta}<\Delta+Aw_\sigma\sigma_r)=0.95 \quad （式23-82）$$

上式表示估计值以 0.95 的概率距实验室偏倚的真值不超过 $A_w\sigma_r$。实验室内不确定度系数为

$$A_w=\frac{1.96}{\sqrt{n}} \quad （式23-83）$$

A_w 的值由表 23-10 给出。

表 23-10　实验室内偏倚的估计值的不确定度系数 A_w

测试结果数 n	A_w 值
5	0.88
10	0.62
15	0.51

测试结果数 n	A_w 值
20	0.44
25	0.39
30	0.36
35	0.33
40	0.31

实验室数的选择是在可利用资源与将估计值的不确定度减少至一个满意的水平之间的一种折中。重复性标准差和复现性标准差当参加精密度试验的实验室数很小（$p \approx 5$）时，其值变化较为显著。而当 $p > 20$ 时，再增加 $2 \sim 3$ 个只能使不确定度降低很少。一般取 p 为 $8 \sim 15$。

12．有标准物质时的评价方法　准确度的评价有多种不同的情况，此处仅对有标准物质的评价方案进行介绍，其他情况可参考 ISO 5725 文件第 6 部分的应用案例。

（1）当有标准物质时，可以对单个实验室进行评定。当测量方法的精密度已知时，已知的重复性标准差用来评估实验室内精密度，而偏倚则可将测试结果与参考值比较来确定。

（2）为评估实验室内精密度，必须在实验室内进行重复测量。室内重复测量标准差 s_r 与已知的重复性标准差进行比较，接受标准为：

$$s_r^2/\sigma_r^2 < x_{(1-\alpha)}^2 (v)/v \qquad （式 23-84）$$

其中：$x_{(1-\alpha)}^2 (v)$ 是卡方分布的 $1-\alpha$ 分位点，自由度 $v=n-1$。除非特别说明，显著性水平 α 假定为 0.05。

（3）评估偏倚：对偏倚进行评估时，要将每一水平的测试结果的平均值 $\bar{y}$ 与相应的标准值 μ 进行比较。因为：

$$s^2(\bar{y}) = s_L^2 + \frac{1}{n}s_r^2 = s_R^2 - s_r^2 \frac{(n-1)}{n} \qquad （式 23-85）$$

因此接受标准为：

$$|\bar{y} - \mu| < 2\sqrt{\sigma_R^2 - \frac{(n-1)}{n}\sigma_r^2} \qquad （式 23-86）$$

当 $n=2$ 时，接受标准（式 23-86）可简化为：

$$|\bar{y} - \mu| < 2\sqrt{\sigma_R^2 - \frac{1}{2}\sigma_r^2} \qquad （式 23-87）$$

当有可检出的实验室偏倚 Δ_m 时，相应的接受标准为：

$$|\bar{y} - \mu| < \Delta_m/2 \qquad （式 23-88）$$

13．准确度（正确度和精密度）数值的实际应用

（1）对测试结果接收性的检查：产品规范可有在重复性条件进行重复测量的要求。在这种情形下，重复性标准差可以用于对测试结果的接收性的检验，以及决定当测试结果不可接收时应该采取什么行动。当供需双方对相同的物料进行测量，而试验结果不同时，可以用重复性标准差和复现性标准差来决定差异是否是测量方法所能允许的。

（2）在一个实验室内测试结果的稳定性：通过根据标准物质进行定期测试，实验室能够检查其结果的稳定性，从而得出该实验室有能力控制实验的偏倚和重复性的证据。

（3）对实验室水准进行评估：目前实验室认可认证日益普遍，无论采用标准物质还是进行实验室间比对，获得的测量方法的正确度与精密度数值能用于对一个候选实验室偏倚与重复性的评定。

（4）比较可供选择的测量方法：为测量某一特性，若有两种测量方法可用，其中一种要比另一种简单而价廉，但是一般使用较少，可以根据正确度和精密度值来对某些限定范围的物料判断这种廉价方法的使用。

14. 准确度的评价方案适用于评价一种方法或某种测试系统的准确度（正确度和精密度），是否符合临床要求，需要系统的组织，以及若干个实验室的协同配合实验；对于实验室内的正确度和精密度的评价方案可参考本章第一节和第二节的评价方案及范例。

三、结果判断标准

准确度数据的发布：一旦确定了测量方法的偏倚，其值宜与确定该偏倚时所参照的有关说明一起发布。当偏倚随测试水平改变时，宜以表格的形式对给定的水平及所确定的偏倚和所用的参考说明进行发布。当以实验室间试验进行准确度和精密度的估计时，宜向每个参加测试的实验室报告各自相对总平均值的偏倚的实验室分量。这个信息对将来进行类似试验是有用的，但不宜用作校准的目的。

四、应用评价

本部分所涉及的测量方法，特指对连续量进行测量，并且每次只取一个测量值作为测试结果的测量方法，尽管这个值可能是一组观测值的计算结果。

本部分定义了一种测量方法给出正确结果的能力（正确度）与重复同样结果的能力（精密度）。这就意味着可用完全相同的方法来测量完全相同的实物，且测量过程是受控的。

本部分适用于多种范围的物料（物质或材料），包括液体、粉状物和固体物料，这些物料可以是人工制造的，也可以是自然存在的，只要对物料的异质性进行适当考虑。

（韩丽乔）

第四节　分析测量范围与临床可报告范围评价试验

分析测量范围即定量检测项目的线性检测范围，是整个检测系统对应于系列分析物浓度（或活力）的仪器最终输出信号间是否呈恒定比例的性能，是一个很重要的仪器性能指标。分析测量范围的评价有助于发现方法学原理、仪器、校准品、试剂、操作程序、质量控制计划等多方面的误差来源。当厂商未提供商品化的线性验证品时，实验室可通过选择高浓度的患者样品，经过不同程度的稀释或配制后，将预期值与实测值进行比较，确定该方法的分析测量范围。一般情况下，分析测量范围指标本不做任何处理测量程序所能给出准确结果的区间，但临床上常出现超出测量区间的结果，实验室需将标本经稀释、浓缩或其他预处理后再向临床报告，即需要扩展测量范围，扩展后的测量范围即为临床可报告范围。

一、术语与定义

1. **分析物**（analyte） 以可测量的名义表示的成分。

2. **分析测量范围**（analytical measuring range，AMR） 在规定的条件下，可以由给定的具有特定测量不确定度的测量仪器或测量系统测量的同类量值的集合。

3. **临床可报告范围**（clinical reportable range，CRR） 指定量检测项目向临床能报告的检测范围，患者样品可经稀释、浓缩或其他预处理。对于 CRR 大于 AMR 的检验项目，需进行最大稀释度验证试验，并结合临床决定水平和功能灵敏度来共同确定该项目的 CRR。如定量检测项目的 CRR 比 AMR 窄，可通过最大浓缩度来确定 CRR。

4. **线性**（linearity） 检测样品时，在一定范围内可以直接按比例关系得出分析物含量的能力。

5. **线性范围**（linearity interval） 指覆盖检测系统的可接受线性关系的范围。分析测量范围、线性范围是不同组织和专业团体对检测系统或方法在一定范围内给出可靠检验结果的能力的描述，表述方式不同，但内在意义相同，在临床检验中常常互换使用。

6. **线性方程式**（linear equation） 代表线性关系的方程式，典型的线性关系方程表达式为 $Y=aX+b$，X 和 Y 分别为自变量和因变量，a 为斜率，b 为 Y 轴截距。

二、分析测量范围评价方案

分析测量范围是反映分析方法性能的重要指标，也是保证临床检测结果准确性的重要砝码。在医学检验领域，经过多年的发展和改进，已经建立了多种评价分析测量范围的方法。由最初的目测分析判断，发展到平均斜率法，到 CLSI EP6-A 方案，再到目前的 CLSI EP06-Ed2 方案。CLSI 于 1986 年发布了 EP6-P 指南文件《定量分析方法线性评价》，该指南为提议文件，历经 18 年的多次修改，于 2004 年形成 EP6-A 批准文件《定量测量方法的线性评价统计方法》。EP6-A 指南采用多项式回归作为分析线性的评价方法，即采用了一次直线回归、二次与三次的曲线回归统计处理，以统计估计值与实际检测值的差异（统计误差）来判断，统计误差最小的，为最适直线或曲线。当线性评价的结果从统计学上认为非线性，但是若采用线性方式处理患者结果，引入的误差不超过临床允许误差，可以接受作为线性处理，称为临床可接受线性，这些做法与以前的线性评价方案相比，有了很多的改善。但该统计设计有可能使具有良好重复性的测量程序被评估为非线性的风险及在重复性非常差的测量程序中识别非线性。CLSI EP06-Ed2 方案在 EP6-A 的基础上采用不同的计算更为复杂的线性统计检验；扩展了稀释方案的设计，不再需要将样品等距间隔稀释；合理地添加其他混合物，以改善校准物之间的浓度差距及对决策或监测很重要的浓度。此外，我国卫生行业标准 WS/T408-2012《临床化学设备线性评价指南》根据 EP6-A 文件编写；CNAS-GL37 也引用了 EP6-A 文件的方法，可供参考。

下面分别对 CLSI EP6-A（WS/T408—2012）和 EP06-Ed2 的线性范围评价方案进行设计。

（一）CLSI EP6-A/（WS/T408—2012）实验方案

1. 实验要求

（1）熟悉仪器设备：评价分析程序的实验室人员必须十分熟悉仪器的操作、质量控制和校准方法，以及正确的收集样品等。

（2）实验时间：全部实验数据尽可能在较短的时间内收集，如可能，单个分析试验最好在一天内完成。

（3）试验样品

1）样品数量：5个测量点是多项式回归方法评价分析测量范围时的最低要求，更多的测量点能更精确地评价线性，得到的分析测量范围更宽。在实验室内证实分析测量范围有效性时，需5~7个样品，每个样品重复测定2次；验证声明范围或改良方法时，需7~9个样品，每个样品重复测定2~3次；建立分析测量范围时，需9~11个样品，每个样品重复测定2~4次。厂商希望有更多的测量点（比预期的分析测量范围宽20%~30%），这样能检测到"拐点"，就能确定更宽的分析测量范围。根据不精密度的大小，每个浓度水平测量2~4次。EP6-A指南推荐用高值和低值浓度的样品按比例精确配成等间距的不同浓度样品，但等间距不是必需的，只要各样品间的相互关系已知，配成特殊浓度的样品也可以接受。准备样品时要求有足够的样品量，能满足所需样品的稀释和测量。

2）基质效应：用于验证分析测量范围的样品类型应与临床测试所用的样品类型相类似，所有样品应不含厂家所标定的干扰因素（如溶血、黄疸、脂血等）。理想的样品类型是患者的样品，用接近于预期的分析测量范围上限和下限（或测量低限）的两个分析浓度的样品配成所有样品浓度。由于测定的患者样品的最终浓度代表验证的分析测量范围，因而高和/或低值浓度需要调整才能达到期望的范围。一般情况下，用厂家推荐或实验室已证实可用的稀释液对患者样品进行稀释。非推荐的稀释液，如盐水或其他稀释剂，由于基质效应可能会影响到检测结果，此时稀释液尽量用最小量。

当高浓度水平的患者样品不容易获得时，可以通过在低浓度水平的患者样品中添加分析物的方法制备。当分析物中不含干扰物时，添加的分析物不需要很高的纯度。当分析物中存在干扰物时，在报告中需提及分析物的来源、纯度、预期影响等。如果含分析物的溶液加入患者样品中时，加入量尽可能少（原则上少于总体积的10%），并记录所用的溶剂。

低浓度的样品可直接从患者样品中收集，或经透析、热处理、层析等预处理而降低分析物浓度水平达到所需浓度。注意选用的预处理方法不能改变分析物或基质的物理或化学特性。低浓度水平的样品可以用来制备高浓度水平分析物样品，也可用来稀释高值样品，或和高值样品一起配制中间浓度水平的样品。

当用分析物的水溶液作样品时，基质效应可能影响到响应曲线和对结果的解释。尽管高纯度的分析物能最大限度地减少干扰效应，但纯度稍低的材料也可以接受。

3）分析范围：选择的分析测量范围应包含或等于厂家所声明的最低和最高浓度范围，如果声明的分析测量范围与选择的浓度范围不一致时，可以选择合适的样品浓度加做新的实验，或舍去末端点适当地缩小线性范围（五个或以上的样品数）。评价分析测量范围时，要注意几个重要的浓度：最低分析浓度或分析测量范围的下限、不同的医学决定水平值、最高分析浓度或分析测量范围的上限。

4）样品准备和浓度计算：如果高值和低值浓度是未知的，每一管必须编号来确定它的相对浓度。对于等间距浓度来说，每管可以用整数（如1、2、3、4、5等）来分配号码，也就是说，每一管的浓度分析前可以未知。验证分析测量范围时，高值和低值的测量均值要用到。如果中间分析管的浓度不是等间距的，相邻管之间的相互关系则一定是已知的。也可以先用高值和低值浓度配制成一个中间浓度管，然后用低值和中间浓度、高值和中间浓度分配其他管的浓度。以6个浓度等间距的配制为例说明如下：

低浓度（L）（理想状态为接近或位于线性范围下限）管编号为1，高浓度（H）管编号为6，中间浓度管由高浓度和低浓度管按等间距配成不同的浓度：第2管为4L和1H混合而成，第3管为 3L 和 2H 混合而成，第 4 管为 2L 和 3H 混合而成，第 5 管为 1L 和 4H 混合而成，这样形成 6 个不同浓度水平的系列评价样品。每管的浓度由以下公式来计算，第 1 管的浓度为 C_1，体积为 V_1，以此类推，第 6 管的浓度和体积分别为 C_6 和 V_6，则每管浓度的计算公式如下：

$$C = \frac{C_1 \cdot V_1 + C_6 \cdot V_6}{V_1 + V_6}$$

（式 23-89）

每管的浓度和体积单位必须一致，注意每管要充分混匀，并防止蒸发或其他改变。

2．测量顺序 测量前，必须保证仪器校准和质控状态良好。测量顺序应是随机的，但如果存在明显携带污染或漂移，则应查找原因，予以排除。

3．数据收集与统计处理

（1）初步数据检查：数据可以很方便地记录在工作表或计算机表格程序中，测量结果首先要综合评价可接受性和有效性，可参照以下模式：

1）检查数据是否有极端明显的差异或错误，如果有分析或技术性问题被发现并得到纠正，则重复整个实验过程。

2）如果没有发现极端明显的分析或技术性结果差异或错误，目视检查每一个分析的所有结果有无潜在的离群值。以测量结果作为 Y 值，计算浓度或相对浓度作为 X 值作 $X-Y$ 坐标图。在图上，每一个 Y 值有一个对应的 X 值，将每个浓度水平重复测定的均值点在图上，手工方法或用计算机将这些点连接起来，观察每个点与直线的大致偏差，这样容易发现异常点、明显的抄写错误或仪器故障等。

3）如果需要，将每一组的检测数据按检测时间次序排列，检查是否有漂移或趋势性变化。如果发现任何明显的偏差，纠正错误后，整批数据必须被代替。要避免没有纠正错误，选择多次重复测定结果中的"好"数据进行替代。实验数据可以发现操作中真实存在的问题。

4）观察每个浓度水平测量值之间的差值。在线性模型中，各段的斜率大致相等，升高或降低趋势提示非线性。

5）当某一个给定浓度的一个测量值（Y_i）明显偏离另一个 Y 值时，目视检查就可以判断它是一个离群值。离群值应从数据中删除。

6）如果发现两个或以上不可解释的离群值，就应怀疑检测系统的性能。查找问题原因，必要时请求生产厂家协助。

7）目视检查 $X-Y$ 散点图对于后续的线性评估是非常重要的，它可以很容易地发现非线性，或测量范围是否太窄或太宽，也可以为后续的统计分析选择更合适的统计分析方法。

（2）离群值检查：在 EP6-A 指南中，离群值指单个检测结果目视或在统计学上明显偏离其他检查结果，仅适用于评价单个重复测定结果，而不适用于某浓度水平的多次重复测定或测量均值。出现离群值提示非线性或存在系统误差。离群值检查可以发现错误来源（抄写错误、系统不稳定等），或推测错误原因。离群值指某结果不适用其他数据所拟合的模型，可以通过统计学方法计算，但大多数情况下，目视检查检测值与预期值就可以发现离群值。单个离群值在数据组中可以删除而不用更换，如果有一个以上的离群值出现，检测系统可能精密度太低，应按标准方法删除，这种情况下必须找到原因并纠正。

（3）确定分析测量范围：多项式线性评价首先是假设数据点是非线性的，在随机误差很小的前提下，假设数据点完整地落在直线或曲线范围内。无论最适曲线是否为直线，都不影响（线性范围内）在实验数据点之间通过插入得到其他点的可靠结果。多项式回归方法是用来评价非线性的，这也是选择多项式的原因。这种方法有两部分：第一步判断用非线性多项式拟合数据是否比线性好；

第二步是当非线性多项式拟合数据点比线性好时，判断最适非线性模型与线性拟合之间的差值是否小于预先设定的该方法的允许偏差。

评估线性时至少要求 5 个不同浓度的样品，每个水平重复测定 2 次。先要知道其浓度或各溶液之间的比例关系，不同浓度间可以是等间距或不等间距的（但要知道相互之间的关系）。如 5 个浓度水平的覆盖范围为 20～100mmol/L，等间距时其他浓度分别为 40mmol/L、60mmol/L、80mmol/L。可以用 20、40、60、80 和 100（也可以用 1、2、3、4 和 5）代表 X 值。

做一次、二次和三次多项式回归分析（表 23-11），可以借助 Excel、SPSS、SAS 等多种商业统计软件完成。

表 23-11　多项式回归方程表达式及自由度

阶别	回归方程	回归自由度（Rdf）
一次	$Y = b_0 + b_1 X$	2
二次	$Y = b_0 + b_1 X + b_2 X^2$	3
三次	$Y = b_0 + b_1 X + b_2 X^2 + b_3 X^3$	4

一次多项式模型为直线，这是判断某种方法是否为线性的最适方程。二次多项式模型代表一种抛物线反应曲线，有增加趋势（曲线上升）或减少趋势（曲线下降）两种。三次多项式模型代表一种 S 形反应曲线，在测量范围的两端呈非线性。

回归系数用 b_i 表示；在二次多项式模型中，b_2 为非线性系数；在三次多项式模型中，b_2 和 b_3 为非线性系数。计算每个非线性系数斜率的标准差 SE_i（可由回归程序算出），然后进行 t 检验，判断非线性系数是否有统计学意义，即与 0 之间有无差异。一次多项式模型中的 b_0 和 b_1 两个系数不用分析，因为它们不反映非线性。统计量 b_2 和 b_3 按以下公式计算：

$$t = \frac{b_i}{SE_i} \qquad （式 23-90）$$

自由度的计算公式为 $df = L \cdot R - Rdf$，L 为准备的不同浓度样品数，R 为重复检测次数，Rdf 为回归分析时占用的自由度。如果非线性系数 b_2 和 b_3 与 a 比较无显著性差异（$P > 0.05$），则认为存在线性关系，当精密度较好时，则分析完成。如果二次多项式模型的非线性系数 b_2，或三次多项式模型的 b_2 和 b_3 中任一个与 a 比较，有显著性差异（$P < 0.05$），则该组数据存在非线性。要注意这只是统计学上的显著性，只是非线性被检测到，而不代表对患者的检测结果有多大影响。

（4）非线性程度：当检测到非线性时，通过计算回归标准误（$S_{y \cdot x}$），确定最适的二次多项式或三次多项式模型。$S_{y \cdot x}$ 是测量均值与模型对应值的差值量度，因而 $S_{y \cdot x}$ 越小，说明该模型越适合数据组。

每一个浓度处的线性偏离（deviation from linearity，DL）可通过以下公式计算：

$$DL_i = p(x_i) - (b_0 + b_i x_i) \qquad （式 23-91）$$

x 的取值范围从 x_1 到 x_s，$p(x_i)$ 为最适多项式回归模型在 x_i 处的值，因而 DL_i 为在每个不同浓度处二次多项式模型与一次多项式（线性）模型的差值，或三次多项式模型与一次多项式（线性）

模型的差值,即非线性模型与线性模型在每个浓度点的差值。DL_i 应与预先设定目标的单位一致,以便进行比较。如果要换算成百分比,则将每个 DL_i 除以该浓度值(已知值)或测量均值(相对浓度)再乘以 100%。

将每个浓度水平处的 DL_i 与设定的误差范围比较,如果 DL_i 小于预先设定误差,即使检测到统计学上的非线性,由于非线性误差小于设定目标,采用线性方式处理患者结果,引入的误差不超过临床允许误差,在临床上可以接受。如果任一个点 DL_i 超过设定目标,则代表该点可能是非线性,此时按以下两种方法处理。

1)试图找到非线性的原因(样品准备、干扰物质、仪器校准等)。

2)观察测量值与预期值散点图,判断非线性是在分析浓度范围的两端或是中间。如果是在两端,试着舍去 DL_i 最大值的浓度点,重新进行统计分析,这样就会缩小线性范围。

EP6-A 强调任何用户有必要确定自己对线性程度的要求,或非线性的允许误差范围。目标的确定应基于实验室客户的需要及所用方法的特性。设定误差目标要考虑的因素:线性目标来源于偏倚目标,因而应小于或等于偏倚目标,偏倚目标应小于或等于测量误差。

(5)考虑随机误差:线性评估还应考虑随机误差的影响,随机误差来源于随机变异(分析系统的变异),可能会导致非线性的评估能力减低。重复性最好用 L 个样品的所有重复测量结果的集合方差来评价,是一个不依赖于分析物浓度的总测量均值的变异,用 S_r(或 CV_r 相对误差)来表示。

重复测量两次时,可以用以下公式方便地计算两次测量的随机误差:

$$S_r = \sqrt{\frac{\sum_{i=1}^{L}(r_{i1}-r_{i2})^2}{2 \times L}}$$ (式 23-92)

r_{i1} 和 r_{i2} 分别为该方法两次测量的实际结果,或与均值的百分比(但要注意每个稀释浓度处的单位要统一),如果用到百分比值,则要用 CV_r 而不能用 S_r 表达。L 为样品数,重复测量次数为 2。

如果重复测量次数超过 2 次,则随机误差要用方差分析来计算,公式如下:

$$S_r = \sqrt{\frac{\sum_{i=1}^{L}\sum_{j=1}^{R}(r_{ij}-r_i)^2}{L \times (R-1)}}$$ (式 23-93)

R 为重复测定的次数($j=1,2,L,R$),L 为样品数,r_i 为样品 i 处的平均值。

将 S_r 与不精密度的设定目标进行比较(浓度单位或百分比单位)。如果 S_r 超过设定目标,则可能是精密度太低,不足以用来真实、可靠地评价线性关系。这时应检查仪器或操作过程,找到引起不精密度低的原因,纠正后重新进行实验。如果方法性能与以前评估重复性时一致,重复测量次数增多一倍(4 次),这样可以将均值的标准差降低约 40%。

EP6-A 线性评价方法也存在不足之处。计算线性偏离时是采用最适多项式与直线回归估计值(而非测量均值)的差值来表达,呈曲线关系的数据用直线回归时,它降低了斜率,又增加了截距,从而使低值和高值水平的数据点处在回归直线之下,直线回归的估计值明显偏高,导致该数据点的最适多项式与直线回归估计值的差异超过 5%,得出非线性的结论。

EP6-A 方法利用统计理论保证了结果的准确性和代表性,将线性评价与临床目标结合,通过设定方法学允许偏倚,可以在临床接受范围内扩大对分析方法呈线性的认可范围,更适合临床应用,尽管 EP6-A 也存在一定不足之处,但仍被认为是一种很好的线性评价方法。

（二）CLSI EP06-Ed2 实验方案

1. 实验要求

（1）熟悉仪器设备：评价分析程序的实验室人员必须十分熟悉仪器的操作、质量控制和校准方法，以及正确的样品准备等。

（2）实验时间：全部实验数据尽可能在较短的时间内收集，如可能，单个分析试验最好在一天内完成。

（3）试验样品

1）样品数量和浓度要求：EP06-Ed2 指南推荐：建立线性需要至少 9 个样品，重复检测次数依据该项目不精密度计算（参见本章第一节精密度评价试验），见表 23-12。

表 23-12　线性评估中检测重复次数计算

允许线性偏差 （ADL）	不精密度 （%CV）	重复检测次数 （R）	允许线性偏差 （ADL）	不精密度 （%CV）	重复检测次数（R）
5%	2.7	2	10%	5.5	2
	3.4	3		6.7	3
	3.9	4		7.8	4
	4.3	5		8.7	5
	4.7	6		9.5	6
	5.0	7		10	7
	10.0	27		15	15
15%	8.2	2	20%	11	2
	10.1	3		13.4	3
	11.6	4		15.5	4
	13.0	5		17.3	5
	14.2	6		19	6
	15.0	7		20	7
	20.0	12			

注：如果按照上表计算重复次数为 2~3 次，则可行建议至少重复检测 4 次；如果只重复检测了 2~3 次，则计算的 SD 不能直接用于权重的计算。

线性设计有两种方案：①用高值（High）和空白样品（Blank）配成系列浓度样品，并包含检测下限（LLLI）和上限（ULLI），如图 23-18 所示；②用高值和低值浓度（Low）的样品配成系列浓度样品，并包含检测下限和上限样品，如图 23-19 所示，样品可以是等间距也可以不等间距。

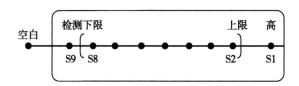

图 23-18　线性设计 A 方案

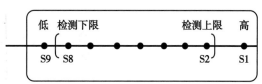

图 23-19　线性设计 B 方案

验证线性需要至少 5 个浓度样品，至少一式两份，每浓度样品至少重复检测 2 次或根据本项目不精度计算，见表 23-12；准备样品时要求有足够的样品量，能满足所需样品的稀释和测量。

2）基质效应：用于验证分析测量范围的样品类型应与临床测试所用的样品类型相类似，所有样品应不含厂家所标定的干扰因素（如溶血、黄疸、脂血等）。理想的样品类型是患者样品，用接近于预期的分析测量范围上限和下限（或测量低限）的两个分析浓度的样品配成所有样品浓度。由于测定的患者样品的最终浓度代表验证的分析测量范围，因而高和 / 或低值浓度需要调整才能达到期望的范围。一般情况下，用厂家推荐或实验室已证实可用的稀释液对患者样品进行稀释。非推荐的稀释液，如盐水或其他稀释剂，由于基质效应可能会影响到检测结果，此时稀释液尽量用最小量。

当高浓度水平的患者样品不容易获得时，可以通过在低浓度水平的患者样品中添加分析物的方法制备。表 23-13 列举了部分分析物推荐的加标物质。当分析物中不含干扰物时，添加的分析物不需要很高的纯度。当分析物中存在干扰物时，在报告中需提及分析物的来源、纯度、预期影响等。如果含分析物的溶液加入患者样品中时，加入量尽可能少（原则上少于总体积的 10%），并记录所用的溶剂。

表 23-13 线性评估中高浓度样品加标物质的示例

评估项目	加标物质	评估项目	加标物质
白蛋白	人白蛋白粉末	白细胞	血沉白膜层
酒精	乙醇	GGT	纯酶
ALP	纯酶	血细胞比容	微量血细胞比容
ALT	纯酶	血红蛋白	人洗涤裂解红细胞
AMY	唾液或胰腺提取物	LDH	纯酶
AST	纯酶	脂肪酶	胰腺提取物
胆红素	纯物质，高值质控品或标准品	镁	氯化镁
总蛋白	白蛋白粉末，人（推荐）或小牛组分 V	磷	磷酸二氢钾或磷酸钠
肌酐	标准品或高值患者样品	CK	纯酶
二氧化碳	碳酸钠或碳酸氢钠	胆固醇	纯品或高值质控品

低浓度的样品可直接从患者样品中收集，或经透析、热处理、层析等预处理而降低分析物浓度水平达到所需浓度。注意选用的预处理方法不能改变分析物或基质的物理或化学特性。低浓度水平的样品可以用来制备高浓度水平分析物样品，也可用来稀释高值样品，或和高值样品一起配制中间浓度水平的样品。

当用分析物的水溶液作样品时，基质效应可能影响到响应曲线和对结果的解释。尽管高纯度的分析物能最大限度地减少干扰效应，但纯度稍低的材料也可以接受。

3）分析范围：选择的分析测量范围应包含或等于厂家所声明的最低和最高浓度范围，如果声明的分析测量范围与选择的浓度范围不一致时，可以选择合适的样品浓度加做新的实验，或舍去末端点适当地缩小线性范围（5 个或以上的样品数）。评价分析测量范围时，要注意几个重要的浓度：最低分析浓度或分析测量范围的下限，不同的医学决定水平值，最高分析浓度或分析测量范围的上限。

2. **测量顺序** 测量前，必须保证仪器校准状态良好和室内重量控制测量结果在控。测量顺序应是随机的，但如果存在明显携带污染或漂移，则应加以排除。

3．数据收集与统计处理

（1）初步数据检查：数据可以很方便地记录在工作表或计算机表格程序中，测量结果首先要综合评价可接受性和有效性，可参照以下模式。

1）检查数据是否有极端明显的差异或错误，如果有分析或技术性问题被发现并得到纠正，则重复整个实验过程。

2）如果没有发现极端明显的分析或技术性结果差异或错误，目视检查每一个分析的所有结果有无潜在的离群值。以测量结果作为 Y 值，计算浓度或相对浓度作为 X 值作 $X-Y$ 坐标图。在图上，每一个 Y 值有一个对应的 X 值，将每个浓度水平重复测定的均值点在图上，手工方法或用计算机将这些点连接起来，观察每个点与直线的大致偏差，这样容易发现异常点、明显的抄写错误或仪器故障等。

3）如果需要，将每一组的检测数据按检测时间次序排列，检查是否有漂移或趋势性变化。如果发现任何明显的偏差，纠正错误后，整批数据必须被代替。要避免没有纠正错误，选择多次重复测定结果中的"好"数据进行替代。实验数据可以发现操作中真实存在的问题。

4）观察每个浓度水平测量值之间的差值。在线性模型中，各段的斜率大致相等，升高或降低趋势提示非线性。

5）当某一个给定浓度的一个测量值（ Y_i ）明显偏离另一个 Y 值时，目视检查就可以判断它是一个离群值。离群值应从数据中删除。

6）如果发现两个或以上不可解释的离群值，就应怀疑检测系统的性能。查找问题原因，必要时请求生产厂家协助。

7）目视检查 $X-Y$ 散点图对于后续的线性评估是非常重要的，它可以很容易地发现非线性，或测量范围是否太窄或太宽，也可以为后续的统计分析选择更合适的统计分析方法。

（2）离群值检查：离群值指单个检测结果目视或在统计学上明显偏离其他检查结果，仅适用于评价单个重复测定结果，而不适用于某浓度水平的多次重复测定或测量均值。出现离群值提示非线性或存在系统误差。离群值检查可以发现错误来源（抄写错误、系统不稳定等），或推测错误原因。离群值指某结果不适用其他数据所拟合的模型，可以通过统计学方法计算，但大多数情况下，目视检查检测值与预期值就可以发现离群值。单个离群值在数据组中可以删除而不用更换，如果有一个以上的离群值出现，检测系统可能精密度太低，应按标准方法删除，这种情况下必须找到原因并纠正。

（3）期望值的计算：在线性研究设计中，每个浓度点 Si 均通过高值样品和空白样品（如稀释液）混合制备。每个浓度 Si 的期望值为高值样品的检测均值乘以其相对浓度比，如表 23-14 所示。

表 23-14　线性评估中期望值的计算示例

样品序号	RC（相对浓度比）	测量浓度均值	期望值（RC × 测量均值）
1	1	311.62	311.62
2	0.9	275.80	280.46
3	0.75	226.94	233.72
4	0.6	193.72	186.97
5	0.5	154.62	155.81
6	0.4	117.02	124.65

续表

样品序号	RC（相对浓度比）	测量浓度均值	期望值（RC×测量均值）
7	0.25	80.70	77.91
8	0.15	43.54	46.74
9	0.08	23.34	24.93
10	0.05	14.66	15.58
11	0.03	8.90	9.35

若低值样品是已知量的非空白样品，则每个浓度样品的期望值根据高值（High）和低值（Low）样品的比例计算得出，如下：

$$Si = G \times High + (1-G) \times Low \qquad （式23-94）$$

式中：G 为高低值样品的比例，且 $0 \leq G \leq 1$。

（4）加权最小二乘法（WLS）回归分析：反映测量程序线性的直线（即测量程序提供的结果与测试样品中被测物的浓度或活性呈正比的能力）。最合适的直线为 $Y=AE$（在模型中没有截距）。加权最小二乘回归分析适合大多数测量程序，因为 SD 随着浓度的增加而增加，对于 WLS，需要使用与每个级别的方差（Var）呈反比的权重 W：即 $W=R/Var$，具体计算过程可参考范例。

（5）从线性计算预测值和偏差：样品 Si 的预测值是根据最佳拟合直线计算出的样品的值。

计算每个水平 Si 的线性偏离度，将其与线性度的偏离度表示为相对于每个样品 Si 的预测值的测量浓度（即 R 重复平均值）的百分比（%偏差），即：

$$绝对偏差（deviation）= 测量值 - 预测值 \qquad （式23-95）$$

$$\%偏差 = [（测量值 - 预测值）/ 预测值] \times 100 \qquad （式23-96）$$

将每个水平 Si 的线性偏差与线性允许偏差（ADL）进行比较。低值样品可与绝对偏差比较，非低值样品建议使用 %偏差。线性偏差是系统误差的一部分，因此 ADL 不应大于允许偏差，尽管 ADL 与允许总误差（TEa）没有一致的关系，但 ADL 大于 TEa 的 1/2 是不常见的，除非有特殊说明。ADL 可以是一个恒定（即固定）值，如 0.3ng/L，单位与被测量单位一致；也可以是相对值，如 6%；或是它们的组合，如 0.3ng/L 或 6%。

（6）精密度：在开始线性验证研究之前，实验室应验证其可接受的重复性（即系统的精密度），以及与制造商要求相符的测量程序的能力。精密度验证可参考精密度评价部分。

（三）利用线性方程进行普通最小二乘法拟合

1. **基本原理** 线性方程是最简单的方程，可通过原点或不通过原点。利用最小二乘法对线性方程进行拟合也是最基本的统计学处理方法。相对于加权法而言，这里介绍的最小二乘法指的是普通最小二乘法。

假定有一组数据，以 X 轴代表真实值，Y 轴代表测量值，与以下的线性方程进行拟合。

$$Y = b_0 + b_1 X \qquad （式23-97）$$

所谓"真实值"理论上应该是"真值"或"参考量值"，在实际工作中这些值都不容易得到，有时可根据平均斜率计算出的所谓"真实值"，所以一些教科书将该法也称为"平均斜率法"。当然，也可以计算高浓度标本加入的量作为其"预期真实值"，如果高浓度标本的测量值本身就存在显著偏倚时，"预期真实值"可能也存在较大偏倚，从而导致预期结论的偏倚。显然，利用平均斜率法计算出的"预期值"在大多数情况下可能更合适。

公式 23-97 中 b_0 为 Y 轴上的截距，b_1 为斜率（回归系数）。b_0 结果可正可负，它代表测量系统的恒定系统误差，一般接近于 0。b_1 代表测量系统的比例系统误差，当被分析物的浓度已知时，理想的 b_1 为 1。

2. 数据收集与统计处理

（1）将所有实验标本的测量结果记录在设计好的表格内（如表 23-15），计算每个标本的测量均值。将测量均值除以加入的高值标本份数，得到每个不同浓度的斜率。由于低限标本（或空白标本）未加入高值标本，因此可不计算其斜率。再计算各稀释度的平均斜率，将平均斜率乘以加入的高值标本份数，即可以计算出各实验标本的预期值。如果低值标本的浓度较大时，可能导致平均斜率偏离较大。

（2）在坐标纸上，以 X 表示各标本的预期值，以 Y 表示各标本的实测均值，将所有实验数据点在坐标图上。

（3）若所有实验点在坐标图呈明显直线趋势，对数据进行直线回归处理，得直线回归方程 $Y = b_0 + b_1 X$。

理想状态下，斜率 b_1 为 1，截距 b_0 为 0。一般若 b_1 很接近 1（一般以 b_1 在 1.00 ± 0.03 范围内），b_0 接近于 0，则可直接判断该方法在测量范围内呈线性。

（4）若 $b_1 < 0.97$ 或 > 1.03 且 b_0 较大，并已证明 b_1 和 1 之间差异有统计学意义时，则需对所有实验结果做进一步分析，判断是高浓度处还是低浓度处的实测值和预期值间有较大偏差。试着舍去某组数据，再进行回归统计。如回归方程有明显改善，b_1 近于 1、b_0 趋于 0，此时，缩小的测量区间是真实的测量区间。

（5）WS/T420 认为用相关系数 r^2 大于 0.995 则可初步判断该测量区间符合要求。也可同时按照 $Y = b_0 + b_1 X$ 算出理论值，将理论值与实测值进行比较，二者的偏差不超过方法学规定的要求（对偏倚的要求），即可认为验证通过。如果按照 r^2 和偏差判断得到的结论不一致，个人认为应以偏差的判断为准。

WS/T460 将是否线性良好的相关系数以 r^2 大于 0.95 作为判断标准。

3. ALT 的测量区间评价示例 收集高值和低值患者血清，制备 6 个等间距不同稀释浓度的标本，在自动生化分析仪上每个标本重复测定 2 次，在一个分析批内完成。实验结果见表 23-15。计算每个稀释浓度的斜率、各稀释度的平均斜率及预测值。

表 23-15 ALT 测量值与预期值结果

标本号	1	2	3	4	5	6
标本配制	5L	4L+1H	3L+2H	2L+3H	1L+4H	5H
ALT 加入相对量	0	1	2	3	4	5
测量结果 1	5	222	435	673	853	1 054
测量结果 2	5	225	433	672	857	1 096
测量均值	5	223.5	434	672.5	855	1 075
斜率		223.5	217	224.2	213.8	215
平均斜率		218.68				
预期值		218.7	437.4	656.1	874.7	1 093.4

预期值为 X，测量均值为 Y，作散点图，目测呈一条直线关系，用 Excel 软件作直线回归，如图 23-20。

从上述直线回归结果得知，$r^2 = 0.999\,2$，说明预期值与测量值之间相关性极好；$b_1 = 0.981$，在 0.97～1.03 之间，从经验上判断，b_1 与 1 之间无差异；$b_0 = 7.12$，与分析测量范围的上限 1 200 相比很小，但 b_0 与 0 之间是否有差异，需作截距与 0 差异的 t 检验，按下式计算 t 值：

$$t = \frac{|b_0 - 0|}{s} \quad （式23-98）$$

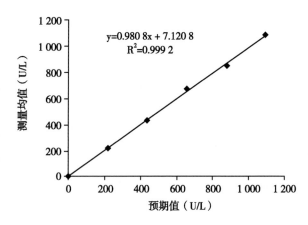

图 23-20 ALT 预期值与测量的直线回归图

S 是截距 b_0 的标准差，其计算公式分别为：

$$s = s_{Y/X} \times \sqrt{\frac{1}{n} + \frac{\bar{x}^2}{\sum(X - \bar{x})^2}} \quad （式23-99）$$

$$s_{Y/X} = \sqrt{\frac{\sum(Y - \hat{\bar{Y}})^2}{n-2}} \quad （式23-100）$$

其中，$\bar{Y}$ 为将各个测量结果代入回归式 $Y = b_0 + b_1 X$ 计算的值，$(Y - \hat{\bar{Y}})$ 为实测值与回归计算值的差值，也称为残差。n 为总测量次数，$n = 12$。$S_{Y/X}$ 为残差的标准差，$S_{Y/X}$ 的计算过程及结果见表 23-16。

表 23-16 $S_{Y/X}$ 的计算过程及结果

序号	Y	$\bar{Y}$	$Y - \bar{Y}$	$(Y - \bar{Y})^2$	$(Y - \bar{Y})/\bar{Y} \times 100$
1	5	12.025	−7.025	49.348	−58.419
2	5	12.025	−7.025	49.348	−58.419
3	222	224.858	−2.858	8.17	−1.271
4	225	227.801	−2.801	7.844	−1.229
5	435	433.769	1.231	1.516	0.284
6	433	431.807	1.193	1.423	0.276
7	673	667.199	5.801	33.649	0.869
8	672	666.218	5.782	33.427	0.868
9	853	843.743	9.257	85.688	1.097
10	857	847.666	9.334	87.116	1.101
11	1 054	1 040.884	13.116	172.029	1.26
12	1 096	1 082.078	13.922	193.833	1.287
合计				723.392	

则,

$$S_{Y/X} = \sqrt{723.392/10} = 8.505$$

s 的计算过程见表 23-17。

表 23-17 s 计算过程

序号	X	$X - \bar{x}$	$(X - \bar{x})^2$
1	5	−542.55	294 360.502 5
2	218.7	−328.85	108 142.322 5
3	437.4	−110.15	12 133.022 5
4	656.1	108.55	11 783.102 5
5	874.7	327.15	107 027.122 5
6	1 093.4	545.85	297 952.222 5
合计	3 285.3		831 398.295
均值	547.55		

则,

$$s = 8.505 \times \sqrt{\frac{1}{6} + \frac{547.55^2}{831\,398.295}} = 6.176$$

$$t = \frac{|b_0 - 0|}{s} = \frac{7.12}{6.18} = 1.152$$

查 t 界值表,双侧检验可信度为 95%,自由度为 10 时,$t_{0.05} = 2.228$,本例 $t = 1.152 < t_{0.05}$,$P > 0.05$,说明 b_0 与 0 之间的差异无统计学意义。该方法在实验所涉及的浓度区间内呈线性,测量区间为 5 ~ 1 075U/L。

三、临床可报告范围试验

临床可报告范围(clinical reportable range,CRR)为患者标本经稀释、浓缩或其他处理后,向临床所能报告的结果范围。选择高值标本进行稀释回收实验,稀释回收率=(实测值 / 预期值)× 100%。回收率在 90% ~ 110%,结果为可接受。实验得到最大稀释度,结合线性范围上限来确定临床可报告范围。

四、结果判断标准

分析测量范围应给出评价项目呈测量线性的区间(上限和下限),以及线性方程和统计学数据,必要时可附加该线性范围的图表。

临床可报告范围应结合线性范围上限、最大稀释度和医学决定水平报告评价项目的区间,以及该范围是否满足临床检测要求。

五、应用评价

当某分析物浓度或活性的测量值与真值成数学上的直线关系时,我们认为这种定量测定方法是线性的。对于分析和临床试验方法来说，线性特征是非常重要的。线性关系代表一种最简单的数学关系，使分析物的结果测量变得简单而容易。

EP6-A 的多项式回归在概念上与最初的线性失拟误差（LOF）检验非常相似。它们都有两种统计模型（线性与非线性），都是评价哪种是最可能的模型。然而，EP6-A 作为一种多项式回归方法，是一种非线性选择的特殊参数模型，特别能够很好地鉴别非线性。精密度与线性成比例关系。精密度好时有利于判断线性关系，精密度差时则不利于确定线性关系。EP6-A 文件适用范围很宽，当需建立一种方法的线性范围时，需要测试一个很宽的分析浓度范围，然后逐渐缩小直到有可接受的线性范围。如果用户在自己的实验室要验证已知的线性范围（厂家提供），测量时仅覆盖该范围即可。操作方法大体相似，不同的仅仅是分析的浓度水平和重复的次数。然而 EP6-A 的统计测试使具有出色重复性的测量程序处于非线性的风险，而在重复性非常差的测量过程中无法识别非线性。因此EP06-Ed2 文件发布并替代了 EP6-A 文件，新版文件计算更为简单，不再包含用于验证线性的三阶多项式，但建议在适当情况下进行加权一阶回归，已限制由于偶然因素而导致失败的风险。用于验证测量程序在特定浓度范围内的线性关系，特别是包括测量程序的定量下限和定量上限的范围。

（韩丽乔）

第五节 检出能力评价试验

检出能力是一个临床实验室测量程序的基本性能参数，通常用于评估一个测量程序的测量下限。由于对测量区间低值区域定量结果确定性的需求不断增长，检出能力评价指标的使用需求逐渐变大。检出能力涉及范围广，覆盖了空白结果的最大值（空白限，LoB），"是 / 否"能够检出被测量存在（检出限，LoD），和能可靠检出分析物且检测结果的不确定度满足实验室既定目标的最小分析物浓度（定量限，LoQ）。当分析物在低浓度水平有重要意义时，如定义疾病分期，筛查疾病，识别暴露程度，或者判断是否存在毒素、有害物、致癌物、污染物和感染性物质等，检出能力的评估对实验室检测是非常重要的。当然，在某些特殊情况下，检出能力的概念没有实际意义，如凝血检测项目中凝血酶原时间和部分活化凝血酶原时间，这些检测项目影响因素众多且无法去单独衡量，因此不需去评价检出能力。

国际理论和应用化学联合会（IUPAC）将检测限定义为给定分析程序具有适当的确定检出分析物的最小浓度或量，将方法的灵敏度定义为校准曲线的斜率及对于规定量的变化分析程序所产生信号的变化。实际上，理想的方法应具有高的分析灵敏度水平和低的检测限。由于"灵敏度"等术语在其他技术领域也广泛交叉使用，CLSI EP-17A《确定检出限与定量检测限方案》和 EP-17A2《临床实验室测量程序检出能力评价 – 批准指南（第二版）》文件中使用空白限、检出限、定量限表示临床实验室测量程序的检出能力，并未使用术语"灵敏度"以及它的引申术语，包括"分析灵敏度""功能灵敏度"等。检出限定义更精确、也更常用，类似于既往术语"分析灵敏度"相关的检测能力（即样品中可检出最低分析物浓度）。相似的，定量限被用来替代既往与术语"功能灵敏度"相关的检测能力（即在既定测量准确度目标时可准确检出的分析物浓度）。中华人民共和国卫生行业标准 WS/T 514—2017《临床检验方法检出能力的确立与验证》，同样采用空白限、检出限和定量限三个性能参数针对检测限低值附近的检测准确性进行评估，为临床检验方法检出能力的确立和验证的技能要求及操作过程提供指导。

一、术语与定义

1. 可接受的参考值（accepted reference value） 一个被广泛认可的参考值，其来源于：①基于科学原理的理论值或建立的值；②根据国家或国际组织的实验所赋予或验证的值；③根据科学或工程组织合作实验所取得的调查值或验证值；④当以上均不可利用时，可定量测定的期望值，即规定测量总量的均值。

2. 空白（blank） 不含被检测的分析物样品，或其浓度至少较被分析物感兴趣的最低水平少一个数量级的样品。

3. 空白限（limit of blank，LoB） 在规定的可能性条件下，空白样品被观察到的最大检测结果。在 ISO 11843《实验室分析仪器测试方法检出限和定量限的有效性确认评估》中也称为"临界值（critical value）"。在 ISO 11843 中，"临界值"是指空白样品（分析物浓度为 0 或接近于 0）预期的最高值。它是仪器（方法）的响应，高于该值的样品被认为具有被测量的阳性值。EP-17A 文件里，这个响应的阈值被称为"空白限"。

4. 检出限（limit of detection，LoD）与分析灵敏度 对于某测量程序，在声称其不含被分析物的错误率为 β，包含被分析物的错误率为 α 时，测量得到的定量数据。注：①在定量和定性分子测量程序中，可检出的分析物的最低浓度（通常是在临床实验室常规条件下，某类型标本中 ≥ 95% 标本能被检测到）；②也被称作"检出低限（lower limit of detection）""最低检测浓度 / 值（minimum detectable concentration/value）"，正式定义为"净状态变量的最低检出值"。

国际理论和应用化学联合会（IUPAC）将方法的分析灵敏度定义为校准曲线的斜率及对于规定量的变化分析程序所产生信号的变化。IUPAC 将检测限定义为给定分析程序具有适当的确定检出分析物的最小浓度或量。

5. 定量限（limit of quantitation，LoQ）与功能灵敏度 在既定实验室条件下，满足精密度目标（总误差或者偏倚和精密度要求）时能可靠检测到分析物的最低浓度。即方法的偏差加 2 倍标准差在满足允许总误差质量目标的条件下样品中分析物的含量。

功能灵敏度是指以天间重复 CV 为 20% 时对应检测限样品具有的平均浓度，这是检测系统或方法可定量报告分析物的最低浓度。功能灵敏度的样品制备和实验过程同定量限，计算每个低浓度样品检测信号的均值、标准差和 CV，从中选择 CV 最接近 20% 的低浓度样品均值对应的分析物浓度为功能灵敏度。

二、检出能力评价方案

（一）EP17-A2 评价实验

1. LoB 和 LoD 的确立

（1）经典方案：使用一组空白样品和一组低浓度样品（被测量浓度在假定的 LoD 值附近）进行测量。根据空白样品和低浓度样品结果的分布情况，选择非参数法或参数数据分析法（极少数情况下）来计算 LoB 和 LoD 估计值。该方案前提是假设测量结果的变异在低浓度样品中是合理一致的。当假设不成立时描述了另一种实验方案（试错法）。

在给定测量程序中，研究者获得一系列空白样品或者低浓度样品的重复结果。该方法要求各低浓度样品的测量结果变异程度较小。

空白样品的结果用来确定阈值（LoB）检测结果高于该值为真正空白样品的可能性很小。如果真正空白样品的检测结果超过该阈值，即真正空白样品错误判断为阳性样品，此处可能犯Ⅰ类错误，其风险为α。对于一个典型的95%LoB阈值而言，其Ⅰ类错误通常为5%（α=0.05）。

相反，当真实低浓度样品的测量结果低于LoB时，有可能与空白测量结果无法区分。当研发人员判断其不存在被测物质时，此处可能犯Ⅱ类错误，相关风险为β。LoD反映了真实低浓度样品被判断为假阴性结果的检测浓度（即测量值低于LoB）等同于Ⅱ类错误。

通常情况下假设Ⅰ类和Ⅱ类错误α=β=0.05，临床实验室可以根据特定测量程序的相对允许误差设定合理的α和β值。关于LoB和LoD的声明必须包含相关的α和β。

当通过空白样品和低浓度样品去计算LoB和LoD时，本方案包括了参数和非参数两种数据分析方法的选择。选择何种方案由空白样品测量结果的分布趋势所决定。

1）实验设计：多天内在同一台仪器上用不同批号试剂对空白样品和低浓度样品进行重复检测。计算每个试剂批次的LoB估计值。

所有试剂批号得到的最大LoB值（2~3个试剂批号时），或者合并所有试剂批号计算出来的LoB值（4个以上试剂批号时）即被用作特定测量程序的LoB值并用于计算LoD。所有试剂批号（2~3个试剂批号时）得到的最大LoD值，或者所有试剂批号合并（4个以上试剂批号时）LoD估计值作为测量程序的报告值。

最低的实验设计要求如下：①2个试剂批号；②1个仪器系统；③3天试验；④4个空白样品；⑤4个低浓度（阳性）样品；⑥每个样品2次重复（每个试剂批号，天数和仪器系统结合）；⑦每批试剂60个空白样品重复（对于所有空白样品、天数和仪器系统）；⑧每批试剂60个低浓度样品重复（对于所有低水平样品、天数和仪器系统）。

空白和低浓度样品最少重复检测60次，这既考虑了检测能力估计的不确定性，又在实验成本方面做了合理的考量。只要符合最低要求数量，空白和低浓度样品的数量不一定要一致。以上提到的最低实验设计（即1个仪器系统，3天，4个样品，2次重复）不会在每个试剂批次中得到空白样品或者低浓度样品所需的60个重复检测数据。因而工作人员需要增加一个或者多个因素以得到足够的测量结果。选择增加哪个变量与测量程序以及检测时能得到的资源有关。同时研发人员也可以在最低要求的基础上增加更多的变量（如校准品批号，校准周期，操作者）和/或增加重复检测的次数，从而提升检测限的可信度。

选择合适的空白和低浓度样品，低浓度样品为浓度在假定LoD值附近范围的患者标本，这通常估计为LoB估计值的1~5倍的范围。含有更高被测量浓度的标本也合适，只要其与低浓度样品具有相似的变异度。在估计LoD的被测量浓度范围时，LoB的粗略估计值可定为单个空白样品的20次重复测量的最大值。

2）实验步骤

①决定实验设计包含几个因素，每个因素使用几个浓度水平，以及特定测量程序的进展计划。

②确认并准备足够量的空白和低浓度分装样品，以完成实验计划。确保有额外的分装样品，能够满足测试错误或者处理异常结果的需求。

③每个测试日，按实验计划处理每个样品，以获得指定数量的重复测试结果。

④查看每个测试日的测量结果，检查结果是否存在错误或者缺失。识别潜在离群值并分析其原因（例如，样品量不足、仪器处理错误、样品鉴定混淆）。除了测量程序本身的分析错误外，由这些原因引起的离群值最好在当日进行重新测试后并入数据中。重测结果和原始结果都应当一同记录。当来自同一个试剂批号的所有空白样品或者低浓度样品结果中出现超过5个离群值时，有理由

拒绝该批次的所有结果并且重新检测。

⑤确保在测试结束时有足够的测量结果以开始数据分析。每个试剂批次至少需要各 60 个空白样品和 60 个低浓度样品的结果。

3）数据分析：首先，选择用于 LoB 和 LoD 估计的 α 和 β 值（通常为 $\alpha=\beta=0.05$）。然后检查所有试剂批次空白样品结果的总体分布，以确定其是否满足计算空白限的要求。之后选择要使用的数据分析方法，即非参数法或参数法。最后，根据研究中使用的试剂批号数量计算 LoB 值。

4）计算空白限：采用哪种数据分析方案来计算 LoB 值取决于空白样品测量结果是否呈正态分布。非参数选项对分布不作任何分配假设，可用于任何数据集。尤其适用于空白样品测量结果呈明显的非正态分布时。使用参数法时要求空白样品测量结果呈正态分布，但数据可能包含离群值。可以采用统计学方法来分析数据的正态性，以便决定选择哪种数据分析方法。在实际应用中，绝大多数情况下将使用非参数法。

不要更改负数结果的值。如果仪器系统没有对数据进行删失，这种情况对于一个被测量为零的样品而言是正常的数据分布（例如，用苯巴比妥测量程序测量无药患者样品的结果分布）。如果结果是从具有数据删失功能的仪器系统获得，则不太可能出现负数结果。

①非参数法：如果研究使用 2 个或 3 个试剂批次，则对每个试剂批次的数据独立执行步骤 1~4。如果在研究中使用了 4 个或更多试剂批次，则将所有试剂批次的数据合并，并对组合数据集执行步骤 1~4。

步骤 1：将所有 B 个空白样品测量结果按从小到大的方式进行排序，其中 B 是数据集中结果的总数目：$X_{(1)}$，$X_{(2)}$，$\cdots$，$X_{(B)}$。

步骤 2：根据设计的 α 错误率计算空白样品结果分布的百分位数（Pct_B）（例如，$\alpha=0.05$，对应 $p=0.95$）。

步骤 3：根据 Pct_B 计算空白样品的排列位置：排列位置 $=0.5+B\times0.95$。

步骤 4：步骤 3 中计算出的排列位置对应的测量结果即为 LoB 估计值。如果计算出来的排列位置不是整数，则根据相邻的两个位置结果的插值来计算 LoB 值。

例如，如果 $B=60$，则排列位置 $=0.5+60\times0.95=57.5$。这要求整合第 57 位和第 58 位的测量结果来计算 LoB。

$$LoB = X_{(57)} + 0.5\times\left(X_{(58)} - X_{(57)}\right) = 0.5\times\left(X_{(58)} + X_{(57)}\right)$$

类似地，如果 $B=65$，则排列位置 $=0.5+65\times0.95=62.25$，并且 $LoB = X_{(62)} + 0.5\times\left(X_{(63)} - X_{(62)}\right) = 0.5\times\left(X_{(63)} + X_{(62)}\right)$。

步骤 5：如果有 2 个或 3 个试剂批次，则测量程序的 LoB 是所有试剂批次中最大的 LoB 值。如果有 4 个或更多试剂批次，那么将合并数据按照步骤 1~4 计算得出的 LoB 即为测量程序的 LoB。测量程序的 LoB 被更进一步用于 LoD 的计算。

②参数法：如果研究使用 2 个或 3 个试剂批次，则对每个试剂批次的数据独立执行步骤 1~2。如果在研究中使用了 4 个或更多试剂批次，则将所有试剂批次的数据合并，并对组合数据集执行步骤 1~2。

步骤 1：计算数据集中所有空白结果的平均值（M_B）和 SD（SD_B）。

步骤 2：按以下公式计算 LoB：

$$LoB=M_B+C_p\times SD_B \qquad\qquad （式23-101）$$

$$C_p = \frac{1.645}{1 - \left[\dfrac{1}{4(B-K)}\right]}$$

（式 23-102）

其中 C_p 是正态分布第 95 百分位数对应的系数（使用观察到的 SD 估计值，而不是真实但未知的总体 SD 来校正），B= 数据集中空白结果的数目，K= 空白样品数量。

注 1：1.645 是 α=0.05 时，正态分布第 95 百分位数对应的值。如果选择不同的 α 值作为基础去计算 LoB 估计值，则这个系数将需要相应改变。

注 2：分母中（$B-K$）项表示 SD_B 估计值的自由度。

步骤 3：如果有 2 个或 3 个试剂批次，则所有试剂批次中最大的 LoB 值为测量程序的 LoB。如果有 4 个或更多试剂批次，那么将合并数据按照步骤 1~2 计算得出的 LoB 即为测量程序的 LoB，测量程序的 LoB 进一步用于 LoD 的计算。

5）计算检出限：无论是用非参数法还是参数法计算 LoB，LoD 都是以参数法计算得到。它假设低浓度水平样品的测量结果变异度是相对一致的。如果测试失败，开发人员需要调查根本原因。它可能反映了反应的不稳定性，选择了不合适低浓度样品的浓度范围，或其他原因。在这种情况下，可能需要采取另一种方法，如精密度曲线方案，或者需要选择更合适的标本来进行重复检测，以改善测量程序在检测所有样品时的异质性。

①参数分析：如果适用，可在开始以下计算之前将低浓度样品的数据转化为正态分布。

如果研究使用 2 个或 3 个试剂批次，则对每个试剂批次的数据独立执行步骤 1~3。如果在研究中使用了 4 个或更多试剂批次，则将所有试剂批次的数据合并，并对组合数据集执行步骤 1~3。

步骤 1：计算数据集中每个低浓度样品的标准差。

步骤 2：计算所有 J 个低浓度样品的汇总 SD_L：

$$SD_L = \sqrt{\frac{\sum_{i=1}^{J}(n_i-1)SD_i^2}{\sum_{i=1}^{J}(n_i-1)}}$$

（式 23-103）

其中

SD_i—第 i 个低浓度样品的所有结果的 SD；

n_i—第 i 个低浓度样品的结果数；

J—低浓度样品数。

步骤 3：计算 LoD 为：

$$LoD=LoB+C_p \times SD_L$$

（式 23-104）

$$C_p = \frac{1.645}{1 - \left[\dfrac{1}{4(L-J)}\right]}$$

（式 23-105）

其中，

C_p—是正态分布第 95 百分位数对应的系数；

L—所有试剂批次中的所有低浓度样品结果的总数；

J—低浓度样品数；

LoB—测量程序的空白限。

注 1：1.645 是 β=0.05 时，正态分布第 95 百分位数对应的值。如果选择不同的 β 值作为基础去计算 LoD 估计值，则这个系数将需要相应改变。

注2：分母中（$L-J$）项表示 SD_L 估计值的自由度。

步骤4：如果有2个或3个试剂批次，则所有试剂批次中最大的 LoD 值为测量程序的 LoD 值。如果有4个或更多试剂批次，那么将合并数据按照步骤 $1\sim3$ 计算得出的 LoD 即为测量程序的 LoD。

② LoD 变异法：非参数法

如果测量结果的变异度不符合正态分布，而且也不能将低浓度样品结果转化为近似正态分布时，也可以使用非参数法来确定 LoD。采用非参数法时，需要先预设一个预期的 LoD 被测量浓度，所有低浓度样品的浓度均与之一致。

收集所有数据之后，首先确定测量程序的 LoB。对于给定试剂批号，将低浓度样品的所有测量结果合并以后进行排列，计算低于 LoB 值的结果比例。如果该百分比值低于设定的 β（Ⅱ类）错误，则该批号试剂的 LoD 值为所有低浓度样品结果的中位数。如果有2个或3个试剂批次，则所有试剂批次中最大的 LoD 值为测量程序的 LoD 值。如果有4个或更多试剂批次，那么将合并数据按照步骤 $1\sim3$ 计算得出的 LoD 即为测量程序的 LoD。

例如，假设Ⅱ类错误 $\beta=0.05$，表示不能有超过5%的低浓度样品结果低于 LoB。如果1个或多个试剂批次的结果不能满足Ⅱ类错误要求，则收集一组较高浓度的低浓度样品重新检测。没有必要重复 LoB 检测。持续进行实验调整被测量浓度，直到每个试剂批次（2个或3个）或所有试剂批次（4个以上）的低浓度样品结果的分布满足Ⅱ类错误要求。此时被测量浓度被确认为测量程序的 LoD。

（2）精密度曲线方案：精密度曲线方案适合于测量结果在假定的 LoD 附近的变异度呈近似正态分布，但是变化较大时。如果研发人员未对 LoD 进行明确估计，期望获得更宽的测量范围时，精密度曲线方案比经典方案更加具有可操作性。精密度曲线方案将 LoD 研究和精密度评估（如 CLSI 文件 EP05）研究整合在一起，并从一组包含多个因素的精密度研究中进行数据整理和分析，包括各种试剂和校准品批次、仪器系统、操作者等。

参照 CLSI 文件 EP05 方案，在20天内对一组患者标本池进行检测，以确定实验室内精密度估计值。将所得的 SD 估计值与它们对应的测量浓度均值作图，然后用二阶多项式模型进行拟合。总体来说该方法从选择患者样品开始，其浓度在假定的 LoD 附近，并且覆盖预期的被测量浓度范围，这通常比经典法的范围大。计算每一个标本的室内精密度以得到精密度相关数据。然后以室内精密度（如方差，SD 和 %CV）为 Y 轴，对应的被测量浓度均值为 X 轴绘制精密度曲线图，如图 23-21 所示。这些数据用适当的模型进行拟合，然后采用递归方式来根据预测的 SDs 计算试验 LoD 值。当试验 LoD 值与用于产生预测 SD 的被测量浓度相匹配时，将该值作为测量程序的 LoD 估计值。

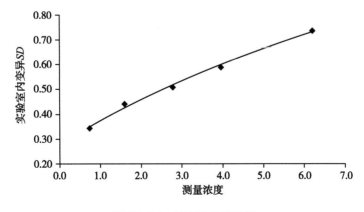

图 23-21　精密度曲线示例

与经典方案一样，删失数据也会影响精密度曲线方案。因此，最佳的方法是使用经典方案中的非参数法来估计 LoB，然后使用精密度曲线法来估计 LoD。或者，也可以在精密度曲线实验设计中纳入合适的空白样品，并使用专门的数据分析工具（例如，截断正态分布、L1 范数法）来提取 LoB 估计值的相关统计量。

1）实验设计：根据技术和统计学上有效的精密度方案，设计实验流程重复检测患者标本组或其替代物，以产生实验室内精确度的估计值。计算每个试剂批次的 LoD 估计值。将所有试剂批次（对于 2 个或 3 个试剂批次）中最大的 LoD 值为测量程序的 LoD 值，或所有试剂批次（对于 4 个或更多个试剂批次的情况）合并数据的 LoD 估计值作为测量程序的报告值。

最低的实验设计要求是：① 2 个试剂批号；② 1 个仪器系统；③ 5 天试验；④ 5 个样品；⑤每个样品 5 次重复测试；⑥每个试剂批次的每个样品 40 个重复（每个试验日和仪器系统）。

以上提到的最低实验设计（即每个样品重复检测 5 次，连续检测 5 天）得不到每个批次中空白样品或者低浓度样品所需的 40 个重复检测数据。建立者需根据特定的测量程序和可获得的资源增加一个或多个设计因子（如仪器系统、校准品批号、校准周期、操作者等），以提供充足的测量结果数。

选择合适的空白和低浓度样品，通常推荐选择被测量含量处于测量区间下限区域（即假定 LoB 的 1～10 倍）的标本，以避免高浓度样品对曲线拟合产生影响。在精密度曲线中可以很容易观察到这种影响，因为高值标本会影响曲线拟合，从而导致曲线偏离（高于或者低于）下限区域感兴趣的点。对于整个测量区间做的精密度曲线图很难适应下限区域。一种有效的折中办法纳入一些浓度稍高于下限的标本，逐步地减少被测量浓度，直至回归曲线达到视觉上或者其他统计方法的质量要求。确保样品量足够以满足整个研究的持续使用，确保有额外的分装样品，能够满足测试错误或者或其他程序问题的需求。一个行之有效的方法是当分析物在某种储存条件下是稳定时，可以按每一个检测时间点所需的量分装成小管冷冻保存，从而保证标本的稳定性和均一性。在检测时间点之前将分装小管取出，按照规范的流程来复融 / 混合。

精密度曲线方案的成功取决于用于拟合精度估计值与浓度数据的特定模型以及拟合的质量。选择哪种模型是由被测量的浓度范围决定的。如果范围足够窄，即使是线性模型也足够满足要求。尽管文献中也报道了一些可用的模型，临床文献中广泛使用的 3 种模型是线性模型、二次模型和 Sadler 精密度分布模型，其描述如下：

$$SD_{WL} = (B_1 + B_2 X)^{B_3} \qquad \text{（式 23-106）}$$

其中，

SD_{WL}—实验室内精度；

X—相关的被测量浓度；

B_1-B_3—在模型拟合过程中估计的参数。

除了选择合适的精密度模型以外，研发人员还需要选择一些合适的判断标准，以确保模型在目的被测量浓度区间内提供有意义的结果。这些标准可以是数值的（例如预测与实际精密度的绝对或相对误差）和 / 或可视的（例如观察曲线在数据间平滑通过）。咨询统计学专家将有助于选择合适的模型和拟合标准。

2）实验步骤：本节假设使用精密度曲线法来估算 LoD，且 LoB 则是按照经典法获得。

①决定精密度实验设计包含几个因素，每个因素使用几个浓度水平，以及每项研究的具体实验步骤和时间。对于所有的精密度研究都应使用相同的方案。

②确认并准备足够量的空白和低浓度分装样品，以完成实验计划。确保有额外的分装样品，能

够满足测试错误或者处理异常的需求。

③在每个检测时间点，根据精密度研究方案处理标本，以获得指定数量的重复测试结果。

④查看每个测试日的测量结果，检查结果是否存在错误或者缺失。识别潜在离群值并分析其原因。除了测量程序本身的分析错误外，由这些原因引起的离群值最好在当日进行重新测试后并入数据中。重测结果和原始结果都应当一同记录。当来自同一个试剂批号的所有空白样品或者低浓度样品结果中出现超过 5 个离群值时，有理由拒绝该批次的所有结果并且重新检测。

3）数据分析：通过以下步骤进行数据分析以获得最终的 LoD 估计值：

①选择合适的模型拟合精密度曲线图数据。

②评估模型拟合的质量，确保其适用于进一步的分析。

③从 LoB 分析物浓度开始，逐渐增加分析物浓度，使用精密度曲线图模型计算预期实验室内精密度 SD 以及相关的 LoD 估计值。

④当 LoD 估计值（通过预期 SD 计算得到）等于被测量浓度时，取该被测量浓度作为 LoD（在期望的数字精度内）。

4）计算空白限：使用参数法或非参数法得到 LoB 估计值，或者根据精密度曲线方案中空白样品的精密度结果推导出 LoB 估计值。

5）计算检出限：如果研究使用 2 个或 3 个试剂批次，则对每个试剂批次的数据独立执行步骤①～④。如果在研究中使用了 4 个或更多试剂批次，则将所有试剂批次的数据合并，并对组合数据集执行步骤①～④。

①按照 LoD 计划获得所有精密度研究的数据，以室内精密度（如方差，SD，或者 $\%CV$）为纵坐标，被测量浓度为横坐标绘制精密度曲线图。

②用合适的回归模型对数据进行拟合。然后分析拟合方程是否达到可接受的标准。如果回归模型不被接受，考虑用另一种形式来表示精密度（如方差，SD，或者 $\%CV$），并且重新拟合模型。也可以选择用更窄的数据范围（例如，去除最高和/或最低值）或使用其他模型重新进行拟合。

注：选择缩短数据范围时一定要谨慎，并且一定要保留至少 P+1 个数据点，其中 P 是模型中拟合参数的数量。另一个需要关心的问题是最终的范围必须包含 LoD，以避免边缘效应或其他数据分析影响。如果最终的 LoD 估计值落在修整的数据范围之外，可能需要重新进行数据分析。

③从 LoB 被测量浓度开始（因为根据定义，LoD 不能小于 LoB），根据精密度曲线图模型计算预期室内精密度（SD_{WL}），然后按公式计算出实验 LoD 值。如果精密度曲线图模型使用 $\%CV$ 作为响应变量，那么在使用以下公式之前，需要将 $\%CV$ 值转换为相应的 SD_{WL} 值：

$$\text{LoD}=\text{LoB}+C_p SD_{WL} \qquad （式 23-107）$$

$$C_p = \frac{1.645}{1-\left[\dfrac{1}{4(N_{TOT}-K)}\right]} \qquad （式 23-108）$$

其中，LoB 来自另一研究或分析。

C_p—正态分布第 95 百分位数对应的系数，使用观察到的 SD 估计值，而不是真实（但未知）的总体 SD 来校正；

N_{TOT}—构建精密度分布图的结果数目；

K—精密度研究数量。

注 1：1.645 是 α=0.05 时，正态分布第 95 百分位数对应的值。如果选择不同的 α 值作为基础去计算 LoB 估计值，则这个系数将需要相应改变。

注 2：对于所有实际的精密度曲线图研究，F 足够大从而使校正因子不显著，保持 C_p=1.645。

注 3：在精密度曲线图的数据集上，试验 LoD 值应该被测量浓度在数量级（即小数位数）上保持一致。

④依次增加被测量浓度，根据公式计算出预期的室内精密度 SD_{WL} 和相应的 LoD 估计值。持续这个过程，直到在预期精密度条件下，得到一个与分析物浓度一致的 LoD 估计值的。该值即作为数据集的 LoD。

⑤如果有 2 个或 3 个试剂批次，则所有试剂批次中最大的 LoD 值为测量程序的 LoD 值。如果有 4 个或更多试剂批次，那么将按照步骤①～④计算得出的 LoD 数据合并即为测量程序的 LoD。

当拟合精密度曲线图数据的数学模型并没有明确的分析解决方案时，有必要使用迭代方法进行重复计算。然而也有一些特定的模型可以用于分析解决方案。下面提供一个线性精密度曲线图模型的例子，其 LoD 是根据式 23-107 中计算得到。

线性模型：

$$SD_{WL}=C_0+C_1X \quad\quad\quad （式 23-109）$$

$$LoD = \frac{LoB + c_p C_0}{\left(1 - c_p C_1\right)} \quad\quad\quad （式 23-110）$$

（3）概率统计方案（Probit 法）：Probit 法适用于当测量程序的检测能力以比例（阳性结果数 / 重复检测的总数）的形式表示时，它也可以用于对分析物进行直接定量检测，LoB 被用于界定"阳性"结果时。Probit 法的典型用途遵循有限稀释剂量 – 反应方案。从已知测量浓度的样品开始做一系列稀释，然后使用测量程序对这些稀释物进行重复检测，得到两种结果：检出或者未检出。对每个稀释浓度，计算"检出"测量结果数 / 总的重复测量数的比例（命中率）。将这些命中率转化为累积正态概率单位（Probits），并用回归模型对各自的测量浓度进行修匀。最后用回归模型计算预期命中率（如 0.95）的测量浓度，即 LoD。图 23-22 给出了分析的一个例子。

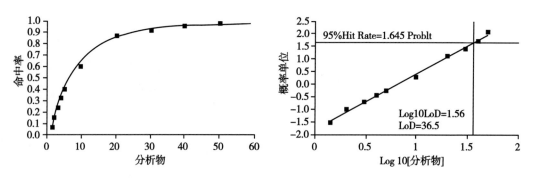

图 23-22　Probit 分析该图显示了模拟的实验结果（左图）和
用 Probit 法回归分析（右图）来确定分子测量程序的 LoD

在临床实验室中，Probit 分析对分子检测如检测感染性病原物（例如丙型肝炎病毒、乙型肝炎病毒、人类免疫缺陷病毒）的分子技术，以及其他利用 PCR 技术进行扩增和检测的核酸检测。这些测量程序的特点是没有阴性样品结果的分布，阴性结果通常报告为 0。在这种情况下，空白样品的测试结果的第 95 百分位数等于零，LoB 通常被定义为零。否则，可以使用非参数法来建立测量程序的 LoB。

在评估分子测量程序的检测能力时，一定要选择包含所有相关基因型的有代表性的标本，因为即使是在相同的反应条件下，并不是所有的变异型都具有相同的反应性。可以针对每个独立的基因型单独计算 LoD 估计值，其中最大值即为整个测量程序的 LoD 估计值。不太常见的基因型可以包括在正式的 LoD 研究中，或者通过随后的验证研究以确保它们具有与主基因型一致的 LoD 宣称值。

1）实验设计：实验设计用于在多天内连续检测由多个已经测量浓度的标本稀释的样品。某些测量程序不能够在 3 天内检出所需的最低样品量和 / 或重复测试数，可增加检测天数直到仪器的检测能力满足需求。该研究需要在多个试剂批次中开展，如果有 2 个或 3 个试剂批次，则对每个批次试剂分开计算 LoD，如果有 4 个或更多试剂批次，那么将所有数据合并后一起计算 LoD。观测到的最大 LoD 被作为测量程序的报告值。

LoB 可为以下两种方式：①定义为零，并通过测试多个阴性患者样品确认；②检测多个阴性患者标本用经典法确定。

最低的实验设计要求如下：① 2 个试剂批次；② 1 个仪器系统；③ 3 天试验；④已知被测量浓度的 3 个样品（阳性样品）；⑤ 30 个独立阴性患者样品；⑥每个阳性样品 5 个稀释浓度；⑦每个试剂批次，每个阳性样品的任一稀释浓度，共 20 个重复检测（所有试验日）；⑧每个试剂批次，每个阴性样品两个重复（所有试验日）。

应该对标本进行系列稀释，使得至少 3 个稀释浓度的命中率在 0.10 ~ 0.90 范围内，并且至少有 1 个稀释浓度的命中率超过 0.95。在任何一个极端（即 < 0.10 和 / 或 > 0.95）有 1 个以上的稀释度是不可取的，因为这可能会对 Probit 模型拟合的质量和所得到的 LoD 估计值产生负面影响。这可能需要用单个样品进行预实验，以判断稀释比例和稀释次数。对假设的 LoD 水平做几何级数的稀释是一种很有效的方法。此方法假定在检测的浓度范围内，各稀释度之间是呈现可接受的线性关系，并且这些稀释物与天然患者标本之间是可以互换的。在最少 5 个稀释度的基础上增加稀释度可以改善模型的质量（例如，8 个稀释度，5 次命中率在 0.10 ~ 0.90 范围内，3 次命中率在 0.80 ~ 0.99 范围内）。

上述文字描述了计算 LoB 和 LoD 估计值的最低实验设计要求。研发人员也可以根据测量程序的性质和检出限的可信度目标扩大实验方案，增加以上实验因素相关的浓度和 / 或增加更多的变量。此外，某些测量程序的通量不能够在 3 天内检出所需的最低样品量和 / 或重复测试数。在此情况下，增加检测天数直到仪器的检测能力满足需求。如果 Probit 模型不能对数据之间进行较好的拟合，为了提高拟合度，可以通过增加稀释度，或者当某浓度水平的命中率为离群值时，增加重复检测的次数来补充数据。咨询统计学专家将有助于选择实验设计方案，以提高拟合的质量。

选择合适的空白和低浓度样品。这些将被称为"起始样品"。使用阴性样品池而不是独立的患者样品也是可以接受的，但是必须检测至少 30 个独立的阴性样品。至少应该使用 3 个独立的阳性患者样品。对于待评估的测量程序，如果可以获得 WHO 的标准品或者标准品类似物，可以将其视为额外的阳性样品。如果分析物有遗传异构体，应选择足够的样品来代表主基因型，尤其是测量程序使用说明（IFU）中特别指出的基因型。少见或临床相关性较低的基因型可以通过验证方案来评估，而不是作为主要评估测试方案的一部分。

要测试的基因型和每个基因型的样品数量可以取决于被测量和 / 或研究中的特定设备。阴性患者样品用于评估测量程序的假阳性率和 / 或评估 LoB。应使用天然患者样品而不是加工或人造样品。

2）实验步骤：决定实验设计包含几个因素，每个因素使用几个浓度水平，以及用具体测量程序测试因素的处理计划。LoB 和 LoD 的检测可以并行或依次进行，因为本实验方法将两者视为独立的研究进行处理。

根据特定测量程序的性质，工作人员可以选择将 LoB 默认设置为 0，或者使用经典法来计算 LoB。如果默认为 0，运行一组阴性患者样品作为评估假阳性率的验证测试。

LoB 的实验方法如下：

①决定实验设计包含几个因素，每个因素使用几个浓度水平，以及每项研究的具体实验步骤。

②确认并准备足够量的阴性分装样品，以完成实验计划。确保有额外的分装样品，能够满足测试错误或者处理异常的需求。

③每个测试日，根据实验方案检测每一个标本，以获得指定数量的重复测试结果。

④审查每个测试日的测量结果，检查结果是否存在错误或者缺失。识别潜在离群值并分析其原因。除了测量程序本身的分析错误外，由这些原因引起的离群值最好在当日进行重新测试后并入数据中。重测结果和原始结果都应当一同记录。当来自同一个试剂批号的所有空白样品或者低浓度样品结果中出现超过 5 个离群值时，有理由拒绝该批次的所有结果并且重新检测。

⑤确保在测试结束时有足够的测量结果以开始数据分析（每批试剂至少有 30 个空白阴性样品结果）。

假如确认 LoB=0 失败，则按照经典法建立测量程序的 LoB 估计值。在实验设计中可以使用单一仪器系统。

LoD 的实验方法如下：

①如果分析物有多个基因型：审查分析物的所有基因型。识别和记录哪些基因型会被纳入 LoD 检测，哪些基因型会通过验证实验来评估。

②根据待评估测量程序的实验设计和处理流程，确定所有样品的来源并获得足够的标本量。根据上述第 1 步，LoD 检测中每个基因型至少有一个样品。这些将在后续步骤中被称为"起始样品"。

③为每个起始样品准备一系列至少 5 个稀释度。

④每个测试日，根据实验方案检测每一个稀释浓度标本，以获得指定数量的重复测试结果。

⑤查看每个测试日的测量结果，检查结果是否存在错误或者缺失。识别潜在离群值并分析其原因。除了测量程序本身的分析错误外，由这些原因引起的离群值最好在当日进行重新测试后并入数据中。重测结果和原始结果都应当一同记录。

⑥根据实验设计和处理计划，对每个起始样品和所有试剂批次 / 仪器系统组合重复步骤③~⑤。

⑦确保在测试结束时有足够的测量结果以开始数据分析（每批试剂每个稀释浓度至少有 20 个重复）。

3）数据分析：通过以下步骤进行数据分析以获得最终的 LoB 和 LoD 估计值。

①选择用于 LoB 估计的 α 错误以及用于 LoD 估计的 β 错误（通常 $\alpha=\beta=0.05$）。

②根据测量程序选择的方法定义或计算 LoB。

③计算每个试剂批次的 LoD。

④选择观察到的最大 LoD 作为测量程序的 LoD 估计值。

4）计算空白限

①设定测量程序的 LoB=0。

②对于每个试剂批次，统计阴性标本重复检测结果（所有样品、仪器批次等）中报告为阳性结果的数目。将此值 / 所有阴性样品重复检测数据转换为一个比值，并报告为假阳性结果比例。

③如果给定试剂批次的假阳性率不超过 $100 \times \alpha\%$，则有 $100 \times (1-\alpha)\%$ 的结果为零，该试剂

批号的 LoB 被确认为 0。每批试剂都必须单独确认。

5）计算检出限：独立分析每个试剂批次的所有起始样品的数据。

①计算每个稀释度的命中率 H_i：

$$H_i = \frac{Npos_i}{Ntot_i}$$

（式 23-111）

其中，

$Npos_i$—第 i 个稀释度阳性结果的测量数目；

$Ntot_i$—第 i 个稀释度的总重复测量次数。

②使用计算机软件进行直接 Probit 回归分析，以命中率（Y 轴变量）及其相应的被测量浓度（X 轴变量），绘制 Probit 曲线。在 X 轴上使用 log10 浓度通常会改善 Probit 拟合度。

③选择合适的统计检验方法（例如，用偏差检验或 Pearson 卡方检验检测卡方分布的分位数）评估 Probit 模型的拟合质量。如果拟合度不可接受，则可以通过增加稀释浓度和 / 或以当前稀释液进行重复检测，并将这些结果与现有数据结合来改善拟合度。

④如果拟合模型被认为是可接受的，则使用该软件获得与期望的 β 错误相对应的被测量浓度（命中率为 0.95 时，通常 β=0.05），并将其报告为该批次的试验 LoD。继续执行步骤⑤。

⑤按照步骤①～④计算每批次试剂的试验 LoD 结果。

⑥检查所有的试验 LoD 值，并选择最大值作为测量程序报告的 LoD 估计值。

2. LoQ 的确立　LoQ 是仅适用于定量测量程序的性能属性，代表满足既定准确度目标时能可靠检测到分析物的最低浓度，其与测量程序的准确度目标以及待确认的测量值有关，可接受条件越严格，LoQ 的数值越大。鉴于 LoQ 定义的灵活性，有必要在报告 LoQ 估计值时包含准确度目标。评价 LoQ 可依照评价 LoD 的经典方法或其他方法，无论选择哪种设计方法，测量过程及其应用在技术上和统计上都应是合理的，并符合预期准确度目标和最低实验要求。LoQ 可以在测量程序的研发过程中进行评估。实验室也可能使用不同于研发人员最初选择的准确度目标，建立自己的LoQ。根据可接受目标的要求，LoQ 可以等于或者大于，但不能低于 LoD。如果测量不确定度（或TE）可以确定并报告所有测量下限的结果，则不一定需要确定 LoQ，用户可以自主解释其是否适合使用。

1）实验设计：以下设计方案基于经典法测定 LoD 的最低设计要求。选择一个靶浓度作为试验的 LoQ，根据该浓度制备多个低值样品。在多天内使用一个或多个仪器系统处理多个试剂批次重复检测样品。该方案采用 Westgard TE 模型定义 LoQ（可酌情采用其他定义）。根据测量结果计算每批试剂的 TE。如果每个试剂批号的 TE 满足预定的目标，则将浓度均值报告为测量程序的 LoQ。

最低的实验设计要求如下：① 2 个试剂批次；② 1 个仪器系统；③ 3 天试验；④每个样品3 个重复（对于每个试剂批次、仪器系统和日期组合）；⑤已知被测量浓度的 4 个独立低浓度样品；⑥每个试剂总批号共 36 个低浓度样品重复（对于所有低浓度样品、仪器系统和天数）。

研发人员也可在最低要求的基础上增加更多的变量和 / 或增加重复检测的次数，以提高 LoQ估计值的可信度。

该方法与经典法在评估 LoD 时唯一显著差异在于低浓度样品选择。在 LoD 实验设计时是选择一个浓度区间，而 LoQ 实验设计只选择一个靶浓度。

应该从多个独立的低浓度样品或样品池中获取测量结果，以满足不同标本间的基质效应。对于每一项研究，应至少使用 4 个样品。尽可能使这些样品与天然患者样品可以互换。

如果 LoQ 定义中包含偏倚，则必须知道每个样品的赋值。它可以来自外部赋值（如 WHO 或类似的参考标准品），由参考测量程序或其他具备可接受准确度的测量程序赋值，需要时可以稀释来调整浓度。最理想的情况是使用有证参考物质且具备方法学溯源性。

2）实验步骤

①决定实验设计包含几个因素，每个因素使用几个浓度，以及测量程序的具体实验步骤。

②确定测量程序的 LoQ 定义和相关准确度目标，以及试验 LoQ 的浓度水平。

③制备多个低浓度样品，靶浓度为试验 LoQ。每个样品应有一个已知的浓度（R_i）可以用来计算偏倚。该浓度可以从参考测量程序赋值，或者从一个已知浓度的标本经过理论上加标或者稀释得到，以及其他类似来源。

④每个测试日，根据实验方案检测每一个标本，以获得指定数量的重复测试结果。

⑤审查每个测试日的测量结果，检查结果是否存在错误或者缺失。识别潜在离群值并分析其原因。除了测量程序本身的分析错误外，由这些原因引起的离群值最好在当日进行重新测试后并入数据中。重测结果和原始结果都应当一同记录。当来自同一个试剂批号的所有空白样品或者低浓度样品结果中出现超过 5 个离群值时，有理由拒绝该批次的所有结果并且重新检测。

⑥确保在测试结束时有足够的测量结果以开始数据分析。对每个靶浓度为试验 LoQ 的低浓度样品，每批次试剂至少要获得 36 个样品结果。

3）数据分析：通过以下步骤进行数据分析以获得最终的 LoQ 估计值。采用 Westgard TE 模型定义 LoQ 来演示计算过程。实际的计算步骤取决于为特定测量程序选择的 LoQ 定义；但数据分析方法基本是一样的。如果有 2～3 个试剂批次，则独立分析每个试剂批次的数据；如果有 4 个或更多试剂批次，则将所有批次数据合并后一起分析。

①计算给定试剂批次，分别计算每个低浓度样品所有重复检测结果的均值（$\bar{x}$）和 SD（s）。

②根据其赋值（R）计算每个低浓度样品的偏倚。

$$Bias = \bar{x} - R \qquad （式 23–112）$$

③使用 Westgard 模型计算每个样品的 TE。需要时与样品的赋值相除，转换为 %TE 单位。

④如果使用 2 个或 3 个试剂批次，重复步骤①～③以获得每个试剂批次每个样品的 TE。

⑤将每个试剂批号的 TE 估计值与既定准确度目标进行比较，以满足准确度目标的最低浓度作为该批号的 LoQ。

⑥所有批次（如果使用 2 个或 3 个试剂批次）中最大的 LoQ 或来自组合数据集（如果使用 4 个或更多试剂批次）的 LoQ 被作为测量程序的 LoQ。

如果一个或多个试剂批次的所有样品都不能满足准确度目标，则需要用一系列靶浓度更高的低浓度样品重新进行以上研究。

4）衍生方法：LoD 和 LoQ 的综合评价。

以上实验设计和数据分析都是基于预先选择一个被测量浓度来检测。根据测量程序及其相关的准确度目标，精密度分布图法也可以用来评估 LoQ，且作为 LoD 评估的一部分。如果低浓度样本被用于确定准确度目标，测量程序中唯一的重要变化是必须已知其被测量浓度，从而可以用于计算偏倚。

获取合适的样品后，计算每个试剂批次每个样品的 TE 估计值（或特定准确度目标所需的其他估计值）。以观察到的 TE（Y 轴）和样品被测量浓度（X 轴）绘制 TE 分布图，并通过合适的回归模型或图形插值进行拟合。利用图形或回归模型，确定对应于 LoQ 准确度目标的被测量浓度。将其报告为测量程序的 LoQ。

由于在精密度分布图法中分析物浓度范围通常是比较大的，因此综合评估 LoD/LoQ 有可能成功。尤其是当 LoQ 仅由精密度决定时，这种方法尤其有用。基于经典 LoD 评估法来做综合评估也是可行的，前提是 LoQ 的准确度目标足够大，此时 LoQ 与 LoD 非常接近。

3．检出能力声明的验证　验证实验是用来确认测量程序的性能在标准实践中与研发者建立的声明是一致的。对于检出能力而言，LoB 和 LoD 必须常规验证。如果测量程序定义了 LoQ，则也需要验证。

在验证各种检出能力声明时可以使用一种通用的验证方法。留取少量标本，使用单一批号试剂和单一检测系统在多天内重复检测。计算与声明一致的结果比例，然后与表 23-18（α=0.05 或 β=0.05）中所示的边界值进行比较，以决定验证的结果。如果结果比例小于表 23-18 中的界值，则结论是观察到的结果与声明不一致。

假设一个 LoB 验证实验总共检测了 20 次（N=20），其中有 17 个结果低于 LoB 声称值。对于该 N，百分比是 85%（17/20），对应的单侧 95% 的置信上限是 93.8%。这个置信上限低于 LoB 的定义，即在既定概率下（即 95%）空白样品可能观察到的最高测定结果。因此验证结论是"失败"。然而，如果 20 个测量值中有 18 个浓度低于 LoB 声称值，则该比例为 90%（18/20），对应的单侧 95% 置信上限为 96.6%。这个置信上限值超过了 LoB 定义，验证结论为"通过"。

表 23-18　观察结果与检出能力声明比值的界限

研究中的测量总数（N）	观察到的比例边界
20	85%
30	87%
40	88%
50	88%
60	90%
70	90%
80	90%
90	91%
100	91%
150	92%
200	92%
250	92%
300	93%
400	93%
500	93%
1 000	94%

以下验证方案包括基本实验设计、样品要求、程序步骤和数据分析。应该注意该方案是基于最低实验设计要求。

除了验证测试之外，还可以通过检出能力验证提供者分发的极低被测量浓度的物质来了解测量程序的检测能力。

（1）验证空白限声明

1）最低的实验设计要求是：①1个试剂批次；②1个仪器系统；③3天试验；④2个空白样品；⑤每个样品每天重复2次；⑥总共20个空白样品（包括所有样品和日期）。

以上提到的最低实验设计（即1个仪器系统，3天，2个样品，2次重复）不会在每个试剂批次中产生所需的20个重复检测数据。因而工作人员需要增加一个或者多个因素以得到足够的测量结果。选择增加哪个变量与测量程序以及检测时能得到的资源有关。同时工作人员也可以在最低要求的基础上增加更多的变量（如校准品批号，校准周期，操作者）和/或增加重复检测的次数，从而提升验证实验的可信度。

2）实验步骤和数据分析

①决定实验设计包含几个因素，每个因素使用几个浓度水平，以及具体测量程序测试检测各因素的处理计划。

②准备足够量的空白分装样品，以完成实验计划。确保有额外的分装样品，能够满足测试错误或者处理异常的需求。

③每个测试日，按实验计划处理每个样品，以获得指定数量的重复测试结果。

④查看每个测试日的测量结果，检查结果是否存在错误或者缺失。识别离群值并分析其原因。除了测量程序本身的分析错误外，由这些原因引起的离群值最好在当日进行重新测试后并入数据中。重测结果和原始结果都应当一同记录。当来自同一个试剂批号的所有空白样品结果中出现超过2个离群值时，有理由拒绝该批次的所有结果并且重新检测。

⑤确保在测试结束时有足够的测量结果（至少20个空白样品）开始数据分析。

⑥计算所有空白测量结果中小于或等于LoB声明的百分比。

⑦将步骤⑥得到百分比与表23-18中验证研究中空白样品测量结果的总数（N）对应的下限值进行比较。如果没有完全匹配的样品数，则使用最靠近N那行的数据。

⑧如果验证结果百分比大于或等于表23-18的值，则验证被视为是成功的，并且该声明得以验证。

⑨如果验证结果百分比小于表23-18的值，则验证不成功。检查测量结果以查找可能的错误，并根据需要执行故障排除以排查错误原因。根据验证结果，执行新的验证研究或利用评价方案确立LoB声明。

（2）验证检出限声明

1）方案要求：最低的实验设计要求是：①1个试剂批次；②1个仪器系统；③3天实验；④2个浓度为LoD声明的样品；⑤每个样品每天重复2次；⑥总共20个低浓度样品（包括所有样品和日期）。

以上提到的最低实验设计（即1个仪器系统，3天，2个样品，2次重复）不会在每个试剂批次中产生所需的20个重复检测数据。因而研发人员需要增加一个或者多个因素以得到足够的测量结果。同时研发人员也可以在最低要求的基础上增加更多的变量和/或增加重复检测的次数，从而提升验证实验的可信度。

如果要验证LoD声明，首先要有相关的LoB声明。以下实验步骤的第一步就是要验证或者建立LoB声明。

2）实验步骤和数据分析

①如果提供LoB声明，先按照验证空白限声明的方案进行验证。如果验证成功，则使用该LoB声明。如果验证不成功，或者未提供LoB声明，则应建立LoB声明。

②决定 LoD 试验设计包含几个因素，每个因素使用几个浓度水平，以及具体测量程序测试检测各因素的处理计划。

③准备足够量的低浓度分装样品，以完成实验计划。确保有额外的分装样品，能够满足测试错误或者处理异常的需求。

④每个测试日，按实验计划处理每个样品，以获得指定数量的重复测试结果。

⑤查看每个测试日的测量结果，检查结果是否存在错误或者缺失。识别离群值并分析其原因。除了测量程序本身的分析错误外，由这些原因引起的离群值最好在当日进行重新测试后并入数据中。重测结果和原始结果都应当一同记录。当来自同一个试剂批号的所有空白样品结果中出现超过 2 个离群值时，有理由拒绝该批次的所有结果并且重新检测。

⑥确保在测试结束时有足够的测量结果以开始数据分析。至少需要 20 个低浓度样品结果。

⑦计算所有低浓度样品测量结果中等于或大于 LoB 声明的的百分比。

⑧将步骤⑦得到百分比与表 23-18 中验证研究中低浓度样品测量结果的总数（N）对应的下限值进行比较。如果没有完全匹配的样品数，则使用最靠近 N 那行的数据。

⑨如果验证结果百分比大于或等于表 23-18 的值，则验证被视为是成功的，并且该声明得以验证。

⑩如果验证结果百分比小于表 23-18 的值，则验证不成功。检查测量结果以查找可能的错误，并根据需要执行故障排除以排查错误原因。如有必要，咨询测量程序建立者。根据验证结果，执行新的验证研究或利用评价方案确立 LoD 声明。

（3）验证定量限声明：以下方案适用于使用基于 TE 的准确度目标来验证 LoQ 声明。基于精密度目标的 LoQ 声明可以通过 CLSI EP15 文件中的精密度实验来验证。

1）方案要求：最低的实验设计要求是：①1 个试剂批次；②1 个仪器系统；③3 天试验；④2 个浓度为 LoQ 声明的样品；⑤每个样品每天重复 2 次；⑥总共 20 个低浓度样品（包括所有样品和日期）。

以上提到的最低实验设计（即 1 个仪器系统，3 天，2 个样品，2 次重复）不会在每个试剂批次中产生所需的 20 个重复检测数据。因而研发人员需要增加一个或者多个因素以得到足够的测量结果。同时研发人员也可以在最低要求的基础上增加更多的变量和/或增加重复检测的次数，从而提升验证实验的可信度。选择靶浓度为 LoQ 声明的合适样品。每个样品必须有已知的靶值。其可以是已知赋值（例如参考标准品），或者通过参考程序或者其他具有可接受准确度的测量程序进行赋值，并适当地调整稀释。

2）实验步骤和数据分析

①决定实验设计包含几个因素，每个因素使用几个浓度水平，以及具体测量程序测试检测各因素的处理计划。

②准备足够量的分装样品，以完成实验计划。确保有额外的分装样品，能够满足测试错误或者处理异常的需求。

③每个测试日，按实验计划处理每个样品，以获得指定数量的重复测试结果。

④查看每个测试日的测量结果，检查结果是否存在错误或者缺失。识别潜在离群值并分析其原因。除了测量程序本身的分析错误外，由这些原因引起的离群值最好在当日进行重新测试后并入数据中。重测结果和原始结果都应当一同记录。当来自同一个试剂批号的所有空白样品结果中出现超过 2 个离群值时，有理由拒绝该批次的所有结果并且重新检测。

⑤确保在测试结束时有足够的测量结果（至少 20 个空白样品）以开始数据分析。

⑥对于每个样品，计算靶值附近的允许误差范围（例如，如果准确度目标为 ±15%，则误差范围为靶值 ±15%）。

⑦对每个样品分别统计位于相应的允许误差范围内的结果数量。从这些数据中，计算满足 LoQ 声明的可接受目标的测量结果的百分比。

⑧将步骤⑦得到百分比与表 23-18 中验证研究中空白样品测量结果的总数（N）对应的下限值进行比较。如果没有完全匹配的样品数，则使用最靠近 N 那行的数据。

⑨如果验证结果百分比大于或等于表 23-18 的值，则验证被视为是成功的，并且该声明得以验证。

⑩如果验证结果百分比小于表 23-18 的值，则验证失败。检查测量结果以查找可能的错误，并根据需要执行故障排除以排查错误原因。如有必要，咨询测量程序建立者。根据验证结果，执行新的验证研究或利用评价方案确立 LoQ 声明。

（二）WS/T514—2017 评价方案

中华人民共和国卫生行业标准 WS/T 214—2017《临床检验方法检出能力的确立和验证》规定了临床检验方法检出能力的确认和验证的技术要求及操作过程，适用于用户确立和验证临床检验方法的检出能力。检出能力包含针对检测限低值附近的检测准确性进行评估的一组性能参数 LoB、LoD 和 LoQ。

该标准中 LoB 和 LoD 的确立同样介绍了三种方案，即经典方案、精密度曲线方案、概率单位方案。三种方案的试验设计与数据分析及相关统计方法与 EP-17A2 中相关叙述含义一致，该部分内容不再赘述。

三、报告检出能力

（一）定量测量程序结果的解释和报告区间

当测量值小于 LoQ 但大于 LoB 时显示分析物存在，但实际测量的水平不应当用于临床解释。当结果处于 LoD 和 LoQ 之间时，可以直接报告，同时提示结果有较高的不确定度。某些情况下实验室会报告所有的测量结果，无论其是低于或者高于 LoD。这些例子包括使用重复测量均值作为研究对象的结果，或某些科学研究。

如何将测量结果报告给客户取决于实验室的标准程序，以及结果与测量程序检出限之间的相关性。如果实验室希望向客户报告完整的信息（包括定量不确定的"灰区"），那么可选用以下格式：

①结果 ≤ LoB：报告"未检出"，结果"< LoD"。

② LoB <结果< LoD：报告"检出分析物"；结果"< LoQ"。

③ LoD ≤结果< LoQ：报告"检出分析物"，结果"< LoQ；或报告结果，并提示有较高不确定度"。

④结果 ≥ LoQ：报告结果。

如果一个实验室只选择报告定量结果或"小于"测定值的结果，则可以考虑以下简化的方式：

①结果 ≤ LoB：报告"未检出"。

② LoB <结果< LoQ：报告"结果< LoQ"或"可检出"。

③结果 ≥ LoQ：报告定量结果。

这些报告方案与检测限的关系如图 23-23 所示。

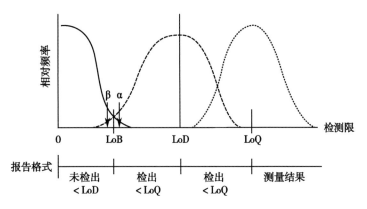

图 23-23 建议的报告格式与检测限的比对图

（空白样品，LoD 水平的低浓度样品和 LoQ 水平的低浓度样品的结果分布图）

以 LoB 为 6mmol/L，LoD 为 8mmol/L，LoQ 为 10mmol/L 的测量程序作为这些报告模式的一个示例。以下是针对各种不同检测结果的报告模式，如表 23-19、表 23-20 所示。

表 23-19 报告完整信息的实验室的报告模式

示例结果	报告为
5mmol/L	"未检出物质；结果 < 8mmol/L"
7mmol/L	"物质存在，不能量化，结果 < 10mmol/L"
9mmol/L	1）"物质存在，不能量化；结果 < 10mmol/L"；或 2）"结果 =9mmol/L，但应该谨慎解释，因为不确定度较高"（如有要求，报告不确定度）
11mmol/L	"结果 =11mmol/L"（如果要求，报告不确定性或目标）

表 23-20 只报告定量结果实验室的报告模式

结果	报告选择 1	报告选择 2
5mmol/L	"未检出"	"未检出"
7mmol/L	"结果 < 10mmol/L"	"检出；< 10mmol/L"
9mmol/L	"结果 < 10mmol/L"	"检出；< 10mmol/L"
11mmol/L	"结果 =11mmol/L"	"11mmol/L"

（二）定量测量程序检测能力声明的实例标签

有关 LoD 声明或研究的报告应至少包括下列信息：被测量名称；LoD 估计值；α 和 β 错误；相关的 LoB 估计值；所有空白样品的总测定次数；所有阳性样品的总测定次数。

以下是一个产品的 LoD 声明示例："C 反应蛋白 LoD 为 3mg/L，根据 CLSI 文件 EP17 中的指导原则建立，假阳性率（α）小于 5%，假阴性率（β）小于 5%；基于 130 次测定，包括 70 个空白和 60 个低浓度水平重复；且 LoB 为 1mg/L"。

有关 LoQ 声明或研究的报告应至少包括下列信息：被测量名称；LoQ 估计值；准确度目标的定义；偏倚和 / 或精密度，如果它们是 LoQ 定义的一部分（例如，TE）；所有样品的总测定次数。

以下是一个产品的 LoQ 要求示例:"C 反应蛋白的 LoQ 为 7mg/L,参照 CLSI EP17 文件中的指导原则,基于 130 次测试决定;使用 RMS 误差模型计算 TE 目标为 13.5%。相关的偏倚和精密度分别为 4.6mg/L 和 5.4mg/L"。

另一种选择是根据目标不确定性来说明一个 LoQ 声明,例如:"C 反应蛋白的 LoQ 为 7mg/L,参照 EP17 文件中的指导原则,基于 130 次测试决定;目标扩展不确定性目标为 13.5%,根据 95% 的覆盖率和覆盖因子 κ=2 获得"。

四、应用评价

EP-17A2《临床实验室测量程序检测能力评价:批准指南(第二版)》为临床实验室测量程序提供检测低限的确定(如空白限,检测限和定量限)、验证(厂商)所声明的各种检测限、恰当应用和解释这些检测限提供了指南。为如何建立检验方法的检出限,如何验证厂商声明的检出限,如何正确使用和解释各种限值,以及如何基于实验室在低水平浓度处的性能目标确定定量检出限提出了建议。此方案适用于所有的定量检验项目,尤其是医学决定水平非常低(如接近于 0)的检验项目。此方案不仅适用于临床实验室,同时也适用于体外诊断试剂生产厂商。

WS/T 214—2017《临床检验方法检出能力的确立和验证》规定了临床检验方法检出能力的确立和验证的技术要求及操作过程,适用于用户确立和验证临床检验方法的检出能力。

(展 敏)

第六节 分析干扰试验

分析干扰是指在测定某分析物的浓度或活性时,受另外非分析物影响而导致测定结果增高或降低。任何分析方法,无论定性或是定量方法,都可能存在干扰。受干扰的样品类型可以是全血、血清、血浆、尿液、脑脊液、胸腹水和其他体液。不断改进方法的特异性是临床检验的一个质量目标。厂商和实验室有必要在医学需要的基础上评价干扰物,告知临床已知有医学意义的误差来源。对厂商来说,分析干扰评价试验可以筛选潜在的干扰物质,量化干扰效应,证实患者样品中的干扰。对临床实验室来说,分析干扰评价试验可以验证和确认干扰声明,研究明确的干扰物质引起的结果差异。

一、相关术语和定义

(一)干扰机制

干扰物对分析过程可能从以下几个方面进行干扰。

1. **物理效应(physical effects)** 干扰物与被分析物相似,比如荧光、颜色、光散射、洗脱位置,或者是可以被探测或被测量的电极反应。

2. **化学效应(chemical effects)** 干扰物通过竞争反应物而抑制反应,或者抑制指示剂反应,也可以通过配位络合或沉淀反应而改变被分析物的形式。

3. **酶的抑制(enzyme inhibition)** 干扰物通过隔离金属激活剂,结合到催化部位,或者氧化关键巯基，而改变酶（分析物或者试剂）的活性。在以酶为基础的反应中，干扰物可能竞争关键的酶作用物。例如，腺苷酸激酶和肌酐激酶竞争 ADP，因此在一些方法中被当成肌酐激酶而被错误地测量。

4．**基质效应**（matrix effects）　干扰物改变样品基质的物理特性，比如黏度、表面张力、浊度或离子强度，引起分析物的测量结果明显的改变。

5．**交叉反应**（cross reactivity）　在结构上和某抗原相似的干扰物在免疫化学方法中与抗体发生"交叉反应"，这是非特异性的一种形式，例如，在测量茶碱浓度时咖啡因也被测定。交叉反应的程度被看作是免疫化学方法特异性的度量，但它并不是对干扰敏感性的有用估计。

6．**水被取代**（water displacement）　非水溶性物质（蛋白质，脂质）通过取代血浆水的容量而影响以活性测定为基础的测量方法，如果想要测量被分析物在血浆的浓度，这些作用不被考虑为干扰。

7．**非特异性**（nonspecificity）　干扰物以和被分析物相同的方式发生反应，虽然与分析物有一些差别，但是在实验室内它们的实际效果是相同的。一些常见的例子如酮酸在碱性苦味酸法起反应，吲哚酚硫酸盐在总胆红素法中起反应。

（二）相关术语

1．**干扰**（interference）　在临床生化中，由于另一成分的影响或者样品的特性，待测的一定浓度的被分析物出现有临床意义的偏倚。这种效应可能来自检测系统的非特异性，指示剂反应的抑制，被分析物的抑制（酶），或者任何其他的由样品偏倚决定的因素。

2．**内源性干扰**（endogenous interferent）　样品中的一些生理物质（例如胆红素，血红蛋白）可以对另一些物质分析时引起干扰。

3．**外源性干扰**（exogenous interferent）　一种源自体外的物质（例如样品防腐剂，或者样品污染物），这些物质可以对样品中的另一物质的分析引起干扰。

4．**干扰物 / 干扰物质**（interferent/interfering substance）　样品中不同于分析物且能引起测试结果偏倚的组分。

5．**干扰筛选**（interference screen）　分析系统评价中，利用高浓度样品进行的一系列能鉴别有可能引起干扰的物质的试验。

6．**干扰标准**（interference criteria）　在某分析物浓度水平，相对于真值可接受的最大干扰结果（允许最大偏倚），该偏倚可能引起临床医生误诊或误治。

7．**干扰敏感度**（interference sensitivity）　某一分析方法对来自其他成分或者样品特性的干扰引起误差的敏感性。

8．**干扰声明**（interference claim）　描写一种物质影响一种分析方法结果效应的陈述，通常包含在产品标签的"方法局限性"之中。

9．**基质**（matrix）　样品中除分析物之外的其他成分。

10．**基质效应**（matrix effect）　样品中除分析物之外的样品性质对分析物测定结果的影响。

二、分析干扰评价要求

（一）分析干扰评价的目的

分析干扰评价试验主要是通过提供科学有效的实验设计，推荐测试的相关物质和浓度，提供适当的数据分析和解释，帮助制造厂商和其他分析方法的研发者确认分析方法对干扰物质的敏感性，评估潜在的风险，并将有意义的干扰声明提供给用户。同时通过制定系统的调查策略，规定数据收集和分析要求，促进实验室用户和厂商之间的更大合作，帮助临床实验室调查由干扰物质引起的不一致结果，判断某测定方法（或试剂）给出的结果是否受非分析物影响及影响程度，使新的干扰能被发现并最终被排除。

（二）干扰对临床的重要性

测定结果与真值间的偏离，可由测定方法的系统误差、不精密度、干扰引起，干扰可能是造成误差的一个原因。如果干扰物是恒定的将引起恒定误差，如果干扰物随病理生理因素影响，将引起随机误差，因此，实验室需要了解不同检测方法的干扰情况。由于干扰评价试验一般受样品条件限制，对实验室来说主要是黄疸、脂血、溶血及某些特殊项目的特殊干扰。不管何种情况，一个干扰物引起的未预料作用可导致对实验结果解释的严重误差，实验室应通过以下措施加以克服：①获取资料，确定是否有干扰物存在于样品中；②告诉医生，由于有干扰存在，结果可能不可靠；③使用对干扰物的敏感度不高和分析特异性高的分析方法。

（三）临床可接受的干扰标准

为保证客观性，在评价试验开始之前必须确定干扰的可接受标准，首先要确定多大程度的分析误差（包括干扰）才会影响临床意义。干扰实验的合理设计取决于有临床意义的结果差异大小。建立可接受标准时，必须考虑临床意义和统计学意义两者之间的差别，在建立标准时两者都很重要。对于已明确提出准确性要求的分析物，可从总允许误差中减去方法学偏差、不精密度及相应生物学变异，剩余残差即为干扰成分。对于无明确准确性要求的分析物，可采用下述方法确定总允许误差。

1. 根据生物学变异确定总允许误差 不同被测量均有其固有的个体内（CV_I）及个体间生物学变异（CV_G），现被广泛接受的观点是检测方法的理想质量指标为结果偏倚 $B_A < 0.25\sqrt{CV_I^2 + CV_G^2}$，总允许误差 $TE_a < 1.65(0.50CV_I) + 0.25\sqrt{CV_I^2 + CV_G^2}$。对因方法学或技术能力无法满足上述要求的分析项目，可使用最低质量规范 $TE_a < 1.65(0.75CV_I) + 0.375\sqrt{CV_I^2 + CV_G^2}$。

2. 基于法规和室间质量评价的质量规范 总允许误差也可以从有关实验室质量管理的法规中得到，如 CLIA'88 法规文件中提供的常见检测项目的质量规范及我国卫生行业标准 WS/T 403—2012《临床生物化学检验常规项目分析质量指标》。

3. 据分析变异确定总允许误差 干扰标准也可从总的长期分析不精密度中得出。如果干扰物所引起的误差小于一个标准差，则可认为被评价干扰物的作用对临床决定的影响可能不大，因此不认为这种物质是干扰物。但考虑到现有的检测系统常具有极佳的精密度，用这种方法决定干扰标准可能使很多物质的干扰效果放大。

4. 通过临床经验得出总允许误差 临床专家的意见常常被用于建立准确度要求，从他们的临床经验来说，一致赞同可能影响诊断或者治疗的误差大小即为准确度要求。基于大量临床和实验室经验，广泛讨论，由专业学会、组织或个人在专业建议或指南中提出的准确性指标。

（四）统计学意义

在确定一个物质是否存在干扰前，评价者首先必须确定所得到的结果有统计学意义。足够的重复次数是必要的，这样才能保证试验中能检出有临床意义的干扰。评价者首先要决定一个患者结果偏倚多大时才有临床意义，这个允许偏倚的值可参考干扰限或者干扰标准，无效假设是没有干扰

（偏倚没有超过干扰限）被检验到，有效假设是指有干扰（偏倚超过干扰限）。

（五）分析物浓度

干扰应该在两种医学决定浓度被评估，如果考虑成本或者其他一些因素，预实验可在一种浓度上进行测试，但要注意有可能漏过在其他分析物浓度水平上有临床意义的干扰。当缺乏一致性的医学决定值时，可以随意选择分析物测试浓度，多数情况下，选择参考区间的上限或下限及一些病理浓度，对临床应用有帮助。

（六）干扰物浓度

决定一种物质在"最坏情况"的条件下是否会产生干扰，全面干扰筛选应该是实验室期望观察到最高浓度水平的患者样品中进行。以下方针可帮助挑选合适的测试浓度。

因为正的或负的效应都可能在不同反应机制中出现（例如，血红蛋白有过氧化物酶活性，同时在可见光谱也有强的吸光率），所以每一种物质应该在两个不同浓度上被测试，以避免在被测试的浓度水平上由于相互竞争效应而被抵消。

1. **药物和代谢物**　对于血清、血浆和全血样品，应达到报道的最高治疗剂量（出现急性峰浓度）或最高期望浓度的三倍以上。如果期望的血液浓度未知，那么假设药物量是在5升内分布，达到该浓度的三倍以上。对于尿液样品，测定24小时最大消减量，达到尿液中每升浓度水平的三倍以上。如果尿液消减量未知，那么应达到在最大治疗剂量时每升尿液中其浓度水平的三倍以上。

2. **内源性物质**　达到选定的患者群体中期望的最高浓度。

3. **抗凝剂和防腐剂**　对于血清、血浆和全血来说，应达到样品中抗凝剂浓度的五倍。对于尿来说，应达到24小时尿量中每升尿液防腐剂浓度的五倍。

4. **饮食的物质**　对于血清、血浆和全血来说，推荐达到其最大期望浓度的三倍。对于尿来说，推荐达到在24小时内其每升尿液消减量的五倍。

5. **样品采集**　防止样品蒸发和不稳定物质的丢失。

进行干扰实验时干扰物的浓度可根据以上原则确定，常见可能内源性干扰物的建议实验浓度参照 CLSI EP7-A3 的附录和有关文献。

三、分析干扰评价方案

（一）计算"干扰值"方案

1. **实验设计**　EP7是目前较完整评价分析干扰的标准化文件，但日常应用较烦琐，不利于常规开展。实验室可先利用计算"干扰值"方案评价分析干扰。干扰值即为各干扰样品与基础结果之差，表示一定浓度下该干扰物质产生的干扰所引起的误差。

$$干扰率 = \frac{干扰值}{基础样本值} \times 100\% = \frac{干扰样本测定值 - 基础样本测定值}{基础样本值} \times 100\% \quad （式23-113）$$

2. **实验材料**　制备正常人新鲜混合血清一份，以制备基础样品和干扰样品。同时准备疑有干扰或非特异性反应的物质，并配制成系列浓度的溶液。

3. **实验程序**

（1）将可能引起干扰的物质配成一系列浓度的溶液，加到患者样品中成为若干个干扰样品。

（2）原患者样品加入相同量的无干扰物质的溶剂作为基础样品。

（3）用候选方法对此两种样品同时测定，并记录结果。

4．数据分析

（1）计算各干扰样品与基础结果差值（干扰值）。

（2）计算干扰率。

5．结果解释 若干扰值即偏倚≤允许总误差（*TEa*），则干扰物所引起的偏倚可接受。也可基于生物学变异、分析变异及统计学标准判断。

（二）EP7-A2 方案

2005 年 11 月，CISI 批准通过了 EP7-A2《临床化学干扰试验 - 批准指南》（第 2 版），该文件是目前分析干扰评价实验最规范的标准。该文件利用 3 种实验方案进行干扰评价试验。

第 1 种方案为"干扰筛选"（将潜在的干扰物添加到样品中评价干扰效应）。把一个潜在的干扰物质添加到测试组中，然后评价相对于未加干扰物的对照组的偏倚，即"配对差异"（paired-difference）实验。如果引起的偏倚无显著临床意义，则该物质不是干扰物质，无需进一步实验。反之，具有显著临床意义的偏倚的物质被认为是干扰物，这些物质需要进一步评价。

第 2 种方案为"剂量效应"（dose-response）实验，以确定干扰物浓度和干扰程度两者之间的关系。

第 3 种方案为"利用患者样品作偏倚分析"评价干扰效应。为最大限度地减少患者血清样品中可能遇到意想不到的干扰情况的发生，该方法将分析来自患者的真实样品以评价内在的不同血清样品间的变异性。如果某个样品中出现一个可重复的"离群值"，则说明该样品中有潜在的干扰物质存在。可重复的与样品相关的高"离散度"偏倚将能很好地证明干扰物质的存在。

1．应用范围

（1）标本类型：全血、血清、血浆、脑脊液、尿和其他体液可以用分析干扰评价试验来评估。

（2）任何分析方法，如定性或定量，都会受到干扰，但根据不同评价方法的特点应有所不同。

（3）干扰物质：潜在的干扰物可能由内在和外在两方面引起：

1）病理情况下的代谢物，比如糖尿病，多发性骨髓瘤，淤胆型肝炎等。

2）患者治疗期间引入的物质，如药物、肠外营养、血浆代用品、抗凝剂等。

3）患者吸收的物质，比如酒精、药品滥用、营养补充、各种食物和饮品等。

4）标本准备引入的物质，比如抗凝剂、防腐剂、稳定剂等。

5）标本处理过程中引入的污染物，比如手霜、手套的滑石粉、促凝剂、试管塞等。

6）标本自身的基质效应，其理化性质跟理想的新鲜标本不同。

2．质量管理和安全 在进行一个干扰试验之前，必须确认：操作者经过培训；严格执行实验室安全制度和检验操作规程；仪器按照厂商的说明书已经校准和维护，不存在系统误差；批内精密度在可接受范围内；不存在前后结果的交叉污染；实验过程有质量控制。

3."配对差异"实验方案

（1）实验设计：测试组和对照组都以相同方式进行检测，为避免偶然误差，进行多次重复测定，且在一个分析批内完成。

每个标本的重测次数依赖于三个因素：①有临床意义的最小偏倚；②批内精密度；③统计学要求的检验水平。

（2）实验材料

1）基础标本（base pool）

①从几个健康的、没有进行药物治疗的个体获得适当类型（血清、尿等）的新鲜标本，基础标本应能反映标本基质，能反映分析物的特点。

②如果不能得到适当的新鲜标本，可用合适的冰冻或冻干标本代替。处理过程中用到的防腐剂、稳定剂及形成的分析物复合体，与新鲜人血清基质不同，可能存在干扰效应，实验前应用EP-14《基质效应的实验评价》确认测试材料是否与临床标本相似。

③计算所需标本量，考虑检测方法所需标本体积及重复测定次数。

④测定基础标本中分析物的浓度并用合适的纯物质调整分析物浓度到合适水平，应避免加入分析物时引入其他物质。

2）贮存液（stock solution）：按照以下步骤为每一种潜在的干扰物准备贮存液。

①获得合适而纯的潜在的干扰物，或者该物质最接近体内循环状态。如果用到一些药物，谨记药物中可能含有的保存剂、防腐剂、杀菌剂、抗氧化剂、着色剂、调味剂、金属氧化物、填充剂等都可能会引起干扰。

②选择一种能够充分溶解分析物的溶剂，查找化学和物理学手册，或者 Merck 索引，要确保该溶剂不会对评价方法产生干扰。常规优先选择的溶剂有：试剂等级用水（CLSI 文件 C3-《临床实验室试剂水的准备和测试》中的详细信息）、稀释的 HCl 或者 NaOH、乙醇或甲醇、丙酮、二甲基亚砜（DMSO）等。

③尽可能小地稀释标本基质，最好小于 5%。如果溶解度允许，通常配制成浓缩 20 倍的贮存液。

有机溶剂需要特殊的对待，挥发性溶剂必须严格保护以防蒸发，贮存溶液应该准备为最高的可用浓度水平。许多有机溶剂在水中溶解度很低，也可以通过影响试剂或反应本身而造成假象。氯仿在血清中由于其低溶解性至少要求 1 : 100 的稀释倍数，乙醇浓度大于 1% ~ 2% 时能够使抗体变性。

在一些情况下，干扰可能随着内源性物质的浓度减少（例如 CO_2，H^+ 或者蛋白质）而增加，为了评价这一效应，在维持一定的分析物浓度水平和最小的基质效应前提下，基础标本中潜在的干扰物的浓度必须很低。对照标本也应在基础标本的基础上准备。

3）测试标本（test pool）：按照实验设计干扰物浓度要求，在基础标本中添加一定量的干扰物贮存液作为测试标本。

4）对照标本（control pool）：在基础标本中添加用于制备贮存液的溶剂作为对照标本，其添加体积与测试标本相同。如果对照标本中也存在分析干扰物（如胆红素），应使用合适的分析方法确定其浓度。如果对照标本中分析物浓度与基础标本中明显的不相符，考虑溶剂为潜在的干扰物。

（3）重测次数要求

1）双侧检验：双侧检验时重复测定次数近似值可以通过公式 23–114 计算。

$$n = 2[(Z_{1-\alpha/2} + Z_{1-\beta})s / d_{max}]^2 \qquad （式 23–114）$$

$Z_{1-\alpha/2}$—正态分布时双侧检验 100（1–α）% 的百分位值；

$Z_{1-\beta}$—正态分布时 100（1–β）% 的百分位值；

s—批内标准差；

d_{max}—是分析物在某测试浓度水平时的最大允许干扰值。

2）单侧检验：在单侧检验中，用 $Z_{1-\alpha}$ 代替 $Z_{1-\alpha/2}$，$Z_{1-\alpha}$ 是正态分布单侧检验 100（1–α）% 的百分位值。

3）z 百分位值：为方便应用，z 百分位值对于常用的置信限和检验水准来说，结果如下：

置信限（效能）	0.900	0.950	0.975	0.990	0.995
Z 百分位值	1.282	1.645	1.960	2.326	2.576

例如，评价者需要检测可接受干扰程度为 1.5mg/dL 的干扰效应，95%（α=0.05）的置信限和 95% 的检验效能（β=0.05），批内精密度为 1.0mg/dL，在公式中代入这些值，可计算重测次数：

$$n = 2[(Z_{0.975} + Z_{0.95})s / d_{max}]^2$$
$$= 2[(1.960 + 1.645)1.0 / 1.5]^2 \qquad （式 23-115）$$
$$= 11.6$$

由于重测次数必须是一个整数，通过四舍五入，那么每一个测试和对照标本应测次数应为 12 次。

4）d_{max} /s（最大允许干扰值 / 批内标准差）比值计算重测次数。

95% 置信限时检测不同的干扰效应所需的重测次数如表 23-21 所示。

表 23-21 d_{max}/s 与重测次数对应表

d_{mas}/s	重测次数	d_{mas}/s	重测次数
0.8	41	1.5	12
1.0	26	1.6	10
1.1	22	1.8	8
1.2	18	2.0	7
1.3	16	2.5	5
1.4	14	3.0	3

（4）实验程序

1）确定合适的分析物浓度。

2）建立有临床意义差别的标准（d_{max}）。

3）确定每个样品所需的重测次数。

4）准备基础标本。

5）准备 20 倍的浓缩贮存液。如果使用另外一种浓度，按照步骤 6 和 8 稀释。

6）用吸管吸取 1/20 容器体积的浓缩贮存液到容量瓶中，制备测试标本。例如，加 0.5mL 的 20 倍的浓缩储存溶液到 10mL 容量瓶中。

7）用基础标本补足至刻度体积，充分混匀。

8）用吸管吸取 1/20 容器体积的制备贮存液的溶剂到第二个容量瓶，制备对照标本。

9）基础标本补足刻度体积，充分混匀。

10）准备能够被 n 整除的测试标本和对照标本，重测次数（n）由第三步确定。

11）按交互顺序分析测试（T）和对照（C）标本。

例如，$C_1T_1C_2T_2C_3T_3...C_nT_n$

如果检测系统受携带污染影响，增加额外的标本使对照标本免受来自测试标本携带污染的影响。

例如，$C_1T_1C_xT_xC_2T_2C_xC_xC_3T_3...C_xC_xC_nT_n$

增加的额外对照样品 Cx 结果应舍弃。

12）记录结果。

（5）数据分析：计算观察到干扰效应的"点估计"值（d_{obs}），即测试标本均值和对照标本均值之间的差值。

$$d_{obs} = Interfernce = \bar{X}_{test} - \bar{X}_{control} \qquad （式 23-116）$$

通过以下的公式计算 cut-off 值 d_c，以确定哪一种假设检验可被接受，n 为重测次数，这个 cut-off 值 d_c 在双侧检验时可通过以下的公式计算得出来：

$$d_c = \frac{d_{null} + sz_{1-\alpha/2}}{\sqrt{n}} \qquad （式 23-117）$$

d_{null}：无效假设规定的值，通常 =0；对于单侧检验，用 $Z_{1-\alpha}$ 取代 $Z_{1-\alpha/2}$。d_{obc} 的 95% 置信区间可按以下公式计算：

95% 置信区间：

$$\left(\bar{x}test - \bar{x}control\right) \pm t_{0.975,n-1}s\sqrt{\frac{2}{n}} \qquad （式 23-118）$$

其中：

S—分析方法的批内标准差；n—重测次数；$t_{0.975,n-1}$ 来源于 t 检验数值表中 97.5% 和 n-1 自由度时的值（如 n > 30，$t_{0.975\,n-1}$ 的合理近似值为 2.0）。

（6）结果解释：如果点估计 d_{obs} 值小于或等于 cut-off 值 d_c，可以得出某种物质引起的偏倚小于 d_{max}；否则，接受有效假设，说明由该物质引起干扰的假设成立。

当解释干扰试验结果时应考虑以下情况：

1）由于吸样错误，真实的干扰可能不同于观察到的"点估计"，如果标本为非人血清，可能会引起检测误差。

2）真正的干扰物质可能不是药物本身，而是其代谢产物。

3）测试标本基质可能不代表典型的含分析物的病理标本，可能存在基质效应。

4）添加物与病理标本中的干扰物不完全一致，例如，金属配合物，或者分析物的异质性。

5）测试浓度的随意选择可能不显示干扰，或干扰可能在另外的浓度时出现，而在该次测试的浓度水平不出现。

6）有时只有和其他成分协同才能表现出干扰。

4."剂量效应"实验方案　如果"配对差异"实验方案中的一种或多种分析物的浓度出现干扰效应，则可通过"剂量效应"实验方案以确定干扰物在不同浓度时的干扰度，干扰物的系列浓度可通过最高值标本和对照标本混合制备。

（1）实验设计：剂量效应实验是确定干扰物浓度和干扰度之间的关系，干扰度是在测试范围之内的任何干扰物浓度的效应估计。用含干扰物最高浓度水平和最低的浓度水平的两个标本，通过精确定量吸样，制成一系列不同浓度的测试标本，所有的标本在一个分析批内按照随机的顺序一起被分析。检测时避免批间变异，仪器校准和试剂批号改变可能导致结果解释时产生混淆。

测试多个不同浓度干扰物的好处是在相同检验水准时每个干扰物浓度所需要的重测次数较少。一般情况下，做剂量效应曲线时在每个测试浓度水平上重复测量 3 次就足够。如想计算每个浓度所需的重测次数，可用 EP7-A2 提供的公式进行计算。

（2）实验材料

1）基础标本和贮存液制备方法同"配对差异"实验方案。

2）高浓度标本：用基础标本稀释贮存液，制备成所需的浓度。

3）低浓度标本：准备一组低的含平均浓度的干扰物的临床标本，在大多数情况下，治疗药物，血红蛋白或胆红素可以忽略不计，低浓度标本的制备可参照对照标本的制备方法。

4）测试标本：制备一系列包含中间浓度的干扰测试标本，这些是以高浓度标本和低浓度标本按一定比例的混合而成，通常五个浓度足够确定一个线性的剂量效应关系，其配制要求如下：

①将低浓度和高浓度标本按等体积混合，配成在高和低两个极端浓度之间的中间浓度的溶液。

②将低浓度标本和中间浓度标本等体积混合，配成高浓度和低浓度两个极端浓度之间的四分之一浓度溶液。

③将中浓度标本和高浓度标本等体积混合，配成高浓度和低浓度两个极端浓度之间的四分之三浓度溶液。

其具体制备方法如图 23-24 所示。

图 23-24 说明一个假设的干扰物的准备方案。如果患者标本中出现的平均浓度为 5mg/dL，那么在病理血清中就可能达到 20mg/dL，因此高浓度应该被制备为 40mg/dL，低浓度应在 5.0mg/dL 水平。其制备后 5 个剂量效应浓度水平分别为：5mg/dL、13.75mg/dL、22.50mg/dL、31.25mg/dL、40mg/dL。

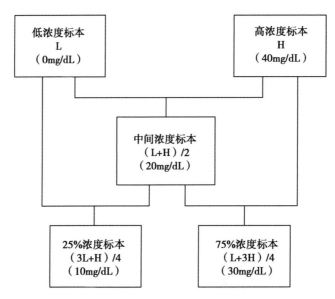

图 23-24 "剂量效应"实验方案中五个浓度水平的制备方法

（3）实验程序："剂量效应"干扰测试程序如下。

1）确定最高浓度和最低浓度。

2）确定"有临床意义"的偏倚，如果曾做过"配对差异"实验，这一步已经完成。

3）确定在每个浓度水平的重测次数 n（可根据 EP7-A2 统计公式计算），通常为 3 次。

4）准备高浓度和低浓度标本。

5）吸等体积的低浓度和高浓度标本到另外一个适当的容器中，充分混匀，制备中浓度标本。

6）吸等体积的低浓度和中浓度标本到另外一个适当的容器中，充分混匀，制备 25% 浓度标本。

7）吸等体积的中浓度和高浓度标本到另外一个适当的容器中，充分混匀，制备 75% 浓度标本。

8）按照第三步重测次数 n 的大小准备标本量。

9）在同一分析批内测定 5 个标本，为了平均系统漂移影响，第一组按照升序测定，第二组按降序，第 3 组按照升序等。另一种可以最小化漂移效应的方法是，按照随机的顺序检测所有标本，顺序安排按照随机数字发生器或者随机数字表进行。

10）计算低浓度标本的平均值，其他各组结果中减去该低浓度标本的平均值，然后把最终结果填入表格中进行数据分析。

（4）数据分析：将结果点在图上，y 轴为获得的干扰效应，x 轴上为干扰物浓度，观察剂量效应图形。

1）线性效应：如果数据随机分布，大约成一条直线，可用最小二乘法进行回归分析，确定其斜率、截距、标准误（$S_{y,x}$）（每个点而非平均值），在图上绘制回归线，确定其适合所有数据点并且成线性。

2）非线性效应：干扰物浓度的干扰可能不是一个线性函数，如果绘图的数据显示是弯曲的，那么对一个给定的干扰物浓度的干扰度也可用非线性二次多项式公式计算。

（5）结果解释：回归线斜率代表每单位干扰物的偏倚，y 轴上的截距表示内源性干扰浓度的校正，通过回归方程，不管线性还是非线性，任何干扰物浓度水平的干扰度都可被估计。

利用"剂量效应"评价干扰时，也可对分析物和干扰物进行联合评价，通过干扰物的浓度和分析物的浓度在检测过程中通过有组织的设置，两个或更多潜在的干扰物能被更有效的同时检测，单一成分的干扰效应可通过单因素分析方法评估。联合评价可提高效率和得到更多的信息，干扰物之间及干扰物与分析物之间的相互作用能够被评价，不足之处是标本准备更加复杂，有可能会增加人为误差。

5．"用患者标本作偏倚分析"实验方案　利用"配对差异"或"剂量效应"实验方案进行干扰筛选时存在局限性，无论考虑多么全面，在患者的血清标本中可能遇到意想不到的干扰。为减少这种情况的发生，可分析患者的真实标本以评价不同血清标本间的变异性。本节主要介绍"利用患者标本作偏倚分析"的实验方案，从被选择的患者标本中寻找不准确的结果，以确定有否干扰及干扰程度。

（1）实验设计：选择特定患者标本，如心脏、肾脏或肝脏疾病患者标本，含有高血脂，高胆红素或高血红蛋白的标本，用过某种可能有干扰药物患者标本。用参考方法（或比较方法）和试验方法同时测定，将试验方法的结果与参考方法（或比较方法）比较，确定是否存在干扰。

（2）比较方法：用对干扰物有低敏感性，具有良好特性的比较方法来确定"真值"。理想情况下，应该用参考方法来达到此目的。如果没有合适的参考方法，可用其他合适的比较方法（如具有较好的精密度和特异性，最好有不同的检测原理）（参见 CLSI EP9《用患者标本进行的方法比较和偏倚评估》）。如果比较方法缺乏足够的特异性，将影响最后结论的判断，需考虑以下的可能情况：①偏倚可能来源于干扰或方法本身；②两种方法之间没有检测到偏倚可能由于：两种方法对同一干扰物具有相似的敏感性，或者两者方法都不受干扰物的影响。

（3）实验材料

1）测试标本：检测的标本应从有关联的患者人群中选择，它们已知包括一种或者更多的潜在干扰物（如治疗药物），或者从诊断具有特定病情或疾病的患者中选择。例如，可能基于以下的标准选择患者的标本：①相关的疾病（例如，来自心脏病，肝病或者肾病患者的标本）；②相关的药物治疗（来自已知使用目标药物治疗的患者标本）；③尿毒症患者的血中可能包括有高浓度的内源性代谢物或者药物；④其他不正常组分（例如，异常胆红素，血红蛋白，脂质浓度等）。

2）对照标本：对照标本必须与分析物浓度具有相同的范围，对照标本已知不包含干扰物，对照标本可通过以下方式选择：①来自没有使用目标药物的患者；②潜在干扰物质在正常浓度范围内；③分析物分布状态与测试标本相似；④来自对照组的标本必须包括在每一分析批内。

（4）实验程序：CLSI-EP9《用患者标本进行的方法比较和偏倚评估》和 EP14-A《基质效应的评价实验》，可以作为方法学比较实验的操作指南。

在检测时，每个测试标本和对照标本应该重复测定，重测次数取决于下列三个因素：①两种方法的精密度；②干扰效应的大小；③统计学要求的检验水平。

如果干扰效应大并且两种方法都有较好的精密度，每组 10~20 个标本足够。也可用 CLSI-EP9《用患者标本进行的方法比较和偏倚评估》和 EP14-A《基质效应的评价实验》中的统计学方法来确定设计中标本的数量。

实验程序如下：①挑选测试组和对照组标本；②选择合适的参考方法或者效果较好的比较方法；③在尽可能短的时间内（通常在 2 小时内），用两种方法重复测定每个标本；④如果观察到偏倚存在，确定偏倚和干扰物浓度两者之间的效应关系。

注意事项：如果分析物和潜在的干扰物易变，或基质不稳定（如全血），或者仅用到微量标本（由于标本蒸发），在规定的时间内检测就显得特别重要，这些情况需要特别注意。间隔几天的批间检测需要减少日间不精密度，每天进行批间检测时要改变检测顺序，每批检测中对照和测试标本应随机分布；如果检测方法存在携带污染，应仔细设定待测标本的测定顺序。警惕一些系统偏倚引起假的干扰现象。

（5）数据分析：如果干扰存在，从绘制的数据图中可目视检查出来。分析每组被选择的患者组和对照组数据，评价其是否有系统偏倚。如果有，计算被选择患者的结果和对照组平均值结果之间的差值，并与干扰标准进行比较。然后确定干扰能否被排除或者需要进一步的研究。以下的程序和例子可提供指导，但 EP7-A2 没有讨论干扰产生的原因。

1）根据参考方法（比较方法）测定值绘制偏倚图。以下为绘制偏倚图的步骤：

①实验结果填入表格中，用于数据分析，计算每个标本重复测定结果的均值。

②对于每个标本，用试验方法均值减去参考方法（比较方法）均值结果，并计算平均偏倚。

③作图：垂直轴为偏倚值（试验方法均值减去参考方法或比较方法均值），水平轴为参考方法（比较方法）测定分析物的值，测试和对照标本用不同的符号标识。

④利用线性回归统计方法计算每一组的 $S_{y,x}$ 统计量（比较方法 =x），并计算 95% 置信区间。

2）根据偏倚结果评估干扰：本方法典型示例如图 23-25。

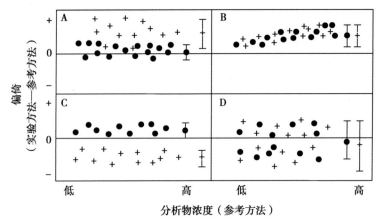

注：+ 为测试组，● 为对照组，I 为 ±2$S_{y,x}$

图 23-25 "用患者标本作偏倚分析"实验方案四个可能的干扰结果

①相对于对照组的正偏倚：在图 23-25A 中，测试组数据（＋）相对于对照组显示正偏倚，且对照组（●）离散度较小。提示干扰可能由测试标本的某些组分引起，但不能肯定，因为图 23-25（A）左侧测试组数据（＋）和对照组数据（●）相互重叠，这些结果也可能是偶然出现，但需要进一步的研究。

②成比例的方法偏倚：在图 23-25B，测试组和对照组都显示出正的偏倚，只表明成比例的方法偏倚，不能提示是干扰因素引起。

③相对于对照组的负偏倚：在图 23-25C，数据显示出明显的负干扰，测试组和对照组的置信区间明显不同。测试组偏倚的上限和对照组的平均偏倚的差值，与干扰标准进行比较，可用于评价是否存在有临床意义的干扰。

④相对于对照组没有偏倚：在图 23-25D，测试组的平均偏倚相对于对照组只是很小的负偏倚，其差异无统计学意义。由于对照组数据显示较大的变异，因此，干扰效应也应被关注。

3）根据潜在干扰物浓度绘制偏倚图。如果一种潜在的干扰物浓度已知，可以判断它是否与获得的偏倚相关（图 23-26）。

图 23-26 的垂直轴上为偏倚值（测试方法结果减去参考方法或比较方法结果），水平轴为潜在干扰物的浓度。结果表明，潜在干扰物不同浓度与获得的偏移具有很好的相关性。"偏倚图"的作图和解释参见 CLSI EP9-A2《用患者标本进行的方法比较和偏倚评估》。检查偏倚与潜在干扰物浓度的散点图，如果两者之间呈线性关系，且在整个浓度范围内各数据点分布均匀，那么所有的数据能被一起分析。通过线性回归统计，可以得出潜在干扰物浓度与偏倚之间的线性关系。

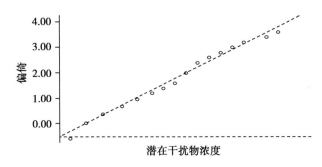

图 23-26　潜在干扰物不同浓度与获得偏倚的相关性分析

如果不呈线性，可降低各检测标本的浓度范围，直至得到线性关系。

（6）结果解释：利用患者标本作偏倚分析评价干扰的局限性主要是缺乏对测试变量的控制，对结果作明确的解释也需要选择特异性较高的比较方法。结果解释时需考虑以下几个方面：

1）这个实验只证明偏倚和特定物质之间的相关性，而不是证明因果关系。真实的干扰物可能是和可疑干扰物一起出现。例如，伴随某种疾病出现的一种生化代谢产物的干扰可能被错误地当作一种用于治疗这种疾病的药物的干扰。

2）标本不新鲜时，一些不稳定的组分可能丢失（例如乙酰乙酸，CO_2 等）。

3）住院患者通常服用多种药物，可能导致内源性代谢物浓度的增高。

4）按照疾病和治疗药物进行预期分组可能难以完成。

5）干扰物可能不存在于该批患者的测试标本中。

6）就干扰而言，比较方法可能没有足够的特异性，也可能受相同干扰物的影响。

不管怎样，本方法在提供干扰物线索查找方面，是很有价值的，它也可能是唯一的能够检测药物代谢产物干扰的方法，提供了一种在患者真实标本中证实干扰存在的方法。在分析干扰评价试验时，"配对差异"实验与"利用患者标本作偏倚分析"实验同时使用，会起到互补作用。

（三）WS/T 416—2013 文件方案

WS/T 416—2013《干扰实验指南》规定了评价干扰物质对检测系统影响的方法，该指南主要涉及了 EP7-A2 中涉及到的三种干扰评价方案的两种，分别是"配对差异"实验方案和"剂量效应"实验方案，方案的原则和实验方案与 EP7-A2 相同。

（四）EP7-A3 文件方案

CLSI 指南 EP7-A3《临床化学干扰试验 – 批准指南》是目前分析干扰评价实验的规范标准。EP7-A3 于 2018 年发布，替代 2005 年出版的指南 EP7-A2，其涉及的干扰评价的方案没有变化，主要对干扰物筛查和描述过程进行了简化，同时对统计学方法进行修订（图 23–27）。

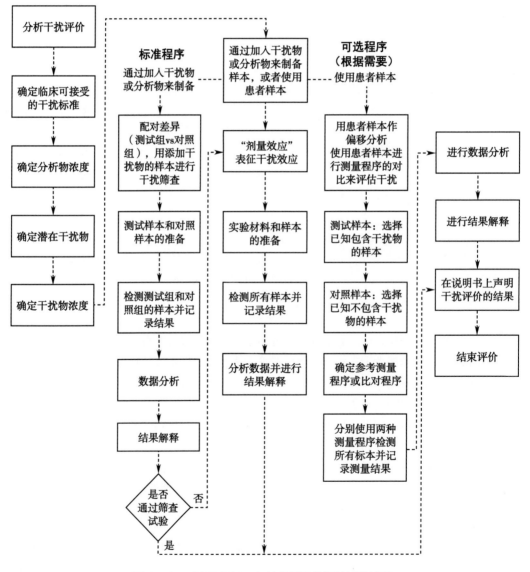

图 23-27　基于 EP7-A3 的分析干扰评价试验流程

1. "配对差异"实验方案

（1）实验设计：测试组和对照组都以相同方式进行检测，为避免偶然误差，进行多次重复测定，且在一个分析批内完成。

每个样品的重测次数依赖于三个因素：①有临床意义的最小偏倚；②批内精密度；③统计学要求的检验水平。

（2）实验材料

1）基础样品（base pool）

①从几个健康的、没有进行药物治疗的个体获得适当类型（血清、尿等）的新鲜样品，基础样品应能反映样品基质，能反映分析物的特点。

②如果不能得到适当的新鲜样品，可用合适的冰冻或冻干样品代替。处理过程中用到的防腐剂、稳定剂及形成的分析物复合体，与新鲜人血清基质不同，可能存在干扰效应，实验前应用EP-14《基质效应的实验评价》确认测试材料是否与临床样品相似。

③计算所需样品量，考虑检测方法所需样品体积及重复测定次数。

④测定基础样品中分析物的浓度并用合适的纯物质调整分析物浓度到合适水平，应避免加入分析物时引入其他物质。

2）贮存液（stock solution）：按照以下步骤为每一种潜在的干扰物准备贮存液。

①获得合适而纯的潜在的干扰物，或者该物质最接近体内循环状态。如果用到一些药物，谨记药物中可能含有的保存剂、防腐剂、杀菌剂、抗氧化剂、着色剂、调味剂、金属氧化物、填充剂等都可能会引起干扰。

②选择一种能够充分溶解分析物的溶剂，查找化学和物理学手册，或者 Merck 索引，要确保该溶剂不会对评价方法产生干扰。常规优先选择的溶剂有：试剂等级用水（CLSI 文件 C3 —《临床实验室试剂水的准备和测试》中的详细信息）、稀释的 HCl 或者 NaOH、乙醇或甲醇、丙酮、二甲基亚砜（DMSO）等。

③尽可能小地稀释样品基质，最好小于 5%。如果溶解度允许，通常配制成浓缩 20 倍的贮存液。

④有机溶剂需要特别对待，挥发性溶剂必须严格保护以防蒸发，贮存溶液应该准备为最高的可用浓度水平。许多有机溶剂在水中溶解度很低，也可以通过影响试剂或反应本身而造成假象。氯仿在血清中由于其低溶解性至少要求 1∶100 的稀释倍数，乙醇浓度大于 1%~2% 时能够使抗体变性。

在一些情况下，干扰可能随着内源性物质的浓度减少（例如 CO_2，H^+ 或者蛋白质）而增加，为了评价这一效应，在维持一定的分析物浓度水平和最小的基质效应前提下，基础样品中潜在的干扰物的浓度必须很低。对照样品也应在基础样品的基础上准备。

3）测试样品（test pool，T）：按照实验设计干扰物浓度要求，在基础样品中添加一定量的干扰物贮存液作为测试样品。

4）对照样品（control pool，C）：在基础样品中添加用于制备贮存液的溶剂作为对照样品，其添加体积与测试样品相同。如果对照样品中也存在分析干扰物（如胆红素），应使用合适的分析方法确定其浓度。如果对照样品中分析物浓度与基础样品中明显的不相符，考虑溶剂为潜在的干扰物。

（3）重测次数要求

1）双侧检验：双侧检验时重复测定次数近似值可以通过以下的公式计算：

$$N \geqslant 2\left[\frac{(Z_{1-\alpha/2} + Z_{1-\beta})\sigma}{\delta}\right]^2$$

（式 23-119）

$Z_{1-\alpha/2}$：正态分布时双侧检验 $100（1-\alpha/2）$% 的百分位值；

$Z_{1-\beta}$：正态分布时 $100（1-\beta）$% 的百分位值；

σ：批内标准差；

δ：分析物在某测试浓度水平时的最大允许干扰值。

例如，评价者需要检测可接受干扰程度为 1.5mg/dL 的干扰效应，95%（α=0.05）的置信限和 95% 的检验效能（β=0.05），批内精密度为 1.0mg/dL，在公式中代入这些值，可计算重测次数：

$$N \geqslant 2\left[\frac{(Z_{1-\alpha/2} + Z_{1-\beta})\sigma}{\delta}\right]^2 = 2\left[\frac{(1.960 + 1.645)1.0}{1.5}\right]^2 = 11.6$$

由于重测次数 N 必须是一个整数，通过四舍五入，那么每一个测试和对照样品应测次数应为 12 次。

2）单侧检验：在单侧检验中，用 $Z_{1-\alpha}$ 代替 $Z_{1-\alpha/2}$。

$$按照公式： N \geqslant 2\left[\frac{(Z_{1-\alpha} + Z_{1-\beta})\sigma}{\delta}\right]^2 \qquad （式 23-120）$$

其中，$Z_{1-\alpha}$ 是正态分布单侧检验 $100（1-\alpha）$% 的百分位值。

3）z 百分位值：为方便应用，z 百分位值对于常用的置信限和检验水准来说，结果如下：

置信限（效能）	0.800	0.850	0.900	0.950	0.975	0.990	0.995
Z 百分位值	0.842	1.036	1.282	1.645	1.960	2.326	2.576

4）δ/σ（最大允许干扰值 / 批内标准差）比值计算重测次数。

95% 置信限时检测不同的干扰效应所需的重测次数如表 23-22 所示。

表 23-22 δ/σ 与重测次数对应表

δ/σ	重测次数	δ/σ	重测次数
0.8	33	1.5	10
1.0	22	1.6	9
1.1	18	1.8	7
1.2	15	2.0	6
1.3	13	2.5	4*
1.4	11	3.0	3*

*这些范例中测试组最小重测次数是 5，对照组需要重测 5 次。

（4）实验程序

1）确定合适的分析物浓度。

2）建立有临床意义的干扰标准——最大允许干扰值（δ）。

3）确定每个样品所需的重测次数（N）。

4）基础样品的准备，将基础样品分成多份，并根据需要调整每等份被测物浓度，同时考虑可能存在的所有内源性被测物。

5）干扰物原液的准备，制备 20 倍待检测潜在干扰物浓度的浓缩贮存液作为干扰物原液。

6）测试样品（T）的准备，按照 1 份原液 19 份基础样品（1∶20 稀释）将原液和基础样品混合均匀。举例：将 9.5mL 基础样品加入到 10mL 容量瓶中，加入 0.5mL 20 倍原液，获得总体积为 10mL。

7）对照样品（C）的准备，将原液制备时使用的溶剂与基础样品混合放入另外一个瓶子，其中溶剂为 1 份，基础池为 19 份（1∶20 稀释），混合均匀。举例：将 0.5mL 溶剂加入到 10mL 的容量瓶中，然后加入基础样品，使总体积达到 10mL（加入 9.5mL 基础样品）。

8）用测量系统重复检测测试样品和对照样品 N 次。重复检测次数由第 3）步决定。实验样品和对照样品的检测方式跟患者样品一样，条件允许的情况下，尽可能在同一分析批中检测。

注 1：如果测量程序存在携带污染的话，应仔细设计样品检测的顺序。

注 2：实验样品和对照样品制备时间的间隔，以及他们实际检测时间可能因分析物或干扰物的稳定性和稳定状态等的不同而不同。应该谨慎理解分析物 – 干扰物质相互作用和相应的处理。

9）记录数据分析结果。

注：当使用不同浓度的原液时，可在第 6、7 步进行相应稀释。

（5）数据分析：计算观察到干扰效应的"点估计"值（d_{obs}），即测试样品均值和对照样品均值之间的差值。

$$d_{obs}=\text{Interference}= \bar{X}_T - \bar{X}_C \tag{式 23-121}$$

相对干扰（%d_{obs}）：

$$\%d_{obs}=\%\text{Interference}= \frac{\bar{X}_T - \bar{X}_C}{\bar{X}_C}\times 100 \tag{式 23-122}$$

双侧检验偏差的 100（1–α）% 置信区间，可通过如下公式计算：

$$\bar{X}_T - \bar{X}_C \pm t_{1-\alpha/2, N_C+N_T-2}\sqrt{\frac{S_C^2}{N_C}+\frac{S_T^2}{N_T}} \tag{式 23-123}$$

其中，

$t_{1-\alpha/2, N_C+N_T-2}$ 是 student t 检验中 t 分布在自由度为 $N_C + N_T - 2$ 时，第 100（1–α）百分位点；

N_C 是对照样品重复检测次数；

N_T 是实验样品重复检测次数；

S_C 是 N_C 个对照样品结果的 SD；

S_T 是 N_T 个实验样品结果的 SD；

注：该公式假设对照样品和实验样品的变异不必相同。

要计算相应百分比干扰的置信区间，可使用如下公式：

$$\frac{\bar{X}_T - \bar{X}_C \pm t_{1-\alpha/2, N_C+N_T-2}\sqrt{\frac{S_C^2}{N_C}+\frac{S_T^2}{N_T}}}{\bar{X}_C \times 100} \tag{式 23-124}$$

（6）结果解释：如果点估计 d_{obs} 值在允许干扰值（δ）（或 %d_{obs}，当允许干扰值以百分数表示时）范围内时，可得出干扰物造成的偏倚在最大允许干扰值范围内。否则，得出的结论是，该偏倚超出了最大允许干扰值，存在干扰。

当解释干扰试验结果时应考虑以下情况：①由于吸样错误，真实的干扰可能不同于观察到的

"点估计"，如果样品为非人血清，可能会引起检测误差；②真正的干扰物质可能不是药物本身，而是其代谢产物；③测试样品基质可能不代表典型的含分析物的病理样品，可能存在基质效应；④添加物与病理样品中的干扰物不完全一致，例如，与蛋白结合形成金属配合物，或者分析物的异质性；⑤测试浓度的随意选择可能不显示干扰，或干扰可能在另外的浓度时出现，而在该次测试的浓度水平不出现；⑥有时只有和其他成分协同才能表现出干扰。

2．"剂量效应"实验方案 如果"配对差异"实验方案中的一种或多种分析物的浓度出现干扰效应，则可通过"剂量效应"实验方案以确定干扰物在不同浓度时的干扰度，干扰物的系列浓度可通过最高值样品和对照样品混合制备。

（1）实验设计：剂量效应实验是确定干扰物浓度和干扰度之间的关系，干扰度是在测试范围之内的任何干扰物浓度的效应估计。用含干扰物最高浓度水平和最低的浓度水平的两个样品，通过精确定量吸样，制备一系列仅在干扰物浓度上有系统变化的试验样品。所有的样品在一个分析批内按照随机的顺序一起被分析。检测时避免批间变异，仪器校准和试剂批号改变可能导致结果解释时产生混淆。

（2）实验材料

1）基础样品和贮存液制备方法同"配对差异"实验方案。

2）高浓度样品：用基础样品稀释贮存液，制备成所需的浓度。

3）低浓度样品：准备一组低的含平均浓度的干扰物的临床样品，在大多数情况下，治疗药物，血红蛋白或胆红素可以忽略不计，低浓度样品的制备可参照对照样品的制备方法。

4）测试样品：制备一系列包含中间浓度的干扰测试样品，这些是以高浓度样品和低浓度样品按一定比例的混合而成，通常五个浓度足够确定一个线性的剂量效应关系，其配制要求如下：

①将低浓度和高浓度样品按等体积混合，配成在高和低两个极端浓度之间的中间浓度的溶液。

②将低浓度样品和中间浓度样品等体积混合，配成高浓度和低浓度两个极端浓度之间的四分之一浓度溶液。

③将中浓度样品和高浓度样品等体积混合，配成高浓度和低浓度两个极端浓度之间的四分之三浓度溶液。

注：也可以采用其他稀释方案。

其具体制备方法如图 23-28 所示。

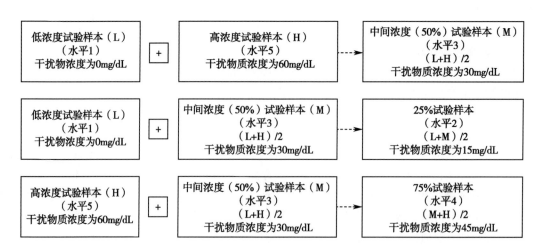

图 23-28 "剂量效应"实验方案中五个浓度水平的制备方法

图 23-28 说明一个假设的干扰物的准备方案。如果患者样品中出现的平均浓度为 10mg/dL，那么在病理血清中就可能达到 20mg/dL，因此高浓度应该被制备为 60mg/dL，低浓度应在 10mg/dL 水平。其制备后 5 个剂量效应浓度水平分别为：10mg/dL、15mg/dL、30mg/dL、45mg/dL、60mg/ dL。

（3）实验程序："剂量效应"干扰测试程序如下。

1）确定适当的分析物待测浓度。

2）确定待检测的潜在干扰物的最高和最低浓度。

注：对于内源性干扰物，在制备贮存液时应该考虑样品中该物质正常的量。

3）确定"有临床意义"的偏倚（δ），如果曾做过"配对差异"实验，这一步已经完成。

4）试验计划，例如每个样品重复检测 5 次（N）。一些测量程序可能需要额外重复检测。

5）制备含最高浓度干扰物质的高浓度样品（100%）和低浓度试验样品（0%）。试验样品中分析物的浓度应该相同。

6）吸等体积的低浓度和高浓度样品到另外一个适当的容器中，充分混匀，制备中浓度样品（50%）。

7）吸等体积的低浓度和中浓度样品到另外一个适当的容器中，充分混匀，制备 25% 浓度样品。

8）吸等体积的中浓度和高浓度样品到另外一个适当的容器中，充分混匀，制备 75% 浓度样品。

9）对于每个样品制备 N 份等份样品用于重复检测；当仪器可以进行重复检测，确保足够体积的样品用于重复检测 N 次。

10）在同一分析批内测定 5 个样品，为了平均系统漂移影响，第一组按照升序测定，第二组按降序，第 3 组按照升序等。另一种可以最小化漂移效应的方法是，按照随机的顺序检测所有样品，顺序安排按照随机数字发生器或者随机数字表进行。

（4）数据分析：在检测干扰时，"剂量效应"的目的是对于筛查阳性的干扰物的量（剂量）与其对测量结果的影响（绝对或相对响应）之间的关系进行更加全面的分析。本部分既是对阳性筛查结果的验证，也是对以下半定量问题的回答：通常，"剂量效应"研究的是在分析物浓度处，大约多高浓度的干扰物会产生 10% 干扰效应。

这些问题可以通过内插法得到（例如，回归曲线）解决，通过测量未添加干扰物的样品，并对预期检测值的偏倚或相对偏倚在图形或代数上对剂量 – 反应关系进行总结。具体分析过程见范例。

3."用患者样品作偏倚分析"实验方案　利用"配对差异"或"剂量效应"实验方案进行干扰筛选时存在局限性，无论考虑多么全面，在患者的血清样品中可能遇到意想不到的干扰。为减少这种情况的发生，可分析患者的真实样品以评价不同血清样品间的变异性。但是用患者标本检测仍然不是最理想的，因为研究过程中不能充分地了解患者标本。然而，监管机构经常需要从患者标本中获得干扰数据，本节主要介绍"利用患者样品作偏倚分析"的实验方案，从被选择的患者样品中寻找不准确的结果，以确定有否干扰及干扰程度。

（1）实验设计：选择特定患者样品，如心脏、肾脏或肝脏疾病患者样品，含有高血脂，高胆红素或高血红蛋白的样品，用过某种可能有干扰药物患者样品。用参考方法（或比较方法）和试验方法同时测定，将试验方法的结果与参考方法（或比较方法）比较，确定是否存在干扰。

（2）比较方法：用对干扰物有低敏感性，具有良好特性的比较方法来确定"真值"。理想情况下，应该用参考测量程序来达到此目的。如果比较方法缺乏足够的特异性，将影响最后结论的判断，需考虑以下的可能情况：①偏倚可能来源于干扰或方法本身；②两种方法之间没有检测到偏倚可能由于：两种方法对同一干扰物具有相似的敏感性，或者两者方法都不受干扰物的影响。

注 1：如果没有参考测量程序或者效果较好的比较方法，本节介绍的方法是不适用的。

注 2：本节未提供详细的统计程序。

注 3：用于研究的患者标本受适当的条例管制（例如，保密、知情同意）。

使用患者标本评价干扰有几个重要的局限性，例如：

1）能够获得和检测的患者标本数量有限，而且有可能检测样品中没有干扰物存在。

2）在没有疾病的情况下，样品几乎不可能跨越相同的浓度区间，寻找具有异常分析物浓度的非疾病标本是一个挑战。

3）参考测量程序对被测物应具有高度选择性，对潜在干扰物质的影响不敏感。由于具有这些属性的参考测量程序数量有限，因此这种方法并不适用于所有的分析物。

如果不使用高度选择性的方法，几乎不可能判断是否存在干扰。研究中需要从参与研究的每个个体中获得预期剂量血液样品，以确定样品的可接受性。研究者应了解所研究的干扰物的药代动力学特性。

（3）实验材料

1）测试样品：检测的样品应从有关联的患者人群中选择，它们已知包括一种或者更多的潜在干扰物（如治疗药物），或者从诊断具有特定病情或疾病的患者中选择。例如，可能基于以下的标准选择患者的样品：①相关的疾病（例如，来自心脏病，肝病或者肾病患者的样品）；②相关的药物治疗（来自已知使用目标药物治疗的患者样品）；③尿毒症患者的血中可能包括有高浓度的内源性代谢物或者药物；④其他不正常组分（例如，异常胆红素、血红蛋白、脂质浓度等）。

2）对照样品：对照样品必须与分析物浓度具有相同的范围，对照样品已知不包含干扰物，对照样品可通过以下方式选择：①来自没有使用目标药物的患者；②潜在干扰物质在正常浓度范围内；③来自健康人群；④分析物分布状态与测试样品相似。

（4）参考测量程序：为了确定患者样品中被测物的量，应选择一种对被测物选择性好，对干扰物影响敏感度低的测量程序。理想情况下，应该使用经审查机构批准的参考测量程序。如果没有合适的参考方法，可用其他合适的比较方法（如具有较好的精密度和特异性，最好有不同的检测原理）。当使用的参考测量程序的特异性不足，将影响最后结论的判断，需考虑以下的可能情况：①偏倚可能来源于干扰或方法本身；②两种方法之间没有检测到偏倚可能由于：两种方法对同一干扰物具有相似的敏感性，或者两者方法都不受干扰物的影响。

（5）实验程序：根据以下步骤执行干扰试验。

1）确定多大的干扰在医学上有意义（即允许偏倚）。允许偏倚用于判断研究中观察到的干扰是否有意义。

2）挑选测试组和对照组样品。

3）选择合适的参考测量程序或者效果较好的比较方法。

4）在尽可能短的时间内（可根据被测物的稳定性确定），用两种方法重复测定每个样品。

在检测时，每个测试样品和对照样品应该重复测定，重测次数取决于下列因素：两种方法的精密度；干扰效应的大小；统计学要求的置信水平；在患者样品的测试组中存在潜在干扰的可能性。

注意事项：如果分析物和潜在的干扰物不稳定，或基质不稳定（如全血），或者仅用到微量样品（由于样品蒸发），在规定的时间内检测就显得特别重要的，这些情况需要特别注意。理想情况下，检测是在每个测量程序一个分析批中进行。当不能在一个分析批中进行，应尽量跨过更少的天数以减少日间不精密度带来的影响。测试组和对照组的样品应该交替或随机放置在一个分析批中。当测量程序存在携带污染时，应该慎重考虑待检测样品的顺序。任何可能导致干扰的错误判断的系

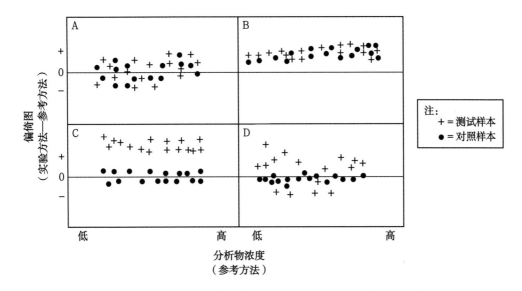

统差异都应予以识别。当观察到差异时，应该检测标本中药物或其他潜在干扰物质的浓度，适当时，可建立偏倚与干扰物质浓度的关系。

（6）数据分析

1）数据分析步骤：根据以下步骤分析数据。

①实验结果填入表格中，用于数据分析，计算每个样品重复测定结果的均值。

②对于每个样品，用试验方法均值减去参考方法（比较方法）均值结果，并计算平均偏倚。

③将偏倚值（试验方法均值减去参考方法或比较方法均值）作为纵坐标（y 轴），参考方法（比较方法）测定分析物的均值为横坐标（x 轴）绘图，测试和对照样品用不同的符号标识。

2）评价可能的干扰偏倚：实验中的一些典型的结果类型描述在图 23-29 中。

图 23-29　"用患者样品作偏倚分析"实验方案四个可能的干扰结果

图 23-29A 测试组和对照组之间没有偏倚，但具有较高的离散性，没有表现出干扰。测试组数据和对照组数据重叠，意味着实验组中不存在导致干扰的成分。被调查的测量程序没有干扰，与参比方法没有偏倚。

图 23-29B 测试组和对照组之间没有偏倚。被调查的测量程序没有显示出干扰，但测试组和对照组都显示出正的偏倚，只表明成比例的方法偏倚，不能提示是干扰因素引起。

图 23-29C 测试组和对照组存在偏倚。被调查的测量程序显示在试验样品中存在干扰。测试组数据和对照组数据存在正偏倚。当偏倚比允许的干扰偏倚大时，可得出结论：发现医学上有意义的干扰。

图 23-29D 测试组和对照组之间的偏倚分散并存在离群值。测试组分散性增强表示存在未识别的干扰物质（例如，代谢产物）。实验设计可能导致未识别的干扰物影响被调查的程序。然而，干扰可能也会影响到参考方法，因此有必要进行进一步的调查。

3）根据潜在干扰物浓度绘制偏倚图。当可以检测潜在干扰物的浓度时，应该判断干扰物的浓度是否与观察到的偏倚存在关系，如图 23-30 所示。

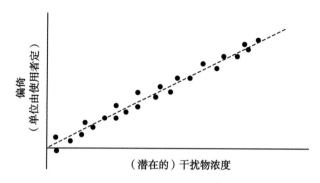

图 23-30 潜在干扰物不同浓度与获得偏倚的相关性分析

绘图步骤：

①以偏倚作为纵坐标（y 轴），潜在干扰物浓度作为横坐标（x 轴）。图 23-30 说明观察到的干扰效应与潜在干扰物浓度相关性好。

②从偏倚与潜在干扰物浓度的关系图中可以看到，两者具有良好的线性关系，并且在整个范围内的分布相对恒定。干扰效应与干扰物浓度之间的关系可以通过线性回归分析来确定。

注：当关系不是线性时，可以采用另一种方法：将数据子集划分到更小的浓度范围内，计算每个数据子集的平均偏倚和平均干扰物浓度。平均偏倚表示待检测干扰物的干扰程度（假设没有多重干扰）。

4）结果解释：利用患者样品作偏倚分析评价干扰的局限性主要是缺乏对测试变量的控制，对结果作明确的解释也需要选择特异性较高的比较方法。结果解释时需考虑以下几个方面：

①能够获得和检测的患者标本数量有限，而且有可能检测样品中没有干扰物存在。

②通常不可能找到具有异常待测物浓度的非疾病标本作为对照组。

③对于药物，需要从参与研究的每个个体中获得预期剂量血液样品，以确定样品的可接受性。

④按照疾病和治疗药物进行预期分组可能难以完成。

⑤住院患者通常接受多种药物（或多种药物方案）治疗，内源性代谢物浓度可能升高，并可能相互作用。

⑥干扰物可能不存在于该批患者的测试样品中，或者在选定的患者标本中可能存在其他未知的干扰物。

⑦可能无法获得足够数量的患者样品，从而无法很好地代表疾病状态中可能存在的潜在干扰物的范围。

⑧样品不新鲜时，一些不稳定的组分可能丢失（例如乙酰乙酸，CO_2 等）。

⑨当证明存在不明干扰物质时，最好有一种方法来识别干扰物的代谢产物。

⑩参考方法对被测物应该有很高的特异性，对潜在干扰物的影响应该不敏感。但具有这些特性的参考方法数量有限，不适用于所有分析物。

此外，比较方法在抗干扰方面的特征可能不够好，可能受到被调查测量程序相同干扰物质的影响。研究者应了解所研究的干扰物质的药代动力学特性。

四、确认干扰和特异性声明

干扰和特异性声明可用试验方法确认，合适的方法依赖于声明类型。

1. **最大干扰声明** 干扰应小于一个规定的最大值。例如，1mg/dL 的镁对 8 ~ 14mg/dL 范围内钙的干扰效应小于 0.2mg/dL。为了证实这个声明，可使用"配对差异"实验方案在适当的镁和钙的浓度水平上进行干扰筛选，计算平均效应，如果它小于 0.2mg/dL，声明可以接受，否则，声明被拒绝。

2．**实测的干扰声明**　例如：当 1mg/dL 的镁存在时，正常血清样品组钙离子浓度比对照组高 +0.14mg/dL。为了证实这个声明，可进行"配对差异"实验，判断是无效假设（干扰小于或等于 0.14mg/dL），还是有效假设（干扰大于 0.14mg/dL）。

3．**非定量干扰声明**　当干扰声明中没有提供定量信息时，例如，"据报道氨甲蝶呤对该方法可产生干扰"，则不必进行统计学上的证明。

4．**特异性声明**　例如，"水杨酸盐对该方法不产生干扰"。在分析物的医学决定浓度范围处，进行"配对差异"试验判断是否为无效假设。

五、常见方法介绍

1．**计算"干扰值"方案**　EP7 是目前较完整评价分析干扰的标准化文件，但日常应用较烦琐，不利用常规开展。实验室可先利用计算"干扰值"方案评价分析干扰。干扰值即为各干扰样品与基础结果之差，表示一定浓度下该干扰物质产生的干扰所引起的误差。

2．**EP7-A2 方案**　EP7-A2 提供实验方案都有其优点和内在局限性，目前没有一种有效的干扰试验方法能够鉴别所有的干扰物。"干扰筛选"方案由于是人为加入干扰物，存在一些局限性：

①添加到血浆中的化合物的特性可能不同于在体内自然循环状态下的化合物。

②实验样品基质并不代表典型的有问题的临床样品。

③样品中真实的干扰物可能不是原来的药物，而是代谢产物。

④试验浓度水平可能选择太低或太高以致不真实。

"利用患者样品作偏倚分析"实验方案是目前唯一能够检测药物代谢产物干扰的方法，亦是可肯定在真实样品中存在干扰的一种方法。该方法对患者标本选择有如下一些原则：①药物（例如，使用过某种药物的患者标本）；②疾病（例如，来自心脏疾病、肝脏疾病或肾脏疾病患者的标本）；③其他不正常组分（例如，不正常血红蛋白，脂类、胆红素等标本）。

这个方法需要参考方法或具有低干扰性和高特异性的比较方法，以确定在比较研究中的"真值"。"利用患者样品作偏倚分析"方案由于对实验变异缺乏控制对照，亦存在一定的局限性：

①只能证明偏倚和估计的干扰物质某水平的相关性，不能证明因果关系；

②患者通常服用多种药物，难以证实何种药物的干扰作用；

③干扰物可能不存在于患者的测试样品中；

④就干扰而言，比较方法可能没有足够的特异性，另外，一些项目很少有公认的参考方法，有时参考方法也难以在临床实验室中使用并也可能同样地被干扰；

⑤按照疾病和治疗药物进行预期分组可能难以完成；

⑥样品不新鲜时，一些不稳定的组分可能丢失。

虽然方案都存在局限性，但其可提供互为补充的信息，结合起来应用可更好的用于分析干扰评价。

3．**EP7-A3 方案**　EP7-A3 于 2018 年发布，替代 2005 年出版的指南 EP07-A2，其涉及的干扰评价的方案没有变化，主要对干扰物筛查和描述过程进行了简化，同时对统计学方法进行修订。

六、应用评价

如果"配对差异"实验方案中的一种或多种分析物的浓度出现干扰效应，则可通过"剂量效应”实验方案以确定干扰物在不同浓度时的干扰度，干扰物的系列浓度可通过最高值标本和对照标本混合制备。

利用“配对差异”或“剂量效应”实验方案进行干扰筛选时存在局限性，无论考虑多么全面，在患者的血清样品中可能遇到意想不到的干扰。为减少这种情况的发生，可分析患者的真实样品以评价不同血清样品间的变异性。但是用患者标本检测仍然不是最理想的，因为研究过程中不能充分地了解患者标本。然而，监管机构经常需要从患者标本中获得干扰数据，因此需要按照本节提供的“利用患者样品作偏倚分析”的实验方案，从被选择的患者样品中寻找不准确的结果，以确定有否干扰及干扰程度。

（张乔轩）

第七节　基质效应评价试验

基质效应是指检测系统检测样品中的分析物时，处于分析物周围的所有非分析物质对分析物参与反应的影响。基质效应现象涉及分析试验四大主要部分的相互作用：仪器设计、试剂组成、方法原理、待评价材料的组成及处理技术等。测量程序在检测制备样品（如外部质量评价样品、能力验证样品或质控品等）时，可能由于基质效应的存在而无法获得准确结果。因为这些样品在制备过程中会添加一些实际临床样品之外的其他成分，使得样品的基质发生一定的改变。由于基质效应的存在，若处理后的制备样品在不同检测系统之间不具有互通性，则可能导致患者样品错误的检测结果。所谓“可接受的”质控结果也会使操作者产生分析系统正处于有效工作状态的错误判断。因此，有必要进行基质效应的评价以区分检测结果的偏倚是来源于检验系统还是样品基质。

一、相关概念和术语

1．互通性（commutability）　在两种不同（指定）测量系统中，进行相同量的测量时，某一物质测量结果间的数字关系，与用此相同测定方法测量其他相关类型的物质（如：实际临床样品）时得的数字关系一致程度。

2．基质（matrix）　样品中除分析物之外的所有成分。

3．基质效应（matrix effects）　样品中除分析物之外的样品性质对分析物测定结果的影响。

4．制备样品（processed sample）　就本文而言，为了获得和新鲜患者标本一致性质而进行前处理后的标本。注：a）任何引起新鲜患者标本性质改变的处理因素都称为标本处理，如：冰冻、冻干、加入非内源性物质、稳定剂等，经过处理的标本则称为制备样品；b）对于基质效应的评价而言，制备样品是用于评价基质效应的样品。

5．普通线性回归（ordinary linear regression，OLR）　最小二乘线性回归，通常指非加权最小二乘回归。

二、基质效应评价要求

（一）评价原则

基质效应评价的原理是基于响应指标与分析物实际活性或浓度间的量／值关系依赖于检测时的

环境因素（温度或基质状况）。通过评估样品在两种不同（指定）测量系统中是否具有互通性来评估是否具有基质效应。只有极少数的测量技术是完全特异的，因此两种测量方法之间的关系很大程度上依赖于所选择的待测样品的性质。由于临床检验分析的对象是临床样品，故在本评估标准中亦使用一批具有代表性的临床样品作为比对标准。

基质效应的大小是通过比较两种检测方法在检测代表性患者标本时，结果"离散度"的大小来评价的。在干扰物存在的情况下，标本异质性越大，检测结果离散度越大。

制备样品检测结果偏差的大小需要与患者标本检测结果的离散值进行比较，其中离散度大小代表因不精密度和非特异性引起评价方法检测结果的差异。通过重复检测能降低检测不精密度，因此，分析中离散度的贡献主要来自于已知或未知物质内在的固有干扰（即基质效应）。离散度可通过置信区间（prediction interval，PI）来表示，它能评估测量程序检测所有患者标本的非特异性。然后，就能以合理的概率来判断制备样品是否能替代患者样品进行分析物测定；如果制备样品结果超出置信区间，就说明该样品在这两个系统间不具有互通性，存在基质效应。

这项研究的任何结论都仅限于经过处理的制备样品的特定成分（例如加入样品的分析物来源，可能用到的稳定剂的种类）和所使用的测量程序（甚至试剂批号）。

（二）评价方式

评价方式如下：用两种测定方法同时对选定的一系列具有代表性的实际患者样品和制备样品进行分析，利用两种方法测定临床样品的结果建立数学关系（回归）。制备样品测定的结果偏离这一数学关系的程度即反映其基质效应的大小。一般来说，制备样品与临床样品的性质差异越大，数据的偏离程度将越大，该物质的互通性越差。

三、EP14-A2 评价方案

EP14 旨在帮助临床实验室人员、监管机构和厂商了解制备样品的互通性，以及样品的基质是如何影响一些测量值并对其进行解释（称为基质效应）。例如，实验室人员可能不会被告知在使用测量程序检测 PT/EQA 样品时存在基质效应，使得他们以为利用该测量程序检测患者样品会得到错误的结果，但实际上患者标本的检测结果可能没有问题。因此对于有经验的人员应该能够识别这类影响。本指南不仅能够帮助相关人员评估基质效应是否存在，还能提高对临床检测质量可能存在不同程度风险的认识，这些风险可能来自于检测过程中制备样品的使用。

EP14 是 EP7《临床化学干扰试验 – 批准指南》的补充文件，它们在提供鉴别的误差来源的程序方面，和 / 或评价检测方法是否适用是相似的，但在以下领域是有区别的：

1. EP14 重点强调制备样品与患者样品之间的差异，而 EP7 则关注特定物质或条件，例如，某种干扰物的存在，是如何改变患者标本检测结果的。

2. 为评价干扰的影响，EP14 将制备样品的检测结果和患者样品结果进行比较，而 EP7 采用的标准是基于检测方法的精密度以及在干扰物逐渐增多的情况下被分析物的内在变异。

3. EP14 判断基质效应存在与否的标准是建立在患者标本检测结果与回归曲线间离散程度的基础上的，而 EP7 文件则是对一系列已知不同浓度的相关标本进行重复测定结果的不确定性来判断的。

4. EP14 比较的是制备样品和患者样品的相对偏差，而 EP7 的目的是在特定的被分析物浓度条件下，将干扰物浓度（或者其他特性）和检测偏差以函数关系量化。

EP14-A2 在 EP14-A 的基础上只是进行了一些术语的改变，例如用"正确度（trueness）"替换了 EP14-A 中的"准确度（Accuracy）"，用"测量程序"替换了 EP14-A 中的"方法、分析方法、分析系统"等。但具体评价方案没有变化。

（一）实验材料和样品的准备

1. **实验材料** 实验需要下列材料：用于互通性评价的试剂、校准品和仪器。

注：该实验的整个过程最好使用同一批试剂。因为制备样品的特性可能随着不同的试剂批号发生变化。

要求比对方法对于制备样品（校准物或质控样品）没有或只有轻微基质效应。比对方法选择顺序如下：

（1）一级参考方法（如同位素稀释质谱法测定胆固醇）。

（2）二级参考方法（如美国 CDC 改良的 Abell-Kendall 法测定胆固醇）。

（3）指定的比对方法（如美国 CDC 的 HDLC 制定比对方法：用硫酸葡萄糖 – 镁离子沉淀法制备 HDL。用胆固醇二级参考方法测定胆固醇）。

（4）常规测定方法。

注：理想的比对方法应为无基质效应的参考方法或者指定的比对方法。在实际工作中也可选用常规方法作为比对方法，但是在这种情况下，比较难以判断基质效应是来自比对方法还是评估方法。

2. **样品**

（1）制备样品，如：参考物质、能力验证 / 外部质量评估（PT/EQA）样品、质控品。

（2）20 份临床患者新鲜样品

在实验浓度范围内，临床样品的分析物浓度或活性浓度应均匀分布，并涵盖制备样品的浓度范围。应选择具有代表性的临床样品（健康人和患者的样品），避免使用含有已知干扰物的样品。若明确冰冻样品不影响测定，亦可采用新鲜冰冻样品。

（二）测量步骤

准备实验样品。

将制备样品与 20 份新鲜临床样品随机穿插排列，分别使用评估方法与比对方法测定所有样品，重复测定 3 批，每批每个样品测定 1 次，每批测定都需校准。评估方法与比对方法宜同步进行，若不能实现同步测定，应在适宜的条件下储存样品。

使用合适的方法剔除离群值，如 Grubbs 法。

实验完成后，将实验样品在适宜条件下保存。如在数据分析过程中发现问题，有必要选用其他比对方法（如决定性方法或参考方法）对样品进行重新测定。

（三）数据分析

利用新鲜临床样品及制备样品重复测定结果的均值（使用不同符号）作散点图，Y 轴为评估方法结果，X 轴为比对方法结果。

根据新鲜临床样品测定结果散点的分布方式，选择合适的回归分析方法。

线性回归分析方法如下：目视，评估方法和比对方法测定结果呈线性关系，无明显弯曲；在实验浓度范围内，临床样品的评估方法测定值（回归线的 Y 轴）呈均匀分布。

检查数据是否适合回归分析，参考最新版 CLSI/NCCLS 文件 EP6 定量测定方法的线性评估：

统计方法，将评估方法测定临床样品结果的均值作为 y 值，比对方法测定临床样品的均值作为 x 值，进行线性回归分析。

多项式回归分析：采用合适的统计分析软件（如 SPSS）进行多项式回归分析，以比对方法测定每个临床样品的均值为自变量（X 轴）评估方法测定每个样品的均值为因变量（Y 轴）。求出最佳拟合回归方程，以期得到最小的置信区间，提高检出基质效应的能力。若最佳拟合为二项式，则回归方程为：

$$y = a_0 + a_1 x + a_2 x^2 \qquad \text{（式 23-125）}$$

对该二项式回归方程中的回归系数 a_2 进行统计分析，若 a_2 与 0 有显著性差异（如 t 检验结果 $p < 0.05$），则采用二项式回归模式；若 a_2 与 0 无显著性差异（$p > 0.05$），则使用线性回归分析。

注：若两种方法测定结果之间不呈线性，很可能是因为 20 个临床样品的浓度范围分布较窄，建议增加样品以得到更宽的 x 值范围，不可利用 20 个样品的数据来判定非线性的原因出自何处。

若临床样品测定结果分布近似等比数列（如 20，40，80，160），而非均匀（如 20，30，40，50，60，70），可将测定结果进行对数转换后（如 Log_{10} 转换等）再进行分析。

用如下公式计算给定 x 值下（重复测量均值），新鲜临床样品评估方法测定均值 y 的双侧 95% 置信区间。

$$\bar{y}_{pred} \pm \mathrm{t}(0.975, \mathrm{n}-2) \mathrm{S}_{y,x} \sqrt{1 + \frac{1}{n} + \frac{\left(\bar{x}_i - \bar{\bar{x}}\right)^2}{\sum\left(\bar{x}_i - \bar{\bar{x}}\right)^2}} \qquad \text{（式 23-126）}$$

式中：

回归标准误差，$\mathrm{S}_{y,x} = \left[\sum\left(y_{pred} - \bar{y}_i\right)^2 / (n-g)\right]^{1/2}$

$\bar{y}_{pred}$——根据回归曲线，计算出来的在 x 对应的 y 值；

n——新鲜患者样品数量；

g——常数项，线性回归时为 2，二次回归时为 3；

$\bar{x}_i$——X 轴上第 i 个值（某样品比对方法测定均值）；

$\bar{y}_i$——Y 轴上第 i 个值（某样品评估方法测定均值）；

$\bar{x}$——所有样品比对方法测定均值的整体均值。

利用以上方程，将比对方法测定均值作为 X 轴，计算每个制备样品的 y 值的 95% 置信区间，如果评估方法的测定均值落在该区间内，说明该制备样品对评估方法无基质效应，表明该物质在比对方法和评估方法间具有互通性。需注意的是，若两种测定方法间的特异性差异较大，测定结果间的相关性将会受到影响，从而导致计算出来的置信区间偏大，以至于无法检出不太显著的基质效应，影响最终的结论。

在散点图上，可将一系列临床样品的比对方法测定均值（多）与对应的 y 值的 95% 预测区间在回归线两边标记出来。若制备样品的点落在预测区间线条之外则说明存在基质效应。若制备样品的点在置信区间内，则表明不存在基质效应。

注：若回归曲线附近的数据点分布和待测物浓度的关系既非比例关系亦非恒定关系，宜将数据分成几组较小的浓度区间，在每个区间内单独进行线性回归分析。区间组的划分标准为：每组内新鲜临床样品结果的分布保持大体一致，每组应至少含有 10 份新鲜临床样品的数据，且包含制备样品。

四、WS/T 356—2011 评价方案

（一）应用范围

我国于 2011 年发布了 WS/T 356—2011《基质效应与互通性评估指南》的卫生行业标准，该标

准由卫生部临床检验标准专业委员会提出。适用于体外诊断产品制造商、临床实验室、室间质量评价及能力验证组织者。该标准适用的待评价样品包括标准物质、校准物、室内质控物和室间质评 / 能力验证物质等制备物。

（二）评价方法

该标准评价互通性的方案与 EP14-A2 相同。

五、EP14-A3 评价方案

EP14-A3 是在 EP14-A2 基础上更新的文件，于 2014 年发布。其提供了在使用定量测量程序测试时，对制备样品的互通性评价方案。

（一）实验材料和样品的准备

实验材料准备与 EP14-A2 相同。

（二）测量步骤

（1）将制备样品与 20 份或更多的新鲜患者样品随机穿插排列，分别使用评估方法与比对方法测定所有样品，对每个样品进行 3 次或 3 次以上的重复分析，对制备样品和新鲜患者样品应进行多批次的重复检测。每个样品的结果是该样品所有重复检测的均值。

注：制备样品可能比患者样品更均匀，因此它们的重复性可能更好。如果这种情况是明确的，其均匀性也是经过评估的，那么可能需要增加患者样品重复的次数，或者减少制备样品的重复次数，以确保两种类型样品的平均结果的方差是接近的。同样，测量程序可能具有不同的重复性。如果这些重复性的差异已经明确并且有数据支撑，那么每个测量过程中的重复次数也可以调整。

如果使用评估方法与比对方法不能同时进行分析，则应提供信息以证明测量方法的结果不会因患者样品和制备样品的存储条件而改变。

（2）测量后标本的保存：冷冻保存新鲜患者标本和制备样品用于以后检测，如果在数据分析时或分析后发现有任何问题，标本可能需要用其他比较方法来重新检测。需要注意的是冷冻保存可能会通过改变结合蛋白、酶的分子构象等引起基质效应。

（三）数据分析

（1）利用线性回归进行数据可视化分析：在进行统计分析前，首先需要判断数据的有效性和适用性。在进行数据分析时，线性、异方差性和每个测量程序的不精密度都会影响结果的解释。如果提出错误假设则会增加发现基质效应的难度，来自患者样品集的 PI 将会更宽。因此，实验者应该牢记每项研究的目的，必要时可参考标准的统计书籍。

将测量程序 B 测定患者样品结果的均值作为 y 值，测量程序 A 测定患者样品的均值作为 x 值，进行线性回归分析。

绘制患者样品的重复平均值，测量程序 B 的结果在 y 轴上，测量程序 A 的结果在 x 轴上（图 23-31）。在这个阶段，可以用普通线性回归（OLR）的截距和斜率（不一定要求回归线通过原点）来进行初步评估。

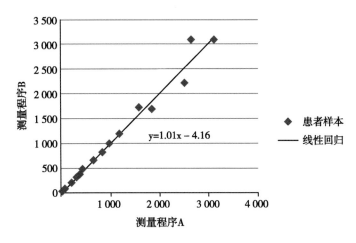

图 23-31 使用普通线性回归进行方法间患者样品的比较

通过这一步检查这组数据是否适合用线性回归分析。如果数据适合于线性回归，但从图中可以观察到看上去明显的离群值，则使用合适的统计学方法去评估其是否是离群值，如 Grubbs 法。只要在统计学上这些数值是有效的，就不要剔除。

注：如果发现具有统计学意义的离群值，可以剔除该离群值或者替换其他数据，但进行这样操作及其合理的理由要记录下来。

（2）利用均值分布进行数据可视化分析

步骤 1：检查使用测量程序 B 和测量程序 A 测定患者样品的结果平均值的分布情况，并验证是否存在以下情况：以两种测量程序测定患者样品结果的差值为 y 值，两种测量程序的均值为 x 值，绘制散点图（图 23-32）。如果差值随着量值的增加而增加，那么进行步骤 2。如果差值是恒定的，则进行步骤 3。

步骤 2：如果测量程序差异的变化似乎与测量值成比例地增加，而不是在整个浓度范围内保持不变，则对测量程序 A 和 B 的结果执行 Log10 转换，并计算其均值。将转换后的值再重新建一个差异图（图 23-33），并进行差异行为的评估。如果差异仍然倾向于随着均值的增加而增加，那么可以对原始的平均值结果进行其他形式的转换。如果转化均值的差值图没有显示出随浓度变化的明显规律，则继续进行步骤 3。

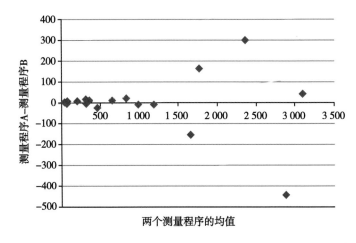

图 23-32 差值图：测量程序 A- 测量程序 B vs 两个测量程序的均值

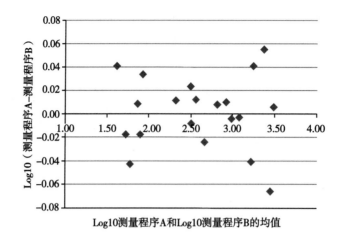

图 23-33 差值图：Log10（测量程序 A- 测量程序 B）
vs Log10 测量程序 A 和 Log10 测量程序 B 的均值

步骤 3：使用患者样品的均值（或经转换后的均值）进行 Deming 回归分析。将测量程序 B 测定患者样品结果的均值作为 y 值，测量程序 A 测定患者样品的均值作为 x 值，进行 Deming 回归分析（图 23-34）。

制备样品将与患者样品进行同样的数据处理，并使用不同的符号绘制在图形上。

（3）通过 Deming 回归分析进行患者样品与制备样品的比较：假设通过两种测量程序检测的每个患者样品和制备样品的测定结果是 N 次重复的均值，并且每个测量程序的测量间隔的方差是恒定的。那么用这两种方法测量的患者样品的结果进行回归分析，其 95% 的置信区间代表了进行 N 次重复测量结果落在这一区间的概率为 95%。同样的，对与患者样品进行相同处理的制备样品，其测量结果落在各区间的概率为 95%。

以下是对 Deming 回归评估互通性过程的概述。

计算 Deming 回归参数，并根据患者样品绘制 95% 置信区间。然后在同一个图上绘制两个测量程序检测每个制备样品的均值（$\bar{X}_{Pc}, \bar{Y}_{Pc}$），当制备样品的检测结果在 95% 置信区间以内，说明

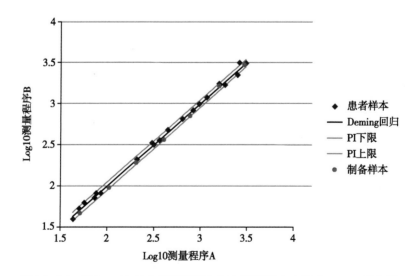

图 23-34 经 Log10 转化后测量程序 B 和测量程序 A 的 Deming 回归图

该样品对评估方法无基质效应，表明该样品在比对方法和评估方法间具有互通性。若制备样品的点落在置信区间之外则说明存在基质效应，表明该样品在比对方法和评估方法间不具有互通性。

　　注：即使制备样品在某些定义的区间内被认为是具有互通性的，但在这一区间内制备样品仍然可能存在明显的系统性偏差（即不具有互通性），虽然这种偏差在统计学上不显著，但本方法和统计分析的目的不是为了评估这种明显的系统性偏差。若发现这样的问题则需要进一步的测试和分析，以更好地进行结果的解读。

（四）互通性评估结果的记录

　　尽管包括 Deming 回归拟合在内的散点图能够很直观的进行互通性的评估，是互通性评估的首选方法，但数据也可以用数字和表格的形式进行报告，以便更精确地显示互通性程度或是否缺乏互通性。

　　注：如果所使用的测量程序特异性存在较大差异，将导致置信区间很大，则这种评价方式可能不适用。此外，具有统计学意义的不具有互通性可能在临床或实际定量检测上不重要。

六、应用评价

　　EP14 开发的目的是帮助临床实验室人员、监管机构和厂商了解制备样品的互通性，以及制备样品的基质如何影响一些测量值并对这一现象进行解读（称为基质效应）。实验室人员可能不会被告知在使用测量程序检测 PT/EQA 样品时存在基质效应，使得他们以为利用该测量程序检测患者样品会得到错误的结果，但实际上患者标本的检测结果可能没有问题。因此对于有经验的人员应该能够识别这类影响。本指南不仅能够帮助相关人员评估基质效应是否存在，还能提高对临床检测质量可能存在不同程度风险的认识，这些风险可能来自于检测过程中制备样品的使用。

　　该指南不仅应该通过评估制备样品的互通性来帮助所有相关方，而且应该通过提高对临床检测质量可能存在不同程度的风险的认识来帮助大家更好地了解制备样品存在基质效应的潜在风险，这些风险取决于处理基质的预期使用目的。

（张乔轩）

第八节　携带污染的评估及其解决方案

　　全自动生化分析仪（automatic chemistry analyzer）是临床实验室必备的检验仪器，具有高准确、高精密和高效率的特性。使用中如出现携带污染（carry-over）现象，将会影响检测结果的准确性和重复性，导致检测结果失真，误导临床的诊断和治疗。

一、携带污染定义

　　生化检测系统的携带污染为前一个生化测试过程中残留的物质（生物样品、试剂、混合反应液或反应产物等）通过仪器元件（包括但不限于探针、比色杯、搅拌棒、管路等）被携带到下一个生化检测反应中，参与反应、影响反应进程、直接或间接干扰比色或比浊等，并导致检测结果显著偏差的过程。生化分析仪不同元件对残留物的携带不可能全部避免，只有当这些残留物对下一个反应结果的影响超过实验室预设的分析质量标准或影响患者临床结局时，才被定义为携带污染。

二、携带污染的常见类型

1. 根据携带残留物的不同，可分为样品携带污染和试剂携带污染（含稀释液、洗液、反应混合液、反应产物等），也可解读为生物携带污染和化学携带污染。

2. 根据携带污染发生部位的不同，可以分为样品探针携带污染、试剂探针携带污染、比色杯携带污染、搅拌棒携带污染、管路携带污染等。

三、不同类型携带污染的来源及原因

1. **样品携带污染的来源及原因**　样品携带污染主要发生在前一个样品被测量浓度或活性非常高，通常由样品探针、样品盘（样品转移或预稀释用）或连续流动式生化分析仪管路等携带的样品残留物所导致下一个测量结果假性偏高，由比色杯残留物带来的样品携带污染比例很小，因为比色杯反应混合液中的样品比例非常小。原因主要因为样品探针的磨损，管路清洗维护不佳等会极大增加样品携带污染的发生。

2. **试剂携带污染的来源及原因**　试剂干扰的原理主要是试剂中含有下一个测试所要测定的底物，或是含有的某种试剂成分与下一反应所要测定的底物有作用，因而直接干扰下一反应的测定结果；或是该试剂所引导的反应对下一个项目的反应进程带来了间接的干扰，因为在有试剂污染的情况下，下一项目所测定的是前后两个项目反应的综合作用结果。

试剂携带污染常见的来源包括：残留试剂直接由试剂针携带进入下一个反应体系中；反应混合液由搅拌棒或比色杯携带入下一个反应体系。

试剂污染的原因：常见于比色杯/搅拌棒老化，黏附增加，反应废液抽吸不良，冲洗装置老化或堵塞，搅拌棒位置不正等。

四、携带污染的评估

1. **样品携带污染的评估方法**

（1）临床结果回顾分析：在怀疑样品携带污染造成某项结果异常时，可观察该样品前一个样品相同项目的结果，如也非常高，可考虑存在样品携带污染的可能性。但这一方法存在局限性，其原因是：前一样品某一物质浓度非常高，但临床医嘱未检测这一项目，所以回顾分析结果时不易发现问题，必须要重新检测前一个样品的同一项目，才能明确携带的来源。临床上也可回顾该患者此项目以前测量结果进行综合判断。

（2）通过加入色原物质评估：可参照中华人民共和国医药行业标准 YY/T 0654—2017《全自动生化分析仪》中提供的样品探针携带污染检查的橙黄 G 试验方案。

（3）利用高浓度样品评估：很多文献也报道了采用临床高浓度样品评估样品携带污染的方法。其过程为先检测 3 个或更多个高待测物浓度的患者样品或质控物，紧随测定 3 个或更多空白物质，可以是去离子水，也可以是不含该待测物的同基质样品。

2. **试剂（或其他化学物）携带污染的评估方法**　当怀疑试剂携带污染发生时，可以按照以下一般流程进行分析。

（1）收集现有的项目间交叉污染的资料，包括但不限于：制造商手册、制造商通告、文献等，寻找被污染项目可能的试剂污染源。

（2）研究被污染项目所在的检测单元的试剂分布、检测顺序，是否存在已知的"配对"携带污染。

（3）分析与被怀疑污染项目使用相同试剂探针、搅拌棒、冲洗装置、比色杯等仪器组件的紧邻前一个项目是否存在携带污染的可能。

（4）如上述步骤中提示 A 项目试剂对 B 项目有携带污染，可以通过生化分析仪记录的信息，调取紧随 A 项目检测了 B 项目的留存样品，对 B 项目进行单独复测，并比较复测结果与原结果的偏差，以一定的判定标准（如 1/2TEa）分析是否存在携带污染的可能。

（5）如已有的信息仍无法提示携带污染的可疑污染试剂，则可以设计试验来评估被污染项目与处于相同检测单元中的所有其他项目试剂之间是否发生携带污染。

（6）当采用任一方法初步确认发生了试剂携带污染的一对项目后，可以通过连续重复测定可疑的"配对"项目进行确认，并客观评估携带污染的程度。

试剂携带污染的筛查试验可以按照如下方式进行设计：假设被污染项目为 X，可能发生携带的项目为 A、B、C、D……，则可以按照 X、A、X_A、B、X_B、C、X_C、D、X_D……设计基本检测菜单，分别计算携带污染率（X_A-X）/X，（X_B-X）x……并根据预设判定标准，初步判断哪些项目发生携带污染。

试剂携带污染确认试验设计：随机留取一定数量（如 20 份）待测物浓度不同（应尽可能覆盖待测物分析测量范围）的临床样品（X_1、X_2、X_3…）记录检测结果，同时留取混合样品检测携带污染物（Y）。以 Y、X_1、Y、X_2、Y、X_3……顺序编制检测菜单，记录检测结果 X'，计算每个样品的携带污染率（$X_1'-X_1$）/X1，（$X_2'-X_2$）/X_2……，分析结果以明确这一组项目间交叉污染发生的普遍性和程度。

五、携带污染的预防和解决方案

1．**通过项目设置避免携带污染的发生**　生化分析仪同一测量模块根据文献资料进行项目测量顺序设定，使被污染项目与携带项目距离尽可能远，以减低携带污染的可能；如果实验室有多个测量模块，将可能污染的项目分别设置在不同的模块。这一方法不能完全避免携带污染的发生，例如某一样品的临床医嘱项目仅有相互干扰的两个项目时，又如两个项目间隔很近，单次冲洗不足以去除残留时。

2．**加强仪器设备维护保养**　加强仪器的日常保养和维护，定期清洗比色杯、加样针、搅拌棒和分析管路，是保证测定结果准确性的基础；加强仪器的清洗工作，增加清洗次数，可明显降低仪器的携带污染率；用专用清洗液（碱性或酸性清洗液）加强清洗，或使用惰性洗液，可提高清洗效果。

3．**设置特殊冲洗程序**　目前常见的生化分析仪通常都设有可编辑的冲洗方式，用户可以自定义冲洗菜单。以一组"配对"的项目为基础，设定特殊的清洗程序，包括：设定清洗元件（试剂探针、搅拌棒、比色杯），清洗次数，洗液体积等；选择洗液种类（通常为酸性洗液、碱性洗液和胰蛋白酶洗液）和纯水等。特殊冲洗程序的编制及洗液选择可以根据制造商建议，针对开放系统，可以通过分析携带污染物选择洗液类型，如针对 Cu^{2+}、Ca^{2+} 等阳离子的携带污染，可选择酸性洗液；针对酶、抗原抗体等蛋白质干扰，可选择碱性洗液；针对不同色原物质的携带污染，可以依据色原的种类分别选择适合的酸性或碱性洗液。

一般而言，选择特殊冲洗程序一定是在确认了该携带污染无法通过仪器维护、备件更换等方式解决，也不适于调整项目设置的情况下才采用，因为额外的冲洗程序将显著增加步骤，消耗时间，减低检测速度。同时也应充分评估项目的检测数量及携带污染可能发生的频次。

　　生化分析仪在日常检测中，确实存在携带污染现象，影响结果的准确性。但携带污染是可以通过实验检测，每个临床实验室都应该主动发现检测中的携带污染现象，采用科学的处理方法，有效地降低携带污染的影响程度，保证检测结果的真实性。

（王建兵）

第二十四章

定性检验方法性能验证与确认

定性试验是指只有两种可能结果（如阳性/阴性，出现/缺乏，有/无反应性）的试验。阳性结果只说明分析信号超过了分析阈值（检出限）或临界值（临界值的设定给出简要的敏感性和特异性组合）。

定性试验在临床广泛应用于各种疾病的筛查、诊断和处理手段，但在实际工作中，常因为不同厂家试剂、不同方法甚至不同实验室使用相同试剂或方法得到不一样的结果，影响定性结果的临床应用。为保证日常检验结果的一致性和可比性，临床实验室在将相应的定性检验试剂、方法或检测系统用于常规检验前，需对试剂、方法或检测系统进行性能验证或方法学比较评价。

由于各实验室在实验设计、数据分析或结果解释等各方面的侧重点不同，定性测定的方法学评价多种多样。检验程序的验证宜参考相关国家/行业标准以及 CNAS 相关指南要求。定性检验程序的分析性能验证内容至少应包括符合率，适用时，还应包括检出限、灵敏度、特异性等。本章内容结合了 CNAS-GL038 和 CNAS-GL039 相关内容，适用于开展各类型定性检测的实验室。对于结果报告为阴性、±、1+、2+、3+、4+ 或滴度的半定量方法，请参阅本书第二十五章 半定量检验方法性能验证与确认。

术语和定义

1. **临界值（cut-off value）** 用于判断特定疾病、状态或鉴别样品中被测量物存在或不存在的界限的数值或量值。测量结果高于临界值判读为阳性而低于临界值判读为阴性。测量结果接近临界值判读为非确定性。临界值的选择决定检验的诊断灵敏度和诊断特异性。

2. **诊断灵敏度（diagnostic sensitivity）** 指体外诊断检验程序可以识别与特定疾病或状态相关的目标标志物存在的能力。在目标标志物已知存在的样品中也定义为阳性百分数。诊断灵敏度以百分数表达（数值分数乘以 100）。以 100×真阳性值数（TP）除以真阳性值数（TP）加上假阴性值数（FN）的和来计算，或 100×TP/（TP+FN）。此计算基于从每个对象中只取一个样品的研究设计。目标状态由独立于被考察检查程序的标准定义。

3. **诊断特异性（diagnostic specificity）** 指体外诊断检验程序可以识别特定疾病或状态相关的目标标志物不存在的能力。在目标标志物已知不存在的样品中也定义为阴性百分数。诊断特异性以百分分数表达（数值分数乘以 100）。以 100×真阴性值数（TN）除以真阴性值数（TN）加上假阳性值数（FP）的和来计算，或 100×TN/（TN+FP）。此计算基于从每个对象中只取一个样品的研究设计。目标状态由独立于被考察检查程序的标准定义。

4. **5%～95% 浓度区间（C_5～C_{95} interval）** 指临界值附近的分析物浓度，在此区间之外的检测到的浓度结果始终为阴性（浓度 < C_5）或始终为阳性（浓度 > C_{95}）。C_5 即仅有 5% 被检样品可被判定为阳性时的分析物浓度，C_{95} 即有 95% 被检样品可被判定为阳性时的分析物浓度。

5. **筛查试验（screening test）** 是指用于检测整个人群（或者人群中的特定的一部分）中特定

待测物或因子的存在情况的试验。通常要求筛查实验要有较好的灵敏度。

6．诊断试验（diagnostic test）　是指用于临床怀疑某种特定疾病或状况是否存在的诊断性定性试验。通常要求诊断试验应具有较好的灵敏度和特异性。如果诊断试验后还进行确证试验，那么诊断性试验的特异性要求可以降低。

7．确证试验（confirmatory test）　用于验证筛查试验或者诊断试验结果的试验。如果确证试验证实了之前的检验结果，临床医生即可基本做出诊断；通常要求确证试验必须具有高特异性及高阳性预测值。

第一节　精　密　度

在定性实验中，精密度的概念是一个阳性或阴性样品，重复多次检测得到阳性或阴性结果的比率。临床免疫学定性检验程序若以量值或数值形式表达定性结果（如 ELISA 检测的 S/CO 值），精密度验证方法可参照临床化学定量检验程序性能验证的方法。如果检测系统或试剂厂家在其试剂盒说明书中给出了该方法或试剂的精密度数据，实验室可选择不同浓度（最好包括阳性、弱阳性及阴性）的患者样品，对该试剂的精密度（包括重复性和中间精密度）进行验证。如果厂家未能提供该试剂的精密度数据，实验室可参照 CLSI EP12-A2 的不精密度曲线对该方法的精密度进行确认。

批内精密度是指严格的相似条件下，所得到的最佳精密度；批间精密度指在同一实验室，由同一（组）操作员在同一仪器上，使用同一方法和同种、同一批号试剂，在一段时间内（一般为一个月或 20 个工作日）对同一检测样品（常为质控品）测量结果的精密度。

一、精密度验证

1．精密度验证的基本原则

（1）操作者必须熟悉检测系统或试剂方法和／或仪器工作原理，了解并掌握仪器的操作步骤和各种注意事项，应在评估阶段维持仪器的可靠和稳定。

（2）用于评估试验的样品一般采用临床实验室收集到的稳定或冷冻储存的血清（浆）样品；当实验室收集的样品不稳定或不易得到时，也可考虑使用稳定的、以蛋白质为基质的商品物质，如校准品或质控品。

（3）评估精密度时，应至少评估两个浓度水平样品的精密度。当两个浓度的精密度有显著差异时，建议增加至三个浓度。所选样品浓度应在测量范围内有医学意义，即至少有一个浓度在医学决定水平（medical decision levels）左右。在定性测定中，即为接近临界水平的浓度。具体可参考试剂说明书中在评价精密度时所用的检测样品的浓度水平，阳性样品浓度在 2～4 倍临界值，阴性样品浓度在 0.5 倍临界值为宜。

2．重复性评估　批内精密度。

（1）试剂和校准品可使用不同批号的试剂、校准物。

（2）评估至少两个不同浓度（参考试剂盒说明书）的样品，在一个测试批内重复进行至少 20 个检测，计算所得 S/CO 值的均值（$\bar{x}$）和标准差（SD），计算重复性变异系数 CV%。

（3）质量控制检验时应同时至少测一个质控品。当质控品结果超出规定的失控限，无论实验结果是否满意都应弃去不用，重新进行试验以取得实验数据。要保存所有的质控数据和失控处理记录。

3．中间精密度验证　批间精密度。

（1）试剂和校准品可使用不同批号的试剂和校准物。

（2）评估至少两个不同浓度（参考试剂盒说明书）的样品，在 10 天以上的时间内单次（孔或管）重复进行至少 20 批检测，计算所得 S/CO 值的均值（$\bar{x}$）和标准差（SD），计算 CV%。

（3）质量控制检验时应同时至少测一个质控品。当质控品结果超出规定的失控限，不论实验结果是否满意都应弃去不用，重新进行试验以取得实验数据。要保存所有的质控数据和失控处理记录。

4．判断标准　重复性变异系数和中间精密度变异系数均应小于相关标准的要求，同时应不大于试剂盒说明书给出的批间 CV%。若无可用的厂家标准时，可根据实验室检测方法的预期用途，制定本实验室的可接受标准。

有时以上精密度验证程序也用于精密度确认。

二、精密度确认

若厂家未能提供定性检测试剂或系统的精密度数据，实验室可参照 CLSI EP12-A2 文件，利用不精密度曲线来完成精密度的确认。

1．不精密度曲线　用低 - 阴性或强 - 阳性标本来检测定性方法的精密度是不正确的，因为它们通常远离医学决定点。因此，评价精密度需要用浓度接近临界值的分析物作为检验材料。厂家根据实验目的及临床所需敏感度和特异性来建立临界值浓度。一旦厂家建立了临界值，用户很少改变它。低于临界值为阴性，高于临界值为阳性。在最佳条件下，实验室采用浓度接近临界值的标本进行重复性试验，其 C_{50} 刚好等于厂家建立的临界值。由于最佳条件不易获得，厂家定义的临界值与实验室实际建立的 C_{50} 之间可能存在差异，定性实验中的偏倚将与之有关。CLSI EP12-A2 文件为定性试验性能评价的实验设计及数据分析提供了一个规范的、概括性的研究方法。

（1）确定临界值浓度：如果厂家说明书有提供该检测试剂或系统的临界值浓度，可将该值作为 C_{50} 的近似值。如厂家未能提供临界值浓度，可将阳性标本进行系列倍比稀释，然后对其重复检测，以能获得 50% 阳性和 50% 阴性结果的稀释度的浓度为 C_{50}。

（2）判断 C_{50} 是否正确：由于恰好 50% 阳性和 50% 阴性结果的 C_{50} 不容易获得，因此，标本稀释后进行 40 次重复检测，如果阳性结果百分数落在 35% ~ 65% 内，都可判断为正确的 C_{50}，判断标准见表 24-1。

表 24-1　C_{50} 是否正确的判断标准

		40 次测试	C_{50}
1	阳性结果	≤ 13/40 (32.5%)	不正确
		≥ 27/40 (67.5%)	
2	阳性结果	(14 ~ 26)/40 (35% ~ 65%)	正确

（3）对稀释后浓度接近 C_{50} 的样品进行重复检测 40 次或以上，记录每次阳性结果百分数。

（4）以样品稀释度为横坐标，以阳性结果百分数为纵坐标，拟合得到该方法的不精密度曲线，见图 24-1。

（5）图 24-1 表明，用浓度 < C_5 的样品进行重复检测，结果一致为阴性；用浓度 > C_{95} 的样品进行重复检测，结果一致为阳性；用 C_5 ~ C_{95} 区间内浓度的样品进行重复检测，将获得不一致的检测结果。因此，$C_5 \sim C_{95}$ 区间的宽度表示重复检测结果不一致的浓度范围。$C_5 \sim C_{95}$ 区间越窄，表示方法的精密度越好。

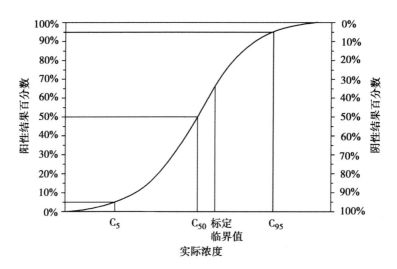

图 24-1 分析物浓度接近临界值的不精密度曲线

（6）两种不同的不精密度曲线比较见图 24-2，它们的 C_{50} 相同，说明两种方法间不存在系统误差。但方法 1 在接近 C_{50} 处的精密度高于方法 2，因为方法 1 在近 C_{50} 处的曲线更陡，任何一个方向，浓度稍有改变，将产生所有都是阳性或所有都是阴性的一致结果。方法 2 在近 C_{50} 处比较平滑，改变相同浓度将产生更多的是阳性和阴性结果的混合。所以，从不精密度曲线的陡峭程度以及 $C_5 \sim C_{95}$ 区间的大小，可判断出方法 1 的精密度优于方法 2。

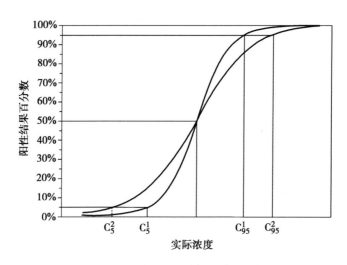

图 24-2 两种不同方法的不精密度曲线

2. 精密度试验　实验室需要进一步预设某一特定浓度范围（如 $C_{50} \pm 20\%$），看它是否包含了 $C_5 \sim C_{95}$ 区间。如果 $C_{50} \pm 20\%$ 浓度范围包含了 $C_5 \sim C_{95}$ 区间，浓度 $\geq (C_{50}+20\%)$ 的标本检测结果将一致，也就是说，在 $C_5 \sim C_{95}$ 区间之外的标本检测结果可认为是"重复检测结果一致"的，因为浓度＞C_{95} 的样品，重复检测均会得到阳性结果，浓度＜C_5 的样品，重复检测均会得到阴性结果。±20% 只是用来举例，用户也可选择 ±10% 或 ±30%，取决于实验目的和可接受的精密度。具体方法如下：

（1）以 C_{50}、C_{95}、C_5 和 C_{50}±20% 共 5 个浓度点做样品，重复检测 40 次，记录每次阳性结果百分数。

（2）根据实验数据，观察候选方法的 C_{50}±20% 浓度范围是否包含了 C_5～C_{95} 区间（表 24-2），可以得出不同的结论。其中第 2 种情况"C_{50}±20% 包含了 C_5～C_{95} 区间"，可以用于说明该方法精密度能够满足预期（ ±20% ）用途。

表 24-2　候选方法的 C_{50}±20% 浓度范围与 C_5～C_{95} 区间的关系

	样品浓度	检测结果	与 C_5～C_{95} 区间的关系
1	C_{50}+20%	阳性结果≤ 35/40 (87.5%)	C_{50}±20% 在 C_5～C_{95} 区间之内
	C_{50}−20%	阴性结果≤ 35/40 (87.5%)	
2	C_{50}+20%	阳性结果≥ 36/40 (90%)	C_{50}±20% 包含了 C_5～C_{95} 区间
	C_{50}−20%	阴性结果≥ 36/40 (90%)	
3	C_{50}+20%	阳性结果≥ 36/40 (90%)	C_{50}±20% 部分落在 C_5～C_{95} 区间内（C_{50}+20% 包含了 C_5～C_{95} 区间，但 C_{50}−20% 在 C_5～C_{95} 区间内）
	C_{50}−20%	阴性结果≤ 35/40 (87.5%)	
4	C_{50}+20%	阳性结果≤ 35/40 (87.5%)	C_{50}±20% 部分落在 C_5～C_{95} 区间内（C_{50}+20% 在 C_5～C_{95} 区间内，但 C_{50}−20% 包含了 C_5～C_{95} 区间）
	C_{50}−20%	阴性结果≥ 36/40 (90%)	

第二节　符　合　率

符合率是指正在使用的方法（候选方法）与比较方法（参比方法或者"金标准"）之间的一致性。定性免疫试验符合率的验证可采取两种方法，一是临床诊断符合率，当患者的临床诊断明确时，临床免疫学定性检验程序可用诊断准确度来验证诊断符合率；二是分析性能符合率，可采用标准血清盘或与实验室目前使用的或业界公认比较成熟的参比方法进行比对，以实现符合率的验证。符合率确认比验证要求严格，包括不同疾病来源的标本、不同对照组的标本和标本数量等要求。

1. 与标准血清盘比对　标准血清盘多用于免疫学定性检测试剂的质量考核评价，有世界卫生组织血清盘，国家标准血清盘，厂家自制血清盘等。其中，国家标准血清盘是由国家最高法定检定部门生产的标准品，一般由国家生物制品检定所提供。实验室可采用国家标准血清盘对购进的每一批试剂盒进行验证，以有效地控制试剂盒在购进、储存和运输中的质量，保证试剂盒使用前的质量控制。

（1）选择和购买所需验证项目的标准血清盘：血清盘的标准品一般有：阴性参考品、阳性参考品、灵敏度参考品、精密度参考品。不同检测项目的标准血清盘包含的各种参考品数量不同。

（2）用待评价的试剂盒对相应标准品进行检测，记录结果。

（3）判断标准：根据所购买的项目血清盘判断标准进行判断。

2. 诊断符合率 并不是所有检验项目都有标准血清盘，当患者的临床诊断明确时，临床免疫学定性检验程序可用诊断准确度来验证诊断符合率。

（1）当诊断和被检测物的结果明确时，选取阴性样品20份（包含至少10份其他标志物阳性的样品）、阳性样品20份（包含至少10份灰区弱阳性样品，1份极高值阳性），随机检测样品，将所有检测结果按表24-3汇总。

表24-3　待评价方法与明确诊断比较的2×2列联表

待评价方法	明确诊断		
	阳性	阴性	总数
阳性	A	B	A+B
阴性	C	D	C+D
总数	A+C	B+D	A+B+C+D

（2）诊断符合率计算

$$诊断灵敏度 =[A/(A+C)] \times 100\% \quad （式 24-1）$$
$$诊断特异性 =[D/(B+D)] \times 100\% \quad （式 24-2）$$
$$诊断符合率 =[(A+D)/(A+B+C+D)] \times 100\% \quad （式 24-3）$$

（3）可接受标准：如果实验室计算得出的诊断灵敏度、诊断特异性和诊断符合率≥所用厂家检验方法声明，则通过验证；如果小于所用厂家检验方法声明，则未通过验证，应寻找原因或更换检验方法。

（4）如果是两种候选方法都与临床明确诊断比较，可用两种方法灵敏度和特异性差异的可信区间来对这两种方法进行比较和判断。

3. 方法符合率 当临床诊断不明确，且不能获得标准血清盘时，可采用评估方法符合率的方式来实现符合率的验证，包括用候选方法检测已知结果的能力验证或室间质量评价的样品，或不同方法和/或相同方法在不同实验室之间的比对。此时，不适合用敏感性和特异性来描述比较的结果，但是可以验证候选方法与参比方法的诊断等效性。

（1）参比方法：是经过验证，性能符合设定标准，日常室内质控、室间质量评价/能力验证合格的在用检测方法。

（2）至少选取阴性样品10份（包含至少5份其他标志物阳性的样品）、阳性样品10份（包含至少5份灰区弱阳性样品，1份极高值阳性），共20份样品，随机每4份分成一组。用两种方法（候选方法、参比方法）每天按照患者样品检测程序平行检测一组样品，得出两种方法比较的2×2表（表24-4）。

表24-4　两种方法检测相同标本的2×2表

候选方法	参比方法	
	+	-
+	a	b
-	c	d
合计	a+c	b+d

（3）计算下列指标

$$阳性符合率 = [a/(a+c)] \times 100\% \qquad （式24-4）$$

$$阴性符合率 = [d/(b+d)] \times 100\% \qquad （式24-5）$$

$$总符合率 = (a+d)/(a+b+c+d) \times 100\% \qquad （式24-6）$$

$$阳性似然比 = 阳性符合率 / （1-阴性符合率） \qquad （式24-7）$$

$$阴性似然比 = （1-阳性符合率） / 阴性符合率 \qquad （式24-8）$$

（4）可接受标准：为所用厂家检验方法（候选方法）标准。若无可用的厂家标准时，可根据实验室检测方法的预期用途，制定本实验室的可接受标准。

（5）由于评估标本中疾病的患病率对两种方法一致程度的影响很大，总符合率不一定能完全反映两种方法的一致程度，如果在不清楚疾病患病率的情况下，可计算两种方法一致程度的95%可信区间，再计算卡帕值（Kappa）来判断两种方法的一致性。具体计算过程和结果判断可以按照下面的公式计算两种方法一致程度精确的可信区间。

1）计算一致程度的95%可信区间：$[100\%(Q_1-Q_2)/Q_3, 100\%(Q_1+Q_2)/Q_3]$。

Q_1、Q_2、Q_3 按下面的公式计算：

$$Q_1 = 2(a+d) + 1.96^2 = 2(a+d) + 3.84 \qquad （式24-9）$$

$$Q_2 = 1.96\sqrt{1.96^2 + 4(a+d)(b+c)/n} = 1.96\sqrt{3.84 + 4(a+d)(b+c)/n} \qquad （式24-10）$$

$$Q_3 = 2(n+1.96^2) = 2n + 7.68 \qquad （式24-11）$$

上述公式中1.96是标准正态分布曲线下相对于95%可信区间所对应的变量值。

2）计算卡帕值（Kappa），评价两种方法的一致性。

$$Kappa = (P_0 - P_e)/(1 - P_e) \qquad （式24-12）$$

其中，P_0 是实际一致比，P_e 是期望一致比。

$Kappa \geq 0.75$，两者一致性较好；$0.4 \leq Kappa < 0.75$，两者一致性中等；$Kappa < 0.4$，两者一致性较差。

第三节 检 出 限

参照美国国家标准局的分类，检出限可以分为以下三类，即仪器检出限、样品检出限和方法检出限。几种检出限相互关联，但不相等。仪器检出限相对于背景，是仪器检测的可靠最小信号，通常用信噪比（signal-to-noise ratio，S/N）表示，当（S/N）≥ 3 时，定义为仪器检出限。仪器检出限一般用于不同仪器的性能比较。样品检出限指相对于空白可检测的样品的最小含量。它定义为三倍空白标准偏差，即3σ空白（或3S空白）。方法检出限是某检验方法可检测的待测物质的最小浓度或含量，方法检出限反映了检验方法的检出灵敏度，也是衡量不同实验室、实验方法和实验人员效能的一个相对标准，本节主要讨论方法检出限的验证和确认。

如果厂家试剂说明书有声明检出限，或该方法能以定量形式表达定性结果时，实验室可对该试剂检出限进行验证。如果厂家试剂使用说明书未能提供该方法的检出限数值，实验室可参照CLSI-EP12文件，获得该方法的不精密度曲线，C_{95} 代表了某一试剂可以测出的最低被测量浓度（检出限）。用于检出限验证或确认的样品可选用定值标准物质。若该检测项目有国家参考品，则可使用国家参考品或经国家参考品标化的参考品；若无国家参考品，则使用可以溯源或量化的样品，如国际标准物质或可溯源至国际标准物质的样品。

一、检出限的验证

1. 使用定值标准物质的样品，稀释至厂家声明的检出限浓度，在不同批内对该浓度样品进行测定（如测定 5 天，每天测定 4 份样品），样品总数不得少于 20 个。稀释液可根据情况选用厂家提供的稀释液或阴性血清，该阴性血清中，被验证的目标物必须阴性，其对应的相关物质（如抗原或抗体）也必须阴性，且试剂说明书声明的干扰物质必须在允许范围之内。如果 ≥ 95% 的样品检出阳性，则检出限验证通过。

2. 使用标准血清盘的"灵敏度参考品"验证厂家声称的检出限。

有时以上检出限验证程序也用于检出限的确认。

二、检出限的确认

1. 分析物浓度位于 $C_5 \sim C_{95}$ 区间之外（$< C_5$ 或 $> C_{95}$）时，候选方法对同一样品的重复性检测将得到相同结果。因此，C_{95} 代表了某一试剂可以测出的最低被测量浓度。实验室可使用定值标准物质做样品，参照 CLSI EP12-A2 文件建立候选方法的不精密度曲线（详细步骤请参考本章"精密度的确认"），不精密度曲线的 C_{95} 浓度即为候选方法的检出限。该浓度样品重复检测 20 次，应至少有 19 次以上为阳性反应。

2. 使用标准血清盘的"灵敏度参考品"或血清转化盘来确认检出限。

3. **根据 IUPAC 规定建立检出限** IUPAC 规定，若 LoD 的分析信号为 X_d，则 $X_d = x_B + k \cdot s_B$，并建议 k（可靠性系数）取 3，x_B、s_B 分别为有限测量次数的空白均值和空白标准差。

4. 亦可参照 CLSI EP17 文件对定性方法的检出限进行确认。

第四节 Cut-off 值

在定性试验中，Cut-off 值是指检测反应的某一点，低于此检测反应点的定性检测结果被判定为阴性（无反应性），而高于此点则被判定为阳性（有反应性）。值得注意的是，Cut-off 值与临界值浓度（C_{50}）在定义上存在差异。Cut-off 值由试剂生产厂家根据检测目的及临床敏感性和特异性建立，某一次测定结果由阴性和阳性对照信号值按一定公式计算出来的信号值，每次测定有可能会有所差异。而 C_{50} 指处于或接近临界值的分析物浓度，其一旦确定，是不变的。在理想条件下 C_{50} 浓度等于 Cut-off 值。

一、Cut-off 值的验证

试剂生产厂家一般都会根据检测目的在其试剂盒说明书中明确标注 Cut-off 值的定义及计算方法，但该临界值不一定适用于实验室所检测的所有人群。因此，实验室有必要对新开展项目的试剂盒或更换试剂品牌时对 Cut-off 值进行验证。确定合适的 Cut-off 值，对于检测结果的判断，减少假阳性、假阴性具有重要的意义。

有条件的实验室可根据 LIS 数据定期对试剂盒的 Cut-off 值进行回顾性验证，验证方案可根据具体条件选择以下三种方法之一。

1. 当 Cut-off 值是基于阴性样品或阴性人群确定时（CLSI EP28-A3 和 EP12-A2），实验室可根据以下三种方式选择适合自己的做法。

（1）选择 40 例健康人的新鲜血清样品，检测结果用"1/3"原则来排除离群值，即将疑似的离群数据与其相邻数据之差 D 除以数据全距 R，若 $D/R \geq 1/3$ 则为离群值，检测过程中将发现的离群值舍弃，并用新的健康体检人群个体代替，最终确保 40 例检测结果都不含有离群值。若 40 例样品检测均小于说明书提供 Cut-off 值或仅有不多于 2 例样品超出说明书提供 Cut-off 值，则本次验证通过。

（2）选择健康人和其他标志物阳性的患者新鲜血清样品各 30 份，分 3~5 批 3~5 天进行检测，计算平均值 $\bar{x}$ 和标准差 SD。Cut-off 值验证值为 $\bar{x}+3SD$，若该验证值不大于说明书提供 Cut-off 值（或者在说明书提供 Cut-off 值 ±20% 内），则验证通过。

（3）选择 60 份健康人新鲜血清和 60 份目标标志物阴性而有其他免疫标志物阳性的患者新鲜血清，共 120 份，每天检测一批，一共测量 3~5 天，计算 $\bar{x}$、SD，Cut-off 验证值为：$\bar{x}+3SD$。若该验证值不大于说明书提供的临界值或在说明书提供的临界值 ±20% 内，则验证通过。

2. 当 Cut-off 值同时基于阴性样品或阴性人群和阳性样品或阳性人群确定时，除了上述方案外，还需增加阳性样品的验证。

选择弱阳性（浓度均匀分布在 Cut-off 值 ±20% 内）的新鲜血清或质控血清样品共 60 例，分 3~5 批 3~5 天进行检测，计算平均值 $\bar{x}$ 和标准差 SD，Cut-off 值验证值为 $\bar{x}-3SD$。若验证值与说明书提供的 Cut-off 值接近（或者在说明书提供 Cut-off 值 ±20% 内），则验证通过。

3. 基于 CLSI EP12-A2 方案 制备足够 40 次重复检测的 C_{50} 浓度的样品，重复检测样品 40 次，确定每一份样品结果为阳性和阴性的百分比。若临界值浓度的阳性结果的百分数处于 14/40~26/40（35%~65%）之间，C_{50} 验证通过。

若验证不通过，实验室需根据验证的结果评估本实验室条件下，该方法的假阴性、假阳性的可能性，并结合预期用途（筛查、诊断或确认试验等），制定本实验室的复检规则。

4. Cut-off 值验证注意事项

（1）不一定要进行试验，可以通过查询既往检测标本的信息（如人群来源、临床诊断等）进行标本结果的回顾性验证。

（2）实验室可根据实际情况选择 Cut-off 值的验证方法，如 HIV 试剂盒的验证，由于地方法规的原因，实验室不能保存阳性患者血清，此时我们可以选择使用阴性来源的标本来验证试剂盒的 Cut-off 值。

（3）若选择用阴性标本进行验证，必须考虑其他阳性标志物的干扰。

（4）化学发光方法学的试剂盒进行 Cut-off 值验证时，若使用阴性标本进行验证，可以通过统计发光反应数来进行 Cut-off 值的验证。

（5）验证试验的原始数据要保存，以备日后查阅之用。

二、Cut-off 值确认

如果没有提供 Cut-off 值，则可以从阳性样品中进行系列稀释，并且重复检测稀释度样品，以估计产生 50% 阳性和 50% 阴性结果的浓度，对应于该稀释度浓度即为 C_{50}。

第五节 抗干扰能力

当某物质与检测对象可能存在交叉反应时，实验室应验证其对检测的影响。说明书中涉及的干扰物质对测定的影响，常见干扰物质主要包括血红蛋白、甘油三酯、胆红素和免疫球蛋白 G 等。对于病原体标志物检测，还应验证与检测目标物可能存在交叉反应的病原体对检测的影响，这类病原体主要是与检测目标物可能有交叉抗原、易引起相同或相似的临床症状的病原体。宜在病原体感染的医学决定水平（弱阳性）进行验证。

一、相关物质干扰验证试验

1. 验证方案

（1）样品准备：收集目标物分别为阴性、弱阳性、阳性的不同浓度的 5 份样品。同时收集目标物阴性的高浓度血红蛋白、高甘油三酯、高胆红素和高免疫球蛋白 G 样品。

（2）抗干扰具体方案

1）将收集的高浓度血红蛋白、高甘油三酯、高胆红素和高免疫球蛋白 G 样品分别加至上述选取的目标物分别为阴性、弱阳性、阳性不同浓度的 5 份样品中，使其干扰物质浓度达到厂家说明书声称的干扰浓度。

2）加入干扰物质的量应小于样品量的 10%，以上干扰物浓度可在相应的分析仪上检测。

3）未添加干扰物质的阴性、弱阳性、阳性不同浓度的 5 份样品作为对照组。

4）对所有样品同时进行目标物检测，每个浓度重复检测 2 次，计算均值并记录。

2. 可接受标准

添加干扰物质的阳性组结果和阳性对照组结果之间符合率应 ≥ 80%；添加干扰物质的阴性组和阴性对照组结果均为阴性。

二、分析特异性验证试验

1. 验证方案

（1）样品准备：收集目标物分别为阴性、弱阳性、阳性不同浓度的 5 份样品。同时收集与目标物可能有交叉抗原、易引起相同或相似临床症状的病原体样品（浓度为弱阳性水平）。

（2）抗干扰具体方案

1）将收集与目标物可能有交叉抗原、易引起相同或相似的临床症状的病原体弱阳性样品分别加至上述选取目标物分别为阴性、弱阳性、阳性不同浓度的 5 份样品中。

2）加入干扰物质的量应小于样品量的 10%（对照组加入等量的健康人阴性血清），以上干扰物病原体弱阳性样品可在相应的分析仪上检测。

3）未添加干扰物质的阴性、弱阳性、阳性不同浓度的 5 份样品作为对照。

4）对所有样品同时进行目标物检测，记录结果。

2. 可接受标准

加干扰物质的阳性组结果和阳性对照组结果之间符合率应 ≥ 80%；添加干扰物质的阴性组和阴性对照组结果均为阴性。

（何 敏 刘 丹）

第二十五章

半定量检验方法性能验证与确认

　　半定量分析（semi-quantitative analysis）是介于定性和定量分析之间的一种检测方法，适用于某些准确度要求不高，但要求简便快速而又有一定数量级的结果，或在定性分析中给出其大致含量。分析结果不用给出具体的量值，而是用有序分类变量等级（必须两个等级以上，如尿蛋白阴性、±、1+、2+、3+、4+）或滴度（如梅毒血清学检测 TRUST）等报告，其结果没有测量单位。

　　半定量检验方法在临床上常用于尿液干化学分析、尿液沉渣镜检（半定量）、李凡他试验、潘氏试验、隐血试验等以有序分类变量报告的项目，以及梅毒螺旋体抗体 TRUST 法、肺炎支原体抗体检测、自身抗体检测、肥达试验、外斐试验等以滴度报告的项目。感染性标志物采用电化学发光（COI 值）及血型抗原抗体反应凝集强度（阴性、±、1+、2+、3+、4+）等以半定量方法检测而以定性方式报告的项目不在本章讨论范围内。

　　检验程序在用于患者标本测试之前，实验室都要对该检验程序进行验证或确认（如准确度、精密度等），以保证检验数据的可接受性或达到预期用途。CNAS-CL01：2018《检测和校准实验室能力认可准则》和 CNAS-CL02：2023《医学实验室质量和能力认可准则》规定：①已由制造商确认并未经修改实施的方法，实验室必须进行验证；②未经过制造商确认的方法或标准方法，用于非制造商意图的应用，必须在以下程度上进行确认，满足给定应用的要求（精密度、准确度、测量不确定度、分析特异性、分析灵敏度、检测限、定量限、诊断灵敏度和诊断特异性）。

　　绝大多数在临床实验室中使用的方法已经被制造商确认过，并在没有修改的情况下实施。前面章节也已分别介绍了定量和定性检验方法的性能验证和确认，而半定量检验方法更接近于定性检验方法。因此，半定量检验方法的性能确认参照定性检验方法，本章节主要介绍半定量检验方法精密度和符合率的验证。

第一节　精　密　度

一、半定量检验精密度验证的特点

　　如果检验结果来自于一个定量值（如 OD 值），或者制造商说明书中描述了分析的精密度，则半定量检验方法需要进行精密度验证。最常见的方法是以类似于定量分析的方式估计，使用来自质控品测量信号而不是测量结果来计算批间精密度。对测量信号的结果进行半定量方法的偏差估计，计算和可接受标准与定量方法所使用的相同。

　　批内精密度（重复性）样品采用新鲜或冻存的样品连续检测 10 次。当样品中待测物不稳定或样品不易得到时，也可考虑使用基质与实际待检样品相似的样品，如质控品或标准尿液等。应至少评估 2 个等级样品的不精密度。半定量检验的批间精密度分析批次可参考 EP15-A2 文件《医学实验室精密度和准确度的确认》(5 天,每天 3 批次)。半定量检验是定性检验的延伸,可扩展到两个以上类别,每个类别至少测量 10 个数据,总计至少 30 个数据。

不同于定量检验研究观测结果与平均值之间的差异,半定量检验研究的重点是确定观察结果差异的频率。2007 年,Kader 和 Perry 提出了"不相似系数"(coefficient of unlikeability,CU)这一参数,它为分类变量的可变性(相似性)提供了一种量化方法。CU 被定义为一个等级中的差异总数与同一等级中可能差异的最大数量的比值,如果所有结果都在同一级别中,则没有可变性,CU 为 0;相反的,当所有结果均匀分布于各个等级中时,变异性最大,CU 为 1。

二、精密度计算

以重复性验证为例,用 k 个新鲜样品对某候选方法的 k 个类别(等级变量,$k \geq 3$,每个类别 1 个样品)重复检测判断半定量检验方法学的精密度,其判断结果常以 $k \times k$ 列联表的形式表示,见表 25-1。

表 25-1 精密度验证 $k \times k$ 列联表

候选方法	参比方法				合计
	1	2	…	k	
1	A_{11}	A_{12}	…	A_{1k}	A_1
2	A_{21}	A_{22}		A_{2k}	A_2
…	…	…	…	…	…
k	A_{k1}	A_{k2}	…	A_{kk}	A_k
合计	B_1	B_2	…	B_k	

(一)重复性计算

半定量项目重复性的判断标准以阴阳性结果一致、阳性结果等级一致的百分率来表示。实验室在进行评价前,应规定精密度合格结果的百分比要求。精密度评价的参比结果可以是商品化质控品制造商声明或重复测量出现频率最高的值。

(二)不相似系数计算

有序分类变量总不相似系数 $CU\%_{total}$ 应报告为所有 k 水平的平均 $CU\%$,其中,

$$CU\%_i = \left[1 - \sum_{i=1}^{k} \left(\frac{k_i}{n} \right)^2 \right] \times 100\% \qquad (式 25-1)$$

$$CU\%_{total} = \frac{\sum_{i=1}^{k} CU\%_i}{k} \qquad (式 25-2)$$

公式中:

n—重复测量次数;

k—检测的等级个数;

k_i—参比方法等级 i 观察到的候选方法每一等级的数量(A_{ij});

$CU\%_i$—单个水平的 $CU\%$。

实验室精密度可接受标准需根据实际情况设定，如每个类别 10 次重复测量计算，三个类别中 1 个不一致结果的 $CU\%$ 为 6.0%；四个类别中 1 个不一致结果的 $CU\%$ 为 4.5%，2 个不一致结果的 $CU\%$ 为 9.0%，此时可以将可接受标准设定为 $CU\% \leqslant 9.0\%$。

三、精密度描述

在实际工作中，半定量项目的精密度评价可以使用重复性和 / 或不相似系数来表达，如 ××× 项目精密度的质量目标为"阴阳性结果一致，重复性 ≥ 90%；$CU\% \leqslant 9.0\%$"。

第二节　符　合　率

一、半定量检验符合率验证的特点

半定量检验因结果有两个以上的备选值，其与临床诊断（有或无的二分法）符合率不能直接计算。实际工作中半定量项目更多是验证方法学或检测系统的符合率，采用业界公认比较成熟的参考方法、标准血清盘或与实验室目前使用的测量方法进行比对，如评价不同品牌，或同品牌不同型号的尿液干化学分析仪测量新鲜尿液结果的可比性。进行方法学比对时，有序分类变量每个等级至少要分析 10 个样品，并在所有等级中均匀分布。

符合率验证的统计方法最常用的是线性加权 Kappa 系数（κ_w），在进行统计分析前需要用鲍克尔对称性检验（Bowker Test）观察两组数据是否存在显著性差异。实验室应根据检验项目的预期用途和性能要求，制定适宜的检测系统结果间可比性的判断标准，验证结果应满足实验室制定的判断标准。实验室制定判断标准时，应参考制造商或研发者声明的标准、国家标准、行业标准、地方标准、团体标准、公开发表的临床应用指南和专家共识等。

二、符合率计算

用两种方法分别对 N 个样品逐一判断属于 k 类别（等级变量，$k \geqslant 3$）中的哪一类，其判断结果常以 $k \times k$ 列联表的形式表示，见表 25-2。

表 25-2　符合率验证 $k \times k$ 列联表

候选方法	参考方法				合计	比率
	1	2	⋯	k		
1	A_{11}	A_{12}	⋯	A_{1k}	A_1	a_1
2	A_{21}	A_{22}		A_{2k}	A_2	a_2
⋯	⋯	⋯	⋯	⋯	⋯	⋯
k	A_{k1}	A_{k2}	⋯	A_{kk}	A_k	a_k
合计	B_1	B_2	⋯	B_k	N	
比率	b_1	b_2	⋯	b_k		

注：当两种评价方法等级量值不一致时（即 $k \times c$ 列联表，$3 \leqslant k < c$），需要将 k 列补齐至 c 列，且将 A_{kk} 的测量值加权为 0.001。

（一）符合率的非统计学计算

计算候选方法与参比方法阴性、阳性结果的符合率。符合的判断标准是以阴阳性结果一致、阳性结果相差不超过一个等级，实验室应规定符合率验证通过的百分比要求。

（二）Kappa 系数计算

Kappa 系数计算如下：

$$\kappa = \frac{P_o - P_e}{1 - P_e} \tag{式 25-3}$$

$$P_o = \left(\sum_{i=1}^{k} A_{ij}\right) / N \tag{式 25-4}$$

$$P_e = \sum_{i=1}^{k} a_i b_j \tag{式 25-5}$$

$$a_i = A_i / N \tag{式 25-6}$$

$$b_i = B_i / N \tag{式 25-7}$$

公式中：

P_o—两种方法测定结果的实际一致率；

P_e—两种方法测定结果的期望一致率；

A_{ij}—$k \times k$ 列联表中主对角线上的实际值；

k—检验结果等级个数；

N—总样品数；

A_i 和 B_i—第 i 行或第 i 列的合计值；

a_i 和 b_i—第 i 行或第 i 列的比率。

对于有序分类变量需要引入被第一种方法判定为第 i 类，被第二种方法判定为第 j 类的权重 W_{ij}，临床上常用线性权重进行加权：

$$W_{ij} = 1 - |i - j| / (k - 1) \tag{式 25-8}$$
$$0 \leq W_{ij} = W_{ji} < 1, \ i \neq j, \ W_{ii} = 1$$

加权后 P_o 和 P_e 分别为：

$$P_o(W) = \sum\sum A_{ij} W_{ij} / N \tag{式 25-9}$$

$$P_e(W) = \sum\sum a_i b_j W_{ij} \tag{式 25-10}$$

$$\kappa_w = \frac{P_o(W) - P_e(W)}{1 - P_e(W)} \tag{式 25-11}$$

一致性检验不仅可以明确两种方法是否存在一致，更重要的是可以计算 κ_w 值，进而评价一致性的程度。κ_w 的值介于 $-1 \sim 1$，如果 $\kappa_w < 0$，说明两种方法检测结果不一致；如果 $\kappa_w = 0$，即两种方法检测结果的一致率是由随机因素造成的；如果 $\kappa_w > 0$，两种方法检测结果存在一致性。

κ_w 越大说明两种方法检测结果一致性越好，一致性强弱的判断标准如下：

$0 < \kappa_w \leq 0.20$，一致性较差；

$0.20 < \kappa_w \leq 0.40$，一致性一般；

$0.40 < \kappa_w \leq 0.60$，一致性中度；

$0.60 < \kappa_w \leqslant 0.80$，一致性较强；

$0.80 < \kappa_w \leqslant 1.0$，一致性强。

三、符合率的描述

在实际工作中，符合率可以使用非统计学计算和／或 Kappa 系数计算的方法进行表达，如 ××× 项目方法学符合率目标为"阴阳性结果一致，符合率 ≥ 90%，$\kappa_w > 0.80$"。

虽然半定量检验项目结果是有序分类变量，但在临床应用时也要考虑与临床诊断符合率的问题，将结果二分化，并按照定性检验方法进行验证。同时，实验室也可参考定性方法验证厂家声明的临界值（Cut-off 值）、携带污染和干扰等性能。在临床实验室对半定量检验项目进行方法学验证时，可能会因为某些等级的样品量无法满足统计学的要求，转而使用非统计学方法进行结果描述。

（吴新忠　高云龙　晁　艳）

第五篇
检验过程质量管理

第二十六章

检验前过程

检验前过程包括临床医师开出检验申请单到分析测定前的全部过程，包括填写检验申请单，患者准备，标本的采集、运送、储存和前处理等多个环节。对检验前过程进行规范和控制，才能为检验提供合格、有效的标本。

第一节 实验室服务信息与检验申请

一、总则

实验室应制定涵盖（覆盖）所有检验前活动的程序，并使相关人员方便获取。实验室负责为其服务的用户提供有关其开展检测的信息，以便于进行恰当的检测选择、检测申请、标本采集和处理以及患者护理的管理。这些信息通常以标本采集手册或实验室手册的形式提供，可以是纸质或电子形式。

二、实验室服务信息

1. **为患者或用户提供的信息** 提供给患者和用户的实验室服务信息应至少包含实验室可提供的检验项目信息（包含委托检验项目，适当时包括所需标本类型、原始标本的量、特殊注意事项及影响因素、检验周期、生物学参考区间及临床决定值等）。

2. **提供给患者的信息** 实验室应向患者提供患者知情同意的要求、患者准备及自采标本的指导等。

三、实验室检验申请

1. **申请单信息** 检验申请单属于服务协议，实验室应事先将所开展的检验项目和完成时间等事宜和医院医教部协商一致，并制成表格供实验室服务对象参考。只要满足要求，电子检验申请单也适用。检验申请单应定期进行评审。本实验室的检验申请单包括以下内容：

（1）患者的唯一性标识，如门诊患者的诊疗卡号、住院患者的住院号。

（2）患者的姓名、性别、出生日期。

（3）患者就诊或住院的科别、床号。

（4）标本的类型和原始解剖部位（相关时），如静脉抗凝血等。

（5）申请的检验项目或项目的组合。

（6）临床标本采集日期和时间（相关时）。

（7）实验室收到标本的日期和时间。

（8）申请者姓名，如果提出检验申请的医师的地址与接收检验申请的实验室所在的地址不同，同时应注明申请者的地址。

（9）申请日期。

2．口头申请　实验室可以对口头申请拟定有关的接受方案并与临床医师达成共识，并以文件的形式生成在科室的程序文件中，该程序应明确口头申请在规定时间内以申请单形式（电子或纸质）进行确认。该程序还应包括实验室收到标本后，附加检测申请所需的措施。

3．转录　如果申请单上提供的信息需被转录进记录系统或信息系统，机构应有程序确保信息转录或输入的准确性。并定期进行数据登录检查，以识别和减少转录错误。

第二节　标　本　采　集

一、总则

所有负责标本采集的人员都应能获取正确采集和处理标本的程序。不论何种原因，如出现任何与程序不符合（偏离、减少或增加）的情况，应记录下这些信息，通知到适当人员并应体现在检验结果报告单上。

二、标本采集前过程要求

1．知情同意　对患者进行的所有操作均应取得患者的知情同意。对多数常规采集程序，当患者递交采集申请单并愿意接受常规采集程序时，例如伸出手臂准备静脉穿刺采血，可默认患者已同意。宜给予住院患者拒绝的机会。

在紧急情况下，可能无法得到患者同意，此时，只要对患者最有利，并由有资质的医疗专业人员授权后，可以执行必需的程序。有国家法规或行业要求时，执行国家和行业的法规和要求。推荐操作包括：

（1）标本采集人员使用患者可以理解的语言解释采集程序。

（2）标本采集前已确认患者同意。

（3）任何与标本采集目的有关的对知情同意的疑问都反馈给标本采集申请者。

（4）如果患者不符合法定年龄或没有能力表达同意，可以从陪同家长或法定监护人处获得同意。

（5）如果患者拒绝采集程序，标本采集人员应记录拒绝情况并确保及时通知到检验申请者。

（6）允许患者在标本采集过程中随时撤销同意。

（7）适用时，患者应接受解释并确认同意所采集标本的后续使用，例如用于研究目的。

2．患者身份确认　标本采集前，建议利用两种以上身份信息（如用姓名加住院号或者姓名加年龄的方式）来确认接受原始标本采集的患者身份。标本容器的标签上建议至少应注明下列内容：①患者姓名及病案号；②检查项目；③送检科别及病床号；④送检标本名称及量；⑤采集标本的时间；⑥要注意防止贴错标签。为了防范出现差错，采样前后必须认真做好核对，有条件的最好使用条形码。

3．采集活动的说明　标本采集程序应包括以下说明：①采集标本的类型；②所需标本的体积或数量（例如：确保血液与抗凝剂最佳比例所需的标本量，检验程序所需的标本量）；③需使用的采集容器或设备（例如：真空采血管，含有专用抗凝剂的采集管，含有无菌组织培养基的专用杯或管，口腔拭子等）；④标本采集的特殊时机，需要时；⑤标本采集后正确的混匀：记录采集时间（例如：放入 10% 中性甲醛缓冲液中的时间）；⑥适用时，记录患者人口统计学信息、疾病分期和采样时间（治疗前、中或后），以及距离诊断的时间；⑦标本采集过程中耗材的安全处置。

三、标本采集过程要求

1．采集过程控制要点

（1）正确的应用抗凝剂：一些特殊检验项目需要使用抗凝剂时，应注意选择合适的抗凝剂，并按照项目说明书进行。如促肾上腺皮质激素（adrenocorticotropic hormone，ACTH）建议使用 EDTA-K$_2$ 抗凝。

（2）防溶血：溶血是影响临床生化检验项目的重要影响因素。因血液中细胞内外成分有很大差异，溶血后细胞内的物质向细胞外转移，导致 K$^+$ 及某些酶类如乳酸脱氢酶（LDH）、天冬氨酸氨基转移酶（AST）、酸性磷酸酶（ACP）等的升高；还可干扰某些化学项目如总胆红素（TBIL）、结合胆红素（DBIL）、总胆固醇（TC）等的测定，严重影响结果的准确性。

（3）防污染：防器皿不洁污染、化学物质污染和非病原菌污染等。污染可能使反应过程中酶变质，导致假阳性或假阴性。

（4）防止过失性采样：①边输液边抽血；②采错部位；③用错真空采血管等。

（5）其他：静脉采血时，止血带的松紧和患者的体位（卧位、坐位或立位）都可影响某些检验结果。

2．采集量

在确定标本采集量时，应考虑到检测所需量，复查或备份所需量。通常标本的采集量是由检验人员根据检验目的及检测方法确定事先告知临床医护人员，由护士采集或患者自行留取。对易得标本的采集量宜做硬性规定。

四、血液标本采集

1．总体要求

（1）应使用一次性针头，最好使用带有安全装置的针头。对于其他血液标本采集装置，如试管架和止血带，可能时宜使用一次性装置。

血液采集装置和针头规格的选择是基于静脉的物理特性和血液的采集量。针规格的选择同时考虑针头的外径和内径，因为外径相同的针头内径可能不同。针头内径影响血液在采血装置中的流速，并可能影响所取标本的质量。

（2）应根据检验要求和实验室要求选择采血管。优先使用塑料管。

（3）所有添加剂含量应不高于规定采样量的 10%。

（4）血液标本采集后，立即将含有添加剂的试管中的血液标本按照制造商规定的次数轻柔彻底地颠倒混匀。

（5）在将血液注入试管，或将一个试管里的血液转移到另一个试管时，最好不要去掉试管盖子。

（6）应有程序对标本采集过程中出现不良反应的患者进行护理。

2．采血顺序

在单次静脉采血或毛细血管采血期间采集多个血液标本时，应遵循机构规定的抽血顺序。抽血顺序通常基于采集管制造商提供的信息，目标是避免血培养标本的污染和管间添加剂的交叉污染。

五、其他标本采集

1．微生物标本选择与采集

（1）避免正常菌丝的污染，保证每份标本代表真正的致病菌。

（2）选择正确的解剖部位、合适的时间、合乎规范的技术采集标本。

（3）活检组织或针筒抽吸是厌氧菌培养首选的采集标本方法，但绝不可冷冻，应在室温下保存。

（4）要采集足够量的标本，量少可能导致假阴性结果。

（5）每份标本都应标记患者的姓名，住院号，标本来源，采集部位、采集日期和时间以及相关临床信息。

（6）标本置于有特殊标记、有助疑似病原菌生存，不易泄漏及无潜在性生物危险的容器中。

2．尿液
尿液标本一般由患者或者护理人员按照医嘱留取，为了正确收集尿液标本，医护人员应该根据尿液检验目的、标本种类（常规尿标本、首次晨尿标本、随机尿标本、空腹尿标本、餐后尿标本、3 小时尿标本、24 小时尿液定量标本）等，口头和书面指导患者如何正确收集尿液标本及告知注意事项。如需要采用特殊方式采集尿液标本时，应严格按照操作规范，并让患者密切配合。

3．粪便
应挑取新鲜含有黏液、脓血等病变成分的粪便标本盛于洁净、干燥无吸水性的有盖容器内，不得混有尿液、水或者其他物质。标本采集后一般情况下应于 1 小时内检查完毕。

4．脑脊液
脑脊液采集一般用腰椎穿刺术，必要时用小脑延髓池穿刺术或侧脑室穿刺术。穿刺后将脑脊液分别收集于 3 个无菌小瓶或试管中，每瓶 1～2mL，第 1 瓶做细菌学检查，第 2 瓶做化学或免疫学检查，第 3 瓶做细胞计数。标本采集后立即送检，立即检验，一般不能超过 2 小时。

5．浆膜腔积液
浆膜腔积液的采集分胸腔穿刺术、腹腔穿刺术、心包腔及关节穿刺术等方式采集标本。采集后立即送检，立即检验，一般不能超过 2 小时。

6．精液
采集精液的最好方法是让患者本人手淫采集，如有困难可用取精器采集，禁止用性交中断法采集。标本采集后在实验室存放或在运送过程中，温度应保持在 25～35℃，并在 1 小时内送到。

六、标本完整性和稳定性

1．标本完整性
为了避免影响标本完整性，进而影响检验结果，宜确保以下内容：①按照制造商说明贮存采集管和容器；②避免使用小口径针头导致溶血；③避免创伤性或反复多次静脉穿刺；④采集后立即充分混匀标本；⑤避免过度混匀标本；⑥规定和采集正确的标本量；⑦标本与添加剂体积比例正确；⑧使用正确的容器或添加剂。

在检验前，应将标本保存在能确保其完整性的温度和贮存条件下，并在检验后的规定时间段内保存，以备附加检验申请。

接收血液标本检验的实验室应提供标本贮存管的类型说明，并提供检验项目所需的贮存温度信息，包括所有标本的冻融循环以及贮存时间。

对于体液标本，宜记录标本类型、原始容器类型、离心前、离心、离心后和长期贮存的相关信息。

对于实体组织标本，宜至少记录标本类型、采集类型、热缺血时间、冷缺血时间、固定类型和时间，贮存类型和时间。

应对在整个检验前过程中保持标本完整性的程序进行确认并定期审核。

2．标本稳定性
影响检验标本稳定性的条件包括血细胞代谢、蒸发、化学反应、微生物分解或过度生长、光照、气体扩散、污染、时间、温度和泄漏。接收检测标本的实验室应提供检验项目相关的标本贮存温度和时间信息。存储的患者标本的稳定性意味着标本可在规定的时间段内保持指定的特性值在规定限值内。标本稳定性信息可包括时限，超过该时限可能会损害标本或标本中的待测物的稳定性。

3．**标本稳定化处理** 某些标本在运送到检测实验室之前可能需要经过稳定化处理过程。例如：从血液标本中离心分离出血清，血液学标本制备血涂片，标本贮存在规定温度。

接收标本进行检测的实验室应规定需稳定化处理的标本类型，以及在进行稳定化处理之前标本的存放时间。这些信息应提供给执行稳定化处理的人员。

实验室常用的稳定剂包括：糖酵解抑制剂（氟化钠或碘乙酸钠）、细胞稳定剂、蛋白溶酶抑制剂、儿茶酚胺稳定剂、蛋白溶解抑制剂。

第三节 标 本 运 送

一、标本包装

临床检验标本院内转运时，用带有生物危害标识的标本袋包装，防止标本泄漏后污染其他标本及运输箱。非血液标本宜用标本袋独立包装。标本袋贴有打包的条形码标签，标签显示打包人、打包时间、标本数量等信息。标本袋装入标本专用转运箱。院外转运可感染人类的高致病性病原微生物菌（毒）种或标本时，依据《人间传染的病原微生物名录》将运输包装分为 A、B 两类，分别对应联合国的编号为 UN2814 和 UN3373，并按《可感染人类的高致病性病原微生物菌（毒）种或标本运输管理规定》执行。感染性标本（例如免疫室送往疾病预防控制中心进行复检的 HIV 阳性血液标本等）或材料的包装和运输条件，应该满足法律法规的规定和要求。运送此类标本的人员需要接受相关的培训。

转运标本宜使用专用的转运箱，保持温度稳定。转运箱内放适当的固定装置或缓冲物以减少运输过程中的机械损坏，或缓冲因震动、压力变化（如运输过程中交通事故）带来的影响。实验室应制定文件，对标本转运箱的规格、内部存放物、防溢洒措施、外部标识、联系人等进行规定。按不同运输距离和环境条件，选择合适的标本转运箱，应对运输过程中的标本位置及其保存温度进行监控并保留记录，并监测运输过程中的震动、压力变化。

二、运送要求（温度、周期、条件）

（一）血液标本运送

1．**及时送检** 标本采集后应尽快运送到实验室，标本采集后至标本开始检测的时间应不超过检测项目的稳定期。因为考虑到标本送到实验室后实验室尚需一定的时间进行处理，所以标本采集后送至实验室的间隔时间，各实验室应根据标本量的多少做出相应的规定。血液标本如果不能及时送往实验室，应采取措施降低对结果的影响，如把标本离心，分离出血清或血浆再送往实验室或把标本放置在冰箱等；对于特殊实验应参考有关规定作特殊处理。

2．**试管放置** 试管必须加管塞，管口朝上垂直放置，因为垂直放置能促进凝血完全、减少试管内容物的振动、外溅，可以避免溶血、减少污染、防止打翻。

3. **避免标本管的振荡及溶血** 因为标本管的振荡可能造成溶血,所以应温和地处理已收集的标本以减少红细胞的破坏。中度溶血(有 1% 的红细胞破坏)血清或血浆即可见红色。

4. **应避免暴露于光线下** 部分检测对光线敏感,应使用黑纸、铝箔或类似物包裹保护,以避免使标本暴露于人造光、太阳光或紫外线照射下。

(二)尿液标本运送要求

1. **及时送检** 尿液标本应在收集后 2 小时内送至检验科并检测完毕。如不能立即送检或检测,应放置于 2~8℃冷藏保存。2~8℃冷藏保存仅适合部分项目,不适合于胆红素和尿胆原,而且冷藏保存可令无定形尿酸盐和无定形磷酸盐沉淀,影响显微镜检查。如果尿液还要用于做细菌培养,运送过程也应冷藏,冷藏过程应保持到标本接种为止。由于尿标本的组成多样,所以冷藏保存的时间至今没有达成共识。

2. **避光保存** 由于有些分析物(如胆红素)对光敏感,进行此类项目的检测应避光保存和运送。

3. **运送容器** 盛放标本的容器要有盖以防止尿液漏出。在运送过程中,最好放置在第 2 个容器内以防止容器内溅出液体。

(三)微生物标本运送要求

1. 所有的标本应在 2 小时内送往实验室。如果不能及时运送,应将标本按规定的条件存放。

2. **细胞学检验标本的存放** 即使在冷藏条件下,一般不能超过 24 小时,而病毒检测标本在 4℃条件下可存放 2~3 天。

3. 最佳的临床标本送检(包括厌氧菌培养标本)首先取决于所获取标本的量,量少的标本应在采集后 15~30 分钟送检。活检组织如果采用厌氧运送方式,于 25℃可存放 20~24 小时。

4. 对环境敏感的微生物,如淋病奈瑟菌,脑膜炎奈瑟菌,志贺菌和流感嗜血杆菌(对低温敏感)应立即处理,禁止冷藏脊髓液和生殖道,眼部、内耳道标本。

5. 从病房或实验室将临床标本运往另一个实验室,不论距离长短,都要求严格注意标本的包装和标签说明。所要运送的标本必须正确标记、包装和保护;运送工具上也应该标明运送生物材料,贴上生物危害标记,运送途中要注意安全防护。

6. **高风险标本的运送(如霍乱,SARS,HIV)** 严格执行我国的《病原微生物实验室生物安全管理条例》关于病原微生物标本运送要求。高风险标本将标本放在有封口的塑料袋中,用聚酯盒子或专用密闭盒(金属或硬塑料材料)内,用吸水纸等填充物固定好,由专业人员专人运送。

三、运送系统监控

1. 根据申请检验项目的性质和实验室相关规定在一定时间内运达。

2. 在原始标本采集手册规定的温度范围内运送并使用指定的保存剂以保证标本的完整性和稳定性。

3. 应以确保对运送者、公众及接收实验室安全的方式运送,并应遵守国家、区域和地方法规的要求。

4. 应在接收记录簿、工作记录单、计算机或其他类似系统中对收到的所有原始标本进行记录。应记录收到标本的数量,日期和时间,同时应记录标本接收者的标识。应检查标本外观,标识清楚,无外漏。

5. 人工运输时用符合生物安全要求的转运箱进行运送。宜对运送过程的环境，如温度、时间、路径、位置等，进行实时监控。

6. 为确保运送安全，医院实行运送专人管理、密闭容器转运、行走路线固定、严格交接登记，记录交接时间及人员，并有防污染的应急措施。

7. 运输过程中保持试管直立状态，减少晃动振荡，防止外溢、污染，并注意生物安全。

第四节　标　本　接　收

一、标本接收

标本到达实验室后，运送人员应和实验室人员当面核对标本的数量、患者姓名、标本类型、检测项目，来源科室、到达时间等，并在登记本上记录后双方签名确认。实验室还应制定标本接收与拒收标准，并按标准对标本进行验收。

验收人员至少应按以下程序和内容进行验收。

（1）唯一性标志是否正确无误。

（2）申请单与容器标签上的信息是否一致。

（3）标本采集时间与实验室接收时间之间的间隔是否在接收范围。

（4）检查容器是否合适，有无破损，盖子或塞子是否脱落。

（5）检查标本量是否足够，并对外观进行检查，包括有无溶血，血清有无乳糜状，抗凝无凝块等，微生物培养标本是否有污染的可能。

二、标本拒收

实验室应制定接收或拒收原始标本的标准，记录原始标本收到的日期、时间和接收人等，并明确各个环节的责任。对有疑问的标本，与临床协商后处理。

不合格标本应有处理记录。对无标签、信息不全或信息不符等，应及时与送检相关人员联系，建议其重新核实或重新取样，实验室不应该接收或处理缺乏正确标识的标本。不合格标本可能包括：标本贴笺与检验申请单填写内容不一致、患者信息不全、医嘱作废的标本；唯一标志错误或不清楚的如标签脱落或字迹不清等的标本；量太少，不足以完成检验目的所要求的检测的标本；抗凝标本出现凝固、用错抗凝剂或抗凝剂比例不正确的标本；用错容器或容器破损导致溢洒的标本；溶血、脂血、采自输液管或输血管的标本；采集标本离送检间隔过长时间的标本等。

三、异常情况处理与让步检验

对于某些特殊的不能完全满足接收要求的"次优（sub-optimal）"标本（或称"妥协"标本），如为临床上不可替代的难得标本（再次取样困难者、且患者在特殊病理状态下、急诊抢救情况下采集的标本），可与临床医生协商先处理标本或进行部分内容的检验，待申请医生或采集标本者承担识别和接收标本责任或提供适当的信息后再发结果。对于此类标本，应有文件化的处理指导，保留与医护人员的沟通记录，在最终的报告中说明问题的性质，并注意解释检验结果。

第五节　检验前处理、准备和储存

一、标本保护

1. **标本的保存**　实验室作业指导书中应规定检测前标本和检测后标本的保存条件和保存时间。在保存期内，其保存的环境条件应得到保障，以保证标本性能稳定、不变质。实验室仅对在保存期内的标本进行复检或核对，不负责对超过保存期或无保存价值的标本进行复检或核对。

2. 对性能不稳定标本或标本部分测定参数在保存过程中有效期较短以及无法保存的标本，应在作业指导书中予以说明。

3. **对标本保存的条件进行有效监控**　当环境条件失控时，报告检验科质量主管，按规定进行处理。

二、附加检验

对于检验后需要附加检验的标本，应由临床医生提出申请，检验科相应专业组人员在接到附加检验的申请后，应查看标本的存放时间，评估检验指标是否受到存放时间的影响，是否可以进行附加检验，若已不适合附加检验，则应通知临床医生，并要求护士重新采样；若仍可以进行附加检验，则应在检验后的检验报告中加"附加检验"的备注，以提示临床医护人员。

三、标本稳定性

标本的储存时间和储存条件应视储存目的不同而有所不同。有部分检验项目由于标本数量少或操作复杂等原因无法在短时间内检测，此类标本的储存应保证在保存期内标本性能稳定、不变质，保证保存后检验结果与新鲜标本检测的结果无明显差异。标本分离血清或血浆后待测。如不当天测量，可将标本、血清或血浆分离密封后，1周内检验的可置于 $2 \sim 8^{\circ}C$ 保存，超过1周在 $-20^{\circ}C$ 保存，长期保存可在 $-70^{\circ}C$。保存时间视分析物在分析标本中的稳定性而定。具体保存时间可由实验室根据空间、设施、需求自行规定。

检验后标本的保存主要是为了对有疑问的结果进行复查或核对标本的患者信息，因此保存时间各实验室可根据各自保存空间和其他情况适当延长，但超出标本稳定期的复查结果只能用于核实，不能用于纠正以前的报告。保存的标本应按日期和类型分别保存，并有明显标志，以易于查找，到保存期后才可处理。在储存过程中，标本应加盖保存或存放于有盖的盒子内，以防止标本蒸发以及气溶胶对人体产生危害。

第六节　检验前影响因素的管理

人体的化学和物理学性质随环境（如海拔、失重，暴露于光线）、气候（季节律）、性别、年龄、生理学（月经、绝经、身高、体重、冲动、姿势等）、生活习惯等的不同而在个体内和个体间发生不同的变化。这种由非病理学变化引起的人体内环境改变，称为生物学变异（biological variability）。生物学变异可分为个体内变异和个体间变异两类，受试者在不同身体状况下（激动、月经等），其标本检测值围绕一个"界点值（hemostatic set point）"变化，称为个体内变异，而不同受试者同"界点值"的差异称为个体间变异。

一、标本采集前影响因素的管理

1. **实验室组织编写《检验标本采集手册》**　实验室需提供内容详细规范的《检验标本采集手册》，作为检验前质量保证的工具。《检验标本采集手册》作为实验室文件控制的一部分，需要定期评审。

手册内容可包括：原始标本采集之前，申请单或电子申请单的填写；口头申请检验的程序，包括如何复述申请、各方的责任、申请程序、提供申请单进行确认的规定时限、如何识别患者和标本、检验项目、可以追溯的相关记录等；相关的临床资料（如临床诊断、用药史等）；向医护人员和患者提供有关准备的指导；原始标本采集的类型和量，所用的容器以及必需的添加物，特殊采集时机（如需要）等；原始标本采集时，确认患者的标识和准备符合要求；采血后患者可能发生的不良反应的处理程序；原始标本的标记和识别；从标本采集到实验室接收标本期间所需的任何特殊的处理（如运输要求、冷藏、保温、立即送检等）；原始标本采集人员的身份识别；对标本采集过程中所使用的材料进行安全处置；已检标本贮存的要求；申请附加检验项目的说明及其时间限制；对分析失败而需重新进行检验，或对同一原始标本进一步检验的说明。

2. **《检验标本采集手册》发放和培训**　手册编写完毕由科室指定人员审核后发放至各临床科室，发放形式不限于纸质版，电子形式的手册可能更方便在护士站随时查阅。同时召开发布会对手册内容作全面培训，可安排多场培训，保证每位参与检验前程序工作的医护人员都得到有效培训，一般培训后都进行考核。每年应举行一次针对新进员工的培训，当手册内容有变更时需针对变更内容进行培训。

3. 为了使检验结果有效地用于临床，临床医护人员和检验人员应了解标本收集前影响结果的非病理性因素，如饮食、标本采集时间、体位和体力活动和患者用药等对标本采集的影响。提出要求患者予以配合和服从的内容，采取切实措施，保证采集的标本符合疾病的实际情况。

二、标本采集和采集后影响因素的管理

1. **采样人员的培训**　采样人员必须经过培训合格后，方可进行采样。对于患者自行留取标本，须接受专业人员的指导。

（1）如在一侧手臂输液时应从对侧手臂采血，禁止在手臂输液同侧采血，以免造成血液稀释，同时须在检验申请单上注明"输液时采血"。

（2）止血带使用时间应少于1分钟（建议在针头穿刺进入血管后即可松开止血带），以免引起血液淤滞，造成血管内溶血或血液某些成分的改变。

（3）防止溶血：引起溶血的原因有血管内溶血（如使用止血带时间过长），抽吸力太猛，抗凝剂使用不当或与抗凝剂混合时过度振荡，注射器或盛血容器带水，容器污染，全血放置时间长，全血突然冷却或受热，血液中的泡沫注入试管，离心力过大等。严重溶血的标本因血红蛋白过氧化物酶的氧化作用，严重影响免疫检测过程显色结果的准确性。

（4）正确使用抗凝剂：通常情况下生化，免疫相关项目检测多采用血清标本（不需抗凝），一些特殊检验项目需要使用抗凝剂时，应注意选择合适的抗凝剂。有些血样的待测物质如 TXB2、6-Keto-PGFIa、Renin、ET、ANP 需加入特殊的抗凝剂。每次取专用试管时须附上采集说明，防止采集错误。

（5）采血顺序：使用真空采血管采血时，应按以下先后顺序进行：血培养瓶；柠檬酸钠抗凝采血管；血清采血管，包括含有促凝剂和／或分离胶；含有或不含分离胶的肝素抗凝采血管；含有或不含分离胶的 EDTA 抗凝采血管；葡萄糖酵解抑制采血管，如果做血培养，则先采培养瓶标本，防止污染。

（6）摇匀方式：180° 轻轻颠倒混匀 5～8 次。

（7）标本采集后应及时送检，否则由于血细胞的代谢、气体交换及物质转移使血细胞内外多种成分发生变化，导致分析结果出现误差。

2．**采样准备**　在采样前，采样人员根据申请的检验项目的要求，确认采样计划和进行适当的准备工作。这些准备包括核对医嘱，打印条形码，选择恰当的容器，粘贴条码，核对抽血的辅助材料如采血管是否在有效期内使用、是否按每个厂商的说明贮存，如不在有效期内或者不按要求贮存，采样人员应该停止使用这些材料，并立即丢弃。同时指导患者做好采样前的准备。

所有原始标本的容器必须在采集时就用两种标识符标记。可接受的标识符包括但不限于：患者姓名、出生日期、住院号、社保号、申请号和唯一性的随机号等。关于场所的号码（如医院的病房号等）是不被接受的标识符。标识应该可依其查回患者信息、采集日期和标本类型等。"原始"标本容器是指实验室接收到的实际保存标本的最内层的容器。无论任何情况，如果采集人员意识到关于患者信息与标本标识存在潜在的错误，最好是重新留取标本，如若不能重取标本或很难重取标本如脑脊液标本，应该做好相关记录并保存。当需要修改标识信息时，应由标本采集人员申请并核对患者与标识信息，由采集人员所在科室的负责人（科主任或护长）批准，再由检验科质量主管审批后，方可修改信息。申请应及时归档备查。实验室应该调查标本贴错标签的案例，适当地采取纠正／预防措施，包括标本采集人员的培训等。

3．**采样实施**　采样人员必须根据检验项目的要求和计划以及医嘱要求执行的时间，选择恰当的部位，采集适当的标本量。采集标本前必须认真核对患者、标本容器和检验申请是否一致，严防差错。标本采集前采样人员必须通过检查至少两种标识确定患者身份。

采样场所应该方便、舒适，不给患者造成心理压力。采样场所特别是抽血场所应该有紧急援助措施，特别是对静脉穿刺患者的不良反应的紧急救助措施。通常不良反应有昏厥、癫痫发作和损伤等。采血场所应该有应对这些不良反应的药物、治疗床、急诊救助等设备和措施。

接收标本后应尽快分类，分离血清或血浆后待测。若不是当天检测，可将标本、血清或血浆分离密封后，置于 2～8℃保存 1 周，超过 1 周在 –20℃保存，长期保存可在 –70℃。免疫细胞及其功能检测的标本，要求尽快送检。如有特殊处理要求的项目，按项目说明书进行。

（刘振杰　罗　强　徐　宁）

第二十七章

医学实验室测量不确定度评定

临床检验的特点是对人体血液和各种体液样品进行一次测量即报告结果。测量结果的准确性、可靠性以及分散性都会直接影响到疾病的诊断、治疗方案的确定以及疗效的观察。因此，ISO 15189：2022《医学实验室 – 质量和能力的要求》中明确要求实验室应评定测量结果量值的测量不确定度。

临床实验室的测量不确定度与传统的测量误差相比较，更能反映测的水平，更好的表达检验结果的质量或可靠性的高低，对临床检验工作有重要的指导意义。

第一节　测量不确定度相关的术语和定义

一、术语和定义

1. 测量不确定度（measurement uncertainty）　简称不确定度（uncertainty），指根据所用到的信息，表征赋予被测量量值分散性的非负参数。

注1：测量不确定度包括由系统效应引起的分量，如对测量标准所赋量值进行修正引起的分量。有时对评定的系统效应未做修正，而是当作测量不确定度分量处理。

注2：此参数可以是称为标准测量不确定度的标准差（或其规定倍数），或是说明了包含概率的区间半宽度。

注3：测量不确定度一般由若干分量组成。其中一些分量可根据一系列测量所得量值的统计分布，按测量不确定度的A类评定进行评定，并可用标准差表征。而另一些分量则可根据基于经验或其他信息所获得的概率密度函数，按测量不确定度的B类评定进行评定，也可用标准差表征。

注4：通常，对于一组给定的信息，测量不确定度与赋予被测量的一个规定量值相关。此值的修改引起相应不确定度的修改。

注5：所有测量都有偏倚和不精密度。例如，对于同一被测量，在重复性条件下重复测量样品通常会产生不同的值。因为所有不同的值都可以合理地归因于相同量的被测量，所以不确定宜报告哪个值作为被测量的值。

注6：基于给定测量程序的可用分析性能数据，测量不确定度评定得出的是一个数值区间，该区间包含被测量的实际值并且具有一定的置信水平。

注7：给定测量程序的可用分析性能数据一般由校准品赋值的不确定度和室内质量控制物质的长期不精密度组成。

注8：在医学实验室中，大多数测量只进行一次，并将所得结果作为可接受的被测量估计值，

而测量不确定度区间则表示可能获得的其他结果。

2．标准测量不确定度（standard measurement uncertainty，standard uncertainty of measurement，u） 简称标准不确定度（standard uncertainty），以标准偏差表示的测量不确定度。

3．相对标准测量不确定度（relative standard measurement uncertainty，u_{rel}） 简称相对标准不确定度（relative standard uncertainty），标准不确定度除以测量值的绝对值。

4．目标测量不确定度（target measurement uncertainty） 简称目标不确定度（target uncertainty），指根据测量结果的预期用途确定，并规定了上限的测量不确定度。

5．不确定度的 A 类评定（type A evaluation of measurement uncertainty） 简称 A 类评定（type A evaluation）。指对在规定测量条件下测得的量值用统计分析的方法进行的测量不确定度分量的评定。定义中的"规定测量条件"是指重复性测量条件、批间精密度测量条件或重现性测量条件。当管理机构通过或批准器具时，可同时用 A 类和 B 类评定方法处理时，只要实际可用，一般选用 A 类评定。

6．不确定度的 B 类评定（type B evaluation of measurement uncertainty） 简称 B 类评定（type B evaluation）。

指用不同于测量不确定度 A 类评定的方法对测量不确定度分量进行的评定。如评定基于以下信息：权威机构发布的量值；有证标准物质的量值；校准证书；经检定的测量仪器的准确度等级；人员检验推断的极限值等。

7．合成标准测量不确定度（combined standard measurement uncertainty，u_c） 简称合成标准不确定度（combined standard uncertainty）。指在一个测量模型中，由各输入量的标准测量不确定度获得的输出量的标准测量不确定度。通常用符号 u_c 表示，在数字模型中输入量相关的情况下，当计算合成不确定度时应考虑协方差。

8．扩展测量不确定度（expanded measurement uncertainty，U） 简称扩展不确定度（expanded uncertainty）。指（合成）标准不确定度与一个大于 1 的数字因子的乘积。其中"因子"是指包含因子，该因子取决于测量模型中输出量的概率分布类型及所选取的包含概率。

9．包含因子（coverage factor） 指为获得扩展不确定度，对合成标准不确定度所乘的大于 1 的数，通常用符号 k 表示。

10．包含区间（coverage interval） 指基于有用信息，给出了概率的一组被测量真值所包含的区间。包含区间可由扩展测量不确定度导出，包含区间不一定以所选的测得值为中心。不应把包含区间称为置信区间，避免与统计学概念混淆。

11．包含概率（coverage probability） 指规定的包含区间内包含被测量的一组真值的概率。在 GUM 中包含概率又称"置信水平（level of confidence）"，此定义符合 GUM 中表述的不确定度方法。

二、分布函数

采用 B 类方法评定测量的标准不确定度，即"不确定度的评估是源于经验结果和数据"时，往往这些"经验结果和数据"已给出相应置信水平的置信区间（通常用"±a"表示，并指明 $p\%$），此时只需将 a 除以所给出的置信水平相应的正态分布下的百分点的值。最常见的分布函数包括正态分布、矩形分布和三角分布。

（一）正态分布

不确定度以 95% 置信水平，区间以 $\chi \pm a$ 给出。为规定分布，为正态分布函数计算，对应的标准不确定度为：

$$u(x) = \frac{a}{2} \qquad \text{（式 27-1）}$$

（二）矩形分布

估计值是以最大区间（$\pm a$）形式给出，但没有给出分布的形状，以矩形分布函数计算，对应的标准不确定度为：

$$u(x) = \frac{a}{\sqrt{3}} \qquad \text{（式 27-2）}$$

（三）三角形分布

估计值是以最大区间（$\pm a$）形式给出，并具有对称分布，以三角分布函数计算，对应的标准不确定度为：

$$u(x) = \frac{a}{\sqrt{6}} \qquad \text{（式 27-3）}$$

第二节　测量不确定度评定的基本原则

一、最大允许测量不确定度（maximum allowable measurement uncertainty）

规定测量程序所得的测量结果符合预期目的的最大测量不确定度，并规定作为医学要求评价的上限。该术语等同目标测量不确定度。

"允许"类似于"容许"，实验室医学（检验医学）中的大多数被测量并没有性能上的法律限制，因此在此定义中，首选"allowable（允许）"作为形容词。最大允许测量不确定度代表测量结果适用于进行医学决定的性能。

测量不确定度的大小应该满足用于医疗决策的需要，并在技术上尽可能小。对于一个给定的测量系统，评估产生结果的扩展不确定度价值非常有限，除非它能够与基于医疗使用所需结果质量的允许扩展不确定度上限进行比较。

实验室应在评价测量不确定度之前设定 1 个或多个最大允许测量不确定度目标，其设定目前尚无一致建议，可以基于生物学变异、国际或国家专家组推荐、法律法规制定的质量规范、实验室根据实际需求和能力等制定的目标。

《临床生物化学检验常规项目分析质量指标》（WS/T 403—2012）对测量不确定度性能要求建议如下：评定检验结果测量不确定度的实验室可将本标准总误差指标作为目标扩展不确定度。

测量不确定度评价得到的数据应与最大允许测量不确定度目标相比较，在常规操作中应定期实施核查。如果目标能够满足，则测试能够较有信心地用于临床诊断和监测。如果超出不确定度目标，则应研究不确定度主要来源，并设法降低，如果仍无法满足，可能需要考虑更换方法，或对目标进行再评价。

二、测量不确定度的来源

对于每一个测量过程，重要的是要确定用来评价不确定度的技术点。不确定度的来源可能来自干扰物质，它们改变了被分析物与测量系统和 / 或测量过程产生的信号之间的相互作用。例如患者体内的抗体对分析物或试剂干扰，游离血红蛋白对分光光度法测量干扰，或结构相关分子的交叉反应，这些不确定度的来源通常是特定个别样品，并不包括在典型人类样品的测量不确定度估计中。

（一）使用质控样品作为精密度的观察对象，测量不确定度的常见来源

1. 样品不均匀性。
2. 冻干材料的重新溶解程序，例如校准品和试剂。
3. 校准品值的不确定度，重新校准。
4. 设备，例如机电波动、维护保养、零件更换。
5. 试剂和校准品的不稳定性。
6. 试剂和校准品的批号变化。
7. 实验室环境的波动。
8. 通过读取模拟仪表指示而引入的操作偏差。
9. 手动和半自动方法的操作差异。
10. 测量偏差与可接受的校准等级方案。
11. 测量公式，例如近似值，假设，常数的不精确值，数字的四舍五入。
12. 一个以上的相同检测系统测量同一被测量。

（二）对于医学实验室的多数测量系统，对总 MU 贡献最大的不确定度来源

1. 在足以涵盖所有测量条件变化的一段时间内检测 IQC 物质得到的长期不精密度数据（u_{Rw}）。
2. 终端用户校准品定值的不确定度（u_{cal}）从制造商获得或由自建测量系统的实验室确定。

三、测量不确定度数字修约和有效数字

医学实验室报告测量结果应符合结果测量不确定度的有效位数，使用不适当的有效位数可能会影响临床对测量结果的解释。

根据 GUM 原则，不要对测量结果 χ 及不确定度 U 的数值给予多余位数，在引用标准不确定度 u_c 和扩展不确定度 U 时，大多数使用 2 位有效数值，但要根据实际情况进行修约。为使计算有足够的有效数值，一般在计算扩展不确定度时只在最后步骤进行修约。所报告测量量值的有效数字应与不确定度一致。如果 $\chi=21.272mg$，$U=1.1mg$，应当把 χ 修约为 21.3mg。

四、被测量的量值

由于不能准确知道测量误差的大小，也不能准确知道被测量的量值的大小，因此所有测量值都是估计的。如果没有一些关于质量的定量知识，那么估计值是没有实用价值的。对于给定的被测量，MU 的估计值可用于定义给定测量对象在一定置信水平包含可能定量结果的范围（包含区间）。大多数医学实验室都是单独测量人体样品，因此可接受的被测量的值，是真值的估计值，及其相关的不确定度是对结果可靠性的不确定度的定量测量。

对同一被测量可有多种类型的测量程序，因此对被测量和其包含大小的最佳估计值在不同的测量程序之间可能是不同的，因为每个测量程序基于不同的终端用户校准品和分析性能特征的计量溯源性。如果不同测量程序的结果可溯源到相同的 SI 测量单位，这些差异可能相对较小；但是如果结果溯源局限于传统的任意测量单位、制造商的内部操作程序或是缺乏互换性的参考物质，则可能

会出现巨大的差异。因此，在定义被测量时，确定测量程序是很重要的。

五、测量不确定度的复审和再评定

由于各种原因医学实验室有时可能不得不改变原有测量系统或测量条件，此时需根据已改变的测量情况重新计算已评定的测量不确定度。

1. 测量阶段中的任何不确定度分量重要来源出现了显著性变化，如变更了试剂的厂家来源、更换了检测系统、仪器进行了维护并更换重要部件。

2. 评定的不确定度未达到不确定度的目标要求，需要系统审核不确定度的来源和组分，或采取自下而上的方法评定。

3. 如果采用自上而下的方法评定的测量不确定度明显不同于自下而上的方法的结果，使用者应审阅自下而上的方法所采用的测量模型，很可能是测量模型不全面，所评定的测量不确定度偏低所致。

4. 供应商或生产商提供的校准品定值中的测量不确定度是医学实验室测量不确定度中的一个重要来源。医学实验室在初次选择厂家校准品前，应仔细审核厂家评定测量不确定度所依据的数据是否可靠、评定方法是否科学。在更换新批号校准品、质控品时，只有在供应商或生产者验证了新批号的性能和储存稳定性达到曾用批号要求时，才能在使用新批号校准品、质控品时保留原批号的测量不确定度。否则，实验室应要求供应商或生产者提供重新评定的测量不确定度数据，实验室要根据新数据重新评定本实验室的测量不确定度。

5. 按实验室质量体系规定应定期复审　采用自上而下的方法评定测量不确定度的基础是测量程序受控，依据的数据有代表性，因此需要实验室定期对测量程序及其控制状态进行评审，建议每年至少做一次系统的评审。

第三节　医学实验室测量不确定度评定的方法和步骤

实验室测量不确定度的评定主要有以下方法。

一、自上而下（Top-down）的方法

自上而下的方法是在控制不确定度来源或程序的前提下，评定测量不确定度，即运用统计学原理直接评定特定测量系统之受控结果的测量不确定度。典型方法是依据测量系统特定方案（正确度评估和校准方案）的试验数据、IQC 数据或方法验证试验数据进行评定，正确度 / 偏倚（bias）和精密度 / 实验室内复现性 $S（Rw）$ 是两个主要的分量。具体参见医学实验室测量不确定度评定的方法和步骤。

二、自下而上（Bottom-up）的方法

自下而上的方法常特指为 GUM 方法或模型方法，是基于对测量的全面、系统分析后，识别出每个可能的不确定度来源并加以评定。通过统计学或其他方法，如从文献、器具或产品的性能规格等处搜集数据，评定每一来源对不确定度贡献大小。然后将识别的每一个单一因素的测量不确定度用方差方法合并得到测量结果的"合成标准不确定度"。此方法主要适用于参考实验室、试剂生产

厂家和临床实验室自建方法不确定度的评定。

Bottom-up 方法关注输入量是如何影响结果的，评定步骤包括：

1．**定义被测量**　测量的准确度取决于被测量定义或规定的详细程度，对所要求的准确度，被测量的定义需足够完整，以保证其值的唯一性。

2．**将与被测量 Y 有关的输入量 X_i，与被测量 Y 间的关系用数学式表达**　$Y=f(X_1, \cdots, X_N)$，函数 f 应包含每一个量，其中包括所有对测量结果的不确定度有显著影响的分量的修正值和修正因子。

3．**确定输入量 X_i 的估计值 x_i**　既可基于一系列观测值的统计分析，也可用其他方法获得。

4．**评定每个输入估计值 x_i 的标准不确定度 $u(x_i)$**　对由一系列观测值的统计分析获得的输入估计值，$u(x_i)$ 用 A 类评定，由其他方法得到的输入估计值，$u(x_i)$ 用 B 类评定。对任何相关的输入量，应评定它们的协方差。

5．**计算测量结果**　即用步骤 3 所得到的输入量 X_i 的估计值 x_i，通过函数关系 f 计算得到被测量 Y 的估计值 y。

6．**确定测量结果 y 的合成标准不确定度 $u_c(y)$**　$u_c(y)$ 由输入估计值的标准不确定度和协方差确定：如果测量过程同时有一个以上输出量，需计算它们的协方差。

7．**将 $u_c(y)$ 乘以包含因子 k，给出扩展不确定度 U**　即 $U=k\,u_c(y)$，以提供一个具有一定包含概率的包含区间（y-U 到 y+U）。

8．**报告测量结果 y 及其合成标准不确定度 $u_c(y)$ 或扩展不确定度 U**（同时注明 k 值）。

三、蒙特卡洛方法

蒙特卡洛方法（Monte Carlo method，MCM）是一种通用的数值方法，主要通过测量模型以概率分布传播作为基础，可实现测量不确定度评定。在非线性模型或输出量的概率密度函数（PDF）明显背离了正态分布或 t 分布时，宜用 MCM 评定不确定度。

（一）以下情况宜用 MCM 评定不确定度

1．各不确定度分量不具备近似相同的数量级。
2．不确定度传播规律中需要的模型偏导数很难或不方便计算。
3．输出量的 PDF 不是正态分布或 t 分布。
4．输出量的估计值及其相应的标准不确定度具有近似的相同数量级。
5．模型具有复杂性。
6．各输入量的 PDF 不对称。

（二）MCM 不确定度评定的主要步骤

1．定义输出量 Y，即定义被测量。
2．确定影响输出量 Y 的输入量 $X=(X_1, \cdots, X_N)^T$。
3．建立连接输出量 Y 和输入量 X 的模型。
4．根据已有信息确定输入量 X_i 的 PDF 分布（如正态、矩形等），对于不独立的输入量确定它们的联合 PDF。
5．将各输入量 X_i 的 PDF 通过模型传播得到输出量 Y 的 PDF。
6．利用输出量 Y 的 PDF 得到输出量 Y 的期望值，其估计值为 y。

7. 利用输出量 Y 的 PDF 得到输出量 Y 的标准偏差，作为与最佳估计值 y 相关联的标准不确定度 $u(y)$。

8. 给出在一定概率（包含概率）下的输出量 Y 的包含区间。

四、医学实验室测量不确定度评定的方法和步骤

医学实验室采用"自上而下"方法评定测量不确定度时，主要考虑正确度和精密度因素引入的测量不确定度。这是因为在实际工作中，许多测量程序都是封闭的黑匣子系统，许多影响结果的成分对于不确定度的评估不易获取，较好的方法是使用内部质量控制和外部能力验证获得的资料，同时假设质控品与患者样品的表现是一致的。

（一）定义被测量

被测量（measurand）指拟测量的量。应清楚地说明测量系统及其成分如血清乳酸脱氢酶，同时必须确定被测量的类型和方法如酶活性、速率法，被测量定义为：速率法测量血清乳酸脱氢酶催化活性浓度（U/L）。如果可能，提供不确定度来源或建立不确定度清单，以便较好的理解不确定度主要来源和每个来源对合成不确定度的贡献。

需要注意的是大多数测量程序并不直接测量所需要的量，如血清总钙测量中邻 - 甲酚酞络合酮比色法，直接测量的是邻 - 甲酚酞络合酮与钙作用生成的紫红色螯合物；甲基麝香草酚蓝比色法直接测量的是甲基麝香草酚蓝与钙作用生成的蓝色络合物。实际测量的量不同，但被测物没有改变。

定义被测量均需要对以下几点进行说明：

1. **含有分析物的系统**　即样品类型，如血浆、全血、尿液等。
2. **分析物**　即该系统中的成分，如葡萄糖、乳酸脱氢酶、风疹抗体等。
3. **量的类别**　如物质的量浓度、催化活性等。
4. 如需要，可对测量程序说明；必要时应进一步提供测量组分的生物和病理信息。

示例：血清丙氨酸氨基转移酶催化活性浓度（IFCC 推荐 37℃条件下参考测量方法）（U/L）。

（二）不精密度引入测量不确定度分量（u_{Rw}）

理想情况下，测量条件应始终保持不变，但在实际工作中，变化是不可避免的。在多数情况下，足以包括大多数测量条件变化时间内的实验室内期间不精密度是测量结果不确定度的最大贡献者。

不建议使用室间质量评价计划（EQA）数据即复现性精密度计算不精密度引入测量不确定度，因为在典型的 EQA 周期中获得的数据相对较少，不能反映实验室的真实情况。同时也不建议使用重复性精密度用来计算不精密度引入的测量不确定度，重复性精密度，过去称之为批内精密度，由于是在较短时间内对同一或相类似被测对象重复测量，所得结果基本一致，CV 值较小，不适用于评价不确定度。

实验室内测量复现性即批间精密度是在一个较长时间内重复测量同一或相类似被测对象，指除了相同测量程序、相同地点外，其他条件如操作者、试剂和校准品的批号都可以改变。一般收集 6 个月左右的资料（当然 1 年及以上更能反映实验室精密度的情况），时间的长短取决于分析的频率，这样才能够保证一些由不同操作者、不同试剂批号、不同校准品批号、日常维护造成的变异被考虑进去。对于一个新方法，最少有 30 个重复测定来计算标准差。

同时也要注意，对于给定的测量程序，是基于这样一个假设，即室内质量控制和典型人体样品的不精密度大小是相似的，因此，室内质量控制材料计算的标准不确定度被认为适用于具有相似测

不熟悉人体结构怎敢当医生！

——几代解剖学家集腋成裘，为你揭示人体结构的奥妙

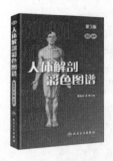

《人体解剖彩色图谱》（第 3 版 / 配增值）
——已是 100 万$^+$读者的选择

读者对象：医学生、临床医师
内容特色：医学、美学与 3D/AR 技术的完美融合

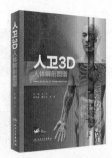

《人卫 3D 人体解剖图谱》
—— 数字技术应用于解剖学出版的"里程碑"

读者对象：医学生、临床医师
内容特色：通过数字技术精准刻画"系解"和
"局解"所需展现的人体结构

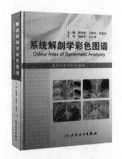

《系统解剖学彩色图谱》
—— "系解"和"局解"淋漓尽致的实物展现

读者对象：医学生、临床医师
内容特色：分别用近 800 个和 600 个精雕细刻的标本"图解"
系统解剖学和局部解剖学

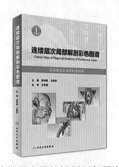

《连续层次局部解剖彩色图谱》

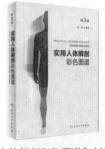

《实用人体解剖彩色图谱》（第 3 版）
——已是 10 万$^+$读者的选择

读者对象：医学生、临床医师
内容特色：通过实物展现人体结构，
局解和系解兼顾

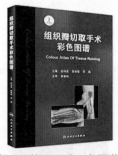

《组织瓣切取手术彩色图谱》
——令读者发出"百闻不如一见"
的惊叹

者对象：外科医师、影像科医师
容特色：用真实、新鲜的临床素材，
见了 84 个组织瓣切取手术入路及
管的解剖结构

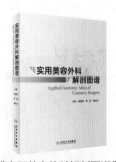

《实用美容外科解剖图谱》
——集美容外科手术操作与
局部解剖于一体的实用图谱

读者对象：外科医师
内容特色：用 124 种手术、176 个术
式完成手术方法与美学设计的融合

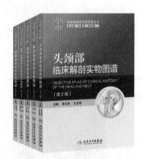

《临床解剖学实物图谱丛书》
（第 2 版）
——帮助手术医师做到"游刃有余"

读者对象：外科医师、影像科医师
内容特色：参照手术入路，针对临床
要点和难点，多方位、多剖面展现手
术相关解剖结构

临床诊断的"金标准"

——国内病理学知名专家带你一起探寻疾病的"真相"

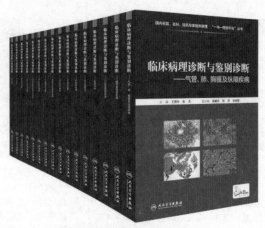

《临床病理诊断与鉴别诊断丛书》

——国内名院、名科、知名专家对临床病理诊断中能见到的几千种疾病
进行了全面、系统的总结，将给病理医师"震撼感"

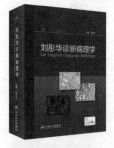

《刘彤华诊断病理学》
（第4版/配增值）

——病理科医师的案头书，二十年
打磨的经典品牌，修订后的第4版在
前一版的基础上吐陈纳新、纸数融合

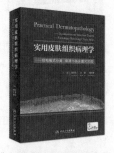

《实用皮肤组织病理学》
（第2版/配增值）

——5000余幅图片，近2000个二
维码，973种皮肤病有"图"（临
床图片）有"真相"（病理图片）

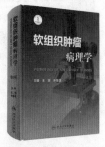

《软组织肿瘤病理学》（第2版

——经过10年精心打磨，以400
余幅精美图片为基础，系统阐述
种软组织肿瘤的病理学改变

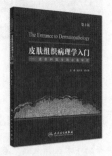

《皮肤组织病理学入门》（第2版）

——皮肤科医生的必备知识，皮肤
病理学入门之选

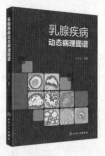

《乳腺疾病动态病理图谱》

——通过近千幅高清图片，系统展
现乳腺疾病病理的动态变化

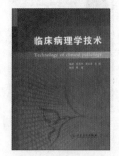

《临床病理学技术》

——以临床常用病理技术为单元，
系统介绍临床病理学的相关技术

第三轮全国高等学校医学研究生"国家级"规划教材

创新的学科体系，全新的编写思路

购书请扫二维码

授之以渔，而不是授之以鱼	回顾历史，揭示其启示意义
述评结合，而不是述而不评	剖析现状，展现当前的困惑
启示创新，而不是展示创新	展望未来，预测其发展方向

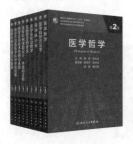
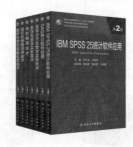
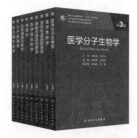

《科研公共学科》　　　　　《实验技术与统计软件系列》　　　　　《基础前沿与进展系列》

在研究生科研能力（科研的思维、科研的方法）的培养过程中起到探照灯、导航系统的作用，为学生的创新提供探索、挖掘的工具与技能，特别应注重学生进一步获取知识、挖掘知识、追索文献、提出问题、分析问题、解决问题能力的培养

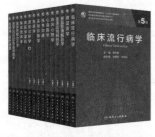
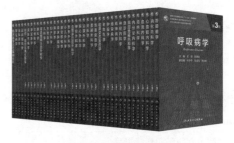

《临床基础与辅助学科系列》　　　　　　　　《临床专业学科系列》

在临床型研究生临床技能、临床创新思维培养过程中发挥手电筒、导航系统的作用，注重学生基于临床实践提出问题、分析问题、解决问题能力的培养

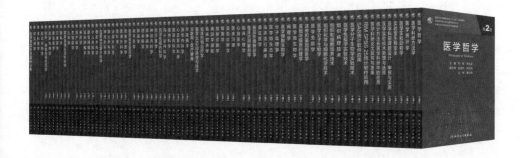

临床医生洞察人体疾病的"第三只眼"

——数百位"观千剑而识器"的影像专家帮你练就识破人体病理变化的火眼金睛

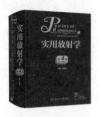

《实用放射学》
第 4 版

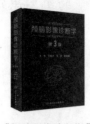

《颅脑影像诊断学》
第 3 版

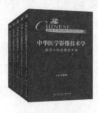

《中华医学影像
技术学》

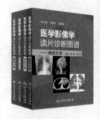

《医学影像学读片诊断
图谱丛书》

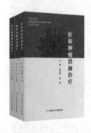

《中国医师协会肿瘤消
融治疗丛书》

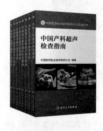

《中国医师协会超声医
师分会指南丛书》

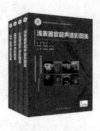

《中国医师协会超声造
影图鉴丛书》

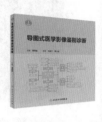

《导图式医学影像
鉴别诊断》

放射好书荟萃

超声好书荟萃

新书速递

书号	书名	定价	作者
34088	影像诊断思维（配增值）	139.00	居胜红，彭新桂
32207	实用肝胆疾病影像学	520.00	李宏军，陆普选
34439	医学影像解剖学（第 2 版 / 配增值）	89.00	胡春洪，王冬青
33451	同仁鼻咽喉影像学	138.00	鲜军舫，李书玲
32769	主动脉疾病影像诊断与随访	120.00	范占明
32771	腕和手运动损伤影像诊断（配增值）	128.00	白荣杰，殷玉明，袁慧书
33899	妇产经静脉超声造影图解（配增值）	229.00	罗红，杨帆
34787	介入超声用药速查手册	159.00	于杰，梁萍
33900	超声引导肌骨疾病及疼痛介入治疗（配增值）	129.00	卢漫
33055	实用产前超声诊断学（配增值）	208.00	吴青青
33079	胰腺疾病超声诊断与病例解析	198.00	陈志奎，林礼务，薛恩生

量值的人体样品。这一假设应通过对代表性人体样品和相关室内质量控制材料及其方差进行精确研究（f 检验）来验证。如果没有检测到统计上的显著差异，则确认等效性能。鼓励使用室内质量控制材料进行长期不精密度的估算。

实验室在一台仪器测量的某一个测量项目运行了 2 个水平的质控样品，既可以单独计算，也可以合并计算期间精密度（u_{Rw}）：

$$u_{Rw} = \sqrt{\frac{SD_{L1}^2 \times (n_{L1}-1) + SD_{L2}^2 \times (n_{L2}-1)}{n_{L1} + n_{L2} - 2}} \qquad （式 27\text{-}4）$$

注：SD_{L1} 和 SD_{L2} 质控水平 1、2 的标准差；n_{L1} 和 n_{L2} 质控水平 1、2 的测量数。

也可以使用相对标准差（RSD）即变异系数计算期间精密度（u_{Rw}）：

$$u_{Rw} = \sqrt{\frac{RSD_{L1}^2 \times (n_{L1}-1) + RSD_{L2}^2 \times (n_{L2}-1)}{n_{L1} + n_{L2} - 2}} \qquad （式 27\text{-}5）$$

如果实验室在一台仪器测量的某一个测量项目运行了 2 个水平以上的质控样品，可以通过以下公式合并计算期间精密度（u_{Rw}）：

$$u_{Rw} = \sqrt{\frac{SD_{L1}^2 \times (n_{L1}-1) + SD_{L2}^2 \times (n_{L2}-1) + \cdots + SD_k^2 \times (n_k-1)}{(n_{L1}-1) + (n_{L2}-1) + \cdots + (n_k-2)}} \qquad （式 27\text{-}6）$$

或 $$u_{Rw} = \sqrt{\frac{RSD_{L1}^2 \times (n_{L1}-1) + RSD_{L2}^2 \times (n_{L2}-1) + \cdots + RSD_k^2 \times (n_k-1)}{(n_{L1}-1) + (n_{L2}-1) + \cdots + (n_k-2)}} \qquad （式 27\text{-}7）$$

综合医疗机构的实验室由于工作量大，通常拥有多台测量系统，同一实验室测量相同的被测物尽量使用相同的测量系统。除了便于比对外，在同一时间内，通常测量同一批号室内质控品，就可以合并计算不确定度，具体见表 27-1。

表 27-1 多个相同测量系统不精密度引入测量不确定度分量计算

测量系统	A	B	C
质控数（n）	n_A	n_B	n_C
均值（$\bar{x}$）	$\bar{x}_A$	$\bar{x}_B$	$\bar{x}_C$
标准差（SD）	$u_{Rw}(A)$	$u_{Rw}(B)$	$u_{Rw}(C)$
计算均值	$\bar{x}(A,B,C) = (\bar{x}_A + \bar{x}_B + \bar{x}_C) \div 3$		
计算 3 个系统均值标准差	$SD(A,B,C) = \sqrt{\left[\sum (x-\bar{x})^2\right]/(n-1)}$		
计算 3 个系统均值的方差	$u^2(A,B,C) = SD^2(A,B,C)$		
合并平均不精密度方差	$u_{Rw}^2(A,B,C) = [u_{Rw}^2(A) + u_{Rw}^2(B) + u_{Rw}^2(C)]/3$		
合并各测量系统平均值的方差即由不精密度引入的总不确定度	$u(\text{pooled})^2 = u^2(A,B,C) + u_{Rw}^2(A,B,C)$		

五、终端用户校准品定值引入的不确定度（u_{CAL}）

临床实验室是终端用户校准品的使用者，常规测量程序校准品的值可以溯源到参考物质或参考测量程序的某种等级，此等级可以是最高等级如国际单位，也可能是溯源到较低等级的参考物质或参考测量程序，如厂家使用内部程序定值的校准品，其缺乏外部溯源性。但是，终端用户校准品不管溯源到国际单位还是较低等级的参考物质、厂家主校准品或测量程序，其所定的值都具有不确定度，该不确定度合成了可得到的最高等级参考物质引入的不确定度，并且生产厂家有责任提供给临床实验室。

由于校准品赋值的批间差异，IVD 医疗器械校准品批号变化可能系统地改变 IQC 平均值，导致宜包含在 u_{Rw} 中的总 MU 变大。一般来说，IVD 医疗器械校准品批号改变导致的人体样品结果变化与 IQC 值的变化相似。制造商提供的 u_{cal} 一般不包括校准品批间差异，因此在校准品批号改变前后获得的 IQC 值必须作为一个单独数据集来处理，以确保 u_{Rw} 的评定中包含校准品的批间差异。在某些情况下，一批校准品可用很长一段时间，测量程序的初始 u_{Rw} 评定值是在校准品批号没有变化的前提下根据所获的 IQC 数据计算出来的。在这种情况下，u_{Rw} 的值可能会被低估，在发生一个或多个校准品批号改变并出现人体样品结果漂移时宜进行修正。

确定被测量结果的医学用途非常重要，因为这有助于实验室制定目标测量不确定度，即最大允许测量不确定度。如果实验室评定的不确定度小于最大允许测量不确定度，偏倚满足临床需求，则不需要进行偏倚修正就能做出适当的医学判读。如果实验室评定的不确定度大于最大允许测量不确定度，偏倚不能满足临床需求，消除医学上显著的测量偏倚就非常重要，以确保医学判读得当，此时不确定度评价的来源就应包括校准偏倚引入的不确定度分量。

六、校正偏倚引入不确定度的评价（u_{bias}）

IVD 生产商有责任确保终端用户测量程序与适当的参考相比，具有较小的、医学上可接受的测量偏倚，实验室应积极参加适宜的室间质量评价计划（EQA）或测量参考物质，特别是具有互换性的有证参考物质，以便定期的监控测量偏倚。在缺乏适用的参考物质或参考测量程序时，评估正确度的偏倚是难以实现的。

如果持续性 EQA 监测表明具有医学显著性差异，IVD 生产商或研发了测量程序的实验室有责任立即采取校准活动。如果生产商不能纠正不可接受的偏倚，同时规章制度允许，实验室可以通过校准因子或使用校准品再定值方法处理该测量偏倚。偏倚改进难以完美，因为偏倚大小的评价具有不确定度。当实验室对医学显著性偏倚实施校准，在计算合成不确定度时应评价和计算校准引入的不确定度。

总体上说，临床医学实验室常用的偏倚校准不确定度评价主要有：分析参考物质，特别是有证参考物质；应用室间质量评价数据。

（1）使用参考物质（如具有互通性的有证参考物质）进行评价：有证参考物质一般均提供了靶值 x_{ref} 和不确定度（u_{ref}），同时实验室在重复性条件下连续测量多次，如测量 5 个批次，每批次测量 2 次，共 10 个结果 (n)，计算均值 $\bar{x}_{lab}$ 和标准差 SD，并计算重复测量条件下的不确定度 SD_{mean} 和偏倚不确定度（u_{bias}）

$$SD_{mean} = SD / \sqrt{n}$$

（式 27–8）

$$u_{bias} = \sqrt{u_{ref}^2 + \text{SD}_{mean}^2} \qquad （式 27-9）$$

若 $\left|x_{ref} - \bar{x}_{lab}\right| > 2u_{bias}$，则说明实验室存在显著性差异，合成标准不确定度按下列公式计算：

$$u_c = \sqrt{u_{cal}^2 + u_{bias}^2 + u_{Rw}^2} \qquad （式 27-10）$$

若 $\left|x_{ref} - \bar{x}_{lab}\right| \leqslant 2u_{bias}$，则说明实验室不存在显著性差异，合成标准不确定度按下列公式计算：

$$u_c = \sqrt{u_{cal}^2 + u_{Rw}^2} \qquad （式 27-11）$$

（2）使用室间质量评价数据：参加正确度或常规 PT 计划验证实验室测量结果的正确度是目前我国医学实验室最常用的方法。实验室应积极参加可以得到的室间质量评价计划，定期监控测量偏倚。

若室间质量评价结果合格，则使用式 27-11 计算合成不确定度。

若室间质量评价结果不合格，临床实验室应慎重选择。IVD 生产商有责任确保终端用户测量程序与适当的参考相比具有较小的、医学可接受的测量偏倚。如果 IVD 生产商无法纠正测量偏倚，并且法规允许，实验室可以应用修正因子或重新定值校准品来纠正这种测量偏倚。因为偏倚大小的评价具有不确定度，所以偏倚纠正并不完美，当实验室对医学显著性差异实施校正，实验室就应该评价并合成由校准引入的不确定度。

通过 PT 计划医学实验室参加能力比对试验每个项目常可得到下列参数：PT 组织者给出的公认值；每个实验室测量值及控制限；参加实验室数。依据这些数据计算测量不确定度的步骤如下：

第一步：分别按式 27-12、式 27-13 计算每次 PT 的偏倚量值和相对偏倚量值：

$$b_i = X_i - C_{cons,i} \qquad （式 27-12）$$

$$b_{irel} = \frac{(X_i - C_{cons,i})}{C_{cons,i}} \times 100 \qquad （式 27-13）$$

式中：

b_i—每次 PT 的偏倚量值；

b_{irel}—每次 PT 的相对偏倚量值；

X_i—实验室的测量值；

$C_{cons,i}$—每次 PT 的公认值。

注：由于每次 PT 的公认值很难一致，所以通常采用相对值进行计算。

第二步：分别按式 27-14、式 27-15 计算"方法和实验室偏倚"，即多次 PT 的偏倚量值和相对偏倚量值：

$$RMS(bias) = \sqrt{\frac{\sum_i^n b_i^2}{n}} \qquad （式 27-14）$$

$$RMS_{rel}(bias) = \sqrt{\frac{\sum_i^n b_{irel}^2}{n}} \qquad （式 27-15）$$

式中：

$RMS(bias)$—方法和实验室偏倚量值；

$RMS_{rel}(bias)$—方法和实验室相对偏倚量值；

n：PT 总测量次数。

第三步：按式 27-16 计算每次 PT 公认值的测量复现性引入的相对测量不确定度：

$$u_{rel}(cons, i) = \frac{RSD_R}{\sqrt{m}}$$ （式 27-16）

式中：

$U_{rel}(cons，i)$—每次 PT 公认值的测量复现性引入的相对测量不确定度；

RSD_R—每次 PT 的测量复现性；

m—参加每次 PT 的实验室数量。

第四步：按式 27-17 计算多次 PT 公认值的测量复现性引入的相对测量不确定度：

$$u_{rel}(C_{ref}) = \frac{\sum_{i=1}^{n} u_{rel(cons,i)}}{n}$$ （式 27-17）

第五步：按式 27-18 计算偏倚引入的相对测量不确定度分量：

$$u_{bias} = \sqrt{RMS_{rel}^2(bias) + u_{rel}^2(C_{ref})}$$ （式 27-18）

第六步：合成标准不确定度按公式 27-19 计算：

$$u_c = \sqrt{u_{cal}^2 + u_{bias}^2 + u_{Rw}^2}$$ （式 27-19）

七、合成标准不确定度的评定

标准不确定度的评价只考虑测量阶段的测量不确定度，测量前和测量后阶段通过标准程序使其减少到最小限度；测量的室内质量控制品与人血清表现相似。

若测量参考物质实验室结果与参考值差异不显著或参加 EQA 合格，合成不确定度按照公式 27-11 计算；若测量参考物质实验室结果与参考值有显著性差异或参加 EQA 不合格，并采取了校准活动，则合成不确定度按照公式 27-10 或式 27-19 计算。

合成标准不确定度评价典型流程见图 27-1：

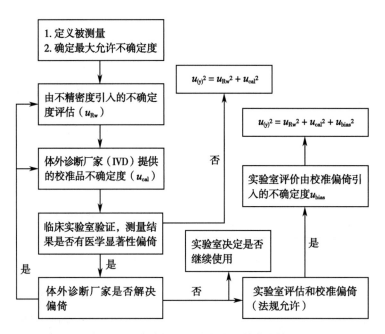

图 27-1 合成标准不确定度评价典型流程

八、扩展不确定度的评定

依据 GUM 原则，扩展不确定度 U 是由合成标准不确定度乘以包含因子得到，是使合理赋予被测量的值大部分包含于其中。在大多数情况下，包含因子 k 选择 2，相对应的置信水平约为 95%。

按式 27–30 计算扩展不确定度。

$$U = k \times u_c \qquad （式 27–20）$$

式中：

U—扩展不确定度；

k—包含因子；

u_c—合成标准不确定度。

注：在选择包含因子 k 的数值时，需要考虑很多问题，如所需的置信水平、对基本分布的了解、对于评估随机影响所用数量的了解等。医学实验室在报告扩展不确定度时大多采用 $k=2$，一般不采用 $k=3$。如输出量 Y 的赋值数据呈正态分布，实验室选择 $k=2$ 时，包含概率 $P=95.45\%$。如选择 $k=3$，相应的包含概率 $P=99.73\%$。

九、测量不确定度的报告

测量不确定度报告作为测量量值结果的重要内容应包含于测量结果的报告中，通常应包含以下 4 项主要信息：被测量的最佳估计值、扩展不确定度、计量单位以及相应的置信水平四部分内容。测量量值结果应与使用包含因子 $k=2$ 计算的扩展不确定度 U 一起给出。推荐采用以下方式：测量量值结果 ± 不确定度（$X \pm U$），单位，（$k=2$），其中扩展不确定度计算时使用包含因子 $k=2$，对应约 95% 的置信水平。

完整的测量量值结果报告除报告的基本内容外一般还应包括或者引用下列信息：明确说明被测量 Y 的定义；根据实验观察值及输入数据进行测量结果及其不确定度计算的方法描述；在计算和不确定度分析中使用的所有修正值的数值和来源；所有不确定度分量的清单，包括每一个分量是如何评价不确定度的完整文件。

此外测量数据和分析的表达方式应能在必要时容易的重复所有重要步骤并可重新计算结果。当需要详尽的报告包括中间输入数值时，报告还应给出每一个输入量的数值及其标准不确定度评定方法的描述；给出结果和输入量之间的关系式及其任何偏导数、协方差或用来说明相互影响的相关系数；给出每个输入量的标准不确定度的自由度评估值。

十、基于数值的定性结果不确定度评定

某些测量程序包含一个产生被测量值的测量步骤，并将其与临界值（cut-off value）比较，最终以文字形式报告结果。临界值作为判断特定疾病、状态或被测量存在或不存在的界限的数值或量值，测量结果高于临界值判断为阳性而低于临界值判断为阴性，测量结果接近临界值判断为非确定性。

例如，人体样品相对于校准品标尺的荧光产物形成率，用比值表示，以确定血清样品的乙型肝炎表面抗原是阳性还是阴性。为了评定该测量步骤的不精密度（u_{Rw}），按照介绍的报告定量结果的程序同样处理适当的 IQC 产生的输出数据。计算所得的扩展不确定度可用于描述阴性 / 阳性临界值的"灰区"，如阴性、可能阴性、可能阳性、阳性。在这些情况下，不需要评定接近决定限的测量

信号值以外的不确定度。

十一、实体计数的不确定度

实体计数是一种测量，因此，宜评定与实体计数相关的 MU，如血液单位体积中特定类型血细胞的数量浓度；每份样品中组织细胞的数量。

示例：如使用带计数室的显微镜对白细胞进行手动分类计数，那么对于总细胞数中占比较小（通常 < 10%）的细胞类型，其计数可能符合泊松分布而非高斯分布。在这种情况下，待计数的细胞随机分布在计数单元中，因此，假定特定细胞类型的每个计数在空间和时间上都是随机发生的，并且彼此之间没有相互作用，如发生凝集。对于泊松分布，计数的方差等于计数结果。因此，$SD = \sqrt{计数}$ 。

（王建兵　韩丽乔）

第二十八章
参考区间和临床决定限

为所开展的检验项目确定可靠的参考区间和临床决定限是医学实验室质量管理和实验室认可的基本要求。CNAS-CL02：2023 文件中明确规定"基于患者风险的考虑，实验室应制定基于其服务患者人群的生物参考区间和临床决定限，并记录其依据。应定期评审生物参考区间和临床决定限，并将任何改变告知用户。当检验或检验前方法发生改变时，实验室应评审其对相应参考区间和临床决定限的影响，并告知用户，适用时"。2010 年，美国临床和实验室标准化协会（CLSI）发布了《临床实验室如何定义、建立和验证参考区间 核准指南——第三版》（即 CLSI EP28-A3）。2022 年我国发布了 WS/T 402《临床实验室定量检验项目参考区间的制定》卫生行业标准，为参考区间的建立和应用提供了规范和依据。

第一节 相关概念和术语

一、标准简介

（一）CLSI EP28-A3 文件简介

CLSI EP28-A3《临床实验室如何定义、建立和验证参考区间 核准指南——第三版》文件是专为指导临床实验室、诊断仪器试剂制造商和临床检验工作者如何确定定量检验项目的参考值和参考区间而制定的。内容包括检验医学中建立可靠的参考区间所用的方法步骤和推荐程序，其目的是如何用最简便、最务实的方法去建立一个足够可靠和实用的参考区间。如果实验室规模太小或缺乏资源去建立参考区间，该指南也介绍了转移和验证参考区间的方法。

与前一版 C28-A2《临床实验室如何定义和确定参考区间 批准指南》相比，EP28-A3 文件更具有可操作性，主要体现在以下几个方面：

1．**多中心参考区间的建立** 如果被分析物的测量方法具有较好的溯源性，可以通过多中心参考区间研究，将不同分中心的数据整合在一起建立参考区间，从而减轻每个实验室收集 120 例参考个体的负担。

2．**Robust 统计方法** 引入 Robust 这一现代的统计学方法，当参考个体的数量受限时（最少为 20 例），也可以建立具有置信度的参考区间。

3．**参考区间的转移和验证** 目前越来越多的实验室使用商品试剂盒或检测系统，而生产厂商或其他实验室提供的参考值数据能否直接使用，需要临床实验室进行验证确认。本文件对此进行讨论并提供了切实可行的方法。

（二）WS/T 402—2022 文件简介

WS/T 402—2022《临床实验室检验项目定量参考区间的制定》由中国人民解放军空军军医大学附属第一医院、中国医科大学附属第一医院、复旦大学附属中山医院、北京医院/国家卫生健康委临床检验中心、四川大学华西医院、北京大学第三医院、广东省中医院、首都医科大学附属北京同仁医院起草制定。该标准代替 WS/T 402—2012《临床实验室检验项目参考区间的制定》，规定了临床实验室制定定量检验项目参考区间的技术要求及过程，主要包括：

1. 范围。
2. 规范性引用文件。
3. 术语和定义。
4. 概述。
5. 直接法建立参考区间。
6. 间接法建立参考区间。
7. 转移法获得参考区间。
8. 参考区间评估和验证。
9. 附录 A（资料性附录） 参考区间相关问题。
10. 附录 B（资料性附录） 参考个体调查问卷示例。
11. 附录 C（资料性附录） 采用嵌套进行分组分析的样例。
12. 附录 D（资料性附录） 变更参考区间注意事项。

二、参考区间及相关术语

下列术语是经 IFCC 中的参考值理论专家组（EPTRV）分会及国际血液学标准化委员会（ICSH）提出并得到世界卫生组织（WHO）和全世界其他组织的广泛认可。

1. 观测值（observed value） 通过观测或者测量受试者某样品而获得的值。临床可用该值来与参考值，参考范围，参考限或参考区间相比较。

2. 参考个体（reference individual） 依据临床对某个检验项目的使用要求确定选择原则，以此选择检测参考值的个体。注意：确定该个体的健康状态非常重要。

以下术语在本指南中被用于选择参考个体：

（1）推测法（a priori sampling）：在收集标本之前应用标准。

（2）归纳法（a posteriori sampling）：在收集标本之后应用标准。

3. 参考区间（reference interval） 参考区间就是介于参考上限和参考下限之间的值，包括参考上限和参考下限。如空腹血糖的参考下限是 3.6mmol/L，参考上限是 6.1mmol/L，则参考区间是 3.6～6.1mmol/L。在某些情况下可能只有一个参考上限，若该限为"x"，则相应的参考区间为 0～x。

以下术语在本指南中被应用于参考区间的相关定义：

（1）定义参考区间：详细描述参考区间的特性（例如：18～65 周岁之间健康男性和女性的 95% 中心区间）。

（2）建立（决定）参考区间：建立一个参考区间的过程，包括以下步骤：从选择参考个体，到分析方法的具体细节，以及对结果做出结论和分析等。

（3）转移参考区间：将一个已经建立的参考区间改变成适应新分析方法或者新地点的流程。

（4）验证参考区间：使用相对较小标本量的参考个体（如 20 例标本），合理的置信度，将别处建立的参考区间或者其他研究的参考区间转移应用于本地的流程。

4．**参考限（reference limit）** 依据所有参考值的分布特性以及临床使用要求，选择合适的统计方法进行归纳分析后确定的限值，包括参考上限和参考下限。参考值的一部分小于或等于参考下限，一部分大于或等于参考上限。参考限是用来描述参考值和区别其他类型的决定水平。

5．**参考群体（reference population）** 所有参考个体的总和。注意：参考群体中的参考个体数量通常未知，因此它是一个假设的实体。

6．**参考值（reference value）** 通过观测或者测量某种特殊类型一定数量的参考个体而获得的值或测量结果。注意：参考值由参考样品组获得。

三、各术语的区别和联系

"正常值""正常范围""参考范围""参考值"，这几个概念过去常被称为"正常值"。"正常"即健康，若观察值不在参考区间内，亦即受检者为病态或不健康，亦即"不正常"。但健康只是相对的，事实上很难判断谁是健康或正常，因此，"正常值"和"正常范围"概念不清，现已弃去不用。

参考值是通过对参考样品组中参考个体的观察或测量获得的所有值。出于不同的目的，参考值可以从健康状况良好的个体获得，也可以在其他的生理状况或病理情况下获得。无论何种情况，参考值就是允许我们将观测到的数据和取自被确定好的观察对象总体的参考数据进行比较，这种比较是基于观察值的意义和受检对象的状况作出医疗决定的一部分。参考范围即参考值组的整个范围，以实际的最小和最大测定值的一组值为界限，而参考区间通常介于确定的百分位数的参考限之间，是通过适当的统计学方法计算得出的参考范围的一部分。显然参考区间与参考范围明显不同，两者不能混淆。

上述术语之间的关系可用图 28-1 来表示。

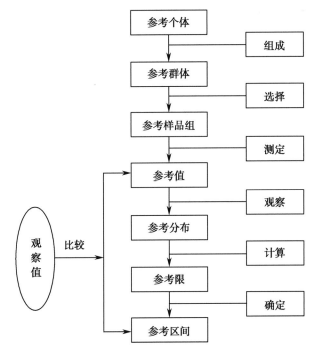

图 28-1　各术语之间的关系

第二节 参考区间的建立

一、建立参考区间的步骤

（一）新的分析物或新的分析方法

为一个新的分析物建立参考值，或以前已检测过的分析物的一个新方法建立参考值，必须按照以下程序进行。

1. 查阅文献，列出该项目的生物变异和分析干扰因素，供选择参考个体时用。

2. 建立选择、排除和分组标准，并设计一个适当的调查表，该调查表能在潜在的参考个体中显示这些标准。

3. 为参考区间研究的参与者编制适当的书面知情同意书，参考个体完成调查表。

4. 基于调查表和其他健康评价结果对潜在的参考个体进行分类。

5. 依排除标准或其他指示缺乏良好健康状况的评价从参考样品组中排除不符合要求的候选对象。

6. 设定可信限，确定合适的参考个体数。

7. 将样品采集前和采集时对受检者的要求详细告诉各个受检参考个体，做好采样前的各项准备工作。

8. 正确收集和处理标本，处理方式须与为患者进行的实际常规操作一致。

9. 在良好的控制条件下，用事先指定的方法对处理好的样品进行检测，获得参考值结果。

10. 检查参考值数据，绘制直方图，了解数据的分布特征。

11. 检查有无明显的误差或离群值，若有，按事先约定的原则，剔除不符合要求的数据，再补上必需的数据。

12. 分析参考值，如选择一种评估方法，估计参考限和参考区间（如果合适，可对参考区间进行分组）。

13. 记录以上所有步骤和程序，并归档保存。

上述程序与选择参考个体和确定参考值的推测法一致。实际操作过程中，当期望检查的候选参考个体组是健康时，完成调查表和收集样品常同步进行。一旦发现有排除情形时，该个体的分析测量立即被取消。

有时采用归纳法可能更有用甚至是必需的。这一方法可充分利用从医学检查或其他参考值研究中获得的测量值。同样，采用归纳法确定参考值也要考虑包括某些特定的个体及其代表性。然而，归纳法确定参考值是在测量完成之后进行，而不是测量前。

（二）已检测过的分析物

在合适的情形下，实验室基于其他实验室或厂商先前建立的、有效的参考值研究中转移参考区间是可以接受的，而不需要进行新的全程研究。但是必须注意到，只有待测试的群体和整个方法学（包括从测试个体的准备到分析测量）均是相同的或具有可比性，转移才能被认可和接受。不同检测系统或方法的可比性可使用 CLSI EP9 文件《利用患者样品进行方法学比对和偏倚评估》验证确认。参考区间的转移和验证可采用简单的参考值研究程序来验证它的有效性。

二、多中心参考区间研究

如果检测方法可比，那么由每个实验室去决定自己的参考区间是假设参考人群之间存在差异。事实上有部分检测项目存在人群之间的差异，如血清肌酐浓度或者某些特异性蛋白等。但是对大部分被分析物而言，很少有数据表明在不同人群之间存在差异。因而通过多中心的努力形成统一的参考区间研究是可行的。为了实施一个多中心的参考区间研究，必须满足以下标准：

1．采用推测法选择参考主体 参与分中心的数量，募集个体的数目，应当满足按年龄、性别和种族分组的要求。

2．明确定义分析前阶段。

3．证明检验结果的溯源性和实验室之间的标准化 理想的操作是使用两个或者两个以上经参考方法赋值的参考物质（冻存的标本）。这一点非常关键，因为它保证了结果可以溯源至更高级别的参考区间，从而在世界范围内都被承认。

4．定义明确的质控规则 以此为依据接受或者拒绝每个实验室的分析数据。

实验数据能够体现不同人群之间的差异，如果观测到组间差异没有统计学意义，就可以合并所有数据。如果人群之间存在这些差异，那么差异必须记录在案。

一旦多中心参考区间被建立以后，每个独立实验室只需要验证参考区间。

三、参考个体的选择

对候选参考个体的健康状况进行评估，可能要进行多种检查，包括病史调查、体格检查和 / 或某些实验室检测。作为参考区间研究的健康标准应该描述清楚并记录保存，以便能对纳入的参考个体所处的健康状态进行评估，至少对每个参考个体的健康状态建立并维持一个评估调查表。

（一）参考个体的选择方法

从参考总体中选择参考个体可采用直接采样技术和间接采样技术两种方法。直接采样技术是比较受推崇的方法，通过定义明确的标准从参考人群中选出参考个体。如果在收集标本和分析之前应用这些标准，则称之为"推测法"。如果在收集标本以后应用标准，则称之为"归纳法"。

然而在某些情况下（如小儿科），直接采样技术是很难实施的。此时一些科学家建议使用间接采样技术，应用统计学方法对数据库中的数值进行分析。但是这种方法不能作为建立参考区间的首选方法。

1．直接采样技术 推测法适用于已经有较好的研究基础并建立了完善的实验室检测程序的项目，该法的主要步骤和特点是：①在选择参考个体前建立好排除和分组标准；②查阅文献，了解该检测方法生物学变异的来源，为制定排除和分组标准奠定基础；③编制调查表，把某些候选个体排除在采样外，已选择的候选个体被分入相应的组别；④参考个体数必须是在统计学意义上有效的足够数量；⑤所有过程均发生在血液标本采集前。

2．间接采样技术 间接采样技术不是 IFCC 推荐的首选方式，因为该技术的研究对象不是参考个体，而是检测结果。通常是用统计学的方法，从以其他目的建立的数据库（例如，实验室信息系统）中获得实验所需数据去估算参考区间。只有在很难从健康人群收集标本时才使用这种方法（如小儿科）。虽然这种方法相对比较简单而且费用较低，研究人员必须特别小心，尽量不要纳入数据库中非健康个体的数据。

间接采样技术是基于以下假设，即住院或者门诊患者，其大部分的检测结果都有可能呈现"正常"状态，并通过观察证实。因而可以应用某些方法排除非健康个体的数值，也可用统计学方法从医院数据库中分析得出参考区间。但是这种方法也许更加适用于相对健康的人群，如志愿献血者、体检人员等。

（二）选择标准和排除标准

选择参考个体时应按照项目的临床使用要求设计排除标准，排除标准应尽可能地详细而明确，将非参考个体排除在参考样品组之外。不同的参考值研究可能有不同的排除标准，表 28-1 中所列内容必须予以充分重视并严格控制。

表 28-1　设计排除标准时需考虑的因素

排除因素	排除因素
饮酒	近期患病
吸烟	哺乳期
献血者	肥胖
血压不正常	特殊职业
药物滥用	口服避孕药
正在用药（处方药或非处方药）	吸毒
某些环境因素	妊娠期
空腹或非空腹	近期手术
遗传易感因素	近期接受输血
正在住院或近期住院	滥用维生素

（三）参考值的分组

在选择参考个体时，应考虑是否有必要分组。分组时最常考虑的按年龄和性别分组。此外，表 28-2 所列各项内容也应充分考虑。

表 28-2　分组时需要考虑的因素

分组因素	分组因素
年龄	采样时的体位
血型	民族或种族
昼夜变化	性别
饮食习惯	月经周期
运动	妊娠期的不同阶段
空腹或非空腹	血统背景
地区差异	吸烟

注意：某项研究中的排除标准可能是另一研究的分组标准，典型的例子就是妊娠因素。当某实验室将普通人群作为研究对象时，要把妊娠妇女排除在参考个体之外；然而，如果是一个专门进行产科学研究的实验室，就要选择妊娠妇女按妊娠期每 3 个月分组研究。

（四）样品调查表

设计良好的调查表是执行排除和分组标准的有效方法之一。调查表涉及的信息和结果应当保密，注意保护参考个体的隐私。问卷调查必须包含姓名、住址和联系电话，当结果异常时方便课题组联系参考个体。当然实验室应该建立合适的医学评估和保密性告知机制。有时采用匿名调查表，可以更好地获得某个必需的数据，此时实验室要有一套编号系统区分参考个体。

调查表应简便而非命令式，问题最好用"是"或"否"来回答，简单且不需要解释。调查表可以结合一些简单的检查，如血压、身高和体重等，也可以结合基本的询问，如适当的询问他们的健康状态，问询不能太专业化，应选用一些常识问题进行评估。

（五）知情同意书

实验室应及时地获得每个参考个体的书面知情同意书。该同意书应该清楚地表达实验室全体人员均有权获得样品，并有权使用有关的实验室检测数据和调查表信息来确定参考区间。调查表和知情同意书常同时进行。调查表、知情同意书和此研究本身的性质等，必须经过本机构内部的学术委员会或伦理委员会审查通过。

四、分析前和分析中的影响因素

从参考群体中获得的分析结果，一定要反映所有能影响检验结果的分析前和分析中的因素。因此，所有分析前影响因素，包括被测试者的准备，样品采集和处理，分析的方法和仪器等条件必须认真进行规定，而且保证不管是在为患者服务还是研究参考个体时均被同等实施。

一般来说，分析前影响因素主要包括生物学因素和方法学因素两种。生物学因素又包括代谢性和血流动力学两个方面的原因。必须考虑到从体育锻炼到静脉穿刺过程中可能造成的细胞破坏，排除使用诱导酶活性改变药物的受试者。分析前方法学因素涉及到样品的收集和处理。需要考虑的因素包括标本采集技术，是否添加抗凝剂或促凝剂，以及采血管的采血次序等。

同一检验项目，采用不同的方法、不同的仪器或不同的检测系统进行检验，必须使用适当的程序来验证检验结果的可比性（参见 EP9 文件）。如果检验结果不可比就必须建立不同方法、不同仪器、不同检测系统的参考区间，特别是差异具有明显临床意义的数值类结果。

（一）分析前受试者的准备

参考个体的选择必须严格控制许多因素。表 28-3 归纳了必须引起注意的有关受试者采样前准备的重要因素。通常标准状态的设定是根据生物学变异对分析物的影响程度来确定。受试者准备不充分或偏离标准状态可能会导致结果不准确或数据的偏离。

表 28-3　分析前影响因素

受试者	样品采集	样品处理
采样前进食	采样时的环境	样品
空腹与非空腹	时间	样品凝固状态

续表

受试者	样品采集	样品处理
药物、戒酒	体位	血清或血浆的分离
服用保健药物	样品类型	样品储存
取样时间和生物节律相关	采样部位	分析前预处理
体育锻炼	血流因素	
采集前休息时间	采样设备	
紧张	采样技术	
	止血带压迫时间	

运动和采样过程中的体位变化均能改变检验结果。比较住院患者和门诊患者的检验结果，就会发现体位的变化对检验结果有较大影响，故经常要为某些检验项目建立几种参考区间。另外，还有一些采样前能影响分析物浓度的因素必须加以考虑，如分析物的生理周期性波动，季节的影响和种族背景等。但上述诸多因素均能够通过适当的排除标准消除。

（二）样品的采集、处理和储存

实验室应编制临床标本采集手册，正确指导临床进行样品采集、处理和储存，以便临床医师能适当地利用参考区间合理解释检验结果。

（三）分析方法的性能

在进行参考区间研究前，应对分析方法的性能进行验证或评价。评价内容包括不准确度、不精密度、最低检测限、线性范围、回收率和影响因素等。其他要考虑的因素包括使用的仪器设备、试剂、实验用水、校准品和计算方法。如果使用同一型号分析仪器的重复测量，在建立参考区间时还要考虑批间差、技术人员产生的变异以及仪器之间的变异。以上所有因素应在分析系统中描述清楚。

检验结果的可靠性非常重要。无论是建立参考区间，还是日常患者标本的检验，都必须用控制品进行常规质量控制。这不仅可以监控整个分析操作过程，也能确保长期检测结果的一致性（参见 CLSI C24 文件《定量检测的统计学质量控制：原理和定义》）。最好在数天内对样品进行检测，收集数据。因为由此获得的结果能更好地代表各分析批间的平均变异。此外，还需要对样品中天然组分所产生的干扰进行评价。

五、参考值的统计学处理

（一）参考限的确定

参考区间是指参考上限和参考下限之间的所有数据。常选择参考值数据 95% 的分布范围表示参考区间。对于大多数检验项目参考区间即 2.5% ~ 97.5% 位数所在的区间。某些情况下只有一个参考限有意义，通常使用参考上限即 97.5% 位数的值。依据参考值的分布特性及临床使用要求，常用参数法和非参数法来决定参考限。

（二）确定参考值的方法

建立可靠的参考区间首要考虑的问题是，选择适合的参考个体，收集足够数量的参考值，减少分析前的错误，最后用统计学的方法从观测数据中评估参考区间。通常有以下三种计算研究数据参考区间的方法：

1．**参数法**　参数法假定参考观测值是遵循高斯（即"正态"）分布的。因为多数分析物的参考值不遵循高斯排列，故使用参数方法时需要将这些参考值进行数据转换（如对数形式，幂形式等），即将它们"正态化"。若数据呈正态分布，或者采用两步转换法进行数据转换后亦呈正态分布，可按参数法，用 mean（均数）±2SD（标准差）表示中心 95% 数据分布范围。

2．**非参数法**　如果一个实验室在统计学或者计算机应用方面能够获得的支援较少，那么在建立参考区间时简单的非参数方法仍然是一种推荐的方法。非参数的方法不需要利用特别的数学表格来评估被观测参考值的可能性分布。通常剔除最低和最高的 2.5% 观测值，即可确定中心 95% 区域的数据分布范围。

3．**Robust 方法**　非参数方法要求至少有 120 个标本用于统计分析。当标本量较小的时候，Horn 等人提出了一种可以计算参考区间域值的稳健的非参数方法，即 Robust 统计方法。Robust 方法被认为是参数和非参数方法之间的一个折中方法，具有以下特点：①无需像非参数方法那样需要大标本量；②无需要求数据进行正态转化；③而且由于它的方法学特性，还能有效对抗离群（或异常值）结果的影响；④由 Robust 方法得到的参考区间更加保守，即使是小样品（n=20～60）计算的参考区间，也能保证其上下限有较高的置信度。

Robust 方法是一个双权方程，其计算方式比较复杂，需要计算机辅助。用 Robust 方法计算参考区间包含了一个重复的过程。首先通过中位值估算初始位置（中心），通过中位数绝对偏差（MAD）估算起始范围（分布）。在每次重复的过程中，代表最新中位趋势估算的 T_{bi} 被重新计算，直到连续计算值的变化可以忽略。

（三）参考值的最小数量

理论上，使用非参数的方法，至少要获得 n=（100/P）–1 的观测例数，才能区分两种分布的百分位数（即 P%）。以此类推，95% 参考区间（P=2.5）的最低样品数：n=（100/P）–1=（100/2.5）–1=39。此时参考样品组的两个极端观察值将是参考总体第 2.5 个百分位数和 97.5 个百分位数的估计值，这显然不合适。为确保参考值数据的可靠性，文件建议至少需要 120 个参考值数据。若需要分组统计，则每个组也应有 120 个数据。这样才可能估计出参考上限和下限 90% 的可信区间。若估计 95% 的分布区间上限和下限 95% 的可信区间，则需要 153 个参考值数据；若估计参考限 99% 的可信区间，则需要 198 个参考值数据。对于严重偏态分布的结果，参考值数量可以高达 700 个。

在实际工作中，120 例是推荐的最小标本量。建立每个参考区间时，倘若有异常值或离群值需要剔除，一定要注意及时选择新的参考个体进行补充，直到能获得至少 120 个可接受的参考值。而且，假如要确立分组（如不同性别组或不同年龄段组）的参考区间，每个组别的推荐参考个体数目至少也是 120 例。

Robust 方法并没有指出所需要的最小测试数。由于小标本量的统计学不确定度会导致参考区间参考限的可信区间变宽，因此条件允许时应当收集尽可能多的标本用于计算参考区间，可以相应地降低不确定度，使结果更加可信。

（四）参考值分组

在实际处理和分析候选参考个体的标本之前，均应当考虑分组。但参考值是否需要分组，主要依据临床意义和该项目的生理变异，并须做 z 检验，以确定分组后的均值间差异有无统计学意义。

一般认为，只要两组间均值的差异在 5% 或 1% 的概率水平具有统计学意义，那么每个组别就应该保持各自的参考区间。然而，不同组别间的差异，无论有无临床意义，只要样品量足够大，都可能具有统计学意义。因此，有人建议，当组别间均值的差异超过总参考个体 95% 参考区间的 1/4 才需要进行分组。相反，IFCC 专家组的部分成员研究显示，两组间均值的较小差异即可导致每一组高于参考上限和低于参考下限的比例与 2.5% 明显不同。提示将两组作为一个总体获得的数值，可导致各组的敏感性和特异性发生改变，从而严重影响诊断过程中部分检验结果的解释。此外，如果两组别间均值相同，但标准差之比大于或等于 1.5，每个组别也应该保持各自的参考区间。

将原 120 个参考值数据分为两组（如按性别或两个年龄段），每组最好接近 60 例，按下式求 z 值，比较两组间均值的差异有无统计学意义。

$$z = \frac{\bar{x}_1 - \bar{x}_2}{\sqrt{\dfrac{s_1^2}{n_1} + \dfrac{s_2^2}{n_2}}} \qquad （式 28-1）$$

式中，$\bar{x}_1$ 和 $\bar{x}_2$ 分别为两组各自的均值，s_1 和 s_2 分别为两组各自的标准差，n_1 和 n_2 为两组各自的的参考值个数。

假定每组至少 60 个参考值，z- 检验实质上是一个非参数检验，原始数据无论是否为正态分布均适用。然而，如果原始数据分布严重不对称，通过一个简单的转换（如对数转换），产生一个接近正态分布的数据，然后进行 z- 检验。

统计的 z 数值必须与"临界值"进行比较。"临界值" z^* 的计算公式如下：

$$z^* = 3\sqrt{\frac{n_{均数}}{120}} = 3\sqrt{\frac{n_1 + n_2}{240}} \qquad （式 28-2）$$

此外，如果标准差 s_2 较大，应检查它是否大于 1.5 倍的 s_1 或 $s_2 / (s_2 - s_1)$ 是否小于 3。

例如：假设在收集样品的第一个阶段末期，每一组的参考值个数为 60。那么，如果计算得出的 z 值超过 $z^* = 3\sqrt{60/120} = 2.12$，或如果较大的标准差超出 1.5 倍较小的标准差，那么每组应继续抽样，参考个体扩大到 120 个。重复进行 z- 检验和标准差的比较，如果此时每组平均参考个体数是 120，则 $z^*=3$。如果每组平均参考个体数超过 120，检验统计量 z 的临床界值将大于 $z^*=3$。例如，如果每组平均参考个体数是 500，临界值 $z^*=6.12$。此时，如果 z 值超过 z^*，或者较大标准差超过较小标准差的 1.5 倍，那么无论 z 值是多少，均假定两组参考区间的差别有临床实际意义，必须计算每组的参考区间。如果上述情况不存在，那么只需计算两组参考个体总的参考区间。

对于三个或更多组别均值的比较，推荐使用方差分析（ANOVA）进行统计处理。但所有组别均值间的统计学差异，事实上都取决于两组间均值的差异或一个组与其余组均值间的差异。因此方差分析的 F- 检验须同时进行均数间的两两比较（如 Tukey 检验），这样可以保证所有这些检验在 0.05 的概率水平下，保持较高的检出真实差异的概率。但是必须注意，任何两均值间的差异具有统计学意义就必须用更严格的 z 检验重新进行检验。

（五）离群值的识别和处理

在估计参考限时，一个重要的假说就是被测量的参考值均来自于"同质的"样品，也就是说所有的参考值均来自于同样的分布概率之下。也许所有的参考值均能满足这种"同质的"条件，但总会有一两个数据的分布概率不同于大多数结果而显示异质性。不过，这些"偏倚"的值常位于其测量结果的范围之外，很容易被确认为"离群值"而引起注意。

因此，在分析收集到的参考区间的相关数据时，第一步就是将数据的频率分布可视化，然后应用统计学方法剔除离群值。

1. Dixon 法　数据中的疑似离群点，可通过 1/3 规则进行判断，即将疑似离群点和其相邻点的差值 D 和数据全距 R 相除，求 D/R 比值，D/R=1/3 为临界值，若 D/R ≥ 1/3 则该疑似离群点为离群值，应予删除。若有两个或两个以上的疑似离群点，可以将较小的疑似离群点作上述处理，若 D/R ≥ 1/3，则均为离群值，全部删除；若 D/R < 1/3，则保留所有数据。若有离群点被剔除，应补充至 120 个数据。

2. Tukey 法　Tukey 提出了另一种检测离群值的方法（1977）。该方法首先计算出四分位数间距（IQR）：为上四分位数 Q3（第 75 百分位数）与下四分位数 Q1（第 25 百分位数）之差。然后分别计算下限和上限：下限 =Q1−1.5×IQR，上限 =Q3+1.5×IQR。任何高于上限或低于下限的数据被视为离群值，被剔除掉。

判断离群值的方式除了上述的两种以外，也有人使用均值 ±3*SD* 的方式判断离群值，这种判断方式的前提也是数据必须呈正态分布。

（六）参考限的可信区间

参考个体是从某些特定的人群中抽样，理论上总体中的每个成员均有相同的机会被抽中。事实上，从一个参考总体中，每次抽取参考个体组成不同的参考样品组，其参考限不可能完全一样，因此应估计参考限的可信区间。参考限的可信区间就是参考限值的可能分布范围，通常选择置信水平为 90% 或 95% 时参考限值的分布宽度。增加参考个体的样品含量可提高参考区间估计的精度。

1. 非参数方法建立的可信区间　非参数法的可信区间可通过与某些秩和相关的观测值来决定。

2. 用 Robust 方法建立的参考区间的可信区间　用 Robust 流程建立的参考限的置信度不能通过简单的公式或者用统计学的表格加以计算。相反，它是通过自助抽样法（bootstrap sampling method）来计算相应的可信区间。如果原始数据是由 n 个观测值组成的，那么重新取样是对原始数据进行有放回的抽样。在这种情况下某些观测值可能被抽取多次，而有些观测值可能从未被抽取。利用这些"伪"样品，可以通过前节所述的流程建立 Robust 参考区间限。通过多次重复，产生了多个参考下限。将这些参考下限按从小到大的顺序排序，第 5 和第 95 个百分点形成了参考区间下限的 90% 可信区间。同样通过此方法也可以创建参考区间上限的可信区间。

第三节　参考区间的转移

确定一个可靠的参考区间非常重要，但需要投入大量的人力物力，费用昂贵。通过一些经济、简便的验证程序，把一个实验室已建立的参考区间转移到另一个实验室是一个非常有用的方法。因此，临床实验室越来越多地依赖其他实验室或诊断试剂生产商建立或提供的参考值数据。

一、转移参考区间需满足的条件

要把这些参考值数据转移到用户实验室必须满足某些必要条件方可接受。这些条件因不同的情况而定，主要包括以下内容：分析系统的可比性、受试人群的可比性。

二、分析系统的可比性

如果已经存在目前使用的检测系统检验服务对象某一项目适当的参考区间，那么在同一实验室内，改变检测系统的组成（方法或仪器）后，参考区间的转移就成为两个检测系统的可比性的问题，可按照 CLSI EP9 文件利用患者标本进行方法比对和偏倚评估。一般来说，如果上面提及的检测系统具有类似的不精密度和已知的干扰，使用相同的标准品或校准品，报告单位相同，在不同的检测系统进行检验，若测定结果的绝对值具有可接受的可比性，那么参考区间可以转移给新的或更改组成后的检测系统。但是，若可比性不能用 CLSI EP9 文件得到验证，则实验室必须进行新的参考区间研究。

三、受试人群的可比性

如果临床实验室使用的检测系统与其他实验室或诊断试剂生产商的检测系统相同或具有可接受的可比性，希望把他们已经建立的参考区间转移到实验室，这种情况就要看检验服务对象或人群的可比性。此外，参考值研究的分析前因素也必须可比，如参考个体的分析前准备、标本采集和处理程序等。临床实验室进行这一类型参考区间的转移日益普遍。可以利用下节介绍的方法验证参考区间。

以下是用转移的方法决定参考区间的一些重要说明：

1. 应该严格依照 CLSI EP9 文件的流程对方法进行比较。标本的浓度尽可能在分析测量范围内均匀分布。

2. 当使用线性回归时，比较截距与参考区间的数据范围是非常关键的。如果截距跟参考区间相比数据相对较大，那么表明不适合用转移的方法来建立参考区间，而是应当募集参考个体重新建立参考区间。

3. 线性回归并不是在所有情形下都是最佳的或者合适的方法来比较两组数据。例如，钠的数值范围很窄且呈离散分布。此时可以用平均值之间的差异修正两种方法的偏倚，并且定义参考区间。

实验室在转移参考区间时，建议用少量标本（大约 20 例）来验证参考区间。

第四节 参考区间的验证

相同或具有可比性的分析系统之间参考区间的转移，主要通过以下三种方法来评估其可接受性：主观评定；小样品参考个体的验证（大约为 20 例）；大样品参考个体的验证（≤ 120 例，即实施一个标准的参考区间研究所需的标本量）。

一、主观评定

此方法是通过认真审查原始参考值研究的有关因素来主观地评价转移的可接受性。要做到这些，参考总体中所有参考个体的地区分布和人口统计学情况都必须有适当的描述，相关资料亦可用于评审。分析前和分析过程中的有关细节、分析方法的性能、所有的参考值数据以及评估参考区间的方法等都必须加以说明。如果实验室工作人员要参与某些因素的判断，这些因素在接收实验室和检验服务对象必须保持一致。那么，除上述所有考虑的因素需要文件化外，接收参考区间的实验室无需做任何验证研究参考区间即可转移。

二、小样品参考个体的验证

另一种情况是，用户或接收实验室希望或被要求验证试剂厂商或其他实验室报道的参考区间。接收实验室在检验服务的总体中抽出 20 个参考个体，比较小样品参考值和原始参考值之间的可比性。需要指出的是，接收实验室的操作必须和原始参考值研究的分析前和分析中各因素的控制保持一致。如果接收实验室和原始参考值研究的检验服务对象在地理分布或者人口统计学上存在导致参考区间差异的明显不同，参考区间的转移就毫无意义。

对于转移验证研究，参考个体的选择和参考值的获得必须和厂商或提供参考区间的实验室制定的方案保持一致。20 个参考个体应合理地代表接收实验室选择的健康总体，并且满足其排除和分组标准。依照标准操作规程检测标本，检测结果用 Reed/Dixon 或者 Tukey 规则进行离群值检验。发现离群值均应弃用，并用新的参考个体代替，以确保 20 例测试结果不含离群值。

如果 20 例参考个体中不超过 2 例（或 10% 的结果）的观测值在原始报告的参考限之外，厂商或提供参考区间的实验室报告的 95% 参考区间可以接收。若 3 例以上超出界限，再选择 20 个参考个体进行验证，若少于或等于 2 个观测值超过原始参考限，厂商或提供参考区间的实验室报告的参考区间可以接收。若又有 3 个超出参考限，用户就应该重新检查一下所用的分析程序，考虑两个样品总体生物学特征上可能存在差异，并且考虑是否按照大规模研究指南建立自己的参考区间。

如果能从分析生产厂商或者其他实验室得到参考个体的所有数据，那么也可以采用其他比二项式公式更有效的统计学方法，如曼 – 惠特尼 U 检验（Mann-Whitney U test）、Siegel-Tukey 检验和柯斯二氏检验（Kolmogorov Smirnov test）等。这些统计学方法能够分辨两组数据的位置（均值）和传播（分布）等多方面的变量，更有利于数据之间的可比性分析。

三、大样品参考个体的验证

有些时候实验室希望通过一个更加大规模的参考区间转移研究来分析一些对本地的临床解释起到决定性关键作用的分析物。在这种情形下，也可以通过检验稍微多一点（大约 60 例）的接收实验室自己的受试者总体中抽出的参考个体，探讨这些参考值和转移的原始相对较大样品群体的参考值之间的可比性。这里照样要指出的是，接收实验室的操作必须和控制原始参考值研究的分析前和分析中各因素的措施保持一致。如果两组研究对象存在会导致参考区间差异的地理区域或者人口统计学意义上实质性不同，参考区间转移也毫无意义。

按照前面所介绍的方法选择参考个体、获得参考值，在采取适当的数据检验和剔除离群值之后，要进行两组参考值之间的比较。参考值比较可以按照前节介绍的参考值分组的流程来进行，通过 Z 检验来判断数值之间是否有统计学差异。如果结果表明无明显差异（分组区别），那么参考区间可以转移，否则需进一步采用全规模的参考区间的研究进行比较。

第五节 临床决定限

由于生物学变异和分析变异以及"健康"与疾病组间数据交叉重叠等种种因素，临床上不能简单地依靠参考区间作出正常或异常的判断。为弥补参考区间的不足，Bernett 于 1986 年首次提出了"医学决定水平"的概念，也称之为"临床决定限"。

一、临床决定限

临床决定限指在疑似患者或确诊患者人群中，当某一检测指标测量值高于或低于特定"阈值"时，可以对特定疾病进行明确诊断，或对某些疾病进行分级，或对预后作出估计。以提示医生在临床上应采取何种处理方式，如进一步进行某一方面的检查，或决定采取某种治疗措施等。

对于特定的实验室检测项目，其临床决定限可能有多个，因为不同的临床决策需要相应的临床决定限。

二、临床决定限的制定的方法学流程

制定临床决定限的方法学流程不同于参考区间，是由临床及实验诊断专家依据循证医学证据，在充分流行病学调查研究的基础上，根据某种特定疾病的检验指标变化特点而制定出来的共识，即经过专家充分论证而制定的用于排除或确定或提出某一种临床情况的限值。

例如：一项基于社区的前瞻性队列研究从美国 4 个社区共招募 15 792 例未患糖尿病的中年成人，1987—1989 年完成基线调查；之后每 3 年进行一次随访，1990—1992 年有 14 348 例参与者完成了第 2 次随访，此次随访中测量了糖化血红蛋白。排除第 1 次及第 2 次随访期间有糖尿病与心血管疾病诊断记录的人，最终纳入 11 092 例进行统计分析。将数据进行统计分析发现基线时糖化血红蛋白水平与糖尿病和心血管发病存在关联，患者糖化血红蛋白浓度越高，糖尿病及冠心病的发生风险越高（表 28-4）。

表 28-4 糖化血红蛋白与临床患病的相关性

	糖化血红蛋白值	糖尿病风险比（95% CI）	冠心病风险比（95% CI）
1	< 5.0%	0.52（0.40，0.69）	0.96（0.74，1.24）
2	5.0% ~ 5.5%	1.00（对照）	1.00（对照）
3	5.5% ~ 6.0%	1.86（1.67，2.08）	1.23（1.07，1.41）
4	6.0% ~ 6.5%	4.48（3.92，5.13）	1.78（1.48，2.15）
5	≥ 6.5%	16.47（14.22，19.08）	1.95（1.53，2.48）

以此为基础，美国糖尿病协会糖尿病诊断标准中的糖化血红蛋白临床决定限为：< 5.7% 为健康，5.7% ~ 6.5% 诊断为糖尿病前期，≥ 6.5% 诊断为糖尿病。

三、临床决定限与生物参考区间的区别

临床决定限与参考值的区别在于，参考值来源于大量的健康人群中有关实验测定数据，并根据健康人群中不同年龄、性别分别进行统计分析，得到了绝大多数人群中数据的分布范围，并以此确

定参考区间。而临床决定限是来源于大量的临床患者数据的观察和积累，用于确定疾病的发生发展和变化情况，并针对这些情况对患者进行诊断和治疗。

　　如某一项目检测结果数值在正常参考范围上下限以外，但处于医学决定水平之间，仅仅提示健康状态出现异常，应结合临床或重复检查，以作出正确的临床判断。如果检验结果数值高于或低于临床决定限，表明该患者已患某种疾病，或该患者的病情发生恶化。如果不及时采取临床处理的话，发生不良临床结局的风险会显著升高。

（何　敏）

第二十九章

室内质量控制

室内质量控制的目的在于监测产生患者结果的分析过程，以评估检验结果是否可以可靠发出，以及排除质量环节所有阶段中导致不满意的原因，通常采用患者数据质控方法和控制物质控方法来实现。其中定量检验项目的患者数据质控方法包含正态均值法、移动均值法、Delta-检验系统、患者结果多参数核查法、阴离子间隙法、酸碱平衡法、患者样品双份分析、保留患者样品的检测、患者样品测定的方法学比较、临床相关性研究等。

在日常检验工作中，是采用患者数据质控方法？还是采用控制物质控方法？或者是二者的结合？采用控制物质控方法选择多少个控制物？控制规则是选择单规则还是多规则？选择控制规则是否越多越好？怎样根据不同项目的不精密度和总允许误差来选择不同的控制规则？如何运用六西格玛控制方法？如何运用分析目标质量控制方法？不同的质控方法各有什么优缺点？不同质量水平的临床实验室怎样根据实际条件来选择适合自己实验室的质控方法？这些都是值得我们思考的问题。

第一节　控制品的性能与选择

为了做好统计过程控制，必须选择合适的控制品。体现控制品性能的要求有：基质效应、稳定性、瓶间差、定值和非定值、分析物水平和预处理的要求等。而当实验室选择控制品时，以下方面的因素同样需要考虑：实验室间比对计划、有效期、项目的复合程度、售后服务等。

一、控制品的定义

国际临床化学学会（IFCC）对控制品的定义为：专门用于质量控制目的的标本或溶液，不能用作校准。控制品可以是液体的、冰冻的、冻干的形态，包装于小瓶中便于使用；有各种市售商品供挑选。

1. 理想的临床化学控制品至少应具备以下特性　①人血清基质；②无传染性；③添加剂和抑菌剂的数量尽可能少；④瓶间变异小，酶类项目的瓶间 CV 应小于2%，其他分析物 CV 应小于1%；⑤冻干品复溶后成分稳定，即 $2 \sim 8\,℃$ 时稳定性大于24小时，$-20\,℃$ 时稳定性大于20天；某些不稳定成分（如胆红素、碱性磷酸酶等）复溶后四小时内变异小于2%；⑥到实验室后的有效期应在1年以上。

2. 控制品的种类

（1）根据物理性状可分为液态控制血清、冻干控制血清、全血控制物、血红蛋白控制物和尿液控制物。

（2）根据血清基质可分为人血清基质的质控血清、动物基质的质控血清和人造基质的质控血清。

（3）根据靶值可分为非定值控制血清和定值控制血清。

（4）根据用途可分为：

1）标准液控制品：系纯物质的溶液（水或其他溶剂），制备较方便，但是其物理、化学性质及光学特性均与所控制的测定样品不同。

2）控制血清：可分为液体的和冻干的（包括定值与未定值的）两种。

3）正确度控制品（trueness controls）：正确度控制品是由能溯源到更高一级参考系统的测量程序赋值的参考物质，其互通性满足要求，适合评估指定测量程序的偏倚（bias）。

正确度控制品的靶值也可由参考实验室使用经批准的一级参考测量程序对参考物质（或质控样品）进行赋值确定。正确度控制品可以用于验证常规检测系统的正确度，但需经给定的测量程序验证其与患者样品的互通性，在其产品说明书应声明该正确度控制品适用于哪些经互通性验证的检测系统的测量正确度评价。

正确度控制品对于临床实验室常规质量控制而言，太昂贵，但在以下方面非常有价值：在新的检测系统校准后或期间校准后验证正确度；当怀疑患者结果不准时，常规校准后，或者仪器故障排除后验证正确度。

4）参考血清：如果使用参考血清验证正确度，要注意其互通性。

二、基质差异

1．**基质效应**　制备控制品所用的基础材料一般为来自人或动物的血清或其他体液。经过处理，又添加了其他外加的材料，如化工的无机或有机化学品、来自生物体的提取物、防腐剂等，使控制品成为用户需要的产品。基质是样品中所有非分析物的组合。控制产品的基质是组成产品的基础材料，可以是人血清、牛血清、人脑脊液、人尿液、人或羊的全血等。控制品的基质可能完全是人造的，即以化学方式制备，组合成尿液、血清或脑脊液等。严格地讲，在对某一分析物进行检测时，处于该分析物周围的其他成分的组合，是该分析物的基质。由于这些组合成分的存在，对分析物在检测时的影响称为基质效应。

2．**控制品的基础来源**　理想状态下，控制品应和检验的患者样品具有相同的基质状态。这样，控制品将和患者标本具有相同的表现。例如，选用全血控制品用于血液分析仪的红、白细胞和血小板等的计数，用于"即时检验"的血糖分析仪、血气分析和全血的电解质分析，可与患者的新鲜全血具有相似的基质状态。以血清或蛋白为基础的控制品用于分析仪上的血清或血浆的分析。控制品的制备和发展是适应市场需求的真实写照。从材料来源和价格考虑，选用动物血清，或人造基质的控制血清（如基因工程得到的蛋白）；从基质差异考虑，又强调选用人血清。美国国家临床和实验室标准化协会（CLSI）建议，只要有可能，控制材料应与检测样品具有相同的基质，也许就是这个原因。

3．**控制品制备的问题**　但是，无论怎样选用制备材料，控制品生产加工处理还会继续改变基质的性质。这些改变包括：为达到特定浓度加入添加物的来源和/或性质与人标本的差异；添加的稳定剂本身就是改变基质化学表现差异的重要原因；将产品制备成冰冻或冻干状态时，控制品在物理性能和被检测时的化学表现发生了变化。凡此种种，都使控制品在实际使用中得到的检测结果烙上了无法磨灭的基质效应影响。

稳定剂与防腐剂也会引起基质效应。虽然，基质可能是人的，但重要的是：要确定控制品是否存在稳定剂与防腐剂，及其是否会引起环境污染，或当地法律有无要求有特殊的处理。好的控制品厂家的产品说明书内应具有基质材料来源的信息，以及含有的稳定剂与防腐剂是否在要求注意的水平。

4．检验方法的影响 某些检验方法学影响了对控制品的选择。例如，现今普遍采用染料结合法检测人血清中的白蛋白。无论使用溴甲酚绿（BCG）或溴甲酚紫（BCP），都对人的白蛋白有强烈的特异性。它们和牛血清白蛋白虽有反应，但是结合很差，特别是溴甲酚紫。因此，使用溴甲酚紫的实验室不能使用以牛血清为基础的控制品。

5．正确理解控制品的基质效应 作为日常的实验室室内商用控制品，从原理上来说就是人工的稳定性材料，主要目的原本就是监控实验室分析项目不精密度。从这个角度来说，只要这个控制品在这个实验室的某个固定检测系统的检测值保持稳定，实验室即可接受。但不能要求该控制品在不同系统上的值可比；有时也不能要求该控制品在同一检测系统更换试剂批号后，检测值可比。

三、稳定性

稳定性是控制品的重要指标。任何控制品都有变化、不稳定是绝对的；不变化、稳定是相对的。认为控制品很稳定，因为它的变化很缓慢，甚至检验的手段无法反映变化情况；认为不稳定，因为发生的变化太快。厂商在定值控制品上提供的预期范围，仅仅是给用户作为参考。说明书上关于控制品性能的各个指标，如冻干品的复溶性能、有无浑浊的表现、各被检分析物实际检测值是否在规定的范围内等，都是产品稳定性的反映。

好的控制品可以在规定的保存条件下，至少稳定 1~2 年。有公司的免疫复合控制品和生化复合控制品有效期可达 3 年，三分类血细胞有效期可达 160 天。实验室最好一次性购买够用 1 年甚至 2 年的 1 个批号的控制品，可以在较长的时间内观察控制过程的检验质量变化，同时也减少了每次控制品新老批号交替过程时必须要做的比对评估工作。

四、瓶间差

临床实验室开展统计过程控制的主要目的是控制检验结果的重复性。在日常控制中，控制品检验结果的变异是检测不精密度和更换的各瓶控制品间差异的综合情况。只有将瓶间差异控制到最小，才能使检测结果间的变异真正反映日常检验操作的不精密度。

优秀的控制品在生产时除了极其注意均匀混合外，还特别用称量法控制分装加样时的重复性。一般可将重复加样的 CV 控制在 0.5% 以内。但是用户对冻干的控制品复溶的操作一定要严加控制，注意复溶操作的标准化，否则实验室自身会造成新的瓶间差。例如，使用 AA 级容量移液管，优级的去离子水，对瓶内冻干物湿润和混匀的动作和时间要求都须有明确规定，这样才能保证消除在复溶过程中的新瓶间差。

市场上已提供液体控制品。它消除了复溶过程引入的误差，但是这类产品较昂贵，而且含有防腐剂类的添加物，对某些检测方法引入了基体差异的误差。所以对某些检验方法来讲，减少了瓶间差，却付出了高费用和引来了新的基质效应的代价，而且液态控制品对温度的要求比较严格。当然，液体控制品在开瓶后可稳定 14~30 天；而冻干的控制品复溶后在常温下通常只能稳定 48 小时。所以较为稳定的液体控制品可减少浪费，消除了瓶间差，也消除了操作人员复溶过程的操作误差等，使不少实验室乐意采用。

五、定值和不定值控制品

控制品分为定值和不定值。正规的定值控制品应在它的说明书中有被定值的各分析物（检验项目）在不同检测系统下的均值和预期范围，用户从中选择和自己一样的检测系统的定值表，作为工作的参考。

必须注意的是：公司的定值仅仅是作为用户的参考，每个实验室都应该建立自己的均值和控制限。如果实验室检测值与公司给出的"靶值"相同，并不说明做得"正确"；而实验室检测值与公司给出的"靶值"偏离较远，也不说明做得"不正确"。实验室绝对不可以将公司给出的定值和范围作为实验室的控制值和范围，千万不能将厂家预期范围认为是控制的允许范围，更不可使用定值控制品作为校准品。

针对指定的检测系统，能够提供溯源性证明和测量不确定度的定值控制品，非常有用。

不定值的控制品的质量其实和定值的控制品是一样的，只是生产厂商没有邀请一些实验室为控制品做检测，因而这样的控制品就没有定值。在不定值控制品的正规说明书上，告诉用户的信息除了定值控制品中的定值内容外，其余都有，还告诉用户，这批控制品是低值，还是高值或其他。从实用上，不定值控制品较定值控制品更为低廉，而且不论定值还是不定值的控制品，用户在使用时，必须用自己的检测系统确定自己的均值和标准差，用于日常工作的过程控制中，只是定值控制品有一个预期范围，便于用户对照。即使用户的均值和公司提供的均值相似，不说明用户检测结果准确，不相似也不说明用户的准确度有问题。

国内限于控制品生产条件的不足，国产的控制品很少。由经销商推出的国外控制品真正属于定值的不多，因为定值控制品的价格较不定值的要贵得多，用户不能接受，但是客户又要求是定值的控制品，不少经销商要求生产厂商提供一个公司自己检测的值，附在不定值的控制品上，变成用户可接受的"定值"控制品。这些定值检测方法的原理，用什么仪器、试剂盒来源、操作程序等都无可奉告。因此，当用户常抱怨检测结果和"靶值"（所谓定值）相差甚远，认为控制品质量有问题时，其实控制品并没有问题，只是由于厂商提供的"靶值"所用的检测系统和用户的检测系统不同而造成的。

六、分析物水平

临床最关心各项目（分析物）医学决定水平浓度检验结果的质量；实验室更关心检测系统（方法）性能在临界限值处的质量表现。日常工作中，进行的分析过程控制只做 1 个水平的控制品检测，反映的质量是整个可报告范围中一点的表现，只说明在该控制值附近的患者样品检验结果符合要求，难以反映具有较高或较低分析物的患者样品检验结果是否也符合要求。所以若能同时做 2 个或更多水平的控制品检测，反映的质量是一个范围的表现，质量控制的效果更好。因此在选择控制品时，应该有几个浓度的、浓度分布较宽的、最好是医学决定水平的、有可报告范围的上下限值的控制品，依据实验室和临床的要求作出选择。美国的 Statland 曾经建议过部分项目的决定水平，见表 29-1。

表 29-1　Statland 建议的医学决定水平

项目名称	计量单位	参考区间	决定水平			
			1	2	3	4
丙氨酸氨基转移酶	U/L	5~40	20	60	300	
白蛋白	G/L	35~50	20	35	52	
碱性磷酸酶	U/L	35~120	50	150	400	
淀粉酶	Somogyi U	60~180	50	120	200	
天门冬氨酸氨基转移酶	U/L	8~40	20	60	300	

续表

项目名称	计量单位	参考区间	决定水平			
			1	2	3	4
癌胚抗原	ng/L	<25	25	100	200	
肌酸激酶	U/L	10~180	100	240	1 800	
γ-谷氨酰转移酶	U/L	5~40	20	50	150	
乳酸脱氢酶	U/L	60~220	150	300	500	
总蛋白	G/L	60~80	45	60	80	
钙	mmol/L	2.25~2.65	1.75	2.75	3.38	
氯	mmol/L	98~109	90	112		
二氧化碳	mmol/L	23~30	6.0	20	33	
镁	mmol/L	0.6~1.2	0.6	1.0	2.5	
无机磷	mmol/L	0.81~1.61	0.48	0.81	1.61	
钾	mmol/L	3.7~5.1	3.0	5.8	7.5	
钠	mmol/L	138~146	115	135	150	
胆红素	μmol/L	1.7~20.6	24.1	42.8	342	
胆固醇	mmol/L	3.9~4.5	2.3	6.2	6.7	9.0
葡萄糖	mmol/L	3.3~5.3	2.5	6.7	10.0	
铁	μmol/L	9.0~29.6	9.0	39.4	71.7	
三酰甘油	mmol/L	0.22~2.04	0.45	1.69	4.52	
尿素	mmol/L	2.9~9.3	2.1	9.3	17.9	
尿酸	μmol/L	148~410	118	472	631	
肌酐	μmol/L	62~133	177	707	946	

控制产品的分析物水平很重要。它要求对各个控制产品的有关临床水平进行比较。例如，实验室要求购买三个水平的 TSH 控制产品，这样可以使实验室"控制"（评价）在低 TSH（<3mIU/L）、正常 TSH（3.0~10mIU/L）与高 TSH（>10mIU/L）的方法曲线。控制品的供应商甲可提供的免疫控制产品内含 TSH 水平为三个水平：低水平（1.03~1.23mIU/L）、正常水平（7.5~9.6mIU/L）和高水平（27.9~34.5mIU/L）。这个产品符合实验室的诊断指标。它含有三个明显的水平，处于实验室使用的决定限值，并适合对仪器线性上限的评估。

供应商乙也可提供三个水平的产品。产品为：低水平（3.0~5.0mIU/L）、正常水平（8.0~10.0mIU/L）和高水平（45~55mIU/L）。这个产品不"控制"低 TSH 水平，因为控制产品的低水平高于实验室的决定限值。而且，它不提供在曲线高限处合适的控制品，它的高水平控制品值太靠近仪器的线性限值，有可能经常会超过该限值。所以供应商乙的产品不是最适合应用于 TSH 的质控。

不太可能有适合每个仪器、试剂盒或方法的完美控制产品。与控制产品供应商沟通时，应认真了解控制品的使用手册。

七、检测系统配套控制品

为了使检测系统用户及时了解使用检测系统的质量现状，较大的诊断产品厂商，除了提供检测系统所需的仪器、试剂盒、校准品外，也提供它们检测系统专用的控制品。这些控制品也分定值控制品和不定值控制品。这些检测系统的配套控制品，在满足控制品要求的前提下，其他检测系统也可使用。

八、第三方控制品

实验室除使用原厂配套的控制品之外，也可使用由独立于配套系统和试剂的公司生产的第三方控制品。所谓第三方，既不是仪器厂商的控制品，也不是试剂厂商的控制品，而是独立于任何检测系统产品厂商的控制品。第三方控制品的定义为：不专为某特定方法或仪器设定或使最佳化、其性能与试剂或试剂盒批号完全无关、可以对检测系统提供相对客观评估的控制品。其特点在于独立性，因此，第三方质控亦被称为独立质控。

（一）第三方质控品的含义

第三方质控品的含义包含以下四个方面：

1. 独立质控首先要使用独立于校准品的质控品。

2. 优先选用由非检测系统厂家生产的质控品。

3. 在应用统计学质控程序时，实验室必须建立自己的均值和标准差，绝不能直接使用厂家提供的定值。

4. 实验室必须基于患者和医生对检测质量的要求及其日常工作的不精密度和不正确度水平，选择恰当的质控规则和质控次数。

实验室质控的初衷是通过发现和排除质量问题，实现质量改进和质量保证。这些问题可能来自构成检测系统的"人、机、料、法、环"中的某个或某些环节。所谓"当局者迷"，要想及时、客观、公正地发现任何潜在问题，作为核心的监控手段，室内质控所用的质控品，质控均值和标准差、质控规则的确定，失控处理流程的规范等，只能且必须由实验室根据最佳质量保证的原则，并充分结合实验室的实际情况而定。另一方面，原厂质控不论是从产品设计，产品质量，通用性，售后服务的专业性、客观性等方面，均不利于及时、客观、公正地发现仪器、试剂、校准品可能存在的质量问题。

（二）第三方质控品的优势

第三方质控作为一个独立方，具有如下优势：

1. **项目复合程度高**　第三方控制品厂家所提供的产品，其产品内所包含的检测项目往往复合程度很高，一个控制品通常可以涵盖大部分的检测项目。

2. 原材料、生产工艺、生产周期、赋值程序、流通途径完全独立于校准品和试剂的生产和流通，可更好地发现校准品和试剂本身的质量问题或因相关环节改变导致的批间变化。

3. 不专为特定的方法或仪器设计或特别优化，具有广泛的通用性，可为检测系统提供相对客观的评估。

4. 拥有更广泛的客户群，可提供更有价值的实验室间比对数据，为实验室提供更多质量信息。

5. 专注、专业、独立的质控服务，实验室享有更多的质量知情权和更全面的质量保障服务。

6. 集成化提供质控产品、质控软件及质控服务，可极大简化实验室质控品采购、库管、质控数据管理、联系厂家服务的工作流程或管理模式，有效提高实验室质控的工作效率。

配套控制品和第三方控制品各有所长，建议有条件的实验室同时使用配套控制品和第三方控制品。

九、控制品使用前的预准备

无论哪种检验专科、什么类型的控制品都有使用前的预准备要求。检验人员在使用前必须认真阅读控制品的使用说明书，明确要求后再开始使用。

现以国际某著名公司临床化学定值冻干控制品为例加以说明。

该产品采用人血清，添加了纯化生物化学物（人和动物来源的组织提取物）、化学品、治疗药物、防腐剂和稳定剂等制备而成。产品为冻干状，以增加稳定性。

1. **储存和稳定性** 本产品不开瓶储存于 2～8℃，可稳定至失效期。控制品复溶后，盖紧储存于 2～8℃，除了酸性磷酸酶和前列腺酸性磷酸酶可稳定 3 天外，其余所有分析物可稳定 7 天。

控制品被复溶和冰冻后，在 −10～−20℃下保存，除了妥布霉素稳定 20 天外，其余所有分析物可稳定 30 天。冻融后不可再次冰冻，弃去剩余控制品。

本产品可在一般环境条件下运输。

2. **复溶** 小心开瓶，取下瓶盖，使瓶盖朝上，当心瓶盖上黏附的冰冻粉末被风吹下。按要求容积加入蒸馏水或去离子水，仔细盖上瓶盖后，将控制品静置于室温（18～25℃）约 15 分钟，其间温和转动瓶子，使瓶内冻干物完全溶解。取样前，温和颠倒瓶子数次，确保均匀。若进行微量金属元素分析，不必颠倒混匀。

3. **程序** 本产品应与患者样品相同方式进行处理，按照仪器与使用的试剂盒说明操作。每次使用后盖紧瓶盖，置 2～8℃保存。

4. **注意事项**

（1）本产品应在有效期内使用，过期不能使用。

（2）若发现被微生物污染或有过多的混浊，弃去不用。

（3）本产品不能用于校准。

不同的操作人员复溶干粉控制品是否有差异，不同解冻流程对冷冻保存的液体控制品开瓶后稳定性是否有影响，反复冻融液体生化控制品 2 次以上对不同生化项目的检测结果稳定性是否有影响，这些都是应该关注的问题。

广东省中医院检验医学部针对复溶过程中多种因素对干粉控制品检测结果的影响进行了评估，发现工作年资较低、经验较少的实验人员在复溶操作不规范，会对干粉控制品的检测结果产生一定的影响。发生这种情况的原因可能是操作人员在打开干粉控制品瓶塞的时候，有部分在盖子上的控制品粉末遗失，造成控制品量不足，加水复溶后控制品浓度发生变化，所以对最后上机测定的结果产生了影响。在复溶加样的时候，移液管读数不准确，加样手法存在问题，造成加入的水量不准确；在干粉控制品溶解的过程中，未能完全按照复溶操作要求去做，造成干粉控制品溶解不充分；上机测定前，未能将复溶好的干粉控制品做到充分混匀等因素均会对干粉控制品上机测定的结果产生影响。复溶时的温度对干粉控制品检测结果亦有影响，低于或高于室温（24±2）℃，如在 15℃和 30℃时，胆红素的稳定性除受光线的影响外，可能还与温度有关。复溶时采用的不同水质也会影响干粉控制品检测结果，采用电导率>1μS/cm 的纯水复溶，如纯水电导率为 1.711μS/cm 和 3.500μS/cm 时，有的检验项目（钙、直接胆红素、镁、葡萄糖、α 羟丁酸脱氢酶、总胆红素等）的测定结果有影响。

为了避免因非产品因素、仪器因素等对临床生化干粉控制品的质量控制结果造成的影响，建议复溶时的温度选择在室温（24±2）℃下进行，水质选用电导率<1μS/cm 的纯水为宜，实验技术人员要严格按照复溶的操作要求对干粉控制品进行复溶，规范复溶操作过程，减少非产品因素导致的误差，保证质控结果和临床检验结果可靠和准确。

第二节　统计质量控制方法

一、统计质量控制的含义

医学实验室的质量控制是一个统计过程，用于监视与评价产生患者结果的分析过程。统计过程要求与患者样品一起，有规律地检测控制品。将质量控制结果与统计限值（范围）作比较。

在医学实验室进行的检测活动最后的结果，可以是患者的结果，或者是质量控制结果。结果可以是定量的（某数值）或定性的（阳性或阴性）、或是半定量的（局限于少量不同的值）。

1．统计质量控制（统计过程控制）　将控制品随同患者样品一起，由检测系统检测，控制品检测得到的结果为控制值。这些控制值的大小和变化反映了检测系统在检验分析过程中的质量表现。为了便于分析和及早发现检验分析过程的问题，使用了统计技术对控制值作归纳和整理。因此，这样的质量控制内容称为统计过程质量控制，简称为统计质量控制，或分析过程控制，或统计过程控制。

统计过程控制若反映同批的控制值结果良好，也即说明：本批患者样品在分析检验中的质量可接受；反之，分析质量有问题，应予以处理，不能发出报告。

质量控制产品是类似于患者标本的材料，理想的是使用人血清、尿液或脑脊液等制备。控制品可以是液体的或冻干的材料，内含一个或多个已知浓度的组分（分析物）。控制品必须用患者样品一样的方式被检测。一个控制品通常含有许多不同的分析物。正常水平控制品含有可检测的分析物在正常水平。病理或异常水平控制品含有可检测的分析物，高于或低于分析物的正常水平。

2．质量控制方法　统计过程控制有两个必要组成内容：每批检测中使用控制品的数量；使用控制规则判断控制值可否接受。在临床实验室中，通常对稳定的控制品进行检测，将控制值画在具有特定控制限的控制图上；运用设定的判断限或控制规则对控制值进行评估。

良好实验室规范要求每个项目每天至少检测正常水平与病理或异常水平的控制品，以监视分析过程。若检测稳定短于 24 小时，或发生了一些变化，会潜在地影响检测的稳定性，此时应增加控制品的检测次数。

用质量控制产品的检测结果创建质量控制数据库，实验室以此确认检测系统。将每天的质量控制结果与实验室确定的质量控制值的范围比较并予以确认。对正常的与病理或异常水平控制品检测的质量控制数据，累积计算以建立实验室确定的范围。

在美国，最终 CLIA 法规（2003 年 1 月）要求，每天进行检测的项目，应检测两个具有不同浓度的控制材料；除非实验室能显示，某项目检测选择的质量控制计划证明是合格的，这也被称为等效质量控制。

3．控制图　显示控制结果，判断本次控制值是否在控的制图方法。控制值按检测时间或检测批顺序数画于图上；将各点按顺序连接，便于观察有无倾向、系统性偏倚和随机波动。

4. 控制限 绘制于控制图上的临界线，便于判断有无失控。这些控制限通常由某控制品重复检测控制值的均值和标准差确定。

5. 控制规则 判断某批结果是否在控的临界规则。可以简单地理解为失控规则。随着 Westgard 多规则的推出，将 $\bar{x} \pm 2s$ 为限制的规则用作警告规则，控制规则的含义扩充了。但是仍然可以理解为：如果没有特别指出，一般的控制规则用于判断是否失控，常以符号 A_L 表示。A 为某统计量或代表控制值的观察个数；L 为确定的控制限，常由此规定均值（$\bar{x}$）加减几个标准差（s），有时规定了假性拒绝的概率（P_{fr}）。

6. 批和分析批 一段时间的区间，或是一组患者样品量的大小，统计过程控制确定控制状态的对象。CLIA 规定，临床化学检测的最大批量的时间为 24 小时；血液学检验为 8 小时。各实验室应依据影响检验过程性能的变化来确定或调整批的大小，如操作人员的更换、试剂改动、重新校准等。可以任选项目的分析仪，一批即为重做控制品的时间区间；手工操作的一批为同时检测多少患者标本数。

7. 平均批长度（average run length，ARL） ARL 是判断分析批失控之前将出现的平均分批个数来描述控制方法性能特征的参数。能将其规定为"在控（可接受）质量"和"失控（可拒绝）质量"两种。在控质量的平均批长度（ARLa）指的是存在的误差仅是测定方法固有的不精密度的情况。失控质量的平均批长度（ARLr）指的是除了测定方法固有不精密度外，还存在误差的情况。

（1）持续及间断分析误差：当测定方法受到从一批持续到下一批直到被检出和排除的持续分析误差的影响时，ARL 的性能特征重要。对于间断误差其误差发生在单独分析批上，在后面批上不存在概率（误差检出概率 P_{ed}，假失控概率 P_{fr}）描述的检出误差和判断分析批失控的机会。对于间断误差，不必计算 ARL。

（2）平均批长度的计算：对于仅依赖于当前批控制测定值的控制方法，失控概率在批之间没有改变，ARL 能从 Duncan 提出的公式进行计算：

$$ARL = 1/P$$

其中 P 是对于在单独批出现误差而确定的失控概率。从 P_{fr} 能确定 ARLa，P_{ed} 确定 ARLr。

例如，对于 3s 控制限的 Levey-Jennings 控制图且 N=4，P_{fr} 大约是 0.01，则相应的 ARLa 是 100（1/0.01=100）。因此，当测定方法是在稳定条件下操作时，在判断分析批失控之间平均有 100 批。P_{fr} 值越小，判断失控之前的批数越多。在这一控制方法上，对于 2.0s，偏倚的 P_{ed} 是 0.45，则相应的 ARLr 是 2.2（1/0.45=2.2）。即当误差发生时，在检出误差之前，它将需要平均 2.2 批。P_{ed} 值越高，在检出误差之前的批数越少。

除了平均批长度外，批长度的分布可能有意义。从以下的公式中能确定分布：

$$ARL = \sum_{r=1}^{\infty} r \times Pr \times Qr$$

其中 r 是批数，Pr 是判断第 r 批失控的概率，Qr 是达到第 r 批未检出误差批的比例。

厂家推荐批长度（manufacturer's recommended run length，MRRL）是指厂家应说明测定系统准确度和精密度稳定的时间或序列。用户规定的批长度（user's defined run length，UDRL）是指用户除了根据厂家推荐的批长度外，还应根据患者样品稳定性、患者样品数量、重复分析样品量、工作流程、操作人员素质来确定分析批长度。UDRL 不应超过厂家推荐的批长度，除非用户具有足够的科学依据才能修改。

8．**不可接受的患者结果数量** 在未检测到失控情况期间，不可接受的患者结果数量的预期增加，$E(N_U)$ 取决于实验室测试模式、总允许误差、实验室的患者结果分布、失控误差的大小、测量的质控品水平数量，应用于质控结果的质控规则，以及质控的间隔时间等。

对于经历间歇性控制误差条件的衰减模式过程：

$$E(N_U) = \Delta P_E(1-P_{ED})\, E(N_B)$$

在该方程中，ΔP_E 表示由于存在失控错误情况而产生不可接受的患者结果的可能性的增加，P_{ED} 表示 QC 规则被拒绝的可能性，$E(N_B)$ 表示分析运行中测试的患者样品的预期数量。对于具有持续失控错误条件的批处理模式过程：

$$E(N_U) = \Delta P_E(ARL_{ED}-1)\, E(N_B)$$

ARL_{ED} 是错误检测的平均运行长度（在 QC 规则拒绝发生之前处理的平均批次数）。

对于使用括号内 QC 的连续模式过程，如果遇到持续失控错误情况：

$$E(N_U) = \Delta P_E\{(ARL_{ED}-1)E(N_B)-(1-P_1)[E(N_B)-E(N_0)]\}$$

$E(N_0)$ 是在失控错误状况发生的时间和下一个 QC 事件之间产生的患者结果的预期数量，P_1 是失控错误状况出现后第一个 QC 事件中 QC 规则被拒绝的概率。

在上述方程中，ΔP_E 是失控误差条件的大小和总允许误差规范的函数；P_{ED}、P_1 和 ARL_{ED} 取决于失控误差条件的大小和 QC 规则的功率；并且 $E(N_0)$ 取决于 QC 事件之间的间隔长度。

9．**统计质量控制的作用** 检测和控制检测系统测定工作的精密度，控制常规测定工作批内或批间样品检测结果的一致性；评价正确度的改变；监测检测过程并判断是否可以发出检验报告；排除质量环节中导致不满意结果的原因。

二、控制物测定个数与控制规则的选择

（一）方法评价决定图

分析总误差可接受性的判断，以"优秀、良好、临界、差"四个等级评价各方法性能，如果评价为"临界、差"的等级，需要考虑更换方法或不同厂家的试剂盒。

（二）Westgard 质控选择表格

Westgard 质控选择表格是一种 3×3 表格，其确定了适合于 9 种不同分类测定过程的质控方法（即质控规则和质控测定个数）。表格的行为医学上重要的系统误差大小，临界系统误差（ΔSEc）描述过程能力。表格的列由误差发生率（f）描述过程的稳定性。在表格的小方格内是质控规则和每批质控测定个数（N），见表 29-2 和表 29-3。其操作方法：

1．以允许总误差（TEa）形式规定分析质量要求。

2．确定方法的不精密度（s）和不准确度（bias）。

3．计算临界系统误差：$\Delta SEc=[(TEa-|bias|)/s]-1.65$。

4．将"稳定性"分为"良好""中等""差"等级。如果是"良好"则认为方法几乎没有问题；"差"则认为方法经常出现问题，"中等"则是处于两者之间。

5．决定使用哪一个控制选择表格用作选择控制方法。

6．根据方法稳定性选择表格的行。

7．利用 ΔSEc 值作为表格的列。

8．查出表格的控制规则和控制测定结果个数。

9. 使用功效函数图来验证其性能。

10. 选择最终需要执行的控制规则和控制测定结果个数。

表 29-2　单规则固定限质控设计表格

（ΔSEc）	过程稳定性（误差发生率 f）		
	差>10%	中等 2%~10%	良好<2%
<2.0s	$1_{2.0s}$　n=3~6 $1_{2.5s}$　n=6~8	$1_{2.0s}$　n=2 $1_{2.5s}$　n=4 $1_{3.0s}$　n=6	$1_{2.0s}$　n=1 $1_{2.5s}$　n=2 $1_{3.0s}$　n=4 $1_{3.5s}$　n=6
2.0~3.0s	$1_{2.0s}$　n=2 $1_{2.5s}$　n=4 $1_{3.0s}$　n=6	$1_{2.0s}$　n=1 $1_{2.5s}$　n=2 $1_{3.0s}$　n=4 $1_{3.5s}$　n=6	$1_{2.5s}$　n=1 $1_{3.0s}$　n=2 $1_{3.5s}$　n=4
>3.0s	$1_{2.0s}$　n=1 $1_{2.5s}$　n=2 $1_{3.0s}$　n=4 $1_{3.5s}$　n=6	$1_{2.5s}$　n=1 $1_{3.0s}$　n=2 $1_{3.5s}$　n=4	$1_{3.0s}$　n=2 $1_{3.5s}$　n=4

表 29-3　Westgard 多规则质控设计表格

（ΔSE）	过程稳定性（误差发生率、f）		
	差>10%	中等 2%~10%	良好<2%
<2.0s	$1_{3s}/2_{2s}/R_{4s}/4_{1s}/12_x$ n=6	$1_{3s}/2_{2s}/R_{4s}/4_{1s}/8_x$ n=4	$1_{3s}/2_{2s}/R_{4s}/4_{1s}$ n=2
2.0~3.0s	$1_{3s}/2_{2s}/R_{4s}/4_{1s}/8_x$ n=4	$1_{3s}/2_{2s}/R_{4s}/4_{1s}$ n=2	$1_{3s}/2_{2s}/R_{4s}/(4_{1sW})$ n=2
>3.0s	$1_{3s}/2_{2s}/R_{4s}/4_{1s}$ n=2	$1_{3s}/2_{2s}/R_{4s}/(4_{1sW})$ n=2	$1_{3s}/(4_{1sW})$ n=2

注：多规则控制方法由"/"把控制规则联合起来，具有 W 的规则表明用它作"警告"规则，而不是判断失控的规则。

（三）功效函数图

功效函数图（power function graph）为分析批失控概率（误差检出概率和假失控概率）与该批发生随机或系统误差大小关系的图，即表示统计功效与分析误差大小（临界随机误差 ΔREc 和临界系统误差 ΔSEc）的关系（图 29-1）。在临床实验室难以进行这种特性的实验研究，因为必须控制许多变量。然而，计算机模拟研究就很容易获得这种信息，所建立的研究模型包括所考虑的因素及变量。利用功效函数图可以评价不同控制方法的性能特征和设计控制方法，同时功效函数图也是建立控制方法选择、设计表格和操作过程规范（operational process specifications，OPSpecs）图的基础。利用功效函数图设计室内质控方法流程见图 29-2。

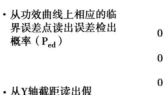

· 从功效曲线上相应的临界误差点读出误差检出概率（P$_{ed}$）

· 从Y轴截距读出假失控概率（P$_{fr}$）

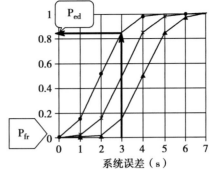

图 29-1 功效函数图示例

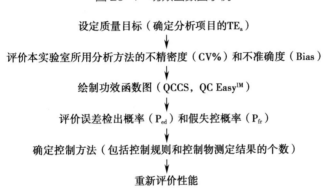

设定质量目标（确定分析项目的TE$_a$）

评价本实验室所用分析方法的不精密度（CV%）和不准确度（Bias）

绘制功效函数图（QCCS，QC Easy^{TM}）

评价误差检出概率（P$_{ed}$）和假失控概率（P$_{fr}$）

确定控制方法（包括控制规则和控制物测定结果的个数）

重新评价性能

图 29-2 利用功效函数设计室内质控方法流程图

1. **确定质量目标** 这是设计控制方法的起点。质量目标可以用允许总误差（TEa）的形式表示。

2. **评价分析方法** 对本实验室定量测定的项目逐一进行评价，确定每一项目的不精密度（用 CV 表示）和不正确度（用 bias 表示）。

3. **计算临界系统误差** 临界系统误差 $\Delta SEc=[(TEa-|bias|)/s]-1.65$

4. **绘制功效函数图** 功效函数图描述了控制方法的统计"功效"，其中 Y 轴为误差检出概率 P$_{ed}$，X 轴为临界误差大小。在图中，P$_{ed}$ 作为控制测定值个数 N 和检出分析误差大小的函数，Y 轴的截距则为假失控概率 P$_{fr}$。功效函数作为一种函数，可以认为其自变量为 ΔSEc 和 N 或 ΔREc 和 N，其中的 N 为控制值的测定个数（同一控制品的重复测定次数或同一批内不同控制品测定结果的总数），而误差检出概率 P$_{ed}$ 则为其应变量。功效函数图就是该函数在笛卡尔坐标上的轨迹，Y 轴上的截距则为其假失控概率 P$_{fr}$。功效函数图的绘制比较复杂，可利用计算机模拟程序进行绘制。

5. **评价控制方法的性能特征** 控制方法的性能特征包括误差检出概率和假失控概率。通常误差检出概率达 90% 以上，而假失控概率在 5% 以下就可满足一般临床实验室的要求。

6. **选择控制方法** 根据评价的结果，选择的控制方法（包括控制规则及控制测定结果个数），既要有高的误差检出概率和低的假失控概率，又要简单，方便计算。功效函数图需要计算机软件操作，既可操作常用单个控制规则的功效函数图，又可操作联合控制规则的功效函数图。

（四）操作过程规范图与标准化操作过程规范图

1. 操作过程规范图　操作过程规范图显示的是测定方法的不精密度、不正确度和已知质量保证水平达到规定质量要求需要采用的控制方法之间的一种线条图。OPSpecs 图可用于证实当前统计控制的方法是否适当，或选择新的控制方法是否能达到分析质量要求。由于不需计算临界误差并减少了不必要的操作，应用 OPSpecs 图可简化设计控制方法的过程。只要将测定方法的不精密度和不正确度标记在 OPSpecs 图上，就能直接查出选择的控制方法保证质量水平的能力。

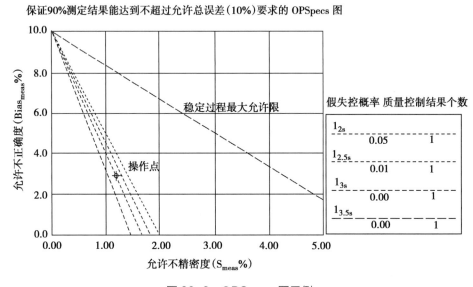

图 29-3　OPSpecs 图示例

如图 29-3 所示，OPSpecs 图中 Y 轴为允许的不正确度（bias），X 轴为允许的不精密度（*CV*）。图中最高的斜线表示当测定方法非常稳定时的不精密度和不正确度的最大允许限，规定总误差为偏倚（*Bias*）$+2s$，此总误差常用于方法评价时判断是否可接受的标准。下面的三条斜线分别表示当测定方法不稳定存在系统误差时，需要用不同的控制方法（每条斜线代表一种控制方法）进行控制时的常规操作限。使用 OPSpecs 图时，将测定方法的不精密度和不正确度画在图上，确定实验室的操作点（operational point），然后将它与不同控制方法的常规操作限比较。常规操作限高于操作点的控制方法是可采用的；它们可达到如图所规定的质量保证水平，且成为候选的控制方法。但最终选择还要考虑所需控制测定值个数、失控概率及执行的难易程度。操作过程规范图流程见图 29-4。

OPSpecs 图是为快速评价保证每日常规测定操作能达到规定的质量要求所需常规操作条件（精密度、正确度和控制方法）而提供的简单图形工具。这种简化的方法是通过融合临界误差图和误差检出概率得到的。OPSpecs 图需软件操作。

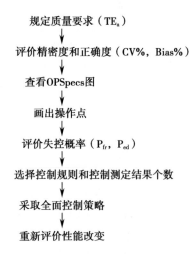

图 29-4　借助 OPSpecs 设计室内质控方法流程图

2．**功效函数图与 OPSpecs 图之间的关系**　控制方法提供的质量保证水平与检出造成超过质量要求的临界分析误差的概率有关。在应用质量－计划模型时，从功效函数图（分析批失控概率与该批发生随机或系统误差大小关系图）可查出某一控制方法的 $\Delta SEcont$ 和 $\Delta REcont$ 值。

将 $\Delta SEcont$ 值代入公式（$TE_{EQA}=|bias_{totl}|+\Delta SE_{cont}s_{meas}+zs_{meas}$）后，可计算出质量要求与测定方法的不精密度、不正确度以及分析质量保证水平之间的关系。如果将公式（$TE_{EQA}=|bias_{totl}|+\Delta SE_{cont}s_{meas}+zs_{meas}$）重新整理为表示允许不正确度与分析质量要求，测定方法不精密度和控制性能的函数关系 $[bias_{totl}=TE_{EQA}-(\Delta SEcont+z)s_{meas}]$，可以看出 OPSpecs 图与质量－计划模型之间的关系。

3．**标准化操作过程规范图**（Normalized OPSpecs chart）　OPSpecs 图的出现，对促进质控规则的发展，提高质控工作的质量和水平，确保质控真正发挥作用有重要意义。除了细菌的药敏等定性质控以外，生化、免疫、血液定量指标的常规室内质控均可利用 OPSpecs 图来选择合适的控制规则和控制物测定个数。

当 OPSpecs 被应用于不同的质量要求，所有需要改变的就是 X 轴和 Y 轴的坐标。Y 轴的坐标是从 0 到 TEa，X 轴的坐标是从 0 到 50% 的 TEa。对于不同的质控操作，实际的操作限都使用相同的操作方法，图形看起来都一样，只是坐标轴因各项目 TEa 不同而相应改变。

标准化的 OPSpecs 图使各项目间具有可比性，简化作图，无需软件，更适合基层实验室使用。

标准化的 OPSpecs 的改进就是使每个项目的图形都一样，Y 轴从 0 到 100.0，X 轴从 0 到 50.0。操作点的坐标经标准化之后则表达为占 TEa 的百分比。例如：胆固醇的 *TEa* 是 10%，在原始的应用中其 *CV* 是 3.0%，*Bias* 是 3.0%。标准化的操作过程规范图显示的操作点是纵坐标为 30% 的 *TEa*，横坐标是 30% 的 *TEa*。原始的 3% 现在表达为 30% 的 *TEa*，即 $[(3/10)\times100\%=30\%]$。经标准化之后的图形每个项目都完全一样。

标准化的 OPSpecs 可以手工用计算器计算，也可以用标准的"计算工具"（Westgard QC web tool for normalized OPSpecs Calculation.htm）。描操作点可以应用软件，如果条件不允许，可以先打印 8 张标准化的图，手工描点。选择候选质控方法，但最终选择还要考虑所需质控测定值个数、失控概率及执行的难易程度，选择最佳质控方法。

（五）六西格玛方法性能评价法

1．**σ 值的计算**　按照 Westgard 等报道方法计算 σ 值，σ 值 $=(TEa\%-Bias\%)/CV\%$。

2．**绘制标准化 sigma 性能评价图**　以 TEa% 计为 100%，过点 (0，100)、(16.67、0) 作直线，对应为 6σ 性能线；过点 (0，100)、(20、0) 作直线，对应为 5σ 性能线；依次类推，画出 4σ 性能线、3σ 性能线。则 4 条 σ 性能线把图划分成 5 个区域，自左向右依次代表：大于 6σ 性能区、5～6σ 性能区、4～5σ 性能区、3～4σ 性能区、小于 3σ 性能区。然后，标记每个项目的操作点：横坐标为 *CV*% 占 TEa% 的百分数，纵坐标为 bias% 占 TEa% 的百分数（图 29-5、图 29-6）。

3．**σ 性能评价标准**　σ 值≥6.0 说明方法学质量已达到最佳水平，只需采用单一且宽松的 QC 规则即能控制分析中的检验结果；σ 值≥5 性能区，说明方法性能良好，但需采用单一较严格的 QC 规则；σ 值≥4.0，说明方法性能较好；σ 值≥3.0 说明方法性能欠佳，需采用严格的 QC 多规则，σ 值<3.0 说明方法性能差，不仅需采用最严格的 QC 多规则，而且应考虑方法学变更。

4．**根据 Sigma metrics 图设计质控方案**　根据每个项目的 σ 值在 sigma metrics 图上定位横坐标，然后作垂线使之与候选控制规则的功效函数曲线相交，从而得到该值性能水平时各质控规则的误差检出率，最后以误差检出率>0.90，假失控率<0.05 为原则，选择控制规则。

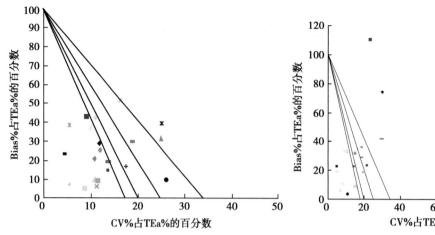

图 29-5 以 CLIA 允许误差计算的 σ 值性能评价图　　图 29-6 以生物学变异允许误差计算的 σ 值性能评价图

三、控制品的位置

用户应确定每批内控制品的位置，其原则是报告一批患者检测结果前，应对质控结果作出评价（图 29-7）。控制品的位置须考虑分析方法的类型，可能产生的误差类型。例如，在用户规定批长度（UDRL）内，进行非连续样品检验，则控制品最好放在标本检验结束前，可检出偏倚；如将控制品平均分布于整个批内，可监测漂移；若随机插于患者标本中，可检出随机误差。在任何情况下，都应在报告患者检测结果前评价质量控制结果。

注：常规工作中将控制品放在校准品之后，得到的质控结果是对分析不精密度的不真实的估计，对批量标本检测时出现的偏倚或漂移无法作出估计。

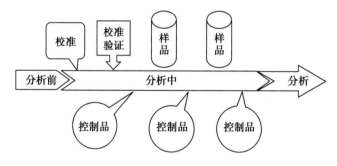

图 29-7 分析批与控制品的位置示意图

四、统计量的计算与使用

实验室检验的每个项目质量控制统计量是由经常检测控制产品得到的质量控制数据计算而来。收集的数据对应于每个水平的控制品。所以，由这个数据计算的统计量与范围也专用于每个水平的控制品，并反映在特定浓度下检测的表现。实验室质量控制常用的统计量有算术均值与标准差，变异系数，Z 值等。

（一）算术均值、标准差和变异系数

1. **算术均值**　算术均值简称为均值。符号为 $\bar{x}$。

计算式为：$\bar{x} = \dfrac{\sum x_i}{n}$

式中：x_i 为各个观察值；$\sum$ 为总和的符号；$\sum x_i$ 为将所有 x_i 加起来的总和；n 为被统计的这组中 x_i 的个数；$\bar{x}$ 为这组 x_i 的平均值。

$\bar{x}$ 在所有 x_i 的大小分布呈正态分布的前提下，$\bar{x}$ 代表这组 x_i 的平均水平或集中趋势。n 越大，即 x_i 个数越多，$\bar{x}$ 的代表性越强。

在计算某特定水平控制品的均值时，首先，将该控制品收集的所有值加起来。然后，以值的个数除这些值的和。

在日常工作中，检测系统的正确度发生变化可以从控制值的均值的偏离反映出来。均值（或平均值）是实验室对控制品某特定水平分析物真值的最佳估计。均值和正确度或系统误差有关。

2. **标准差**　标准差是一个统计量，度量各个数量值（如：质量控制数据）互相间一致的关系。另一个词不精密度，常用于表示各个数量值互相离散的程度。使用与计算均值相同的控制品数据计算标准差，它为实验室提供了在特定浓度下检测一致性的估计。某检测的重复性可以是一致的（低标准差、低不精密度）或不一致的（高标准差、高不精密度）。不一致的重复性可能与涉及的分析物或检测中的问题有关。若是有故障，实验室必须纠正问题。

希望得到相同标本的重复检测结果越紧密越好。为跟踪治疗效果或疾病的进程，对同一患者定期重复检测特别需要良好精密度。例如，处于临界监护的糖尿病患者需要每 2 ~ 4 小时的葡萄糖水平，特别要求葡萄糖检测是精密的，因为精密度的缺乏会丧失检测可靠性。若该检测性能变异很大（高不精密度、高标准差），不同时间的葡萄糖结果会不真实。

描绘一组观察值或检测的控制值不仅需要均值 $\bar{x}$ 说明这组数据的平均水平或集中趋势外，还应有反映这些数据的离散分布的统计量。标准差是表示离散中用的最多的指标。标准差统计量符号为 s，是所有观察值对于均值的离散程度指标。

计算式为：$s = \sqrt{\dfrac{\sum (x_i - \bar{x})^2}{n-1}}$

式中的 $\sum (x_i - \bar{x})^2$ 简称为离均差平方和，是所有观察值 x_i 和均值 $\bar{x}$ 的差 $(x_i - \bar{x})$ 的平方值 $(x_i - \bar{x})^2$ 的总和。它表示了各个观察值对于均值的离散程度度量值。但是它是平方后的总和，如果除以观察值的个数 n，再开方，就可和均值具有相同的计量单位，使用也方便了，这就是标准差。现在分母不是 n，是 $n-1$，这是因为在 n 不大（观察值个数不多）的情况下，计算的标准差实际上是一个估计值；为了使估计的标准差可靠些，分母为 $n-1$。统计中将 $(n-1)$ 称为自由度。

只有在所有观察值呈正态分布的前提下，而且观察值的个数 n 较大时，计算出来的标准差才有意义。标准差和精密度或随机误差有关。如果观察值是控制品的日常控制值，则标准差的大小反映检测系统（方法学）的随机误差大小。标准差 s 越大，数据分布越离散，随机误差越大；标准差 s 越小，所有数据的分布很集中，随机误差越小，检测系统的精密度也较好。

在观察值呈正态分布的条件下，统计上常联合使用均值 $\bar{x}$ 和标准差 s 来描绘整个观察值。以均值加减数倍标准差来概括组成该均值和标准差的所有观察值。

所有观察值在 $\bar{x} \pm 1s$ 内的可能性为 68.2%；写成：$\bar{x} - 1s \leqslant x_i \leqslant \bar{x} + 1s$。

在 $\bar{x} \pm 1.96s$ 内的可能性为 95%；写成：$\bar{x} - 1.96s \leqslant x_i \leqslant \bar{x} + 1.96s$。

在 $\bar{x} \pm 2s$ 内的可能性为 95.5%；写成：$\bar{x} - 2s \leqslant x_i \leqslant \bar{x} + 2s$。

在 $\bar{x} \pm 2.58s$ 内的可能性为 99%；写成：$\bar{x} - 2.58s \leqslant x_i \leqslant \bar{x} + 2.58s$。

在 $\bar{x} \pm 3s$ 内的可能性为 99.7%；写成：$\bar{x} - 3s \leqslant x_i \leqslant \bar{x} + 3s$ 等。

这些在随机误差的估计上特别有用。

3．**变异系数** 变异系数的符号为 CV，由英语的变异系数词 "coefficient of variation" 简略而来。

计算式为：$CV（\%）= \dfrac{s}{\bar{X}} \times 100$

由计算式可知，它是对于均值的相对标准差，以百分值表示。

严格讲，某检测系统在不同的均值下，具有不同标准差；因此在估计某项的随机误差时，应该表示为在什么分析物的不同？均值下的标准差为多少。如果在检测系统的很大范围内，标准差和均值的比值较为恒定；或者临床认为只要误差控制在一定的百分值内就可接受时，直接使用变异系数 CV 显得很方便。在美国政府的 CLIA 的法规中，室间质量评估的允许范围大多采用百分值表示，由此推算 CV 确定随机误差很容易。

这个统计量使检验人员容易对所有精密度做比较。因为标准差随分析物浓度增加而增加，CV 可被视为统计的平衡。若检验人员需要对两个不同方法比较精密度，仅使用标准差容易误解。例如，要求对测定葡萄糖的己糖激酶与葡萄糖氧化酶两个方法作比较。己糖激酶法的标准差为 0.26mmol/L，葡萄糖氧化酶的为 0.22mmol/L。若仅从标准差比较，似乎葡萄糖氧化酶方法的精密度好于己糖激酶方法，这是不正确的；若计算 CV，两个方法的精密度则相等。假定己糖激酶方法的均值为 6.6mmol/L，葡萄糖氧化酶的均值为 5.5mmol/L；二者方法的 CV 均为 4%。因此，它们是等同精密的。

4．**Z 值（Z score）** 在统计质量控制中，若已经对控制品做了多次检测，由控制值计算出均值和标准差，并以此建立了控制图，开始每天的控制。如果检验人员需要简便地了解某控制值和均值间的差值大小，除了计算该差值外，还可以将控制值与均值的差与标准差相除，商即为差值相当于标准差的倍数，这就是 Z 值。例如，某项目的控制品的均值为 7.0mmol/L，标准差为 0.12mmol/L。现控制值为 7.3mmol/L，它和均值的差为 0.3mmol/L，

$$Z = \frac{x_i - \bar{x}}{s} = \frac{7.3 - 7.0}{0.12} = 2.5$$

表示该控制值和均值的差为标准差的 2.5 倍。已超出了 2s 的控制限，但是还未超出 3s 控制限。

（二）质量控制数据收集的要求

x_i 是控制值，用于绘制控制图。最好在 4 周内，或者至少是 2 周或 10 个工作日内，收集 20 个以上的控制值，这样的统计才具有代表性。应该注意统计量使用的目的和收集数据的要求相一致。绘制控制图是为了观察每天的控制值是否符合日常积累的控制值的趋势，因此绘制控制图用的均值和标准差应能真实归纳该控制品使用至今的所有观察值的实际表现。千万不能以批内重复检测控制值统计的均值和标准差作为日常的分析过程控制的统计量；也不要以数天的 10 余个控制值的统计量作图。

采用的控制值包含的时间周期越长越客观，对于操作人员的调换、试剂盒批号的更换、校准品批号的更换、仪器保养前后的变化、试剂盒来源的变换等的变异因素可一并进行估计。

在实际应用中，第 1 个月对控制品每天检测得到控制值，月末时进行统计归纳。该均值和标准差反映第 1 个月的控制水平，用于第 2 个月的控制图的绘制。在第 2 个月末时，应将第 1 和第 2 个月的所有控制值统计出均值和标准差，用于第 3 个月的质量控制。依此类推，每月累计，可使得到的均值和标准差逐渐趋于客观。

（三）浮动均值和浮动标准差

目前市场上推出的质控管理系统的均值和标准差有两种设置方法，一是固定均值和标准差的设置，二是浮动均值和浮动标准差的设置。开始 20 个分析批的数据计算的标准差可能与实际标准差变化达到 30%，当累积到 100 个分析批的数据计算的标准差可能与实际标准差变化减少到 10%。对于新批号控制品开始使用阶段或者精密度较差的检测项目，应用浮动均值和浮动标准差可能可以更好地评价实验室检验质控结果。对于精密度较好和使用时间较长（如连续 6 个月后）的控制品，使用累计均值和累积标准差可以客观评价质控结果，不必使用浮动均值和浮动标准差。累计值与检测系统的重新校准、试剂批号的改变、校准品批号的改变、周期性保养、环境因素包括温度、湿度的改变等有关。

第三节　控　制　图

控制图是对过程质量加以测定、记录从而评估和监察过程是否处于控制状态的一种用统计方法设计的图。其功能：①诊断，即评估一个过程的稳定性；②控制，即决定某一过程何时需要调整，何时需要保持原有状态；③确认，即确认某一过程的改进效果。

一、Levey-Jennings 控制图

（一）设定控制图的中心线（均值）和控制限

1．稳定性较长的控制品

（1）做法一（第四版全国临床检验操作规程）：①对新批号的控制品更换旧批号质控物时，先建立暂时的中心线和控制限。应在旧批号质控物使用结束前，将新批号质控物与旧批号质控物同时进行测定。新旧质控物同时测定一个月，至少可获得 20 个新质控物的测定结果（2010 年美国 CAP 要求至少 25 或更多批获得的质控测定结果），进行离群值检验（剔除超过 3s 外的数据），计算出平均数和标准差，作为暂定均值和暂定标准差。②以此暂定均值和标准差作为下一月室内质控图的均值和标准差进行室内质控。③一个月结束后，将该月的在控结果与前 20 个质控测定结果汇集在一起，计算累积平均数和累积标准差（第一个月），以此累积的平均数和累积标准差作为下一个月质控图的均值和标准差。④重复上述操作过程，连续累计。

（2）做法二：①对新批号的控制品进行测定，根据 20 或更多批获得的质控测定结果，进行离群值检验（剔除超过 3s 外的数据），计算出平均数和标准差，作为暂定均值和暂定标准差。②以

此暂定均值和标准差作为下一月室内质控图的均值和标准差进行室内质控。③一个月结束后，将该月剔除人为错误数据、超过 3s 外数据后所有结果与前 20 个质控测定结果汇集在一起，计算累积平均数和累积标准差（第一个月），以此累积的平均数和标准差作为下一个月质控图的均值和标准差。④重复上述操作过程，连续累计，以最初 20 个数据和 3~5 个月剔除人为错误数据、超过 3s 外数据后所有数据汇集，计算累积平均数和标准差，以此作为该控制品有效期内的常用均值和常用标准差。

（3）做法三：①对新批号的控制品进行测定，根据 20 个或更多批获得的质控测定结果，进行离群值检验（剔除超过 3s 外的数据），计算出平均数和标准差，作为暂定均值和暂定标准差。②以此暂定均值和标准差作为下一月室内质控图的均值和标准差进行室内质控。③一个月结束后：将该月剔除人为错误数据、超过 3s 外数据后所有结果与前 20 个质控测定结果汇集在一起，计算累积平均数（$\bar{x}_1$）和累积标准差（S_1）（第一个月）；将该月的在控结果与前 20 个质控测定结果汇集在一起，计算累积平均数（$\bar{x}_2$）和累积标准差（S_2）（第一个月）；以 $\bar{x}_2$ 和 S_1 作为下一个月质控图的均值和标准差。④重复上述操作过程，连续 3 至 5 个月：以最初 20 个数据和 3~5 个月剔除人为错误数据、超过 3s 外数据后所有数据汇集，计算累积平均数（$\bar{x}_3$）和标准差（S_3）；以最初 20 个数据和连续累计在控数据汇集的所有数据计算累积平均数（$\bar{x}_4$）和标准差（S_4）；以 $\bar{x}_4$ 和 S_3 作为该控制品有效期内的常用均值和常用标准差。

注意：做法 2 和做法 3 系作者个人观点，仅供同行参考。

2．稳定性较短的控制品

（1）在至少 3~4 天内，每天分析每水平控制品 3~4 瓶，每瓶进行 2~3 次重复。收集数据后，计算平均数、标准差和变异系数。对数据进行离群值检验（剔除超过 3S 的数据）。如果发现离群值，需重新计算余下数据的平均数和标准差，以此均值作为控制图的均值。

（2）对于稳定性较短的控制品，应采用以前变异系数（CV）来估计新的标准差，即标准差等于平均数乘以变异系数（CV）。

3．更换控制品 更换新批号控制物时，应在"旧"批号控制物使用结束前，将新批号控制物与"旧"批号控制物同时进行测定。重复上面过程，设立新的靶值和标准差。

更换控制品，对新批号的控制品进行测定，根据 20 个或更多批获得质控测定结果。

更换控制品，若无法从 20 天内得到 20 个数值，至少在 5 天内，每天做不少于 4 次重复检测来获得。

4．设定控制限 对新批号控制品应确定控制限，控制限通常以标准差倍数表示。

5．为何要收集 20 天或累积更长时间的质控数据计算的均值和标准差来绘制质控图

（1）收集每水平控制物至少 20 个数据，数据点必须来自于 20 个独立分析批，以及累积更多的质控数据。这样才能反映出校准频率（次数）、试剂或试剂批号变换、操作人员技术水平、实验场所温度 / 湿度、每日 / 每周维护等的影响。

（2）收集的数据点计算平均数和标准差。在排除任何可疑数据点之前使用离群值（Outliers）统计检验。

6．厂家提供的范围只用作指导。各实验室应使用本室现行的检测系统，对新批号的控制品的各个测定项目自行确定均值和控制限。控制限通常用标准差的倍数来表示，临床实验室不同定量测定项目的控制限，要根据其采用的控制规则来决定。

7．是否必须对"定值"控制品建立均值和范围？

（1）CLIA– 靶值可能适用于使用的方法和仪器，必须通过重复检测确定均值与标准差。

（2）CLSI–定值仅供参考，必须通过重复检测建立自己的均值和标准差。

（3）临床实验室定量测定室内质量控制指南，若使用定值控制品，说明书上原有标示值只能作参考。必须由实验室作重复测定来确定实际的均值和标准差。

（4）针对指定的检测系统，能够提供溯源性证明和测量不确定度的定值控制品，非常有用。

（二）建立 Levey-Jennings 控制图

在绘制 Levey-Jennings（L-J 或 LJ）控制图时，通常使用标准差。Levey-Jennings 控制图用于绘制连续（批与批、天与天）的质量控制值。对每个控制品的水平与项目建立一个图。首先是计算决定限值，这些限值为均值 $\pm 1s$、均值 $\pm 2s$ 与均值 $\pm 3s$。

画 2 张控制图，各用于高、低控制品水平。在图上标示出尿素的浓度，将上面计算的控制限值以线的形式绘制于图上。设置成如图 29–8 和图 29–9 所示的 2 张备用控制图。控制图设置后，可以开始将日常工作的新控制值点画于图上。依据统计分布规律，新的控制值应和以往的控制值具有相同的分布。因此，新控制值超出 2s 控制限的可能较少（正常情况下，约 5%）；超出 3s 控制限的可能性更少（正常情况下，仅 0.3%）。

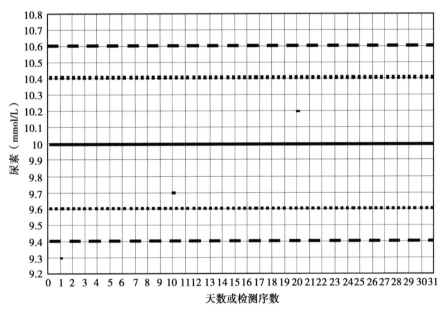

图 29-8 尿素检测控制图（水平 1）

注：图中 ——— 为均值线； ••••• 为 2s 的控制限； ─ ─ 为 3s 的控制限

结果分析：正常分布规律：① 95% 的数据落在 $\bar{x} \pm 2s$ 内；②不能有连续 5 次结果在 $\bar{x}$ 同一侧；③不能有 5 次结果渐升或渐降；④不能连续 2 个点落在 $\bar{x} \pm 2s$ 以外；⑤不应该有落在了 $\bar{x} \pm 3s$ 以外的点。

异常表现：①漂移，提示存在系统误差；②趋势性变化，说明试剂或仪器的性能已发生变化；③精密度变化，提示测定的偶然误差较大，如仪器、试剂不稳定等。

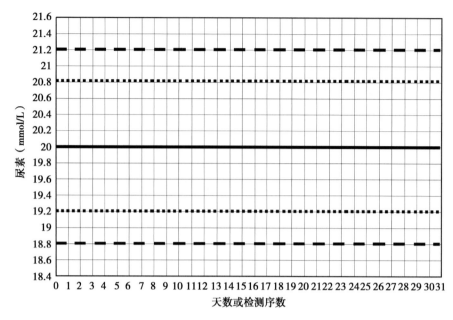

图 29-9 尿素检测控制图（水平 2）

注：图中 ▬▬▬ 为均值线； •••• 为 2s 的控制限； ▬ ▬ 为 3s 的控制限

（三）控制规则

1. **1_{2s} 警告规则** 有 1 个控制品的观察值超出了 ±2s 控制限值，在临床检验方面常作为 Levey-Jennings 质控图上的警告限。

2. **1_{3s} 失控规则** 1 个质控测定值超过 $\bar{x} \pm 3s$ 质控限。此规则对随机误差敏感。

3. **2_{2s} 失控规则** 2 个连续的质控测定值同时超过 $\bar{x} + 2s$ 或 $\bar{x} - 2s$ 质控限。此规则主要对系统误差敏感。

4. **$5_{\bar{x}}$ 失控规则** 5 个连续的质控测定值落在均值（$\bar{x}$）的同一侧。此规则主要对系统误差敏感。

5. **5_T 失控规则** 5 个连续的质控测定值呈现出向上或向下的趋势。

Levey-Jennings 控制图除上述控制规则外，用户可根据需要选取 R_{4s}、$7_{\bar{x}}$、7_T、$8_{\bar{x}}$、$9_{\bar{x}}$、$12_{\bar{x}}$ 等控制规则。

一些实验室将超出 $\bar{x} \pm 2s$ 限值的质控数据值当作失控。他们认为：此时患者标本结果与质控数据值是不可接受的。若单一质量控制值超出 $\bar{x} \pm 2s$ 限值，但是在 $\bar{x} \pm 3s$ 限值内，这个分析批不应被视为失控。约有 4.5% 的所有有效的质控数据值将处于 $\bar{x} \pm 2s$ 与 ±3s 限值间。使用 ±2s 限值的实验室经常将可接受的检测分析结果视为失控数据。这意味着，不必要地对患者样品做重复检测、浪费人力与材料，而且还延误了患者结果及时报告。

若单一质量控制值超出 $\bar{x} \pm 3s$ 限值，该点一般为失控点。但也可能不是失控点，因为有 0.3% 的概率超出 $\bar{x} \pm 3s$。

不管是纸质还是电子记录，实验室均需要做好记录文件，说明检测的质量控制产品，以及质量控制数据。这些文件同时伴有同期保持的质控数据记录、Levey-Jennings 控制图。质控数据记录应证实项目名称、使用的仪器、计量单位、检测日期和时间、操作人员的签名、每个水平控制品的检测结果等。质控数据记录其他还可选择的内容包括：方法与检测温度（通常包括在酶检测方法中）。记录内应留有空白处，以便在"失控"或不可接受时方便填写采取解决问题的措施，以及主管人员检查的记录。

二、Z分数图（Westgard多规则质控方法）

Westgard多规则质控方法是建立在Z分数图基础上的，是在两个水平控制品的Levey-Jennings控制图基础发展而来的（图29-10）。

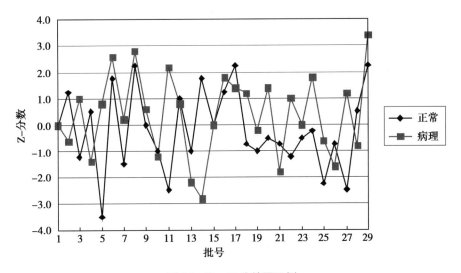

图29-10　Z分数图示例

注：横坐标最好是测定次数，而不是日期，最好能显示每次测定的日期和时间

（一）单独使用Westgard规则

1981年，威斯康星大学（University of Wisconsin）的James Westgard博士发表了实验室质量控制的论文，为医学实验室设定了评价分析批的质量。在Westgard的设计中，有6个基础规则。这些规则可以单独或结合使用，评价分析批的质量。

Westgard设计了表达质量控制规则的简化符号。几乎所有的质量控制规则可表达为 N_L，N为被评价的控制观察数，L为评价控制观察数的统计限值。所以，1_{3s} 表示一个失控的控制规则，有1个观察值超出了 ±3s 控制限值。Westgard的常用规则较完整地描述如下：

1_{2s}　这是警告规则，有1个控制品的观察值超出了 ±2s 控制限值。就统计学的理论而言，在不存在更多的分析误差时，约有4.5%的所有质量控制结果落在2s与3s限值间。这个规则仅仅作为警告，提示在检测系统中可能存在随机误差或系统误差。必须检查这个控制品的检测值与同批或以往分析批的其他控制品结果之间的关系。若发现没有必然的关系，不能证实是否有误差来源，超出 ±2s 控制限值的这个控制结果是一个可接受的随机误差。可以报告患者结果，如图29-11。

1_{3s}　这个规则证实为不可接受的随机误差，或可能是大系统误差的开端。任何QC结果超出 ±3s 限值为符合本规则，如图29-12。

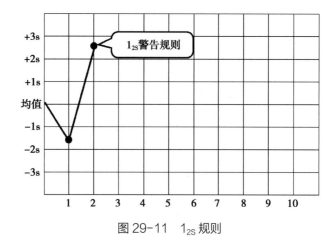

图 29-11 1_{2S} 规则

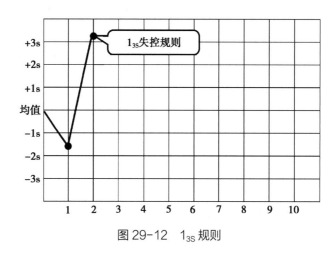

图 29-12 1_{3S} 规则

2_{2S} 这个规则仅证实系统误差。符合这个规则的标准是：连续两个的控制品结果超过 $2s$ 且在均值的同侧。

这个规则有两个表现：批内与批间。在一批内，得到的所有控制结果一起有问题。例如，若在这批中检测正常（水平Ⅰ）与异常（水平Ⅱ）控制品，两个水平控制品值都在均值同侧、且大于 $2s$，这批结果具有批内的系统误差。但是，若水平Ⅰ为 $-1s$，水平Ⅱ为 $+2.5s$（符合 1_{2S} 规则），则必须检查水平Ⅱ的以往结果。若水平Ⅱ在前次检测中控制值为大于 $+2.0s$，则在同水平的两批控制值间出现了系统误差，如图 29-13。

批内 2_{2S} 指示的系统误差可能影响整个分析曲线。批间 2_{2S} 指示的系统误差可能仅为分析曲线的一部分。

这个规则同时也可适用于三个水平的控制品。只要任何两个水平的控制值在批内符合 2_{2S} 规则，说明存在不可接受的系统误差，应予以解决。

R_{4S} 这个规则仅证实随机误差，仅用于最近这批的批内判断。若一批内两个控制品的控制值间，至少有 $4s$ 的差异，符合本规则，为随机误差。例如，在一批内检测水平Ⅰ与水平Ⅱ，水平Ⅰ高于均值 $+2.8s$，水平Ⅱ低于均值 $-1.3s$。两个控制品间的总差异大于 $4s$；即（$+2.8s$）-（$-1.3s$）$= 4.1s$，如图 29-14。

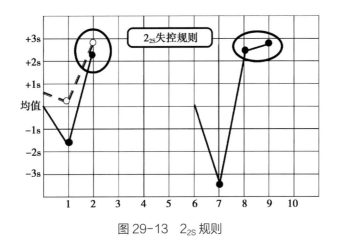

图 29-13　2$_{2S}$ 规则

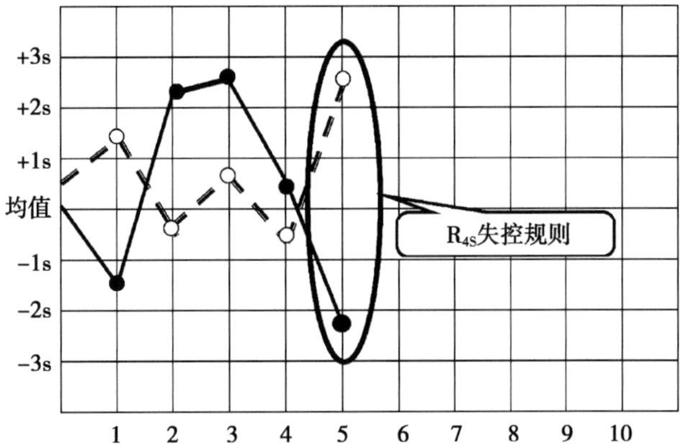

图 29-14　R$_{4S}$ 规则

出现符合以下任何规则时，不必要求拒绝这批分析结果。这些规则主要证实较小的系统误差或分析偏倚。它们通常不具有临床的显著性或相关性。可以进行校准或仪器保养等消除这些分析偏倚。

3$_{1S}$　符合这个规则的指标是：连续三个的控制品结果均大于 1s，且在均值的同侧。

4$_{1S}$　符合这个规则的指标是：连续四个的控制品结果均大于 1s，且在均值的同侧。

3$_{1S}$ 与 4$_{1S}$ 规则有两个应用：批内（如：综合水平 Ⅰ、Ⅱ 与 Ⅲ 的控制结果）；或在批间（如：均为水平 Ⅰ 的控制结果）。批内指示在较宽的浓度范围有系统误差；批间指示在方法曲线的局部有系统偏倚。

使用 3$_{1S}$ 较 4$_{1S}$ 可检出更小的分析偏倚，因此，被认为对分析误差更灵敏，如图 29-15。

7$_{\bar{x}}$、8$_{\bar{x}}$、9$_{\bar{x}}$、10$_{\bar{x}}$ 与 12$_{\bar{x}}$。符合这些规则的条件为：需要 7 或 8、或 9、或 10、或 12 个控制结果，且无论各个控制值落在多少标准差限值，它们均在均值的同侧。

这些规则的每一个规则有两个应用。批内（如：综合水平 Ⅰ、Ⅱ 与 Ⅲ 的控制结果）或在批间（如：均为水平 Ⅰ 的控制结果）。批内指示在较宽的浓度范围有系统误差，批间指示在方法曲线的局部有系统偏倚，如图 29-16。

7$_{\bar{x}}$ 控制规则较 12$_{\bar{x}}$ 规则对分析偏倚更灵敏，因为发现连续 7 个控制观察值在均值一侧的机会远高于 12 个连续观察值。

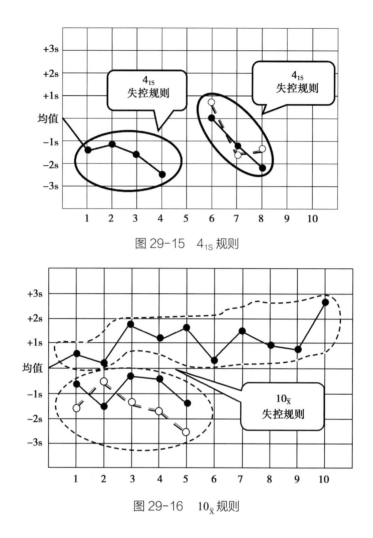

图 29-15　4_{1S} 规则

图 29-16　$10_{\bar{X}}$ 规则

（二）正确理解 Westgard 规则和 Westgard 多规则

1. **什么是 Westgard 规则？**　James Westgard 为医学实验室设定了评价分析批的质量。在 Westgard 的设计中，这些规则可以分别或结合使用，用于评价分析批的质量。Westgard 设计了表达质量控制规则的简化符号。几乎所有的质量控制规则可表达为 N_L，N 为被评价的控制观察数，L 为评价控制观察数的统计限值。这些规则可以单独或者组合选用。

2. **什么是 Westgard 多规则？**　依据 Westgard 在 1981 年发表的代表性文献以及 Westgard 以后的专著很明确地指出：所谓 Westgard 多规则即 6 个基本规则的固定组合。为了使临床实验室的质量控制得到最好的效果，使用 1_{2s} 为警告规则。只要不出现控制值超出 ±2s 限值的，本批结果"在控"。这是使用其他规则的前提。在出现符合 1_{2s} 规则时，依次检查有无符合其他 5 个失控规则的表现；若没有，则认为，本批结果仍然"在控"。若出现符合某一个失控规则的，即可确定为失控。

3. **Westgard 规则组合使用并不都称为 Westgard 多规则**　多规则，顾名思义即多个规则的组合。随着检验的需求，质量控制技术的发展，针对需要控制误差的特点，出现了一些新的规则，或者对原有规则含义重新予以定义。正像各种业务一样，随着时间的推延，都在发展。例如：R_{4S} 规则，Westgard 的原先定义为：同批内的两个控制值，一个超出均值 +2s、另一个超出均值 –2s，是典型的失控表现，属于极其不正常的随机误差。现在，如果单独使用本规则，即改为两个控制值间相差 4s，也可认为属于 R$_{4S}$。虽然都是 R$_{4S}$，但是含义不同，前者是固定组合的 Westgard 多规则中的 R$_{4S}$；后者是单独使用的 R$_{4S}$。二者有着不同的特点。目前，按照需求可以组合各种新的多规则，但是，真正的"Westgard 多规则"这个名词是明确指示的一个 6 个基本规则的固定组合。

（三）Westgard 多规则

和自动化技术适应的，由计算机自动检索的 Westgard 多规则程序由第二代质量控制方法应运而生。从 20 世纪 70 年代中期起，Westgard 对临床检验的质量控制作出了卓越的贡献。

1. 理论上，提出误差分为检测系统（方法学）、稳定状态（固有）误差及除此之外的不稳定状态（外加）误差，统计质量控制只能控制不稳定误差。

2. Westgard 以概率理论发展了各种控制规则的误差检出特性曲线。由曲线反映规则对不稳定误差检出的灵敏度；以及把稳定状态误差误作假失控报告的可能性，即误差检出的特异性。

3. 将各种控制规则以特定方式表示，例如 1$_{2S}$、1$_{3S}$、2$_{2S}$、R$_{4S}$、4$_{1S}$、10 $\overline{x}$ 等，至今已为大家接受。

4. 发展了多规则程序，由计算机自动检索，大大提高了质量控制效率。使失控误差检出率大大提高，又极大地减少了假性报警的概率。

5. 要使检验结果真正符合临床要求，必须对检验方法做严格的评价。Westgard 从理论和实践上提出了完整的方法学评价实验及总误差概念。

（四）Westgard 多规则控制方法

1. **Westgard 多规则的构思** 前述 $\overline{x} \pm 3s$ 和 $\overline{x} \pm 2s$ 的控制方法二者在误差检出灵敏度和对失控误差识别特异性上有着明显的差异，Westgard 将它们巧妙地结合起来，并且引进其他控制规则，组成了多规则控制方法。目的是提高控制效率，既对误差检出具较好的灵敏度，又对失控误差的识别具有较好的特异性。

（1）在 Westgard 多规则控制方法中，Westgard 建议使用 2 个控制品，浓度一高一低，形成一个范围的控制（没有条件也可只用 1 个控制品，但有很多局限性）。

（2）在控制图上绘 7 条平行线，即：$\overline{x}$、$\overline{x}-1s$、$\overline{x}+1s$、$\overline{x}-2s$、$\overline{x}+2s$、$\overline{x}-3s$、$\overline{x}+3s$。

（3）将所有规则以符号表示，便于使用。如 $\overline{x} \pm 2s$ 规则写成 1$_{2S}$，$\overline{x} \pm 3s$ 规则写成 1$_{3S}$ 等，具体含义见以下介绍。

（4）在 Westgard 多规则控制方法中，将 1$_{2S}$ 仅作为警告规则，不是失控规则。充分利用它对误差检出灵敏度高的特点，但又限制了它对误差识别特异性差的弱点。它只指出可能有问题，最后判别要经过系列顺序检查，由其他规则判断。

（5）经过选择，将 1$_{3S}$、2$_{2S}$、R$_{4S}$、4$_{1S}$、10 $\overline{x}$ 等列为失控规则，其中既有对随机误差敏感的，也有对系统误差敏感的。结合在一起，大大提高了多规则的控制效率。

（6）将各规则合在一起，形成逻辑判断检索程序。

2. **Westgard 多规则的误差检索程序** Westgard 多规则的误差检索程序见图 29-17。

图 29-17 显示了 Westgard 多规则误差检索程序的步骤。Westgard 发表多规则控制方法以来，得到大家重视。Westgard 为了让这个方法能广泛用于各实验室，将该方法称为 Westgard 多规则，并同意各仪器厂商将该方法用于他们的仪器上。至今，这个控制方法已经有 40 年的历史。随着检验技术的发展，控制方法也在不断地进步和发展。Westgard 的多规则概念在适应不同的使用要求上被发扬和丰富；新组合的多规则方法中，添加了新的规则，或者原有规则的含义被补充或修改等。

所有新的多规则，包括 Westgard 本人以后提出的：依据临床要求和实验室应用的检测系统的性能，从提高检验和控制效率考虑，各实验室应该自己选择和组合需要的规则和每批检测的控制品数；这些都可以认为是 Westgard 多规则概念的发展。但是 40 多年前提出的，由 6 个规则组合的多规则是经典的 Westgard 多规则方法。

按照图示的程序，计算机每天对控制值做自动检索（没有这个检索软件，每天自己动手检查）。确定控制值是否符合 1_{2S} 警告规则。如果没有，说明检验结果在控，可以报告患者结果；如果符合，说明检验结果可能有问题；继续检索，看控制值是否符合 1_{3S} 失控规则、符合 2_{2S} 失控规则、符合 R_{4S} 失控规则等，只要符合其中一个，说明确实失控，拒发患者报告；如果不符合任何一个失控规则，说明仍然在控，可以发出检验报告。

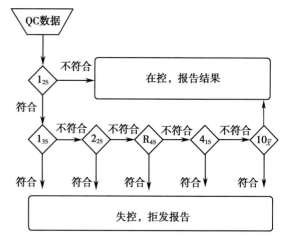

图 29-17　Westgard 多规则误差检索程序
注："不符合"表示控制值没有符合字符左侧的失控规则；"符合"表示控制值符合字符上侧的失控规则。

在日常使用时，需注意的是：

（1）1_{2S} 为警告规则。若本批检验没有出现控制结果超出 $\bar{x} \pm 2s$ 限值线，表示本批结果没有问题，在控，可以发出报告。若本批检验有 1 个控制结果超出（不包括正好在 $\bar{x} \pm 2s$ 限值线上的结果）$\pm 2s$ 限值线，表示本批结果可能有问题，符合 1_{2S} 规则。要检查一下，是一个警告，但不是失控，按多规则程序去检查是否确实有上述的 5 种失控表现。

（2）出现失控时必然已经有了 1_{2S} 表现。失控规则中的各种表现必然已经有了 1_{2S} 表现，并且连同这个 1_{2S} 表现一起，形成了各个规则的表现，此时才列为失控。上述各图示的失控规则都表示了这个含义。

没有出现 1_{2S} 表现，但控制结果已出现倾向性表现，如已有多次结果偏于 $\bar{x}$ 一侧，甚而偏于 +1s 或 –1s 以外，这些都不属失控。检验人员看到这样的表现，主动寻找原因予以纠正，这是努力减少误差，但不作为失控后的措施。

出现 1_{2S} 表现后，经顺序检查，没有出现其他各失控规则的表现，表示这次 1_{2S} 出现也许是属正常的波动，不是失控，不需要作任何失控处理，可发出检验报告。

（3）几种不恰当的做法：

1）控制结果落在 ±2s 线上就认为失控，这是错误的理解。请注意前面每一点讲"超出"的含义，凡未超出 ±2s，即使在线上都不属有问题，不必作任何处理，更不是失控。

2）控制结果超出 ±2s，马上重做，并且将原来的结果抹去，点上新的接近 $\bar{x}$ 的结果。

①$1_{2S}$ 是警告规则，不是失控规则。出现超出 ±2s 限值，不应马上重做，应检查是否发生真正失控的表现。

②即使失控，也不要将超出 ±2s 的结果或失控结果抹去。因为将这些点都去掉，使控制值结果分布范围变小，下个月控制图的 s 变小；控制范围变得不真实，加大了控制难度。

③出现 1_{2S} 表现较好的做法：应先检查是否有失控。确实失控，不仅控制品重做，更应检查失控原因，纠正误差后，连同患者样品一起重做。将失控结果和纠正后结果均点于图上，做好失控记录。若不是失控，既不要重测控制品，也不必作其他处理，照发报告。符合要求的控制图，应该是

所有控制结果均匀分布于 $\bar{x}\pm 2s$ 范围，而不只是在 $\bar{x}\pm 1s$ 范围。

3）为了使每天质量控制结果在室间评价要求内，以变异指数得分（VIS）≥80 为目标，用选定变异系数（CCV）去计算出控制范围（或者以其他允许误差为限值）。国内曾经有多次介绍，认为这是保证检验科质量优秀的好办法。其实这是两个截然不同的概念。室间评价的 CCV 原意是：在历次评价中某项目在参加者中做得最好的室间 CV。它表示众多检验科对同一调查样品检测时，所有结果的离散指标。若将全体均值看成准确度指标，则 CCV 表示参加者对于 $\bar{x}$ 的离散度，也即在准确度上所有参加者的水平。造成每次评价结果离散的影响因素很多，除了各实验室自身水平外，还有所用的检测方法、仪器、试剂的状况、标准品质量、调查品质量、复溶是否正确，以及评价系统的做法等。内部质量控制是控制自身的每天操作不精密度。在实验室内，各项目的标准差 s 或变异系数 CV 反映测定的重复精度。它和 CCV 是两种不同的精度。很可能是因为使用某种仪器或方法，它具有明显偏倚，但精密度很好，即使将自身 2s 控制于相当于 1CCV 水平，但无法消除偏倚。因此无论使用哪一种允许误差，请记住：允许误差包含有随机误差及系统误差。每天质量控制 $\pm 2s$ 范围仅代表控制的随机误差水平。若不注意了解方法性能，方法均值和真值的偏倚不予以注意，仍然无法使检验结果符合要求。

4）直接使用厂商的定值及允许范围作为控制图上的均值和标准差。每个实验室必须自己通过测定，累积控制值来计算自己的均值和标准差，用于自己的控制图上。严格地讲各实验室的检验方法（检测系统）一定不同于厂商定值的检验方法。

（五）修改的 Westgard 多规则质控方法

1．修改规则用于计算机的执行　对于手工执行，建议 1_{2s} 规则作为警告规则，把要求数据检查的时间减到最小。当违背 1_{2s} 警告规则，存在可能的问题时，仔细评价控制状态是非常的重要。当没有警告时，用 4_{1s} 和 $10_{\bar{x}}$ 规则检验前面的控制数据可能需要花太多的时间，因此在手工的应用上不需要使用这些规则。原则上，可能出现 4_{1s} 和 $10_{\bar{x}}$ 规则的违背而又未造成 1_{2s} 规则的警告，但模拟研究已显示出 1_{2s} 规则启动应用和所有规则的自动应用的功效函数图之间没有差别。

当由计算机执行多规则控制方法时，可以排除 1_{2s} 规则，由计算机自动地使用其他的规则。不需要 1_{2s} 规则的警告，因为计算机能容易地检验数据与所有规则的符合性（图 29-18）。

2．修改规则用于不同的 N 值　当 N 值改变时，应该考虑使用不同的规则。当 N=1 时，算法能减到只用 1_{3s} 规则用于控制数据的检验。对于 N=2 或 4 时，能使用所有的规则获得最大的误差检出。有些规则可应用于同一批，且有些可应用于不同的批，使用来源于前面批的数据可增加批之间的系统误差的检出。表 29-4 概括了随 N 改变可能使用的控制规则。

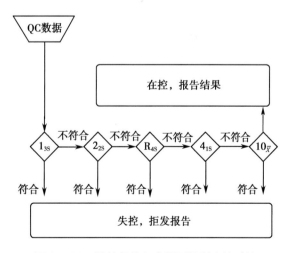

图 29-18　计算机执行多规则控制方法时的 Westgard 多规则误差检索程序

注："不符合"表示控制值没有符合字符左侧的失控规则；"符合"表示控制值符合字符上侧的失控规则。

表 29-4 适用于不同控制测定值个数控制规则的总结

N	推荐的控制规则	
	单独批	连续批
1	1_{2S}	4_{1S}
2	$1_{3S}/2_{2S}/R_{4S}$	$4_{1S}/10_{\bar{x}}$ 或 $12_{\bar{x}}$
3	$1_{3S}/(2 \text{ of } 3)_{2S}/R_{4S}$	$9_{\bar{x}}$ 或 $12_{\bar{x}}$
4	$1_{3S}/2_{2S}/R_{4S}/4_{1S}$	$8_{\bar{x}}$ 或 $12_{\bar{x}}$
5	$1_{3S}/2_{2S}/R_{0.05}/4_{1S}$	$12_{\bar{x}}$

对于 N=3，能使用 $(2 \text{ of } 3)_{2S}$ 规则，当三个控制测定值中的两个超过给定的 2s 控制限，则判断为失控；注意规则没有要求两个连续的测定值超过 2s 限，仅仅是最近的三个测定值中的两个。没有推荐 3_{1S} 规则代替 4_{1S}，因为假失控可能增加，特别是对于在优化测定过程中没有排除测定过程中实际批之间的变化（大的批间标准差，S_b）。

一般地，12_x 规则比 $10_{\bar{x}}$ 规则更有用，因为它更容易适合于具有 2、3、4 或 6 个控制测定值的分析批。例如当 N=3 时，使用 $10_{\bar{x}}$ 规则是不适合的，它需要 3 批加上 1/3 批；可使用 $9_{\bar{x}}$ 规则回顾 3 批，或 $12_{\bar{x}}$ 规则回顾 4 批。同样地，对于 N=4 时，更好地使用 $8_{\bar{x}}$ 规则回顾 2 批，或 $12_{\bar{x}}$ 规则回顾 3 批。对于较高的 N 值，Carey 等人已研究了不同规则，例如，n 中 m 个值超过 k 个标准差类型的规则。具有这种类型规则的模拟程序对于高的 N 值在优化多规则控制方法的设计上证明是有用的。也可考虑使用平均数和极差控制方法，或平均数和标准差（卡方规则）控制图。

3. **修改规则降低假失控** 当 N=6 时，假失控概率增加，其主要原因在于 R_{4S} 规则的假失控。排除 R_{4S} 规则将减少假失控，而没有影响系统误差的检出，但将减少随机误差的检出。通过增加控制限到 4.8s 来修改 R_{4S}，规则将保持低的假失控而又维持合理的随机误差的检出。事实上，这个量值是执行定量的极差规则，即 $R_{0.01}$ 规则，而其他的规则检出系统误差不变。

4. **修改规则降低误差检出** 分析人员应该认识到 4_{1S} 和 $10_{\bar{x}}$ 规则对小的系统误差的敏感，其在某些情况下，可能没有考虑足够多就要求判断分析批失控。例如，有些检测系统在与试剂批之间差异上相关显示出小的偏倚。如果重新校准检测系统未能消除小的批间差异，4_{1S} 和 $10_{\bar{x}}$ 规则将继续检出偏倚，并且重复地警告分析人员它们的存在。如果确定不能进一步地减少或纠正偏倚，然后不断的失控信号将成为烦恼的事情。在这种情况下，一旦作出判断不能进一步地减少或消除偏倚，则应该停止使用这种规则。否则，它们具有与"假警告"一样的效果，以及当意外的问题发生时，可能影响对问题的解决。

5. **修改规则用于警告的目的** 在此我们不是排除 4_{1S} 和 $10_{\bar{x}}$ 规则，而是把它们解释为警告规则，在从事新的分析批之前启动测定过程的检查，或要求进行维护过程防止误差变大而导致分析批的失控。图 29-19 是使用的多规则控制方法，其中 4_{1S} 和 $10_{\bar{x}}$ 规则用于启动预防性维护过程。

（六）Westgard 西格玛规则质控方法

2014 年 Westgard 博士在原来 Westgard 多规则误差检索程序的基础上，结合 6 西格玛质量管理方法，提出新的 Westgard 西格玛规则质控方法。新的 Westgard 西格玛规则质控方法针对两个水平质控物或三个水平质控物分别提出了不同的 Westgard 西格玛规则误差检索程序。

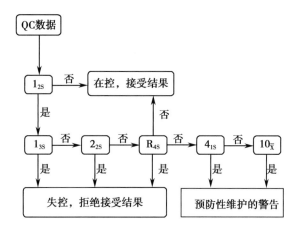

图 29-19 修改的 Westgard 多规则误差检索程序

1. **两个水平质控物的 Westgard 西格玛规则质控方法** 对于两个水平质控物而言，如果该项目为 6 西格玛，则只需选 1_{3S} 规则，一个分析批测两个质控结果（N=2，R=1，一个水平质控物 1 个结果），两个水平质控物只需测定 1 次即可满足要求。如果该项目为 5 西格玛，则除需选 1_{3S} 规则外，还需选 2_{2S} 规则和 R_{4S} 规则，一个分析批测两个质控结果（N=2，R=1），两个水平质控物只需测定 1 次即可满足要求。如果该项目为 4 西格玛，则除需选 1_{3S} 规则、2_{2S} 规则和 R_{4S} 规则外，还需选 4_{1S} 多规则，一个分析批测 4 个质控结果（N=4，R=1），两个水平质控物测定 2 次可满足要求；或者分为二个分析批，每批测定 2 个质控结果（N=2，R=2），两批每批两个水平质控物测定 1 次可满足要求，使用 4_{1S} 规则可监测到两批的结果；另外一个建议是将一个工作日分为两批，每批测两个质控物 1 次。如果该项目小于 4 西格玛，则除需选 1_{3S} 规则、2_{2S} 规则、R_{4S} 规则和 4_{1S} 外，还需选 $8_{\bar{x}}$ 多规则，分为两个分析批、每批测 4 个质控结果（N=4，R=2），两批每批两个水平质控物测定 2 次可满足要求；或者分为 4 个分析批，每批测定 2 个质控结果（N=2，R=4），4 批每批两个水平质控物测定 1 次可满足要求；第一种选择建议将一个工作日分为两批，每批测 4 个质控结果；第二种选择建议将一个工作日分为 4 批，每批测 2 个质控结果。见图 29-20。

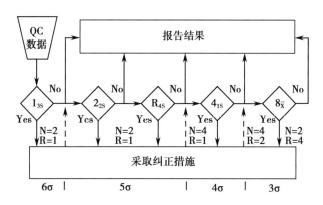

图 29-20 两个水平质控物的 Westgard 西格玛规则误差检索程序

2. **三个水平质控物的 Westgard 西格玛规则质控方法** 对于三个水平质控物而言，如果该项目为 6 西格玛，则只需选 1_{3S} 规则，一个分析批 3 个质控物测 1 次（N=3，R=1）。如果该项目为 5 西格玛，则除需选 1_{3S} 规则外，还需选 $2/3_{2S}$ 规则和 R_{4S} 规则，一个分析批 3 个质控物测 1 次

（N=3，R=1）。如果该项目为 4 西格玛，则除需选 1_{3S} 规则、$2/3_{2S}$ 规则、R_{4S} 规则外，还需选 3_{1S} 规则，一个分析批 3 个质控物测 1 次（N=3，R=1）。如果该项目小于 4 西格玛，则除需选 1_{3S} 规则、$2/3_{2S}$ 规则、R_{4S} 规则、3_{1S} 规则外，还需选 $6_{\bar{x}}$ 规则，一个分析批 3 个质控物测 2 次（N=6，R=1）；或者将一个工作日分为两批，每批测 3 个质控物 1 次（N=3，R=2）；如果用 $9_{\bar{x}}$ 规则替代 $6_{\bar{x}}$ 规则，则一个工作日分为三批，每批测 3 个质控物 1 次（N=3，R=3），见图 29-21。

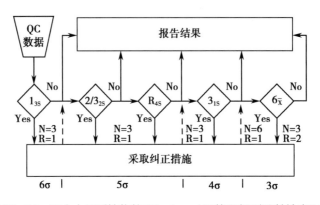

图 29-21　三个水平质控物的 Westgard 西格玛规则误差检索程序

3. 分析批长度的 Westgard 西格玛规则质控方法　分析批长度 Westgard 西格玛规则流程图由 Westgard 在 2018 年美国临床化学年会（AACC）会议上提出，在原来 Westgard 西格玛规则图的基础上增加了不同西格玛水平下的分析批长度。分析批长度 Westgard 西格玛规则流程图中没有关于误差检出率（Ped）和假性拒绝率（Pfr）的具体信息，但是图中所选质控规则已满足了 Ped ≥ 90% 且 Pfr ≤ 5% 的要求。Sigma 度量值包含目标质量、检测方法的精密度和偏倚特点，不同 Sigma 度量所对应质控规则下的分析批长度是由列线图得到的估计值，提示实验室两次质控事件间的分析批长度不能超过该限制。分析批长度的计算以 MaxE（Nuf）为参数，即从患者风险角度出发，控制每批不可接受患者结果预期数目 ≤ 1，实现了以患者风险为基础的质控目标（图 29-22）。

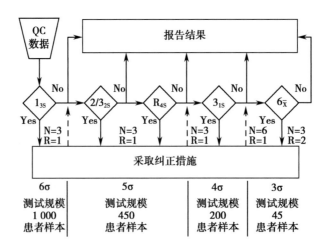

图 29-22　分析批长度 Westgard 西格玛规则

三、Youden 图

Youden 图主要是根据两个样品的结果而设计的。其横轴是样品 1 的结果，纵轴是样品 2 的结果（如图 29-23）。以两个样品结果的靶值可以得到中心点，通过该点引出的两条直线可以将 Youden 图分为 4 个象限。相对于其他质控图，Youden 图更多地运用在实验室间结果的比较。通常为了更直观地反映结果的偏离，常以各实验室间的 1 倍或 2 倍标准偏差在中心点周围画出方框。每个实验室的结果点绘在图上，可以直观地看到与其他实验室以及靶值的差别。含有系统误差分量的实验室结果将在右上象限或者左下象限，而含有随机误差分量的实验室结果将位于在左上或右下象限，如果某实验室结果的误差明显高于其他实验室，则其结果还有可能超出 2 倍标准偏差的方框。

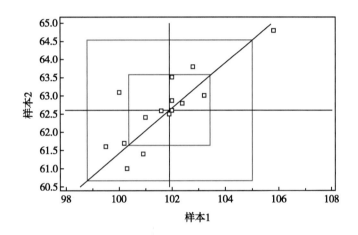

图 29-23　Youden 图示例

四、Realtime QC 图

Realtime QC 图的横轴为水平 1 控制物（如 PNU），纵轴为水平 2 控制物（如 PPU），PNU 和 PPU 各自的均值 $\bar{x}$（图中以"0"表示）垂直相交于一点作为中心点（Mean），然后分别以 PNU 和 PPU 的 ±2s 围成一个正方形，再以 PNU 和 PPU 的 ±3s 围成一个正方形（如图 29-24 所示）。当

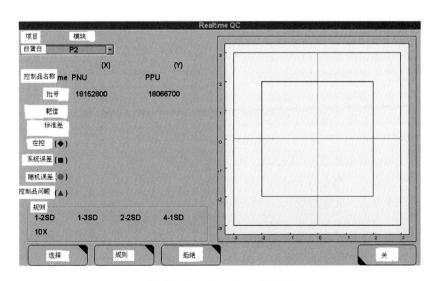

图 29-24　Realtime QC 图

失控时，程序实时对不同类型的失控质控点用不同的符号标识出，及时提供报警服务，Realtime QC 结合 Westgard 多规则可直观、实时分析临床生化定量项目的双水平质控数据。

五、Yundt 图

Yundt 图形象直观地表达了本实验室与对比实验室比对的偏倚和相对不精密度比。比对实验室可设为一致组，或方法学组，或所有实验室等。Yundt 图的横坐标是 SDI，圆点在横坐标的位置代表的是正确度性能。当 SDI 等于 0 时，圆点位于横坐标的中心。纵坐标每条线代表实际做的每一个质控水平情况。点中 Yundt 图上的圆点，包含 SDI 和 CV 的数据。见图 29-25。

圆点的形状表达相对不精度比的大小：

1）当实验室 $CV=$ 比对组 CV，"●"圆点为均质灰色。

2）当实验室 $CV<$ 比对组 CV，"◉"实心黑色中心代表本实验室精密度，白色外圈代表比对组的精密度。

3）当实验室 $CV>$ 比对组 CV，"O"白色中心代表比对组精密度，黑色外圈代表本实验室精密度。

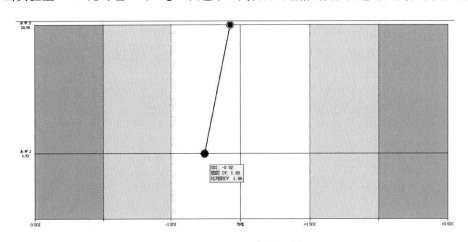

图 29-25 Yundt 图示例

六、Monica 控制图

Monica 控制图与 Levey-Jennings 质控图基本相似。在纵轴居中绘出平行于横轴的靶值线，并绘出上下警告线和最大允许线等 4 条平行于靶值线的直线。在进行患者标本常规测定时插入质控血清测定两次，将两个测定值绘在质控图上，用垂线将两点连接，再标出垂线的中点（代表双份测定的均值），然后用线将相邻的中点连起来。Monica 质控图中双份重复测定值的垂直连线的长短可作为精密度的指示，愈短精密度愈好。中心点离靶值线的远近可作为准确度的指示，离得愈近，准确度愈高。可根据垂线的长短和中心点的位置，分析判断该批测定结果的精密度和准确度及其误差的大小和性质，但是该方法是建立在使用可靠的定值质控血清的基础上才能判断结果的准确度，然而实际上该靶值是不易得到的（图 29-26）。

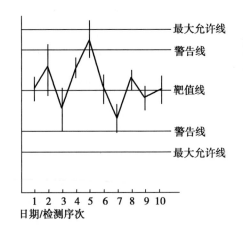

图 29-26 Monica 控制图示例

七、柱状图

柱状图：将一个变量的不同等级的相对频数用矩形块标绘在图表（每一矩形的面积对应于频数），是统计图表的一种，纵轴表示数据分布，横轴表示数据类型。又称直方图或质量分布图或条形图（Bar Chart）。

在临床生化检验方面，柱状图的纵坐标可为本实验室累积均值、本实验室固定均值或本对等组累积均值的 ±3SD 的范围，横坐标最多选连续 12 个月，每条柱子的高度代表每个月均值情况。这种条形图能观察检测系统的长期的偏倚和趋势。

纵坐标也可设为 CV，每条柱子的高度代表每个月 CV 情况。这种条形图能观察检测系统的长期不精密度变化情况（图 29-27）。

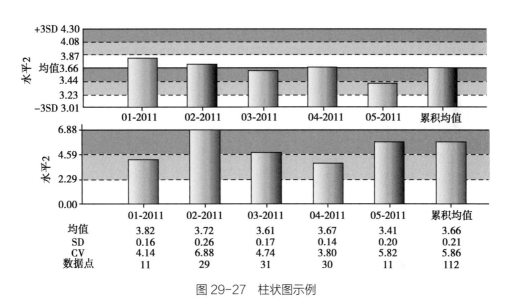

	01-2011	02-2011	03-2011	04-2011	05-2011	累积均值
均值	3.82	3.72	3.61	3.67	3.41	3.66
SD	0.16	0.26	0.17	0.14	0.20	0.21
CV	4.14	6.88	4.74	3.80	5.82	5.86
数据点	11	29	31	30	11	112

图 29-27　柱状图示例

第四节　分析目标质量控制方法

一、统计质量控制存在的局限

目前绝大多数实验室已经引进了独立质控软件或检测仪器 /LIS 附带的质控软件对分析过程进行质量监控，其原理主要是基于统计学的概率分析，通过使用单个或组合的统计学过程控制（SPC）规则再加上一些控制图表对分析过程进行监控。

但让实验人员感到苦恼的是，当他们希望通过选用更多或更严格的质控规则以提高统计学误差检测能力时，假失控的误报率以及对分析批的误拒绝率也随之升高，如何在提高误差检出能力和降低假失控误报率之间进行取舍成为困扰很多实验人员的难题。正确和有效应用 SPC 规则，要求实验室人能确实理解如下问题：

1. 每一个质控规则的含义？

2．每一个单规则或组合规则可检测的误差类型？

3．在特定环境下，哪个单规则或组合规则最有效？

若实验人员对以上问题缺乏理解，只是简单拼凑质控规则，其结果可能是所用规则之间不能协调或起不到应有的效果。如果假失控警报过于频繁，就会让实验人员对警报信号不再敏感，往往只是简单地重复检测控制品或患者样品，直至质控结果回到预期的范围内。此种情况下，他们采取的所谓"改正措施"只是在"无的放矢"，其典型的表现有如下几种：

1．使用当前批号的校准品重新校准仪器，然后重新检测控制品。

2．使用新批号校准品重新校准仪器，然后重新检测控制品。

3．仪器进行计划外的（往往是不必要的）维护甚至维修，然后重新校准仪器和检测控制品。

4．启用一瓶新的当前批号的试剂，然后重新校准仪器和检测控制品。

5．启用一瓶新批号试剂，然后重新校准仪器和检测控制品。

面对这些处理动作我们必须注意到，上述动作均含有"重新校准"。实验人员势必需要谨慎对待重新校准，因为每一次的校准或重新校准，均可能引进新的或额外的系统误差。过于频繁的重新校准本身就可能预示存在如下问题：

1．实验室制订的 SPC 方案（质控规则、均值及控制范围）过于保守。

2．仪器存在故障。

3．试剂质量不理想。

4．未严格遵循厂家的使用说明书或仪器保养计划。

针对上述问题，分析目标质量控制可能是帮助实验室更好地实现全面质量管理的工具之一，它是由如下控制工具构成的分析目标质量控制工具，可帮助实验室从多个角度对质控结果进行全面的分析：

1．**当前技术水平（state of the art）** 根据当前可以达到的检测不精密度，将测试不精密度控制在目标范围内。

2．**医学相关性（medical relevance）** 根据临床标准制定分析过程的总允许误差（total allowable error）。

3．**不精密度－生物学变异（imprecision-BV）** 根据生物学变异数据制定实验室自己的性能目标。

4．**总误差－生物学变异（total error-BV）** 根据由生物学变异确定的总允许误差制定检测性能的上下控制限。

分析质量目标控制的建立可以让用户同时应用 SPC 方案和上述这些统计学反馈工具，从而帮助实验室及时识别由于对统计学规则的不正确应用和 / 或不恰当的解释而导致的过程"噪声"，由此建立起一套可靠的质量分析系统，并据此调整 SPC 方案，使得分析过程控制的效率更高、效果更好。并能通过以下几个方面帮助实验室优化质控方案和降低成本：

1．降低假失控误报率。

2．避免不必要的重复检测控制品、问题排查和重新校准。

3．帮助实验室为测试项目选择最合适的 SPC 规则（如 Westgard 规则）。

二、当前技术水平

当前技术水平控制是基于这样一种思路：每项测试的分析不精密度（随机分析变异）应该等于或小于当前方法学或技术实际可以达到的最低不精密度，可通过各种机构定期发布数据或与特定的一致（比对）组得到。

当前技术水平控制是一种用于制定不精密度可接受范围的工具。使用这一工具，实验室可以从室内质控室间化的计划所统计的数据，并选择一个当前技术水平的一致组。当前技术水平至少可提供 3 种一致组：

1. 对等组（分析仪器、分析方法、试剂和分析温度均相同的所有实验室）
2. 同方法组（分析方法相同，仪器不限的所有实验室）
3. 所有实验室组（报告同一分析项目数据，分析仪器和方法不限的所有实验室）

其中，对等组是最理想的一致组。若不存在具有代表性的对等组，此时同方法组或所有实验室组也可作为备选的一致（比对）组。

三、医学相关性

医学相关性是指总误差大到足以导致临床医师改变对患者的诊断、预后或治疗方案的程度。作为一种反馈工具，医学相关性关注的是临床意义而不是统计学显著性。此工具务必谨慎使用，且只能在得到实验室病理专家或实验室主任的批准之后才能正式应用于实验室质控。将生成一种只含一个可接受上控制限和下控制限的图表，并将用户的质控数据绘制在此图表上，后者可用于质控数据的回顾性评估。

实验室可将这些反馈信息用于如下方面：

1. 当一个具有医学意义的误差发生时及时向实验室发出警报。
2. 确定传统的单个或多个 SPC 规则对分析批的拒绝频率。
3. 区分统计学误差和医学意义误差。
4. 调整所用的 SPC 规则，可降低重新校准、不必要的问题排查及重复检测患者样品的频率。

四、不精密度 – 生物学变异

不精密度 – 生物学变异控制是基于这样一种思路：每项测试的分析不精密度（随机分析变异）应当等于或小于从已发表的该测试特异性的"个体内"生物学变异数据推导得到的分析目标。个体内和个体间生物变异，以变异系数表示（CV_w 和 CV_b）。因此，不精密度 – 生物学变异控制也是一种用于制定不精密度可接受范围的工具。

五、总误差 – 生物学变异

TE_a 在实验室的应用已有多年，在各种 TE_a 标准中，以 CLIA 标准的应用最为广泛。也有部分实验室使用 Westgard 或各种文献推荐的控制标准。所有这些可用的控制标准，都存在"适用面"的问题。例如 CLIA 的限制标准可能更适用于随机的、任意时间点上的能力测试，并不太适合用于持续的分析能力的质量目标。

Dr. Callum Fraser（生物学变异应用的国际权威）推荐的实验室偏倚和不精密度评估与性能目标之间的相关性，实验室应当选择能反映其定性评估的偏倚和不精密度目标，也可以选择更高一个性能水平作为质量改进的目标。

1. 在用户选定的性能水平，使用"个体内"和"个体间"生物学变异数据和计算可接受不精密度和偏倚的公式设置性能目标。
2. 计算总允许误差（TEa）（$P<0.05$）。若实验室的实际性能与性能目标一致，则表明只有不到 5% 的实验室结果可能超出 TEa 限制。

总允许误差（TEa）控制使用基于生物学变异的总允许误差提供关于实验室精密度及偏倚的有用信息。

实验室可通过如下几个步骤对总误差－生物学变异控制工具进行设置：

1．根据不精密度和偏倚的评估结果选择一个合适的性能目标（最低、适度或最佳）；

2．选择一个一致组（对等组、同方法组或所有实验室组），对等组是最理想的实验室间比对一致组，在没有对等组或对等组实验室数不足的情况下，可使用同方法组或所有实验室组。

（1）步骤1：评估总体偏倚和不精密度，实验室可从控制品厂商提供的实验室间比对报告中获得横向比对的不精密度和偏倚数据，实验室间计划主要通过以下2个关键参数对实验室性能进行评估：

1）变异系数比例（CVR）：CVR是基于对等组数据计算得到的不精密度评估。其值等于该测试的 *CV* 值除以一致组的平均 *CV*。

2）标准差指数（SDI）：SDI是基于对等组数据计算得到的对偏倚大小的相对评估。SDI以 *SD* 的倍数或分数对偏倚（实验室实测均值和一致组均值的差异）进行描述或定量。

（2）步骤2：选择性能目标。在定性评估结果的基础上（如不精密度和偏倚是处于危险边缘？还好？相当好？是处于平均水平还是高于平均水平？），实验室为不精密度和偏倚选择合适的性能目标（最低、适度或最佳）。实验室可选择如下一种数据来源作为设置性能目标的依据：

1）一致组的总体性能（即当前的方法学或技术水平；质量改进目标）。

2）"实验室能力"：实验室也可以根据实验室目前实际的分析能力选择性能目标，因为实验室独有的内部过程和操作变量可能对总体测试不精密度和偏倚产生影响。

（3）步骤3：选择一个用于计算分析偏倚的一致组，设置总误差工具的最后一步，要求实验室选择一个构建总误差图表的一致组。实验室间计划为3种一致组提供组数据，每一个一致组在统计学上都是独立的和完整的，根据实验室不同的质量目标和质量需求，可选用对应的一致组：

1）对等组：使用相同分析仪器、分析方法、试剂和分析温度的所有实验室。对等组是最理想的比对组。

2）同方法组：使用相同分析方法、任何仪器的所有实验室。当对等组实验室数不够时，可选择同方法组。

3）所有实验室组：报告同一分析项目（不管使用的是什么仪器或方法）的所有实验室。仅当对等组和同方法组的实验室均不够时，才选择所有实验室组。该组在统计学上的相关性最低，因为仪器间的变异和方法间的变异均会对结果产生影响。

在决定使用哪个一致组进行比对时，实验室务必谨慎选择，因为和不同一致组比对得到的统计结果之间的差异可能相当大。如果没有一个一致组满足实验室的质量要求，实验室可以考虑使用商业软件的其他反馈工具。在实验室选择了合适的比对组之后，软件将利用比对组均值作为目标均值，以前述计算得到的 TEa 设置性能范围，并绘制成总误差图表。

总误差－生物学变异控制工具总结如下：

1．使用公开发表且具有项目特异性的 TE$_a$ 范围。TE$_a$ 以百分比表示（%）。

2．计算 TE$_a$ 范围，以反映在选定的性能水平运行时（即方法学或技术在实验室选定的性能目标水平运行），只有不到1%（$P<0.01$）的质控值会超出预定的范围。即如果实验室实际的偏倚和不精密度在性能目标范围之内，此时只会有不到1%的质控值可能超出 TE$_a$ 范围。

3．将此百分比应用于所选的一致组的均值（对等组、同方法组或所有实验室），建立可接受性能的上下控制限。

4. 当质控值超出 TE$_a$ 范围时及时向实验室发出警告。

总误差 – 生物学变异控制工具在质控数据审核中的应用：

实验室质量系统应当安排有资质的工作人员定期对质控情况进行审核。CAP 认可实验室要求至少每周一次对质控情况进行审核并记录。这些审核通常是回顾性的，可为实验室提供重要的 SPC 评估信息。每周审核的范围和内容应该由实验室制度作出明确规定。视情况不同，每周审核可粗略也可详细。另外我们知道，分析方法的性能参数常常和分析物的浓度相关。比如，有些项目由于低浓度时的灵敏度和特异性较低，通常表现为低浓度时的不精密度比较大。因此，在进行回顾性审核时，建议对不同水平控制品的不精密度、偏倚和总误差单独进行评估。以下是审核员必须考虑的问题：

1. 统计学失控事件。

2. 批内或批间出现离群值（质控值超出指定 TE$_a$ 范围）的频率。

3. 偏倚的大小。

4. 离群点和指定总误差之间差异的程度。

综合评估这些方面，是进行有效审核的关键。在此过程中，基于总误差 – 生物学变异控制工具建立的总误差图可帮助审核员及时发现如下问题：

1. 综合考虑方法学或技术的性能与 TE$_a$，分析该测试当前使用的 SPC 规则是否过于严格？

2. 是否需要应用更严格的单一规则或更复杂的多规则 SPC 方案以提高误差检出能力？

3. 是否需要调整该测试的均值？

4. 当前的不精密度是多少？不精密度是否是构成总误差的主要因素（即实验室是否需要重点关注如何提高精密度？）？

5. 当前的比较偏倚是多少？偏倚是否是构成总误差的主要因素（即实验室是否需要重点关注如何消除或降低分析偏倚？）？

6. 是否应用了合适的一致组（对等组、同方法组和所有实验室组）评估实验室该测试的比较偏倚（即总误差）？

7. 该测试的不精密度和偏倚性能目标以及由其确定的 TE$_a$ 的设置是否恰当？

8. 在本次审核期内或不同审核期间，出现 SPC 错误信号的频率是多少？这些经常出现的错误信号是否源于选择了不合适的 SPC 规则？还是超出了预期的不精密度？或存在偏倚？均值和范围是否需要调整？

9. 该测试重新校准的频率是多少？校准的频率是否超出了厂家推荐的频率？

六、分析目标质量控制方法需重视的问题

以某个实验室使用分析目标质量控制进行全面质量控制的某次回顾性审核结果的总结为例（表 29-5）：

表 29-5　某实验室室内质控回顾性分析结果

保留多规则的项目	用 1-ks 替代多规则的项目	调整均值 / 范围（控制品水平）	纠正不精密度（控制品水平）	纠正偏倚（控制品水平）	当前技术不能解决的项目
56%	44%	33%	6%	61%	22%

分析目标质量控制工具可帮助实验室判断某个水平控制品的均值和 / 或范围是否需要重新计算。在此次回顾性审核中，发现该实验室 33% 的控制品水平需要重新计算均值和 / 或范围，据此推测他们正面临着故障排查和结果报告的困扰。Levey-Jennings 图显示存在正偏倚或负偏倚，而基于当前一致组信息和生物学变异数据的总误差图显示偏倚很小或无偏倚。

根据 TEa 和实际误差（包括不精密度和偏倚）的大小，可知 44% 的测试应当从多规则改为单一的 1-ks 规则。这样的调整可以有效减少该实验室进行的重复测试和重新校准的次数。若使用多规则只会产生更多的统计学噪音而不是发现可纠正的误差。

有证据表明实验室更倾向于重视不精密度，而缺乏对偏倚应有的关注。在所有这些被审核的测试中，偏倚是导致分析误差的主要原因。很多原因皆可导致偏倚，其中以重新校准和更换试剂批号最为常见，重新校准的频率和质量应当受到实验室的重视。实验室应当积极参与实验室间比对计划以长期监控偏倚。有商业软件可每月自动下载一致组均值和标准差。有了这些信息，再加上商业软件的总误差 – 生物学变异控制工具，实验室即可真正实现对偏倚的动态评估，并在必要时及时纠正偏倚。由于总误差是由不精密度和偏倚共同构成，偏倚越小，则可允许更大的不精密度。反之，若存在很大的偏倚，此时 TEa 仅有很小的一部分可留给不精密度。

综上，分析目标质量控制方法为实验室提供了 4 种独特而强大的分析目标控制工具，可有效帮助实验室提高分析性能和识别过程控制中的各种"噪音"信号。不精密度 – 生物学变异控制和当前技术水平控制帮助实验室将不精密度控制在目标范围之内。医学相关性控制用来区分单纯统计学误差和具有医学意义的性能改变。总误差 – 生物学变异控制是通过对不精密度、偏倚（个别的或累积的）以及总误差的控制实现过程性能的不断改进。对于分析目标质量控制若能充分发挥其功能，将可帮助实验室及时发现和纠正某些项目不合适的 SPC 方案和控制参数，从而降低不必要的重复检测、故障排查和重新校准的成本。但必须注意到分析目标质量控制更多的是对统计质量控制进行辅助分析，它的最终目的不是取代统计质量控制，而是让统计质量控制更趋"合理"与"经济"。所以在使用分析目标质量控制的同时必须基于统计质量控制的基础。与常规统计质量控制分析方法相比较，分析目标质量控制方法在一定程度上弥补了统计质量控制方法的不足，两者相辅相成，可有效提高检验项目质量控制效率。

第五节　其他质量控制方法

一、即刻性质控方法

对于某些不是每天开展的项目或试剂盒有效期较短的项目可采用即刻性质控方法，只需连续测定 3 次，即可对第三次及以后的检验结果进行控制。

计算出至少 3 次测定结果的平均值和标准差；计算出 $T_{上限}$ 值和 $T_{下限}$ 值：

$$T_{上限} = \mid x_{最大值} - \bar{x} \mid /s; \quad T_{下限} = \mid \bar{x} - x_{最小值} \mid /s$$

查 T 值表 29-6，将 $T_{上限}$ 值和 $T_{下限}$ 值与 T 值表中的数值进行比较，计算的 T 值 $<T_{(n, 0.05)}$ 值，反映该质控值为在控；$T_{(n, 0.05)} <$ 计算的 T 值 $<T_{(n, 0.01)}$ 值，反映该质控值为警告值，相当 Westgard 多规则的 1_{2s} 规则；计算 T 值 $>T_{(n, 0.01)}$ 值，反映该质控值为失控值，相当 Westgard 多规则的 1_{3S} 规则，此时应检查该质控值是哪一次检测的结果，并需对该次测定寻找警告或失控原因。当检测的数据超过 20 个以后，可转入使用常规的质控方法进行质控。

适用性：正态分布或近似正态分布，检测频次低的定量检验项目或定性试验。

缺陷：结果易受前 3 个质控数据的影响，在统计学中样品量少时容易出现抽样误差，即刻性质控方法（Grubbs 检验法）要求样品数据不可少于 3 个。回顾性失控可检出滞后异常值，滞后异常值就是某一测定值当天用 Grubbs 检验法判断为在控，但随着数据的增加，后来判断为异常值，属于"警告"或"失控"。

表 29-6 即刻性质控法 T 值表

n	$T_{(n, 0.05)}$	$T_{(n, 0.01)}$	n	$T_{(n, 0.05)}$	$T_{(n, 0.01)}$
3	1.15	1.15	12	2.29	2.55
4	1.46	1.49	13	2.33	2.61
5	1.67	1.75	14	2.37	2.66
6	1.82	1.94	15	2.41	2.70
7	1.94	2.10	16	2.44	2.75
8	2.03	2.22	17	2.47	2.79
9	2.11	2.32	18	2.50	2.82
10	2.18	2.41	19	2.53	2.85
11	2.23	2.48	20	2.56	2.88

二、利用患者数据质控方法

患者数据的质量控制方法有患者数据的均值法、差值（delta）检查法、患者结果的多参数核查、患者标本双份检测及患者标本结果的比较等。

利用控制物进行质量控制的方法是最广泛应用的质量控制形式。使用患者标本数据进行质控将节省质控活动的成本，而且是直接控制患者标本的结果，而不是间接地推断分析过程的质量。然而，利用控制物进行质量控制存在一些局限性，如：控制物可能价格贵、不稳定、可能显示出不同于患者标本的特征、通常监测分析阶段而忽略分析前的部分等。由于通常在检测过程的分析阶段使用控制物，因此不能检出导致误差的分析前因素（标本的收集、标记、运输和处理的各个环节）。

这些方法也都有其缺点，在质量控制活动中，这些方法只能作为统计质控方法的补充，达到最优的质量控制结果，提高临床检验的质量。

从下面几个方面获得患者的数据：一个患者的单个标本或几个标本；多个患者的一个或多个标本。当尚未检测控制物时，患者数据的评价可能是首要的质量控制方法。如使用得当，患者数据的不同质控方法有可能检出系统误差和 / 或随机误差。

采用患者样品数据进行质量控制的方法较多，每一方法各有其优缺点，因此，在临床检验应用此方法时，最好与其他一些统计质量控制方法联合使用，以达到最优的质量控制结果，从而提高临床检验的质量。

（一）正态均值法（average of normals method，AON）

建立 AON 方法的步骤：

1. 收集连续几周的患者数据，并用计算机绘出数据的频数直方图。

2. 使用中央区域的数据，计算患者标本数据的平均数（X_p）和标准差（S_p）。

3. 从控制物确定分析标准差（S_a），控制物的平均浓度应接近患者标本数据的平均值。

4. 由公式 $N_p=2 \times N_c \times (S_p/S_a)^2$ 估计 N_p 或从基于 S_p/S_a 和检出 ΔSEc 概率的关系图中得到 N_p。

5. 选择患者均值的舍弃界限（通常为 $\pm 3.09 S_p$、$\pm 2.58 S_p$ 或 $\pm 1.96 S_p$）。

6. 选择控制限使 P_{fr} 不超过 1%，通常为 $\pm 3.09 \times S_p / \sqrt{N_p}$、$X_p \pm 2.58 \times S_p / \sqrt{N_p}$。

执行 AON 质量控制方法时应考虑如下五个重要的参数或统计量，即：①患者标本数据的均数（X_p）；②患者标本测定结果的总体标准差（S_p）；③分析标准差（S_a）；④计算患者标本均值的标本量（N_p）；⑤控制界限确定的假失控概率（P_{fr}）。此外还应考虑患者标本均值舍弃局外值的界限（上限和下限）。Cembrowski 等人推导出了计算患者标本均值的标本量 N_p 的公式，其计算的公式如下：

$$N_p=2 \times N_c \times (S_p/S_a)^2$$

患者标本均值法的控制界限一般有三种情况，可视实际情况而定：$X_p \pm 3.09 \times S_p / \sqrt{N_p}$、$X_p \pm 2.58 \times S_p / \sqrt{N_p}$ 和 $X_p \pm 1.96 \times S_p / \sqrt{N_p}$，与此三者对应的假失控概率分别为 0.2%、1% 和 5%。

（二）移动均值法（moving average method）

移动均值是 Bull 等早在 20 世纪 70 年代设计出的一种用于血液学质量控制的方法，又被称 Bull 算法。原理是血液红细胞计数可因稀释、浓缩、病理性或技术性因素而有明显的增减，但每个红细胞的体积，及其所含有的血红蛋白，或单位红细胞容积中所含有的血红蛋白则相对稳定，几乎不受这些因素的影响。根据这种特性，设计监测红细胞平均容量（MCV）、红细胞平均血红蛋白量（MCH）、红细胞平均血红蛋白浓度（MCHC）的均值变动，来进行质控的方法。

Bull 算法是建立在连续的 20 个患者红细胞指数（MCV、MCH、MCHC）的多组均值基础上，此种算法的原理简单，但公式很复杂。Bull 均值的控制限一般定为 ±3%。

移动均值的另外一种形式是最近三个 Bull 均值的均值超过 2% 就算失控。Bull 算法的最大不足之处是质控限的决定，需要大批标本（至少 500 份），而且每日标本也不可太少，美国病理学家学会的血液学委员会（CAP-HRC）已提议，实验室在它们主要工作班次处理少于 100 个患者标本时，不能使用移动均值法。

（三）移动中位数法（float median，FM）

在实际的质量控制工作中，患者的结果可能会存在很大的变异，结果的分布可能会呈现明显的偏斜，而非正态分布。移动中位数法不受分布中离群值的影响，在人群呈偏态分布的情况下更加稳定，这在实际的实验室工作中具有一定的优势。目前移动中位数法中比较难解决的两个问题是：①对结果的解释更加困难；②中位数的标准差难以估计，只能通过其与均值标准差之间的数学关系来进行计算。

（四）离群值移动和与移动标准差法

前述的患者数据质量控制方法大多对分析不精密度的控制能力较差，离群值移动和与移动标准差法则可以弥补这个不足。离群值移动和将固定数量的连续结果内（区块）的离群值（落在参考区间外的检测结果）数目作为一个移动统计量来进行计算，并且可以描述在控制图上。其控制限可表示为均值 ±3 标准差，需要注意的是，此表达式中的均值指的是稳定时期若干区块范围内的离群值的平均数目，标准差则是离群值数目的标准差。移动标准差法即将移动均值法中的均值替换为标准差的计算，实际上，不管是离群值移动和还是移动标准差法，其本质上都是一种更加广泛的移动均值法，并不拘泥于"均值"的计算。

（五）指数加权移动均值法（exponentially weighted moving average，EWMA）

指数移动加权平均法，是指各数值的加权系数随时间呈指数式递减，越靠近当前时刻的数值加权系数就越大。其思想是将先前批次的质控测定值与当前批次的质控测定值相结合，以更有效地估计系统误差。

指数加权移动均值（EWMA）：$X_{(n)}=\gamma A_{(n)}+(1-\gamma)X_{(n-1)}$

其中 $X(n)$ 表示第 n 个 PBRTQC 计算值；$A(n)$ 表示第 n 个患者原始检测结果，n 表示患者数据个数；γ 为加权指数。

（六）Delta- 检验法

对某一具体的患者来说，若其情况稳定，则患者前后试验结果也应基本稳定（建议的 Delta 检验界限见表 29-7）。因此，在患者情况稳定时，患者连续试验结果之间的差值，即 Δ(Delta) 值应该很小。如果 Δ 值很大并超过预先规定的界限，则表明存在下列三种可能情况之一：

（1）患者标本的试验结果确实有了变化；

（2）标本标记错误或混乱；

（3）计算 Delta 值的两结果之一有误差。

通常以下列两种方式之一来计算 Delta 值：

Δ(实验单位)= 第二次结果 – 第一次结果

Δ(%)=100 ×(第二次结果 – 第一次结果)/ 第二次结果

表 29-7　建议的 Delta 检验界限

试验项目	Delta 检查界限	试验项目	Delta 检查界限
白蛋白	20%	总蛋白	20%
总胆红素	50%	钠	5%
钙	15%	甲状腺素	25%
肌酸激酶	99%	尿素	50%
肌酐	50%	尿酸	40%
磷	20%		

（七）患者结果多参数核查法

孤立根据单个试验结果不易判断结果是否准确，但是如果在同一时间比较几个试验结果，常常可识别误差，并加以纠正。本文提供了几种相互关系，可以用于监测单个患者的结果。

1．**血型** 红细胞血型抗原和血清中抗体测定结果之间应有对应关系。

2．**阴离子间隙（anion gap）法** 为了维持电中性，当以摩尔浓度表示时，血标本中阴离子电荷之和必须等于阳离子电荷之和。阴离子间隙可按下列公式计算：

$$AG=(Na^++K^+)-(Cl^-+HCO_3^-)$$

其值小于 10mmol/L 或大于 20mmol/L 常提示上述离子测定结果可能出现误差。但应注意个别值增高有可能出现在肾功能障碍、糖尿病酸中毒、心衰、缺氧症等患者。低值出现在低蛋白血症等。Cembrowski 等人研究提高阴离子间隙质控方法的能力，他们建议使用 8 个或更多患者一组的平均阴离子间隙来进行统计质量控制，此法可提高检出误差的灵敏度。

3．**酸碱平衡法** 由 Henderson-Hasselhalch 公式表达 pH，H^+ 和 P_{CO_2} 之间的关系：

$$pH=6.1+lg([HCO_3^-]/0.03P_{CO_2})$$

实验室通过比较从 Henderson-Hasselbach 公式计算的 HCO_3^- 与电解质分析仪测定的 HCO_3^-，理论和测量的结果应该是一致的，差异应在 2mmol/L 范围之内。由此评价血气分析仪测定的 PCO_2 和 pH 是否准确。VanKampen 报道了大约 1 000 份血气分析计算的 HCO_3^- 与测定的 HCO_3^- 之间的关系，发现两者有明显差异者大约为 12%。经进一步研究表明 8% 的差异是由于 PCO_2 的测定有误差所致，其余的 3.5% 和 0.5% 的误差分别来自 pH 和 HCO_3^- 的测定上。在某些实验室，这是一种可接受的质控方法。

三、利用患者标本质控方法

（一）患者样品双份分析

某些分析方法可采用双份测试，此时使用患者标本双份测定值的差异能确定方法的批内标准差，也能应用双份测定的极差来检出批内随机误差。本方法很容易执行，如果工作许可，每一标本可以双份进行检测；如果每天有太多的试验需要检测，则可在一定的时间间隔内对少数标本（如 4～5 个标本）进行双份检测。

$$SD=\sqrt{\frac{\sum d^2}{2n}}$$

其中 d 为每份样品重复检测结果的差值（$d=X_1-X_2$），d^2 为双份测定差值的平方；n 为双份检测的标本个数。

解释：双份检测结果的差值不应超过 2 倍计算的差值的标准差。这种方法可识别出随机误差。如果试验总是做得很差的话，标准差将变得更宽，对单独的误差不敏感。

双份测定结果的差值可以绘制在极差型质控图上，其质控界限可从差值的标准差计算出来。也可由下面的公式从双份测定的标准差（$s_双$）导出双份测定极差的控制限：

$R_{0.025}$ 控制限 $=S_双 \times 3.17$

$R_{0.01}$ 控制限 $=S_双 \times 3.64$

$R_{0.001}$ 控制限 $=S_双 \times 4.65$

当每批有 3 个或 4 个以上的标本时，应该选择具有低 Pfr 的极差规则。对浓度极高或极低的标本判断为失控时应特别谨慎，因为标准差通常和分析物浓度呈相反方向变化。

使用患者标本双份测定进行质量控制是一种简单的方法，不需要稳定的控制物，因此，当稳定的控制物不可得时可用此种方法，此方法也作为补充的质控方法。

应注意这种极差图仅监测随机误差，很难监测方法的准确度。当从两个不同实验室方法获得的双份测定值，则极差图实际上监测随机和系统误差，但不能区分两类型的误差。此时不易解释质控结果，特别是当两方法之间存在稳定的系统误差。此种方法还可发展成为保留患者样品的双份分析（如保留当天检测的患者样品，以后再对其进行检测，看两者之间的差值的变化）。总之，该方法是监测实验室数据是否一致性的有用方式。

（二）保留患者样品的检测

本方法类似于患者样品的双份试验，但使用的样品是前一批已进行了检测，并具有相应的结果。

解释：该方法同一样品两次结果应该是接近并且其差值应在 ±2SD 范围内。本方法应用在一定时间内样品在保存过程中没有发生变化时，可检出仪器和试剂的变化。本项试验适合于 Hb 和 RBC，不太适合 WBC 和 PLT。

（三）患者样品测定的方法学比较

有些实验室对特定的分析项目采用两种常规方法检测相同的患者样品，这可以对分析方法进行检查。一般选择 2 或 3 个患者样品用两种方法进行检测，且把得出的差值与统计学上导出的控制限进行比较是本方法的基础。

四、临床相关性研究

实验室试验结果与临床其他证据或患者治疗上的改变关系的回顾性相关研究是长期质量控制的有效方法。临床上需要有效的监测假阳性和假阴性实验室试验结果。为了监测假阳性，应随机抽样和评价阳性结果患者的记录，以发现不应该出现阳性结果的情况。为了检测假阴性，应随机抽样和评价具有临床确诊的疾病患者的记录，客观证实的例子如肿瘤的外科发现，根据药物或治疗生理症状和体征的改善，以及尸体解剖证据等。

五、定性检验质量控制方法

定性检验质量控制的前提条件是：阴性控制品不能检测为阳性结果，阳性控制品不能检测为阴性结果。定性检验方法广泛应用于临床检验，特别是临床免疫学检验、临床体液学检验等工作。

1. 即刻性质控方法可用于定性检验项目的室内质量控制。

2. 用数值判定结果的项目如 ELISA、发光技术等可使用 Levey-Jennings 质控图。

（1）质控标本的类型（宜选择人血清基质，避免工程菌或动物源性等的基质）、浓度（阳性控制品浓度宜 $2 \times$ cut off 值左右，阴性控制品浓度宜 $0.5 \times$ cut off 值左右）和位置（不能固定而应随机放置）、稳定性（宜选择生产者声明在一定保存条件下如 $2 \sim 8\,^{\circ}\!C$ 或 $-20\,^{\circ}\!C$ 以下有效期为 6 个月以上）、分析频率的选择应满足临床要求的分析范围的测定；

（2）Levey-Jennings 质控图的均值、标准差和控制规则，可参照定量检验质量控制。也可按照以下质控方法：质控图宜包括以下信息：分析仪器名称和唯一标识、方法学名称、检验项目名称、试剂和校准液批号、控制品名称、批号和有效期；横坐标（X 轴）每个点标明的是分析批或检测日期，当检测日有多个批次时都应标出；纵坐标（Y 轴）用吸光度值或含量点图，至少要引出中心线和上下失控限三条线；中心线为控制品均值；利用 cut off 验证值可以直接确定上下失控限；阴、阳性控制品的测定值均应在质控图中标出。

$$失控限 = \bar{x} \times \left(1 \pm \frac{\text{cut off值} - \text{cut off验证值}}{\text{cut off值}} \right)$$

（3）只有当控制品批号改变时才重新绘制新的质控图，不能随试剂批号的改变而制作新质控图。

3. 根据滴度或稀释度判定阴阳性的技术，如凝集试验，每检测日或分析批，应使用弱阳性和阴性外对照作为质控。实验室应定义自己的质控批长度。阳性质控结果在均值上下一个滴度或稀释度以及阴性质控结果为阴性即为在控，否则视为失控。

4. 纯定性试验如金标试纸、斑点渗滤等，除检测装置的内对照外，每检测日或分析批，应使用弱阳性和阴性外对照作为质控。实验室应定义自己的质控批长度。阴、阳性质控的检测结果分别为阴性和阳性即表明在控，相反则为失控。

5. 利用比对试验的方法　如果采用手工操作或同一项目使用两套及以上检测系统时，应至少每年1次进行实验室内部比对，包括人员和不同方法/检测系统间的比对，至少选择2份阴性标本（至少1份其他标志物阳性的标本）、3份阳性标本（至少含弱阳性2份）进行比对，评价比对结果的可接受性。另外，新批号试剂和/或新到同批号试剂应与之前或现在放置于设备中的旧批号、旧试剂平行检测以保证患者结果的一致性。比对方案应至少利用一份已知阳性、一份弱阳性样品和一份已知阴性的患者样品（HIV等特殊项目除外）。当比对出现不一致，应分析原因，并采取必要的纠正措施，及评估纠正措施的有效性。

六、定性和半定量检验室内质量控制应注意的问题

用肉眼直接判定阴、阳性结果的测定，除阴、阳性对照外，最好还要有弱阳性质控物，其浓度在"判断值"附近，当试剂盒（或试纸条）质量有轻微变化时，仅有阴、阳性对照往往无法发现，用弱阳性质控物就可及时发现。

定性分析是根据"判断值"来判断阴、阳性结果的，在"判断值"附近存在一个"反"Z现象（图29-28）：即当被测标本为阴性或低浓度时，皆出现阴性结果，而当阳性、强阳性时，无论试纸条间质量差异多大，也不论使用保存过程中试纸条灵敏度是否已发生变化，皆出现阳性结果（当然这种差异及变化也要在一定程度内），当用弱阳性质控物时，有的试纸条可能100%出现阳性结果，有的试纸条可能80%出现阳性结果，还有的试纸条可能只有50%出现阳性结果，弱阳性质控物可以较灵敏地检测试纸条在保存过程中及检测条件发生变化时可能出现的问题，可检出假阴性（阴性对照则可判断是否发生假阳性）。

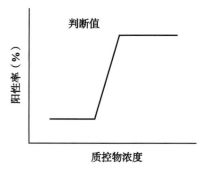

图29-28　"反"Z现象

如弱阳性质控物出现阴性结果，这时检测为阳性的结果仍可报告，而阴性结果在查明原因前不宜报告。

免疫层析及免疫渗滤的检测，所用试纸条设有"质控线"或"质控点"，如呈色，表明检测过程无失误，也反映了被测物中没有抑制物，但不能完全说明测量灵敏度有无变化，因为大多数"质控线"或"质控点"为强阳性标本，即不能用"质控线"或"质控点"的结果代替试纸条的质量评价。

第六节 失控后的处理

当质量控制中出现控制值不理想时，控制方法能否正确地区分：今天的结果是否在控，指示在控或失控的把握究竟有多大？质量控制方法犹如报警器，它应对分析过程中具有的分析误差进行监视。质量控制见误差就报警，那么检验结果无法发给医生，因为任何检验结果都有误差。理想情况下，质量控制能对使临床诊断和治疗发生差错或严重误解的误差予以可靠而正确地识别出来，保障患者的利益。在检测系统分析性能的选择和评估时，已经对检测系统稳定状态的误差作了评估，确认这些误差属临床可接受水平。

为了使患者样品的检验结果内具有的误差水平保持在稳定状态的水平，必须使用质量控制方法尽力控制和减少日常的不稳定状态的误差，使患者检验结果符合临床要求。所以，质量控制方法必须对这样的分析误差予以识别和检出。

从检验科或实验室的日常工作上，希望质量控制方法对误差的识别必须具有高特异性，尽可能减少"假失控"的报警率，可以提高检验效率，减少浪费。对严重误差能及时报警，一个不漏，即对"真失控"报警率有高灵敏度。重视质量控制方法的选择、设计和评估，同样是临床检验的重要方面。

一、质量控制识别失控的特性

近 20 年来，描述质量控制方法性能分为 2 方面：真失控检出的可能性和假失控误报的可能性。

1. **真失控检出可能性**（probability for error detection，P_{ed}） 在检验中，发生了除检测系统稳定的不精密度以外的外加不稳定误差时，质量控制方法能正确地识别并报告失控的可能性。理想状态下，P_{ed} 为 1.00，表示质量控制方法对失控误差检出可能性为 100%。实际使用时，设定 P_{ed} 目标为 0.95，也即失控误差检出可能性为 95%。

2. **假失控误报可能性**（probability for rejection，P_{fr}） 在检验中，没有存在除检测系统稳定的不精密度以外的误差时，质量控制方法误将检验结果识别并报告为失控的可能性。理想状态下，P_{fr} 为 0.00，表示质量控制方法的假失控误报可能性为 0%。实际使用时，设定 P_{fr} 为 ≤ 0.05，也即假失控报告可能性仅为 ≤ 5%。

3. **两种可能性是矛盾的对立面** 每个控制规则都有上述两种误差检出的可能性，它们互为影响。对真失控检出的可能性大了，假失控误报可能性也增大了；反之，真失控检出可能性减小了，假失控误报可能性也小了。但是每个控制规则的真失控检出可能性和假失控误报可能性随规则而变，所以在使用单个控制规则做质量控制时，更要注意控制规则的选择。

二、质量控制方法的组合和选择

1. **每批检测控制品次数（n）是质量控制方法的重要组成** 一个质量控制方法由使用的控制规则和每批检测控制品次数组成。使用同一个控制规则时，每批做 2 个控制品较做 1 个控制品对失控误差检出的可能性大 1 倍。因此，设计质量控制方法时，要根据使用控制规则的特性和实验室对误差控制的目标，选择每批使用几个控制品，以及每批使用几个水平的控制品。每批只做 1 个水平控制品，无论每批做几次，只是对该控制品检测的浓度（或其他量值）处，在检验（分析过程）时的质量有所了解，是 1 个量值点的控制。每批做 2 个或更多水平的控制品，是一个量值范围的控制。控制水平大不一样。

2. **重视各控制规则特性** 20 年前，Westgard 用计算机对常用的控制规则预期失控报告率进行模拟研究，确定了各规则的真失控检出可能性和假失控误报可能性。在设计质量控制方法时，最好认真查阅这些文献，了解控制规则的特性，结合实验室要求，选择较为合适的规则，组合自己的质量控制方法。在比较真失控检出可能性时，更应注意假失控误报可能性。二者不可偏废。

（1）1_{2S} 控制规则的假失控：假失控误报可能性最大的控制规则是 1_{2S}，当 $n=1$ 时，假失控误报可能性约 5%；这是根据正态分布两侧的尾部超出 $\bar{x} \pm 2s$ 占有面积得出的。即每 20 次控制值中有 1 次超出 $2s$ 限值。但是，当 $n=2$ 时，假失控误报可能性大 1 倍，约 9%；$n=3$ 时，约 14%；$n=4$ 为 18%。意即每批做 2 个控制品，估计每 10 批就会有 1 批的任 1 个控制值超出 $2s$ 限值，是假失控表现，容易误认成真失控，带来许多不必要的麻烦。所以每批使用 2 个或更多控制品时，不可轻易单独使用 1_{2S} 规则。

其他常用的控制规则在 n 为 $2 \sim 4$ 时，假失控误报可能性比较小。如：即使 $n=4$，1_{3S} 和 $1_{3.5S}$ 规则假失控误报可能性小于 1%；$1_{2.5S}$ 和组合多规则的假失控误报可能性 ≤ 5%。R_{4S} 规则在 $n=2$ 时的假失控误报可能性小于 1%；但是当 $n=4$ 时，假失控误报可能性太大，只有将该规则改成 R_{5S} 才能符合要求。

（2）真失控检出可能性。注意假失控误报可能性的同时，一定要注意真失控检出可能性（误差检出特性）。控制规则的真失控检出可能性大，对误差检出灵敏度高；它的假失控误报可能性也大，对误差鉴别的特异性差。反之，控制规则真失控检出可能性小，误差检出灵敏度低；假失控误报可能性也小，对误差鉴别的特异性也好。但是，不同的控制规则的这两个性能相互间不同，应依据需要作选择。可检出系统误差较灵敏的有：2_{2S}、$2/3_{2S}$、3_{1S}、4_{1S}、$6_{\bar{x}}$、$8_{\bar{x}}$ 等规则。对检出随机误差灵敏的有：1_{3S}、$1_{2.5S}$、R_{4S} 等规则。对重复性能良好的全自动分析仪监视分析性能，每批用 $2 \sim 4$ 个控制品时，使用 1_{3S} 或 $1_{2.5S}$ 单一规则已很好了。如果在控制的性能尚无单一合适的规则，可用如 Westgard 的多规则方式，将各个控制规则组合起来，形成多规则的质量控制方法。

3. **改进质量控制性能的方法** 依据不同控制规则的预期性能，选择和组合质量控制方法的做法大致如下：

（1）不用具有高假失控误报可能性的控制规则。

（2）至少将 1 个对随机误差灵敏的规则和 1 个对系统误差灵敏的规则组合起来。

（3）评估组合控制方法的假失控误报可能性。

（4）选择每批使用的控制品数（n），使真失控检出可能性达到所需要的水平。

依据实验室要求或临床的允许误差要求，对质量控制方法的组合和评估，这已经是第三代的质量控制方法。当前，国内最要紧的是：首先做到出检验报告，一定有实验室自己的分析过程的控制，即第一代的质量控制。但是在城市大医院内的实验室，已经长期坚持进行质量控制，现在希望按照临床的要求，设计自己的控制方法，提高质量控制的效率，应该按此原则去组合并评估质量控制方法。

常规工作中，常常在患者样品检测前和检测中检测控制品，记录控制值，并绘制于控制图上。控制值在控，患者样品可以检测和报告；控制值失控，停止患者样品的检测，停发检测报告；寻找原因，解决问题，重新开始检测，对失控时的患者样品重做。这是分析中质量控制的工作流程。

三、解决问题和排除失控原因

解决问题和排除失控原因两者既是技能，也是对待失控的认识和态度；是技能，因为它依赖于检验人员的基础知识、技术和经验；是认识和态度，因为检验人员要在迟发检验报告的压力下，特别是急诊检验报告的压力下，本着对患者负责的强烈责任感去重做患者标本，满怀信心地去解决质量问题。解决失控较好的思路是：

1. 检查控制图或失控的规则，确定误差的类型　首先要确定造成失控的误差类型是随机的还是系统的。不同的失控规则对检出不同类型误差具有不同的能力（灵敏度）。1_{3S} 和 R_{4S} 规则是检验控制值分布的尾部或分布的宽度，如果是这两个规则失控，通常指示随机误差增大造成的失控。2_{2S}、4_{1S} 和 $10_{\bar{x}}$ 规则的失控，往往提示有连续的控制值超出同一个控制限的失控，提示系统误差问题。因此，使用多规则质量控制方法对提示失控问题很有好处。另外，失控时，注意检查控制图上控制值点的分布对指示失控原因很有帮助。出现系统误差（或偏倚）的失控时，可以看到每天的控制值具有定向的漂移或倾向，并且随时间而增大，逐渐形成失控。出现随机误差失控的表现则较突然，失控的控制值点相对于均值的离散度比往常都大。符合 1_{3S} 失控的是最近的 1 次结果控制值点超出规定的限值；符合 R_{4S} 失控的是最近的 2 次控制值结果一高一低，相差悬殊，差异范围超出了规定的大小，是很不常见的失控随机误差。

所以在确认问题的原因前，先确定误差的类型，然后再对系统误差中的漂移（shift）或倾向（trend）分类，可能更有帮助。

2. 误差类型和失控原因的关系　观测到的误差类型是误差来源的线索，因为随机误差和系统误差来自不同的原因。产生系统误差的问题较产生随机误差的问题更为常见，而且较易解决。造成系统误差的因素，如使用不同批号的试剂，不同批号的校准品，校准值设定错误，需要自行完成试剂预配制中发生错误的问题，试剂的质量问题或使用不当造成变质的问题，校准品过期或保存不妥造成校准值变化，因加样器或加液器的校准或调试错误使样品或试剂体积变化，孵育箱或反应加热块的温度变化，光电比色光源老化造成光强不足的问题，检验人员的变动等。造成随机误差因素也多变，如试剂瓶或试剂管道中有气泡，试剂没有充分混匀，恒温部分温度不稳定，电源电压不稳，检验人员操作不熟练，重现性差（表现在加样重复性差和对反应时间控制差）等。

除了上述有规律的误差原因外，在检测中偶尔出现的不恒定问题常常难以定论。例如，在样品杯或加样器中偶然出现了气泡，或者一次性使用的某部件偶尔的缺损等造成差错的性能，又是不同类型的随机误差的交叉。这些不是因检测系统的不精密度变化的原因，像突发的灾难，很难用质量控制方法控制。只能将患者标本重做，在检测过程中认真仔细地观察每一个动作的细微变化，反复比较，从中揭示问题的原因。

3. 自动分析仪多项目检测系统上常见的因素　在自动分析仪上进行多个项目的检测时，注意仪器上出现失控的问题是仅 1 个项目的，还是同时出现在多个项目上的。如果证实失控问题仅是 1 个项目的，在确定失控误差性质后，按照不同误差可能存在的问题去寻找原因。如果多个项目同时出现质量失控问题，则寻找误差原因时要从出现问题的共性上考虑。例如，这些项目是否都具有较小或较大的样品用量？是否使用相同的比色波长？是否使用相同的光源（可见光光源、紫外光光源），而无问题的项目都使用不同的光源？这些项目是否使用了相同的检测模式（如终点法、速率法等）？这些项目是否都同时被校准，或被同时确认？这些项目是否具有共有的某些物理因素或光学等因素？从共性中发现和揭示出失控原因。

4. 与近期变化有关的原因　失控时出现的系统误差总和试剂或校准的问题相关。突然出现的漂移常常和近期发生的事件有关联。例如，这次出现失控前刚更换了试剂（不论是否使用了新批号的试剂），或者刚完成重新校准（无论是否换用了新批号的校准品），使控制值出现很大的波动，若证实确实是漂移，操作人员应检查试剂、校准和保养记录，寻找解决问题的线索。例如，是在新更换了试剂后出现的漂移，应确认试剂批号是否一致，试剂和校准品配合的校准值是否有误，新批号试剂和新批号校准品的新组合经重校准后校准是否被认可。为了寻找原因，必须用重做的实验数据说明问题。

失控的系统偏倚倾向较之漂移的问题解决起来要困难些，因为在失控前定向偏倚问题已经有较长时间了，偏倚逐渐加大，最后成为失控表现。首先应检查质量控制记录，包括功能检查的记录。在以比色测定方式进行检测的自动分析仪出现偏倚倾向的原因可能是：试剂缓慢变质、校准因子的缓慢漂移、仪器上恒温温度的变化；滤光片（或干涉滤片）单色光波长的变化、光源灯泡老化等。在寻找确切原因时，可以用逻辑系统分析程序逐步检查。即每 1 步只对 1 个可能原因的因素作变动，观察变动前后的检测结果，作好记录，检查效果。然后再对第 2 个因素作变动，再实验观察；直至找出原因，排除故障，解决问题。

因随机误差增大造成失控的问题较难确认和解决。主要是随机误差的性质不像系统误差那样可以预计或确定。在自动分析仪上发生失控的随机误差原因大多是：试剂瓶内或试剂管道中、取样器或试剂加样器中的气泡，试剂未充分溶解或混匀，加样器上的取样头不密封，因机械故障使加样动作重复性差，电压不稳等。不少随机误差的原因可在检测系统运行时，对各分析项目的目视观察检查出来。仔细观察试剂和取样中的吸样品、吸试剂、加样品、加试剂动作，也许可以找出问题的原因。如果查不出问题，参照厂商排除故障的指导和建议去寻找原因。特别要注意的是，刚发现失控立即重复检测，希望证实失控表现，但是重做的控制值又"在控"了，没有做任何失控原因的处理，失控却已经"消除"了，此时要确定分析仪重复精密度是否有问题。可以用患者标本连做 10 次重复检测，了解真实患者标本检测的批内精密度，往往可以从这些结果的不稳定反映随机误差已经明显增大，证实失控的判断。因此在平时检测中，对于出现不正常结果的患者标本再做 1 次检测，对比前后 2 次结果的差异，容易发现随机误差的失控表现。

5．确认解决问题，作好记录 找出问题，经纠正后应重做所有控制品，重新检测的控制值恢复"在控"来确认失控问题是否解决。在对失控时的患者标本进行重做时，仍然要再做控制品的检测，此时的控制值用于绘制控制图。事后，应将出现的失控事件和纠正过程形成文件。完成排除故障报告，有助于今后使用。

6．应评价失控状态下对患者结果的影响。

第七节　室内质控常见问题

一、室内质控常见问题

1．无校准周期的规定或延期校准。

2．室内质控（IQC）程序不完善，缺少必要内容。

3．部分项目未做 IQC。

4．IQC 用控制品水平不够；IQC 频率不符合文件或卫生管理部门规定。

5．自配控制品缺少来源、制备过程、预期值、稳定性评价等记录。

6．无非配套控制品的评价等记录。

7．质控图上的中心线和控制限未通过实验室实际检测确定，而是直接采用厂家提供的数值等形式。

8．未按室内质量控制作业指导书操作。

9．质控数据的传输不规范。

10．IQC 失控处理记录无原因分析、纠正措施、没有对之前患者标本检测结果有效性影响的分析记录等。

二、失控后的不当做法

有些实验室在遇到"失控"时的反应是立即重新控制品检测，认为只要重做的控制值"在控"，就认为失控问题已经解决。这种不经分析就立即重复检测控制品的做法，实际是不信任控制方法能控制误差，也即认为控制方法都具有过高的假失控误报的可能性。

如果某项目的质量控制方法经过认真设计，考虑它的质量要求，也顾及了检测系统的分析性能，应该说，控制方法具有最大的真失控检出可能性，也具有最小的假失控误报的可能性。可以相信控制方法会认真履行职责，能检出问题。检验人员应真正去解决问题，消除误差的原因。

1．**重新检测控制品**　失控后只是重做控制品是过时的做法，实际是将控制方法退到只使用 1_{2s} 规则。该规则在每批用 1 个控制品时的假失控报告可能性为 5%，用 2 个控制品时为 9%，用 3 个控制品时为 14%。而 1_{3s} 的控制规则的假失控报告可能性仅为 0.3%。所以出现 1_{2s} 表现后重做控制品检测，得到的控制值常在"限值内"，给检验人员的感觉是"这次又正好过关了"，后果是：延误了解决误差原因，将问题留给了以后。

2．**试用新控制品**　另一种观念是结果失控一定是"控制品坏了"。在失控处理指导中也建议：如果重做的结果仍然不好，换用一瓶新控制品再试。在控制结果还是不好的情况下，迫使工作人员去考虑其他的可能原因。这样的做法说明实验室没有在真正解决失控问题上下功夫，只是希望通过简单的步骤，侥幸发现问题，但是，最终延误了发现和解决质量控制失败的真实原因。实验室应按照管理要求，对每个工作都有书面的操作说明，对控制品如何复溶、混匀、使用、保存和稳定性等都有明确的规定和具体操作步骤，包括在质量控制方法中，也应该在质量控制方法的培训和实施中都有规定。这些都不能省略。在这样的前提下，一旦发生失控，立即试用新控制品，是得不偿失的。偶然会出现控制品确实坏了，是控制品在稳定有效期内出了问题，必须查出原因，制定措施，防止今后再出现相似的现象。这也是有规律地寻找失控原因的一个方面，不是失控的首要问题。其实，控制品的成本比重复检测的成本高，耗费也不合算。希望不费力和即刻发现问题，遇到问题马上换用新控制品、重做，将问题简单地推给控制品，逐渐将这些做法变成了习惯，却不在学习和实施系统分析程序方法上、在真正解决问题的技能上花功夫。

第八节　质控数据的管理

一、每月室内控制数据统计处理

每个月的月末，应对当月的所有控制数据进行汇总和统计处理，计算的内容至少应包括：

1．当月每个测定项目原始控制数据的平均数、标准差和变异系数。

2．当月每个测定项目除外失控数据后的平均数、标准差和变异系数。

3．当月及以前每个测定项目所有在控数据的累积平均数、标准差和变异系数。

二、每月室内控制数据的保存

每个月的月末，应将当月的所有控制数据汇总整理后存档保存，存档的控制数据包括：

1. 当月所有项目原始控制数据。

2. 当月所有项目控制数据的控制图。

3. 上述项内所有计算的数据（包括平均数、标准差、变异系数及累积的平均数、标准差、变异系数等）。

4. 当月的失控报告单（包括违背哪一项失控规则、失控原因、采取的纠正措施）。

三、每月上报的控制数据图表

每个月的月末，将当月的所有控制数据汇总整理后，应将以下汇总表上报实验室负责人：

1. 当月所有测定项目控制数据汇总表。

2. 所有测定项目该月的失控情况汇总表。

四、室内控制数据的周期性评价

每个月的月末，都要对当月室内控制数据的平均数、标准差、变异系数及累积平均数、累积标准差、累积变异系数进行评价，查看与以往各月的平均数之间、标准差之间、变异系数之间是否有明显不同。如果发现有显著性的变异，就要对控制图的均值、标准差进行修改，并要对控制方法重新进行设计（图 29-29）。

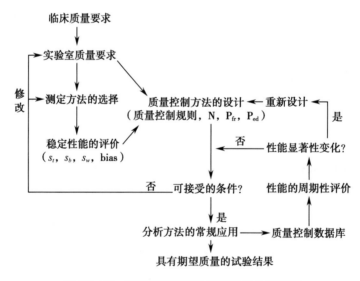

图 29-29 室内控制数据的周期性评价流程图

五、室内质控信息化管理要求

完成室内质控需要好的质控软件，以下是广东省中医院检验医学部对质控软件的需求要点，供参考：

1. 支持按日期 / 项目进行数据手工输入；对于质控数据的修改、删除等，必须授权，修改有记录。

2．支持自动从仪器接收质控结果数据，支持将仪器的标本数据转换成质控数据；支持 Bio-Rad 室内质控系统同步自动从仪器接收质控结果数据，支持 Bio-Rad 室内质控系统同步从仪器的标本数据接收成质控数据；支持与外部质控软件，如 Bio-Rad 的 QC OnCall™ 以及 Realtime 软件、Roche 的 QCS 软件等实现数据共享和对接。支持有以新鲜标本在不同仪器上进行对照的质控图。

3．自动绘制质控图标示结果在控或失控情况。能够查看当日未检测质控品的检测项目。

4．实现自动判断实验结果在控或失控状态并给予提示；质控失控后，可电脑录入失控原因及纠正措施。能显示或隐藏失控点，统计时能手工或自动排除。当失控出现后，可以允许软件自动跳入失控报告，要求操作员填写。

5．**支持多质控**　Westgard 多质控规则自动计算各类数据，标准偏差，CV 和范围；同一批号控制品的均值、标准差等信息能自动拷贝至下个月。

6．**质控统计**　可统计出每个月和某一时间段的包含失控数据和剔除失控数据的质控数据个数、均值、标准差、CV 值，及所有质控数据包含失控数据和剔除失控数据的质控数据个数、均值、标准差、CV 值。

7．更改设置同一批号控制品的均值和标准差后，之前设置的均值和标准差对应的质控图保持不变（如更改前每月的均值和标准差对应的质控图保持不变）。此处有两种情况：

（1）更换同一批号的均值、标准差后，从修改当日起实行新的标准。

（2）临床上酶类等项目的质控，常遇到质控标准的修改可能要追溯到数天前的情况，因此，质控均值、标准差的修改最好有日期段的选择。

8．更换控制品批号时，能按批号分别计算 $\bar{x}$、S、CV 值，并显示质控图。支持质控品更换期间，检测项目的平行试验。能够提供平行试验期间 $\bar{x}$、S、CV 值的计算。

9．能提供单水平 Levey-Jennings 图、多水平 Levey-Jennings 图、柱状图、Youden 图、Yundt 图、Westgard 多水平控制品多质控规则质控图。能提供定性实验的质量控制图（即刻法等）；质控图的绘制最好是以测定次数为横坐标，而非日期（每天多批测定质控），当鼠标指向每个质控点时，显示日期、测定值。对于多水平质控图，既能显示单水平，又能在一张图上同时显示多水平。

10．能对室内质控数据进行回归性评价（校准周期的评价、K 值变化的评价、失控类型的评价、质控规则的评价、预防性的校准评价等）。

11．当输入室间质评结果、质量目标时，能结合日间 CV 值，画出方法性能评价决定图（Westgard 方法决定图）评价分析方法的性能、画出功效函数图和操作过程规范图评价现有质控系统的性能及规划新的质控系统时选择恰当的质控规则及控制品个数。

12．支持符合实验室要求的质控月汇总表和质控年度汇总表。月质控汇总图应附带质控数据，应包含失控点数据及备注，备注中可填写失控原因和纠正措施。月质控汇总图能显示设置的及计算的均值、标准差、变异系数等资料。根据本实验室的质量目标，如不超过 1/3 TEa 等，应进行半年或一年小结，计算机自动画出半年或一年内每个项目每个月的 CV 变异图，计算出哪些项目达到要求？计算机要统计出半年或一年内，每个项目共测定了多少次，在控率、报警率、失控率分别是多少？侧面反映出每个检测系统性能？同时，根据失控率检查失控报告是否齐全？了解每月每个项目在控或所有数据，其均值在靶值中的漂移，并画出趋势图。

13．支持室间质评和室内质控标本登记界面，自动或手动传输上报室间质评数据。

14．支持检测项目试剂批号和校准品批号的录入，能够显示每个质控结果检测时的质控品批号、试剂批号和校准品批号。支持更换试剂批号或校准品批号时的项目比对试验。

六、质控管理系统

实验室必须建立全新的质量管理体系，以质控数据的自动化、信息化、网络化、智能化管理为核心，实现对质控工作科学、规范、高效的管理，以满足全面质量管理的需要。具体来说，需要解决以下问题：质控数据的本地通讯、出具室内质控报告、质控数据的外部通讯、出具室间质评报告、科学设计质控方案、出具 OPSpecs 图。

目前世界上几个大的仪器、试剂或控制品生产商如 Beckman-Coulter、Roche、Bio-Rad 公司都开展了全球质量控制，现以美国 Bio-Rad 公司的 Unity™ 质控管理系统为例，简要介绍在实验室质控数据管理领域的最新进展。

1. 质控管理系统简介 质控管理系统由 3 大功能模块构成：Real Time（质控数据管理终端）、Web（全球服务器及其网络界面）、Westgard Advisor（质控方案专家顾问系统）。其中，质控数据管理终端是一个质控数据实时管理平台，负责本地质控数据的通讯、操作、分析、生成质控报告，并能够方便地接入 Web 全球网络，实现室内质控数据的全球比对；全球服务器及其网络界面是设在 Bio-Rad 公司美国总部的全球服务器，提供非常友好的网络界面，负责接收和处理来自全球范围内的质控数据，用户除通过质控数据管理终端和全球服务器及其网络界面进行数据通讯外，还可随时登录网络界面，获取各种室间质评报告及相关资讯；Westgard Advisor 是 Dr.Westgard（实验室质量控制之父，Westgard 多规则的创立者）多年潜心研究的成果，通过和质控数据管理终端以及全球实验室质控网络的完美整合，仅需简单的鼠标操作，即可完成实验室质控方案的设计，为实验室质控的规范化、科学化以及切实贯彻持续质量改进的理念提供了强大的管理工具。

2. 质控数据管理终端的内部通讯 质控数据管理终端为用户提供了完善的本地通讯支持，主要体现在以下三个方面：

（1）质控数据管理终端从 LIS 系统（或直接从分析仪器）自动采集原始质控数据：质控数据管理终端拥有标准、规范的数据接口，通过数据搜集和格式转化程序（简称接口程序），即可轻松实现和 LIS 系统或分析仪器的数据联通。除此之外，还提供手工输入 / 修改质控数据的人机对话界面，能够充分满足不同用户的应用需求。

（2）质控数据管理终端自动反馈质控数据的分析结果：质控数据管理终端在自动导入原始质控数据的同时，还能自动导出质控数据的分析结果。若能将这一功能和 LIS 互相整合，可帮助用户及时发现失控项目及其失控规则，实现真正的实时管理。

（3）质控数据管理终端实现局域网内数据库的共享：质控数据管理终端具有调用位于局域网内其他终端上的数据库的功能，可以轻松实现局域网内数据库的共享。同一个实验室内可以拥有多个安装了质控数据管理终端的电脑终端，不同专业组的技术人员可在不同地点对同一个数据库同时进行操作，也可在任一终端上浏览整个实验室的全部质控数据（需赋予操作者相应的权限）。

3. 质控数据管理终端对室内质控数据的管理 质控数据管理终端具有强大的室内质控数据的管理功能，涵盖了质控限值设定、质控规则设定、质控数据浏览、质控数据审核、质控结果输出（质控图和质控报告）的全过程。

（1）质控限值设定：用户可根据需要，自行设定某一分析项目采用移动均值、移动标准差 / 变异系数还是固定均值、固定标准差 / 变异系数，或者它们之间的任意组合。

（2）质控规则设定：内置了 17 种常用的质控规则，用户可采用默认设置，也可根据需要为某个分析项目进行个别设置或者进行批量设置。

（3）质控数据浏览：在网络上浏览质控数据非常方便，只需指定想要浏览的质控数据的时间即可，质控数据和质控图在同一个窗口内显示，一目了然。

（4）质控数据审核：网络为普通操作者和管理员提供了不同层面的数据审核菜单，并能根据需要随时切换至数据输入/修改窗口和 Levey-Jennings 质控图窗口，帮助用户及时发现可能的质量问题。

（5）生成质控图：能够方便地绘制各种实验室常用质控图：单水平 Levey-Jennings 图、多水平 Levey-Jennings 图、Youden 图、柱状图、Yundt 图等，帮助用户从多个角度对质控数据进行全面分析。

（6）出具质控报告：在各种实验室认可体系的条文中，对质控数据的记录、分析、汇总、失控报告及处理说明等质控文件的制定和管理均有明确的规定。质控数据管理终端紧密贴合 ISO 15189、CLIA 等对实验室质控的相关规定，拥有强大的质控报告定制功能，能为用户提供参加实验室认可及满足实验室管理法规所需的各种质控报告。

4. 质控数据管理终端的外部通讯 室内质控仅能对分析过程的精密度以及准确度的改变情况进行监控，而对分析过程准确度的分析和评价以及对精密度的横向评价，必须通过和外部实验室质控结果的比对方能得到。质控管理系统提供了多种接入方式和全球实验室质控网络进行互联，从而可以方便地将室内质控数据上传至其全球服务器，或将全球实验室间比对结果下载到本地以供随时调用。

5. 全球实验室质控网络 全球实验室质控网络拥有全球最为庞大的实验室质控数据库，由来自多个国家的分析仪器每天源源不断产生的质控数据所构成。质控网络囊括了各种品牌、型号的仪器/方法学/试剂，能为实验室室内质控数据提供多个层面（检测系统组、方法学组或所有实验室）的横向比对信息。

6. 实时室间质评功能 数据分析网格功能可以在任意时间，将任意时间段内的室内质控数据和来自全球实验室质控网络的方法学组或检测系统组的结果进行平行比对，得到 SDI（标准差指数）、CVR（变异系数分数）、Bias（偏倚）、TEa（总误差）等数据，帮助用户及时分析和判断实验室分析的准确度情况以及对室内质控的精密度作出横向评价。除此之外，这一功能还能对实验室内部检测相同项目的检测系统间进行比对，为常规开展不同仪器间的方法学比对提供了一个强有力的工具。

7. 全球服务器提供的室间质评报告 参与全球实验室质控网络的用户可随时登录全球服务器的网络界面，下载由服务器自动生成的各种室间质评报告。没有安装管理终端的用户也可通过这一界面上传质控数据，同样能享受各种室间质评服务。

8. 质控方案专家顾问系统自动生成质控方案和 OPSpecs 图 近年来，实验室分析技术的发展日新月异，与之同步的是人们对实验室质控理论研究的不断深入，并逐渐形成了全面质量管理的理念，其核心就是要规范实验室质控的全过程，确保实验室质量控制本身的质量得到有效的控制。各种 ISO 标准化文件及实验室管理相关法规均明确规定，实验室必须根据临床医生对某一分析项目的质量要求以及自身分析质量的实际情况，对具体项目进行具体分析，并在此基础上确定具有项目针对性的质量目标、质控规则及质控次数等，最终形成科学、规范的实验室质控方案。质控方案专家顾问系统就是为了满足这一需要而开发的专用工具，具有科学设定质量目标、智能推荐质控规则、自动分析质控效果、即刻生成 OPSpec 图等重要功能，并且与质控数据管理终端完美整合，实现了质控方案自动设置和质控数据分析模块之间的无缝衔接。在强大的质控数据管理终端和庞大的全球质控网络的支持下，一切都变得格外简单：在装载了质控方案专家顾问系统模块的质控数据管理终端软件平台上，分析过程的精密度由软件对室内质控数据的自动分析得到，分析过程的准确度由软件将室内质控数据和下载自全球服务器的检测系统组或方法学组的均值比对得到，人们只需简单的鼠标操作而不用输入任何数据，即可轻松完成从质量目标设定到确定质控方案的全过程。

第九节　室内质控数据实验室间比较

有条件的实验室，除了参加卫健委和各省市所组织的实验室间质量评估计划之外，还可以选择参加由检测系统厂家或者专业控制品生产厂家所组织的实验室间质量控制比较计划。实验室需要定期地评估不正确度与不精密度。将实验室自己的方法均值与标准差，和使用相同仪器与方法的其他实验室（方法学组）作比较，可以帮助实验室评估不正确度与不精密度。

一、变异系数比率和标准差指数

1. **变异系数比率（CVR）**　在室间质量评估中，CVR 为一种常见的评估室间质量的数据处理方式。

尽管检测结果的正确度在临床实验室是极为重要的，但精密度一样重要。实验室要确定某项目的精密度是否可接受，可以将它的精密度与其他实验室的相同项目、在相同仪器上、使用相同试剂（实验室方法学组）的精密度作比较。这样比较的较容易做法是：将实验室 CV 除以来自实验室间比较报告上方法学组 CV。

变异系数比率 [CVR] 计算如下：

$$CVR = \frac{实验室内\ CV}{方法学组\ CV}$$

例如，某仪器上钾的 CV 为 4%，其他相同仪器的所有实验室钾的 CV 为 4.2%，变异系数比率（CVR）为 4/4.2，或 0.95。比率小于 1.0，说明精密度好于方法学组。若比率大于 1.0，说明不精密度大了；若比率超过 1.5，说明需要研究不精密度的原因；若比率等于或大于 2.0，说明需要寻找问题，采取纠正措施。如果检测系统不精密度大，那么患者检测结果重复性差，检测的结果不可靠。

2. **标准差指数（SDI）**　在室间质量评估中，SDI 为一种常见的评估室间质量的数据处理方式。有些检验项目较难确定室间质量评估样品的靶值，组织者将所有参加者的检测结果取均值和标准差，以该均值为质量评估的"靶值"，各参加者结果和均值的差再除以该标准差，得到标准差指数：

$$SDI = \frac{X - \bar{X}}{S}$$

式中：x 为某参加者检测值；$\bar{x}$ 为所有参加者检测值的均值；S 为标准差。

使用 SDI 有下列导则：SDI 值 ≤ 1.25，属于可接受；SDI 在 1.25 ~ 1.49，属于可接受到临界性能水平，需要对检测系统进行寻找问题；SDI 在 1.5 ~ 1.99，属于临界性能水平，建议对检测系统寻找问题；SDI ≥ 2.0，一般认为属于不可接受的性能，通常要求采取补救措施。

如果在一次系列评估样品的 SDI 结果大多呈一个方向的表现，如均为负（–）的标准差指数，说明整个结果具有负偏倚，参加者应注意检查自身的检测系统的校准有无问题。

从统计计算的本质上，Z 值和 SDI 是一回事。但是，Z 值用于实验室内的统计质量控制；而 SDI 用于实验室间的质量评估，不要用错。

二、室内质控数据实验室间比较计划

若多个实验室共用同一批号的控制品，可组织一个实验室间比对计划。由该计划的数据获得统计资料，用来确定：

1. 实验室内和实验室间不精密度。
2. 实验室间同一方法组的偏倚。
3. 精密度和相对偏倚的分析和统计参数，与医学要求的关系。

作为实验室自我评价，相对于方法学组的偏倚及相对不精密度是有用的参数。对室内质量控制数据进行实验室间比对对完善室间质量评估提供了有效的补偿。因此应鼓励实验室积极地参与室内质控数据的实验室间比对计划（图 29-30）。

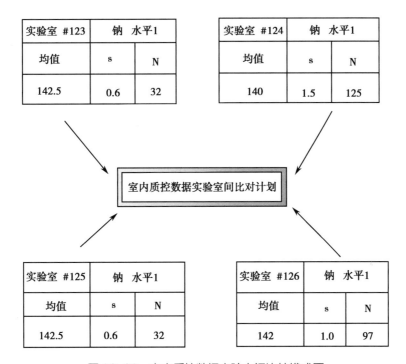

图 29-30 室内质控数据实验室间比较模式图

（黄宪章 庄俊华 韩 光）

第三十章

室间质量评价

在实验室质量管理中，室间质量评价（external quality assessment，EQA）越来越受到临床实验室的重视。室间质量评价是指多家实验室分析同一标本并由外部独立机构收集和反馈实验室上报的结果，以此评价实验室操作的过程。室间质量评价作为一种质量控制工具可以帮助实验室提高检验质量。实验室检验过程分为多个阶段，目前 EQA 多集中在分析阶段，检验前、检验后的诸多过程仍然是 EQA 的盲点，实验室应建立全面的质量管理体系，保证检验结果的可靠性。

第一节　室间质量评价的作用与要求

室间质量评价或称外部质量评价，是对同组实验室间或者实验室与参考实验室间分析性能的一种评价方法，也被称为能力验证。通常的做法是 EQA 组织者向参加实验室提供待测标本，参加实验室在常规条件下完成样品的检测，并将结果回报给组织者，组织者对上报结果与预期结果的一致性进行评价。国际上，这一活动通常被称为能力验证（proficiency testing，PT），即利用实验室间比对，按照预先制定的标准评价参加者的能力。在检验医学领域，通常被称为室间质量评价，简称室间质评。

一、室间质量评价的目的和作用

（一）室间质量评价的目的

在 CNAS-CL03：2010《能力验证提供者认可准则》中，对室间质量评价的目的表述如下：

1. 评定实验室从事特定检测或测量的能力及持续监测实验室的检测能力。
2. 识别实验室存在的问题并启动改进措施，这些问题可能与如不适当的检测或测量程序、人员培训和监督的有效性、设备校准等因素有关。
3. 建立检测或测量方法的有效性和可比性。
4. 增强实验室客户的信心。
5. 识别实验室间的差异。
6. 根据比对的结果，帮助参加实验室提高能力。
7. 确认声称的不确定度。

（二）室间质量评价的作用

国内的学者将室间质量评价的作用进行了归纳，主要内容如下：

1. **反映实验室间的差异，评价实验室的检测能力** 帮助实验室管理部门（如相关行政主管部门、医院院长）、实验室的用户、实验室主任和技术人员发现本实验室和其他实验室间检测水平的差异，有利于真实评价实验室的检测能力。

2. **发现问题并持续提高检测质量** 帮助实验室发现问题并采取改进措施。室间质量评价成绩是参评实验室检测质量的综合比较，如室间质量评价成绩不合格，则需认真分析每一实验过程，找出存在的问题并采取相应的改进措施。

3. **为选择方法和仪器提供依据** 实验室在选择新的检测方法和仪器时可以参考室间质量评价的结果。通过分析相关信息资料，以选择适合实验室特定需求的产品。

4. **评价实验室质量的客观证据** 获得满意的室间质量评价成绩时，可以证明实验室检测系统的准确性和可靠性，作为其质量保证的有力证据。

5. **确定重点投入和培训需求** 根据室间质量评价的成绩，实验室可以确定哪个检测项目需要加强培训工作。如实验室参加细菌鉴定的室间质量评价，出现多次结果不合格的情况，说明该实验室细菌鉴定存在较多问题，需要医疗机构和实验室给予更多的关注和投入，并加强对微生物室技术人员的培训。

6. **支持实验室认可** 在 ISO 15189 认可中，室间质量评价越来越受到重视，成为医学实验室认可活动中必不可少的一项重要内容，合格的室间质量评价结果是实验室认可的重要依据。

7. **增加医生和患者的信任度** 满意的室间质量评价成绩，可以使医生和患者更信任和愿意利用实验室提供的检测信息，帮助临床诊断和治疗。

8. **实验室质量保证的外部监督工具** 美国 CLIA'88 对于未能获得满意的室间质量评价成绩的实验室，要进行追踪检查，并可责令实验室暂停该检测项目。在我国临床实验室检验结果互认工作中，室间质量评价结果是重要依据之一；同时也是三级、二级公立医院绩效考核的重要内容。

室间质量评价虽然有以上诸多重要作用，但需要强调的是室间质量评价仍不能准确反映实验室检验前和检验后存在的许多问题，如患者信息确认与准备、标本采集、运输、储存、处理、实验结果的传递等。因此，室间质量评价不能代替实验室检验前、中、后阶段的质量保证体系。

二、实验室认可及行政管理关于室间质量评价的要求

医学实验室质量和能力认可标准规定：实验室应参加适于相关检验和检验结果解释的实验室间比对计划（如外部质量评价计划或能力验证计划）。实验室应监控实验室间比对计划的结果，当不符合预定的评价标准时，应实施纠正措施。

2015 年，国家卫计委印发麻醉等六个专业质量指标，包括临床检验相关质量指标 15 项，其中 3 项是关于室间质量评价的内容，分别为室间质量评价项目参加率、室间质量评价项目不合格率、实验室间比对率（用于无室间质量评价计划检验项目）。

2019 年，国务院办公厅《关于加强三级公立医院绩效考核工作的意见》第 13 条为"通过国家室间质评的临床检验项目数"；国家卫生健康委员会办公厅、国家中医药管理局办公厅于 2019 年联合发文（国卫办医发〔2019〕23 号）《关于加强二级公立医院绩效考核工作的通知》（四）医疗服务中的第 12 条为"省级室间质评临床检验项目参加率与合格率"。由上可看出，在三级和二级公立医院绩效考核中，分别将国家级、省级室间质评计划的参加率和合格率作为了考核指标。

第二节 室间质量评价计划的类型

根据使用方的需求、室间质量评价样品的性质、所用方法及参加者的数量，室间质量评价计划也可分为不同的类型。但是，大部分室间质量评价计划具有的共同特征，即将一个实验室所得的结果与一个或多个不同实验室所得的结果进行比较。

一、常见类型

室间质量评价中的检测或测量类型决定了进行评价的方法。实验室检测活动有三种基本类型：定量的、定性的以及解释性的，相对应的，室间质量评价计划最基本的也是这三种类型。

1. **定量测量计划** 结果是数值型的，并用定距或比例尺度表示。定量测量检测的精密度、正确度、分析灵敏度以及特异性可能有所差异。在定量室间质量评价计划中，对数值结果通常进行统计分析。

2. **定性检测计划** 结果是描述性的，并以分类或顺序尺度表示，如微生物的鉴定，或识别出存在某种特定的被测量（如某种药物或某种特性等级）。用统计分析评定能力可能不适用于定性检测。

3. **解释性计划** 在这个计划中，室间质量评价样品是指与参加者能力的解释性特征相关的一个检测结果（如描述性的形态学说明）、一套数据（如确定校准曲线）或其他一组信息（如案例研究）。

二、其他分类方法

（一）按照采用的样品及定值方式分类

1. **常规室间质量评价计划** 多数室间质量评价组织机构开展的计划都可以归为此类，以常规化学室间质量评价计划为例，该计划采用的样品为冻干品，对结果采用分组统计，以各组的平均值或者中位数作为指定值/靶值，用于评价同组实验室间结果的一致性。

2. **正确度验证计划** 该计划采用新鲜冰冻血清或者全血作为样品，采用参考方法确定靶值，用于评价方法的正确度，验证其溯源性。

这两个计划项目可能有重叠，但是其作用和要求均不一样，具体见表 30-1。

表 30-1 常规 EQA 与正确度验证计划的区别

项目	正确度验证	常规 EQA
样品类型	新鲜冰冻血清/全血	冻干粉
基质	人血/清（具有互通性）	人或者动物基质（互通性不明确）
基质效应	无	有
运输	CO_2 干冰	常温/冷藏
靶值确定	参考方法、不分组	分组、中位数
作用	正确度验证/溯源性验证	实验室间结果一致性
成本及费用	成本高、收费高	收费低

续表

项目	正确度验证	常规EQA
测定	重复测定	单次测定
参与评价的结果	重复测定的均值	单次测定的结果
评价指标	偏倚	偏差
三级公立医院考核	不纳入	纳入

（二）根据室间质量评价性能的特点分类

国外学者根据性能评价的能力，将室间质量评价计划分为6类，见表30-2。第1类是最理想的室间质量评价计划，该计划使用互通性的样品，并由参考系统确定靶值，可以评估单一实验室和测量程序的再现性、校准溯源性，还可以评估实验室间和不同测量方法间的一致性。第2类室间质量评价计划未使用重复样品，故不能评价实验室内的再现性，其他与第1类相同。第3类和第4类计划中也使用了互通性的样品，但并非由参考系统确定靶值，只能评价结果之间的一致性。第5类和第6类计划使用了非互通性（或互通性未知）的样品，只能够评价同方法组内的一致性。

最理想的情况是所有室间质量评价计划都采用第1类方式，该计划类似于前述的正确度验证计划，但是由于诸多条件的限制，该计划目前仅在极少数临床检验中心开展，主要原因如下：

1．**技术要求高** 如缺乏参考测量方法和有证标准物质，缺乏制备互通性样品的能力。

2．**操作层面复杂** 如难以制备覆盖整个测量区间的样品，分发新鲜或冰冻样品方面的包装和物流较为复杂。

3．**认知局限** 没有认识到EQA计划质量高低，或不愿采纳这种方式。

4．**运输定值成本高** 运送互通性的（新鲜或冰冻）样品成本及参考测量程序定值的成本都很高。

表30-2 不同室间质量评价计划的性能评价能力

	样品特征			评价能力						
				正确度			精密度		标准化和一致化	
				单个实验室					校准溯源性	
类别	互通性	参考方法定值	使用重复样品	和参考方法比较	和总体结果比较	组内比较	实验室内CV	测量程序室间CV	和参考方法或标准物质比较	相对于参加者的结果
1	√	√	√	√	√	√	√	√	√	√
2	√	√		√	√	√		√	√	√
3	√		√		√	√	√	√		√
4	√				√	√		√		√
5			√				√	√	√	
6							√		√	

（三）根据室间质量评价组织方式分类

在能力验证提供者认可标准术语和定义中，还列举了以下类型：

1．顺序计划 该类计划是将检测或测量的一个或多个室间质量评价样品按顺序分发，并按期返回能力验证提供者。

2．同步计划 该类计划中，分发室间质量评价样品，在规定期限内同时进行检测或测量。

3．单次计划 该类计划中，为单个需求提供室间质量评价样品。

4．连续计划 该类计划中，按规定间隔提供室间质量评价样品。

5．抽样 该类计划中，为后续的分析抽取样品。

第三节 室间质量评价的样品和检测

一、室间质量评价的样品

室间质量评价的目的是评价实验室的检测能力，故所用的样品应该尽量接近真实检测样品，并且足够均匀和稳定。除此以外，室间质量评价组织者还应保证在计划的运作过程中，样品的特性量值、均匀性、稳定性不会发生改变。

在《能力验证提供者认可准则》中，对室间质量评价的样品提出了几部分的要求。

1．制备

（1）样品数量：样品的数量足够，以满足所有参加实验室以及评价的需要。不过部分组织者，如国家临床检验中心采用的样品是特殊定制产品，生产周期长，需要提前预订，只能按照以往参加数量预估下一年度的数量，这种预估很难应对实验室突发性的增加，比如 2019 年三级公立医院绩效考核办法出台，年底申报 2020 年室间质评计划的实验室陡增。

（2）样品来源：室间质量评价样品可以是采购、委托加工或者是自制的，对于采购或者委托加工，需将相关要求详细告知厂商或者委托方；对于自制质控品，除技术方面的要求外，还需要确保所用的材料获取方式符合相关法规和伦理道德要求。

（3）室间质量评价样品的基质、被测量和浓度等应尽可能地与日常检测或校准物品和材料的类型相似。

2．均匀性和稳定性

（1）考虑到样品不均匀性和不稳定性对参加者结果评价造成的影响，需建立合适的均匀性和稳定性评定标准。在样品发出去之前，应对其均匀性和稳定性进行评价。可参考中国合格评定国家认可委员会《CNAS-GL003 能力验证样品均匀性和稳定性评价指南》文件。

（2）理论上，应该对所有项目进行均匀性和稳定性评价，在实际工作很难做到这一点，一般建议针对高低两个浓度的样品、采用随机抽样的方式选择合适数量的样品，并选取均匀性和稳定性较难保证的项目进行评价。

（3）均匀性评定通常应在室间质量评价样品被包装成最终形式之后、分发给参加者之前进行。

（4）应证实室间质量评价样品足够稳定，确保在室间质量评价实施过程中不会发生明显变化。

（5）当无法进行均匀性和稳定性检验时，组织者需证明室间质量评价样品的收集、制备、包装和分发程序可以充分满足能力验证要求。

3．样品的处置和储存

（1）室间质量评价组织者应确保样品从制备到分发的过程中得到妥善标识、隔离和免受污染或降解。

（2）室间质量评价组织者应确保提供安全的存储区域和／或存储室，防止样品在制备和分发期前受损或变质。

（3）需要时，应定期检查存储或存放室间质量评价样品、化学品和材料的条件，以发现存储期间可能的变质。

（4）如果使用有潜在危险的室间质量评价样品、化学品和材料，应有设施保证其安全处置、去污染和废弃处理。

4．室间质量评价样品的包装、标识和分发

（1）室间质量评价组织者应控制包装和标记过程，以确保符合有关国家、地区或国际的安全和运输要求。

（2）室间质量评价组织者应规定室间质量评价样品相关的环境条件，并按照程序来确认室间质量评价样品的送达。

（3）室间质量评价组织者应确保每个室间质量评价样品的外包装上牢固地贴有标识，设计时应确保标识在整个能力验证期间保持清晰和完整。

（4）样品管标签：一般包含样品种类、编号、储存条件、复溶方式；第二层包装，一般包括如下信息：计划名称、样品数量、活动轮次、保存条件、联系方式等。

（5）对于易于保存的样品，室间质量评价组织者一般会在年初将一年内多个轮次活动的所有样品一次性寄出，参加实验室收到样品后，需对照样品活动安排，做好样品接收核对工作，并妥善保存，做好记录。

二、室间质量评价样品的检测

室间质量评价考察的是实验室日常检测的能力，实验室须将质评样品视同临床样品，采用常规操作方式进行检测。具体要求如下：

1．按照"室间质量评价活动安排"的要求处理样品，例如复溶、恢复至室温、混匀等操作。

2．实验室在将结果提交给室间质量评价组织者之前，不得与其他实验室串通结果。

3．参评实验室不得将质评样品送到其他实验室进行检测。

4．进行室间质量评价样品检测时，须按照实验室相关操作程序的要求，进行样品的准备、处理、检测、审核和结果报告。程序应规定相关资料的保存年限，一般不少于两年（包括计划的说明、实验室主任和检测人员的签字等）。

5．处理剩余样品时，应遵照生物安全相关规定。

第四节　室间质量评价的评价方法

一、室间质量评价成绩的计算方式

室间质量评价成绩的计算方式，因 EQA 组织机构、计划类型的不同而有所不同，下文介绍主要的评价方式。

（一）活动频次及样品数量

理想的室间质量评价计划，每年应至少开展 3 次活动，每次活动检测 5 个不同浓度（批号）的样品。在我国，多数 EQA 计划每年开展 1～3 次活动，以每年 2 次活动者居多。

（二）检验结果评价方法

每一个项目的评价标准（评价限）通常是由 EQA 组织者预先制定，收到实验室返回的数据后，通过统计软件，按照规则进行统计。

1. 为了确定定量测定项目实验室结果的偏差，须将实验室结果与靶值进行比较，一般要求每次活动的 5 个样品中至少有 4 个样品的偏差在允许范围内。

2. 对于定量的分析项目，通过评价测定结果与靶值间的偏差是否在允许范围来确定是否合格，即：

$$偏差（\%）= \frac{测定结果 - 靶值}{靶值} \times 100\%$$

3. 定性的试验项目可接受的性能标准是阳性或阴性。

4. 对于细菌学则考虑是否鉴定正确及药敏结果是否正确。

5. 一次 EQA 活动中，项目的得分计算公式为：

$$项目得分 = \frac{该项目的合格结果数}{该项目的总测定样品数} \times 100\%$$

二、室间质量评价计划成绩的评定

1. **单次评分**　分析项目在单次活动中得分未能达到 80%，则称为本次活动该项目 EQA 成绩不满意或不合格（部分定性及定名的专业除外）。

2. **项目未上报结果的情况**

（1）参加全年多次活动的室间质量评价计划，某项目如从未上报结果，视同未参加该计划，不对该项目进行评分。

（2）参加全年多次活动的室间质量评价计划，某项目第一次活动上报了结果，第二次未上报结果，第二次得分为 0；或者第二次上报了结果，第一次未上报结果，那么第一次得分也将是 0。

3. 参加了某个室间质量评价计划，但是未能在限期内回报结果，该次活动的得分为 0。

4. **全年合格评定标准**　对一年两次活动的 EQA 项目，项目每次得分都要在 80% 或以上；一年开展三次活动的，一般是要求至少两次活动成绩达到 80% 或以上，也有些地方的临床检验中心要求三次得分均需在 80% 或以上（细菌学专业除外）。

5. 从 2021 年开始，国家卫生健康委临检中心对部分 EQA 分组的实验室数量统一定为不少于 12 家，不满足分组原则（不足 12 家实验室）的实验室不再以"缺省组"表示，也不再以"缺省组"ISO 13528 稳健均值为靶值进行评价，均按"不予评价"处理。

三、室间质量评价靶值的确定方式

关于室间质量评价靶值的确定方式，是所有参加者都关心的问题，除了参考测量室间质量评价、正确度验证室间质量评价计划外，多数定量的计划，靶值都是按照公议值制定的。CNAS-CL03：2010《能力验证提供者认可准则》介绍了室间质量评价靶值（指定值）确定的几种方式：

1．**已知值** 根据特定室间质量评价样品的配方（如制造或稀释）确定的结果。

2．**有证参考值** 根据定义的检测或测量程序确定（针对定量检测）。

3．**参考值** 根据对室间质量评价样品和可溯源到国家标准或国际标准的标准物质/标准样品或参考标准的并行分析、测量或比对来确定。

4．**由专家实验室确定的公议值** 专家实验室（某些情况下可能是参考实验室）应当具有可证实的测定被测量的能力，并使用已确认的、有较高准确度的方法，且该方法与常用方法有可比性。

5．**由参加者确定的公议值** 使用《ISO 13528—2015 利用实验室间比对进行能力验证的统计方法》中的统计方法，并考虑离群值的影响。

很多情况下，组织者会先设计室间质量评价样品的浓度范围，再委托生产或者制备，但是并不能确定样品的靶值，需要在收集参加者的结果以后，根据适当的方法（按仪器、试剂或者方法）进行分组统计，才能确定各组的靶值，也就是采用第 5 种方法确定靶值。

四、正确度验证室间质量评价

如前文所述，和常规室间质量评价计划不一样，正确度验证计划的靶值并非由参加实验室回报结果来确定，而是由参考实验室采用参考测量程序确定。参加正确度验证的实验室，要求分多次测量，每次间隔一定时间：每日取每个批号样品各 1 瓶，按要求复溶后，对样品进行重复测定；在下一测定日，再次重复该操作。目前正确度验证计划主要采用实验室测定均值与靶值的差异，即偏倚（Bias）进行评价。

$$相对偏倚（\%）=（测量结果均值 - 靶值）/ 靶值 \times 100\%$$

将每个项目的偏倚与允许偏倚比较，应满足有关规定的要求。正确度验证的作用是验证校准的溯源性，在 ISO 15189 认可中，可以作为实验室正确度验证的证明。

五、室间质量评价相关绩效考核指标的计算

我国自 2019 年开始要求三级公立医院全部参加国家室间质量评价，并将评价结果纳入绩效考核。考核项目的指标由两部分组成，即室间质评参加率和室间质评合格率，具体算法如下：

$$室间质评项目参加率 = \frac{参加国家临床检验中心组织的室间质评的检验项目数}{同期实验室已经开展且同时国家临床检验中心已组织的室间质评检验项目总数}$$

$$室间质评项目合格率 = \frac{参加国家临床检验中心组织的室间质评成绩合格的检验项目数}{参加国家临床检验中心组织的室间质评检验项目总数}$$

在 2021 年之后，对于每年三级公立医院绩效考核计分结果，每年国家临床检验中心组织活动的 EQA 检验项目，每个检验项目成绩合格次数需大于成绩不合格次数，该检验项目三级公立医院考核才记为合格，否则该检验项目记为不合格或不予评价。

六、实验室间比对

实验室间比对是按照预先规定的条件，由两个或多个实验室对相同或类似的测试样品进行检测

的组织、实施和评价的活动，从而确定实验室能力、识别实验室存在的问题与实验室间的差异，是判断和监控实验室能力的有效手段之一。室间质量评价其实也是实验室间比对的一种，室间质量评价和其他实验室间比对最重要的区别在于"按照预先制定的标准评价参加者的能力"。

根据《医疗机构临床实验室管理办法》指出：医疗机构临床实验室应当将尚未开展室间质量评价的检验项目与其他临床实验室的同类项目进行比对，或者用其他方法验证其结果的可靠性。这里主要介绍无 EQA 计划的实验室间比对。

1. 比对样品　实验室间比对的样品包括：患者标本、质控物、标准物质。通常使用新鲜患者标本，有以下优点：①避免基质效应；②能够评估检验前过程的相关因素。使用新鲜患者标本进行比对时要确保样品在运输及保存过程中不会变质。

2. 比对方法　实验室应根据自身情况，列出无法参加 EQA 的项目，并确定这些项目的比对方法，做好相应记录并保存比对结果。一般选择与自身实验室质量水平相当或水平更高的实验室进行比对。

可每半年进行一次比对，每次 3~5 份患者标本。如果定量项目，其 80% 标本（即 2/3 或 4/5 标本）的结果在规定范围之内（按 EQA 得分≥80%），比对结果可以接受；定性项目，如果比对 3 份标本结果应全部一致，如果 5 份标本中 4 份以上结果在规定范围内可以接受。也可参考 CLSI EP15-A2 或 EP9-A3 设计比对方案，进行 2 个实验室间的结果比对。

第五节　我国室间质量评价的运作

完整的室间质量评价包括计划的策划、样品的准备和评价、统计设计、指定值确定、方法和程序的选择、室间质量评价的运作等，本节主要介绍室间质量评价的运作。

一、室间质量评价活动安排

是给参加者的作业指导书，按照能力验证提供者认可标准的要求，这部分内容一般包括：

1. 要求参加者按照日常检测样品的处理方式处理室间质量评价样品（除非室间质量评价计划有特定要求，例如正确度验证计划）。

2. 室间质量评价样品检测影响因素的详细说明，例如：样品的性质、存储条件、是否限定检测方法，以及检测或测量的时间要求。

3. 进行检测之前，室间质量评价样品的准备程序。

4. 处置室间质量评价样品的方法，包括安全要求。

5. 参加者检测时特定的环境条件，如适用，要求参加者报告测量期间相关环境条件。

6. 检测或测量结果及其不确定度记录和报告方式的明确和详细的说明，如果指导书要求报告结果的测量不确定度，应包括因子和置信概率（必要时）。

7. 室间质量评价结果上报的截止日期。

8. 室间质量评价组织者咨询电话和电子邮件以及联系地址。

9. 其他：遇到样品破损、标识不清等情况时的处理方式。

二、室间质量评价的运作流程

我国室间质量评价的运作流程由两部分组成，即室间质量评价组织者工作流程和室间质量评价参加者工作流程。

室间质量评价组织者工作流程有：①设计室间质量评价计划；②发放计划书；③选择和准备EQA样品；④接受参加者报名；⑤包装和运送EQA样品；⑥回收检验结果；⑦数据统计和分析；⑧能力评定；⑨发送EQA报告；⑩与质评参加者沟通。

室间质量评价参加者工作流程有：①接收计划书；②选择参加计划；③接收EQA样品；④检查样品状态并反馈；⑤规定日期内检测；⑥回报检验结果；⑦接收EQA报告；⑧分析EQA报告；⑨确定是否采取纠正措施；⑩评价实施措施的效果。

第六节　室间质量评价不合格成绩的分析及改进

实验室可以利用不合格的室间质量评价成绩来发现在样品处理、分析和结果报告中的问题。对于不合格成绩，实验室应分析原因、寻找解决办法，持续提高检验质量，并防止类似问题的再次发生。实验室应将EQA融入其质量改进计划中，即便EQA成绩是合格的，也应监测结果变化的趋势。例如，当某个项目的所有结果都偏向靶值的一侧时，或EQA结果的不精密度逐渐增加等，这些情况下都应及时采取措施，预防将来可能出现的不合格EQA成绩或者对临床样品检测结果造成影响。

一、样品处理和文件程序

很多EQA样品为冻干品，需要实验室复溶；部分样品为低温冰冻样品，需要复融；另外EQA样品号码也需要手工输入LIS系统或仪器，结果还需要手工录入回报系统。所以，EQA样品的处理、检测和结果报告比临床样品需要更多的手工处理步骤。实验室应制定书面的操作程序，规范室间质量评价样品接受、保存、复溶、分析和结果报告等步骤，并对各个操作进行记录。实验室在网络填报结果后，应截屏保存记录；如果是寄送的纸张报表，则需要保留发送给EQA组织者所有文件的复印件。EQA样品应与患者样品一样的方式进行检测，以便获得实验室真实质量状况。

二、监测室间质量评价结果

要对室间质量评价结果进行长期跟踪评价，评价的方法并无定式，取决于实验室的目的和室间质量评价计划的类型，重要的是，要能识别检验质量的变化趋势，提示对实验室质量体系的影响。

对单个结果评估（包括满意和不满意结果）应结合随时间对EQA结果的有效跟踪。在每个EQA事件上，实验室应评估评分分布情况。如果所有结果均在可接受结果范围平均值的上、下方，则可能是校准问题。实验室应评估每个结果与平均值之间差距。如果分析物含低或高浓度值在其质控限值范围内，但远离EQA项目的可接受范围平均值，则可能为线性问题。这表明检测程序降级和可能出现进一步EQA问题。

在单个EQA事件上不满意结果可能导致潜在系统实验室问题指示滞后。满意EQA评分仅是对某个时间上一个点性能的一个测量。EQA性能监控将有助于为实验室提供其日间性能的较完整概况，从而使实验室能够在小问题变成大问题前采取预防措施。对单个结果的同一关键性核查应被应用到从一事件到另外事件之间的结果分析。

随时间性能监控可揭示校正措施影响，或能够提供可采取预防措施的有效信息。监控可检测到在单个结果上不明显的趋势或偏差。定期浓度相关监控可显示不能以其他方式检测到的水平相关偏差。

（一）定量结果程序

1. 允许差值及差值占允许差值的百分比　具体监控方案可能随分析物和实验室目标而定。理论上，EQA 监控将与实验室使用的其他质量监控一致。EQA 监控方法可能为图形或表格，这取决于要求详细水平。只有在监控方法能够展示 EQA 结果变化性、标示趋势并显示系统和过程变化影响时才为重要。可使用用于绘制常规 QC 结果或参考材料结果方法相似的图形方法。

用于 EQA 结果监控的最简单方法是以标准评分［如 % 误差，Z 评分或标准误差区间（SDI）］为纵轴、以各自检测事件为横轴绘制图形（图 30-1）。评分始终在目标上方或下方时可能表示系统误差或校准误差。在评分上显著变化可能为试剂批次差异、再校准或系统失败。有关本分析的详细讨论如下。

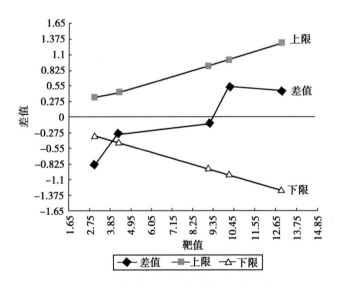

图 30-1　葡萄糖室间质量评价 –953 批 – 回报结果和靶值之差

（1）定量分析物长期监控举例：在 EQA 上性能测定包括以下两个部分：①用于评估实验室性能的靶值（赋值及其不确定度）；②在该样品上评估区间或允许误差。

（2）靶值存在三种类型：①公议值，通常为方法组平均值或稳健测量（中位数）；②来自其他实验室组的公议值；③从外部推导得到参考值（例如，参考实验室或决定 / 参考方法）。

（3）标准评估存在两种基本类型：①适当的区间，包括固定区间（如 ±4mmol/L）、固定百分比（如靶值 ±10%）或二者组合（如 ±0.33mmol/L 或靶值 ±10%，取大者）；②基于公议标准差（s）的区间（如 ±2s）。

（4）在许多项目上对于标准化评估，结果以"Z 比分数"表示，计算式为：$Z=(x-T)/s$，式中：

　　　x= 参加者结果

　　　T= 靶值

s= 室间质量评价（适当性或公议）标准差（s）

性能以标准等级评估，如

$0 < |Z| < 2$ 　　　　满意结果

$2 < |Z| < 3$ 　　　　有问题

$3 < |Z|$ 　　　　　　不满意的结果

这些评分是建立在适当性标准或公议值上，由定义的 s 决定。

对每次 EQA 邮寄（通常为 1 ~ 5 个检测样品），最简单的性能评估方法是将提交的 EQA 结果与靶值之间差为纵轴（Y 轴）、以靶值为横轴（X）作图，要求覆盖评估区间。表 30-3 为血糖数据示例；在图 30-1 上以这些数据作曲线。在该例上显示数据相对于靶值的过分变化，大致可在最低水平（样品 953E）上产生不可接受结果。

表 30-3 葡萄糖室间质量评价结果（某次结果，以 mmol/L 表示）

次数和样品	结果	靶值	差值	± 允许差值	差值占允许差值的百分比
953 A	10.73	10.19	0.539	1.02	53
953 B	9.02	9.12	−0.099	0.91	−11
953 C	13.42	12.96	0.462	1.30	36
953 D	4.02	4.31	−0.292	0.43	−68
953 E	2.64	3.03	−0.385	0.33	−117[*]

＊不可接受结果

为监控在不同 EQA 邮寄上结果，我们稍作修改，以适应增加的时间维数。一般方法建议是通过增加数据转换以调整随不同浓度变化的评估区间。

实验室将 EQA 结果转换成"差值占允许差值的百分比"，即将回报结果与靶值之间差再除以样品允许差值。转换评分为：100% 或以上（或 −100% 或更低）表示结果不可接受；多数值在 −100% 和 +100% 之间。然后，在传统"Shewhart"（或 Levey-Jennings）图上以转换结果作图，X 轴表示 EQA 活动次数。为便于解释，使用直线将转换结果平均值连接起来。

当前主要使用表 30-4 表示室间质评结果。

表 30-4 葡萄糖室间质量评价结果（某次结果，以 mmol/L 表示）

样品编号	结果	靶值	偏倚（%）	允许范围	下限	靶值	上限	评价结果
202211	4.07	4.08	−0.25	3.79 ~ 4.37		＊		通过
202212	16.78	16.97	−1.12	15.78 ~ 18.16		＊		通过
202213	7.89	7.90	−0.13	7.35 ~ 8.45		＊		通过
202214	13.50	13.49	0.07	12.55 ~ 14.43		＊		通过
202215	6.24	6.21	0.48	5.78 ~ 6.64		＊		通过

表 30-5 为这一过程的示例。在该表上显示连续 4 次 EQA 血糖结果。951 和 952 批显示一致正偏差，而在 951 B 上出现一个不可接受结果。在 952 批后，实验室将重新再校准设备并更换试剂批号。953 批显示偏差降低，但在与靶值差上具有较大变动（精密度下降），且包含另一个不可接受

结果（953E）。961 批在与靶值一致性上得到提高，但仍不如 952 批好。

表 30-5　葡萄糖室间质量评价结果（4 次质评活动，以 mmol/L 表示）

次数和样品	结果	靶值	差值	± 允许差值	差值占允许差值的百分比
951 A	13.26	12.30	0.957	1.23	78
951 B	15.90	14.38	1.518	1.44	106[*]
951 C	4.13	3.92	0.204	0.39	52
951 D	4.18	4.09	0.088	0.41	22
951 E	2.53	2.46	0.066	0.33	20
952 A	3.03	2.88	0.149	0.33	45
952 B	14.30	13.27	1.034	1.33	78
952 C	2.97	2.73	0.237	0.33	72
952 D	14.96	13.83	1.128	1.38	81
952 E	4.68	4.39	0.286	0.44	65
953 A	10.73	10.19	0.539	1.02	53
953 B	9.02	9.12	−0.099	0.91	−11
953 C	13.42	12.96	0.462	1.30	36
953 D	4.02	4.31	−0.292	0.43	−68
953 E	2.64	3.03	−0.385	0.33	−117[*]
961 A	5.50	5.31	0.193	0.53	36
961 B	14.52	13.87	0.655	1.39	47
961 C	2.37	2.56	−0.198	0.33	−60
961 D	9.30	9.89	−0.600	0.99	−61
961 E	5.12	5.23	−0.110	0.52	−21

＊不可接受结果

　　从图 30-2 可看出，在其他标准评分（在纵轴上）与浓度（在横轴上）图形上可指示特定水平偏差，但在此类型图形上只有长期偏差较为明显。

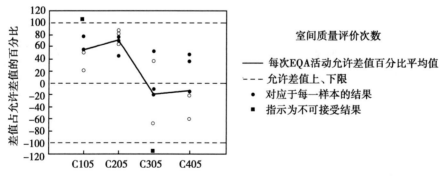

图 30-2　使用标准评分的 EQA 结果监控
显示标准评分在连续 4 次 EQA 活动（每次包含 5 个样品）上每个样品结果情况

　　2.室间质量评价数据分析质量控制规则　每次室间质量评价结果除了按照规定的靶值、允许总误差（TEa）来评价是否可接受外，还可以按照下述的室间质量评价数据分析质量控制规则对每次的室间质量评价数据作更进一步的分析，由此可见检测过程中存在系统误差还是随机误差。如表 30-6 所示。图 30-3 为应用该质量控制规则评价室间质量评价结果的流程图。

表 30-6 室间质量评价数据分析质量控制规则

规则名称	规则要求
$1_{2.0SDI}$	至少一个结果超出 $\bar{x}_g \pm 2.0 s_g$ 界限
在两次中 $1_{2.0SDI}$	两次中至少一个结果超出 $\bar{x}_g \pm 2.0 s_g$ 界限
$2_{2.0SDI}$	至少 2 个结果超出 $\bar{x}_g \pm 2.0 s_g$ 界限
$1_{2.25SDI}$	至少一个结果超出 $\bar{x}_g \pm 2.25 s_g$ 界限
$1_{3.0SDI}$	至少一个结果超出 $\bar{x}_g \pm 3 s_g$ 界限
$2_{3.0SDI}$	至少两个结果超出 $\bar{x}_g \pm 3 s_g$ 界限
$\bar{x}_{1.0SDI}$	5 个样品的均值超出 $\bar{x}_g \pm 1.0 s_g$ 界限
$\bar{x}_{1.5SDI}$	5 个样品的均值超出 $\bar{x}_g \pm 1.5 s_g$ 界限
$R_{3.0SDI}$	任何两个结果之间的差值超出 $3.0 s_g$
$R_{4.0SDI}$	任何两个结果之间的差值超出 $4.0 s_g$
$1_{3.0SDI}$ / $\bar{x}_{1.5SDI}$ / $R_{4.0SDI}$	联合规则，如果任一规则超出界限则满足要求
$1_{75\%TEa}$	一个结果超出 75% 分析项目特定的允许总误差
$5_{\bar{x}}$ & $1_{50\%TEa}$	所有结果在均值的同一侧，及一个结果超出 50% 特定项目的允许总误差
$1_{75\%TEa}$ / $5_{\bar{x}}$ & $1_{50\%TEa}$	联合规则，如果任何规则超出界限则满足要求
$\bar{x}_{1.5SDI}$ / $1_{75\%TEa}$ / $R_{4.0SDI}$	联合规则，如果任何规则超出界限则满足要求
2>EQA 界限	EQA 不成功

注：SDI：标准差指数（有时也称为 Z 比分数）；$\bar{x}_g$：组均值；s_g：组标准差（s）；TEa：允许总误差；EQA：室间质量评价。

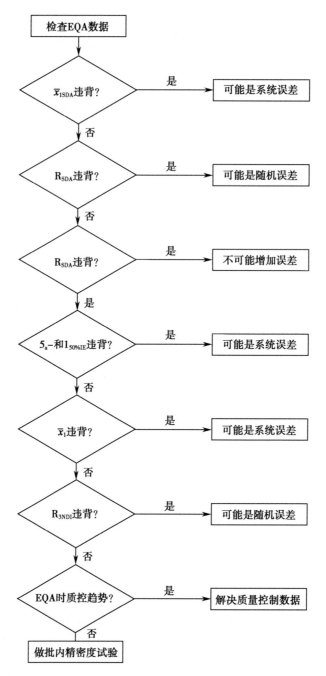

图 30-3 推荐联合质控规则解释室间质量评价（EQA）数据的流程图

（二）定性结果监控

除非 EQA 提供者将评分作为评估的一部分判定，否则，对定性（非数值表示）EQA 结果监控可能比定量结果更具挑战性。在该目的上评分是通过将参加者结果与参考值或公议值比较、随后再基于预设定标准将定性结果转化为定量数据。虽然一般认为没有一个评分方案为普遍适用，但在 EQA 程序上使用的评分方案可向参加者提供管理工具，以将实验室的结果与实验室平均结果进行比较并识别个体差异以再核查。根据 EQA 提供者报告评分方式，实验室可在质控图上对结果作图，以跟踪随时间变化性能。该方式与在上述定量项目描述的方式相似。

在不使用评分时，可使用用于性能跟踪的备择机制。简单的方法就是比较结果的"满意"与"不满意"率。

（三）使用汇总统计量评估方法性能

EQA 活动的汇总统计量可用于对方法性能监控。平均值之间差可能不真实，因为差异可反映方法标准化时的实际差异或反映在室间质量评价样品上使用基体引起的差异。

实验室间差异反映方法再现性：即在不同条件下性能一致性，其中包括操作人员和设备差异。因此，相对标准差（s）或变异系数（CV）可指示方法一致性（如果实验室数量足够）。但必须记住，EQA 样品在不同设备或测量程序上性能不同，因此，差异可能反映基体效应，而非测量程序上偏倚。

在如下实例中，我们注意到使用试剂 F 的系统其再现性相对较差，试剂 F 为 9.3%，其他试剂为 2% ~ 4%。见表 30-7。

表 30-7 尿素（mmol/L）室间质量评价的汇总统计结果

试剂	结果个数	平均值	标准差（s）	变异系数 CV（%）
全部	219	4.18	0.14	3.3%
B	20	4.08	0.11	2.7%
F	27	3.76	0.35	9.3%
M	26	3.99	0.13	3.3%
Q	49	4.21	0.11	2.6%
S	65	3.89	0.18	4.6%
H	32	4.37	0.14	3.2%

在进行这种类型的审核时，应记住 EQA 并非专门设计为用于方法评估。因此，任意建立在汇总数据上核查均应考虑可能影响结论的重要变量，如基体相关差异、实验组大小、方法与使用这些方法实验室类型之间相关性。

三、不合格室间质量评价结果的分析与改进程序

实验室应系统地评价检验程序的各个步骤，应制定识别、解释和纠正已发现问题及所需处理的特殊步骤的书面程序。

1. **收集和审核数据** 应审核所有的记录，处理或测试样品以及回报结果的人员之间应互相审核。审核内容应包括：①书写误差；②质控记录，校准状况及仪器功能检查；③如有可能，应重新分析原室间质量评价样品和计算结果；④评价该检测项目实验室的历史性能。

2. **不合格结果常见的问题**

（1）书写错误：①从仪器采集或抄写结果错误；②填报结果时选择了错误的仪器和 / 或方法；③报告单位或小数点位数错误等。

（2）方法学问题：①仪器的性能（如温度、空白读数、压力）未达到要求；②未按要求对仪器进行定期维护和校准；③校准物、质控物或试剂的复溶和保存不当，或超出有效期；④厂家试剂 /

校准或仪器设置问题；⑤样品针携带污染；⑥样品接近方法检测低限，结果变异较大；⑦室内质控未检出的校准问题；⑧结果超出检验程序的线性范围等。经调查发现，不合格室间质量评价成绩中，方法学问题占比最高，是最常见的原因。

（3）技术问题：①室间质量评价样品复溶不正确或复溶后未及时检测；②室内质控失控后未及时查找原因并采取措施；③室内质控界限和规则设置不合理；④温度、稀释液和稀释方法问题；⑤形态学误差等；⑥样品标记错误。

（4）室间质量评价样品的问题：①有些检查程序的性能会受到 EQA 样品基质的影响，分组不合理时，可能导致不合格的结果；②质评样品均匀性问题（存在瓶间差，或实验室未混匀）；③细菌污染或溶血可能导致检测结果不准确；④样品保存不当，如用于细菌鉴定的细菌死亡等。

（5）组织者评价的问题：①分组不当；②靶值不适当；③评价范围不科学；④数据输入错误等。

3．患者结果评价　参评实验室应对不合格 EQA 结果同期的患者数据进行审核，以确定是否影响到患者的结果报告。如果是，应有文件记录适当的追踪措施。

4．结论和措施　参评实验室应尽力地去寻找导致室间质量评价不合格结果的原因。如能找出问题的原因，将有助于对不合格结果进行改进。通过采取纠正措施，培训员工，使之知晓导致室间质量评价结果不合格的原因，并预防类似情况的再次发生，将出现同样问题导致不合格的风险降到最低，从而提高了检验结果的质量。

5．记录　调查、结论和纠正措施都应有完整的文件记录。实验室应使用规范化的表格，记录每一项不合格 EQA 结果的调查情况。

第七节　无室间质量评价计划检验项目的评价

目前还有很多实验室检测项目没有正规的室间评价计划，其中的原因多种多样。某些分析物不稳定，无法制备 EQA 材料，或者基质效应妨碍了分析的可靠性。某些检测项目仅在很少实验室内实施，建立正规的 EQA 计划并不现实。由于特定的致病微生物运输过程所具有的危险性，因此也无法开展室间质量评价工作。本节提供了无法进行室间质量评价计划时评估试验性能的方法。我们将这些方法命名为"替代性评估程序（alternative assessment procedures，简称 AAPs）"。本节对多种试验方法进行了阐述，包括血液定量分析、微生物培养、形态学分析和体内试验。

一、基本原理

室间质量评价作为额外质量监测的优势：①室间质量评价可检出室内质量控制系统无法检出的误差问题；②当室间质量评价材料中分析项目能溯源到参考方法时，实验室能确定在此种情况下分析的准确度（如不存在显著性的基质效应）；③参加室间质量评价计划，实验室可将其性能与使用类似方法、试剂、仪器的其他实验室性能进行比较。

然而，对于许多试验项目无法提供室间质量评价计划。对这些试验，当适当和可行时，实验室应该执行替代性评估程序（AAP）。某些政府和非政府认证和认可机构要求参加室间质量评价计划，也要求实验室在无室间质量评价计划时执行替代性评估程序。实际上，无论认证 / 认可机构是否提出要求，实验室都应当制定出替代性评估程序，从而可以提供与参加 EQA 过程所获得的相似信息。例如，可以将患者的标本送到另一所实验室，以便于获得室间可比性的数据（例如分割样品程序）。如果 AAP 能溯源到参考方法，则可评价准确度。

AAP 中经常使用患者标本，它比 EQA 中频繁使用的制造商材料具有一定的优势。

1. 使用患者标本可以减少基质效应。

2. 因为 EQA 分析前阶段与患者的测试过程并不相同，因此使用制造商测试材料无法评估临床患者测试分析前阶段的各个步骤，包括标本采集、运输以及处理等过程。相反，使用患者标本的 AAP 则能够评估与分析前处理过程相关的各种因素。AAP 使用患者标本时，需要注意存储及实验室间运输过程中确保其稳定性，尽可能减少与临床检测性能不相关的额外的变异性。

机构内部 AAP 较 EQA 计划能够提供更加及时的数据。

二、替代性评估程序

实验室应当确定哪些是无 EQA 计划的试验，并尽可能地为这些试验制定出 AAP。应当将 AAP 记录在实验室操作程序手册中。实验室应当确定 APP 的程序和频率。通常情况下，每年执行两次 AAP 是适当的。

在实施评估程序前，实验室应当提前确定每一个定量评估程序的可接受范围。如果当前具备充足的 QC 数据时，实验室可以通过室内质控数据建立可接受的范围（例如均值 ±2 或 3 倍标准差），也可以根据文献的数据建立可接受的范围，即根据生物学变异或临床决策点的标准界限。当前已经报道了根据患者数据制定分析偏倚和不精密度（不确定度）允许限的步骤，但这需要具备一个大型的患者数据库（20 000 个试验值）。同时可以获得 EQA 数据评估统计学方法的概述，这一信息有助于实验室对替代性评估程序的结果进行分析。

此后（即今后进行的多次评估），替代性评估程序应当根据分析的临床范围来使用样品。

实验室应当记录并保留 AAP 的结果，以便于进行趋势分析。同时还应记录下对于不可接受结果所采取的纠正措施。

某些替代性评估程序中使用患者样品 / 数据。如上所述，使用患者结果的优势包括独立于常规的 QC 系统、避免基质效应以及具有评价分析前因素的能力，如采集系统的影响（如含凝胶的采血管）、静脉采血过程的质量、处理延迟等的影响。此外，外部分割样品试验（如下所述）能够提供实验室间的结果比对。当采用分割样品程序时，实验室应当注意其相关部门对于患者知情同意和保护患者隐私的要求。

（一）分割样品程序

1. 与其他实验室分割样品　外部验证试验结果常用的方法是将等分后的样品送到其他实验室进行测试。分割样品程序能够评估实验室间的一致性和检测误差，但是只有外部实验室使用的方法由参考方法或参考物质进行校准后，才能够评价其自身的正确度（即偏倚）。每一个实验室自行确定分割样品检测时所寄送的样品 / 标本适当个数。对于多数分析物而言，每次评估过程中寄送两份样品 / 标本已经能够满足要求。

美国疾病预防与控制中心（CDC）的调查人员研究了分割样品试验在检测血清总胆固醇和血钾分析中存在问题的能力。在本研究中，分割样品试验的样品结果并不存在差异表明初始结果的正确（阴性预测值为 93%~100%）。然而，存在差异性的分割样品试验预测初始结果误差的能力较低（阳性预测值为 43%~67%）。

实验室间比对采用较多的是分割样品检测计划。典型的分割样品检测计划由包含少量实验室的小组（通常只有两个实验室）提供，分割样品检测计划包括把某种产品或材料的样品分成两份或几份，每个参加实验室检测每种样品中的一份。分割样品检测计划通常只有数量非常有限的实验室参加。此类计划的用途包含识别不良的精密度、系统性偏倚和验证纠正措施是否有效。此计划经常需要保留足够的材料，以便由另外的实验室进一步分析以解决不同实验室比对结果出现差异时的原因。

可以每半年执行一次分割样品的比对，每次检测 3 份患者样品。如果定量项目 3 份样品中 2 份样品的结果在规定的范围之内，可认为比对结果是可接受的；定性项目结果必须一致。或者每半年执行一次，每次检测 5 份临床样品，如果定量项目 5 份样品中 4 份样品的结果在规定的范围之内（按 EQA 得分 ≥80%），可认为比对结果是可接受的；定性项目 5 份样品 4 份以上样品的结果在规定的范围之内（按 EQA 得分 ≥80%）。

2. **内部分割样品程序**　内部分割样品程序包括：使用不同的方法来得到患者样品的结果；对于依赖于操作人员的试验，应当由不同的操作人员重新进行试验（例如形态学分析）。

（二）审核样品的程序

实验室应当贮存分割后的患者标本，并定期进行分析。审核样品时患者等份标本的定期分析用于评估检测校准的可复现性及稳定性。审核样品程序并不评估准确性（即偏倚），也不提供实验室间的比对。

（三）制造商校准品或正确度控制材料的分析

提供试验方法的制造商所提供的校准物、文件证明与检测程序中患者标本具有互通性或可溯源到参考物质或程序的其他参考物质，可用于确定试验方法的正确性能。

当制造商校准物或者正确度控制物用于 AAP 时，其批号最好与方法校准物不同。在此应当注意，因为不同批号的校准物有可能专用于不同批号的试剂（注：建议只有当不存在其他备选材料或过程提供方法性能确认时，才使用制造商校准品或正确度控制物）。

（四）实验室间质控数据分析

本评估程序包括参与同侪比对计划（peer comparison programs）评价多个实验室回报的质量控制数据。很多制造商都具备这一计划。然而，当特定的分析物不具备 EQA 时，它们也将无法实施同侪比对计划。

（五）患者数据分析

1. **患者数据的平均值**　大量文献描述了临床实验室测量时使用患者数据进行质量控制。20 世纪 50 年代和 60 年代期间，通过追踪血液学检测（例如血红蛋白、血细胞比容、红细胞计数）的平均值作为质量控制的方法。在 20 世纪 70 年代，监测患者数据的平均值得到了广泛的应用，通常称之为 Bull 算法。这种方法将连续 20 例患者检测值的平均值与规定的患者平均值进行比较。监测每日均值或正态均值的方法并不只限于血液学检查，它同时还作为许多临床实验室试验项目的质量控制方法。这种方法假定当测试程序稳定时，一组标本的平均结果将会保持相对恒定。这种情况成立时，计算均值的结果中一定不会包括参考人群分布范围之外的数值。本方法特别适用于较短时间内获得大量结果的检测程序。然而，当确认试验标本人群结果位于可预期的分布范围时，本方法也可用于测试量较少的试验。在急救部门 / 医院，如果实验室能够确定特定的时间内所收到的异常标本比例增加时（例如周末、或者从肿瘤门诊或透析部门接收标本时），最好的方法是在进行计算时，将这一时间内的患者数据排除在外。

2．**参考范围** 通常，实验室使用参考范围来为每个患者结果的评估提供信息。在此，我们建议通过对于参考范围的重新评估来证实实验室内检测程序的稳定性，以及验证实验室间检测结果的一致性。为了满足这种方法的要求，确定的参考范围初始值必须是稳定的并且临床上适合于实验室所服务的人群，以及新的样品必需能够代表具有相同分析前参数的参考人群。根据美国临床和实验室标准研究院（CLSI）文件 C28《临床实验室如何定义与确定参考范围》，这种方法通常需要得到至少 20 例检查者的试验结果。通过非参数分析，如果 20 例结果中 18 例结果位于初始的参考范围内，这将证实继续使用该范围时其错误拒绝率大约为 7%。如果不能满足这一标准，那么还需要获得 20 份标本重新进行评估。如果无法验证参考范围时，需要进行更加详细的研究，确定是否由分析测试程序、标本采集与处理的分析前条件或者由适当的健康人群抽样过程中存在的问题所导致。

当具有大量的结果时（例如通过计算机检索的数周或数月内的结果），我们可以获得结果分布的直方图，并可与前一段时间和 / 或其他实验室进行比较。如果考虑到离群值识别及排除掉"正态均值"技术中所涉及的相似的结果，那么可以得到相似同源性的人群，以便与稳定的人群进行比较。我们已经说明了从住院或门诊患者人群中获取适当参考值范围数值的多种统计学方法，以便在实施 AAP 的过程中使用。

3．**Delta 检查** Delta 检查（即评估患者分析物结果随时间发生的变化）通常用于确定与以前分析结果发生偏差的疑似患者。虽然 Delta 检查可以作为 AAP 使用，但是我们通常将其作为常规 QC 的一部分。当 Delta 检查作为 AAP 时，我们很难确定所观测到的变化是由于患者的状况发生临床上的改变还是由于检验程序故障所造成。

（六）形态学分析重新评估

形态学分析重新评估的过程包括：由管理人员审核玻片，对于"未知"的玻片进行审核。

（七）技术依赖性试验的直接观察

应当由高级分析人员或管理人员进行技术性试验的观察（例如出汗测试、出血时间）。在进行评估时，应当使用说明观察因素的检查表。

（八）临床相关性研究

由于临床状况与实验室结果之间的相关性较差以及操作所造成的偏倚（例如试验委托偏倚、疾病分类偏倚），因此在常规的试验评估过程中临床相关性研究的使用受到限制。然而，如果通过超过阈值范围的实验室结果可以确诊或强烈支持特定疾病的诊断，而且在试验后的适当时间内独立确定这一疾病时，可以使用相关性研究。例如心肌梗死中的血清 CK-MB 或肌钙蛋白，以及急性胰腺炎中的淀粉酶。

（九）替代性的生物体

毒性减弱的菌株或者形态学相似的生物体的培训可用于危险性生物培养的 AAP。

（十）利用其他国家 / 地区的 EQA 提供者

可以由非本实验室所在地区的 EQA 提供者来为特殊的分析物进行室间质量评价。然而，通过国际运输很难及时地运输 EQA 标本。

（十一）政府及大学实验室间比对计划

如果某些群体检测时样品量较大，而且它具有重要的公共卫生功能，但是只有少数实验室才能够执行这一试验，政府或大学的参考实验室将提供实验室间比对计划。例如长链脂肪酸分析、新生儿先天性代谢性疾病干血斑分析及遗传学检测。

（黄宪章 庄俊华）

第三十一章

检验结果的可比性

检验结果的可比性是检验中质量保证的关键环节之一。CNAS-CL02：2023《医学实验室质量和能力认可准则》7.3、7.4 对使用不同方法或 / 和设备、和 / 或在不同地点进行检验的检验结果可比性做了专门要求，目的在于保证同一实验室不同检测系统出具的检验结果具有可比性。检测系统性能评价中的比对是确认或验证正确度的一种方法。检验结果可比性和检测系统性能评价中的比对根据不同的情况可能会选择相同的比对方案，但是他们的目的是不一样的，切忌混淆。

第一节　概　　述

临床实验室的检测系统主要分为定量、半定量和定性三类，不同的检测项目在进行可比性验证时要求不完全相同，并且不同的文件和指南针对同一个项目在进行可比性验证时要求也有不同。检验结果可比性验证实施中的关键环节主要包括：①目标检测系统的选择；②标本数的确定；③选择标本的浓度或浓度范围；④检测要求；⑤数据处理；⑥偏差的判断标准设置；⑦不接受项目的整改；⑧不接受的项目整改后的验证。

在实验室进行检验结果可比性验证时，首先需要考虑的是选择参考何种文件或指南，对于半定量和定性项目可参考的不多，对于定量项目可参考 CNAS-GL047、WS/T 407、WS/T 406、CLSI EP9、CLSI EP15 等。

半定量和定性项目在进行检验结果可比性验证时，必须满足 CNAS-CL02 和 CNAS-CL02-A001 中的 7.3、7.4 要求，同时尽可能满足相关专业指南或专家共识对具体项目的相关要求。例如 CNAS-CL02-A001 中的 7.3、7.4 对显微镜检查、培养结果判读、抑菌圈测量、结果报告等的比对周期要求为至少每 6 个月 1 次，这是必须要遵守的。如果其他标准也有相关规定，可根据实验室实际情况引入实验室质量管理体系文件。

定量项目可参考 CNAS-GL047 以及相关国家 / 行业标准，如 WS/T 407，但不同的文件或指南有相应的使用情况。主要有：①不考虑检测系统精密度时，选择参考 CNAS-GL047；②考虑检测系统精密度并且能满足要求时，小于等于 10 个检测系统参考 WS/T 407，大于 10 个检测系统参考 WS/T 406；③考虑检测系统精密度但不能满足要求时，则需要参照 CLSI EP9 或 CLSI EP15 确认检测系统间的结果可比性。

一、检验结果可比性验证的条件

对于同一检验项目，实验室存在如下情况时，应验证不同检验程序在临床适宜区间内患者样品检验结果的可比性：

1. 检测的样品类型不同但临床预期用途相同。
2. 使用不同的检测系统。
3. 使用多套相同的检测系统。
4. 使用同一检测系统的多个分析模块。
5. 多地点或场所使用的检测系统。

二、检验结果可比性验证的时机

1. 检测系统启用前，应进行全面的检测系统间可比性验证。

2. 常规使用期间，实验室可利用日常工作产生的检验数据、室内质控或室间质评数据，或临床医生反馈的意见，定期对检测系统间结果可比性进行评审，如不再满足检验结果预期用途的要求，应根据评估结果，采用适宜的方案，重新进行检测系统间可比性验证。

3. 现用检测系统的任一要素（仪器、试剂、校准品等）变更，如仪器品牌或型号、试剂原理或成分、校准品溯源性等改变；或更换重要部件（或重大维修）；或软件程序变更后；应分析这些改变对检测系统间结果可比性的影响，需要时，采用适宜的方案，重新进行检测系统间可比性验证。

三、检验结果可比性验证的判断标准

实验室应根据检验项目的预期用途和性能要求，制定适宜的检测系统结果间可比性的判断标准。在制定判断标准时，应参考制造商或研发者声明的标准、国家标准、行业标准、地方标准、团体标准、公开发表的临床应用指南和专家共识等。最终验证结果应以实验室制定的判断标准为判断依据。

如果在需要考虑检测系统不精密度的情况下，首先需要确认参与的各检测系统的不精密度均符合要求，再按以下优选顺序确定不同项目的判断标准：
1. 依据临床研究结果得出的推荐标准。
2. 依据医疗机构内医生的临床经验提出的建议。
3. 依据生物学变异确定的分析质量目标要求。
4. 依据室间质评数据设定的分析质量要求。
5. 依据认可机构设置的最低标准。
6. 如无适用的外部标准，可依据实验室内部的长期不精密度数据确定分析质量要求。
7. 所选定的分析质量要求至少应满足国家或行业标准的要求。

第二节 定量项目检验结果可比性验证方案

一、CNAS-GL047 检验结果可比性验证方案

CNAS-GL047 由中国合格评定国家认可委员会（CNAS）制定，是对 CNAS-CL02《医学实验室质量和能力认可准则》中"检验结果的可比性"要求涉及的定量检验程序间检验结果可比性验证所做的具体解释和指导，供医学实验室和评审员参考使用。本节仅介绍 CNAS-GL047 的主要内容，具体案例见范例册相应章节。

（一）实验前准备

1. **人员**　实验操作人员应熟悉检测系统的方法原理与日常操作，包括样品处理、校准、维护程序、质量控制等，确保检测系统工作状态正常。

2. **仪器设备**　所用检测系统的关键性能指标应经过验证满足性能要求，对测量结果有重要影响的辅助设备的性能指标应与标称值相符。

3. **试剂和校准品**　验证过程中，试剂或校准品不宜更换批号。

4. **样品**　应使用患者样品（若为抗凝样品，应使用相同的抗凝剂）；样品中被测物浓度、活性等应能覆盖临床适宜区间，重点关注医学决定水平。

比对的样品数量应不少于 5 例。使用更多的样品数量，可以增加验证结果的可靠性。

5. **质控品**　验证过程中应使用适宜的质控品做好室内质量控制。

（二）验证方法和条件

实验室可根据实际使用情况，选择使用与参比系统比对的方法或均值法进行可比性验证。

1. 实验室使用的检测系统数量≤4 时，可以选用与参比系统比对的方法。实验室应根据检测系统分析性能的确认或验证结果、室内质控（IQC）和室间质评的表现、不确定度评估等情况，综合评估后，确定实验室内的参比系统。实验室使用的其他检测系统检测结果与参比系统的测量结果进行比对，计算每个检测系统结果与参比系统检测结果的偏差，并依此评价可比性验证结果。

2. 实验室使用检测系统数量>4 时，可以选用均值法。以全部系统结果的均值为参考值，计算全部检测系统结果的极差，并依此评价可比性验证结果。

（三）试验方法及结果判断

1. **参比系统比对方案**

（1）按要求进行校准和室内质控，使用不同检测系统检测比对标本，比对标本的数量和浓度应符合要求，记录检测结果。

（2）分别计算不同检测系统结果与参比系统结果的偏差，并与实验室的判断标准进行比较。

（3）5 份样品中至少 4 份检验结果的偏差符合实验室制定的判断标准，即为可比性验证通过。

（4）必要时，可适当增加检测样品量，如果 90% 以上的样品检测结果偏差符合实验室制定的判断标准，即为可比性验证通过。若比对样品量达到 20 份或以上时，比对结果仍不符合判断标准，实验室应对其他影响结果可比性的因素进行分析并采取相应措施。

2. **均值法比对方案**

（1）按要求进行校准和室内质控，使用不同检测系统检测比对标本，比对标本的数量和浓度应符合要求，记录检测结果。

（2）按下式计算所有检测系统结果的均值：

$$\bar{X} = (X_1 + X_2 + X_3 + \cdots X_n)/n \qquad （式31-1）$$

式中：X_1、X_2、$\cdots X_n$ —不同检测系统的结果；

（3）按下式计算所有检测系统结果的相对极差（R）：

$$R = [(X_{max} - X_{min})/\bar{X}] \times 100\% \qquad （式31-2）$$

式中：X_{max} —检测系统结果中的最大值；X_{min} —检测系统结果中的最小值。

（4）将相对极差（R）与实验室的判断标准进行比较。若 R 值符合实验室制定的判断标准，即为可比性验证通过。若 R 值不符合实验室制定的标准，表明结果差异最大的两个检测系统结果可比性不符合要求，分析并剔除偏差较大的检测系统的结果，按均值法比对方案重新计算 R 值，直到剩余检测系统结果符合可比性要求。

（四）其他要求

应根据实验室判断标准的要求、EQA/PT 结果、正确度验证结果及临床医生反馈的意见等，评估并确定结果偏离较大的检测系统。

对于具有计量学可比性的检测系统结果，实验室可合理应用修正值或修正因子建立检测系统间结果的可比性，并保留相关记录。

对于需要进行可比性验证，但不具有计量学可比性的检测系统（通常表现为没有可获得的有证标准物质、或检测方法学原理不同，或参考区间不同）、不同样品类型（如血清、血浆、全血）及经过纠正或调整不同测量系统间的可比性仍不满足判断标准时，实验室应采取有效措施避免向临床发出具有不同临床意义或解释的结果，或与用户讨论不可比结果对临床活动的影响，以及如何正确应用不同测量系统的检测结果（包括结果偏倚情况），并记录。

二、WS/T 407 检验结果可比性验证方案

WS/T 407《医疗机构内定量检验结果的可比性验证指南》规定了对定量检验项目的多个检测系统实施结果可比性验证的要求，包括可比性验证方案的使用条件和适用情况、验证方法和程序、验证结果不符合要求的处理措施，该标准适用于同一医疗机构内的临床实验室。本节主要介绍 WS/T 407 如何运用不同检测系统的不精密度计算样品的检测次数，具体案例见《医学实验室质量体系文件范例（第 3 版）》相应章节。

（一）样品要求

1. **样品选择** 宜使用临床标本作为首选比对物质；不得不使用其他物质（如室间质评物或其他参考物质）时，应验证比对物质的互通性。

2. **样品浓度水平** 使用本比对方案，需要已知比对物质不同浓度水平对应的结果不精密度，因此通常选择与质控品浓度水平相近的比对物质进行可比性验证；要求每个检测系统至少检测两个浓度水平（包含正常和异常水平）的比对物质。

（二）确定检测系统测定结果的不精密度

1. 利用日常工作中质控品的检测数据估计不精密度，尽可能使用累计 6 个月的检测数据计算长期的变异系数（CV），以保证不精密度的估计结果具有代表性。

2. 比较不同检测系统不精密度的大小，确定最大 CV 与最小 CV 的差异是否小于等于 2 倍。如小于等于 2 倍，可使用本指南规定的比对方案；如大于 2 倍，则应参照 CLSI EP9-A2 和 / 或 CLSI EP15-A2 确认检测系统间的结果可比性。

3. 不同检测系统的 CV 合并值计算见式（31-3）：

$$CV_{合并} = [(CV_1^2 + CV_2^2 + \cdots CV_i^2 + \cdots + CV_n^2)/n]^{1/2} \qquad （式 31\text{-}3）$$

式中：

$CV_{合并}$—不同检测系统的合并 CV 值

CV_n—每个检测系统的长期 CV 值

n—参与比对的检测系统数量。

（三）确定比对物质的重复检测次数

使用计算得出的 CV 合并值，查表（见：WS/T 407 表 A.1），以确定每台仪器比对样品的重复检测次数。

（四）确定比对样品的浓度范围

参与比对的所有检测系统质控品均值的总均值（$m_总$）按（式 31-4）计算，以 $m_总 \times (1 \pm 20\%)$ 作为比对样品的浓度选择范围。

$$m_总 = (m_1 + m_2 + \cdots m_i + \cdots + m_n) / n \qquad （式 31-4）$$

式中：

$m_总$—所有检测系统质控品结果均值的总均值。

m_n—每个检测系统质控品结果的均值。

（五）比对试验的实施

1. 检测比对样品。

2. 如未进行重复检测，则直接比较每个检测系统的结果，计算所有检测系统结果的均值。

3. 如进行了重复检测，则计算每个检测系统结果的均值，然后再计算所有检测系统结果的总均值。

4. 选取差异最大的两个检测系统的均值计算极差，并除以所有检测系统结果的总均值以得出比对偏差（R），方法如下：

（1）如未进行重复检测，计算方法见式（31-5）：

$$R = [(X_{max} - X_{min}) / X] \times 100\% \qquad （式 31-5）$$

式中：

R—比对偏差；

X_{max}—检测系统结果的最大值；X_{min}—检测系统结果的最小值；X—所有检测系结果的总均值。

（2）如进行了重复检测，计算方法见式（31-6）：

$$R = [(I_{max} - I_{min}) / X] \times 100\% \qquad （式 31-6）$$

式中：

I_{max}—检测系统结果的最大均值；I_{min}—检测系统结果的最小均值；

X—所有检测系统结果均值的总均值。

5. 将比对偏差（R）与实验室确定的分析质量要求进行比较。

（1）如比对偏差小于或等于分析质量要求，得出的结论是：在该次评估的样品浓度水平，所有检测系统的结果都具有可比性。

（2）如比对偏差大于分析质量要求，得出的结论是：均值差异最大的两个检测系统间的可比性不符合要求。将两个检测系统的结果分别与规范操作检测系统的结果进行比较，剔除偏差较大的检测系统的结果后，对剩余检测系统的结果按结果处理程序再进行可比性分析，直到剩余检测系统的比对偏差小于或等于分析质量要求。以此方法筛出不同检验项目结果可比性不符合要求的检测系统。

6. 对于不符合可比性要求的检测系统，应分析原因，必要时采取相应的纠正措施，然后再将该检测系统与规范操作检测系统（如使用配套试剂、用配套校准物定期进行仪器校准、仪器性能良好、规范地开展室内质量控制、参加室间质量评价成绩优良、检测程序规范、人员经过良好培训的检测系统）的结果进行比对，确认比对结果是否符合分析质量要求。

（六）可比性验证结果不符合要求的处理措施

维持结果的可比性需以检测系统各质量保证环节的标准化为前提，必要时通过校准改善结果的可比性，即不同检测系统通过结果的数字转换获得结果的一致性；结果不可比且难以纠正时，应与临床进行沟通，采用不同的参考区间和/或医学决定水平并在检验报告单上明确标示。

第三节　半定量/定性项目检验结果可比性验证方案

一、样品要求

样品一般要求选择患者样品，并且无黄疸、溶血、脂血等。样品数量一般不少于5份。

二、比对样品的浓度选择

比对样品一般每个等级都要覆盖，有临床意义的等级必须选择。定性项目比对保证阴性、弱阳、阳性三种样品都涵盖。

三、比对人员

1. 手工检测项目，所有参与检测的人员必须都要参与。
2. 重点关注新员工和轮岗人员。

四、判断标准

1. 一般选择经验丰富的2位员工检验结果作为标准。如该2位员工结果不一致时，需要加入第3人判断。
2. 一般以80%符合为比对合格。
3. 国家标准或行业标准有其他要求的，必须遵照执行。

五、可比性验证结果不符合要求的处理措施

1. 较多人员结果一致性不好时，主要考虑人员操作的一致性和试剂耗材的稳定性。首先需要排除人员操作的标准化，排除人员操作不能解决时，需要考虑试剂耗材的稳定性，必要时进行重复性验证试验。
2. 在处理可比性验证结果不符合要求时，一定要关注对之前患者结果的风险评估。

（万泽民）

第三十二章
检验后的质量管理

检验后的质量管理是指对检验结果应用和处理进行评估、记录和处理的过程，是对检验结果做出的质量控制和质量保证的措施，是保证检验结果准确可靠的关键所在。其目的是消除检验错误和误判导致的重要性偏差和医疗不良事件，以保证检验的准确性、可靠性和一致性，同时不断提升检验服务水平和满足患者需求。本章主要从"结果报告格式和内容的要求""结果报告的审核、发布、修改和特殊处理要求""危急值报告""结果的自动选择、审核、发布和报告""检验后样品的处理"等方面进行介绍。

第一节 概 述

一、检验后定义

检验后是指在获得检验结果后进行的一系列的活动，主要包括检验结果审核、发布、报告、应用和管理等步骤。每个步骤都需要医学实验室人员进行严格的检查、审核和管理，其中包括对结果的数值、单位、范围、参考值等的审查。另外，检验后的流程还需要进行多层次的质量控制和质量评估，以确保每个检测结果的准确性和可靠性。

二、检验后质量管理的重要性

1. 保证患者的安全性 医学实验室的检验结果直接关系着患者的诊断和治疗方案，为了保证患者的安全性，必须确保检验结果的可靠性和准确性。

2. 促进实验室的发展 检验后的质量管理活动能够帮助实验室发现问题、改进检验流程，提高实验室的工作效率和质量。

3. 保护实验室的声誉 实验室是医疗机构的重要组成部分，其被评价的准确性和可靠性直接关系着医院的声誉。因此，实验室必须加强检验后的质量管理，确保其检验结果的可靠性和准确性。

三、认可标准对检验后过程的要求

在医学实验室认可中，认可标准对检验后过程的要求主要包括对检验报告的要求和检验后样品的处理要求。其中检验报告的要求，主要包括了通用要求结果审核和发布的要求，危急值报告的要求，结果报告特殊性考虑的要求，结果的自动选择、审核、发布和报告的要求，结果报告格式和内容的要求、结果报告附加信息的要求以及修正报告结果的要求等。

第二节 检验报告的形式和内容要求

随着临床检验技术的不断发展和完善，对检验报告的要求也越来越高。一份完整的检验报告不仅要涵盖患者信息、样品信息以及检验结果，需要时还包括对结果的解释和注释，以及可能产生的风险和变化。在本节中，我们将详细介绍检验结果报告形式和内容要求。

一、结果报告的内容

为了方便临床医生或患者阅读和辨识，方便临床使用，一份完整的检验报告应包括但不限于以下内容：

1. 患者标本的唯一标识，如标本的条码号、标本的唯一编号或流水号等。

2. 原始样品采集（与结果相关时需要采集时间）、接收和结果报告审核、批准、发布以及打印等的日期和时间，包括年、月、日、时、分等。

3. 患者信息或其他唯一识别号，包括诊疗卡号或住院号，姓名、性别、年龄（出生日期）、就诊/住院科室、住院床号、急诊等，必要时注明民族。

4. 发布报告的实验室的识别，如医院、机构和实验室名称，委托检验的报告，受委托实验的标识应作为附加信息。

5. 检验申请者（临床医生）的姓名或其他唯一性标识（如临床医生代码）和申请者申请检验时的部门等。

6. 原始样品类型和描述样品的必需信息，包括来源、取样部位、样品性状、大体描述等。如静脉血、动脉血、尿液、脑脊液、身体某个组织标本等。

7. 清晰明确的检验项目，应使用通用合规的名称，必要时可与英文简称同用。

8. 所用检验方法，如果某检验项目存在多种测量方法且各方法所得的检验结果有显著差异时，可能和必要时，须提供测量方法，如可采用被测量和测量原理的电子识别以保证一致性；如观测指标标识符逻辑命名与编码系统（LOINC），命名、属性和单位（NPU、NGC）和 SNOMED CT 为电子识别的示例。包括被测量和测量原理的一致（电子）的识别。

9. 检验结果的测量单位，一般以 SI 单位或可溯源至 SI 单位，或其他适用的单位报告；使用时要注意我国本领域专业术语的特点和规定，具体可参见《中华人民共和国法定计量单位使用方法》。

10. 生物参考区间、临床决定值，必要时，可采用似然比或支持临床决定限的直方图/列线图（诺谟图）。

11. 报告中应区别出作为开发新方法的、尚无明确的测量性能声明的检验项目，需要时，应有检出限和测量不确定度资料供参考或查询。

12. 审核结果和授权发布报告者的识别，如姓名、签名或其他标识等。如可能，可有实验室的签章。

13. 报告结果若为初步结果，应在检验报告单中明确标识。

14. 检验结果出现危急值时，报告中有规定的符号提示。

15. 检验结果报告异常时，应有适当的标识进行提示。

16. 将报告中所有部分标记为完整报告一部分的唯一性标识，如电子和纸质版检验报告清楚标注检验结果的页数和总页数。

二、结果报告附加信息

结果报告的附加信息可以帮助医生和患者更好地理解检验结果和诊断意义，做出适当的医疗决策。只要结果报告单合适，通常要把附加信息也添加到结果报告单中。常见的附加信息包括：

1. 当原始样品的质量和适宜性对检验结果有影响时，应注明样品的状态，如溶血、脂血等，并在报告中说明可能对结果造成的影响。

2. 采用不同程序（如 POCT）或在不同地点进行检验时产生的差异。

3. 地区或者国家使用不同的测量单位时，错误解释所产生的潜在风险。

4. 结果随时间产生的趋势性或显著变化。

5. 适当的诊断参考，可注明该项检验结果与某些疾病或生理状态的关系。例如，白细胞计数和中性粒细胞计数升高可能与感染或炎症有关，血液中的某些蛋白质浓度变化可能与肿瘤有关等。

6. 进一步检查建议，如果该项检验结果异常，可能需要进一步的检查和诊断，报告中应该给出具体建议。

7. 注意事项　某些检验结果可能受到多种因素的影响，例如饮食、药物、运动等，报告中应该提醒受检者注意这些影响因素，并在检查前进行相应的准备。

8. 全部或部分由受委托实验室进行的检验，应包括不加修改的结果意见和实施检验的实验室名称的识别。

9. 其他标注　如需要对原始结果进行修正或校正，此时应在报告单中同时注明原始结果和修正后的结果。

综上，一份完整的检验报告应包括患者信息、实验室信息、用户信息、样品信息、检验项目和检验方法、检验结果、解释和注释等内容，并具有简明易懂、可读性以及可追溯性的特点。这样的报告能够为临床医生和患者提供准确和全面的信息，帮助作出正确的医疗决策。同时，也有利于实验室质量管理和质量控制，提高检测和诊断的准确性和可靠性。

但需要注意的是，不同类型的检验结果和目标用户可能需要不同的报告形式和内容。有些检验结果需要更详细的解释和注释，而有些则可能只需要比较常见和基础的结果即可，不需要过多说明。因此，实验室和医疗机构应该根据具体情况与临床意见和建议制定适合自己的检验结果报告模板和标准，并确保其符合相关标准和监管要求。同时，适宜时，还需要与临床用户等代表形成服务协议，并定期评审。

第三节　结果报告的审核、发布、修改和特殊要求

实验室结果报告是实验室工作的最重要输出和最重要环节，也是实验室向医生和患者提供信息的主要手段，对临床决策和治疗方案的制订有重要的影响。因此，在结果报告过程中的审核、发布、修改和特殊处理等环节，需要实验室工作者们高度重视，并严格遵守相关的规定和要求，以确保结果的准确性、可靠性和完整性。本节将从结果报告的审核、发布、修改和特殊处理来详细介绍结果报告的相关内容。

一、结果审核

实验室应确保检验结果在授权者发布前得到审核，适当时应对照室内质量控制、可利用的临床信息及以前的检验结果进行评估。结果审核的任务是确保检验结果的可靠性，包括检验设备的准确性和试剂的质量控制。此外，还应关注患者的病史和疾病情况，以便达到准确和及时报告结果的目的。

为此，实验室应建立合适的结果报告审核流程，并提高审核员的素质和技能。

1. 结果审核程序 实验室应制定结果审核程序，明确结果审核的流程、职责和要求。审核人员应具备相关的专业知识和技能，并熟悉审核程序和标准。审核的结果应准确可靠并符合规定的标准。结果审核的一般流程包括（但不限于）如下过程：

（1）获取结果报告信息：标本检测完毕后，结果审核人员可从实验室信息系统或其他媒介获取包括患者的基本信息、样品信息、检验项目和结果等检验结果相关的信息。

（2）核对信息：审核人员需要核对结果报告中的信息是否与样品标识、患者姓名、性别、年龄等一致，是否存在漏项或错误。

（3）审查结果：审核人员需要对结果进行审查，结合检验项目特性和室内质控等信息，比较有关参考区间和标准值，判断结果是否正常或异常，是否需要进一步检查或诊断。

（4）纠错修改：结果审核过程如果发现结果存在错误、漏项或不完整，审核人员需要与对应的检验人员或科室进行沟通并纠正，确保结果正确无误。

（5）签发报告：审核人员需要对审核后的结果报告进行签字或盖章（不限于电子或者手工签章），以确保报告的准确性和可靠性，并发出给医生、患者或用户。

2. 结果审核要求 审核人员对结果报告进行审核时，应遵循相关标准和要求进行审核。结果报告审核应考虑以下几个方面：

（1）准确性和可靠性：审核人员需要对结果表述准确、客观科学方面进行审核，不能出现主观臆断或错误判断，应基于科学依据和临床实际情况。

（2）及时性和有效性：审核人员应及时进行审核和处理结果报告，不得拖延而导致患者错过最佳诊疗时机。同时，审核人员也需要保证审核的有效性和实用性，确保审核结果对于患者诊疗和治疗有帮助。

（3）完整性和清晰度：检验报告必须完整清晰，需要包含所有必要的信息，如患者基本信息、检验项目和结果、参考值和单位等，结果表述语言清晰明了、易于理解。

（4）合规性和规范性：结果报告必须符合国家或地方的有关法律法规和标准，并遵循所在医院或单位的规章制度和标准操作流程。

3. 审核人员需要具备的素质和技能 检验报告的审核者应当具有临床检验专业相关的资格并获得相关报告审核的授权，实验室可自己规定审核人员相应职称，同时须是经过专业培训、考核合格的人员，他们应熟悉检验管理的流程，有丰富的专业知识和熟练技能，可以保证结果报告的准确性，并可对检验报告单的质量负责。因此，结果报告的审核人员需要具备以下一些素质和技能。

（1）专业知识和经验：审核人员必须具备相关的专业知识和经验，了解各种检验项目及其临床应用，掌握疾病的诊断和治疗原则等。

（2）严谨和细致：审核人员需要具备严谨和细致的工作态度，对于数据和细节都能够认真审核和处理。

（3）沟通和协调：审核人员需要与实验室内部人员和临床医生、需要时还要与患者和家属进行有效的沟通和协调，确保审核结果和意见能够被理解和接受。

（4）信息技术能力：结果报告审核需要用到一些信息技术软件和工具，审核人员需要具备相关的计算机和信息技术能力，能够快速高效地进行审核和处理。

（5）应急反应能力：结果审核需要在紧急情况下快速响应和处理，审核人员需要具备一定的应急反应能力和危机处理能力。

此外，随着医疗技术的不断发展，结果报告审核工作也需要不断适应新的技术和方法，如人工智能等。因此，审核员还需要具备学习和更新知识的能力，以保持竞争力和适应性。

总之，结果报告审核工作是医疗机构中至关重要的一环，需要医院、临床相关人员、患者等相关方和实验室审核人员共同努力，确保结果报告的准确性和可靠性，为患者的诊疗提供有效的支持。

4. 结果审核特殊事项的处理及常见注意事项 在临床工作中，实验室的结果报告是医生进行诊断、治疗，护士实施护理的重要依据。然而，由于某些因素的影响，有些检验结果会出现异常情况或其他情况时需要特殊处理，以减少对临床诊治的误导和不利影响。

（1）检验结果异常的常见情况：①检验结果极高或极低；②结果与临床诊断不符；③结果与历史结果相差较大；④与相关检验项目的结果矛盾，出现不合理的结果；⑤有争议的检验结果等。

（2）检验结果异常的原因

1）标本采集不规范造成误差：例如采血时采样不足、采集方式不当、标本保存时间过长等，都可能导致检验结果出现异常。

2）检验操作失误：例如实验操作不规范、仪器故障、试剂污染等，都可能导致检验结果异常。

3）病理生理状态的干扰：例如患者服用某些药物、经过较长时间的饥饿、过度运动等，都可能对检验结果产生影响。

4）环境影响：实验环境也可能会影响检验结果，例如温度、湿度、气压等因素的变化可能会导致异常结果。

5）检验方法：某些检验程序、检验方法的局限性，也可能会导致患者检验结果的异常，如试剂中的不同位点的识别导致结果的不一致等。或者某些检验结果过高或过低，导致错误的结果，如患者某个指标浓度过高，导致酶学检测的底物耗尽而导致高值检测为低值等。

（3）异常结果特殊处理：为避免出现检验结果异常而导致的误诊和误治，实验室通常会对异常结果进行提醒和特殊处理。

1）实验室应制订明确的异常结果的特殊处理程序。首先需要确认该结果是否属于真实异常结果。可以通过重复检测、异地复检等方式进行确认。若确认为真实异常结果，需要时，应向医生或患者通报，需要时提供建议和解释，以帮助医生进行诊断和治疗。同时，需要记录异常结果和处理过程，并进行数据分析和总结，以便后续改进和优化工作流程，提高检验质量。

2）标记异常结果：对于一些结果超出临床可报告范围的检验项目，可以在报告中标记出来，并附上警示语。

3）进行数据整理和分析：对于一些经常性异常而且一直存在提示的检验项目，如国际标准化比率（INR）等，可以进行数据整理和分析，以获得更明确的结论。

4）优化检验流程和标本采集：实验室可以优化标本采集和处理流程、优化分析方法、更新设备等方法来减少不良因素的干扰，提高检验结果的准确性和稳定性。

5）更换检测方法：一些干扰因素较多的检验程序应该淘汰。实验室可选用适合本单位的标本采集程序、患者人群、临床诊疗习惯等的检验程序和方法，适用时，应优先选择相关标准规定的检验程序或公认的检验方法。

值得注意的是，不同的检验项目对于异常结果的处理方式可能不同，需要根据实际情况进行决定。同时，实验室人员需要严格按照操作规程和标准操作流程，对检验结果出现异常的原因进行深入分析和研究，以提高检验结果质量和准确性。

二、结果发布要求及检验报告发送形式

实验室应规定检验结果发布及报告的职责和程序，包括结果发布者及接收者。发布者应确保检验结果的正确性、完整性和及时性，并根据结果报告的实际情况和结果解释等需要在报告中提供其他适当的信息，以便临床和患者能够了解结果。检验报告的接收者应按照规定的程序接收结果报告，并检查报告的内容是否符合预期。

1．**结果发布的职责和程序**　实验室应规定发布检验结果报告的职责和程序，以确保结果报告可以准确发布。结果发布者应具备相关的专业知识和技能，熟悉发布的程序和标准。在发布检验结果时，应严格遵循相应的规定和流程，确保结果的准确性和可靠性，对异常结果作出解释和建议。确保检测结果保密性，并严格遵守相关保密政策。需要时，对医务人员、患者的咨询和提问做出及时、准确的回应。

2．**结果发布的要求**　结果发布需要确保结果的及时性、准确性、权威性、保密性、完整性、可读性并确保及时沟通，以保证患者得到最佳的医疗服务。

（1）及时性：结果报告经审核后，应及时发布结果，保证具有实际的临床应用价值。同时，在有需要的情况下，要做到"加急"处理。

（2）准确性：结果报告的生成和发布应当有稳定的质量控制，保证检验结果的准确性和可靠性，避免误差和偏差。

（3）权威性：实验室必须对检验结果负责并明确发布，当有用户或患者需要时，可告知检验方法和结果的不确定度等信息，以确保结果的可信度。

（4）完整性：检验结果需完整和详尽，并包含全部必要的信息，便于患者和医生了解患者的状况。

（5）可读性：检验结果应有简洁明了的表述，并包含足够的条例和定义，以避免产生误解和导致错误的诊断。

（6）及时沟通：客观公正地对待每个患者的检验结果，并在紧急情况时及时沟通，以便及时采取必要的医疗措施，保证患者的健康和最大利益。

（7）可追溯性：结果报告需要能够追溯到相关样品和检测信息，以确保复核和复查时得以快速实现，同时也是实现行业内的质量管理和安全性监管的重要保障。

3．**结果报告发布的关键点**

（1）建立标准化流程和责任分工，制定检验报告审核及发布的规章制度和程序。

（2）准确识别患者和样品信息，确保患者和样品信息与申请单一致，保证患者的信息安全和隐私得到保护。

（3）采用信息化手段自动生成和发布检验报告，提高效率和准确性。同时，需要完善手工纸质填写报告的规范和标准。

（4）建立结果审查及发布的质量控制体系，包括定期审查回顾室内质控和室间质评，定期对结果发布的质量进行监督和评估，主动收集临床的结果反馈意见，及时进行纠正和改进等。

4．**结果发布的保密要求**　个人医疗信息的保密是法律和伦理要求，实验室应保证所有患者检

验结果和相关医疗文件的保密性，并按照相关法律法规进行管理。因此，实验室应当对检验结果进行保密管理。实验室应制定符合规定的保密和安全措施，如加密、身份验证和访问权限管理等，确保结果的安全性和隐私性。

结果报告发布时，实验室应严格执行保密协议和法律要求，保护涉及患者隐私和个人信息的数据，以防止泄露的风险。在需要公开的情况下，应除去任何可能导致泄露的个人身份信息，确保患者的隐私不受侵犯。但结果报告应对患者的负责医生进行公开发布，以方便医生诊治。

特殊情况下，如法律法规的要求，患者结果必须进行公开披露时，实验室应确保结果的披露符合相关法律法规和实验室政策的要求。必要时，实验室在披露检验结果和相关信息时应获得患者同意（法律规定不需要获得患者同意，不需要告知患者除外），并确保结果的准确性和完整性。在结果和相关文件的披露中，实验室必须注意保密性和隐私权，保护患者权利和利益。

5. **检验报告发送形式** 检验结果报告单常有两种形式：①纸质检验报告单，常用于门诊患者和临床纸质病历的归档。门诊患者凭诊疗卡号到实验室、自助查询机或指定的地方打印，住院患者报告可由住院医生在检验系统的打印终端打印或由实验室打印后统一发送。②电子检验报告单：通常是电子表单形式或 PDF 形式，主要通过院内网络信息管理系统（hospital information system, HIS）以电子报告单的方式向临床医生传输检验结果报告，也可以远程互联网终端（如网页终端、小程序、公众号、APP 和电子邮件等）以电子报告单的方式将检验结果报告给临床医生 / 患者，临床医生 / 患者无需打印结果报告，只要使用电脑或智能手机等电子媒介即可以直接查看。随着网络信息技术和电子科学技术的发展，电子检验报告单逐渐成为实验室结果报告的重要形式，推动了检验信息和结果报告的无纸化，方便了临床医生和患者查阅检验结果和相关信息，保护患者的隐私，避免纸质报告所带来的交叉污染的风险。

但是，不管是纸质检验报告形式还是电子检验报告形式，实验室都应该按照法律法规、认可规则和标准、相关标准、医院和 / 或科室要求以及检验项目的特性等要求规范结果报告的内容，最重要的是检验报告单要求清晰明了、简洁合理，便于临床医生或患者查阅和使用。

综上所述，结果报告的发布对于临床检验的质量和诊断治疗具有十分重要的作用，需要按照规章制度和标准流程进行。同时，需要注重建立患者的质量控制和监管体系，在实际操作和系统化管理上全面落实各项要求，提高检验报告的准确性、及时性和完整性，以保障患者的权益和医疗质量水平提高。此外，随着科技的不断进步和应用，越来越多的检验设备和结果输出方式将出现，将为结果报告的发布提供更多的选择和便利。但在采用新技术和方式的同时，也需要注意合法性和安全性，确保患者信息不会被泄露和滥用。

三、报告修改的要求

由于实验室操作中的误差、偏差或其他原因，有时可能会存在错误或不准确的报告，检验结果可能需要进行修改。审核人员在发现错误或不准确的结果时，应立即修订或修改此结果，以确保结果报告的准确性。

1. **检验报告常见不良事件**

（1）错误的报告内容。由于检验人员的疏忽或系统不规范等原因，结果报告可能存在错误的内容，如误报、漏报、重复、错误等。这些错误可能导致医生的误诊和治疗错误，给患者带来不必要的痛苦和损失。

（2）报告备注表述含糊。在结果报告中，往往会出现一些含糊的表述，如"异常""偏高""正常上限""需进一步观察"等。这些表述不仅会导致病情的不明确，还会影响医生对病情的判断和治疗方案的制定。

2．报告修改的要求

（1）实验室应制定修订或修改结果的程序，修改的报告应可追溯至原始报告，并明确标记为修订版，修订报告时需参照包括原报告的日期、时间和患者识别。

（2）修改结果的原因应当事实准确，合法合规。

（3）修改报告需要注明准确的修改日期和时间，修改时应记录修改的原因和修改人员的信息。如报告系统不能显示修改情况时，应单独保存修改记录，并在需要时可追溯。

（4）修改的结果必须与发放报告同样经审核再发布，并可规定由发布人或者批准人等记录修改和审批过程。

（5）修改后的报告应使用唯一的标识符进行标识，以区分原始报告和修改报告，修改报告应可追溯至原报告。

3．报告修改的关键点

（1）完善结果报告系统：实验室需要通过建立结果报告系统、统一标准和规范操作流程等措施，规范结果报告的编写和审核流程，并依据标准调整错误或不规范的报告内容。

（2）加强审核人员的培训：审核人员需要接受系统的专业培训，以提高审核人员的业务水平，减少错误的出现，并提升审核人员对报告内容的敏感性和检验报告的风险意识。同时，审核人员也需要不断学习新的专业知识和技能，以适应检验项目的临床应用和结果报告的发展和需求。

（3）确保沟通畅通：审核人员在修改结果报告时，需要确保与医生、护士和患者之间的通信有效畅通，及时向医生、护士和患者解释报告内容和咨询相关问题，并按照医生的要求进行修改和优化。

（4）注重细节和文字表述：审核人员修改结果时，需要注意结果报告中的文字表述，应确保结果描述准确、简明、清晰，注重细节和防止歧义。在表述异常现象时，需要注明具体数值、参考标准和可能的原因，避免含糊不清和误解。

检验报告在修改过程中，需要遵循相关的原则和方法，进行细致的审查，确保数据的准确性和合理性，规范结果报告的格式，同时还需对报告中的问题进行检查和纠正。所有结果的修改均需符合相关法律法规。同时，对结果报告进行修改还能够监控和评估实验室人员的工作质量，实验室可定期统计、评估修改报告的数量，并查找修改的原因并加以消除，从而提高整个检验工作的水平。因此，所有实验室工作人员都应认真对待结果报告的修改和审查工作，确保结果的真实性和有效性。

4．其他情况的特殊处理

（1）简化方式报告结果的要求：对于一些单一的测试结果或用户的需要，实验室可以使用简化方式报告结果，以节省时间和资源。但是，必须确保简化方式结果报告与正式的传统方式报告结果的结果一致，不会影响诊断和治疗决策的准确性。简化方式报告结果应符合实验室相关规定规范要求，如标准化符号和缩写的使用，结果的标准化单位等。对于简化方式报告结果的患者，实验室应在对诊断和治疗决策有帮助的情况下，提供额外的信息和建议。

（2）传染病或遗传相关结果处理：对于某些传染病或遗传相关的检验项目，实验室应当制定专门的管理程序。在检测结果的保密性方面，实验室应遵守相关的法律法规和管理要求，保障被检者的隐私权和信息安全。此外，实验室还应注意处理涉及传染性疾病相关检验项目时的标本安全性及其生物安全要求。

（3）口头报告的特殊处理：当出现如血培养、脑脊液/胸腹水培养阳性结果或临床紧急需要患者检验结果等特殊情况时，检验结果可以口头报告形式进行临时报告，后续应向检验申请者发布正式报告，正式报告应与临时报告保持一致。

第四节　危急值报告

危急值是指危及生命的极度异常的检验结果，说明患者可能正处于有生命危险的边缘状态，如果不给予及时有效治疗，患者可能有生命危险，或者立即给予治疗后可明显改善预后。一旦出现这样的结果，需要立即通知医务人员及时处理，采取紧急措施。因此，为了保障患者的生命健康，危急值一旦发现必须能够及时通知给相关医生或护士，以便及时采取必要的医疗干预措施，保证患者生命安全。另外，在危急值处理过程中，实验室人员需要严格遵守相关操作规范，确保数据的准确性和可靠性，需要时应向医护人员提供必要的指导和建议。同时，为确保医疗质量和安全，实验室也需要不断完善和优化危急值处理流程，提高服务效率和水平。

本节主要从危急值报告制度制定要点、危急值的确定、危急值的报告流程以及危急值的质量管理、服务协议等方面介绍，以期为实验室医护人员提供参考。

一、危急值报告制度的制定

危急值的报告制度是指医疗机构设立的一套紧急情况下的当值医务人员及时报告处理危急值的流程和规定。医疗机构在出现危急值情况下，通过统一的程序和规范，及时将危急值等级、检查结果、患者信息及处理意见等信息报告给相关医务人员，确保患者及时获得紧急治疗和管理。一般来说，医疗机构都有相应的危急值报告制度和流程，并在组织架构、人员安排、技术设备等方面进行调整和完善，以提高危急值报告的准确性、及时性和有效性。危急值报告制度的建立一般包括以下步骤：

1. **制定危急值识别标准**　根据相关法律法规、行业标准、专家共识和临床实践等，明确危急值的定义、分类、识别标准和处理流程。

2. **建立报告机制**　确定危急值报告环节和流程，明确报告责任人和报告方式，包括口头报告和书面报告。

3. **确定接收机制**　确定危急值接收方、接收方式和反馈机制，建立接收确认制度，保证危急值信息及时、准确、完整地传递和处理。

4. **建立记录和追踪机制**　建立危急值记录和追踪系统，制定危急值登记表，记录检验日期、患者姓名、住院号或诊疗卡、患者所在科室、住院床号、申请医生、标本唯一编号、危急值项目、危急值的结果、报告人、接收人和报告时间等内容，适用时，还要有证据记录表明接收者有复述或有措施保证接收的危急值经过核对以保证接收的正确性，并对危急值的处理情况进行跟踪、评估和总结。

5. **建立质量控制机制**　建立危急值报告和处理的质量控制机制，评估危急值报告和处理的准确性、及时性、规范性和有效性，不断改进制度和流程。

6. **实施培训和宣传**　开展危急值报告和处理的相关培训和宣传工作，提高医务人员的意识和技能，保证危急值报告和处理的质量和安全。

7. **加强信息安全保护**　危急值涉及到患者个人隐私，报告和处理的信息需要进行严格的保密处理，故而需要建立信息安全保护制度，确保危急值信息不被泄露和滥用。

8. **定期考核和评估**　定期进行危急值报告和处理流程的考核和评估，及时发现和解决问题，保证制度和流程的有效运行和持续改进。

9. **加强医患沟通**　危急值处理过程中需要与临床、患者和家属进行及时沟通和解释，加强医、技、护和患者之间信任和沟通，提高患者满意度和安全感。

综上，建立危急值的报告制度需要多方面的考虑和规划，只有全面落实各项措施和要求，才能真正保障危急值报告和处理的质量和安全。

二、危急值的确定

确定危急值的过程需要考虑医院和实验室的专业和专科性质，结合服务对象和检测结果进行综合分析。临床实验室和临床科室应该共同商定危急值的范围，并结合医学决定水平和参考区间来制定。

《实施患者安全目标指南》给出了危急值的相关项目，一般实验室的危急值项目应包括钙、钾、葡萄糖、血气分析、白细胞、血红蛋白、血小板计数、凝血酶原时间和活化部分凝血活酶时间等。这些指标的异常通常可以提示患者的病情变化，对于提前识别和处理病情危险具有重要意义。然而，各个医院和科室的特点不同，也需要结合实际情况考虑其他项目的危急值。

危急值范围的设定是危急值管理的关键。因此，医院和实验室需要确保危急值范围设定合理，既不能过宽也不能过窄。危急值界限过宽会导致异常结果不能及时通报临床医生，对于患者的生命安全构成威胁。过窄的危急值范围则可能会增加不必要的危急值报告，给临床和实验室带来负担。因此，危急值的范围应该根据实际情况进行科学设定。

总之，危急值管理是医疗质量管理的关键流程之一，而危急值的确定是首要任务，其需要医院和实验室充分协商，合理设定危急值范围，有效地报告和处理危急值结果。同时，应当尽量采用信息化、智能化系统进行管理和记录，不断完善危急值管理流程和质量控制，为患者提供更安全、可靠的医疗服务。

三、危急值报告流程

建立危急值报告流程能够保证实验室发现危急值和及时上报危急值，保证患者的生命安全，有效地降低医疗事故的发生率，提高医疗质量和服务水平。因此，建立科学完善的危急值报告流程对于医院的管理和患者的安全都具有极其重要的意义。具体的流程包括以下步骤：

1. **确保危急值结果的准确性**　发现危急值后，第一时间应确认其准确性，确保直接上报的信息是正确的、可靠的，需要时，还应复查、复核检验结果和标本信息等。

2. **及时准确地上报**　确定危急值后，实验室工作人员应及时准确地通知相关医生或护士，通知的方式可以是电话、微信、实验室信息系统等，通知的原则是需要确保采用的方式快捷有效，可及时将危急值结果告知医生。

3. **记录危急值上报信息，跟踪处理结果**　实验室工作人员应及时准确地记录危急值的上报信息和处理结果，以便随时查阅，避免信息丢失或医患之间的交流错漏。

4. **结果报告单上标注危急值结果**　为避免医生遗漏处理，应在检验结果报告单上明确标注患者出现的危急值结果，以保证医生能够查看和处理。

5. **做好危急值跟踪及分析，提高危急值上报准确性和时效性**　实验室工作人员应及时跟踪危急值的处理过程和结果，并总结经验，提高危急值上报的准确性和时效性，为临床和患者提供更好的医疗服务。

危急值的报告是危急值管理工作的另一个重要环节。当检测结果超过危急值要求时，实验室工作人员应当及时向临床医生报告，适宜时最好采用电话或短信等即时通讯方式，以确保能与医生第一时间沟通处理。此外，应当留有危急值报告记录，记录危急值的通知时间和处理结果，以便以后的追溯。

为了提高危急值管理的效率和安全性，实验室和医院还应当尽量采用相应的信息化系统进行管理和记录。信息化系统可以帮助实验室工作人员更快速、准确地识别危急值，及时报告临床医生，降低医疗风险和提高工作效率。同时，通过信息化系统，可以方便地统计和分析危急值的发生情况，以便不断完善危急值范围设定和管理流程。

四、危急值报告的质量管理

建立危急值质量控制体系是保证实验室能够准确、及时、稳定地上报危急值的重要保障。实验室应该根据危急值的特点和实际情况，确定包括危急值的临床诊断符合率、危急值报告的及时率等危急值的质量控制指标，并对确定的质量指标进行分析评价，确保各项质量指标符合要求。

另外，为了确保危急值的准确性，实验室需要严格追溯和评价各个环节的质量，包括样品采集、检测、报告和沟通。实验室可以通过定期的内部审查和评价，以实验室质量管理标准为参考，监测危急值结果的准确性和稳定性，及时发现潜在问题进行改进，避免危急值误报和漏报，影响临床的诊疗。

实验室建立危急值报告程序，还应包括定期对工作人员进行危急值上报流程的培训和考核，这对提高危急值上报的及时性和准确性有着不可或缺的作用。同时，实验室还应该开展分析和评估，查找影响上报危急值的因素，通过优化、改进报告程序等措施予以解决，并不断完善上报危急值的质量管理程序。

五、建立危急值报告服务协议

危急值报告需要医、护、技、患四方协同，才能尽量做到无缝对接，减少患者的诊疗风险。所以危急值的报告流程，需要由医务部门总协调，召集医患代表会议进行讨论并协调报告流程，最后形成服务协议。服务协议的内容可包括但不限于：危急值的项目，危急值数值，危急值的复核要求，门诊患者、住院患者、体检人员、急诊患者、临床试验者等五类人员的危急值报告流程，特别是门诊患者就医后离开医院，而医生下班不在医院的特殊情况该如何处理，这些流程都要根据本单位的实际情况进行规定，并形成协议，分清职责，才不会给患者造成风险，进而造成推诿的情况发生。

总之，建立危急值管理程序，特别是危急值的质量控制体系是实验室必要的管理流程，在上报危急值的全过程中起到重要的安全保障作用，让医护人员以科学、规范的流程快速准确应对患者危险状况，从而提升医疗保障质量和评价水平，保护和维护患者的健康和生命安全。

第五节　结果的自动选择、审核、发布和报告

随着现代医学信息技术的不断进步，实验室应用的自动选择、审核、发布和报告系统也成为一个趋势，也是现代医疗体系的一项热点工作。然而，对于大部分医疗机构而言，实验室结果的自动

选择、审核、发布和报告不是一项易于实现的任务。因此，实验室应该制定一套完善的程序以确保其顺利进行，从而提高检验结果报告的准确率，缩短结果报告时间。

一、结果的自动选择、审核、发布和报告系统规则的建立

1. **确定规则的数据来源** 包括：①患者信息，包括年龄、性别、送检部门、临床诊断、用药情况、唯一的患者识别码等；②样品信息，如样品类型、采集时间、采集部位、接收时间、样品性状（例如溶血、脂血、黄疸、有无凝块等）；③检测系统状态相关的信息，包括校准状态、室内质控情况、仪器报警信息、试剂相关信息（如试剂效期，开瓶稳定期）、方法分析性能等；④其他数据来源，如结果警告提示符号、结果差值计算、结果逻辑分析、同一患者相同检测项目前一次测定结果、该样品其他检测项目的结果，或该患者同次其他样品的检测结果、同一检测仪器上不同患者的同一项目的结果等。

2. **建立数据分析规则** 包括：①样品信息分析规则，识别采集和送检时间不符合要求的样品以及识别影响检验结果的异常样品性状（如识别溶血、脂血、黄疸）；②检测系统状态数据的分析规则，识别检测系统、LIS、中间件等发送或生成的与检验结果准确性相关的各类警告符号（如结果超出分析测量范围、受干扰、质控失控等警告符号）；③结果数值与设定的范围比较的规则，如检验结果与生物参考区间、分析测量范围、可报告范围、危急值、医学决策水平、实验室自定范围等的比较；④结果差值计算规则，如检测结果与历史结果的差值计算、同一项目在不同检测系统检测的结果的差值计算；⑤项目间逻辑关系与关联性分析，如比较不同项目的结果的逻辑关系、检验结果与临床诊断的符合性分析、不可能结果的逻辑分析（如结果为负值或非数字型符号）、项目之间的关联分析等，实验室可结合自身特点定义逻辑关系和关联分析规则。

二、结果的自动选择、审核、发布和报告系统规则的验证

1. **规则使用前**，实验室需要对规则进行充分的验证和确认，确保制定的规则符合要求，以保证使用规则进行结果的自动选择、审核、发布和报告时的准确性，保证医疗安全。

2. **必要时验证** 在规则使用过程中，若发生仪器设备更新、自动审核参数变更、信息系统升级等可能影响自动审核功能的改变都应对规则进行重新验证，确保规则符合要求后方可继续使用。

3. **规则的定期验证** 实验室应定期组织专业人员对制定的规则进行验证，由专业人员对已通过规则自动审核的报告进行复核，复核结果与自动审核结果一致表示验证通过。定期验证周期可为1年，验证时间一般不少于10个工作日和/或报告数量不少于5 000份，可根据实验室实际情况确定。

三、结果的自动选择、审核、发布和报告系统规则的应用

1. **系统自动审批和发布结果** 当自动审核系统判断的结果符合所有预设规则时，由实验室信息系统直接审批和发布该报告，不再实施人工干预或者可由人工再进行复核发布，由自动审核程序审批和发布的报告应有易于识别的标志，实验室应有相关规定说明如何启动结果的自动选择、审核、发布和报告系统。

2. **人工审批和发布结果** 当自动审核系统判断结果不符合预设规则时，系统应对该样品进行标记，报告将被保留，由人工进行必要的信息核对、样品性状核对、重测、稀释等处理后签发，必要时联系临床医护人员（例如危急值报告、不合格标本报告等）。自动审核系统应能记录未通过审核的原因，或进一步提示人工进行重测、稀释等操作。

3. 自动审批和发布与人工审批和发布的检验报告内容、格式等均应符合实验室对检验报告的要求。

四、结果的自动选择、审核、发布和报告系统的质量管理

1. **建立结果自动审核系统的管理机制**　实验室应建立"有人管理，有原则控制"的管理机制，实现结果自动审核系统的各项管理工作合理化布局及专业化管理，确保体系的建立、运行和改进。

2. **加强相关技术培训**　针对不同岗位人员，开展结果自动审核系统相关的技术和管理培训，使员工具备结果自动审核专业的理论、技能和操作规范等要素，同时增强员工对于结果自动审核质量意识和责任感。

3. **建立安全保障体系**　建立结果自动审核相关的安全保障体系，包括合适的设备、软件、网络、数据库等安全措施，避免未经授权的修改、截留和篡改等违法行为。

4. **定期检修和维护**　结果自动审核系统中实验室信息系统、质量管理软件、仪器设备和计算机等部分必须由专人负责定期检修和维护，确保设备的稳定性和精确性。

5. **加强质量监督**　实验室应建立结果自动审核的质量监督体系，定期对结果自动审核规则和系统进行检查、评估、验证和改进，确保自动审核的数据和结果的准确性。

五、结果的自动选择、审核、发布和报告系统的应急管理

实验室应建立应急预案，设置一键关闭"结果的自动选择、审核、发布和报告系统"的功能，并对实验室所有人员进行应急处理培训。当发现系统出现任何异常或故障时，任何已被授权的工作人员均必须马上启动一键关闭的功能和应急预案。"结果的自动选择、审核、发布和报告系统"停用时，实验室的管理者应统筹安排检验报告审核人员，保证有足够的人员完成检验报告审核工作。待"结果的自动选择、审核、发布和报告系统"符合重启要求时，才能重新启动。必要时，需要对"结果的自动选择、审核、发布和报告系统"进行全面的验证和评估，通过后才能重新启动。

第六节　检验后样品的处理

在实验室检测和检测后的过程中，样品的处理影响着检验结果是否准确、是否可以追溯和复核，生物安全是否可以得到保证等，特别是针对检验后的样品的处理，实验室应规定检验后临床样品的保存时限以及样品的储存条件，以更好地保护样品，防止样品污染，确保样品的质量，且保护患者的隐私。本节将介绍检验后样品处理的一些要点及注意事项。

一、检验后样品储存的目的

在标本检测结束后，实验室通常会把检验后的样品按要求进行储存，其主要目的有以下几个方面：

1. **保障附加检验和结果核查，从而确保检验结果的准确性、可靠性和重复性**　在实验室出现异常结果时，可以使用储存的样品重新检验或复核，以验证检验结果的准确性、标本的正确性。

2. **遵守法律法规的要求，对特定种类的样品进行储存**　例如，人体病理学检验需要保存组织标本和数字资料，以备医疗纠纷发生时的法律鉴定。

3. 检验后的样品储存可用于质量控制和质量管理，通过使用储存的样品进行对比，可以验证设备和试剂是否正常运行，检测是否准确。也可以检验同一批次不同样品间的一致性和可重复性。

4. 检验后样品的储存，可以为科学研究提供重要的资源和材料 通过对储存的样品进行深入的分析和研究，可以更好地理解、探讨人类疾病的发生发展机制，并为药物研发和治疗方法的探索提供有力的研究材料支持。

总之，对检验后样品进行储存，可以弥补检验过程中可能出现的不足和误差，同时也提高了质量控制和质量管理的效果。通过合理的样品储存方案，可以更好地保障临床检验工作的质量和安全性，促进医学科学的发展和进步。

二、样品的保存时限

检验后的样品保存时限应由实验室和医务部门协商，可根据实验室的具体情况和国家有关规定来确定。对于不同类型的样品，保存时限也有所不同。例如，血液、尿液等生化样品的保存时限必须以保证其质量和适用性为前提。对于液态样品，冰箱保存可以保持样品的温度和湿度稳定，延长样品的保存时间。对于一些高灵敏度的分析，在充分的抗氧化保护下，保存的时间应该更短，以避免样品的显著变化。因此，制定检验后样品的保存时限应该具有针对性和实际临床意义，以确保实验室的精确性和有效性。

三、样品的储存条件

实验室应该为不同类型的样品制定不同的储存条件。一般情况下，样品的存储大致可分为三类：常温保存、冷藏保存和冷冻保存。例如，血液、尿液等生化样品适宜使用冷藏保存，在 $2 \sim 8\,^{\circ}\!C$ 的环境下可以保持样品的稳定和适用性。对于一些需要长期保存的样品，通常建议使用 $-20\,^{\circ}\!C$ 或更低温度的冷冻保存方式。对于一些高灵敏度的分析，需要在充分的抗氧化保护下进行保存，以避免样品的无效化和误差的出现。不管是哪种样品的储存方式，都需要定期检查样品的质量和适用性，并采取相应的措施解决问题，以确保实验室的精确性和可靠性。

四、样品来源的识别

实验室应确保在检验后对样品来源的识别，包括标本保存的容器、编号、姓名、性别、年龄、住院号、门诊号、送检日期、采样日期和检验类型等相关信息，在实验室内建立相应的标本管理和存储系统，以避免样品的混淆和交叉污染。标本管理和存储系统要求在样品取得后就要建立起来，以确保样品的有效和可追溯性，同时，实验室要对系统进行维护和更新，保持其精确性和完整性。

五、样品用于附加检验的适宜性

在标本完成检验后，实验室应对样品的适宜性再次进行明确判别，以便在后续的附加检验中使用。对于一些可能会暴露在外部环境中的液态样品，为了避免样品的污染和某些物质降解，样品应该进行二次分装，并在二次分装中作出适宜性评估，并根据适宜性评估采取相应的措施来保证样品的质量和适用性。

六、检验后废弃样品的处理

检验后废弃标本应按照相关法规进行处理，废弃标本应被收集、封存、妥善保存，并有专门的机构进行处理。对于含有害生物、化学物质或放射性物质的废弃标本，则需要特别谨慎处理。在处理过程中，应确保符合国家相关法律法规和环保要求，以确保环境和人员的安全。废弃标本的处理应该遵循相关法规和标准，主要包括以下几个方面：

1. 废弃标本应由实验室的专人使用专门的容器或包装袋进行收集和封存，确保不会污染环境或其他物品。收集的容器或包装袋应标有废弃物品类别、收集日期、安全标记等信息。

2. 废弃标本应妥善保存，避免处理之前发生意外或造成二次污染。废弃标本通常在专用的冰箱、冰柜或其他专门的设备中存放，以保持其原样，并减少细菌、病毒等有害生物的繁殖。

3. 实验室应及时将收集到的废弃标本交由相关机构进行处理。处理的方式可能包括化学处理、热处理或其他合适的方法。废弃标本如果含有危险的化学物质或放射性物质，则需要进行更加严格的处理，按照相应法规执行。

4. 处理废弃标本的公司或机构需要遵守国家相关法律法规和环保要求，确保环境和人员的安全。处理废弃标本的过程应该由专业的人员进行，并配备必要的安全设备和装置等设施。

总的来说，实验室检验后废弃标本的处理需要遵守相关法律、法规和标准，确保安全、环保、可追溯性，避免污染和伤害。

（柯培锋　欧财文）

第六篇

实验室信息系统

　　本篇主要介绍临床实验室信息系统的基本概念、基本功能和管理。一个功能完善、智能化、界面友好的实验室信息系统可以提高医学实验室的工作效率和质量，改善患者的医疗体验和结果，在实验室质量管理体系维持和运行过程中起到事半功倍的作用，为实验室工作人员和医生的决策提供科学的依据和重要的支持。

第三十三章

实验室信息系统的标准

第一节 实验室信息系统的相关标准

随着信息技术的不断发展和应用，临床实验室信息系统得到了不断的完善和发展，临床实验室对 LIS 的要求不断提高，国内外建立了相关标准或将临床实验室信息系统安全和质量的要求纳入到相关标准规范中，包括 ISO 15189、ISO 27001、ISO/IEC 27002、GB/T 40343—2021、GB/T 31722—2015、RB/T 028—2020、RB/T 029—2020 等。以上这些标准都对临床实验室信息系统的相关内容进行了规范，并在一些具体内容和要求进行互补和区别。本节内容主要介绍实验室信息系统的国外和国内相关标准。

一、国际上与实验室信息系统相关的标准

1．ISO 15189 是目前国际上最为重要的实验室质量管理标准，它对临床实验室信息系统的要求包括实验室信息系统的设计、实现、验证、安全、维护和应急等方面。该标准提出实验室信息系统相关的风险遵循 ISO 22367：2020 A.13。信息保密性、完整性和可用性的信息安全控制、策略和最佳实践参考 ISO/IEC 27001：2022 附录 A 要求。

2．ISO 27001：2022 标准 提供建立、实现、维护和持续改进信息安全管理体系的要求，是国际上针对信息安全管理体系的标准，其主要目的是保障信息系统的安全和可靠性，从而保护组织的信息资产。该标准规定了在组织范围内建立、实施、维护和持续改进信息安全管理体系的要求，还包括针对组织需求定制的信息安全风险评估和处理要求。标准对信息系统的管理和运行进行了规范，其中包括信息系统的安全策略、信息安全风险评估、信息安全控制和监督等方面。ISO 27001：2022 附录 A 中所列的信息安全控制措施直接源自 ISO/IEC 27002：2022 第 5～8 章，并与之保持一致。

3．ISO 22367：2020 附录 A13 中提出实验室信息系统的使用宜经过确认，确认程度宜与正在进行的检验、报告的检验结果以及系统及其数据的完整性相适应。通常，此类系统是实验室工作流程的组成部分，并可能主要在患者照护的检验前和检验后阶段存在潜在风险。

潜在风险的问题可包括：

——在整个检验过程中正确识别和追溯患者及所有相关人员的能力；

——能够正确无误地传输和显示可读和可理解的信息，包括：医生向标本采集者或实验室的申请、检验结果、可能影响解释的样品或检验问题；

——容许实验室信息系统中断和／或从中断中恢复的能力；

——中间件的完整性和可靠性；

——侵入与互联网连接的系统（直接或间接）并更改或窃取患者数据的可能性；

——网络安全的通用性关注。

二、国内信息系统相关标准

随着国内临床实验室信息系统的快速发展，实验室信息系统的安全和管理显得尤为重要，为了规范实验室信息系统的应用、安全和管理等方面，国内逐渐制定和完善实验室信息系统相关的各种标准。目前，我国实验室信息系统的标准主要包括：

（1）GB/T 22239—2019《信息安全技术　网络安全等级保护基本要求》。
（2）GB/T 20984—2022《信息安全技术　信息安全风险评估方法》。
（3）GB/T 33132—2016《信息安全技术　信息安全风险处理实施指南》。
（4）GB/T 24364—2023《信息安全技术　信息安全风险管理实施指南》。
（5）GB/T 31509—2015《信息安全技术　信息安全风险评估实施指南》。
（6）GBT 36637—2018《信息安全技术　ICT 供应链安全风险管理指南》。
（7）GB/T 31722—2015《信息技术　安全技术　信息安全风险管理》。
（8）GB/T 40343—2021《智能实验室　信息管理系统　功能要求》。
（9）RB/T 028—2020《实验室信息管理系统管理规范》。
（10）RB/T 029—2020《检测实验室信息管理系统建设指南》。

以上标准对实验室信息系统的管理规范、建设规范和风险管理评估实施等提供参考，在信息系统安全性、数据的准确性和可靠性、信息的保密性和完整性等方面进行了规定，要求实验室建立信息系统管理体系，制定相应的信息安全策略和措施，并对信息系统风险进行监督和评估。

第二节　医院信息互联互通标准化

医院信息互联互通测评旨在促进卫生健康信息标准的采纳、实施和应用，推进医疗卫生服务与管理系统的标准化建设，促进业务协同，为医疗卫生机构之间标准化互联互通和信息共享提供技术保障。

一、测评内容

医院测评分标准符合性测试和应用效果评价两个部分，针对以电子病历和医院信息平台为核心的医疗机构信息化项目，分别进行信息标准的符合性测试和互联互通实际应用效果的评价。

标准符合性测试是指在实际生产环境中对各医疗机构组织建设的医疗机构信息化项目，分别从数据集、共享文档、交互服务等方面验证与国家卫生健康行业标准的符合性。

应用效果评价是指对各医疗机构组织建设的医疗机构信息化项目，分别从技术架构、基础设施建设、互联互通应用效果等方面进行评审，包括专家文审和现场查验两个阶段。

医院测评的申请机构为中华人民共和国境内、具有独立法人资格的医疗机构。

（一）标准符合性测试内容

标准符合性测试内容包括 3 部分，分别为：数据集标准符合性测试、共享文档标准符合性测试和交互服务标准符合性测试。数据集标准符合性测试依据标准 WS 445—2014、WS 375.9—2012、

WS 376.1—2013 的要求，测试电子病历数据的数据类型、表示格式、数据元值及代码等数据元属性的标准化程度。共享文档标准符合性测试依据 WS/T 500—2016、WS/T 483.2—2016、WS/T 483.11—2016、WS/T 483.16—2016 的要求，测试电子病历共享文档的文档结构和文档内容的标准符合性。交互服务标准符合性测试依据医院信息平台交互规范的要求，测试对交互服务解析、处理和响应的标准符合性。

（二）应用效果评价内容

应用效果评价的评价内容包括但不限于以下内容。

（1）技术架构情况：主要是对评价对象的信息整合方式、信息整合技术、信息资源库建设以及统一身份认证及门户服务等定性指标进行测评。

（2）硬件基础设施情况：主要对评价对象的服务器设备、存储设备以及网络设备等的配置、实现技术等定性指标进行测评。

（3）网络及网络安全情况：主要对评价对象的网络带宽情况、接入域建设、网络安全等定性指标进行测评。

（4）信息安全情况：主要对评价对象的环境安全、应用安全、数据安全、隐私保护、管理安全等定性指标进行测评。

（5）业务应用系统（生产系统）建设情况：主要对医院临床服务系统建设情况、医疗管理系统建设情况以及运营管理系统建设情况等定性指标进行测评。

（6）基于平台的应用建设情况：主要对基于平台的公众服务应用系统、基于平台的医疗服务应用系统和基于平台的卫生管理应用系统的建设情况及利用情况等定性指标进行测评。

（7）医院信息互联互通情况：主要对平台内互联互通业务、平台外互联互通业务等定性指标进行测评。

二、分级要求

医院信息互联互通测评的应用效果评价分为 7 个等级，由低到高依次为一级、二级、三级、四级乙等、四级甲等、五级乙等、五级甲等，每个等级的要求由低到高逐级覆盖累加，即较高等级包含较低等级的全部要求。

互联互通普遍采用顶级医疗平台，以汇总和展示各类医疗信息。互联互通对各个系统的要求非常高，医院需要投入大量资源来实现互联互通技术和功能。目前，国内仅有一些头部医院通过了五级认证。然而，各系统之间的信息互联互通带来了明显的方便和优势，大大方便了医务人员访问各类信息，并实现了信息的整合和资源的共享，从而使医疗保障更具安全性和可靠性。需注意的是，信息的汇总需要特别关注患者的区分和整合，正确的患者信息整合带来了巨大便利，而错误的患者信息整合则可能带来灾难性的影响。信息的展示也需要进行权限控制，确保对不同状态和不同类型人员的信息展示内容进行适当的把握。

第三十四章

实验室信息系统的管理

实验室信息系统质量和安全管理的重要性在于确保实验室工作的顺利进行，包括以下方面：首先，通过管理实验室信息系统的硬件、软件和数据质量，可以提高系统的稳定性、可靠性、易用性和可维护性，以满足实验室工作的需求。其次，实验室信息系统中存储了大量的实验数据和机密信息，保障实验室数据的安全是至关重要的。

通过进行安全管理，可以有效防止数据泄露、丢失或被篡改，确保实验室数据的完整性和保密性。实验室信息系统质量和安全管理是实验室工作的重要组成部分，对实验室的发展和进步具有重要意义。

第一节 实验室信息系统的质量管理

实验室信息系统质量管理是确保 LIS 能正常运行和高效运行的重要一环，及时发现信息系统质量问题并改善，制定科学有效的改进措施，持续改进，才能让信息系统更好地服务于实验室，提高实验室整体效率。

一、实验室信息系统的质量问题

1. **相对于仪器硬件，软件的开发相对落后** 目前的软件编程技术无法完全消除缺陷，软件产品很难达到"零缺陷"，实验室信息系统也一样。由于实验室信息系统的使用范围较窄，仅限于医院实验室和第三方医学实验室等，因此商业化和市场化程度较低，资源投入有限，导致软件开发不及时、不充分，无法满足实验室不断增长的需求。

2. **数据质量问题** 信息系统的故障有时是由于错误的数据输入造成的。不准确、过时、不完整的数据都可能导致错误，可导致很大的损失。

二、保证信息系统质量的措施

1. **保证信息系统软件质量的措施** 使用优秀的软件开发方法和高效规范的编程语言，确保高质量软件的开发；与临床实验室共同制定可量化的质量标准，用于度量和评估软件质量；在软件投入运行之前进行充分的测试，以发现和修复潜在的软件缺陷，避免可能的严重后果。

2. **保证信息系统数据质量的措施**

（1）采用数据库管理系统，将数据和数据处理程序分开存放，实现数据的集中存储和管理，自动检测输入数据的类型，防止错误数据的产生。

（2）建立数据质量审查制度，定期审查最新输入的数据，早期发现问题数据，可通过访问客户、人工检查数据样品或使用审查软件等多种方式进行数据审查。保证数据的质量对于依赖数据进行决策的信息系统非常重要。

第二节　实验室信息系统的安全管理

实验室建立计算机网络和临床数据库，将使数据库的存储量和数据访问量急剧增加，这会对个人隐私数据的安全构成威胁，尤其对存放敏感实验室数据的信息系统而言。此外，信息系统对一线操作者和科室管理层的作用变得越来越重要，一旦系统瘫痪，将对临床工作造成重大影响。而数据和软件出错可能导致数据丢失和损坏。此外，LIS 与 HIS 的无缝连接扩展了 LIS 的应用范围，越来越多实验室和临床科室依赖 LIS 的可靠运行。因此，必须采取保护措施，防止数据被非法访问，减少服务中断。

一、实验室信息系统面临的安全问题

1. **信息系统实体安全**　包括计算机硬件受到物理伤害的风险，需要保证机房环境防火、防盗、防水、防尘、防雷，并确保恒定的温度和稳定的电力供应。此外，服务器自身硬件故障和误操作也可能导致物理伤害。

2. **软件安全**　软件安全是信息系统安全的重要环节，只有计算机软件系统安全运行才能正确处理信息和发挥系统功能。软件安全包括服务器操作系统提供的支撑环境，以及 LIS 软件的正常稳定运行。

3. **网络安全**　网络安全涉及到计算机网络的脆弱性和受到来自自然界和恶意犯罪的攻击的风险。计算机系统的安全性受到来自计算机犯罪、病毒、木马和系统故障等威胁，需要加强对信息系统的安全保护。

4. **信息数据安全**　信息数据安全是计算机信息系统的核心，包括信息财产泄露、修改、破坏和非法控制等问题。为确保信息的保密性、完整性、可用性和可控性，需要将实验过程中填写的数据安全可靠地保存在 LIS 系统中，避免违法犯罪现象以及数据丢失。

5. **安全管理**　安全管理涉及提高安全意识、保障信息系统安全、提高技术水平和增强技术防范能力。存在安全制度缺失、管理不严、执行力度不足、安全意识跟不上技术变化、信息安全人力不足和技术欠缺等问题。

二、数据安全的政策

每个使用信息系统的实验室都应该制定与数据安全相关的政策，并制定出"为人们所能接受的"规章制度，因为百分之百的数据安全是不可能的。然而，要执行这样的规章制度需要强有力的意志和决策过程。下面是这一过程的步骤或要素：

1. **提高实验室管理层的认识**　必须使管理层认识到数据安全的重要性。管理层认识的提高可通过自上而下的方法实现，例如通过行政措施。当然，管理层也可能自觉认识到数据安全的重要性。

2. **提高实验室中员工的认识**　提高实验室中员工对数据保护重要性的认识也是一个重要方面。为此有必要进行教育，提高员工对各种现存风险的认识，增强对相关措施的接受性，强化这些措施的实施效果。这些努力应持之以恒，因为一方面有新成员不断加入，另一方面长期处理数据的人员对数据安全的重视也可能会随着时间而日趋淡漠。

3．**制定数据安全规则**　将安全的目标明确写进数据保护规则是非常重要的一步。目标制定通常取决于所应用的信息系统的类型和具体的机构，对于一个实验室信息系统而言，数据可访问性合理要求应该是：一天 24 小时、一周 7 天中，至少 99.7% 的时间该系统的数据可被访问。

4．**保护数据机密性**　必须规定用户访问权限以保护数据的机密性。访问权限的制定应结合现行法规、公众意见、机构内部的政策、行业协会的意见等，还应结合访问者的实验室职位、数据类型、数据的提供者和数据的使用期限等；还应包括限制用户对数据所进行的操作类型，如读、写、编辑或删除。

5．**隐私保护规定**　数据保护措施应当以规章制度的形式建立隐私保护规定，但各实验室的隐私规定往往各不相同，使患者感到迷茫。因此最好建立一个规定模型以避免各机构隐私规定各不相同。

三、实验室信息系统的安全防护措施

1．为保护 LIS 系统的安全，需要采取以下措施。

（1）合法授权：使用具有合法授权使用证书的软件，禁止使用非法盗版软件，以确保系统安全和稳定性。

（2）系统化设计：在软件设计中考虑测试功能，确保数据的正确性和一致性。进行动态和静态测试，并采用经过周密测试的数据库管理系统以提高数据安全性。

（3）编制使用手册：建立完整的计算机程序使用手册，可以是电子版本，并供所有授权使用者使用。实验室主任或经授权的人员应对手册进行复核批准。

（4）应急方案：制定火灾或硬件/软件故障时的应急方案，确保对数据和/或计算机设备采取保护措施。

（5）计算机程序保护：对计算机程序进行充分保护，防止未授权用户进行修改或破坏。

（6）培训和授权：对计算机系统使用人员进行足够的培训，并严格授权。明确患者资料的接触权限、结果输入权限以及对计算机程序的更改权限。采取预防措施，避免用户使用简短口令，并要求定期更换口令。

2．网络安全是网络实验室正常运行的重要保证。为了提高网络的可靠性，可以采取以下方法：

（1）为重要设备提供 UPS 电源：重要设备如系统服务器、路由器等应该配备 UPS 电源，以保障系统安全用电，避免因电力故障而导致的网络瘫痪。

（2）增加冗余链路：在互联网络的骨干中增加冗余链路，使骨干网形成网状结构，以增加主干网的抗毁性。当某条链路发生故障时，其他链路可以继续保持网络的正常运行。

（3）增加网络安全性：设立路由器，通过对工作站和网上文件进行用户验证、访问授权、访问时间限制、站点限制、路由过滤等，增强网络的安全性。严格限制工作站使用外来的软盘、U 盘，安装病毒防火墙，并定期进行病毒检测。

（4）严格登录和操作权限：LIS 使用人员登录入网时，要按照各自的登录号及操作权限进行工作，不得使用外来的软盘、U 盘。网络设备和工作站应安装病毒防火墙，并定期进行杀毒软件检测。

（5）重视网络布线：网络布线对网络运行速度和正常运行意义重大。布线应该具备预见性，需要由有经验和技术实力的网络公司设计和实施，不能过于节省投资。同时，在实验室布局变化较大时，要做好登记并建立详细档案，以便后期维护和管理。

3．LIS 中存储了大量的患者和管理数据信息，大部分数据来自实验室自动化检测设备，部分由人工录入。为了及时发现问题，需要定期检查系统和回顾历史资料。主要措施包括：

（1）网络配置数据要有完整记录，网络参数和系统配置调整要符合网络整体管理要求，重要的调整应该有批准程序。

（2）数据字典和系统代码要有完整记录，符合规程，对字典和代码的维护更新要按照上级规定进行，自我维护的部分应指定专人负责；对临时数据字典和代码要建立文档并详细说明。

（3）定期比较报告中的患者数据和原始数据，确保数据传输的完整性，并检查在数据传输、存储、处理过程中的错误。无效数据要及时清除。

（4）实验室主管要审核和批准实验室报告的内容和格式，以满足临床需要并与医务人员有效沟通。

（5）手工或自动输入 LIS 的数据必须准确可靠，并通过审核程序；在计算机生成报告之前，要根据某项检验的预先确定的数值范围对所有输入结果进行检查，以发现不合理或不可能的结果。

（6）建立监管机制，使实验室能够识别接触或修改患者数据、控制文件或计算机程序的人员。对某些事务如在文件中输入或更改数据要进行登记并与日志进行比较。若 LIS 可以访问其他计算机系统的数据，要采取相应的计算机安全措施，防止未经授权的人员通过 LIS 接触这些数据，并确保 LIS 不会危害其他系统内的数据安全。

（7）需要安装备份服务器，最好安装异地备份服务器，主服务器要定期备份和恢复每日数据。还要定期使用其他存储媒介如磁带、磁盘、光盘等对历史数据进行备份，并且要将备份数据保存在异地以便进行数据挖掘。存储媒介要正确标识、妥善保存，避免损坏或被未授权者使用。

（8）对计算机报警系统进行监督，并定期测试，确保正常运行。

总之，加强网络安全需要持续学习和提高技术水平，培养专业人才。借助安全厂商的技术和定期评估系统风险，保持更新，确保信息系统安全。建立完善的管理框架和流程，创新管理模式，解决安全威胁问题。

第三节　实验室信息系统的更新与维护

在使用 LIS 时，系统可能无法按照用户的期望进行完全运行。这可能是由于设计阶段的问题，也可能是由于临床工作的发展不断产生新的系统需求。如果 LIS 的功能不健全，会影响实验室的工作效率和准确性。因此，定期更新和维护 LIS 至关重要。

为了减少冗余数据、提高系统的服务能力，保证 LIS 的长期、安全、稳定运行，需要定期对数据库系统进行维护和管理。在进行 LIS 的更新时，应首先与使用人员和工程人员进行充分沟通。系统的整体设计应该方便用户理解，用户应该详细研究设计，并及早发现问题和缺点。确定适当的目标时，应结合实际需求，避免贪大求全。

新增加的扩展功能只能对原数据库结构进行扩展，不得改变数据库原结构，并需保证基础数据的完整性。新增加的功能模块在系统管理方面应符合规范，并经过必要的测试和生成完整的报告。同时，还需要提供所需的资料文档。在进行停机维护时，需要合理安排时间，尽量减小对患者医疗护理服务的影响。所有非程序性停机和故障原因以及所采取的纠正措施都应记录并保留，以便操作人员追踪计算机系统的工作。

第三十五章

实验室信息系统的应急预案

当各种原因导致检验科整个或局部信息系统不能运行，各终端完全不能访问数据库，或不能处理任何医疗工作等故障时，为保证临床检验工作有序进行，确保患者医疗安全，将因网络系统故障对医护的影响降至最低，实验室应建立并实施信息系统应急预案。

一、实验室信息系统故障风险评估

1. **故障分级管理**　根据实验室信息系统故障发生的原因和对业务的影响，应对信息系统故障进行分类、分级应急管理，主要分为一般故障（低风险）和严重故障（高风险）。

2. **信息系统的故障原因**　主要包括以下几方面。

（1）不可抗拒的自然灾害，比如停电、火灾、地震、雷击等，其中以雷击和风灾的威胁最为常见，通常在安装交换设备的地区安装防雷设施，在楼与楼之间的接线使用地下光纤能够有效地预防风灾。

（2）人为、意外等因素导致网络通路故障。

（3）系统本身硬件损坏。

（4）由于数据安全造成的故障，经常会造成服务器的瘫痪以及数据库的损害，都会造成数据的丢失。

3. **信息系统故障造成的影响**　一般包括以下方面。

（1）检验信息双向传输中断，患者信息及项目无法获取，自动化检测不能进行。

（2）检验报告不能网上发出，HIS 及网络终端无法接收报告信息。

二、实验室 LIS 系统应急预案的常见模式

1. **传统检验模式**　该模式是在遭受全局性的网络故障且十分严重时，而且计算机工作站无法正常工作时采用，能够对实验室的状态以及原始的检验科的报告方式加以恢复，比如说病毒的侵入会使全部的计算机陷入瘫痪的状态，这时检验人员可以使用人工填写的方式将所有数据进行手工签字和保存，待系统恢复后进行录入，这是最传统的检验模式，简单容易实现，但是其工作量较大，影响医务人员的工作效率。

2. **单机 LIS 模式**　这种模式主要是检验模式划分为生化、临检以及免疫等格式。一部分模式采用简单的模式进行手工检测，同时将数据手工进行输入；另一部分是具有计算机接口的仪器进行检验，通过计算机接口将数据直接导入到计算机中，这种方式可以实现原始数据的保存。

3. **虚拟 LIS 模式**　这种模式又被称为数据库模式，也就是在检验科的各个工作站上都选用和HIS 相连接的数据库管理系统，通过对服务器上的数据进行下载，新建工程镜像数据库。

4. **局域网 LIS 模式**　该模式将 LIS 设计为单独的服务器，以此保证检验信息能够高速和准确的提高，并且在 HIS 使用的高峰期不会抢占 HIS 的流量资源。而计费系统也可以与 HIS 主服务

器空闲时进行运行，同时，该模式可以存储大量的检验信息，能够有效减轻 HIS 系统的存储负担，而且可以在任何时间段都可以实现对数据的查询和分析。

三、实验室信息系统故障的处理流程

（一）实验室信息系统一般故障的处理

科室专业技术人员发现实验室信息系统故障后，在第一时间向科室 LIS 系统管理员汇报，科室 LIS 管理员需在最短时间内赶至现场，立即进行信息系统故障排查，若故障为低风险情形的一般故障，按照以下方案进行处理。

1. 如果由于路由器与光纤传送障碍导致客户端不能正常访问，应立即通知信息科值班人员，由其查找故障节点并采取排除措施。

2. 如果是由于客户端使用不熟练或超负荷使用导致系统运行不稳或速度缓慢，应由管理员指导用户终止或退出相应的运行程序，重启客户端后按正常程序使用。

3. 如果故障不能在 15 分钟内排除时，立即向科主任汇报，由其决定后续处理措施。

（二）实验室信息系统严重故障的处理

科室 LIS 管理员迅速排查原因后如果发现信息系统出现了高风险情形下的严重故障，立即报告科室主任。若故障在 1 小时内不能排除，科主任下达启动应急方案的命令并通知科室应急处理小组人员。同时迅速通知医务处医疗值班员，由其通知各临床科室。

1. **检验科应急报告单** 检验科预先制定"应急检验申请单"电子文档并通过医务处审批，交信息科分发至各医生工作站；同时，检验科将预先制作的"检验科应急报告单"电子文档分发至各 LIS 工作站。

2. **信息系统高风险故障的应急处理** 应急小组成员评估各专业组的业务影响情况，各自加派人员维持检验低效运转，为临床提供急诊检验服务。各医生站的检验申请转入手工模式，医生打开"应急检验申请单"电子文档，填写患者相关信息后勾选所需的急诊检验项目，打印出纸质申请单。门诊申请交患者作为计费、采样、送检依据；住院患者交护士进行采样、送检。检验人员接收标本后，手工将申请项目输入相应的分析仪进行检测。对急需发出的门诊和急诊报告，可以将结果数据填入"检验科应急报告单"电子模板或以电话发出临时报告。待系统恢复正常后，再发出正式电子报告。住院患者一般检验暂停。

3. **故障后数据处理** 各专业组在故障期间应仔细留取、整理应急检验申请单底联，确保标本及其结果信息正确。工作人员应及时向患者说明信息系统故障情况，做好患者的解释工作。与信息科、医务处、护理部等相关科室保持沟通，做好协调工作。

4. **数据抢救** 遭遇停电、火灾、地震、雷击、被盗等灾害时，优先抢救数据，主服务器机房无法进入情况下，远程拷贝数据；主服务器机房数据无法抢救时，及时抢救异地备份的数据。

四、信息系统恢复后的处理措施

1. 每日进行患者资料及检验结果备份；建立服务器异机备份，加强主、备份服务器环境、设施管理，确保系统安全。

2. 管理员协助恢复仪器接口通讯，确定检验科 LIS 与 HIS 正常对接，确保整个系统正常运行。

3. 各专业组恢复计算机操作，按原来正常检验流程进行标本检测。

4. 各专业组需将临时报告的化验单以及之前记录的相关信息补录入 LIS 系统中，并进行核对，对有问题的标本或信息进行处理。

5. 各专业组在网络恢复后根据检查单底联登记，通过手工记价补录患者费用；对科室有出院倾向的患者，应及时和出院处沟通费用情况。

6. 信息系统故障报告人和处理工作人员填写《实验室信息故障记录表》。

7. 协助医院其他科室补录其他系统的电子资料。

8. 检验科应急处理小组总结经验教训，制定整改措施。

总之，实验室信息系统应急预案是实验室管理的重要组成部分。在出现实验室信息系统故障时，必须快速、有效地采取措施来限制故障范围、确定故障原因和修复故障。通过定期测试应急预案，可以提高实验室信息系统的突发故障应对能力，确保实验室数据的安全和系统的有效运作。

（韩　光　余锦旗　黄景春　林城通　吕玉华　吴子安

黄朝忠　李　松　黄海昊　林海标）

第七篇
即时检验质量和能力要求

即时检验（POCT）检测系统凭借其检测速度快，样品用量少，操作简便等特点，在临床或者患者自体检测中发挥越来越明显的作用。但POCT检测系统也由于市场品牌众多而标准不一，缺乏系统的管理体系，缺少完备的质量控制方案，人员检测能力参差不齐等问题，存在一定的诊疗风险。本篇对实验室有关POCT的要求进行详细说明，规定了实验室对组织、部门及其员工的责任，还包括组织管理、质量体系、质量控制方案、员工培训及完整POCT过程的管理评审等多方面内容。

第三十六章

即时检验管理要求

本章从 POCT 的基本现状和管理要求方面对 POCT 进行总体的介绍，重点关注 POCT 质量管理体系的建立、服务协议、文件记录、评估和审核的内容。

第一节 概 述

一、POCT 的定义及范围

目前较为统一的对 POCT 的中文定义是即时检验（point of care testing，POCT），是指在患者近旁进行的、采用可携带式分析仪器并具有操作简便和能快速得到检测结果的检测方式。近似的名称包括床旁检测（bedside testing）、患者近旁检测（near patient testing）、卫星化检测（satellite testing）等。

尽管各种表述不尽相同，但 POCT 的主要特征是不需要固定的检测场所，试剂和仪器是便携式的，并且可及时操作。POCT 的操作人员无需是受过专业训练的检验人员。POCT 的结果并不一定能够与大、中型检验实验室（中心化检测）的检测结果相一致。POCT 的合理应用有助于缩短得到检测结果的时间，进而缩短患者诊治的时间；有利于改善流程，提高医疗效率。

需要指出的是本书所描述的内容仅适用于医疗机构内的 POCT 检测系统。家用自测型 POCT 检测系统不在此范围内，但是需要时可以参考本书的相关内容。

二、POCT 的临床应用及发展

传统的 POCT 检测通常是指在大、中型检验实验室（中心化检测）以外的地方进行的检测。现在的 POCT 检测系统已经逐渐成为了高新技术（免疫层析、胶体金、电化学发光、时间分辨荧光、生物传感器、纳米、金磁、微流控芯片等）的缩影，是集快速、简便、智能为一体的一类检测技术的总称。使用的位置根据需要来定，可以在患者床边、可以在家里、可以在救护车上、可以在野外、也可以在医院实验室。院内 POCT 检测系统应用较为常见的科室通常包括：急诊科、呼吸科、麻醉科、心血管内科、ICU、儿科等。

最早应用于临床的 POCT 设备是便携式血糖仪，该仪器是一种可随身携带、操作便捷、在患者近旁使用、快速测定患者末梢血中葡萄糖浓度的设备，广泛地应用于糖尿病患者的自我监测。其得到的葡萄糖测定浓度可以是末梢全血葡萄糖浓度，也可以校正为血浆葡萄糖浓度。目前 POCT 血糖仪部分整合了血酮体的检测功能，可以更加完整的监控糖尿病患者的酮症并发症。

心脏标志物也是目前 POCT 应用较为广泛的项目，主要包括肌酸激酶 -MB、肌红蛋白、肌钙蛋白、D- 二聚体、脑钠肽 /N 端脑利钠肽前体等，其中肌钙蛋白已经成为胸痛中心的重要评判项目之一。由于心脏疾病的特殊性，传统的心脏标志物检测方法存在检测时间偏长、检验报告不及时等诸多限制因素，心脏标志物 POCT 能够很好地弥补临床实验室心脏标志物检测的不足，其快速、简便、节约综合成本的特性深受临床科室的赞誉。

血气 POCT 检测系统通常配备在麻醉科，以方便监测术中患者的各项指标。目前的血气分析系统通常还带有电解质及血乳酸检测功能，可以更加全面的评估患者酸碱及电解质紊乱的情况。

病原体核酸 POCT 检测系统，通常采用核酸提取和扩增一体化设计，不仅检测设备体积小，结果报告时间短，而且可以不需要传统 PCR 实验室的严格分区设置，是检测传染病强有力的手段。

2019—2023 年新冠疫情期间，可穿戴的便携式血氧监测设备引起了人们的关注。这类设备得益于传感器技术的高速发展，可以达到无创式监测个人生理指标的目的。目前尚处于个人使用阶段的 POCT 设备，随着技术的日益成熟，也有应用于医疗机构内患者的潜力。

随着 POCT 检测技术的日益成熟，也让人们对 POCT 的未来充满了期待。更多的可检测项目，更少的样品量，更便捷的操作过程，更稳定的质量保证都是未来的发展方向，同时医疗机构内 POCT 检测系统实现信息化管理也是未来发展的重点。

信息化的 POCT 检测系统宜配备专用的管理软件，通过该软件可以实现机构内 POCT 检测系统台账记录、授权操作人员管理、机构内 POCT 检测系统室内质控的实时监控、试纸开瓶有效期监控、机构内 EQA 等质量管理操作。同时还能够主动上报仪器故障、校准预警、试剂有效期等设备信息。通过软件内置的远程锁止功能，在出现非资格认证的操作人员、试纸超过有效期、质控失控等影响检测结果准确性的情况时，可由管理人员进行远程锁定，问题纠正后可远程解锁该系统并获准进入临床使用。通过有线或无线的网络连接，POCT 检测系统可以与医院信息系统（HIS）以及实验室信息系统（LIS）实现数据互联互通，满足检测数据的正确传输、规范报告、病历储存、临床使用等多方面的需求。

第二节　管理要求

医疗机构内的 POCT 检测系统按照管理要求，应当成立专门的管理委员会，建立完善的质量管理体系，所有的 POCT 检测项目应编写适用的作业指导书，所有 POCT 相关的文件及记录应合理储存，并定时进行内部审核与管理评审。

一、POCT 组织及管理

POCT 检测系统的组织管理需求包括：定义机构内可用 POCT 的范围、沟通组织机构内的职责与权限。应将 POCT 临床需求、财政负担、技术可行性和组织机构满足需求的能力纳入考虑范围。组织管理机构应负最终责任，确保已采取适当措施监控医疗保健组织中进行的 POCT 准确性和质量。协助评估和选择 POCT 设备和系统，POCT 设备性能标准应包括准确性、精密度、检测极限、使用限制和干扰因素，实用性也应纳入考虑范围。

基于以上管理需求，各级医疗机构内可设置 POCT 管理委员会，下设办公室。委员会建议由医院主管副院长或院长担任领导，并定期组织管理会议，成员建议包含与 POCT 检测相关的职能部门和临床科室人员，如医务、检验、护理、信息、感控、设备等科室人员。POCT 管理委员会负责机构内 POCT 检测系统的整体管理与应用工作。

1. POCT 管理委员会职责

（1）应建立医疗机构内 POCT 管理体系，制定管理文件并监督管理体系执行情况，确保持续改进。

（2）对医疗机构内 POCT 检测项目及检测设备进行统一管理并做好详细记录，同时对 POCT 设备和项目的申请、准入及验证进行评估和审核。

（3）负责受理本单位开展 POCT 的申请，按照下列原则审批：

1）符合国家和本地区的有关法规、政策、标准和伦理。

2）符合循证医学原则。

3）应用层次和范围与本单位临床实验室不相互重叠。

4）为便于管理及结果可比性，每家医疗机构内检测相同项目的 POCT 设备品牌不宜超出两个。

（4）定期（每年至少 1 次）组织 POCT 操作人员与管理人员培训、考核及岗位授权，保证其具有完成相应 POCT 检测工作和管理工作的专业能力，并完善相关质量记录。

（5）监督医疗机构内 POCT 室内质控、室间质评及一致性比对等质控管理工作。

（6）受理有关 POCT 的投诉和意见，持续改进工作。

（7）POCT 管理委员会设置一名或多名 POCT 协调员（POCT coordinator，POCC）负责日常管理工作，包括与临床科室的沟通、政策的宣传、培训计划的落实追踪、仪器分布的调研和管理、实验室比对结果的反馈等。

2. 各部门职责与权力

（1）医务部门：负责医疗机构内管理文件制定与发放，组织医疗机构内 POCT 项目开展评审，制定 POCT 质控及操作人员培训/考核计划，组织操作人员培训，组织协调比对试验并发布结果，协调整体 POCT 质量管理。

（2）检验科：负责指导临床科室制定 POCT 设备和检测项目的 SOP 文件及记录表格，负责 POCT 培训与岗前能力评估，负责 POCT 设备性能验证的咨询，至少有一名检验人员作为 POCC 参与医疗机构内管理，同时指导日常 POCT 设备与常规方法的比对，定期进行 POCT 室内质控监控及室间质量评价等日常管理活动。

（3）设备部门：负责 POCT 设备规范采购及耗材供应，POCT 设备统一造册管理等。负责监督管理设备的维护和保养，负责执行 POCT 设备耗材的领用权限管理，建议设置至少一名专职人员统一管理全院 POCT 设备的试剂及耗材。

（4）感控部门：负责临床科室 POCT 检测全过程的感控监督管理，重点关注医疗废物和检测环境。

（5）信息部门：负责 POCT 设备 LIS/HIS 以及其他网络端的对接、维护以及故障解决。

（6）临床科室：提交 POCT 设备及耗材需求报告，安排检测人员及资质认证考核，负责设备的规范化操作与质量控制，制定 POCT 设备及检测项目的 SOP 文件和记录表格，负责 POCT 检测全过程，发放规范的检测报告（单），负责医疗废物的处理落实，负责设备的维护保养，配合 POCT 管理委员会完成 POCT 相关管理工作。每个开展 POCT 的临床科室应设置一名 POCT 联络人负责科室的 POCT 管理工作。

二、POCT 质量管理体系

　　机构 POCT 管理委员会应建立、记录、实施和维护 POCT 质量管理体系，并持续提升其有效性。

　　1. 在质量管理体系中 POCT 管理委员会应负责组织和管理以下程序。

　　（1）确定整个组织中 POCT 质量管理体系所需的程序。

　　（2）确定这些程序的顺序和相互作用。

　　（3）确定所需的标准和方法，以确保这些程序的运行和控制是有效的。

　　（4）确保支持运行和监测这些程序所需资源和信息的多样性。

　　（5）监控、测量和分析这些程序。

　　（6）采取必要的行动以实现预期结果并持续改进这些程序。

　　（7）任命经过适当培训并有经验的人员作为质量主管，负责 POCT 的质量，包括审查与 POCT 相关的要求。

　　POCT 管理委员会应根据相应标准的要求对这些内容进行管理，上述提及的质量管理体系所需的程序应至少包括管理活动流程、资源提供流程、服务提供流程和测量提供流程。POCT 管理委员会应计划和实施监控、测量、分析和改进来证明 POCT 与质量体系一致所需的程序。

　　2. 质量管理体系文件　不同组织机构的质量管理体系范围可能有所不同，可能的原因在于：组织机构的规模和活动类型、程序的复杂性及其相互作用、人员资质等。医学实验室内部和受实验室支持部门的质量管理体系文件可参照实验室认可质量管理体系的文件来建立或直接引用，包括 POCT 的质量方针、质量目标和质量手册、程序、文件和记录。在指定的保留时间内，文件以能维护和检索的任意形式或媒介类型保存，具体取决于本地、地区和国家的规定。

　　3. POCT 管理人员要求

　　（1）确立可测量的 POCT 质量目标。

　　（2）实施质量管理体系规划，以满足服务和质量目标的要求。

　　（3）计划和实施质量管理体系的改进，以维持质量管理体系的完整性。

　　4. 质量手册

　　（1）质量管理体系的范围。

　　（2）用于质量管理体系的文件化程序和这些程序的参考文献。

　　（3）对质量管理体系各步骤之间相互作用的描述。

三、POCT 服务协议

　　为了确保医疗机构内 POCT 检测系统正常使用，POCT 服务协议应明确表述各部门所应承担的职责和权限，并在所涉及的各部门间正常存放。实验室应与所有使用实验室支持的 POCT 系统提供检测服务的临床部门建立服务协议。这些协议应获得临床部门的同意，适用时，还应获得财务部门的批准。

　　服务协议的内容应至少包含临床部门使用 POCT 的范围、质量保证措施、实验室可提供的支持服务、POCT 使用单元的联络人（负责管理的人员）列表等。签署的服务协议可以交由机构内的 POCT 管理委员会进行管理。

四、POCT 文件和记录

1．POCT 文件　医疗机构内需建立完善的 POCT 质量管理文件体系，至少应包含管理文件与标准操作程序（SOP）两级文件。管理文件主要包含组织架构、项目申请、设备准入、人员培训与考核等。SOP 文件主要包括 POCT 项目检测、POCT 设备操作、POCT 设备维护、室内质量控制、室间质评管理程序、结果可比性程序等。

SOP 文件必须经 POCT 管理委员会指定的检验专家审核，报委员会主任签字后，方可实施，同时应保证机构内应用相同 POCT 检测系统的不同部门使用相同的 SOP 文件，并定期进行适用性评审。

文件以方便获取、阅读和检索的任意形式或媒介类型记录保存，同时应有有效措施保证文件不被未授权的修改。

2．POCT 记录　POCT 质量管理记录应包含与质量管理体系相关的所有记录，建议包括但不限于以下内容。

（1）POCT 项目准入评估与性能验证记录：POCT 新项目申请、POCT 设备对比、设备性能验证记录等；

（2）检测记录：患者信息、标本检测结果、检测日期与时间、试纸批号及有效期、仪器编号、操作人员等。

（3）室内质控记录：质控品检测结果、质控日期与时间、试纸批号及有效期、仪器编号、操作人员、失控判断与处理等；

（4）能力验证（proficiency testing，PT）/室间质评记录：质评标本检测结果、检测日期与时间、试纸批号及有效期、仪器编号、操作人员、回报结果分析与处理等。

（5）比对记录：比对标本检测结果、比对日期与时间、试纸批号及有效期、仪器编号、操作人员、比对通过判断标准等。

（6）危急值处理和报告记录：患者信息、危急值出现时间、危急值结果、危急值报告人、危急值处理人等。

（7）设备校准与维护保养记录：设备日常使用维护记录、设备定期校准记录、设备故障维修记录、维修/校准后性能评估记录等。

（8）人员培训、考核及授权记录：仪器操作人员培训及考核记录、人员能力定期评估记录等。

所有的 POCT 记录应有操作人员与审核人员签名，并建议至少保存 2 年。各种记录可以是方便处理的任意形式或媒介类型，同时兼顾时效性原则。记录的修改应保证原有记录可被识别，同时在修改处由修改人员签名并记录时间。

五、POCT 的内审和管理评审

1．内部审核　为保证 POCT 检测流程的正常运转，建议 POCT 管理委员会每年进行 1 次内部审核，内审结果作为持续改进的依据，保存相应记录。可以根据需要设置医疗机构内部 POCT 检测相关质量指标用于内部审核。

按年度进行的内部审核可不必每年都进行全过程审查，而是按计划进行重点审查，在 POCT 日常工作出现问题时而需进行的内部审核，则应关注问题产生的根本原因进行深入审查。管理委员会宜根据审查的需要，按照相应部门的分工确定内部审核小组的成员组成，并授权一名成员担任内部审核组长。内部审核组长负责组织并策划该次内部审核并编写内部审核报告提交 POCT 管理委员会。若在内部审核过程中发现不符合，内部审核组长应督促并确认相关人员进行不符合的整改及效果监测。

2. **管理评审**　POCT 管理委员会应授权机构内中心实验室主任或有资格的人员对 POCT 质量管理体系进行周期性的管理评审，评审内容宜包括但不限于：

（1）内部审核结果。

（2）临床需求的成本效益分析和评价。

（3）POCT 活动的临床疗效和成本效益。

（4）医疗保健服务提供者 / 患者 / 客户反馈。

（5）过程性能和服务一致性。

（6）应对风险和改进机遇的措施和纠正措施。

（7）根据既往管理评审情况采取的后续措施。

（8）会对质量管理体系产生影响的变化。

（9）改进建议。

管理评审的负责人应将审查过程中产生的建议形成报告，提交给 POCT 管理委员会。如最终获得批准，应将建议措施纳入 POCT 政策、流程和程序。

第三十七章

即时检验质量保证与人员培训

POCT 管理委员会应指定一名接受过适当培训及有经验的人员，总体负责 POCT 检测质量，包括评审其与相应标准中 POCT 相关要求的符合性，该人员可由 POCC 担任。

POCT 管理委员会应指定一名受过适当培训及有经验的人员，对临床科室 POCT 操作人员的培训和能力评估进行管理。培训人员应为所有 POCT 人员制定、实施并保持适当的理论和实践培训方案。POCT 管理委员会应明确 POCT 操作人员的能力要求，并定期评估以保证人员能力持续适宜工作内容。

第一节 即时检验质量保证

一、POCT 检验前质量控制

检验前过程通常是检验误差主要的来源，做好检验前过程的质量控制对保证检验质量至关重要。POCT 的检验前过程是指临床开始检验申请到样品在 POCT 设备上检测之前的全过程，包括的主要步骤有：

检验申请：临床科室根据患者诊疗需要选择适当的 POCT 项目，在 HIS 系统中或手写申请单提交检验申请。申请 POCT 项目时应充分考虑 POCT 系统可检测范围与患者结果的适宜性，例如严重高血糖患者，采用便携式血糖仪检测时，通常会出现超出检测上限的结果，此时应慎重选择 POCT 系统进行检测。

患者识别：建议至少包含两种以上的患者识别信息，住院患者可使用患者腕带作为患者识别的方式，同时需口头确认患者信息；门急诊患者可选择患者姓名、门诊就诊卡号、身份证件号码等作为识别信息来源。

样品采集：取血前患者应保持安静，避免剧烈运动。如采集末梢血样品，可参考《中国末梢采血操作共识》执行；如采集动/静脉血，应按照静脉采血规范执行。药物对检验结果的影响非常复杂，故在采样检查以前，应暂时停用各种药物，如某种药物不可停用，则应了解该药物可能对检验结果产生的影响同时在报告中进行备注。样品采集过程中，医疗机构应确保样品的识别及其记录可追溯至患者。可根据制造商建议的样品类型制定样品采集的标准化操作规程。

样品传递：POCT 检测一般在患者近旁完成，不存在样品传递过程，但部分设备可能由于便于管理而存放于特定位置，故存在短距离、短时间的传递过程。在此过程中应防止样品泄漏，污染甚至穿刺损伤的可能。

用于 POCT 检测的患者样品在医疗机构的控制下或正在被机构使用时，机构应谨慎对待该类样品。机构应识别和保护用于分析的样品。如出现任何样品丢失、损坏或发现不适合使用的情况，应将这种情况报告给负责采样的医护人员，并保留记录。

二、POCT 检验中质量控制

POCT 的检验中过程包括 POCT 检测设备的选择与维护、试剂与耗材的准备、室内质量控制、样品检测程序等。

1. **设备的选择** 机构 POCT 管理委员会应负责 POCT 设备的选择，为保证机构内设备管理与结果可比性，同一机构内相同检测项目的 POCT 系统最好不超过两种品牌。选择设备时参考的性能指标可包括但不限于：

（1）精密度：选取一份中值或高值样品，一份低值样品，每份标本在检测前充分混匀，分别重复检测 20 次，计算有效检测结果的 *SD* 和 *CV* 值，该结果应满足相应检测项目行业标准的要求，或至少满足设备制造商声明的范围。

（2）与生化分析仪的可比性：分别选择接近 POCT 设备检测线性低值、参考区间内、医学决定水平、检测线性高值的样品至少 20 份，计算 POCT 设备与生化分析仪检测值之间的差异，该结果应满足相应检测项目行业标准的要求，或至少满足设备制造商声明的范围。

（3）测量区间：基于不同 POCT 项目临床使用需求，确定该 POCT 设备应覆盖的测量区间，该区间应满足相应检测项目行业标准的要求，或至少满足设备制造商声明的范围。

（4）抗干扰性能：确定 POCT 项目受药物、检测方法等因素干扰的程度，必要时可添加相应物质验证抗干扰性能。

2. **设备管理** 为实现设备有序有效管理，建议机构 POCT 管理委员会制定如下要求：

（1）所有 POCT 设备均有唯一识别号，POCT 管理委员会应对 POCT 设备开始使用时间、放置科室及地点、校准合格有效期、EQA 合格有效期或比对合格有效期等信息进行管理。

（2）所有 POCT 设备档案建议保存于管理委员会办公室内，建议使用信息系统进行设备管理。

（3）POCT 设备应参考厂家维护保养要求进行定期维护保养，所有记录保存 2 年以上。

（4）医疗机构应规定 POCT 设备报废条件与流程，报废设备由设备科统一回收。

（5）新的 POCT 设备建议由 POCT 管理委员会统一编号登记后发放。

3. **设备日常维护与定期校准** POCT 设备操作人员应按制造商说明书的要求做好日常维护保养与定期校准（可由制造商工程师执行），使设备始终处于良好的工作状态，以确保检测结果的准确性。可采取预防性质量控制措施，保证设备正常运转：

（1）要求仪器厂商定期对机构内的 POCT 仪器进行巡回质量检查和检测，要求每月一次，并做好记录；

（2）做好仪器的校准和使用前后的保养，有内部模拟质控装置的，每次开机后应先确认模拟质控通过后再进行患者标本检测。

4. **试剂及耗材的准备** 按制造商说明书的要求储存、使用试剂，暂时不用应按要求暂存已开封试剂，以防止试剂变质，新开试剂时需标注开启日期和使用者，在开封有效期内使用。检测前检查试剂与耗材有效期以及开封有效期，防止使用过期试剂。需冷藏保存的试剂应特别注意使用前平衡室温的条件，以防止检测温度差异带来的检测误差。POCT 检测系统的试剂通常采用干片式，此种类型试剂对保存环境的干湿度要求相对较高，临床使用科室应对 POCT 试剂存放的环境采取监控措施，并建立环境失控处置方案。

5. **标准操作程序** POCT 管理委员会应当为机构内所有相同检测项目建立统一的 SOP，经检验科审核后批准生效。SOP 文件应分发至开展相应检测项目的临床科室，并进行文控管理。临床科室 POCT 操作人员应严格按照 SOP 文件要求进行检测工作。POCT 质量主管应定期对临床科室按照 SOP 进行日常工作的符合性进行评审并保存相关记录。

6. **室内质量控制** POCT 质量主管负责设计、实施和运行质量控制程序，确保各工作单元 POCT 系统符合机构内中心实验室的质量标准。应确立、公布或根据客户要求提供在中心实验室和 POCT 检测系统获得的检测数值的关系。质量主管可根据最小工作单元指派适合的有资格的人员负责特定 POCT 系统的质量控制活动。POCT 设备操作人员应严格按照标准化操作规程检测质控品，并通过质控图或质控数据记录进行室内质量控制。

（1）质控范围与规则：如使用配套质控品，至少使用制造商提供的浓度范围作为质控范围，超出范围判定为失控；如使用第三方质控品，需参考常规定量检测项目建立质控范围，使用 1_{3S} 和 2_{2S} 质控规则。

（2）质控频次：①使用无内部质控装置的检验系统，质控品检测每个工作日不少于一次；②使用有内部质控装置的检验系统，质控品检测每周不少于一次；③更换操作人员时，应进行质控品检测，以确定检测操作的稳定性；④更换试剂批号时应至少进行一次质控品检测；⑤长时间未使用的检测设备初始使用时应先检测 1 次质控品，质控结果在控后方可进行临床样品检测。

（3）当室内质控数据失控后，应当立即停止检测患者样品及发布患者结果。同时，采用合适方式进行纠正，合适的方式包括：①重新检测质控品；②重新校准设备；③设备维修或维护。

当室内质控恢复在控状态后，应重新检验患者样品。POCT 设备操作人员在条件允许的情况下，还应评估最后一次成功质控活动之后患者样品的检验结果。所有质控失控以及纠正措施均需如实记录，质量主管应定期评审相关记录。

三、POCT 检验后质量控制

POCT 检验后过程包括对结果进行审核、解释和报告，以及处理剩余样品、整理设备，并将检测环境和设备恢复到检验前阶段，同时应注意对检测过程中产生的医疗废物进行适当的处理。

1. **结果报告** POCT 结果报告应参考《医疗机构临床实验室管理办法》对检验报告的要求，在快速报告的同时，应确保结果准确、信息完整。POCT 管理委员会宜结合机构自身实际情况建立结果报告签发制度，可包括但不限于以下内容：

（1）同一医疗机构内应使用统一的 POCT 报告模板，报告中明确显示 POCT 检测标识，以区分于临床实验室的报告模板。报告中的要素应至少包括：科室名称、患者姓名、性别、年龄、住院或门诊病历号、申请病房和医生姓名、检验项目、检验结果和单位、样品类型、POCT 设备唯一编号、参考范围、异常结果提示、操作者姓名、审核者姓名、采集时间、标本接收时间、审核时间、样品说明、临床特殊信息、免责声明和其他需要报告的内容等。

（2）参考国内相关标准或者共识，用语应符合病历书写要求和保存规范的原则。

（3）有 POCT 专用管理系统的机构，建议由实验室人员发布 POCT 报告。如不具备条件的机构可由临床人员发布报告，但应针对检测者和审核者进行明确规定，需要通过培训、考核后获得授权方能发布 POCT 报告。

（4）仪器上的原始结果打印单不能作为检验报告放入临床病历。如检测设备上的原始记录不能长期保存，应通过手写记录、复印件或扫描件等形式保存。纳入病案管理的 POCT 记录至少包括患者唯一标识、检测结果、采样时间、送检时间、报告时间，报告者；同时需保证手写记录清晰易读。POCT 报告、手写记录、仪器原始记录保存期限至少为 2 年。

（5）医疗机构应当针对 POCT 检测项目单独设定危急值报告限，并制定相关的文件与单独的报告流程。当检测结果落在"危急值"范围内时，立即向医生（如检测人员为护士或检验人员）或上级医生（如检测人员为医生）报告并及时处理，同时采集静脉血送检验科生化分析仪复检。"危急值"需根据临床医生建议确定。

2．**样品处理**　组织机构应根据地方、区域或国家法律法规处理和安全销毁所有样品、试剂和耗材。当临床指标提示应进行重复测试时，如原始样品仍在有效条件下保存，宜优先使用原始样品重新检测。否则，应当采集新样品重新检测，此时应充分考虑检测指标的动态变化。

3．**生物安全需求**　POCT 生物安全管理需满足 GB 19489—2008《实验室生物安全通用要求》。临床科室应充分考虑 POCT 样品的传染性，为 POCT 操作人员提供安全的工作环境及安全操作培训，并提供必要的防护用品。操作人员应正确使用和存放刀片、采血针等锋利物品，避免刺破皮肤。如果有标本意外溅出应及时消毒，所有的 POCT 设备及其附属设备应能通过各种方式进行清洁消毒。工作人员意外发生皮肤破损并接触到污染品时，应按照相关职业暴露处理流程进行处理，并记录在案。

按照《医疗废物管理条例》，各 POCT 项目开展的临床科室应对使用过的样品、采血器、试纸条、消毒棉球、压脉带以及所有被血液污染的物品进行处理。按照污染物种类，使用不同颜色及类型的垃圾袋分装废物；如产生废液的，按环保机构的规定处理。

四、POCT 结果可比性要求

1．**医疗机构内 POCT 设备与中心实验室大型检测设备之间的比对**　医疗机构内 POCT 设备与中心实验室检测设备有相同项目时，应使用新鲜患者样品每年至少进行 1 次 POCT 设备与规范化管理的临床实验室的检测设备（该设备的该项目必须是室间质评或室间比对合格）之间的方法学比对，每次 5 份样品，样品浓度宜选择接近 POCT 设备检测线性低值、参考区间内、医学决定水平、检测线性高值。通过计算 POCT 设备检测结果与临床实验室设备检测结果之间的差异，判断 POCT 设备的可比性。应至少有 80% 以上的结果差异在允许范围内，方能判定该 POCT 设备与临床实验室设备具有可比性。对于比对不通过的仪器，需进行原因分析和整改，整改后再次比对，仍旧无法达到要求的，应同时告知设备科与 POCT 设备所属的临床科室停用该设备，并通知设备厂商工程师进行维修或校准，直至比对通过后方能再次投入临床使用。

比对记录宜由机构内临床实验室出具，随 POCT 设备档案保存，期限至少 2 年。质量主管定期评审时应对设备的比对记录重点关注。

2．**医疗机构内不同使用单元 POCT 设备之间的比对**　医疗机构内 POCT 项目使用同一参考区间的设备，建议每年比对一次，比对方案如下：选用五个不同浓度的新鲜血液样品，浓度宜选择接近 POCT 设备检测线性低值、参考区间内、医学决定水平、检测线性高值。与临床实验室完成比对的设备设置为参考设备，分别用参考设备和比对设备检测样品。检测结果按照国家卫生健康委员会临床检验中心室间质量评价标准进行评价，允许偏差范围≤1/2 允许总误差为可接受。计算公式为：偏差 =（比对设备测定值 – 参考设备测定值）/ 参考设备测定值 × 100%。

该比对记录可由临床 POCT 操作人员完成，随 POCT 设备档案保存，期限至少 2 年。质量主管定期评审时应对设备的比对记录予以关注。

某一临床使用部门存在多台检测相同 POCT 项目的设备时，可以使用其中的一台 POCT 设备与临床实验室进行比对，其余设备之间可参考机构内单元间比对要求执行。当临床使用部门 POCT 设备存在机构内临床实验室未开展的项目时，可选择与同级别或更高级别机构临床实验室进行比对的方法来验证 POCT 项目的可比性，执行方案可参考机构内与中心实验室比对要求执行。

五、POCT 能力验证计划

当存在可参加的能力验证计划时，医疗机构内 POCT 设备每年至少参加 1 次国内或国外相关机构举办的能力验证活动，参加的医疗单元（例如便携式血糖仪等使用频率高、检测结果对临床决策影响大的医疗单元）宜相对固定，参加的仪器需覆盖全院使用的主要品牌，其余仪器与之进行比对，比对方案可参考本节机构内单元间比对要求执行。POCT 管理委员会或质量主管应负责参加能力验证计划的策划及实施过程，接收和审查外部质量评价数据。应将审查过程中产生的建议修订措施纳入 POCT 政策、流程和程序。

当存在无法参加能力验证计划的 POCT 项目时，可选择与同级别或更高级别机构临床实验室进行比对的方法来验证 POCT 项目的可比性，执行方案可参考本节机构内单元间比对要求执行。

第二节　即时检验人员培训与要求

一、能力要求

1．**POCT 操作人员条件**　医疗机构内从事 POCT 操作的人员应是同时满足下列三项条件的护士、医生、临床实验室专业技术人员或其他医务人员：

（1）具备卫生专业技术职称。

（2）经专门的 POCT 培训并考核合格。

（3）由所在 POCT 管理委员会认定具有做好相应 POCT 检测工作的专业能力并获得授权。

2．**POCT 操作人员能力**　POCT 操作人员应具备一定的能力，以保证可完成以下工作内容：

（1）有效识别患者，正确采集样品。

（2）根据医生申请选择正确的设备。

（3）按照标准操作流程进行项目检测。

（4）适当的结果解释。

（5）遵守生物安全和医院感染防控要求。

二、POCT 人员培训、考核与授权

1．**人员培训**　POCT 设备操作人员的培训考核由机构内 POCT 管理委员会主持，设备制造商积极配合。机构内 POCT 管理委员会定期组织相关操作人员的培训和考核，记录并保存培训及考核结果，保存时限宜至少 2 年以上。经过培训且考核合格的人员经授权后方能从事临床 POCT 检测活动。

2．**人员考核**　除以上通用性培训之外，每个操作人员在正式操作某项目或 / 和设备前还应该经过该项目和设备操作的专门培训和考核，并写入其个人培训记录。

在培训后及授权检验前，操作员应通过考核和能力评估。能力评估为不合格的操作员，应进行再培训并评估为合格后方可进行授权。考核的形式应包含书面问题的考核和实际操作的考核，并选

择实际样品进行检测且符合要求后，才可以获得相应 POCT 检测工作的授权。POCT 操作人员的全部考核记录应保存至少 2 年以上。

3. 人员授权　POCT 操作人员的授权由机构内 POCT 管理委员会负责。POCT 操作人员的授权应注明范围，人员仅可在获授权的范围内操作 POCT 设备，不应对未获授权的 POCT 设备进行操作。

如果操作员被授权后未能立即进行患者样品的检验，则操作员的 POCT 服务应考虑设置一个合理的有效期，在有效期内，操作员仍被认为有能力进行检验，无需再评估。在此之后，应再评估操作员的能力。通常，小批量或频次低的检测则需要更频繁的能力评估。检测量、检测频次以及操作员参与 POCT 的频率可决定操作员是否能维持能力。POCT 的复杂性会影响操作员能力的维持，通常更复杂的检测更难正确操作，尤其是频次较低的检测。因此，制定的再评估间隔应考虑操作员进行 POCT 的频率和次数，例如每天、每周、每月或每年进行 1 次检测、10 次检测、100 次检测，并结合 POCT 设备及项目操作的难易程度。每项能力评估都需根据 POCT 管理委员会规定的一组预先确定的可实现且可量化的目标进行记录。

4. 人员管理　机构内 POCT 管理委员会宜为每位通过培训、考核并获得授权的 POCT 操作人员建立管理档案，设置唯一识别号以便于管理。规模较小的机构可考虑将 POCT 人员档案与员工档案统一管理，但 POCT 管理委员会应至少保存一份已获 POCT 操作人员的清单。POCT 管理委员会应定期（宜每年 1 次或在上一次授权有效期到期之前）评估已获授权操作人员的能力是否与其从事的工作相匹配，并更新其授权有效期。如发现某一名操作人员的能力出现不符合，应重新进行培训及考核，若其能力能够满足工作需求，则可重新获得授权。如多次培训及考核均不能达标者，则建议停止其 POCT 操作人员授权资格。

能力再评估的周期应考虑以下内容：检测量和频次、单个操作员参与检验的频率、检验的复杂性（难度等级）、质量评估数据（例如，更多错误可能需要更频繁的培训和寻找根本原因）。

（李　涛　罗　强）

第八篇

实验室安全

实验室安全是整个医学实验室管理体系正常运行的基础，需要得到充分重视，实验室安全的内容是多方面的，包括生物安全、消防安全、理化安全、辐射安全等。为了全面而准确了解实验室安全的要求，本篇参考现行有效的国家法律法规、规范、要求的内容，包括《中华人民共和国传染病防治法》《中华人民共和国生物安全法》《医疗废物管理条例》《病原微生物实验室生物安全管理条例》《实验室生物安全通用要求》《微生物和生物医学实验室生物安全通用准则》《医学实验室安全要求》《生物安全实验室建筑技术规范》、《医学实验室－安全要求》ISO 15190：2020《WHO 生物安全手册》。

第三十八章
实验室安全责任组织和管理

实验室安全涉及多方面的内容，需要在总体上进行实验室安全的组织和管理，同时医学实验室安全作为实验室的重要风险来源还需要按照风险管理的理念进行识别、评估、评价、控制和管理，因此风险管理与实验室的安全密切相关，实验室安全的组织和管理需要充分参照风险管理的要求。

第一节　实验室安全概述

按照最新版 CNAS-CL02 认可标准，医学实验室是指以提供诊断、监测、管理、预防和治疗疾病或评估的相关信息为目的，对来自人体的材料进行检验的实体，并可提供涵盖检验各方面的咨询，包括合理选择项目，结果解释及进一步检查的建议；实验室活动包括检验前、检验和检验后过程；检验材料包括但不限于微生物学、免疫学、生物化学、血液免疫学、血液学、生物物理学、细胞学、组织和细胞以及遗传学材料。本篇关于医学实验室安全内容不涉及动物实验室。

实验室安全是指实验室免除了不可接受的损害风险的状态，是实验室管理的重要内容和目标。实验室是一个复杂的场所，经常用到各种化学药品和仪器设备，以及水、电、燃气，还会遇到高温、低温、高压、真空、高电压、高频和带有辐射源的实验室条件和仪器，若缺乏必要的安全管理和防护知识，会造成生命和财产的巨大损失。按照实验室安全所属的类型和范围又可以将实验室安全分为生物安全、消防安全、水电气安全、理化品安全、辐射安全、信息安全等。本章将对实验室安全的内容进行分类介绍，由于生物安全的特殊性将单独一章介绍。

实验室要求建立和维持一个安全的工作环境，确保所有工作人员在安全的环境下工作，也保证其他相关人员的安全，作为医学实验室更有必要保障患者和家属的安全。除了要重视实验室安全的主要安全分类内容外，还需要关注实验室的噪声、辐射、员工健康和心理安全等内容。

第二节　实验室安全管理

一、实验室安全的组织、计划和监督

实验室所在机构应建立实验室安全委员会，相关的部门和科室的负责人员均应作为安全委员会的成员，每年定期组织全体委员会的会议对实验室的安全进行总体管理和监督，并对实验室的安全

计划内容进行审核。实验室内部需要建立安全管理小组，设置组长和管理员负责实验室的安全管理，对机构的安全委员会负责。

实验室安全管理的目标包括对管理活动和技术活动制定的安全指标，应明确、可考核。应在风险评估的基础上确定安全管理目标，并根据实验室活动的复杂性和风险程度定期评审安全管理目标和制订监督检查计划。

实验室安全管理员应负责制定年度安全计划，安全计划应经过实验室管理层的系统性评审后实施。实验室安全计划应主要包括以下内容：实验室年度工作安排的说明和介绍；安全和健康管理目标；风险评估计划；工作程序与标准操作规范的制定与定期评审；人员教育、培训及能力评估计划；实验室活动计划；设施设备维护计划；危险物品使用计划；消毒计划；废物处置计划；应急预案及设备；演习计划（包括泄漏处理、人员意外伤害、设施设备失效、消防等）；监督及安全检查计划（包括核查表）；人员健康监督及免疫计划；审核（包括核查表）与评审计划；持续改进计划；外部供应与服务计划；行业最新进展跟踪计划；与生物安全委员会相关的活动计划。

通过各方面的计划建立对实验室安全相关的活动、评估、目标、预案、评审等内容进行了较为全面的梳理和布置，可有效地对实验室安全进行管理和监督。政策、过程、计划、程序和指导书等应文件化并传达至所有相关人员。实验室管理层应保证这些文件易于理解并可实施。

二、实验室布局和设计

对新建立的或者需要进行改建的实验室要求充分考虑符合国家和地区的实验室安全建筑标准，必须得到实验室主任和设计者的授权或者确认才能进行建设或改建。设计过程应该充分考虑仪器设备采购、安装和使用者等的要求，包括：科技人员和其他使用者、生物风险管理顾问或委员会、设计者、建设者、维护管理人员、材料和装备提供人员、生物科学安全人员、监察和督导部门、认证机构、应急服务部门、机构行政管理部门等。对所有实验室利益相关人员的安全负责，包括员工、患者、到访者、供应商、管理人员、保洁人员等。

参照国际 ISO 标准（ISO 15190：2020）和国家标准（GB 19489 和 GB 50346），医学实验室的设计应该注意以下原则和基本要求。

1. 实验室选址、建设应符合国家规划、环境保护和建筑部门的规定和要求。

2. 实验室的防火和安全通道应符合国家的消防规定和要求。

3. 实验室的安保应符合国家对该类设施的安全管理规定和要求。

4. 实验室的建筑材料和设备等应符合国家相关部门对该类设备生产、销售和使用的规定和要求。

5. 实验室的设计应保证对生物、化学、辐射和物理等危险源的防护水平控制在经过评估的容许程度，为关联的办公区和邻近的公共空间提供安全的工作环境，以及防止危害周围环境和社区。

6. 应评估生物材料、试验样品、药品、化学品和机密资料等被误用、被偷盗和被不正当使用的风险，采取相应的物理防范措施。

7. 有效的分隔实验室内活动不相关的单元，对于无法分隔的需要设计有效的设施来避免交叉污染。清洁区和污染区应该能完全物理隔断，包括天花板和门。物理隔断的水平与处理的微生物种类有关，也可通过安装手卫生设施和内表面去污染方法来消除风险。

8. 确保足够的无阻碍的安全工作空间，包括仪器周围足够的维护操作空间。确保提供安静、无打扰的工作环境。在所有处理生物材料的区域出口处安装洗手池，使用感应式开关，并确保下水道的通畅。

9．医学实验室的空气循环系统能有效地分隔不同的污染区域，每个区域应有独立的空气循环系统。

10．确保实验室的每个区域有环境控制设施、防护装备，确保工作台面、地面和凳子等覆盖合适材料，耐化学腐蚀、防渗漏、耐摩擦且容易清洁。

11．对于不同区域的特殊地理条件应格外注意，比如地震、海啸、飓风等频发区域，为确保安全应对应采取有效的设计和布局。

12．应采取有效措施保护患者的个人隐私。

三、实验室安全的要求和责任

实验室或其所在组织应有明确的法律地位和从事相关活动的资质，实验室所在的机构应设立安全委员会和生物安全委员会，负责咨询、指导、评估、监督实验室的安全尤其是生物安全相关事宜。实验室负责人应至少是所在机构安全委员会和生物安全委员会有职权的成员。实验室管理层应负责实验室安全管理体系的设计、实施、维持及改进。

1．管理责任

（1）实验室管理层对所有员工、来访者、服务对象和环境的安全负责，最终责任由实验室负责人承担。

（2）应主动告知所有员工、来访者、服务对象可能面临的风险。

（3）应尊重员工的个人权利和隐私。

（4）应为员工提供持续培训及继续教育机会，保证员工可胜任所分配的工作。

（5）应为员工提供必需的免疫计划、定期的健康检查和医疗保障。

（6）应保证实验室设施、设备、个人防护设备、材料等符合国家有关安全要求，并定期检查、维护、更新，确保不降低其设计性能。

（7）应保证避免员工疲劳工作和从事风险不可控制或国家禁止的工作。

（8）实验室应该为实验室安全计划的实施进行风险评估，确定危害的物质、清单和风险水平。

2．个人责任

（1）应充分理解所从事工作的风险。

（2）应自觉遵守实验室的管理规定和要求。

（3）在身体状态许可的情况下，应接受实验室的免疫计划和其他健康管理要求。

（4）应主动报告可能不适于从事特定任务的个人状态。

（5）不因人事、经济等任何压力而违反管理规定。

（6）有责任和义务避免因个人原因造成生物安全事件或事故，如个人物品不能存放于实验室工作区域内，不应在实验室工作区内饮食、吸烟、化妆、佩戴饰物等。

（7）如果怀疑个人受到感染，应立即报告管理人员。

（8）应主动识别任何危险和不符合工作，并立即报告管理人员。

四、实验室环境安全管理

在实验室的设计和布局符合要求之后实验室的环境能满足实验室安全的基本要求，但在实验室工作环境安全的实施和保障过程中还应对以下内容和安全相关细节给予足够的关注。

1．实验室的出口、走廊和通道应为无障碍设计，避免阻塞和干扰造成消防风险。

2．实验室的每个出口和入口应可分辨，应规定紧急出口标识，可轻易与普通出口区别，实验室应建立门禁装置，限制无关人员进出。

3．实验室房间内的门按需要安装门锁，门锁及门的开启方向应不妨碍室内人员逃生；正在操作高危险样品时应有进入限制；实验室门应有可视窗；门窗应有防止节肢动物和啮齿动物进入的设计。实验室门口处应设挂衣装置，个人便装与实验室工作服分开放置。

4．应有专门设计来保证存储、转运、收集、处理和处置危险物理材料的安全。

5．实验室内温度、湿度、照度、噪声和洁净度等内环境符合工作要求和有关规定，实验室设计还应考虑节能、环保及舒适，符合国家职业卫生要求和人类功效学原理。

6．当引进新的检验仪器、项目和标本时，应充分考虑安全设计，尤其是高风险的检测和技术，实验室应该对流程进行安全风险评估。

7．实验室的墙壁、天花板和地面应易清洁、不渗水、耐化学品和消毒剂的腐蚀；地面应平整、防滑，不得铺设地毯；实验台面应防水，耐腐蚀、耐热。

8．实验室的橱柜和实验台应牢固，橱柜、实验台的选择与放置应便于清洁。

9．实验室应有足够的存储空间摆放物品以方便使用；实验室内家具、设备、物品等应根据工作性质和流程合理摆放，避免相互干扰、交叉污染，并不应妨碍逃生和急救。

10．为了利用自然通风，实验室有可开启的窗户，设置可防蚊虫的纱窗；如果利用机械方式通排风，应避免不相容区域的交叉污染和影响生物安全柜的正常工作。

11．实验室内应保证工作照明，避免不必要的反光和强光。

12．实验室入口处应有生物防护级别标识；适用时使用有毒性、放射性等危害标识。

13．实验室出口应有在黑暗中可明确辨认的标识，实验室内按区域分布应有足够的应急照明，应配置明显的紧急疏散路线图。

14．实验室应有足够的供电负荷，地线可靠接地；应有足够的固定电源插座，避免多台设备使用共同的电源插座，实验室内避免使用插线板，定期进行用电安全检查。

15．使用高压气体和可燃气体的实验室应有适当的安全措施，如牢固可靠、防泄漏、防爆等，并符合相应标准的要求。

16．实验室水管系统应不渗漏，下水应有防回流设计。

17．实验室内应配备适用的应急器材，如消防器材、意外事故处理器材、急救器材等。

18．大量的备用物品应存储在实验室工作区域外，在实验室的工作区域外应有存放个人衣物的条件。

五、实验室安全手册

实验室安全手册应该根据机构的安全政策和实验室的特殊需求而制定，应该包括，但不限于以下主要类别：安全政策、消防安全、电子安全、化学安全、辐射安全、生物危害、危害性废物，还应包括对工作环境、应对突发事故时逃生指导的细节。手册应放置在工作区域内，而且要放于便于所有员工取阅的位置和方式。手册中实验室还宜提供其他相关信息，包括实验室处理的所有化学试剂、参考物质的授权和溯源资料。

1．应在实验室负责人的授权下，在安全管理手册中明确实验室安全管理的方针和目标。安全管理的方针应简明扼要，至少包括以下内容：

（1）实验室的工作范围。

（2）实验室安全管理的宗旨。

（3）实验室遵守良好职业行为、安全管理体系的承诺。

（4）实验室遵守国家、地方法规、标准的承诺。

2. 实验室安全管理体系文件通常包括管理手册、工作程序、说明及操作规程、记录等文件，应有供现场工作人员快速使用的安全手册。安全管理手册应对组织结构、人员岗位及职责、安全及安保要求、安全管理体系、体系文件架构等进行规定和描述。安全要求不能低于国家和地方的相关规定及标准的要求。安全管理手册应明确规定管理层人员的角色和责任，包括有确保实验室所有人员遵循安全管理体系文件的责任。

3. 应以安全管理体系文件为依据，制定实验室安全手册具体内容，应要求所有员工阅读安全手册并在工作区随时可用；安全手册还应包括（但不限于）以下内容：

（1）实验室平面图、紧急出口、撤离路线。

（2）实验室的标识。

（3）紧急电话、联系人。

（4）实验室生物安全。

（5）实验室化学品安全。

（6）低温、高热应对。

（7）辐射安全。

（8）电气安全。

（9）消防安全。

（10）个体防护。

（11）危险废物的处理和处置。

（12）事件、事故处理的规定和程序。

（13）从工作区撤离的规定和程序。

4. 安全手册应简明、易懂、易读，实验室管理层应至少每年对安全手册进行评审和更新。

六、实验室安全防护

实验室安全防护是指避免发生实验室相关感染及生物因子对环境的污染而采取的防范意识和措施。实验室生物安全防护类型：一级屏障（primary barrier），也称一级隔离，是对操作对象和操作者之间的隔离，通过安全设备、个体防护装置等防护设施实现；二级屏障（secondary barrier），也称二级隔离，是生物安全实验室和外部环境的隔离，通过建筑技术（如建筑结构、平面布局，通风空调和空气净化系统、污染空气及污染物的过滤除菌和消毒灭菌直至无害排放）、严格的管理制度和标准化的操作规程达到防止有害生物微粒从实验室散逸到外部环境的目的。

1. 标识系统

（1）实验室用于标识危险、警示、指示、证明等的图文标识是管理体系文件的一部分，包括用于特殊情况下的临时标识，如"污染""消毒中""设备检修"等。只要可行，应使用国际、国家规定的通用标识。

（2）应系统而清晰地标识出危险区，同时使用标记和物理屏障标识出危险区。应清楚地标识出具体的危险，包括生物危险、有毒有害、腐蚀性、放射性、易燃、易爆、高温、低温、强光、振动、噪声、动物咬伤、砸伤等；可行时，宜同时提示必需的防护措施。

（3）应注明须验证/校准的实验室设备的可用状态、验证周期、下次验证/校准的时间等信息。

（4）实验室入口应标明实验室内的危险、从事生物因子、负责人、联系人及紧急联系电话。

（5）实验室紧急撤离路线指示应在无照明的情况下也可清楚识别。

（6）实验室管理层应负责定期（至少每12个月一次）评审和更新实验室标识系统以确保其适用现有的危险。

2．安全设备　为了实现有效的实验室安全防护，还需要根据实验室风险评估结果配备必要的安全设备，可包括：生物安全柜、超净台、高压灭菌器等。

3．个体防护　个体防护内容应包括防护用品和防护操作程序。所有实验人员必须经过个人防护培训并考核合格后方可进入实验室工作，实验操作应严格遵守个人防护原则。

（1）个人防护用品：个人防护装备用于防止人员受到化学和生物等有害因子伤害的器材和用品，是减少操作人员暴露于气溶胶、喷溅物以及意外接种等危险的一个屏障。实验室所用任何个人防护装备应符合国家有关标准的要求。在危害评估的基础上，按不同级别的防护要求选择适当的个人防护装备。实验室对个人防护装备的选择、使用、维护应有明确的书面规定、程序和使用指导。个人防护装备主要有：实验室防护服、隔离衣、护目镜、安全眼镜和面罩、手套、呼吸装置、急救设备、洗眼装置、紧急喷淋装置等。

（2）人员防护要求

1）在实验室工作时，任何时候都必须穿着连体衣、隔离服或工作服。

2）在进行可能直接或意外接触到血液、体液以及其他具有潜在感染性的材料或感染性动物的操作时，应戴上合适的手套。手套用完后，应先消毒再摘除，随后必须洗手。

3）在处理完感染性实验材料和动物后，以及在离开实验室工作区域前，都必须洗手。

4）为了防止眼睛或面部受到泼溅物、碰撞物或人工紫外线辐射的伤害，可戴安全眼镜、面罩（面具）或其他防护设备。

5）严禁穿着实验室防护服离开实验室（如去餐厅、咖啡厅、办公室、图书馆、员工休息室和卫生间）。

6）不得在实验室内穿露脚趾的鞋子。

7）禁止在实验室工作区域进食、饮水、吸烟、化妆和处理角膜接触镜。

8）禁止在实验室工作区域储存食品和饮料。

9）在实验室内用过的防护服不得和日常服装放在同一柜子内。

10）处理样品的过程中，如可产生含生物因子的气溶胶，应在适当的生物安全柜中操作。

七、实验室设备安全

实验室安全设备包括防护设备和科学研究设备。防护设备用于防止环境、人员和实验室对象的污染，包括屏障设备（如生物安全柜、负压隔离装置、高效过滤器、个体防护装备等）和消毒灭菌设备（高压灭菌器、污水处理系统、焚烧炉等）。实验室在选用防护设备时要充分考虑实验室的实验活动以及所操作病原体的特点。实验室在选用科学研究设备时要充分考虑生物安全风险，尽可能选用具有生物安全防护功能的科学研究设备（如安全离心杯、移液辅助器、微型加热器等）。

实验室应有设备管理的政策和程序，包括设备的完好性监控指标、巡检计划、使用前核查、安全操作、使用限制、授权操作、消毒、禁止事项、定期维护、安全处置、运输、存放等，实验室应建立和保持设备的档案。

对于实验室的设备安全还有以下一些具体和细节的要求：

1．实验室应配备适用的通讯设备。

2．应在风险评估的基础上，配备适当的消毒设备。

3. 若操作刺激或腐蚀性物质应在 30m 内设洗眼设施，至少应在实验室工作区配备简易洗眼装置，必要时应设紧急喷淋装置。

4. 若操作有毒、刺激性、放射性挥发物质，应在风险评估基础上，适当配备负压柜。

5. 若使用高毒性、放射性等物质，应配备相应的安全设施、设备和个体防护装备，应符合国家、地方的相关规定和要求。

6. 实验室应配备与处理的微生物生物安全等级匹配的生物安全柜

（1）实验室主入口的门、放置生物安全柜实验室的门应可自动关闭。

（2）直接从事可感染性气溶胶操作的实验室工作区应配备生物安全柜。

（3）生物安全柜的排风应通过独立于建筑物公共通风系统的管道排出。

（4）在风险评估和确保高效空气过滤器（HEPA）功能正常的基础上，生物安全柜的排风可以在室内循环；但实验室应具备通风换气的条件。

7. 以风险评估为依据，至少应在实验室所在的建筑内配备高压蒸汽灭菌器或其他适当的消毒设备。

8. 实验室应有可靠的电力供应和应急照明。必要时，重要设备如培养箱、生物安全柜、冰箱等应配置备用电源。

第三十九章

实验室生物安全

《中华人民共和国生物安全法》中指出生物安全是指国家有效防范和应对危险生物因子及相关因素威胁，生物技术能够稳定健康发展，人民生命健康和生态系统相对处于没有危险和不受威胁的状态，生物领域具备维护国家安全和持续发展的能力。生物安全是医学实验室安全的重要组成部分。维护生物安全应当贯彻总体实验室安全观，统筹发展和安全，坚持以人为本、风险预防、分类管理、协同配合的原则。

《病原微生物实验室生物安全管理条例》中规定国务院卫生主管部门主管与人体健康有关的实验室及其实验活动的生物安全监督工作，国家对病原微生物实行分类管理，对实验室实行分级管理。国家实行统一的实验室生物安全标准，实验室应当符合国家标准和要求。实验室的设立单位及其主管部门负责实验室日常活动的管理，承担建立健全安全管理制度，检查、维护实验设施、设备，控制实验室感染的职责。实验室负责人应当指定专人监督检查实验室技术规范和操作规程的落实情况。实验室或者实验室的设立单位应当每年定期对工作人员进行培训，保证其掌握实验室技术规范、操作规程、生物安全防护知识和实际操作技能，并进行考核。工作人员经考核合格的，方可上岗。实验室应当建立实验档案，记录实验室使用情况和安全监督情况。实验室应当依照环境保护的有关法律、行政法规和国务院有关部门的规定，对废水、废气以及其他废物进行处置，并制定相应的环境保护措施，防止环境污染。实验室感染控制工作：定期检查实验室的生物安全防护、病原微生物菌（毒）种和样品保存与使用、安全操作、实验室排放的废水和废气以及其他废物处置等规章制度的实施情况。相关人员应当具有与该实验室中的病原微生物有关的传染病防治知识，并定期调查、了解实验室工作人员的健康状况。按规定张贴生物危险标识和生物安全实验室级别标志，制定实验室感染应急处置预案，设立病原微生物实验室应当依法取得批准或者进行备案。病原微生物实验室的设立单位应当建立和完善安全保卫制度，采取安全保卫措施，保障实验室及其病原微生物的安全。

第一节　实验室生物安全概述

一、实验室生物安全的相关定义

1. **实验室生物安全**　实验室的生物安全条件和状态不低于容许水平，可避免实验室人员、来访人员、社区及环境受到不可接受的损害，符合相关法规、标准等对实验室生物安全责任的要求。

2. **医疗废物**　在实验室医疗活动中产生的具有直接或间接感染性、毒性以及其他危害性的废物。

3．**消毒** 杀灭或消除传播媒介上病原微生物，使其达到无害化的处理。

4．**灭菌** 杀灭或清除传播媒介上一切微生物的处理。

5．**标准预防** 针对医院所有患者的和医务人员采取的一组预防感染措施。包括手卫生、根据预期可能的暴露选用手套、隔离衣、口罩、护目镜或防护面屏，以及安全注射。也包括穿戴合适的防护用品处理患者的环境中污染的物品与医疗器械。

6．**手卫生** 为医务人员在从事职业活动过程中的洗手、卫生手消毒和外科手消毒的总称。

7．**气溶胶** 悬浮于气体介质中的粒径一般为 0.001 ~ 100μm 的固态或液态微小粒子形成的相对稳定的分散体系。

8．**职业暴露** 指医务人员从事诊疗、护理等工作过程中意外被艾滋病毒、肝炎病毒等病毒感染者或患者的血液、体液（羊水、心包液、胸腔液、腹腔液、脑脊液、滑液、阴道分泌物等）污染了皮肤或者黏膜，或者被含有病毒的血液、体液污染了的针头及其他锐器刺破皮肤，有可能被病毒感染的情况。

9．**医院感染** 指住院患者在医院内获得的感染，包括在住院期间发生的感染和在医院内获得出院后发生的感染，但不包括入院前已开始或者入院时已处于潜伏期的感染。医院工作人员在医院内获得的感染也属医院感染。

10．**实验室感染** 指从事实验室工作时，因接触病原体所致的感染。

11．**生物安全委员会** 成立的一个机构委员会，作为一个处理生物安全问题的独立审查小组，向高级管理层报告。生物安全委员会的成员应反映该组织的不同职业领域及其科学专业知识。

12．**生物安全实验室** 具备生物安全防护能力的实验室，分为 4 级。

二、生物安全分类

依照实验室生物安全国家标准的规定，将实验室分为一级、二级、三级、四级，一级、二级实验室不得从事高致病性病原微生物实验活动。实验室负责人为实验室生物安全的第一责任人，实验室从事实验活动应当严格遵守有关国家标准和实验室技术规范、操作规程。

病原体按危害程度分为四类，具体见表 39-1。

医院的医学实验室一般属于 BSL-1 和 BSL-2 级生物安全实验室，可处理 3 ~ 4 级的微生物，二级病原微生物实验室需要在所属省级卫生厅备案（表 39-2）。

表 39-1 病原体危害程度分类表

国际分级	中国分类		个体感染危险性	个体病症	社会传播危险性	治疗预防能力
	GB19489	国务院条例				
一级	Ⅰ级	四类	无、很低	很轻	很低	/
二级	Ⅱ级	三类	中	中	低	有效
三级	Ⅲ级	二类	高	重	中	有效
四级	Ⅳ级	一类	很高	很重	高	无效

表 39-2　生物安全实验室防护级别表

微生物分类	生物危害性	实验室防护能力	实验室名称	动物实验室名称	实验室用途
四类	无、很低	无、很低	BSL-1	ABSL-1	基础教学、研究
三类	中	有	BSL-2	ABSL-2	一般健康服务、诊断、研究
二类	高	较高	BSL-3	ABSL-3	特殊的诊断、研究
一类	很高	高	BSL-4	ABSL-4	危险病原体

三、医学实验室的生物安全

实验室或其所在组织应有明确的法律地位和从事相关活动的资格。实验室所在的机构应设立生物安全委员会，负责咨询、指导、评估、监督实验室的生物安全相关事宜。实验室负责人应至少是所在机构生物安全委员会有职权的成员。

第二节　实验室生物安全管理

一、生物安全的政策和组织

所有与生物相关物质的操作、检测和处理政策、过程和程序都应该按照良好的微生物操作标准来实施。所有采取的活动都应以降低生物污染风险为目标，所有受污染区域都应该采取措施来预防个人和环境暴露。

1. 为了提供最高标准的危害控制，实验室应该在工程学设计和行政上进行控制，工程学上可以考虑以下措施：

（1）实验室设计。

（2）使用加热、通风和空调系统。

（3）控制气溶胶的生物安全柜等设备的配备。

（4）采用带保护套的针。

（5）对医疗锐器采用安全自动处理设计。

（6）使用塑料的采血管。

（7）使用专用的锐器盒。

（8）使用自动的容器传输系统。

（9）使用防气溶胶吸头。

2. 行政管理上为了消除和控制生物安全风险，可以在制度、流程、安全工作程序、培训和其他进程上采取措施，可包括以下内容：

（1）为风险较低的员工消除或替换生物风险。

（2）接种免疫计划。

（3）准确的风险评估。

（4）根据污染水平进行任务安排。

（5）建立降低职业暴露的程序。

（6）实验室用符号或象形图来标记识别风险。

（7）配备去污染的方法（如高压灭菌器、焚烧炉等）。

（8）做好员工培训。

（9）建立去污染和溢洒响应程序。

（10）加强个人手卫生和内务管理。

（11）建立暴露后处理程序指引手册。

3. 实验室应建立、实施和维持必要的政策和流程来降低血性传播病原体的职业暴露，可采取以下措施：

（1）当实施静脉切开和穿刺操作时，员工应该佩戴手套，禁止回盖针帽，使用后的针应放在附近的锐器盒内。

（2）员工应使用有保护套的采样针、塑料采样管和锐器盒，如果可行应采取无针系统。

（3）如果样品在接收前破损或泄漏，应采取以下措施：为了防止气溶胶和飞溅，应由经过培训人员佩戴适当的防护装备来实施打开操作；应在生物安全柜内打开；如果污染超过了处理能力或样品已不可接收应不打开直接处置；当样品在临床上很重要或者无可替代时，实验室可选择妥协样品处理程序，在最终报告中应指出问题性质，必要时对结果进行解释和提醒。

（4）应该建立减少和消除气溶胶的程序。

（5）样品离心时应加盖。

（6）样品开盖时应加纱布盖或者远离人的方向，使用面屏或者保护罩。

（7）佩戴手套作为预防屏障，避免处理样品时污染手，注意手套不能替代洗手。

（8）摘除手套后应该要正确地进行手卫生。

（9）任何可能产生飞溅的操作应该配搭面屏、面罩或护目镜。

（10）所有可能潜在感染或毒性的质控品或参考物质应该按照未知风险样品的水平进行储存、处理和使用。

（11）实验室内应穿工作服或长袍：确保在处理样品、血清或培养物时全程穿戴；保护到颈部的前开式设计；长度达到膝盖部；长袖且使用时不能挽起袖子；使用防水材料或者适用时穿戴防水围裙；工衣的手腕处应有收紧设计；当发生喷溅时应能快速脱除。

（12）污染的实验室工衣和工袍应该在离开时拿出实验室。

（13）干净的工衣和工袍应与污染的分开存放。

（14）微生物实验室如果不是使用一次性接种环，最好使用电子灭菌装置来进行接种环的灭菌。

二、生物污染评估

1. **风险分组** 生物风险相关的危害和工作程序应该进行识别和文件化。生物安全指示、操作实践、附加的生物安全要求和污染水平都应该基于以下分类：

（1）无传播性的临床或诊断性的原始样品操作。

（2）传播性的体外操作。

（3）体内操作。

（4）耐药样品。

生物危害分析分组的分级系统首先应该要考虑是否符合适用的法律法规的要求（有些国家要求实验室按照当地的风险和危害分组进行分析评估，但有些国家允许实验室单独进行分析评估）。

2. **污染水平** 污染水平用来描述实验室范围内满足安全处理和储存生物危害所允许的最小物

理和操作要求，物理要求应该关注以下内容：

（1）位置的选择。

（2）污染屏障（固定窗）。

（3）出入口（门锁）。

（4）表面抛光和外壳处理（可清洁的，不易吸收的材料）。

（5）空气净化（将可感染气溶胶的扩散降到最小）。

（6）设施服务（管路系统和电路系统）。

（7）必要的生物安全设备（生物安全柜）。

（8）特殊环境要求的污水去污染系统。

所有涉及活生物制剂的实验室都应该设计成能应对个人产生中度到高度风险污染的特征，而且设计的特征应该遵循使用的法律法规要求。

三、标准预防

1．所有严重的意外，导致死亡或有 3 个或更多的员工住院，必须在 8 小时内报到上一级管理部门，有关职业伤害疾病报告的评价均纳入实验室的质量管理程序，避免再次发生。

2．所有工作人员都有可能有职业性接触肺结核暴露的可能，须预防和控制可能播散结核分枝杆菌的工作活动。怀疑或确诊为结核病患者的样品包括手术病理或尸体解剖样品要进行压力蒸汽 121℃灭菌 30 分钟后，再作医疗废物处理。

3．所有可能与体液直接接触的员工均进行人类免疫缺陷病毒（HIV），丙型肝炎病毒（HCV）和乙型肝炎病毒（HBV）的传播方式和预防措施等方面教育，上岗前确认或完善接种包括乙型肝炎、结核、新型冠状病毒等在内的可提供的保护性疫苗。

4．工作人员预防艾滋病病毒、乙肝病毒感染的防护措施应当遵照标准预防原则，对所有患者的血液、体液及被血液、体液污染的物品均视为具有传染性的病原物质，工作人员接触这些物质时，必须采取防护措施。

5．工作人员接触病原物质时，应当采取标准预防的防护措施：

（1）工作人员进行有可能接触患者血液、体液的诊疗和护理操作时必须戴手套，操作完毕，脱去手套后立即洗手，必要时进行卫生手消毒。正确使用一次性手套以及脱掉手套后手卫生，当手套撕裂或污染时立即更换、不要清洗或消毒手套来重复使用。

（2）正确使用个人防护装备（如手套、防护服、隔离衣、口罩、护目镜、面屏、鞋套等）。在检验操作过程中，有可能发生血液、体液飞溅到医务人员的面部时，医务人员应当戴医用防护口罩、护目镜或面屏；有可能发生血液、体液大面积飞溅或者有可能污染工作人员的身体时，还应当穿戴具有防渗透性能的隔离衣；对于有呼吸道传播风险的样品需要穿戴防护服和医用防护口罩。

（3）工作人员在进行操作过程中，要保证充足的光线，并特别注意防止被针头、玻片、刀片等锐器刺伤或者划伤。所有无菌注射器、针头、采血针、或其他采血设备均放置在耐穿透容器里。使用后的锐器应当直接放入专用锐器盒，以防刺伤。禁止将使用后的一次性针头重新套上针头套。禁止用手直接接触使用后的针头、刀片等锐器。严禁剪切或折断受污染的锐器，严禁弯曲，收集或者取出污染针头的做法。

四、生物安全设备和装备

实验室生物安全设备包括防护设备和科学研究设备。防护设备用于防止环境、人员和实验室对象的污染，包括屏障设备（如生物安全柜、负压隔离装置、高效过滤器、个体防护装备等）和消毒灭菌设备（高压灭菌器、污水处理系统、焚烧炉等）。实验室在选用防护设备时要充分考虑实验室的实验活动以及所操作病原体的特点。实验室在选用科学研究设备时要充分考虑生物安全风险，尽可能选用具有生物安全防护功能的科学研究设备（如安全离心杯、移液辅助器、微型加热器等）。

实验室应有设备管理的政策和程序，包括设备的完好性监控指标、巡检计划、使用前核查、安全操作、使用限制、授权操作、消毒、禁止事项、定期维护、安全处置、运输、存放等，实验室应维持设备的档案。

1. 个人防护装备　实验室使用的个人防护装备应符合国家有关标准的要求。在风险评估的基础上，按不同级别的防护要求和实际操作的需要选择适当的个人防护装备。实验室对个人防护装备的选择、使用、维护应有明确的书面规定、程序和使用指导。生物安全实验室内所使用的个人防护装备均不得在穿戴情况下离开实验室。实验室应对实验室人员是否能正确使用个人防护装备每年进行评估并记录。

（1）实验室防护服：防护服包括实验服、隔离衣、连体衣、围裙以及正压防护服等，实验室应确保具备足够的有适当防护水平的清洁防护服可供使用。清洁的防护服应置于专用存放处，污染的防护服应放置在适当标记的防漏消毒袋中，并及时进行消毒处理。在生物安全防护水平3级和4级实验室，不可将防护服运出实验室外消毒。

每隔适当的时间应更换防护服以确保防护效果，当知道防护服已被危险材料污染时应立即更换，离开实验室区域之前应脱去防护服。当具潜在危险的物质极有可能溅到工作人员时，应使用塑料围裙或防液体渗透的长罩服。

（2）头面部防护装备：在生物安全实验室中佩戴一次性防护帽可以保护工作人员避免头部（头发）意外沾染化学和生物危害物质所造成的污染。当明确头部会受到化学和生物危害物质污染时，应使用防护效果确切的头部防护装备，必要时配备正压系统。

在处理危险材料时应有符合防护要求的安全眼镜、面部防护罩或其他的眼、面部保护装置可供使用。在所有易发生潜在眼睛损伤（由物理、化学和生物因素引起）的生物安全实验室中工作时，必须采取眼睛防护措施。眼睛防护设备主要包括安全眼镜和护目镜。

当要求使用呼吸防护装备（如高效过滤口罩、正压面罩、个人呼吸器、正压服等）时，其使用和维护的作业指导书应包括在相应活动的操作规程手册中。呼吸器应只能按照作业指导书及培训的要求使用，并应在使用前对呼吸器个体适合性测试并记录。应安排工作场所监控、医学评估和对呼吸器使用者的监督，以确保始终正确使用该类装备。

（3）手套：为预防生物、化学、辐射污染，冷和热，产品污染，刺伤、擦伤和动物抓咬伤等，实验室应随时有适当的手套可供使用。

手套应按所从事操作的性质选择，符合舒服、合适、灵活、握牢、耐磨、耐扎和耐撕的要求，对所涉及的危险提供足够的防护。应对实验室工作人员进行手套选择、佩戴、摘除及处置等培训，并评估以确保：

1）所戴手套无漏损。

2）戴好手套后可完全遮住手及腕部，如必要，应覆盖实验室长罩服或外衣的袖子。

3）在撕破、损坏或怀疑受污染时更换手套。

4）手套为实验室工作专用。在工作完成或中止后，应消毒、摘除并安全处置。

（4）鞋：实验室用鞋应舒适、鞋底防滑、可完整保护脚面。推荐使用不渗液体的皮制或合成材料制成的鞋类。在从事可能出现漏出的工作时可穿一次性防水鞋套，但应注意防滑和跌绊。在实验室的特殊区域（例如有洁净度要求的区域）或生物安全防护水平 3 级和 4 级实验室应在风险评估的基础上使用专用鞋。

（5）正压防护服：制造正压防护服的材料应有良好的耐酸碱、耐腐蚀、耐摩擦，并具良好的柔软性和气密性。正压防护服的供气管路应配有 HEPA 过滤器和止回阀，排气管路配有 HEPA 过滤器、止回阀和关闭阀。正压防护服要有可靠措施确保使用过程中使防护服内压力相对实验室保持正压。正压防护服穿着后要符合人体呼吸的舒适度要求。正压防护服穿着后应能耐化学淋浴消毒。

2．**生物安全柜** 生物安全柜的性能应符合 YY0569 的要求。生物安全柜（包括高效过滤器）的安装与更换应由有资格的人员进行，安装或更换后应按照 YY0569 的方法进行检测验证，适用时，应检测的项目包括外观完好性、下降气流流速、前窗操作口流入气流流速、气流模式、负压、报警及连锁系统、HEPA 的完整性。3 级或 4 级生物安全实验室使用的生物安全柜至少每 12 个月进行性能检测验证。1 级或 2 级生物安全实验室应在风险评估的基础上，确定性能检测验证的周期。实验室应有生物安全柜使用的标准操作规程，其中包括生物安全柜的维护程序。实验室应在每次使用前利用烟雾试验观察生物安全柜的气流路径、检查报警功能并记录，以确保生物安全柜的使用安全。

实验室安全主管应制订检测验证计划，保存完整的检查记录和任何功能性测试的结果。生物安全柜上应有检查合格证明的标识，至少包括设备编号、状态、检查时间、下次检查时间、设备负责人。

对不合格的设备应在明显位置贴禁用标识。所用生物安全柜的放置、安装和类型应符合安全工作所要求的防护级别，具体可参照《WHO 实验室生物安全手册》第 4 版。禁止以任何可能降低生物安全柜性能的方式使用生物安全柜，禁止改装生物安全柜。

3．**高效空气过滤器（HEPA 过滤器）** HEPA 过滤器是保证生物安全实验室不对环境造成不良影响的关键设备。HEPA 过滤器的性能应符合《GB 13554—2020 高效空气过滤器》的要求。HEPA 过滤器的安装与更换应由有资格的人员进行，安装或更换后应按照标准方法进行检测验证。HEPA 在使用期间还必须进行定期检测验证，周期一般不得超过一年。为了监控过滤器性能和确定过滤器更换时机，应根据实验室运行的需要和生物安全的需要，对待检的过滤器设置上、下游压差监控，要保留压差记录。整个实验室的空气排放应符合《GB 13554—2020 高效空气过滤器》中规定的废气排放限值，并按要求定期进行监测。HEPA 过滤器在更换时要注意个体防护和对环境造成的影响，HEPA 过滤器在更换前要进行彻底的消毒处理，在丢弃前必须进行无害化处理。

实验室安全主管应制定 HEPA 过滤器的更换和检测验证计划，保存完整的更换和检查记录。实验室应有 HEPA 过滤器检测、更换的标准操作规程，在每一块 HEPA 过滤器上应有检查合格证明的标示，至少包括 HEPA 过滤器型号、状态、检查时间、下次检查时间、相关负责人。

4．**高压灭菌器** 实验室要在适当位置配备能够满足消毒灭菌需要的、足够数量的高压灭菌器。实验室高压灭菌器的使用要遵守国家压力容器使用管理的法规（《特种设备安全监察条例》《特种设备安全监督检查办法》、GB 8599—2008《大型蒸汽灭菌器技术要求 自动控制型》），属于受监察的高压灭菌器应定期接受监察部门的监察，并保存相关记录。实验室所使用的高压灭菌器要符合生物安全的要求，要确保灭菌过程中所产生的废水、冷凝水、废气等在排放之前进行安全灭菌处理，推荐使用不排蒸汽的高压灭菌器。双扉高压灭菌器安装时，其外壳和墙体间要实现密封。实验室应有高压灭菌器使用的标准操作规程和维护程序，应由受过良好培训的人员负责高压灭菌器的操作和日常维护。每次灭菌操作均需要进行灭菌监控并保留完整的记录，日常维护程序包括预防性维护和验证性维护，预防性维护程序至少应包括由有资质人员定期检查灭菌器柜腔、门的密封性以及所有的仪表和控制器，验证性维护程序至少应包括定期对灭菌消毒效果的验证。实验室安全主管应制订检测验证计划，保存完整的检查记录和任何功能性测试的结果。高压灭菌器上应有检查合格证明的标识，至少包括设备编号、状态、检查时间、下次检查时间、设备负责人，对不合格的设备应在明显位置贴禁用标识。

5．**传递窗**　实验室传递窗特指用于在不同区域间传递外包装无污染的小件物品的、窗门面积一般小于 0.5m² 的双门传递系统，不包括与Ⅲ级生物安全柜或手套箱相连的传递系统。传递窗与其支持物之间要实现生物密封，传递窗的门应能实现密封并且双门不能同时处于开启状态，传递窗应有清除污染的装置。应对传递窗的密封性、机械性能以及清除污染功能定期进行检查维护，并保留相关记录。不符合要求的传递窗应确保不影响实验室正常功能，并采取物理性措施限制其使用。

6．**紫外灯**　实验室应尽可能少采用紫外灯消毒。如果采用紫外灯消毒，要有详细的作业指导书，说明消毒时间的计算依据，以及有关个体防护的具体要求。紫外灯应每周进行清洁，并定期检查紫外线的强度，以确保有适当的光发射量。要有专人对紫外灯进行更换。实验室要保留紫外灯检查、更换的记录。

7．**紧急喷淋装置**　紧急喷淋装置用于实验室人员在出现意外事故（严重的病原微生物暴露、危害化学器暴露、衣物着火等）使用。实验室应在风险评估的基础上选择安装适当类型的紧急喷淋装置，并选择喷淋液体的种类。推荐使用可靠的商品化紧急喷淋装置，紧急喷淋装置应能实现非动力操作。实验室应有紧急喷淋装置的使用规程，至少应包括喷淋液体的配制、检测和更换程序，以及紧急喷淋装置的验证程序。实验室应制定紧急喷淋装置的检测、验证和培训计划，保存完整的检查、验证和培训记录。

8．**洗眼设备**　洗眼设备可分成固定式洗眼器和移动式洗眼器（包括洗眼瓶）。外源供水式洗眼器应具有可靠的缓冲水压功能，以免使用时过强的水压对眼睛造成伤害。实验室在安装后应对洗眼器进行调试，一般以水柱超过冲水眼罩上缘 2~3cm 为最适水压。自带水源的移动式洗眼器应保持外部清洁，并定期更换水源，以防细菌滋生。实验室应有洗眼器的使用规程，包括外源供水式洗眼器的调试和定期清洗检查程序，自带水源式洗眼器的定期维护程序。实验室应保留洗眼器调试、检查、维护记录。实验室应急培训应包含洗眼器的使用培训内容。

9．**离心机**　离心机使用中可能对操作者、其他实验室工作人员、实验工作环境造成危害。应根据实验室内离心机的使用情况对其进行风险评估，并根据风险评估结果制定实验室内离心机的使用规程，其中应包括离心机的定期检查、维护程序。生物安全实验室内离心机的使用应满足仪器厂商提供的使用要求，并按仪器的操作说明来操作离心机，所有操作者必须事先经过培训并验收通过。要保留仪器的使用、检查和维护记录。

离心机不得放入Ⅰ级或Ⅱ级生物安全柜中使用。离心机使用前应检查离心管是否有腐蚀或细微裂痕，应丢弃损坏的离心管，最好使用非玻璃材质的离心管。在离心有害物质时应使用有盖的离心管。离心机放置的高度应当使小个子工作人员也能够看到离心机内部，以保证正确放置吊桶和转头，并及时发现离心机内部异常情况。BSL-2 及以上生物因子的装样和取样均须在生物安全柜内进行。在具有潜在危害的生物学材料离心结束后，打开离心机盖前要先等候 5 分钟。离心机使用后应检查内部转子部位的腔壁是否被污染或弄脏，如污染明显，应重新评估离心操作规范。离心管发生破裂等事件后，应按相关的气溶胶预防处理程序处理并报告。

10．**振荡器**　振荡器使用过程中可能产生气溶胶，应根据实验室内振荡器的使用情况对其进行风险评估，操作 BSL-3 及以上生物因子的振荡器应采取气溶胶隔离措施，并根据风险评估结果制定实验室内振荡器的使用规程，其中应包括振荡器的定期检查、维护程序。生物安全实验室内振荡器的使用应满足仪器厂商提供的使用要求，并按仪器的操作说明来操作振荡器，所有操作者必须事先经过培训并验收通过。要保留仪器的使用、检查和维护记录。振荡器内所处理生物样品发生溢出事件后，应按相关的处理程序处理并报告。

11. **培养箱**　应根据实验工作的需要选择适当的培养箱，选择对室内空气参数（如温度场、气流场等）影响尽可能小的培养箱。应对实验室内培养箱的使用进行风险评估，并根据风险评估结果制定使用规程，其中应包括培养箱的定期检查、维护程序。生物安全实验室内培养箱的使用应满足仪器厂商提供的使用要求，并按仪器的操作说明来操作。用于培养的 BSL-2 及以上生物因子的样品处理以及培养后样品的操作均应在生物安全柜内进行，样品从生物安全柜转运到培养箱的过程中要采取必要的保护性措施。在培养箱中取出样品前要检查样品是否发生溢出等异常事件，如果发生样品溢出事件，应按相关的处理程序处理并报告。所有操作者必须事先经过培训并考核通过。要保留仪器的使用、检查和维护记录。

12. **超低温冰箱**　生物安全实验室使用超低温冰箱时要特别注意对实验室温度和气体场的影响。超低温冰箱不能存放在没有通风设施的房间。对于存放超低温冰箱的通风房间，要对使用超低温冰箱对实验室温度和气体场的影响进行风险评估，特别是必须对通风系统停止工作的时间对房间温度的影响进行评估和验证，并据此制订相应的保护性规程。储存在冰箱内的所有容器应当清楚地标明内装物品的品名、储存日期和储存者姓名，从冰箱内清理出的废旧物品应高压灭菌后才能丢弃。实验室要指定专人负责超低温冰箱的维护，应定期除霜和清洁。实验室要保留超低温冰箱样品存放记录、使用期间的温度记录以及维护记录。

13. **压力设备（高压气瓶）**　实验室应尽可能减少压力设备（高压气瓶等）的使用量，核心工作区内不建议放置压力设备。推荐将压力设备放置在清洁区，通过管道向实验室输送所需要的气体。不管高压气瓶等压力设备放置在实验室内的位置，均需要满足以下要求：

（1）安全固定（例如用铁链锁住）在墙上或坚固的实验台上。

（2）定期检查和维护高压气瓶的高压阀和减压阀。

（3）不用和运输时必须戴好保护帽，并用手推车运送。

（4）不应放置在散热器、明火或其他热源或会产生电火花的电器附近，也不应置于阳光直晒下。

（5）使用人员必须进行正确使用和运输高压气瓶的培训。实验室内的高压气瓶在运出实验室进行更换以前，必须进行有效消毒。高压气瓶的使用应符合国家有关要求，进行定期校验。

14. **加热设备**　应对实验室内所使用的加热设备进行风险评估，并根据风险评估结果制定有关使用规程，要注意避免加热设备造成人员伤害。生物安全实验室内的加热设备应注意不会影响实验室正常温度的维持，并且不影响实验室的正常气流。不得在实验室内使用明火、裸露的电热丝或裸露红外线加热管等方式加热。实验室内加热设备的使用应满足仪器厂商的要求，并按仪器的操作说明来操作。所有操作者必须经过仪器设备使用和维护的培训，并考核通过。要保留设备的使用、检查和维护记录。

15. **急救箱**　实验室必须配备急救箱。应在实验室活动风险评估的基础上，确定急救箱的配置。急救箱至少应包括：消毒剂、消毒药棉、一次性橡胶手套、无菌创伤敷料／纱布、胶布、绷带、镊子、安全别针、剪刀、各种不同大小的黏性消毒敷料、三角绷带。急救箱内应附有急救物品一览表，以便查核。急救箱应优先放置在核心工作区。应定期检查、更新急救箱内的物品，急救箱内物品使用后要及时补充。实验室工作人员要接受应急培训以及急救箱使用的培训。应对急救箱的组成定期进行再评估。急救箱每次使用后都需进行报告。

五、气溶胶管理

气溶胶是实验室中常见的、难以避免和消除的，一旦混有有毒化学品或生物源性污染材料，其危害是非常大的。实验操作者应小心操作以减少气溶胶的形成和扩散范围。在实验室为了能不产生和有效控制气溶胶，可制定以下控制措施。

1. 样品应在有盖的离心管置于生物安全柜内离心。

2. 所有进行涡流搅拌的样品应在生物安全柜内进行操作。

3. 正确使用可以减少气溶胶的安全装置。

4. **使用离心机时应检查内容** ①离心管与套管是否配套并有无破损，最好使用塑料离心管；②离心管必须密闭，外壁不得污染微生物，以免离心时产生气溶胶；③套管使用前应将管内残留物清理干净，以免离心过程中损伤离心管；④套管中可以加入适当的消毒液，即使离心过程中，离心管破裂，也可以减少感染性气溶胶的产生。

5. **在使用注射器和针头时要注意以下几点** ①针头必须牢固固定在注射器上，防止用力注射时针头突然脱落产生气溶胶；②抽吸微生物悬液时，尽量减少泡沫的产生，推出气体时必须用棉球包住针头，以防不慎推动管芯将悬液喷出；③对动物（或蛋壳）注射部位，在注射前后都应用消毒液涂抹消毒，防止微生物悬液污染皮毛或蛋壳后，产生气溶胶；④注射完毕后，小心抽出注射器管芯并全部浸入消毒液中浸泡消毒。

6. 用吸管混匀微生物悬液时，能够产生气溶胶。防止使用吸管产生气溶胶应注意以下几点：①尽量不使用吸管混匀微生物悬液。必须使用时，应尽量将吸管的管口置于液面以下吹吸，尽可能地不产生或少产生气泡；②吸管中液体应依靠重力沿容器壁流下，不得垂直滴入容器和用力吹出，以免产生气溶胶。

7. **生物安全柜的使用** 实验人员在实验室内不宜走动过快，实验人员在安全柜内手臂的动作幅度也不宜过大。手臂反复地进出安全柜等，都会造成安全柜内和开口部分气流的紊乱，致使气溶胶粒子逃逸出安全柜。

8. 在实验室中使用搅拌机、匀浆机、振荡机、超声波粉碎仪和混合仪处理含有感染性病原微生物的材料时，也可能产生感染性微生物气溶胶。因此，在进行这类操作时，可将这些仪器放入生物安全柜中，再进行操作。

六、去污染方法

实验室应该建立和维持有效的程序，确保选择和使用正确的有效的去污染方法。每个实验室有责任进行常规去污染操作，在常规工作后、每个班次工作完成后、出现紧急情况（如喷溅后的清理工作）都要求进行正确的去污染。实验室可以将去污染服务外包。实验室应该用高压灭菌、化学消毒剂或者焚烧对实验室废物的方法进行去污染处理。对于实验室内需要去污染后重复使用的器具，实验室应该使用高压灭菌或者化学消毒的方法。如果涉及培养基或组织培养程序的实验室，完全的无菌操作应采用压力蒸气灭菌、气体消毒器、过滤、干热或煮沸的方法。

实验室内出现以下情况应该有应对的去污染程序：

（1）与各种去污染设备相关的危害（如：热/蒸气相关损失、玻璃破裂、化学反应、污染物质的生物危害）。

（2）根据去污染的任务选择合适的设备（如压力灭菌器、化学消毒剂等）。

（3）去污染前准备的项目。

（4）设备的维护和测试。

（5）评估设备安全参数是否能保证有效工作。

（6）要求使用能显示成功去污染的指示剂（如：生物的或化学的方法）。

特殊设备的清洁和消毒操作应遵循制造商的说明书。

七、生物溢洒和泄漏

溢洒指包含生物危害物质的非气态物质意外地与原容器分离的过程，包括液体或固体生物危害物质的渗漏、泼洒、喷溅以及盛放生物危害物质容器破裂等造成的污染。溢洒事件的危害将取决于溢出材料本身的危险程度、溢出的体积、溢出影响的范围以及溢出后采取的措施。

溢出发生后，应立即由经过培训的专业人员对溢出事件进行危害评估，并按实验室生物安全手册所制定的溢出处理程序采取相应的措施，尽可能将溢出危害降到最低。溢出危害评估时除了考虑对现场人员、物品、实验室环境的影响以外，还应考虑其带来的后果，包括是否造成环境污染、交叉污染。没有产生气溶胶的少量危害材料的溢出可用含有化学消毒剂的纸巾清洁，大面积的高危险感染材料溢出并可能产生气溶胶时，则需要清洁人员穿着适当的个体防护装备后进行处理。实验室应配备基本的溢出处理工具盒。

实验室人员必须熟悉其工作领域可能发现的生物学物质溢出的处理程序，必须知道溢出处理工具盒的位置和使用方法。

1. **生物安全柜内溢出时**　因为腐蚀性，生物安全柜的金属表面不得使用次氯酸钠溶液。应使用适当浓度的酚类消毒剂或碘伏。酒精由于是易爆品，不推荐使用。

滴状溢出或体积不足 1mL 的，可简单地用消毒剂擦洗。如大量溢出或发生破碎，则要做特殊的处理。因为有害物质可通过安全柜内气流消除，因此在生物安全柜内溢出一般比柜外溢出危害要小得多。建议如下操作：

（1）使生物安全柜保持开启状态。

（2）在溢出物上覆盖浸有消毒剂的吸水材料，作用大约 10 分钟以发挥消毒作用；处理溢出物时不得将头伸入安全柜内，要将脸处于前视面板后方；必要时，用消毒剂浸泡工作表面以及排水沟和接液槽。

（3）在安全柜内对所戴手套消毒后，脱下手套。如果衣服已经污染，也要先脱下消毒，穿戴干净的手套和衣服进行下一步的清洁工作。

（4）用消毒剂喷洒或擦拭安全柜内壁、工作表面以及前视窗的内侧，作用 20 分钟后，擦干消毒剂并将擦拭物置于生物危害袋中。

（5）如果溢出情况需要浸泡接液槽，则不得现场清理接液槽，应报告实验室主管后采用适当的气体消毒方式。

（6）将所有清理使用物品以及防护服进行高压消毒，用消毒肥皂和水清洗手和暴露皮肤。

（7）如果溢出物流入安全柜内，可能需要对安全柜进行更为广泛的消毒处理。

2. **生物安全柜外溢出时**　生物安全柜外溢出相对复杂，可能发生在实验室内少数人工作的地方，也可能是较多人走动的走廊里，因此所有人员都应将此类事件的发生率降到最小，尤其注意在实验室间或工作区间转运含有微生物的物品时。溢出的量、材料的物理性质、溢出方式都决定污染区域的范围。当液体溢出时，可通过三条途径扩散：大量液体形成不规则水渍；部分飞溅；小部分形成空气播散的气溶胶颗粒。

大的气溶胶颗粒很快就会沉积，但较小的气溶胶颗粒则会在空气中停留较长时间，并可经通风系统送出溢出区域。实验中发生液体溢出时，应考虑气溶胶的产生。所有人员都应学会控制实验室溢出的基本程序，溢出感染材料的消毒程序应能有效控制受影响区域内的污染。在某些特殊区域内，尤其是冷库，发生溢出则要特殊处理。一般性溢出，如从液体培养物或培养皿中的溢出，应用适当的消毒剂处理。处理实验室生物危害材料意外溢出的应急措施，应根据其生物危险级别和溢出体积综合考虑。如果是碘酸盐溢出，则不能使用漂白剂溶液，否则会产生放射性碘气体。常规可以使用碘伏或酚类消毒剂。

生物安全柜外溢出时，推荐采用下述处理：

（1）撤离房间，在快速撤离时要避免吸入气源性物质，通知其他人员离开房间，关门并张贴禁止进入的警告，至少让通风系统运行30分钟以清除气溶胶。

（2）脱掉污染的衣服和/或实验服，将暴露面折向内，置于生物危害袋中。

（3）用消毒肥皂和水清洗暴露皮肤，如果眼睛暴露，至少冲洗15分钟，并报告卫生保健部门做进一步的医学评估。

（4）通知实验室主管，必要时由实验室主管安排清除溢出物的人员，严重的溢出事件可能需要由专人进行清除。

（5）清除溢出区域的污染，收集清理使用物品，配备包括适当的个体防护装备、消毒剂、纸巾、生物危害袋、镊子以及必要时的锐器容器。

（6）在穿着个体防护装备并携带清理材料再次进入实验室处理溢出物之前，至少让通风系统运行30分钟以除去气溶胶。（如果溢出发生在普通区，如走廊或电梯大厅，则应提醒其他人不要停留在该区域并通知实验室所在机构安全部门援助）。

（7）穿着防护服（一次性实验服、长外衣或连体衣、护目镜、一次性口罩、通用手套或双层手套），根据溢出物的特征及其传播方式，可能必须佩戴HEPA过滤的口罩，而并不能只戴一次性口罩。

（8）用纸巾覆盖溢出物，然后小心地将含有效氯5 000~6 000mg/L的次氯酸钠溶液或其他适当的消毒剂倒在纸巾上及溢出物的周围，以使消毒剂与溢出物混合。如果使用商用消毒产品，要按照产品说明来确定使用浓度和作用时间。当使用次氯酸钠时，第一步清除污染需要作用20分钟。

（9）用镊子或其他器械（钳子、耐高压的扫帚和簸箕、塑料铲子、两片厚纸板等）将所有锋利物品夹起来放到锐器容器中。

（10）消毒剂和溢出物完全吸收后，收集到生物危害袋或锐器容器中；由于破碎小玻璃片不容易看到，故应避免直接用手擦拭地板或台面；可以用纸巾揉成团后擦拭台面，或者用厚纸板将纸巾推入簸箕内。

（11）用适当的清洁剂/消毒剂清洁溢出物污染的表面，空气晾干。或者用清洁剂和水清洗表面，再用5 000~6 000mg/L有效氯的次氯酸钠溶液处理，用经消毒剂浸湿的纸巾擦拭溢出物可能溅到的区域。

（12）溢出物清除工作进行过程中，如果你需要离开房间，则应禁止其他人员进入溢出区域，或张贴"正在进行溢出清除"的告示。

（13）将所有污染的纸巾以及污染的防护服置于生物危害袋中，按照清除污染的程序高压蒸气消毒处理。

（14）用消毒液和水清洗手和暴露皮肤。

3.清除离心机污染的程序

（1）在离心感染性物质时，要使用密封管以及密封的转子或安全桶。在使用之前要确保所有

O 型环或垫圈都在位并状态良好。

（2）在具有潜在危害的生物学材料离心结束后，打开离心机盖前要先等候 5 分钟。

（3）如果在打开盖子后发现离心机已经被污染，则应重新小心关好盖子，人员离开实验室至少 30 分钟，并在实验室门上张贴警告标识。

（4）离心期间一旦发生事故，应关闭离心机电源，盖子保持关闭，人员离开实验室，等气溶胶沉积至少 30 分钟，并在实验室门上张贴警告标识。

（5）脱去所有污染的防护服，置于生物危害袋中，用消毒洗手液和水清洗手和所有暴露皮肤。

（6）通知实验室主管。

（7）在 30 分钟之后清除所在区域污染，穿着个体防护装备，携带溢出清除工具进入实验室，应穿戴全面罩式防护用品、实验服和通用手套。

（8）将转子和转篮转移到生物安全柜内，用 75% 乙醇或对所操作生物因子有效的非腐蚀性消毒剂浸泡，推荐浸泡 1 小时，浸泡后用消毒剂将脱盖或打破的离心管移至一个新容器中，碎玻璃要用镊子夹到锐器盒中。

（9）用镊子从离心机内小心取出破碎玻璃，置于锐器盒中，细小的碎玻璃可以用镊子夹着棉花或纸巾来收集，用浸有适当消毒剂的纸巾小心擦拭离心机内部，用适当消毒剂喷雾消毒离心机内部，并空气晾干，只要可能就应避免使用次氯酸钠，因为次氯酸钠溶液具有腐蚀性。如果使用次氯酸钠溶液，过后要用大量水彻底清洗。

（10）将污染物品和一次性个体防护装备置于生物危害袋中，再高压蒸气消毒。

（11）用消毒洗手液和水洗手。

八、生物安全实验室废弃物处置

1. 实验室废物处理的管理要求

（1）实验室废物处理和处置的管理应符合国家或地方法规和标准的要求，应征询相关主管部门的意见和建议。

（2）实验室应有措施和能力安全处理和处置实验室废物。

（3）实验室应有废物处理和处置的政策和程序，包括对排放标准及监测的规定。

（4）应评估和避免废物处理和处置方法本身的风险。

（5）实验室应根据废物的性质和危险性按相关标准分类处理和处置废物。

（6）危险废物应弃置于专门设计的、专用的和有标记的用于处置危险废物的容器内，装量不能超过其建议的装载容量。

（7）实验室管理层应确保由经过适当培训的人员采用适当的个体防护装备处理危险废物。

（8）禁止积存垃圾和实验室废物，在去污染或最终处置之前，应存放在指定的安全地方，通常在实验室工作区内。

（9）所有废物在从实验室取走或排放之前，应使其本质上达到安全，可通过高压消毒或其他被批准的技术处理或包装在适当的容器内实现。

（10）含活性高致病性生物因子的废物应首先在实验室内灭活处理。

（11）如果法规许可，只要包装和运输方式符合危险废物运输要求，允许运送未处理的废物到指定机构处理。

（12）实验室应有措施尽可能减少锐器的使用。实验室必须使用的锐器，均应进行风险评估，并制定使用规程。实验室应配备专门盛放锐器废弃物的、可供高压消毒的锐器盒。盛放锐器的容器必须是坚固、不易刺破的，当达到容量的四分之三时就应及时进行消毒处理。

2．实验室应遵循以下原则处理和处置废物：

（1）将操作、收集、运输、处理及处置废物的危险减至最小。

（2）将其对环境的有害作用减至最小。

（3）只可使用被承认的技术和方法处理和处置废物。

（4）排放符合国家规定和标准的要求。

3．废弃物的收集　实验室废弃物应用单独的容器收集，可根据以下来分类：

（1）无感染的材料　废纸、塑料或纸制品可用单层塑料袋收集。

（2）利器包括有针头的注射器、破碎的玻璃、刀片都应装入坚硬的不易刺破的容器中。

（3）感染性材料：剩余的标本、用过的培养皿、培养瓶、可处理的设备、用过的手套、生物组织、体液、感染动物的尸体和窝料应用带有生物危险标志的坚实的塑料袋收集。这种塑料袋应耐高压蒸汽消毒，并可保持其固体外形。也可使用不带密封盖子的坚硬容器。

注意：对于大量的液体废弃物应做特殊的处理。消毒之后可将有生物危险标志的袋子再装入一般袋中扔掉。

（4）混合材料：混合废弃物的处理，如具有感染性和放射性污染的废弃物，或具有感染性和化学毒性的废弃物应针对2种有害物质的有效处理方式来处理。

（5）带有放射性的材料：固体废弃物用坚固的塑料袋收集，并标上放射物名称和日期后再装入第二个固体容器中，液体废弃物则装入容器中消毒；

（6）BSL-3及以上实验室的锐器废弃物应进行焚烧，如果实验室规程需要，可以先进行高压蒸汽灭菌处理。BSL-3及以上实验室的锐器废弃物不得丢弃于垃圾场。

4．废弃物的处置　所有含有活微生物的废弃物应选择至少下列一种方式处理：

（1）高压蒸汽灭菌。

（2）化学消毒剂处理。

（3）高温焚烧。

（4）用其他一些可行的方法处理。

5．使用焚烧处理时应注意如何将感染性废弃物从实验室运到焚烧炉。灭菌或化学处理后，固体废弃物应焚烧处理或掩埋，操作应遵循政府相关规定。具体还应注意以下几点：

（1）涉及到基因调控病原体的废弃物，应根据相关管理机构的要求来处理。

（2）会熔化的废弃物要确保在高压蒸汽灭菌过程中不会阻塞灭菌器的排水孔。

（3）使用有效的灭菌环境。

（4）化学废弃物的处理要遵循国家相关规定。

（5）放射性废弃物的处理要遵循国家相关规定，可寻求放射防护机构的建议。

（6）装利器的容器应用高温焚化来处理。

第四十章
消防及其他实验室安全

医学实验室的安全除了生物安全之外，还有消防、理化、辐射、水电、人员健康等方面的内容，也是实验室安全的重要内容，也需要给予充分的重视。

第一节 实验室消防安全

一、预防和控制

1. **建筑的消防要求** 实验室的消防设计和建筑材料应符合国家的相关要求，实验室应向其消防主管部门征询意见和建议。实验室应有消防相关的政策和程序，并使所有人员理解，以确保人员安全和防止实验室内的风险扩散。

（1）建筑消防规范应该与实验室包含危害的类型有关，应设计主要的逃生通道，所有建筑计划应考虑医学实验室的适宜性，有住院患者的医疗区域应用耐火构造与实验室分隔开，保证提供最少45分钟到1小时的集中疏散时间。独立实验室或与住院患者医疗区域虽然不邻近但在同一栋楼的需要根据地方消防规范进行消防风险评估。

（2）实验室还应设计逃生通道，实验室走廊也是逃生通道，应该随时保持通畅，避免阻塞。

（3）储存有可燃气体的地方应该安装防火花或者火花保护的光源和开关，区域内使用的电气设备也需要有特殊防火设计。

2. **可燃材料的储存**

（1）可燃液体和气体的容器应该尽可能小，与实验室需求相匹配，非使用时保持常闭。

（2）可燃液体和气体应该只能储存在允许的柜子和仓库内，冷冻可燃液体应只能储存在防爆和防火花的冰箱内（注意家用冰箱不适用储存冷冻可燃液体）。

（3）大量的可燃液体储存在金属容器中，接地和牢固放置防止产生静电。可用便携安全容器来储存、转运和分发可燃液体。从储存罐向小容器倒出或转移易燃液体必须在专门的储存间或者化学通风橱内操作，金属容器需要正确接地。

3. **报警系统** 实验室应安装自动烟感、热探头和警报系统。

（1）实验室每个储存可燃或易燃液体或气体的区域都应该安装，而且型号和布局应该足够启动火灾报警。

（2）应该能向当地的紧急反应部门或消防部门报警。

（3）应该与机构的整体监测和报警系统连接。

（4）实验室的所有区域都能听到报警，包括仓库、厕所和暗室。

（5）为了保证正常运行，应定期测试。

（6）应对员工进行报警系统使用培训。

（7）对于使用头戴式耳机人员和区域（如客服，转录人员）以及有听力障碍的员工应使用可视式报警方式。

4．降低火灾风险的策略 实验室应该遵照适用的地方的、地区的和国家的消防法规要求，采取以下的消防策略：

（1）在实验室的技术工作范围内应该只保存最小量的可燃气体和液体（注意：在部分管辖范围内"最小量"被解释为一天工作所需量）。

（2）潜在的火源应该控制在最少。

（3）可燃液体和气体应该只能用于通风好的区域。

（4）会释放可燃的蒸气的工作应该只能在实验室通风橱或橱柜中进行。

（5）可燃液体和气体应该远离热源和火源，包括电动机和阳光直射。

（6）气道传输可燃气体应该安装紧急关闭阀，而且管道工程要符合国家、地区和地方的法规要求。

（7）应该备有直接可用的溢出吸附包，至少可吸附最小量的可燃性溢出。

（8）对于大量或者不可控的泄漏，应该立即求助消防部门援助。

5．消防预防和培训计划

（1）消防培训计划

1）对新员工和需要更新的现役员工提供消防安全培训计划。

2）培训包括识别和评估火灾危害，降低火灾风险的计划，当火灾发生时所有可采取的措施。

3）消防演习。

（2）逃生计划：应该根据当地法规要求定期举办火灾逃生演练计划，计划应该包括：

1）想办法帮助残障人员。

2）想办法安排对出口布局不熟悉的患者和到访人员。

3）建立一个不干扰紧急人员和车辆的验伤救治场所。

6．消防设备 应配备适当的消防设备，能消灭可控的火灾，能帮助主火源附近人员逃离。应依据实验室可能失火的类型，在风险评估的基础上，选择、放置和维护适当的灭火器材和消防毯，并符合消防主管部门的要求。实验室人员要接受消防器材的使用培训。实验室安全主管应制定消防安全检查制度，以确保消防装备的功能及状态正常。实验室内的消防器材运出实验室前，必须进行有效的消毒。实验室要建立消防器材的配置、使用、更换档案。

（1）移动式灭火器：需要正确安放和维护，每月进行检查，每年进行清查，要根据场所正确使用。所有员工应该培训使用灭火器，以便能应对包括潜在的危险品误用在内的消防紧急情况。根据火灾类型和火势情况，选择使用正确类型的灭火器，实验室相关的主要火灾类型有：

1）有机固体材料，如纸张、木头和塑料。

2）可燃或易燃的液体。

3）可燃的气体。

4）电气设备和家电。

注意不同国家、地区对不同类型的火灾标记方案不同。

（2）消防毯的使用：消防毯用于着火时覆盖，包括工作人员衣服着火或身上浸有可燃液体时。

但当易燃材料在燃烧区域有替代氧化源的无氧燃烧时不适用，当火太大不能覆盖时不适用。

灭火器和消防毯的选择、布局和管理应该适用于实验室内可能的火灾类型，需要遵照当地消防权威机构的建议。

发生火灾时，对于实验室员工最主要的职责是确保人员安全和有序撤离而不是想办法灭火。

二、紧急逃生消防通道

实验室应该根据国家、地区和地方的法律法规的要求和建议建立消防逃生通道，并充分意识到相关的各个方面，包括：

（1）在每个出口和退出点应该有紧急出口标识，而且要区别于普通的出口。

（2）提供备用出口以便实验室员工的安全撤离。

（3）确保消防通道的逃离出口是通向有火灾保护的区域，而且防火通道和防火门应该无障碍。

（4）应制订紧急逃生行动计划。

（5）作为替代方案，计划应考虑化学的、火的和微生物学相关的紧急情况，为了安全，应尽可能清空房间。

（6）让所有人员包括来访者知道逃生行动方案、逃生通道和紧急逃生集散点。

（7）在建筑内规定的间隔距离内就应张贴消防撤离路线图。

第二节　实验室理化安全

一、物理危害

1．压缩气体　实验室对压缩气体和冷冻物质的处理、储存和使用应提供合适的设施。为了避免气体钢瓶、试剂或玻璃器皿移动，应安装安全装置（货架、链条、密封胶）。气体钢瓶在储存、使用和转运过程中应该使用安全装置确保稳固、向上放置。气体钢瓶应储存在实验室内的单独区域，只通过气道与实验室设备连接。

2．通风系统和室内空气质量　实验室任何会排出或发出烟气、蒸汽、气味或毒气的设备应该与主体结构分隔开，放置在一个适当的通气设备之下，如果不可行，也应为员工提供特殊安全保护。当有产生不良气体或令人作呕的气味的地方应安装自然或者机械的通风系统。为了控制空气传播物质的暴露应该安装通风系统来吸收和转移散发物。普通的实验室适用的通风系统装置包括：化学通风橱、伞形吸气罩、槽边吸风罩、生物安全柜、直连管道（与可燃气体储存罐的出气阀）。

通风系统设计应该确保可能的污染空气不会再次进入实验室内。为了保证室内空气的质量，实验室应该采取措施维护通风装置，包括：测定空气流速、更换过滤器、清洁管道、更换损坏的隔绝材料。为了帮助预防微生物污染，实验室应该保证：快速清洁收集或泄漏的水源、移除和处理污染的可渗透性有机物质、清洁和消毒微生物污染的不渗透性表面、保持室内相对湿度低于60%。

（1）化学通风橱：为确保足够的通风效果并有效的排出可扩散的感染性物质和毒性气体，定期监测通风橱的空气流量。防护罩应该明确标识或使用开启锁，避免被私人使用。只有为了避免空气流动干扰的物质才需要放在通风橱内，不要将其作为储存橱。实验室安装的化学通风橱为了满足要求应该至少每年进行监测。

通风橱有外排式（有管道）或循环式（无管道），循环式系统使用过滤器来清除气流中的有毒物质。因为过滤器只针对特定的危害，循环式通风橱只能用于特定的物质或化学危害，如果由于工作中需要增加危害物质时应该更换过滤器。当实验室内使用多种有毒或者有害化学物质时，循环式通风橱则不适用。实验室应该使用推荐的窗框高度（尽可能地低），但当测试通风橱通风系统的气流时，为了保证测试结果准确，窗框应该放在规定的高度。因此在选择通风橱前一定要充分考虑与需要执行的任务是否适用。

（2）伞形吸气罩：伞形吸气罩用于吸取仪器的产热或污染物（如高压蒸汽灭菌器、原子吸收分光光度计），不应该用做化学通风橱的替代品，伞形吸气罩不应该用于个人处理有害物质的工作台。

（3）开槽工作台：开槽工作台（工作台背后有与排气管道连接的一个或多个狭窄水平开口）应该只用于处理低－中毒性物质和小剂量物质。

（4）生物安全柜：生物安全柜是依靠机械的高效过滤器（HEPA）和柜内的空气循环，除非有特殊目的的特殊设计不应该用于有毒化学品的操作。

3．压力危害　当实验室设备与环境的压力不同时，可引发实验室严重事故，需要采取措施消除风险，压力或真空引起的危害应该通过以下措施来降低风险：

（1）在实验室只能使用有高压或真空下工作许可的设备。

（2）使用带有压力控制和压力释放设计的设备。

（3）在打开真空干燥剂前或从冷冻液体中取出样品容器后，要将压力恢复到大气压。

（4）加热或者冷却容器打开前需要恢复室温。

（5）处理真空或者有压力的设备时要佩戴适当的眼和脸面部保护。

（6）容器需要缓慢开启让压力恢复平衡。

4．噪音危害　实验室的工作环境应该避免过量的噪音，设备的选择和安装的位置应该充分考虑设备本身产生的噪音和与周围设备仪器累积产生的噪音水平。应该采取以下措施最小化或者尽量减少噪音的产生：

（1）在购买和选择设备之前，应在安静环境下评估设备的噪音水平。

（2）将产生噪音设备尽可能地远离工作台。

（3）正确的执行设备的保养和维护。

（4）墙面和天花板使用吸音材料，还可使用隔音板或围栏来降低噪音。

5．温度和湿度　实验室的环境温度和湿度应该尽可能控制在适合工作人员和设备功能的范围内，包括：

（1）实验室环境湿度和换气应该保证实验室员工的舒适和安全。

（2）所有额外产热或冷却的设备应该采取措施控制。

（3）配备个人保护装备，如低温保护手套和适当的衣服，让个人工作时安全而舒适。

（4）实验室的温湿度设置应考虑要求最苛刻的设备需要达到的水平。

二、化学危害

1．总体要求　化学危害包括较广范围的物理（可燃的、腐蚀性）和化学（有毒的、放射性的、致癌的）危害物质。根据现行中华人民共和国国家标准 GB 13690—2009《化学品分类和危险性公示通则》，危害性化学品可分为理化危险、健康危险、环境危险物质三大类。应明确如何安排这些危害物质，根据不同位置和形势以及暴露风险类型进行标记。应根据国家、地方和当地认可的标准，制定政策和流程以储存、处理、使用和废弃化学品。

（1）要求符合国际标准，每个化学品的存放容器外面都应该标记危害品的性质和风险，而且在用的危害品容器标记要求干净、不模糊。

（2）为了降低有害物质的暴露，应该对化学危害品采取充分有效的控制措施，如工程控制、使用个人防护装备、管理控制、手卫生。

（3）为保证有效性应该常规质控监测。

（4）应该制定流程保存监测结果的记录。

（5）所有员工应该根据安全操作手册开展工作，适用时使用必要安全设备或设施。

（6）所有员工在分析测量区应该全程穿戴适当的防护服，根据具体实施操作的性质可辅助适当的个人防护装备。

（7）出现以下情况，实验室应该确保能提供必要的医学指导：员工出现有害化学物质中毒相关的体征和症状；暴露监测提示暴露水平超出常规操作要求；工作区域发生喷洒、泄漏、爆炸等类似危害暴露事件。

2. 化学品分类和标记

（1）管理人员职责

1）为员工安全使用有害化学品提供必要的教育和培训。

2）确保使用中的化学品正确标识，包括场所的标识。

3）为员工提供最新的化学品安全数据清单（SDS）。

4）为保护工作人员实行正确的控制措施。

（2）员工职责

1）参加组织的教育和培训。

2）执行实施的控制措施。

3）帮助识别和控制有害物质。

（3）安全数据清单（SDS）：实验室管理应该确保提供所有进入实验室化学物质的最新SDS，而且让操作人员易于获得。SDS可使用适当的电子形式，便于员工的培训；管理人员应该按照工作顺序提出SDS的要求，便于使用。通过SDS，要求制造商和进口商证明所有化学物质的危害性，是单一物质还是混合物，提供化学风险的推荐信息，以便能安全运输、储存和处理。

3. 毒性化学物质　实验室员工应该被告知相关的毒性测量和暴露限（如，致死剂量，致死浓度等），暴露限供参考，应给予解释并提醒注意，这些限值不应该作为判读安全与危险浓度之间的界限，也不能用作毒性相对指数。暴露限有许多限制，由于效应的整合不能用于混合物的暴露。另一个是职业暴露限，只能用于正常成人，不能用于儿童、老人和患者。实验室员工应该被告知关于潜在毒性化学品进入人体的途径和必要的暴露预防措施，吸入和皮肤吸收是最重要的人体进入途径。

4. 氧化性和腐蚀性物质

（1）氧化性物质：实验室使用氧化性材料应采取适当预防措施，具体可以包括如下措施内容：

1）为了避免释放灰尘，应使用氧化剂溶液而不是干燥形式。

2）通过溶液稀释降低反应活性。

3）佩戴适当的皮肤和眼睛防护。

4）储存、分发和使用时避免接触可燃和易燃的材料。

5）包装容器要求牢固。

6）按照供应商说明进行混合和稀释。

（2）腐蚀性物质：实验室使用腐蚀性材料时应该采取适当的预防措施，可包括以下内容：

1）处理时注意保护眼睛和皮肤。

2）使用可以得到预期结果的最低稀释浓度。

3）应在通风橱里处理、分装、混合或操作可释放出蒸汽或可产生有害反应物质的腐蚀性材料。

4）使用不易破的容器转运，或者用有玻璃内胆的安全运送箱。

5）容易溢出的腐蚀性液体应用玻璃容器储存。

6）稀释时应将腐蚀性液体加到水里，而不能反过来将水加到腐蚀性液体里。

7）出现接触事件应对接触的皮肤和眼睛冲洗至少15分钟。

8）酸碱应该分开储存。

5. **化学品的储存**　实验室应该确保所有危化品储存在安全的位置；只有授权的实验室员工才可以拿到；储存在可封闭的柜子内或者稳固的防护罩内；储存区域有适当的通风系统；储存应远离热源、阳光直射或温差变化大的区域。实验室应储存足够使用的最小量化学试剂，储存在专门的化学储存室，保持更新化学品清单目录，定期处理用过的、剩余的、过期的或其他不需要的化学材料；不同反应性和可燃性的试剂应该分开存放。

6. **化学性的溢洒**　实验室应提供适合应对化学性溢洒的措施，在工作场所配备中和剂、溢出阻挡物、适当的化学吸收剂。

当发生挥发毒性、腐蚀性或可燃性化学品溢洒或泄漏事件时，应该采取：

（1）个人应该根据批准的应急预案，快速评估形势和采取适当解决办法。

（2）如果涉及可燃性试剂，应该立即关掉点火源。

（3）溢洒区域建立屏障，张贴警示标识，禁止进入。

（4）员工应该确保通风橱和其他排气装置开启。

（5）在所有潜在因化学污染伤害眼睛的工作区域都应提供洗眼装置。

（6）当存在化学危害品可污染全身的风险的区域应提供喷淋装置。

7. **化学性废物**　实验室应该清楚写明每个化学品的废弃和安全处理的程序。制定的化学废弃物的政策和程序应遵守适用的法规和要求。

第三节　其他实验室安全

一、实验室信息安全

实验室的信息安全要求应与实验室的安全水平匹配。应该对保密的信息进行控制（如设置密码），按照应用的法律法规要求建立信息管理和安全程序。医学实验室应该使用功能完善的 LIS 进行实验室信息的管理和安全控制。实验室信息安全关系到医学实验室的公正性和保密性，尤其是患者的信息和数据以及患者的隐私，实验室应该足够重视并建立完善的管理和安全控制制度，明确责任。

实验室应增强信息安全意识，明确信息安全责任，通过管理制度和技术手段保护信息安全，注意实验室信息的网络安全，防止病毒和黑客的攻击，建立必要的防火墙和应用加密和监听等检测技术。

更加详细的实验室信息安全相关内容请参照本书指南册第六篇"实验室信息系统"内容。

二、实验室用电安全

实验室所有用电设备操作应该做到如下要求：

1. 设计和加工均符合正确的安全要求（GB/T 4793.9）。

2. 遵从特殊规范要求使用。

3. 为确保设备的安全，应按要求连接 UPS。

4. 在调试或者维修后需要有能力的人员（有资质电工或生物医学工程师）完成用电安全测试和设备可安全使用后才能投入使用。

5. 电气设备使用者应该接受过正确使用培训。

6. 电气设备操作不能影响电气安全。

7. 使用防溅式或者无火花设备。

8. 电气设备使用者应定期检查可引起漏电的损坏。

9. 避免使用延长线和多重转换器。

10. 如果发生设备被液体喷溅事件，应该将设备断开电源并完全晾干，在有资质人员确认前不能使用，还应通过去污染消除化学和生物污染暴露的风险。

11. 只允许有资质人员对电气设备和电路进行操作。

12. 禁止非授权的操作。

三、实验室用水安全

实验室的用水可分为设备用水、试验用水和生活用水，为了确保实验室各类用水的安全，避免出现用水安全事件或事故，管理和使用中需要关注以下内容。

1. 了解实验室自来水各级阀门的位置，定期检查上下水管路、连接头、水龙头、胶管接口处老化情况，发现问题应及时更换，以防漏水。

2. 应保持实验室所有水槽和排水渠道畅通，水龙头或水管漏水、下水道堵塞时，应及时联系修理、疏通。

3. 实验室打开水龙头时必须全程有人值守，中途离开必须先关闭水源，杜绝出现自来水和制水机等水龙头打开而无人监管的现象。

4. 实验室要定期检查应急用水装置（如喷淋系统、洗眼装置）必须保持使用时水流畅通。

5. 实验室发生漏水和浸水时，应第一时间关闭水阀。发生水灾或水管爆裂时，应首先切断室内电源，转移仪器设备，防止被水浸湿，组织人员清除积水，及时报告维修人员处置。如果仪器设备内部已被淋湿，应上报实验室维修人员维护。

6. 由于漏水和浸水接触带电线路和设备容易导电引起严重安全事故，为防止风险在处理漏水前一定要切断电路。

7. 为预防在工作中出现试验用水溢洒、泼溅，做好预防确保不影响电路和设备，在冰箱除冰和清理等操作时也应做好预防。

8. 实验室的给水与市政给水系统之间应设防回流装置。

四、实验室辐射安全

1. **放射性核素的使用**　实验室主任在允许放射性核素的工作前应评估使用的范围、位置和合理性，实验室应该确保：

（1）放射性核素的获取、使用和废弃处置必须严格记录。

（2）必须安全的储存放射性化学品。

（3）使用或者暴露到放射性核素的实验室工作人员应该经过严格的培训，包括放射相关的知识、技能和防护，严格遵守放射安全政策和程序。

（4）实验室在工作场所应有纸质版标准流程和制度随时供使用。

（5）在使用放射性核素的工作场所，应显著地张贴清理说明和处理放射事故和放射物质溢洒时采取的措施细节。

（6）应制定对不使用的放射物质、混合或被放射物质污染的物质安全处理方法的详细程序。

（7）批准张贴合适的警示和禁止标识。

2．**辐射的个人防护** 从事放射性核素工作的实验室应该遵循当地权威放射防护机构关于放射防护操作的建议和常规要求，充分考虑法规和条例中关于实验室设计和设备标准的适用要求。实验室应指定专人负责向权威放射性防护机构汇报，包括：

（1）实验室负责设计放射操作保护程序，提供和维护相关的用品。

（2）管理问题报告实验室主任，专业问题报告放射保护机构。

实验室应该安排专人直接负责电离辐射工作日常监督，确保严格按照放射操作规程（放射防护监督员），建立实验室制度，安排每个员工在放射防护中的角色和责任，如没有法规要求和权威放射防护机构，则推荐建立放射安全委员会来负责。

3．**电离辐射的监控** 应该建立系统性监督电离辐射的程序，确保能全面且不间断地对工作场所进行监督。

（1）监督记录的维护。

（2）让所有处理放射物质或与放射物质一起工作的员工，按照许可要求穿合适的带胶片式射线计量器或热释发光剂量计。

（3）设计和实施常规清洁和去污染的协议。

（4）放射性核素使用的定期审核、操作的监测频率确定或变动都需要由权威放射性防护机构来规定。

（5）所有对法规或地方制度的操作改进或程序变动都需要记录并保存。

（6）标记好的放射性废物应储存在一个牢固而有放射性防护的单独储存处，储存处应有清晰的提示，标明废弃物的性质和风险水平。

（7）对储存和处置的决定。

4．**非电离辐射**

（1）紫外和激光光源：只要使用了紫外灯或激光作为光源，就应该提供合适而充分的个人保护装备、张贴合适的允许标识、设备安全使用培训，而且这些光源只能用于设计的用途。

（2）微波设备：微波设备必须定期进行检查、检测和保养，确保维持在安全标准内使用。大功率的微波和无线电波设备应格外注意，应该设立额外的屏障和保护罩，还应考虑对周围其他设备的干扰。张贴警示标识提醒设备对安装起搏器人员的影响，应该禁止安装起搏人员靠近大功率微波和无线电波设备。微波设备周围不能放置可燃物质，当使用微波设备时，所有可能潜在危害个人或环境的生物和／或化学物质应该放置在二级防护中。

五、员工健康安全

1．根据国家或地方职业健康法律和法规的要求，实验室员工应该按照风险评估来推荐和要求接种特定的疫苗，降低感染和潜在传播疾病的风险。

（1）为保护员工避免实验室获得性感染，建议接种的疫苗包括：乙肝疫苗、百白破三联疫苗、白喉－破伤风二联疫苗、甲肝疫苗、脑膜炎奈瑟菌疫苗。

（2）为保护患者免受到实验室员工的潜在感染风险，建议接种的疫苗包括：流感疫苗、病毒三联疫苗（麻疹病毒、风疹病毒、腮腺炎病毒）、水痘－带状疱疹病毒疫苗。

（3）应该在易感人群暴露 72 小时内接种麻疹疫苗，对疫苗禁忌的高风险人群（免疫功能不全患者、孕妇、新生儿等）在暴露事件 6 天内使用免疫球蛋白（VZIG 或替代品）。

（4）应该在易感人群暴露 120 小时内接种水痘疫苗，对疫苗禁忌的高风险人群在暴露事件 96 小时内使用免疫球蛋白。

2. 除前述介绍的相关措施外，可能还需要采取以下加强控制措施，以确保员工的健康和安全：

（1）对所有采取加强防护措施的实验室人员定期进行医疗检查，以确定其健康状况，在执行工作时不存在风险。

（2）实验室建立员工健康档案，包括详细的病史和有职业针对性的检查，并保存记录。

（3）如果在工作时间发生突发疾病，有条件提供和快速联系医疗许可人员进行紧急处理和转运。

（4）实验室还必须建立一个救护系统，在紧急情况下提供 24 小时帮助。

（5）工作政策应确保在实验室一次工作的时间保持在最低限度，以防止身体和／或精神疲劳。

（6）在实验室中遭受的伤害，特别是针刺或受感染动物咬伤等经皮损伤，由于所处理的病原体的性质，造成任何后续感染的后果，其风险升高。此类事件必须立即报告，并采取适当的急救和／或预防措施。事件发生后，工作人员应在一段时间内监测和记录体温和任何症状，如头痛、发热和其他不适。如果发现体温升高或出现符合特定疾病的症状，应安排提供医疗建议和帮助，并将其转移到适当的卫生保健设施进行隔离和适当的医疗护理。

六、员工心理安全

实验室管理应该负责和采取行动减少组织、环境和人为因素带来的额外压力，因为实验室的心理环境可影响员工身体和心理的压力，而额外的压力能损害员工工作能力，出现身体、行为、情绪或精神症状。引起额外压力的因素包括组织因素（冲突、单独工作、严重事故压力、疲劳和工作时长、技术改进、霸凌／骚扰）、环境因素（噪音、空气质量）、个人因素（滥用药物、精神疾病、年龄相关因素、工作生活矛盾）。

1. 组织因素　实验室的管理人员应该要负责采取行动减少以下因素：

（1）采取有效的沟通策略，减少组织因素引起的员工心理问题。

（2）营造一个良好的合作氛围。

（3）对工作量评估后重新分配。

（4）对任务和计划进行重新设计。

（5）对培训程序进行修订。

（6）建立员工健康服务和救助方案。

实验室的管理人员应该知道工作场所与暴力、骚扰和其他形式的虐待相关的法律和法规内容。医院实验室作为医院的一部分，可以将此部分责任交由医院其他部门协助管理。

2. 环境压力　为了能更好地管理环境压力，应该掌握主动沟通以及投诉处理程序和采购控制程序，采取行动来调整与个人压力相关的管理，包括：

（1）自我恢复活动，如休假。

（2）加强健康锻炼。

（3）给予咨询辅导。

（4）提供沟通机会。

（5）让医生给出诊治方案。

3．员工个人因素 要关心员工的精神问题（抑郁症、应激反应）、身体疾病（甲状腺疾病、电解质紊乱、短暂性脑缺血发作）、毒素暴露（意外、环境、职业相关）、滥用药物、酗酒等问题，及时进行引导和处理。避免引起员工工作能力降低，出现以下工作缺陷可能：错误增加、返工增加、周转时间增加、忽视细节、容易走神、操作笨拙或低效、让同事处于风险之中的行动、个人手卫生和防护标准降低、个人防护装备和衣物错误。

（罗　强　徐　宁）

第九篇
实验室风险管理

　　风险管理理论最早起源于美国，在 20 世纪 30 年代，由于受到世界性经济危机的影响，美国约有 40% 的银行和企业破产，经济倒退了约 20 年，从而引发人们对风险管控的研究。风险管理理论在 20 世纪 50 年代末期得到发展，70 年代得到推广，80 年代以后在理论和实践上都取得了大量成果，主要都是应用于企业管理。风险管理作为医院管理的重要内容，20 世纪 60 年代以前存在一定的争议，西方国家 20 世纪 80 年代开始不仅在理论上有深入研究，实践方面也广泛应用。我国在 20 世纪 80 年代后逐步引入了风险管理理论，20 世纪末开始开展医院风险管理的研究。当前国际上，风险管理理念和要求不仅写入了医学实验室的国际标准 ISO 15189，也在检测和校准通用要求的最新版国际标准 ISO/IEC 17025：2017 中得到采用，从而成为各类实验室质量管理和能力建设的重要内容。

第四十一章

风险管理

风险管理是管理学的一个分支。在医学检验领域，风险管理活动是通过对临床实验室的信息分析，并就如何处理特定风险以及如何选择风险应对策略进行科学决策。本章主要介绍医学实验室在临床检验工作中的风险识别、分析评价、控制和监控的原则和通用指南，旨在指导实验室结合自身情况，建立个性化的，基于风险管理的标准化临床检验工作流程。实验室建立基于风险管理的临床检验工作流程，有利于规范临床检验工作，发现潜在的问题和缺陷，减少出现差错乃至事故的概率，从而提高实验室自身及患者的安全性。

第一节　风险管理概述

一、风险管理相关术语和定义

术语和定义是正确理解标准要求、统一认识的基础，在国际标准中给出了风险管理过程常用的术语和定义，为便于阅读和理解，将其中风险相关的术语和定义列举如下。

1. **风险**（risk）　不确定性对目标的影响。

2. **风险管理**（risk management）　在风险方面，指导和控制组织的协调活动。

3. **利益相关者**（stakeholder）　可以影响、被影响或自认为会被某一决策或行动影响的个人或组织。

4. **风险源**（risk source）　可能单独或共同引发风险的因素。

5. **控制**（control）　处理和／或改变风险的措施。

6. **风险识别**（risk identification）　发现、确认和描述风险的过程。

7. **风险分析**（risk analysis）　理解风险性质、确定风险等级的过程。

8. **风险评价**（risk evaluation）　对比风险分析结果和风险标准，以确定风险和／或其大小是否可以接受或容忍的过程。

9. **风险评估**（risk assessment）　风险识别、风险分析和风险评价的全过程。

10. **风险应对**（risk treatment）　处理风险的过程。通常指基于风险评估结果，为降低风险而采取的综合性措施，其最终目标是降低事故发生的频率和／或事故的严重程度，使剩余风险可接受。

11. **风险准则**（risk criteria）　评价病原微生物实验室风险重要性的依据，包括政策、法律法规、部门规章和标准规范等要求。

12. **风险接受**（risk acceptance）　接受某一特定风险的决定。

13．**预期用途**（intended use） 按照制造商提供的规范、说明书和信息，对产品、过程或服务的预期使用。

14．**控制**（control） 用于改变风险的措施。

注1：控制包括任何程序、政策、设备、实践，或其他改变风险的活动。

注2：控制并不总是对预期或假定的修剪效果产生影响。

15．**评审**（review） 为确定主题事项达到规定目标的适宜性、充分性和有效性而进行的活动。

注：评审可应用于风险管理框架、风险管理过程。评审活动结束后一般要形成评审报告，该报告作为评审活动的输出。评审报告应针对主题事项做出适宜性、充分性和有效性的评价性结论，并对重大问题（如改进措施、资源配置和结构调整等）提出意见。

16．**安全性**（safety） 免除于不可接受的风险。

17．**潜在失误**（latent error） 操作者无法控制的潜在结构因素所引发的失误。

示例：存在缺陷的设备，不良设计、管理决策或组织结构。

18．**认知失误**（cognitive error） 由于掌握的知识不足，对已有信息解释的错误，或者采用错误的认知习惯，从而导致做出不正确选择所引发的失误。

19．**非认知失误**（non-cognitive error） 自主行为中疏忽或无意识的过失而引发的失误。

20．**帕累托分析**（Pareto Analysis） 从引起问题的很多琐碎的原因中分离出那些至关重要的几个原因。帕累托分析使用的观点是大多数问题（80%）是由几个关键原因（20%）产生的。

21．**失效模式和影响分析**（failure modes and effects analysis，FMEA） 对系统或产品实施系统性的评审，辨识其可能发生的失效，并评估该失效对整个系统或产品性能的影响。

注1：FMEA涉及识别潜在故障模式，确定每个故障后果，并审查为防止或检测故障而采取的控制措施；

注2：如果估算失效风险和危险风险是分析的一部分，这种技术被称为"故障模式、影响和危险性分析（FMECA）"。

注3：FMEA被认为是"自下而上"的分析（a "bottom-up" analysis）。

22．**故障树分析**（fault tree analysis，FTA） 是用来识别并分析造成特定不良事件（称作顶事件）因素的技术。因果因素可通过归纳法进行识别，也可以按合乎逻辑的方式进行编排并用树形图进行表示，树形图描述了原因因素及其与重大事件的逻辑关系。

注1：FTA被认为是"自上而下"的分析（a "top-down" analysis）；

注2：FTA比FMEA更有效分析故障事件和人为故障的组合；

注3：FTA和FMEA经常一起用来评估复杂的系统，进行全面的自上而下和自下而上的风险分析。

23．**风险管理目标**（risk management goal） 以最小的风险管理成本，使预期损失减少到最低限度或实际损失得到最大补偿。

二、ISO 15189：2022 风险管理的要求

医疗风险无处不在，这已成为业内共识，ISO 15189《医学实验室质量和能力的要求》从制定时就关注到风险管理的内容，在ISO 15189：2012标准的4.14.6"风险管理"中，提出"当检验结果影响患者安全时，实验室应评估工作过程和可能存在的问题对检验结果的影响，应修改过程以降低或消除识别出的风险，并将做出的决定和所采取的措施文件化"。

ISO 15189：2022对比旧版一个重要特征就是更加强调风险管理。风险管理的要求与ISO 22367

的原则一致，旨在引导实验室建立"以患者为中心"的质量文化，围绕患者健康、安全持续改进质量管理体系。依据新版文件建立的质量管理体系通过策划和实施应对风险的措施，强化对患者健康的关注，最终目的是保证患者的健康和安全，做到这一点的前提就是要把风险管理理念融入到质量管理体系。

文件结构编排上，新版标准第 5 章结构和管理要求中提出了风险管理，第 8 章管理体系要求中提出了应对风险和改进机遇的措施。

体现风险管理要求的具体实施细则：

1. 实验室主任负责风险管理的落实、确保风险管理过程有效性的评估。
2. 实验室管理层应建立、实施和维护过程，识别和制定应对风险和改进机会的措施。
3. 设施条件保证不影响检验程序。
4. 校准不合格时的处理，以最大程度降低对服务操作和对患者的风险。
5. 实验室应识别、降低在检验前、检验和检验后过程中患者医疗的潜在风险，包括检验前：标本采集、运送、接收、存储，检验中：测量不确定度、生物参考区间和临床决定限、室内质控，检验后：结果报告、自动审核系统、附加信息等。
6. 不符合工作的应对。
7. 数据控制。
8. 连续性和应急预案。
9. 应对风险和改进机遇的措施。
10. 持续改进。
11. 发生不符合时的措施。
12. 策划、制定、实施和保持内部审核方案。
13. 管理评审的评审输入等。

本文件包括医学实验室为应对风险和改进机遇而策划和采取措施的要求，该方式的优点包括：提高管理体系的有效性，减少无效结果的概率，减少对患者、实验室员工、公众和环境的潜在危害。实验室的组织要求、管理体系要求、资源要求、检验过程要求等均体现风险管理的理念。文件的技术性附录部分列举质量管理体系实施风险管理的具体步骤、方法。

三、与风险管理相关的标准

（一）ISO 31000 风险管理的原则与指南

国标 GB/T 24353 等同采用了 ISO 31000 的内容。

在风险管理方面，当前存在很多标准和文件，但最基本的风险管理国际标准是 ISO 31000 风险管理原则与实施指南。该标准给出了风险管理的相关定义、术语和原则。这些定义、术语和原则，是其他有关风险管理标准和文件的基础。ISO 31000 阐述了所有类型和规模的组织都面临来自内部和外部的、影响组织实现其目标的因素。这种不确定性对组织目标的实现所带来的影响就是"风险"，在医学检验领域，这个组织就是医学实验室。

1. ISO 31000/GB/T 24353 风险管理的原则、框架和过程　风险可能存在于医学实验室的所有活动中，因此实验室应通过识别、分析和评价是否运用风险处理来修正风险因素，使其满足风险标准，从而管控风险。通过该过程，医学实验室与各利益相关方进行沟通和协商，监测和评审风险，利用各项措施有效管控风险，直到这些风险被控制在可接受的程度，该标准系统而逻辑性的描述了这一过程。

尽管所有实验室在某种程度上都开展管理风险的工作，但做法和效果不尽相同。该标准建立了一些为使风险管理变得有效而需要满足的原则。该标准建议，医学实验室应建立、实施一个管理架构并能实现持续改进，其目的是将风险管理过程整合到实验室的整体管理、战略规划、报告过程、方针以及价值观和文化中。风险管理可以在实验室的多个领域和层次，在任何时间，应用于整个实验室及其具体的职能、项目和活动。在一个综合框架内采用一致性过程有助于确保在实验室内有效、高效和针对医学检验特定管理风险。该标准中所描述的通用方法提供了在任何范围和状况下，以系统、清晰、可靠的方式管理风险的原则和指南。

每一个具体行业或风险管理的应用都产生了各自的需求、受众、观念和标准。因此，该标准的主要特点是将"确定状况，风险识别"作为通用风险管理过程的开端，确定状况关注实验室的目标、所追求目标的环境、实验室利益相关方和风险准则等背景信息，这些信息能帮助揭示和评价风险的性质和复杂性。

该标准描述的风险管理原则、框架和风险管理过程之间的关系，如图 41-1 所示。

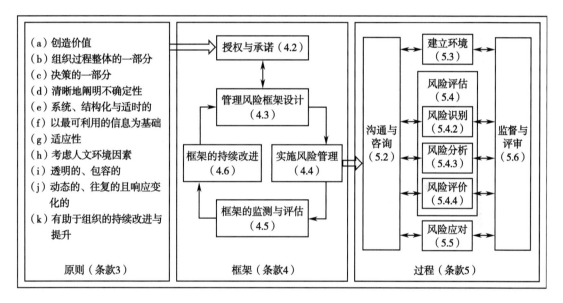

图 41-1 ISO 31000 标准风险管理原则、框架和过程之间的关系

2. 该标准可使各利益相关方的都获益 包括：负责制定实验室风险管理方针的人员；负责确保在实验室整体或者某一特定区域、项目或者活动内有效开展风险管理的人员；需要评价实验室风险管理有效性的人员；整体或部分地实施风险管理的标准、指南、程序和操作规范的开发者。

能使实验室得到以下益处：

（1）提高实现目标的可能性。

（2）鼓励主动性管理。

（3）使整个实验室意识到识别和处理风险的需求。

目前许多实验室的管理实践和过程包含了风险管理的要素，许多实验室针对特定类型的风险或环境下已经采用了风险管理过程。在这种情况下，实验室可对照该标准对其现有的实践和过程开展评审和完善。

（二）ISO 14971：2019医疗器械——医疗器械对风险管理的应用

国标 GB/T 42062—2022 等同采用了 ISO 14971：2019 的内容。

该标准包含的要求为制造商提供了框架，涉及管理风险的过程，主要是对患者的风险，但也包括对操作者、其他人员、其他设备和环境的风险，可以系统地应用于管理与医疗器械使用有关的风险。该标准专门为用于建立风险管理原则的医疗器械/系统的制造商而制定。对其他制造商，如在其他的卫生保健行业，该标准可用作建立和保持风险管理体系和过程的资料性指南。

众所公认的风险概念具有两个组成部分：损害发生的概率；损害的后果，即它会造成多严重的后果。由于利益相关方很多，包括医师、提供保健的组织、政府、行业、患者和公众成员，有关医疗器械风险管理的概念特别重要。利用医疗器械从事相应特定的临床程序的决定，要求剩余风险和临床程序的预期受益相平衡。这样的判断应考虑和医疗器械有关的预期用途、性能和风险，以及和临床程序或使用环境有关的风险和受益。只有了解患者个人健康状况和患者个人意见的有资格的医师，才能做出其中一些这样的判断。

制造商应在考虑通常可接受的最新技术水平的情况下，对医疗器械的安全性包括风险的可接受性做出判断，以便决定医疗器械按其预期用途上市的适宜性。该标准规定了一个过程，按此过程，医疗器械的制造商可以判定与医疗器械有关的危险，估计和评价与这些危险相关的风险，控制这些风险并监控这一控制的有效性。本标准为制造商规定了一个过程，以判定与医疗器械，包括体外诊断（IVD）医疗器械有关的危害，估计和评价相关的风险，控制这些风险，并监视控制的有效性。标准的要求适用于医疗器械生命周期的所有阶段，但不用于临床决策，也不规定可接受的风险水平。

标准由引言、正文和附录三部分组成。正文包括：标准的范围、常用术语和通用要求，并详细规定风险管理过程，即：风险分析、风险评价、风险控制、综合剩余风险的可接受性、风险管理报告以及生产和生产后信息。

（三）ISO 22367：2020医学实验室风险管理在医学实验室的应用

本文件为医学实验室提供了一个框架，其经验、见解和判断可用于管理与实验室检验相关的风险。风险管理过程涵盖医学实验室服务的全部范围：检验前、检验中和检验后过程，包括实验室检验的设计和开发。

GB/T 22576.1/ISO 15189 要求医学实验室评审其工作过程，评估潜在失效对检验结果的影响，修改过程以减少或消除已识别的风险，并记录所采取的决策和措施。本文件描述了管理这些安全风险的过程，主要针对患者，但也针对操作人员及其他人员、设备和其他财产以及环境。它不涉及 ISO 31000 涵盖的商业运营风险（图 41-2）。

医学实验室通常依靠使用体外医疗器械实现其质量目标。因此，风险管理必须是体外诊断医疗器械（IVD）

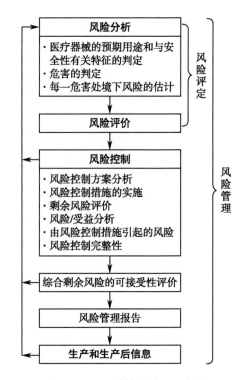

图 41-2 风险管理过程示意图

制造商和医学实验室的共同责任。由于大多数 IVD 制造商已经实施了 YY/T 0316—2016/ISO 14971：2007《医疗器械 风险管理对医疗器械的应用》，本文件采用与之相同的概念、原则和框架管理与医学实验室相关的风险。

医学实验室的活动会使患者、工作人员或其他利益相关方暴露于各种危险中，可能直接或间接导致不同程度的危害。

风险管理是复杂的，因为每个利益相关方可能对危害的风险赋予不同的权重。本文件与 GB/T 42062/ISO 14971 和全球协调工作组（GHTF）指南相一致，旨在促进实验室、IVD 制造商、监管机构、认可机构和其他利益相关方之间进行风险沟通与合作，使患者、实验室和公众健康受益。

医学实验室习惯于重视检测错误，通常是日常工作中使用错误的结果。使用错误可能是由于仪器工作界面设计不佳，或制造商提供的信息不充分；也可能是由可合理预见的误用造成的，如故意不遵循 IVD 制造商的使用说明，或不遵循公认的医学实验室实践。这些错误可能导致或引发危险，可能立即表现为独立事件，或者可能在整个体系中多次出现，或者可能一直潜在，直到其他次生事件发生。新兴的可用性工程领域将所有这些"人为因素"都视为可预防的"使用错误"。此外，实验室还必须应对 IVD 医疗器械按预期用途运行中偶发的故障。无论什么原因，由设备故障和使用错误引起的风险都能得到主动管理。

风险管理在 GB/T 22576.1/ISO 15189 的许多要素中均与质量管理相结合，特别是投诉管理、内部审核、纠正措施、预防措施、安全核查表、质量控制、管理评审、外部评审（包括认可和能力验证）。同时，风险管理与医学实验室的安全管理一致，如 GB 19781/ISO 15190 中的安全核查表。

风险管理是一个经策划的、最好通过结构化框架实施的系统性过程。本文件旨在帮助医学实验室将风险管理融入其日常组织、运行和管理中。

标准由引文、正文和附录三部分组成。正文包括：风险管理、风险分析、风险评价、风险控制、受益 – 风险分析、风险管理评审、风险监控、分析和控制活动，11 个附录（附录 A ~ L）。

（四）ISO/IEC 31010：2019 风险管理—风险评估技术

国标 GB/T 27921 等同采用了 ISO/IEC 31010 的内容。

ISO 31000 阐述了风险管理的原则，而 ISO/IEC 31010：2019 标准为 ISO 31000 的实施提供了技术支持，用于指导实验室选择并正确使用合适的风险评价工具。

ISO/IEC31010 标准介绍了一系列的风险评估技术：头脑风暴法、失效模式和效应分析（FMEA）及失效模式、效应和危害度分析（FMECA）、危险与可操作性分析（HAZOP）、危险分析与关键控制点法（HACCP）、风险矩阵、因果分析、风险指数、故障树分析（FTA）、蒙特卡罗模拟分析（Monte Carlo simulation）等。在其他国际标准中，对于这些技术工具的概念和应用有更详细的说明。该标准并未涉及风险评估的所有技术。在该标准中未予介绍的技术并不意味着其无效。此外，一种方法在某些具体情况下适用，并不意味着这种方法在任何情况下均适用。标准也具有通用性，可以为众多行业及各类系统提供指导。

各种类型及规模的组织都会面临各种各样的风险，这些风险有可能影响到其目标的实现。这些目标可能涉及组织的各类活动，从战略计划到其运行、过程及项目，也体现在社会、技术、环境和安全结果以及商业、财务和经济措施，同时包括社会、文化、政治和声誉影响等。对组织各项活动中存在的风险应进行有效管理，通过考虑不确定性和未来事项或环境变化的可能性及其对约定目标的影响，风险管理过程有助于管理者的决策制定。该标准是一般性的风险管理标准，涉及安全方面的内容参见其他标准。

该标准旨在反映当前风险评估技术选择及应用的良好实践，但并未涉及那些新出现、尚在发展中的等还未获得专业人员共识的评估技术概念。

（五）CLSI EP18 识别和控制实验室错误来源的风险管理技术

美国临床和实验室标准协会（CLSI）也制定了关于医学实验室风险管理的相关标准——识别和控制实验室错误来源的风险管理技术（EP18-A2），推荐一套用于体外诊断检测系统的质量管理体系。它提出在用户和制造商之间建立伙伴关系，提供了一个故障源矩阵，并给出质量监控/问题识别方法的建议。它也适用于各种设备和设置，可识别、分析并进行管理故障源（潜在故障模式），帮助设备制造商、监管机构、认证认可机构和实验室主管确保结果正确。

该文件为风险分析（FMEA、FTA 和风险监控 FRACAS）等风险管理活动提供指导。虽然针对医疗服务提供者使用的体外诊断设备（IVD）或检测系统，但其范围也包括检验过程、场地和用户。检验过程包括分析前，分析中和分析后（检测前、检测中和检测后）过程。

诊断检测对制造商、用户、监管机构和认证机构提出了独特的挑战。制造商和临床实验室都面临着保持系统运行和产生（可靠性）结果的任务，并确保结果符合最低性能标准，例如包括准确性和那些影响准确性的因素，如精密度，偏倚和检测限。任何故障源都会影响结果的准确性、可靠性。

许多 EP 文件集中于评估影响准确性的参数，如线性（参见 CLSI EP06 文件），精密度（参见 CLSI EP05 文件）和偏倚（参见 CLSI EP09 文件），而 EP18 通过风险分析方法来确保准确性和可靠性，因此更加全面。这些风险分析方法是质量保证（QA）计划的一部分。目的是期望将潜在危险情况的风险降至可接受的水平，将出现了危险情况的发生率降至可接受的水平。这里，可接受水平是指应尽可能地降低到合理可行的程度。

诊断设备的技术、设计和功能都多种多样。每个检测系统在分析前（检测前）、分析中（检测中）和分析后（检测后）阶段都会受到危险或危险情况的影响。这些故障的相对重要性和可能性会因设备、样品、用户和环境而异。此外，终端用户的技能和知识水平存在很大的差异。例如，医院或商业化实验室 IVD 用户在实验室技术方面通常比使用即时检测（POC）设备的普通用户更熟练和知识渊博。

基于前面所述，指南遵循系统的质量管理方法，并定义了检测过程的各个阶段，确定了每个阶段的潜在及任何可观察到的故障源。

由于资源有限，观察到的和潜在的故障数量很大，使得优先努力降低风险变得重要。例如，某些失败几乎肯定会造成患者伤害（例如，高血糖的结果出现在低血糖患者时），不考虑时效性时，重复检测仅增加检测成本。但通常对于患者伤害的影响比成本增加的影响更为严重。把危险按严重程度和发生概率（或频率）分类，再通过帕累托分析即可确定事件的重要性。比如最严重的事件也可能是潜在的事件（例如他们没有被观察到），而经常观察到则是不太严重的事件。同时进行FMEA（降低潜在失败事件的风险）和 FRACAS（降低观察到的失败事件的发生率）是很重要的，因为每个风险分析过程都有不同的重点。

该文件主要面向 IVD 制造商。但也可作为希望了解风险管理技术和流程的临床实验室主任和管理人员的重要参考。尽管在实验室中减少风险的概念并不新鲜，但本指南中的风险管理工具对于实验室人员可能是新的，并且需要实验室主任和管理人员了解这些技术，以便他们能够将这些原则和流程用于制订其专门的质量管理计划。这种方法成功的关键是制造商和 IVD 用户之间的合作和适当的信息交换。通过这种精确可靠的方法，高效使用检测系统为患者提供高质量医疗服务。EP18 旨在帮助实现这一目标。

（六）CLSI EP23-A 基于风险管理的实验室质量控制计划

本文件阐述了利用国际公认风险管理原则为临床实验室检测建立和维持质量控制计划（QCP）的良好实验室规范。实验室应通过实施 QCP 管理风险，保证检测结果质量适合临床使用。其方式为监控检测过程中的错误发生；引入控制程序以减少错误发生。

EP23 为临床实验室的检测系统制订质量控制计划提供指南。EP23 描述了利用国际共识的风险管理原理建立和维持医学实验室检测的良好实验室实践。该文件主要指导实验室理解合理有效的质量控制程序。文件内容包括：收集风险管理信息、制订个性化质量控制计划（IQCP）、监控 IQCP 的效果。该文件强调综合行政法规要求、生产厂商提供的信息、实验室环境信息以及临床诊疗对所评价的检测结果的要求，运用风险管理理论，制定适用于特定实验室环境和临床应用需求的检测系统的 QCP。通过监控 QCP 的效率发现质控趋势、找到纠正措施，从而达到持续改进的目的。它同时充分考虑到各类质量控制过程的优势和局限性。该文件向临床实验室介绍一种运用国际公认的风险管理原则来设计和维护 QCP 的临床实践方法，作为个性化的 QCP 应该根据各个测量系统建立、维持和调整。

四、风险管理体系的建立

医学实验室应建立、文件化、实施和维持一个过程，用于识别与其检验和服务相关的危险，估计和评价相关风险，控制这些风险，并监控控制措施的有效性。该过程应包括以下要素：

（1）风险管理计划。

（2）风险分析。

（3）风险评价。

（4）风险控制。

（5）风险管理评审。

（6）风险监控。

如果存在文件化的质量管理体系，如 GB/T 22576.1/ISO 15189 中所描述，应把风险管理纳入到该体系相应部分中。

五、风险管理人员的职责和资质

1. **管理职责**　医学实验室管理层应通过为风险管理提供充足的资源和有资质人员来证明其对风险管理过程的承诺，以确保符合标准和规范的要求。

具体实验室管理层应：

（1）规定并文件化实验室的风险管理方针，包括确定风险可接受性政策。

（2）批准所有风险评估和风险管理报告。

（3）按计划的时间间隔评审风险管理过程的适宜性，以确保其持续有效，并记录评审过程中采取的任何决策和措施。该评审可作为质量管理体系评审的一部分。

实验室应保留本文件要求的每项活动的记录。记录应可检索，并可根据需要供评审使用。所需的文件和记录可纳入实验室质量管理体系编制的文件中。

2. **人员资质**　执行风险管理任务的人员应具备与其分配任务相适应的知识和经验。适用时，这些知识和经验应包括被评估的过程和程序，特定的医学实验室检验，检验结果的医学用途，以及用于评估风险的技术。

风险管理任务可由实验室各个部门的代表组成的团队来执行，每个代表贡献其特定的知识和专长。应保存人员资质记录。

六、风险管理计划

1. **总则**　实验室应策划风险管理活动。风险管理计划应符合本文件中描述的风险管理过程。为此，医学实验室应为其开展的服务或检验建立、文件化和实施一个或多个风险管理计划。

2. **计划范围**　实验室管理层应确定计划的范围。例如，可针对能够被识别和评估的风险，制订风险管理的计划，如技术和管理过程、检验前和检验后的具体环节、由特定的 IVD 系统执行的一个或多个检验、由实验室开发的特殊检验或由实验室执行的所有检验。

计划的范围和所需风险管理活动的程度应与检验相关的风险相当。宜考虑的因素包括但不限于：

（1）相关质量规范。

（2）医学决定水平和危急值。

（3）患者群体。

（4）测量系统的可靠性和测量不确定度。

（5）性能特征（精密度、偏倚、特异性等）。

（6）检验前与患者的接触（例如，静脉穿刺）。

（7）检验结果的临床用途（例如，筛查、诊断、确认试验）。

除非另有规定且理由充分，否则，医学实验室检验的风险管理计划应包括检验前和检验后环节，以及识别为对患者或其他人员存在风险的过程。

3. **计划内容**　每个风险管理计划至少应包括：

（1）对检验和服务、涉及的任何 IVD 医疗器械以及计划范围内所有相关检验前中后环节的描述。

（2）职责和权限的分配。

（3）风险管理活动评审要求。

（4）基于实验室确定可接受风险政策的单项风险和总风险可接受性标准。

（5）风险控制措施验证和监控活动。

4. **计划修订**　如果发生能影响风险评估的重大变化，应更新计划。应对计划的变更进行记录。能够影响风险评估重大变化，包括：

（1）实验室设施或公用设施的改造。

（2）引入新的政策、程序或工作说明书。

（3）添加、购买或引进新设备，包括实验室信息系统。

（4）引进新的检验或服务，或改变服务水平。

（5）变更供应商。

（6）开发室内检验项目。

（7）修改现有的检验程序。

（8）可能影响用户或患者安全相关特性的任何其他变化。

第二节　风　险　分　析

一、总则

风险分析的适用范围可以是广泛的（如，开发一个实验室有很少或没有经验的新检验项目），或者范围可以是有限的（例如，分析实验室中已经存在许多信息的现有检验程序改变的影响，分析与特定检验程序失效或 IVD 医疗器械故障相关的风险，或者分析实验室检验的特定环节，比如样品采集和运输，或者报告检验结果）。

如果检验程序涉及 IVD 医疗器械，并且如果 IVD 制造商遵循 GB/T 42062/ISO 14971 的风险管理过程，实验室的风险分析可始于，但不宜仅限于 IVD 制造商披露的剩余风险。

如果风险分析，或其他相关信息可用于类似的检验程序或服务，则该分析或信息可用作新分析的起始点。相关性的程度取决于检验或服务的差异。现有风险分析的可利用程度宜基于这些差异的系统评价是否能够：显著影响输出、特性、性能或结果；导致引入新的危险；导致产生新的危险情况。

二、风险分析过程和文件

实验室应对每个检验程序或服务进行风险分析，按计划记录实施的风险分析活动的过程和风险分析的结果。

风险分析的实施和结果的文件至少还应包括以下内容：

1. 风险分析对象的描述和识别（例如，检验和 IVD 医疗器械，包括样品运送、质量控制和结果报告过程）。

2. 记录进行风险分析的人员及其专业和分析的日期。

3. 风险分析范围。

4. 文件的批准。

三、预期医学实验室用途和可合理预见的误用

对于所考虑的特定检验或服务，实验室应记录预期的医学实验室用途和任何可合理预见的误用。

误用指检验、程序或任何对患者安全至关重要的程序的不正确或不当行为。

四、安全相关特性的识别

考虑到特定检验，实验室应识别并记录能够影响患者安全的定性和定量特征，适用时，包括它们的局限性。比如：诊断特异性、诊断敏感性、测量特异性、测量精密度、测量偏倚、分析干扰、试剂稳定性、分析物稳定性、无菌性（适用于静脉穿刺服务）、生物参考区间等。

具体可参照 ISO 22367：2020 附录 D 中包含的一系列问题点，可作为识别检验特性和任何能够影响安全的 IVD 医疗器械的指南。

五、危险的识别

实验室应识别和记录与检验和其他关键过程相关的已知的和可预见的危险及其原因（例如，潜

在的失效模式和使用错误）。应处理正常使用（即正确使用和使用错误）、可合理预见的误用和故障状态下的危险。

对于涉及使用 IVD 医疗器械的检验，实验室可从 IVD 制造商处获取关于制造商在风险管理过程中已识别但未完全消除的潜在危险的信息。

1．医学实验室检验对患者最常见的危险是不正确的结果、误判的结果和延迟的结果。当识别对实验室工作人员、服务人员和其他人员的危险时，ISO 22367：2020 附录 E 中的可能的危险示例可用作指南。

2．ISO 22367：2020 附录 F 能用于获取不同步骤的信息，在这些步骤中，不符合项能导致不同步骤（检验前、检验和检验后）和不同医学检验专业的错误。

3．能有助于识别潜在危险原因的途径，包括：投诉、不符合项、使用错误和偶发事件的实验室调查，以及涉及的 IVD 制造商。遵循 GB/T 42062/ISO 14971 的 IVD 制造商要向实验室用户披露重大剩余风险。

六、潜在危险情况的识别

应考虑能导致危险情况的可合理预见的事件序列或组合事件，并应记录由此产生的危险情况。实验室宜根据风险分析，决定事件序列中哪一个事件可能会使患者面临伤害（如，危险情况）。

1．与医学实验室检验或服务相关的潜在危险情况的信息来源　包括所使用的任何医疗器械的制造商、医学和科学文献、类似检验的经验、医学或科学的专业意见以及医学实验室专业组织的共识。关于制定危险情况清单的指南，参考 ISO 22367：2020 附录 E 和 ISO 22367：2020 附录 F。

2．医务人员收到的不正确结果　可视为对患者造成危险情况的事件，因为随后能够伤害患者的医疗决策和行动超出了实验室控制风险的任何合理手段。ISO 22367：2020 附录 E 提供了其他危险情况的示例。

3．危险情况可产生于实验室检验的性能使用错误，或者是实验室工作人员选择做某事，或者是没能做某事。关于识别和分类风险分析使用错误的指南，参考 ISO 22367：2020 附录 H。

七、可预见的患者危害的识别

应识别每种危险情况能够导致的可合理预见的危害，应按照每种危害的严重程度进行分类，应记录该过程和识别的危害。

关于可预见的患者危害的信息来源能够由不正确或延迟的检验结果引起，包括医学文献、类似检验的经验、专家的医学意见和专业医学组织的共识。制定可预见的患者危害清单，见 ISO 22367：2020 附录 E。

八、危险情况的风险估计

对于每个已识别的危险情况，应使用可用信息或数据估计相关风险。风险评估可定量或定性，需关注全过程而不是个别环节。

1．风险估计方法，包括源自系统故障的方法，在 ISO 22367：2020 附录 I 中有描述，并给出了基于定量、半定量或定性水平的概率和严重度等级的示例。

如果危害发生的可能性不能估计，例如在软件缺陷或其他系统故障的情况下，宜列出可能的后果，用于风险评价和风险控制。

2．用于风险估计的信息或数据可从以下来源获得：

（1）室间质量评价结果。

（2）相关差错调查。

（3）使用错误和不符合报告。

（4）实验室客户投诉。

（5）涉及典型用户的可用性评价。

（6）类似检验的经验，包括公开的偶发事件数据。

（7）IVD 医疗器械的性能和可靠性规范。

（8）来自 IVD 制造商的产品技术资料和披露的剩余风险。

（9）医学文献和公开发表的临床证据。

（10）发布的标准和医学实践指南。

（11）专家的科学、工程或医学意见。

（12）科学、技术或临床性能评价。

九、风险管理文件

实验室应对计划范围内的每项检验程序、服务，或一组相关检验、服务，建立并维持风险管理文件。风险管理文件还应提供每个已识别危险的可追溯性，文件可用于：分析风险，评价风险，实施和验证风险控制措施，评估剩余风险的可接受性。

为了提高实验室收集所有风险管理文件的能力，可指定一个虚拟风险管理文件。虽然该风险管理文件可不包含所有记录和其他文档，但至少需要包含所有必需文件的目录（例如，在受控索引中）。

通过检查风险管理文件来评估是否符合相关要求，本文件的所有组成部分都宜在该文件中说明和记录。

第三节 风 险 评 价

一、风险可接受性标准

实验室应在相应的风险管理计划中规定、批准和文件化单项风险和总剩余风险的可接受性标准。风险可接受性标准对风险管理过程的有效性至关重要。

1. 风险可接受性标准

（1）根据实验室确定风险可接受性标准的政策来确定。

（2）基于适用的国家或地区法规、适用的安全标准和相关的医学实践标准。

（3）考虑普遍接受的当前技术水平和已知利益相关方的关注。

（4）由实验室主任批准。

2. 没有必要对实验室进行的所有检验或服务采用相同的风险可接受性标准。标准可因预期用途或其他因素而异。

3. 单项风险的可接受性标准可在矩阵中记录，以显示危害发生概率和危害严重程度的组合可接受或不可接受，风险可接受性考虑因素指南和示例见 ISO 22367：2020 附录 C。

4. 如果风险已被最小化（例如，风险已首先被尽可能合理降至最低限度），该矩阵可进一步细分为多个区域，显示哪些风险被认为是可忽略的，哪些风险是可接受的。确定风险降低终点的指南和示例见 ISO 22367：2020 附录 B.5 和附录 C。

5. 建立总剩余风险可接受性标准的考虑因素

（1）符合法规的要求，如国家质量法规。

（2）依据质量和能力标准的实验室认可。

（3）参加承认的能力验证计划。

（4）是否需要知情同意。

6. 实验室应确定并记录评价总剩余风险的可接受性标准 ISO 22367：2020 附录 J 的三个标准，可作为评价总剩余风险可接受性的基础。

（1）与在用的类似检验程序或实验室服务相比，风险较低。

（2）检验程序或实验室服务的医疗受益超过总剩余风险。

（3）在合理可行的范围内，总剩余风险已经降低，风险控制措施的验证表明其有效。

二、风险评价过程

对于每个识别出的危险情况，实验室应采用批准的风险可接受性标准来决定是否需要降低风险。一般来说，如果风险被认为是可忽略的，则风险是可以接受的，没必要进一步降低风险。

1. 如果需要降低风险，则应开展风险控制中所述的风险控制活动。

2. 如果风险水平被认为不可接受，并且不能降低到可接受水平，实验室管理层使用风险 – 受益分析，决定是否启动或继续进行被评价的检验或服务。

3. 如果不要求降低风险，则第四节中的风险控制要求不适用于正在评价的特定危险情况，实验室可直接进行风险管理审查工作。

第四节 风 险 控 制

一、风险控制选项

实验室应确定、实施和验证风险控制措施，将风险降低到可接受的水平。风险控制措施应能减轻危害的严重程度，降低发生危害的可能性，或者两者兼而有之。在选择风险控制措施时，应按如下优先顺序选择风险控制方法：

1. 过程设计固有的安全性能（例如，减少或消除故障发生的可能性）。

2. IVD 医疗器械中的保护措施（例如：警报、故障检测、故障 – 安全机制）或者检验前、检验中、检验后和质量保证程序中的保护措施（例如：校准、质量控制活动，包括实验室为降低风险而增加的新控制活动）。

3. 员工安全信息。

4. 实验室员工培训。

当实施选项 2 或者 3 时，实验室宜在确定剩余风险是否可接受前，合理选择尽可能降低风险的控制措施。

实验室宜根据风险评价或风险 – 受益分析来考虑某项检验是否对特定患者群体不适宜。

如果实验室在风险控制选项分析时确定降低风险不可行，实验室可用剩余风险的风险 / 受益分析来决定是否继续开发或者实施该检验或者服务。

二、风险控制验证

应对每项风险控制措施的正确实施进行验证。

应验证风险控制措施的有效性。有效性验证可作为确认活动的一部分而进行。

三、标准在风险控制中的作用

与相关标准的符合性宜作为风险控制选项分析的内容之一。

设计或开发一项检验或另外一项程序时，相关标准的应用可构成风险控制活动，并满足风险控制的要求。实验室决定标准的应用是否满足所有要求。

四、IVD 医疗器械在风险控制中的作用

如果检验中包含 IVD 医疗器械，该器械在设计、研发和确认以及生产方面符合公认的风险管理标准如 GB/T 42062/ISO 14971，实验室宜根据制造商提供的说明书确定风险控制措施能否满足要求。例外的情况应有正当理由。

风险控制旨在使实验室能够依据 IVD 制造商提供的风险管理活动实施，避免不必要的重复工作，从而促进利益相关者之间有效的风险沟通。

如有下列情况，IVD 医疗器械中包含或提供的风险控制措施可不需要进一步验证：

1. IVD 制造商证明器械的设计、研发、确认和生产符合 GB/T 42062/ISO 14971。

2. 制造商提供的器械信息表明风险控制措施有效　实验室应评审 IVD 医疗器械内置的或随带的风险控制措施，并决定该风险控制措施的有效性是否需要实验室进行额外验证。

如 IVD 医疗器械进行了可能会影响风险控制措施的修改，实验室可能需要重新确认。

五、风险控制措施产生的风险

应评审风险控制措施：是否引入新的危害或者危险情况；对之前确定的危险情况估计的风险是否会受风险控制措施引入的影响。

任何新的或增加的风险均应依据标准和指南的要求分析、评价和控制。评审结果应在风险管理文件中记录。

六、剩余风险评价

实施风险控制措施后，应使用批准的风险可接受性标准对剩余风险进行评价，应记录评价结果。

如果使用这些标准判断剩余风险为不可接受，应考虑采用进一步的风险控制选项。

如降低风险不可行，实验室可开展剩余风险的风险 – 受益分析，以决定是否继续开发或者实施该检验或服务。

对于被判定为可接受的剩余风险，实验室应确定需要向预期接受者传达的信息，以披露剩余风险。披露剩余风险相关的沟通记录应保留在风险管理文件中。披露剩余风险的指南可参考 ISO 22367：2020 附录 L。

第五节 受益 - 风险分析

一、受益 - 风险比较

医学实验室可通过对相关临床证据的分析，确定预期用途的医疗受益是否超过剩余风险。该分析可在单个剩余风险或总剩余风险的水平上进行。

临床证据来源于医学文献、临床研究、性能评价、不良事件经验和专家的医学意见。开展受益风险分析的指南可参考 ISO 22367：2020 附录 K 中内容。

二、受益 - 风险判断标准

如证明受益大于剩余风险，则该风险可接受。实验室应确定披露剩余风险所需信息；

如果证据不支持医疗受益大于剩余风险，则该风险不可接受；应记录受益 - 风险 - 受益分析的结果以及向预期接受者披露的信息。

第六节 风险管理评审

一、风险控制的完成

在报告按照风险管理计划中执行的检验结果之前，实验室应对整个风险管理过程进行全面评审。宜在风险管理计划中确定评审的职责。

评审至少应确保：

1. 风险管理计划已适当实施。
2. 已考虑所有已识别的潜在危险情况的风险。
3. 总剩余风险可接受。
4. 采用适当的方法获取监控风险所需信息。

二、总剩余风险评价

在对与检验或服务相关的已知危险情况逐个进行评估，并在确定的风险控制措施得到实施和验证之后，实验室应考虑单个剩余风险的综合影响，并使用风险管理计划中制定的标准确定每项检验或服务的总剩余风险是否可接受。

如果根据风险管理计划中确定的标准判断总剩余风险不可接受，实验室可进行风险 - 受益分析，以确定预期用途的医疗受益是否超过总剩余风险。如果临床证据支持医疗受益大于总剩余风险，则总剩余风险可被判定为可接受。否则，总体剩余风险仍不可接受。

对被判断为可接受的总剩余风险，实验室应确定向医务人员披露总剩余风险所需的信息。披露总剩余风险信息的沟通记录应保存在风险管理文件中。

三、风险管理报告

全面风险管理评审的结果应在风险管理报告中记录，应包括以下证据：

1. 风险管理计划已全部完成。
2. 确认剩余风险可接受。
3. 风险管理报告应由实验室管理层批准。

第七节　风险监控、分析和控制活动

一、监督程序

实验室应建立、文件化并维持适当的程序，以收集、评审和分析与检验前、检验中和检验后过程相关的风险信息。

1. 实验室建立监督系统时宜考虑：

（1）收集和处理由实验室、医务人员、IVD 医疗器械制造商或负责设备安装和维护人员产生的相关信息的机制。

（2）新的或修订的医疗法规和标准。

（3）宜建立基于风险的警报和措施触发机制，以确保对已确定的不良事件或趋势作出及时响应。

2. 应对收集的风险监控信息进行评价，以确保风险控制维持有效，风险维持可接受。尤其是实验室应确定是否：

（1）可能已经发生意外失效模式、使用错误、危险、危险情况或危害。

（2）可能存在以前未被识别的潜在事件发生的可能性。

（3）危险情况产生的估计风险已不再可接受。

3. 如果出现上述任何一种不可接受风险情况：

（1）应评价是否需要应急措施以减少患者或用户面临的风险，如果是，实验室应启动适当措施应对风险。

（2）应对前期实施的风险管理活动的影响进行评价，并作为风险管理过程的输入。

（3）应对检验或服务的风险管理文件进行评审，如果剩余风险或其可接受性发生变化，则应评价对先前实施的风险控制措施的影响。

4. 评价的结果应在风险管理文件中记录　意外风险的监控经常是国家法规的内容。

二、风险信息的内部来源

实验室内部风险信息和数据的来源可包括：

1. 性能评价研究。
2. 质量控制统计数据。
3. 偶发事件报告。
4. 投诉、不符合项或纠正措施。
5. 内部审核及其他评价。

三、风险信息的外部来源

实验室外部风险信息和数据来源可包括：

1. 室间质量评价（EQA）报告。
2. 医生投诉。
3. 制造商忠告性通知。
4. 监管机构。
5. 不良事件数据库。
6. 文献资料。
7. 认可机构（如审核）。

产品召回、现场纠正或 IVD 制造商的安全通知提示风险发生变化，需要实验室采取应急措施。

四、降低风险的应急措施

如果发现检验结果对患者的风险不可接受，实验室应根据风险程度采取应急措施。减少风险的措施可包括但不限于：

1. 警告相关的医务人员注意错误结果。
2. 如可能，复查并修改报告，对错误结果进行更正。
3. 告知医务人员诊断性能的改变。
4. 更新并发布修订后的参考范围。
5. 风险的原因得到纠正前，暂停进一步检验。
6. 通知 IVD 制造商有临床影响的故障、使用错误或 IVD 器械设计或标记缺陷。
7. 适当时，向管理部门报告不良事件或严重偶发事件。

应急措施还可包括调查以确定根本原因和风险再评估。

第八节　风险管理的工具和技术

一、风险可接受性分析的风险矩阵

风险矩阵（risk matrix）是一种将定性或半定量的后果分级与产生一定水平的风险或风险等级的可能性相结合的方式。矩阵格式及适用的定义取决于使用背景，关键是要在这种情况下使用合适的设计。

风险矩阵可用来根据风险等级对风险、风险来源或风险应对进行排序。它通常作为一种筛查工具，以确定哪些风险需要更细致的分析，或是应首先处理哪些风险，这需要提到一个更高层次的管理。它还可以用作一种筛查工具，以挑选哪些风险此时无需进一步考虑。根据其在矩阵中所处的区域，此类的风险矩阵也被广泛用于决定给定的风险是否接受。

风险矩阵也可以用于帮助在全组织内沟通对风险定性等级的共同理解。设定风险等级的方法和赋予他们的决策规则应当与组织的风险偏好一致。

风险矩阵的一种形式可用于 FMECA 的危险度分析。如果缺乏足够的数据进行细致的分析，或是实际情况无法保证进一步定量分析的时间和精力时，后果可能性矩阵也可以使用。

1. **输入**　过程的输入数据为个性化的结果及可能性等级，以及将两者结合起来的矩阵。

后果等级应涵盖需分析的各类不同的结果（例如，经济损失、安全、环境或其他取决于背景的参数），并应从最大可信结果拓展到最小结果。

标度可以为任何数量的点。最常见的是有 3、4 或 5 个点的等级。

可能性标度也可为任何数量的点。需要选择的可能性的定义应尽量避免含混不清。如果使用数字指南来界定不同的可能性，那么应给出单位。可能性等级需要跨越现有研究范围，牢记最低可能性必须为最高界定结果所接受，否则，就把一切最严重结果的活动界定为不可容忍。

绘制矩阵时，结果在一个轴上，可能性在另一个轴上。图 41-3 显示了矩阵的部分事例，该矩阵带有 6 点结果和 5 点可能性等级。

各单元的风险等级将取决于可能性结果等级的定义。可以以特别突出结果（如图所示）或可能性建立矩阵，根据实际应用情况，该矩阵可以是对称的。风险等级与决策规则相关，例如管理层关注度水平或所需反映的时间标度密切相关。

		1	2	3	4	5	6
可能性等级	E	IV	III	II	I	I	I
	D	IV	III	III	II	I	I
	C	V	IV	III	II	II	I
	B	V	IV	III	III	II	I
	A	V	V	IV	III	II	II
		\multicolumn{6}{结果等级}

图 41-3　风险矩阵示例

分级评分和矩阵可以用定量等级进行建立。例如，在可靠性背景中，可能性等级表示指示故障率，而结果等级表示故障的美元成本。

工具的使用需要有掌握相关专业知识的人员（最好是团队），以及有助于结果和可能性进行判断的现有数据。

2. **过程**　为了进行风险分级，使用者首先要发现最适合当时情况的结果描述符，然后界定那些结果发生的可能性。然后，从矩阵中读取风险等级。

很多风险事项会有各种结果，并有各种不同的相关可能性。通常，次要问题比灾难更为常见。因此，有必要选择是对最常见的问题评分，还是对最严重的结果，抑或是两者的统一体进行评分。在很多情况下，有必要关注最严重的可信事项，因为这些事项会带来最大的威胁，经常也是管理者最关注的事情。有时，有必要将常见问题和不可能的灾难归为独立风险。关键是要使用与所选结果相关的可能性，而不是整个事项的可能性。矩阵定义的风险水平可能与是否应对风险的决策规则相联系。

3. **输出**　输出结果是对各类风险的分级或是确定了重要性水平的、经分级的风险清单。

4. **优点及局限**

（1）优点包括：

1）比较便于使用。

2）将风险很快划分为不同的重要性水平。

（2）局限包括：

1）必须设计出适合具体情况的矩阵，因此，很难有一个适用于组织各相关环境的通用系统。

2）很难清晰地界定等级。

3）使用具有很强的主观色彩，分级者之间会有明显的差别。

4）无法对风险进行总计（例如，人们无法确定一定数量的低风险或是界定过一定次数的低风险相当于中级风险）。

5）组合或比较不同类型后果的风险等级是困难的。

结果将取决于分析的详细程度，即分析越详细，情景数字就越高，每个数字的概率越低。这将低估实际风险等级。在描述风险时，情景分组的方法应当在研究开始时确定并且是一致的。

二、失效模式及影响分析（FMEA）

1．**概述** 失效模式和效应分析（failure mode and effect analysis，FMEA）是用来识别单个活动或整个系统未能达到其预期意图的方法。FMEA 可用于识别：

（1）系统各部分所有潜在的失效模式 (失效模式是被观察到的是失误或操作不当)。

（2）这些故障对系统的影响。

（3）故障原因。

（4）如何避免故障及 / 或减弱故障对系统的影响。

失效模式、效应和危险度分析（failure mode and effect and criticality analysis，FMECA）拓展了 FMEA 的使用范围。根据其重要性和危险程度，FMECA 可对每种被识别的失效模式进行排序。这种分析通常是定性或半定量的。

2．**用途** FMEA/FMECA 适用于过程和程序。它被用来识别潜在医疗保健系统中的错误和维修程序中的失败。FMEA/FMECA 可用来：

（1）协助挑选具有高可靠性的管理方案。

（2）确保所有的失效模式及其对运行成功的影响得到分析。

（3）列出潜在的故障并识别其影响的严重性。

（4）为测试及维修工作的规划提供依据。

（5）为定量的可靠性及可用性分析提供依据。

FMEA 及 FMECA 也可以为其他分析技术，例如定性及定量的故障树分析提供输入数据。

3．**输入数据** FMEA 及 FMECA 需要有关系统组件足够详细的信息，以便对各组件出现故障的方式进行有意义的分析。信息可能包括：

（1）检验过程的流程图。

（2）了解过程中每一步的功能。

（3）可能影响检验过程的详细信息。

（4）对特定故障结果的了解。

（5）有关故障的历史信息，包括现有的故障率数据。

4．**过程** FMEA 的步骤包括：

（1）界定研究的范围及目标。

（2）组建团队。

（3）了解 FMECA 适用的系统。

（4）将系统分成组件或步骤。

（5）对于列出的各步骤，确认：

1）各部分出现明显故障的方式是什么？

2）造成这些失效模式的具体机制？

3）故障可能产生的影响？

4）失败是无害的还是有破坏性的？

5）故障如何检测？

（6）确定故障补偿设计中的固有规定。

对于 FMECA，研究团队根据故障结果的严重性，将每个识别出的失效模式进行分类；这可以有几种方法完成，普通方法包括：风险等级，风险优先级。

从发生的故障模式后果与故障概率的组合获得风险等级。这个风险等级在不同故障模式的后果不同时使用，并且能够应用于设备系统或过程。风险等级可以定性地、半定量地或定量地表达。

风险优先级（the risk priority number）是一种半定量的危险度测量方法，其将故障后果、可能性和发现问题的能力（如果故障很难发现，则认为其优先级较高）进行等级赋值（通常在 1~10 之间）并相乘来获得危险度。这个方法经常用于质量保证的应用实践中。

5．**输出结果**　FMEA 的主要输出结果是故障模式，失效机制及其对各组件或者系统或过程步骤影响的清单（可能包括故障可能性的信息）。也能提供有关故障原因及其对整个系统影响方面的信息。FMECA 的输出包括对于系统失效的可能性、失效模式导致的风险程度或者风险程度和"探测到"的失效模式的组合等方面的重要性进行排序。如果使用合适的故障率资料和定量后果，FMECA 可以输出定量结果。

6．**优点及局限**

（1）FMEA 与 FMECA 的优点包括：

1）广泛适用于人力，设备和系统失效模式，以及硬件，软件和程序。

2）识别组件失效模式及其原因和对系统的影响，同时用可读性较强的形式表现出来。

3）通过在设计初期发现问题，从而避免了开支较大的设备改造。

4）识别单点失效模式以及对冗余或安全系统的需要。

5）通过突出计划测试的关键特征，为开发测试计划提供输入数据。

（2）局限包括：

1）只能识别单个失效模式，无法同时识别多个失效模式。

2）除非得到充分控制并集中充分精力，否则研究工作既耗时，又开支较大。

3）对于复杂的多层系统来说，这项工作可能既艰难，又枯燥。

三、故障树分析

故障树分析（fault tree analysis，FTA）是用来识别并分析造成特定不良事件（称作顶事件）因素的技术。因果因素可通过归纳法进行识别，也可以按合乎逻辑的方式进行编排并用树形图进行表示，树形图描述了原因因素及其与重大事件的逻辑关系。

故障树中识别的因素可以是组件硬件故障、人为错误或造成不良事项的其他相关事项。

1．**用途**　故障树可以用来对故障（顶事件）的潜在原因及途径进行定性分析，也可以在掌握因果事项可能性的知识之后，定量计算重大事件的发生频率。

故障树可以在系统的设计阶段使用，以识别故障的潜在原因并在不同的设计方案中进行选择；

也可以在运行阶段使用，以识别重大故障发生的方式和导致重大事件不同路径的相对重要性；故障树还可以用来分析已出现的故障，以便通过图形来显示不同事项如何共同作用造成故障。

2．输入　对于定性分析，需要了解系统及故障原因、系统失效的方式。详细的图表有利于帮助分析。

对于定量分析，需要了解故障树中各基本事件的故障率或者失效的可能性。

3．过程

（1）界定计划分析的重大事件。这有可能是故障或该故障影响面更大的结果。如果要分析结果，那么故障树可能有一部分涉及到实际故障的缓解。

（2）从重大事件入手，识别造成重大事件的直接原因或失效模式。

（3）对其中的每个原因／失效模式进行分析，以识别造成故障的原因。

（4）分步骤地识别不良的系统操作方式，沿着系统自上而下地分析，直到进一步分析不会产生任何成效为止。在硬件系统，这可能是组件故障水平。处于分析中系统最低水平的事项及原因因素称作基本事件。

（5）如果基本事件有可能发生，那么可以计算顶事件的发生频率。要想使定量化有效，就必须说明，对于每个控制节点而言，所有的输入数据都必不可少，并足以产生输出事项。否则，故障树不足以进行可能性分析，但可以成为说明因果关系的有效工具。

4．输出

（1）用图形表示重大事件发生的方式，以说明同时有两个或更多事项发生时相互影响的途径。

（2）单个故障路径，并说明每个路径的发生频率（如果有相关数据）。

（3）重大事件的发生频率。

5．优点及局限

（1）故障树（FTA）的优点包括：

1）它提供了一种系统、规范的方法，同时有足够的灵活性，可以对各种因素进行分析，包括人际交往和客观现象等。

2）运用简单的"自上而下"方法，可以关注与重大事件直接相关故障的影响。

3）FTA对具有许多界面和相互作用的分析系统特别有用。

4）图形表示有助于理解系统行为及所包含的因素。然而，由于故障树通常较大，故障树的处理可能离不开计算机系统，这样便可以将更复杂的逻辑关系包括在内（EG NAND 及 NOR）。

5）对故障树的逻辑分析和对分割集合的识别有利于识别高度复杂系统中的简单故障路径。在这种系统中，人们可能会忽视导致顶事件的诸多事项的综合体。

（2）局限包括：

1）计算出的顶事件的概率或频率很不确定；基础事件概率的不确定性被包括在首要事件概率的计算中。当不能准确知道基础事件故障概率时，可能导致高度的不确定性；当然，对于一个被充分理解的系统有可能得到高的可信度。

2）有时，起因事件（causal events）未得到限制，因此很难确定顶事件的所有重要途径是否都包括在内（例如，将火灾作为重大事件的分析包括了所有的点火源。在这种情况下，可能性分析是行不通的）。

3）故障树是一个静态模型；时间的互相依赖性没有解决。

4）故障树只能处理二进制状态（有故障／无故障）。

5）虽然定性故障树可以包括人为错误，但是一般来说，各种程度或性质的人为错误引起的故障无法包括在内。

6）故障树无法将多米诺效应或条件故障包括在内。

四、因果分析

因果分析（cause and consequence analysis，CCA）综合了故障树分析和事件树分析，它开始于关键事件，同时通过结合"是/否"逻辑来分析结果。这代表了可能发生的条件，或者旨在减轻初始事件后果的系统失效。事件的原因或故障可通过故障树分析。（图 41-4）

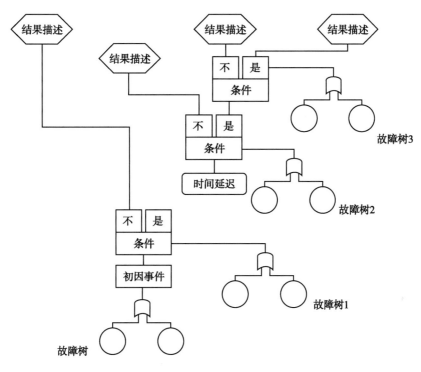

图 41-4　因果分析示例

1．用途　最初，因果分析是作为关键安全系统的可靠性工具而开发出来的，可以让人们更全面地认识系统故障。类似于故障树分析，它用来表示造成关键事件的故障逻辑，但是，通过对时序故障的分析，它比故障树的功能更强大。这种方法可以将时间滞延纳入到结果分析中，而这在事件树分析中是办不到的。

根据特定子系统（例如应急反应系统）的行为，这种方法可分析某个系统在关键事件之后可能的各种路径。如果进行量化，它们可估算出某个关键事件过后各种不同结果发生的概率。

由于因果图中的每个序列是子故障树的结合，因果分析可作为一种建立大故障树的工具。

由于图形的制作和使用比较复杂，因此只有故障的潜在结果相当严重，有必要投入很大精力时，人们才会使用图形。

2．输入　对系统及其失效模式和故障情景的认识。

3．过程

（1）识别关键事件（或初因事件）（类似于故障树的顶事件及事件树的初因事件）。

（2）制作并验证描述的初因事件原因的故障树。

（3）确定需考虑条件的顺序。这应该是一种逻辑顺序，例如它们发生的时序。

（4）建构不同条件下的结果路径。这一点类似于事件树，但事件树路径的划分被表示为贴有适用特定条件的栏。

（5）如果各条件栏的故障为独立故障，则可以计算各故障的发生频率。要做到这一点，首先是确定条件栏内每个输出结果的概率（如果可以的话，使用相关的故障树）。通过将各次序条件的概率相乘，就可以得出产生特定结果的任一次序的概率，该次序条件结束于上述特定结果。如果一个以上的次序最终有相同的结果，那么各次序的概率应相加。如果某个序列中各条件的故障存在依存关系（例如，停电会造成多个条件出现故障），那么必须在计算前分析依存关系。

4．输出　因果分析的结果可用图形表示，对系统故障的原因进行图形表示既可说明原因，也可说明结果。通过对引起关键事件特定条件发生的概率进行分析，我们就可以估算出各潜在结果发生的概率。

5．优点及局限　因果分析的优点相当于事件树及故障树的综合优点。而且，通过分析一段时间内发展变化的事项，这种分析克服了那两种技术的局限。因果分析提供了系统的全面视角。局限性是它的建构过程要比故障树和事件树更复杂，同时在定量过程中必须处理依存关系。

五、帕累托图（Pareto chart）

帕累托图又称排列图、柏拉图，是以意大利经济学家 V.Pareto 的名字而命名的，是一种按事件发生的频率排序而成，显示由于各种原因引起的缺陷数量或不一致的排列顺序，是找出影响项目产品或服务质量的主要因素的方法。它来自于 Pareto 定律，该定律是指绝大多数的问题或缺陷产生于相对有限的起因。就是常说的 80/20 定律，即 20% 的原因造成 80% 的问题。只有找到影响项目质量的主要因素，才能有的放矢，取得良好的经济效益。帕累托图中根据柱图顶端生成的曲线为 Pareto 曲线，说明了项目实施失败的各种原因。

帕累托图可以用来分析质量问题，确定产生质量问题的主要因素。按等级排序的目的是指导如何采取纠正措施：实验室应首先采取措施纠正造成最多数量缺陷的问题。从概念上说，帕累托图与帕累托法则一脉相承，该法则认为相对来说数量较少的原因往往造成绝大多数的问题或缺陷。

影响质量的主要因素通常分为 3 类：A 类为累计百分数在 0~80% 范围内的因素，它是主要的影响因素。B 类是除 A 类之外累计百分数在 80%~90% 范围内的因素，是次要因素。C 类为除 A、B 两类之外百分比在 90%~100% 范围的一般因素。因此帕累托图又叫 ABC 分析图法。

临床实验室建立目标体系后，可以运用 80/20 法则识别和确立主要风险。首先，按目标体系识别各层级目标面临的各种风险因素，并广泛、系统地收集与风险因素相关的内、外部信息，并对可能导致的各种潜在风险事件及影响后果分门别类地进行分析。其次，采用定量和定性的方法，逐个或逐类评估风险因素发生的概率及其影响程度，并按照优先原则划分和确立必须进行管理和控制的 20% 的主要风险。

使用帕累托图注意事项：

1．帕累托图要留存，改善前与改善后的图做对比，可以评估出改善效果。

2．帕累托图是管理手段，而非目的，如果数据项目已经很清晰，则无需浪费时间制作帕累托图。

3．一般因素中分类不合理会导致上升到次要因素，次要因素分类不合理还会导致上升到主要因素区，分类要确保合理而明确。

4．帕累托图的主要目的找出主要原因，并采取合理对策，如果第一项依靠现有条件很难解决或者花费很大，可以避开第一项从第二项着手。

帕累托图的数学依据是根据频次筛选最关键的一个或几个原因，使用帕累托图可以找出频率最高的影响因素，有些因素可能频率并不高，一旦出现，可能对客户满意程度影响较大，这种问题是帕累托图无法解决的。这时可以借助其他分析工具，如风险矩阵（risk matrix）。它根据风险等级对风险、风险来源或风险应对进行排序，从而找到主要原因。

六、六西格玛（6σ）风险分析

1. 基本理念

（1）关注用户需求：6σ管理首先要确定用户的需求以及确定能满足这些需求的流程。没有满足用户需求即构成"缺陷"。6σ管理正是在逐步降低"缺陷"的过程中提高用户的满意度的。

（2）以数据（事实）驱动管理：在6σ中，确定要解决的问题要靠收集数据，衡量水平要靠数据，实际做到的与期望做到的差距要靠数据，可以说用数据说话是6σ管理的显著特点。

（3）针对过程采取措施：6σ强调要针对过程、而非针对结果采取措施。6σ水平不是靠检验来实现的，它强调要对生产、服务过程中造成品质不稳定的因素采取控制措施，减少波动，防止缺陷的产生，从而从根本上解决问题。

（4）主动（预防性）管理：主动管理意味着在事件发生之前，预测问题、数据、状况等的变化方向和趋势，提前采取前瞻性、预防性的控制、纠偏措施，来保证生产过程朝着预期的目标发展。

（5）追求完美但容忍失败：6σ管理的实质就是要努力提供完美的、高水平服务的同时，努力降低企业的不良质量成本。6σ管理强调要追求完满，但也能坦然接受或处理偶发的挫败，从错误中总结经验教训，进行长期的、持续的改进。

2. 实施步骤

（1）定义——辨认需改进的产品或过程，确定项目所需的资源。

（2）测量——定义缺陷，收集此产品或过程的表现作底线，建立改进目标。

（3）分析——分析在测量阶段所收集的数据，以确定一组按重要程度排列的影响质量的变量。

（4）改进——优化解决方案，并确认该方案能够满足或超过项目质量改进目标。

（5）控制——确保过程改进一旦完成能继续保持下去，而不会返回到先前的状态。

3. 实施程序

（1）对现有流程的清晰认识，是实施6σ管理的第一步。首先，辨别核心流程，就是对创造用户价值最为重要的作业环节。主要明确实验室向用户提供产品和服务的流程，确切地对这些流程进行界定，设定评价这些流程性能的主要依据。其次，界定业务流程的关键输出物和用户对象。在这一过程中，应尽可能体现主要内容，抓住工作重点。最后，绘制核心工作流程图，将核心工作流程的主要活动绘制成流程图，使整个流程一目了然。

（2）定义用户需求。首先，通过收集用户数据，对用户需求有清晰了解，掌握用户需求的发展变化趋势。然后，制定绩效指标及需求说明。用户的需求包括产品需求、服务需求或是两者的综合。需求说明是对某一流程中产品和服务绩效标准简洁而全面的描述。最后，分析用户各种不同的需求并对其进行排序。确认用户的基本需求，这些需求必须予以满足；用户的可变需求，用户的潜在需求。

（3）针对用户需求评估当前行为绩效

1）选择评估指标。标准有两条：这些评估指标具有可得性，数据可以取得；这些评估指标是有价值的，为用户所关心。

2）对评估指标进行可操作性的界定，以避免产生误解。

3）确定评估指标的资料来源。

4）准备收集资料。对于需要通过抽样调查来进行绩效评估的，需要制定样品抽取方案。

5）实施绩效评估，并检测评估结果的准确性，确认其是否有价值。

6）通过对评估结果所反映出来的误差，如次品率、次品成本等进行数量和原因方面的分析，识别可能的改进机会。

（4）辨别优先次序，实施流程改进。对需要改进的流程进行区分，找到高潜力的改进机会，优先对其实施改进。如果不确定优先次序，企业多方面出手，就可能分散精力，影响六西格玛管理的实施效果。业务流程改进遵循五步循环改进法，即 DMAIC 模式：

1）定义：主要是明确问题、目标和流程，需要回答以下问题：应该重点关注哪些问题或机会？应该达到什么结果？何时达到这一结果？正在调查的是什么流程？它主要服务和影响哪些用户？

2）测量：找出关键评量，为流程中的瑕疵，建立衡量基本步骤。人员必须接受基础概率与统计学的训练及学习统计分析软件与测量分析课程。为了不造成员工的沉重负担，一般让具备六西格玛实际推行经验的人带着新手一同接受训练，帮助新手克服困难。对于复杂的演算问题，可借助自动计算工具，减少复杂计算所需的时间。

3）分析：通过采用逻辑分析法、观察法、访谈法等方法，对已评估出来的导致问题产生的原因进行进一步分析，确认它们之间是否存在因果关系。

4）改进：拟订几个可供选择的改进方案，通过讨论并多方面征求意见，从中挑选出最理想的改进方案付诸实施。实施 6σ 改进，可以是对原有流程进行局部的改进；在原有流程问题较多或惰性较大的情况下，也可以重新进行流程再设计，推出新的业务流程。

5）控制：根据改进方案中预先确定的控制标准，在改进过程中，及时解决出现的各种问题，使改进过程不至于偏离预先确定的轨道，发生较大的失误。

（5）扩展、整合 6σ 管理系统：当 6σ 管理改进方案实现了减少缺陷的目标之后，如何巩固并扩大这一胜利成果就变得至关重要了。

1）提供连续的评估以支持改进。在企业内广泛宣传推广该改进方案，以取得企业管理层和员工的广泛认同，减少进一步改进的阻力；将改进方案落实到通俗易懂的文本资料上，以便于执行；实行连续的评估，让企业管理层和员工从评估结果中获得鼓舞和信心；任何改进方案都可能存在着需要进一步改进之处，对可能出现的问题，应提前制订应对的策略，并做好进一步改进的准备。

2）定义流程负责人及其相应的管理责任。采用了 6σ 管理方法，就意味着打破了原有的部门职能的交叉障碍。为确保各个业务流程的高效、畅通，有必要指定流程负责人，并明确其管理责任，包括：维持流程文件记录、评估和监控流程绩效、确认流程可能存在的问题和机遇、启动和支持新的流程改进方案等。

3）实施闭环管理，不断向 6σ 绩效水平推进。6σ 改进是一个反复提高的过程，五步循环改进法在实践过程中也需要反复使用，形成一个良性发展的闭环系统，不断提高品质管理水平，减少缺陷率。此外，从部分核心环节开始实施的 6σ 管理，也有一个由点到面逐步推开改进成果、扩大改进范围的过程。

第四十二章

实验室管理体系的风险管理

第一节　管理体系的风险管理

一、管理体系风险来源

如果实验室已有文件化的质量管理体系，应将风险管理纳入相应的条款，如 GB/T 22576.1—2018/ISO 15189：2022 中的 5.6。

风险是质量管理体系固有的。所有检验系统、过程和功能都存在风险。基于风险的理念可确保在整个质量管理体系的设计和使用过程中识别、考量和控制这些风险。

基于风险理念进行的风险考量是必要，通过早期识别和采取措施能够主动而不是被动预防或减少不良事件影响。管理体系基于风险时，预防措施是内在要求。基于风险的理念是实验室在日常工作中自发的行为。

并非质量管理体系的所有过程对用户或患者产生的潜在危害都具有相同的风险水平。有些风险需要更仔细和正式的策划和控制。通过考虑整个体系和所有过程的风险，提高了用户和患者的安全性，输出更一致，医务人员可对预期的产品或服务更有信心（图 42-1）。

二、管理体系的风险分类

实验室已经鉴定的不符合项、错误和事故可以进行分类。分类标准可以包括但不局限于下面列出的。

1. **事件周期**

（1）分析前：不正确的患者身份认证，不正确的或丢失诊断信息，医嘱的错误理解，不正确的患者准备，不正确的收集容器或防腐剂，收集容器标签错误，不正确的样品混匀方式，不正确的采集时间，不正确的运输条件或时间。

（2）分析中：有差异的质控结果，程序上的不一致，设备或试剂错误，完成时间（周转时间）延长，注意时间延迟可能发生在整个实验室周期中。

（3）分析后：不正确的结果，不正确的结果传送，含糊不清的报告，结果匹配给错误的患者，报告分发对象错误，关于结果解释局限性的信息丢失。

2. **实验室不符合项、错误或事故的识别过程**　实验室内或实验室外。

3. **事件责任**　潜在错误或已经发生的错误，认知错误或非认知错误，实验室内部或外部或是不能确定的责任。

4. **可预防性**　不可预防的到高度可防的。

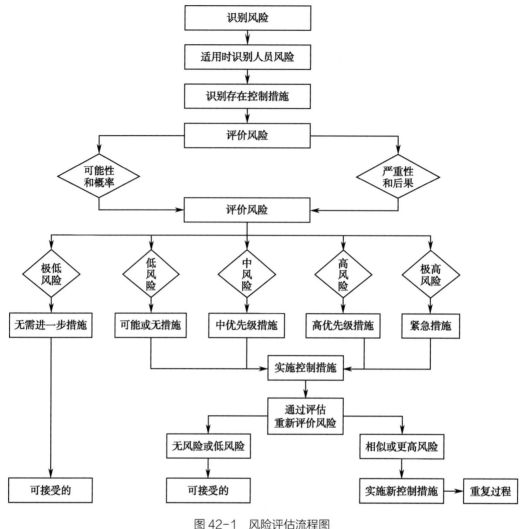

图 42-1 风险评估流程图

5. 对患者医护的影响 无影响或极小影响，导致延迟治疗或诊断，导致不恰当的治疗或诊断。

三、管理体系的风险管理

当今社会风云变幻，组织发展总会需要承担这样或那样的风险，最大的风险是不承担任何风险，不承担风险也就失去了明天。但应该承担什么样的风险，承担多大程度的风险，是组织发展需要深入研究的课题。

风险管理在 GB/T 22576.1/ISO 15189 的许多要素中均与质量管理相结合，特别是投诉管理、内部审核、纠正措施、预防措施、安全核查表、质量控制、管理评审、外部评审（包括认可和能力验证）。同时，风险管理与医学实验室的安全管理一致，如 GB 19781/ISO 15190 中的安全核查表。

1. **管理体系的风险识别** 实验室风险识别的目的是发现、识别和描述可能有助于或阻止实验室实现其目标的风险，所以实验室应识别风险，无论风险源是否可控。尤其是作为跨学科领域的实验室，面对的客户多种多样，所以要采用经过确认的方法来识别风险。

（1）假设所用方法都经过确认，而且实验室也有能力操作，那么过程也必须是正确的。包括是否有合适的设备、人员、资质做检测。

（2）抽样的样品必须具有代表性，如果根据不具代表性的检测样品做检测，得出来的检测结果作为依据时，就会存在风险。

（3）因工作中的疏忽带来的风险。但有时，也有可能使用了没有经过确认的软件，带来不可控的后果。所以使用任何系统前，都必须进行核查。

（4）设备是否按照标准规范要求进行校准和维护也很重要。虽然实验室内部有一年校准一次的规定，但是如果服务商提供的信息不准确，也会出现问题。

2. 管理体系的风险分析　风险分析就是要了解风险的性质及其特征，包括风险所处的水平。风险分析包括对不确定性、风险源、后果、可能性、事件、场景、控制及其有效性的详细考虑。另外事件也可能有多种原因和后果，并可能影响多个目标。

风险评估是在风险分析之后做的，它的目的是支持决策，将风险分析结果与已建立的风险标准进行比较，以确定是否需要采取额外措施。

但是如果评估后不采取任何措施，并不意味着把风险扔到一边。因为有时风险评估后，需要进一步分析某些地方是否要做风险处理。

3. 管理体系的风险处理　风险处理也是一个反复持续的过程：

（1）制定和选择风险处理的方式，然后看这种处理方式是否有效，再决定是否可以接受剩余的风险。

（2）如果剩余的风险不可接受，还要采取进一步措施。这里建议使用质控图，并设定一个线值，如果超出了线值，就要对其进行分析，然后看其是否有失控的趋势，这也是风险处理的一种方式。

（3）很多风险处理未必能完全消除风险带来的后果，所以要评判剩余风险的不确定性是否能接受，如果不能接受，就要采取进一步处理。

（4）风险处理还要选择最适合的处理方法，去平衡目标的相关潜在收益，此目标收益与实施的成本、工作量或运行的劣势相关，在处理具有边际效用的风险时，代价是昂贵的，因此要考虑处理风险的方式，如有不好的后果，它就是一种风险。

（5）风险应对方式包括：

1）通过决定不启动或者不继续引发风险的活动方式来避免风险。有些测试其实不值得做，因为风险太大或者成本太高，或者有安全和健康的风险。

2）承担或增加风险以寻求机会。包括进行新检测或者培养技能做新检测，在做新检测时，为避免风险，必须要确保校准，包括设备维护、人员培训，才能进行妥善的质量控制，只有这些都到位，才能降低引入新检测带来的失败风险。

3）移除风险源。不要把有风险的物质放在高风险的位置，比如把风险物置于容易被撞到或被风吹到的地方，而这些都是可以经过妥善控制来移除的风险。

4）分担风险。比如买保险，因为保险公司会对风险做分析，然后进行评估，所以实验室也需要买保险。尤其一些风险比较高的实验室，如果操作不当，可能会造成人员伤亡，因此买保险可以分担风险。

5）通过明智的决定保留风险。也就是说，要通过对风险的监督，来了解如果不做任何事情减低风险的后果是什么，这是经过知情判断来作出决定。所以实验室的活动，要把权益相关人和经济效益相平衡。

6）值得注意的是，风险处理的理由不仅是出于经济的考虑，还应考虑到实验室的义务，自愿性承诺和利益相关方的意见。如果没有可用的处理方式，或者处理方式不能充分地应对风险，则应记录此风险并持续评估此风险，还有记录剩余风险因素并对其进行控制和评价，并在适当情况下进一步处理。

4. 风险管理实施

（1）组织实施风险管理过程需要明确风险管理体系，以便将风险管理贯穿于实验室的各个活动之中。

（2）风险管理体系包括风险管理目标、风险管理方针、风险管理工作程序、风险管理组织机构、风险管理资源配置等。

第二节　人员的风险管理

医学实验室的活动会使患者、工作人员或其他利益相关方暴露于各种危险中，可能直接或间接导致不同程度的危害。管理这些质量、安全风险的过程，主要针对患者，但也针对操作人员及其他人员。

一、人员风险管理过程和文件

（1）记录进行风险分析的人员及其专业和分析的日期。

（2）应保存人员资质记录。

（3）收集和处理由实验室、医务人员、IVD医疗器械制造商或负责设备安装和维护人员产生的相关信息的机制。

二、员工健康保障

具体内容可参照第八篇"实验室安全"中的员工健康安全相关的内容。

三、实验室员工能力评估

具体内容可参照新版认可标准6.2人员的相关要求。

四、员工意识与培训

1. 员工意识　在实验室控制下工作的人员应意识到：

（1）风险管理方针。

（2）实验室的风险管理计划的要求，包括对风险管理计划的任何更新。

（3）有关事件和事故的调查结果。

（4）他们对风险管理系统有效性的贡献，包括有效性提高的收益。

（5）不遵守风险管理系统要求的影响。

（6）控制风险管理的法律要求。

2. 员工培训　实验室应确保对员工进行风险管理培训的要求和程序被确定、建立和维护。

（1）识别风险培训需求。

（2）根据风险培训需求提供计划。

（3）根据风险管理计划提供必要的风险培训。

（4）确定风险培训的效果。

（5）持续提供更进一步的风险培训。

（6）评估以确保员工有能力完成所分配的任务。

（7）维护风险培训记录。

五、外来人员的管理

实验室应确保对访客、供应商和其他非雇员的监督，对其按照已建立的管理系统同等要求，且不损害组织的质量、生物风险管理。

六、人员相关风险点

1．人员管理日常主要风险点

（1）设计缺陷触发的潜在的使用错误，比如混淆或遗漏复杂指令，或混淆仪器系统内的模糊指令及状态。

（2）混淆或不明确设置、检测或信息的呈现方式。

（3）错误呈现结果。

（4）视觉、听觉或触觉不足。

（5）对功能行为的检查和流程把控不足。

（6）人员未经培训。

（7）对仪器故障的警惕性不足。

（8）无法识别异常结果。

（9）不熟悉耗材和配件；

（10）人员（主动性、认知性、非认知性）差错。

2．应对措施

（1）拥有实施风险管理所需的足够数量有能力的人力资源。

（2）对实验室人员进行风险管理技术知识、技能和经验培训。

（3）实验室应有文件化信息证实其人员能力与实施的工作相适应。

（4）授权合格人员从事特定的实验室活动。

（5）实验室从各种来源收集信息，如医务人员、仪器操作员、服务人员、培训人员、偶发事件报告和客户反馈。

第三节　文件和记录控制的风险管理

质量管理体系文件和记录控制要求适用于所有实验室政策、程序、操作说明书和风险管理过程建立的其他文件，并作为风险管理的组成部分。临床实验室应加强关键文件和重要记录控制，以降低实验室运行过程中的潜在风险。

一、通用要求

1. **文件和记录的完整性**　实验室应建立满足要求相关的所有文件、过程、系统和记录等，以保证影响质量的关键环节正常运行，必要时能够提供相关记录。

2. **文件和记录的便捷性**　参与实验室活动的所有员工应可获得适用其职责的文件和相关信息，需要时便于取阅和使用。

二、文件控制

实验室应确保质量管理体系文件的控制，建立的体系文件应要素充分、内容适当、接口清晰，避免使用过期作废文件，保证检验结果的质量。

1. 文件有唯一性标识，操作人员易于查询、识别。

2. 文件发布前，由具备专业知识和能力的授权人员确定其适用性后予以批准，避免关键流程疏漏，对患者诊疗造成潜在影响。

3. 实验室应定期审查质量体系文件，根据变化需求，适当更新。

4. 实验室应控制文件发放，在使用地点仅存在现行有效版本，避免出现过期作废文件。

5. 实验室应控制文件的修改，防止未经授权修改、删除或移除。

三、记录控制

记录是质量管理体系运行的证据文件，实验室应确保记录控制，规范管理，避免记录缺失、无效。

1. **记录建立**

（1）实验室应建立和保存清晰的记录以证明满足质量管理体系的要求。

（2）员工应在执行影响检验质量的每一项活动时进行记录，真实描述工作现场信息。

2. **记录修改**　实验室应确保修改的记录可追溯到之前的版本或原始记录。应保留原始的和修改后的数据和文档，包括修改的日期，相关时，修改的时间、修改内容和修改人的标识。

（1）实验室应实施记录的标识、存放、防止非授权的获取及修改、备份、归档、检索、保存期和处置所需的程序。

（2）从法律责任考虑，特定类型程序（如组织学检验、基因检验、儿科检验等）的记录可能需要比其他记录保存更长时间。实验室应基于已识别的风险选择、确定记录保存时间。

（3）实验室应确保报告的检验结果在必要或要求的期限内进行检索，方便获得。

（4）所有记录应在整个保存期间可获取，无论使用何种媒介保存记录，应清晰，并可用于实验室管理评审。

第四节　供应商的风险管理

一、总则

对供应商控制的程度因检验或服务以及对患者或实验室员工产生的相关风险而不同。确保购买的产品或服务，包括受委托实验室服务满足性能要求的购买信息的详细程度取决于购买的产品或服务特性以及识别出的风险。

评估由供应商引入的风险时，宜明确实验室和供应商的责任。例如，合同内容可包括：

1．控制性能要求和变更的所有权。

2．确保传达新的可用信息。

3．明确实验室及供应商实施风险管理的范围。

供应商管理和接受活动产生的信息和数据宜纳入整个检验周期的风险监控。风险管理活动的输出可能导致需要采取风险控制措施，如采购控制和接受活动。

二、采购

外部服务、设备、试剂和耗材的选择和购买程序宜能识别和评价供应商可能引入的风险，并宜包括基于风险作出的选择和批准供应商的决策。

适当时，宜将实验室风险管理过程规定的风险控制措施纳入购买要求中，作为购买信息的一部分。

产品（包括 IVD 医疗器械）和服务（如委托和参考实验室以及室间质量评估计划）供应商的选择、评价和再评价标准，宜基于已识别的与采购产品和服务相关的风险制定。

三、验收

在制定购买产品和服务的接受标准时，宜考虑风险管理活动的结果。制定验证和接受的标准时，宜特别考虑已识别的危险及其相关风险控制措施。

四、服务

实验室设备和 IVD 医疗器械可能需要内部或外部供应商提供的安装、维护和维修服务。

当服务是特定要求时，宜考虑来自风险管理活动的信息。定期维护和保养是确保设备正常运行的一种有效的风险控制方法。

如果检验过程需要某种风险控制措施，也可能需要对服务过程应用相同（或类似）的风险控制措施。

当对服务人员有危险时，服务手册或文件中宜包含明确的说明并应提供适当的培训。

第五节 设计和开发活动相关风险

一、总则

本条款仅适用于开发自己使用的检验程序，或修改先前已确认的检验程序或 IVD 医疗器械的医学实验室。

风险管理活动（例如，风险评估和风险控制）宜作为实验室检验设计和开发过程的一个组成部分。

注：为实验室自用而开发的检验程序通常被称为"实验室开发的测试""LDT"或"内部测试"。

以下指南基于 YY/T 0287—2017/ISO 13485：2016 7.3 中描述的迭代设计和开发过程，其中设计和开发在以下阶段进行。大多数 IVD 制造商都遵循这种方法，实验室在开发自用检验时宜考虑这种方法。

1. 设计和开发策划。
2. 设计和开发输入。
3. 设计和开发输出。
4. 设计和开发评审。
5. 设计和开发验证。
6. 设计和开发确认。
7. 设计和开发转换。
8. 设计和开发变更的控制。

在设计中纳入安全特性可行时，风险管理活动宜在设计和开发过程中尽早开始。对于每个已识别的危险，估计其正常和故障条件下的风险。实验室决定是否需要降低风险。这种风险评价的结果，例如需要风险控制措施，则成为设计和开发的一项输入。

风险控制措施是设计和开发的一项输入，其有效性在设计和开发验证期间得到验证。这个设计和开发输入 / 输出 / 验证周期在整个设计控制过程中反复进行，直到剩余风险降低到可接受的水平，并能保持在可接受的水平。风险控制措施的总体有效性在设计和开发确认中得到认定。

二、设计和开发策划

设计和开发策划确保在设计和开发中协调风险管理活动，并在整个生命周期内持续进行。设计和开发策划宜识别：

1. 适当的风险管理活动与设计和开发活动之间的相互关系。
2. 所需的设计和开发资源，包括解决潜在安全问题的专业知识。

三、设计和开发输入

将设计和开发输入形成文件，作为后续设计和开发活动的基础。设计和开发输入包括对预期用途和功能、性能、安全和法规要求的充分考虑。

风险控制措施是风险管理活动的输出，设计和开发过程的输入。

危险识别从考虑预期用途与安全和使用环境相关的特性开始，形成已知和可预见危险的初步清单。每项已识别的危险可能导致几种不同的危害，而几种不同的危险可能导致相同的危害。确定每种危害发生的概率及其严重度，以估计其风险。每项风险均根据先前建立的可接受性标准进行评价，以确定是否需要风险控制。

在开发过程中，来自当前风险分析对已识别的设计特征、要求和 / 或风险控制措施及其相关危险的任何变更计划，在批准前，宜根据持续安全性和检验程序的特定性能进行仔细评估。

如果检验程序预期与任何设备或 IVD 医疗器械结合使用，则宜对每个组件以及系统或组合的危险和风险控制措施进行单独评价。

当建立设计和开发输入时，宜考虑风险控制措施的需要。当确定风险控制措施有必要并初步明确时，这些措施即成为一项输出参加迭代循环。

四、设计和开发输出

在设计和开发阶段对输入阶段确定的风险控制措施进行评价，按照优先顺序纳入设计。如果内在安全或保护措施设计不是合理可行，则可能需要标示或培训效果欠佳的风险控制措施。设计和开发输出包括风险控制措施的设计规范。

设计和开发输出通常分为三类：

1. 检验程序的性能要求，特别是对其安全和正确使用必要的特性。
2. 采购、生产、处理、分发和服务的要求。
3. 接受标准。

所有类别都可包含对安全和正确使用必要的信息。风险控制措施可归入任何类别。

五、设计和开发评审

设计和开发评审宜在适当的时间点进行，以确保检验程序满足确定的医疗需求。评审宜确定任何单项剩余风险以及任何总剩余风险是可接受的，并已充分披露。这些评审宜确定与接受剩余风险相关的风险/受益决策的有效性。评审人员宜有评估风险可接受性的设计决策的必要能力。

设计评审程序宜规定在设计和开发的适当阶段宜执行的风险评审任务。设计和开发评审宜评估：

1. 是否已识别出所有的危险，是否已正确评估风险，是否已识别出潜在的风险控制措施。
2. 针对单项风险的风险控制措施的有效性。
3. 设计确认活动是否有效评估了与预期用户检验程序性能相关的总剩余风险。
4. 设计转换过程中发现的任何新的风险相关问题是否得到控制和验证。

六、设计和开发验证、确认

1. **设计和开发验证**　验证得出满足设计要求的客观证据，包括应对已识别风险的要求、必要时实施了风险控制措施且措施有效，从而最终结果满足规定的可接受性标准。

程序宜规定适当的验证方法，并宜确保识别的危险、风险控制措施、设计和开发要求、测试计划和测试结果之间的可追溯性。

2. **设计和开发确认**　确认认定检验或服务满足客户需求、预期用途，以及总剩余风险满足批准的可接受性标准。为确保风险控制措施充分，确认计划宜包括所有预期用途，以确信总剩余风险决定与预期一致。任何模拟使用测试的设计均宜提供相似的置信水平。确认中出现的任何未预见的危险均宜进行评估，必要时进行控制。

3. **设计和开发转换**　将检验程序从研究和开发转换到实验室操作的过程中，实验室宜确保实施了所需的风险控制措施，并且在实际使用环境中有效。实验室还宜确保在实验室运行检验程序之前，已解决任何新发现的风险相关事项。

第六节　管理体系其他要素的风险管理

一、不符合的识别和控制

与实验室检验相关的每一项不符合，包括检验前和检验后方面，均宜以受控的方式进行调查和处理（即使用文件化的不符合项处理过程）。控制水平宜与不符合相关的风险相适应。

已识别的不符合项，包括使用错误和偶发事件，宜分类进行分析、评审和报告。风险评估宜使实验室能够根据不符合的重要性对其进行分类和优先排序，主要是在患者和用户安全方面。分类还可包括但不限于：事件的阶段、事件地点、事件特征、事件的可预测性和预防。

二、投诉评价和调查

从临床医生、患者、实验室员工或其他方收到的投诉或其他反馈的管理程序宜要求对每项投诉进行评价，以确定其是否涉及不良事件、已知危险、先前未知的风险或风险水平的变化。

基于风险评估，投诉调查的优先级和范围宜与事件所代表的风险水平相适应。如此可能需要评审现有的风险分析，以确定是否需要更新。

投诉评价和调查活动产生的信息和数据宜纳入风险监控，并在整个检验过程中持续进行。

三、纠正措施

根本原因调查宜包括确定估计的风险水平是否仍然可以接受，以及最初的风险评估是否仍然有效。

失效调查的全面性和深度宜与被调查的不符合、事件或偶发事件的程度及其给患者或用户带来的风险相适应。

程序宜包括或参考用于确定与失效相关的风险水平的方法，以及基于该风险水平确定调查深度的决策过程。

宜评审纠正措施活动的结果，以识别任何以前未识别的风险，并监控风险控制措施的有效性。还宜利用这些信息来确定风险管理活动的有效性，并确定为纠正识别出的问题和防止再发生而需要采取的措施。

四、预防措施

宜持续监控、分析实验室检验过程的相关信息，并用于评审当前风险评估的修订，以及在适当时，进行新的风险评估。

1. 预防措施需考虑的其他信息来源包括：

（1）室间质量评价计划中关于实验室检验或 IVD 医疗器械的信息。

（2）相似实验室检验或 IVD 医疗器械的信息。

（3）召回、警戒报告等的公开信息。

（4）科学文献、共识指南和专家的医学观点。

（5）新的或修订的标准和法规。

数据分析宜证明在风险管理过程中确定的决策和风险控制措施适当。

如果发现可能导致不符合并增加风险水平的情况或条件，实验室管理层宜采取措施防止不符合的发生。

2. 预防措施计划宜包括：

（1）计划的范围。

（2）对特定失效模式影响、不符合、错误或偶发事件的描述。

（3）与潜在错误或不符合相关的潜在危险的识别。

（4）分配责任以应对所需的变化。

（5）评审要求。

（6）可接受决议的标准。

五、持续改进

实验室管理层宜评审获得的关于实验室不符合、错误和偶发事件的信息。宜评价该信息是否可能与患者和实验室安全相关，尤其是以下方面：

（1）是否存在以前未识别的危险。

（2）实验室不符合、错误和偶发事件的最初评估是否因此而无效。

如果上述任何一项适用，评价结果宜被用于评价纠正措施过程的充分性，适当时，宜修改纠正措施计划。此外，宜立即对任何高风险实验室不符合、错误和偶发事件的根本原因进行深入调查，以防止其再次发生。

六、评价和审核

质量管理体系审核宜包括本文件中描述的风险管理过程。

质量管理体系缺陷的审核观察宜根据与不符合相关的风险进行优先排序，并宜进行特殊的跟踪审核，以确保高风险问题得到及时解决。较低风险的审核观察可在下一次例行审核中跟踪。实验室宜考虑风险管理活动的结果，以便在执行审核计划时为高风险过程设定优先级。

对特定项目进行内部审核的频率可以基于风险管理方法，以保证所用时间是集中的。

七、变更管理

实验室人员、过程和/或服务的变更会引入新的危险、消除现有危险或改变与危险相关的风险水平。实验室过程和服务的所有变更宜根据与过程或服务相关的风险程度进行控制。对检验或服务的所有变更都需要评审适用的风险评估。

如果变更是计划内的或不经意发生的（即计划外的变更），宜评审当前的风险评估，并在必要时进行更新。如果一个系统的任何单一特征发生变化，整个系统可能需要进行评价。宜基于与系统相关的风险作出决策。

变更可包括：

1. 操作人员或监督人员离岗。

2. 变更试剂（即使是不同供应商提供的名义上相同的材料）。

3. 变更实验室设备。

4. 过程中看似微小变化的累积效应。

5. 变更供应商。

6. 供应商作出的变更。

7. 预期用途、预期用户或预期使用环境的变更。

在实施计划的变更之前，重要的是，确保明确任何单项剩余风险以及总剩余风险并保持可接受。

在变更管理过程的早期，宜对已确认的检验程序或IVD医疗器械计划的变更进行风险评估，以确定已知风险是否得到满意控制，或者是否会引入新的风险。在决定批准变更之前，应解决不可接受的风险。

第四十三章

实验室技术运作的风险管理

风险管理是系统地应用管理政策、程序，完成风险的分析、评价、控制和监测任务，将可避免的风险、成本及损失极小化，以最小化不良事件的概率和影响，所以理想的风险管理是以最少的资源化解最大的危机。临床实验室风险管理的基本过程包括：风险识别、风险评价、风险控制和风险监控。风险管理有助于临床实验室综合实施传统室内质量控制、仪器固有控制系统和其他控制措施，使实验室检测过程中的风险降低至临床可接受水平。临床实验室可使用风险管理工具，分析和评价全过程的潜在故障，对不可接受的风险点进行调查、控制和监测，促进临床检验的持续质量改进，保证患者的安全。

第一节　技术运作的风险

一、技术运作风险信息来源

实验室通过建立、文件化并维持适当的风险管理程序，以收集、评审和分析与检验前、检验中和检验后过程相关的风险信息。

1. 实验室通过建立监督系统收集风险信息：

（1）收集信息

1）收集和处理由实验室、医务人员、IVD 医疗器械制造商或负责设备安装和维护人员产生的相关信息的机制。

2）新的或修订的医疗法规和标准。

（2）评价信息：应对收集的风险监控信息进行评价，以确保风险控制维持有效，风险维持可接受。建立基于风险的警报和措施触发机制，确保对已确定的不良事件或趋势作出及时响应。尤其是实验室应确定是否：

1）可能已经发生意外失效模式、使用错误、危险、危险情况或危害。

2）可能存在以前未被识别的潜在事件发生的可能性，危险情况产生的估计风险已不再可接受。

（3）异常信息的应对，如果出现上述任何一种情况：

1）应评价是否需要应急措施以减少患者或用户面临的风险，如果是，实验室应启动适当措施应对风险。

2）应对前期实施的风险管理活动的影响进行评价，并作为风险管理过程的输入。

3）应对检验或服务的风险管理文件进行评审，如果剩余风险或其可接受性发生变化，则应评价对先前实施的风险控制措施的影响。评价的结果应在风险管理文件中记录。

2．**风险信息的内部来源**　实验室内部风险信息和数据的来源可包括：

（1）性能评价研究。

（2）质量控制统计数据。

（3）偶发事件报告。

（4）投诉、不符合项或纠正措施。

（5）内部审核及其他评价。

3．**风险信息的外部来源**　实验室外部风险信息和数据来源可包括：

（1）室间质量评价（EQA）报告。

（2）医生投诉。

（3）制造商忠告性通知。

（4）监管机构。

（5）不良事件数据库。

（6）文献资料。

（7）认可机构（如审核）。

产品召回、现场纠正或 IVD 制造商的安全通知提示风险发生变化，需要实验室采取应急措施。

4．**降低风险的应急措施**　如果发现检验结果对患者的风险不可接受，实验室应根据风险程度采取应急措施。减少风险的措施可包括但不限于：

（1）警告相关的医务人员注意错误结果。

（2）如可能，复查并修改报告，对错误结果进行更正。

（3）告知医务人员诊断性能的改变。

（4）更新并发布修订后的参考范围。

（5）风险的原因得到纠正前，暂停进一步检验。

（6）通知 IVD 制造商有临床影响的故障、使用错误或 IVD 器械设计或标记缺陷。

（7）适当时，向管理部门报告不良事件或严重偶发事件。

应急措施还可包括调查以确定根本原因和风险再评估。

二、技术运作风险分类

实验室应识别和记录与检验和其他关键过程相关的已知的和可预见的危险及其原因（例如，潜在的失效模式和使用错误）。对于涉及使用 IVD 医疗器械的检验，实验室可从 IVD 制造商处获取关于制造商在风险管理过程中已识别但未完全消除的潜在危险的信息。

医学实验室检验对患者最常见的危险是不正确的结果、误判的结果和延迟的结果。当识别对实验室工作人员、服务人员和其他人员的危险时，能有助于识别潜在危险原因的途径，包括：投诉、不符合项、使用错误和偶发事件的实验室调查，以及涉及的 IVD 制造商。遵循 GB/T 42062/ISO 14971 的 IVD 制造商要向实验室用户披露重大剩余风险。

1．**潜在危险情况的识别**　应考虑能导致危险情况的可合理预见的事件序列或组合事件，并应记录由此产生的危险情况。实验室宜根据风险分析，决定事件序列中哪一个事件可能会使患者面临伤害（如，危险情况）。与医学实验室检验或服务相关的潜在危险情况的信息来源包括所使用的任何医疗器械的制造商、医学和科学文献、类似检验的经验、医学或科学的专业意见以及医学实验室专业组织的共识。医务人员收到的不正确结果可视为对患者造成危险情况的事件，因为随后能够伤害患者的医疗决策和行动超出了实验室控制风险的任何合理手段。

2．**可预见的患者危害的识别** 应识别每种危险情况能够导致的可合理预见的危害，应按照每种危害的严重程度进行分类，应记录该过程和识别的危害。可预见的患者危害的信息来源能够由不正确或延迟的检验结果引起，包括医学文献、类似检验的经验、专家的医学意见和专业医学组织的共识。

3．**检验结果对患者的危险** 从患者的角度来看，如果检验结果可能导致：导致伤害或死亡的不适当的医疗行为，或未能采取可防止伤害或死亡的适当的医疗行为，则检验结果是一种危险。

错误或延迟的检验结果以及伴随结果的错误信息是实验室检验对患者最常见的危险。这些危险可能是由使用错误、设备故障、试剂变质或其他失效引起的，并导致一事件序列的发生，从而导致医疗处理延迟或不当。尽管出于风险分析的目的，当医务人员从实验室收到错误结果，或在医疗决策需要而没有收到结果时，实验室可判定存在危险情况，但实验室仍无法控制医务人员的后续行动。

对于只提供阳性或阴性结果的定性检验程序（如艾滋病毒或妊娠检查），结果要么正确，要么错误，要么不确定。

对于定量检验程序，如果与正确值的差异超过基于临床应用的限值，则结果可被视为错误。错误结果的临床意义可能取决于测量值和正确值之间的差值大小，以及患者的生理状态（例如低血糖或高血糖）。

4．**已知和可预见危险的示例** 表43-1 中的列表可帮助识别与特定设备或 IVD 医疗器械相关的危险，这些危险最终会对仪器操作员或患者造成伤害。这份清单并不详尽。

表43-1 危险分类示例表

危险分类	示例	
操作者	使用错误 —注意力不集中 —记忆错误 —规则性错误 —认知性错误 —违反常规操作 —试剂加样错误 —遗漏样品 —未检测到凝固样品	
操作	—不正确或不适当的样品 —不正确测量 —错误的数据传输 —不正确的样品提供 —样品运送条件错误 —用于复测的样品量不足 —样品被污染	
信息	数据通讯 —网络安全性不足 —对恶意软件预防性不足 —数据存储空间不足	警告和预防 —信息不足包括 —电气危险 —有毒试剂 —关键训练

续表

危险分类	示例
结果 —延迟 —报告错误 —未报告关键数值	设备维护 —安装指导不当 —针对性的预防维护不足 —故障解决和修复指导不足

5．**起始事件和情况的示例**　为了识别可预见的事件序列，考虑可能导致这些事件的起始事件和情况可能是有用的。表 43-2 提供了起始事件和情况的案例的常规分类。该列表并不详尽，旨在展示需要考虑的许多不同类型的起始事件和情况，以识别检验程序或 IVD 医疗设备的可预见事件序列。

表 43-2　起始事件和情况分类示例表

总体分类	示例
要求不完整	要求不充分： —性能要求 —监管要求
实验室过程	—样品不合格：量不足，溶血，容器不合格 —室内失控 —对实验室流程的变化控制不力 —对实验材料的把关不力
样品运送、存储和前处理	—包装不合格 —样品污染或变质 —实验环境不合适 —样品前处理不到位
试剂 / 仪器	—试剂损坏 —仪器报警 —仪器停机 —仪器故障 —试剂短缺
环境因素	建议条件 —物理性：温度、压力、时间 —化学性：腐蚀、降解、污染 —电力供应不足 —温控不力
人为因素	—设计缺陷触发的潜在的使用错误，比如混淆或遗漏复杂指令，或混淆仪器系统内的模糊指令及状态 —混淆或不明确设置、检测或信息的呈现方式 —错误呈现结果 —视觉、听觉或触觉不足 —对功能行为的检查和流程把控不足 —人员未经培训 —对仪器故障的警惕性不足 —无法识别异常结果 —不熟悉耗材和配件

6. 危险、可预见的事件序列、危险情况和可能发生的危害之间关系的示例见表 43-3，其中举例说明了危险、可预见的事件序列、危险情况和危害之间的关系。

注意，一种危险可能导致多种危害，而多个事件序列可能导致一种危险情况。

关于什么是构成危险情况的决定需适应正在进行的特定分析。例如，在某些情况下，将盖子从高压端上移开可描述为危险情况；而在其他情况下，当人与高压端子接触时，即可描述为危险情况。

表 43-3 危险、可预见的事件序列、危险情况和可能发生的危害之间的关系表

危险	可预见的事件序列	危险情况	可能发生的危害
样品不合格	1）量不足 2）低于仪器可检测的量 3）重新采样	—患者收到错误的检测结果或未收到结果 —延迟报告	—延误诊断和治疗 —误诊
不处理失控	1）不调查失控原因且不采取任何措施 2）继续检测患者标本 3）报告结果	患者收到错误的检测结果	—误诊 —死亡
仪器异常运行	1）床旁血糖分析仪电池寿命将尽 2）分析仪检测出错误的结果	高血糖患者收到假性升高的血糖检测结果，导致误用胰岛素治疗	死亡
样品错误分类	患者样品 ID 号码混淆		

7. 医学实验室通过不符合项识别风险点　不符合的案例能够作为帮助识别与实验室主要服务相关危险的起点。不符合可按实验室专业和通常发生的检验阶段（检验前、检验和检验后）进行分组。医学实验室相关的不符合如下。

（1）检验前阶段：患者身份识别不正确、诊断信息不正确或缺失、医疗申请解释不正确、患者准备不正确、采集容器或保护剂不正确、采集容器标识不正确、采血操作不正确、样品混匀不正确、采集时机不正确、运输条件或时限不正确。

（2）检验阶段：质量控制结果不符合；程序性不符合；设备或试剂错误；完成时间（周转时间）延迟（时间延迟可发生在整个实验室检验周期）；设备、试剂、材料的质量控制无效；人员（主动性、认知性、非认知性）差错；潜在（系统性）差错；检验程序验证／确认阶段：检验程序分析有效性或临床有效性的科学证据记录不足或不正确，检验程序未在适当的患者群体中得到验证或确认；选择了不适当的检验方法；使用不正确或不适当的参考值；在验证或确认中未使用足够数量和类型的样品；错误确定了准确度、分析灵敏度和特异性、可报告范围／临界值等；未优化的检验程序。

（3）检验后阶段：结果不正确；结果转录不正确；报告有歧义；结果发给错误患者；报告发送给不正确的人；缺失关于结果解释局限性的信息。

三、技术运作的风险管理

医学实验室应建立、文件化、实施和维持一个过程，用于识别与其检验和服务技术运作相关的危险，估计和评价相关风险，控制这些风险，并监控控制措施的有效性。该过程也应包括以下要素：风险管理计划、风险分析、风险评价、风险控制、风险管理评审、风险监控。

如果存在文件化的质量管理体系，如 GB/T 22576.1/ISO 15189 中所描述，应把风险管理纳入到该体系相应部分中。实验室可以使用文件化质量管理体系的指南，如 GB/T 22576.1/ISO 15189 中所要求的，采用系统的方式解决患者的安全问题，特别是能够及早识别危险和危险情况，对应实施适当的风险控制措施。ISO/TR 24971：2019 为体外诊断医疗器械的风险管理提供了指导。

技术运作的风险管理对人员、计划和管理文件的要求和范围应与总的风险管理要求保持一致。

第二节　技术运作环节的风险管理

一、设施与环境条件

应配置足够的空间用于开展检验活动，以确保工作质量、人员安全和患者服务等不受影响。设施足以支持机构的各项活动，并维持良好的功能和稳定的状态。实验室生物安全、设施环境相关的安全管理见本书第八篇"实验室安全"。

危险情况（hazardous situation）是指人员、财产或环境暴露于一种或多种危险的情况；危害（harm）是指对人健康的伤害或损坏，或是对财产或环境的损坏。危险识别从考虑预期用途、与安全和使用环境相关的特性开始，形成已知和可预见危险的初步清单。每项已识别的危险可能导致几种不同的危害，而几种不同的危险可能导致相同的危害。确定每种危害发生的概率及其严重度，以估计其风险。每项风险均根据先前建立的可接受性标准进行评价，以确定是否需要风险控制。

设施和环境条件应适合实验室活动，不应对结果有效性或患者、访客、实验室用户和员工的安全产生不利影响。这些要求也适用于在实验室主场所外开展的检验前工作相关的设施与地点，也包括 POCT。

对结果有效性产生不利影响的环境条件，包括但不限于非特异性扩增的核酸、微生物污染、灰尘、电磁干扰、辐射、照明条件（照度）、湿度、供电、温度、声音和振动。如果工作环境（包括设施）可能对检验过程或检验结果产生不利影响，并且已被确定为对患者造成或促成风险，则宜规定、记录并实施风险控制措施。宜定期评估这些风险控制措施的有效性。

实验室生物安全、设施环境相关的安全管理见本书第八篇"实验室安全"，以及 ISO 15190 设施和环境条件的相关内容。

1．基本要求

（1）设施和环境控制：如果工作环境（包括设施）可能对检验过程或检验结果产生不利影响，并且已被确定为对患者造成或促成风险，则宜规定、记录并实施风险控制措施。宜定期评估这些风险控制措施的有效性。

考虑的因素包括操作、运输和贮存环境，包括光、温度、湿度、振动、遗撒、对供电和冷却电源变化的敏感性以及电磁干扰。

（2）设计和开发转换：将检验程序从研究和开发转换到实验室操作的过程中，实验室宜确保实施了所需的风险控制措施，并且在实际使用环境中有效。实验室还宜确保在实验室运行检验程序之前，已解决任何新发现的风险相关事项。

实验室应将从事实验室活动所必需的设施及环境条件的要求予以规定、监控和记录。

2．常见风险点　设施与环境条件管理日常主要风险点：

（1）潜在风险的环境因素

1）物理性因素（温度、压力、时间）。

2）化学性因素（腐蚀、降解、污染）。

3）电力供应不足。

4）温控不力。

（2）医疗器械是否在可能导致使用错误的环境中使用

宜考虑的因素包括：

1）使用错误的后果。

2）分心的事是否常见。

3）用户是否会被偶尔分心打扰。

（3）检验设备或 IVD 医疗器械的显示信息：应考虑的因素包括各种环境中的可见性、方向、用户的视觉能力、人群和视角、呈现信息的清晰度、单位、颜色编码以及关键信息的可访问性。

3．应对措施

（1）访问控制，应考虑到安全、保密性、质量以及医疗信息和患者样品的保护。

（2）防止来自能源、照明、通风、噪音、供水和废物处理对实验室活动造成的污染、干扰或不利影响。

（3）防止来自因检验程序存在风险或未隔离可能影响、干扰工作时造成的交叉污染。

（4）实验室设置适宜的环境温度、湿度，必要时考虑温度的变化幅度。

（5）特殊检查为避免外界干扰，应提供适宜的场所。

（6）定期维护设施和环境条件，符合规定要求。

（7）提供适当的安全设施和设备，并定期验证其功能。

（8）做好应急预案，保持设施与环境条件持续满足规定要求。

应急疏散装置、冷藏或冷冻库中的对讲机和警报系统、便利的应急淋浴和洗眼装置和复苏设备等。

二、实验室设备、试剂与耗材

IVD 医疗器械是单独或组合使用，被制造商预期用于人体标本体外检验的器械，检验单纯或主要以提供诊断、监测或相容性信息为目的，器械包括试剂、校准物、控制物质、样品容器、软件和相关的仪器或装置或其他物品。

1．基本要求 考虑到特定检验，实验室应识别并记录实验室设备、试剂与耗材的能够影响患者安全的定性和定量特征，适用时，包括它们的局限性。比如：诊断特异性、诊断敏感性、测量特异性、测量精密度、测量偏倚、分析干扰、试剂稳定性、分析物稳定性、无菌性（适用于静脉穿刺服务）、生物参考区间等。管理这些安全风险的过程，主要针对患者，但也针对操作人员及其他人员、设备和其他财产以及环境。

实验室还必须应对 IVD 医疗器械按预期用途运行中偶发的故障。无论什么原因，由设备故障和使用错误引起的风险都能得到主动管理。在决定如何披露剩余风险时，重要的是识别要传达的内容以及传达对象，以便告知、激励和使用用户能够遵循检验程序和安全使用设备，并告知临床医生任何可能影响患者安全的限制。

2．常见风险点 实验室设备、试剂与耗材管理日常主要风险点：

（1）试剂损坏。

（2）试剂不稳定。

（3）包装失效。

（4）仪器报警。

（5）仪器停机。

（6）仪器故障。

（7）试剂短缺实施措施。

（8）硬件 / 软件故障。

（9）设备或试剂错误。

（10）设备、试剂、材料的质量控制无效。

（11）安装指导不当。

（12）针对性的预防维护不足。

（13）故障解决和修复指导不足。

（14）变更试剂（即使是不同供应商提供的名义上相同的材料）。

（15）变更实验室设备。

（16）变更供应商。

（17）供应商作出的变更。

（18）试剂是否在特定条件下贮存以确保稳定性。

（19）宜考虑的因素包括温度、湿度和贮存时间。

　　3．应对措施　设备的适用性以及清洁、维护和校准的频率宜参照与检验过程相关的风险进行验证和 / 或确认。

　　如果分发、处理或贮存实践或条件可能导致或促成由于使用任何试剂或其他产品的危险（例如，贮存温度和湿度、运输过程中的温度和湿度控制、需要保护性包装），风险管理活动中的信息可传达给分发、处理和贮存人员。

　　实验室设备、试剂和耗材宜以与其风险相适应的方式进行控制。

　　当考虑质量控制的频率时，包括内部和外部控制，宜应用基于风险的原则，并考虑方法确认 / 验证结果、设备的稳定性、方法和环境以及结果的临床后果。

　　（1）采购：外部服务、设备、试剂和耗材的选择和购买程序宜能识别和评价供应商可能引入的风险，并宜包括基于风险作出的选择和批准供应商的决策。适当时，宜将实验室风险管理过程规定的风险控制措施纳入购买要求中，作为购买信息的一部分。

　　产品（包括 IVD 医疗器械）和服务（如委托和参考实验室以及室间质量评估计划）供应商的选择、评价和再评价标准，宜基于已识别的与采购产品和服务相关的风险制定。

　　（2）验收：在制定购买产品和服务的接受标准时，宜考虑风险管理活动的结果。制定验证和接受的标准时，宜特别考虑已识别的危险及其相关风险控制措施。

　　（3）存储：如果分发、处理或贮存实践或条件可能导致或促成由于使用任何试剂或其他产品的危险（例如，贮存温度和湿度、运输过程中的温度和湿度控制、需要保护性包装），风险管理活动中的信息可传达给分发、处理和贮存人员。

　　（4）服务：实验室设备和 IVD 医疗器械可能需要内部或外部供应商提供的安装、维护和维修服务。当服务是特定要求时，宜考虑来自风险管理活动的信息。定期维护和保养是确保设备正常运行的一种有效的风险控制方法。当对服务人员有危险时，服务手册或文件中宜包含明确的说明并应提供适当的培训。

（5）其他

1）设备的适用性以及清洁、维护和校准的频率宜参照与检验过程相关的风险进行验证和 / 或确认。如果检验过程需要某种风险控制措施，也可能需要对服务过程应用相同（或类似）的风险控制措施。

2）当考虑质量控制的频率时，包括内部和外部控制，宜应用基于风险的原则，并考虑方法确认 / 验证结果、设备的稳定性、方法和环境以及结果的临床后果。

3）通知 IVD 制造商有临床影响的故障、使用错误或 IVD 器械设计或标记缺陷。

4）适当时，向管理部门报告不良事件或严重偶发事件。

三、检验前过程

实验室的服务包括检验申请，患者准备，患者识别，临床样品采集、运送、保存、处理，应识别在检验前过程中患者医疗的潜在风险，评估并尽可能降低风险。适用时，应将剩余风险告知用户。实验室应制定涵盖所有检验前活动的程序，用于指导个人和机构样品采集和送检，以确保医学实验室服务的质量并获得更好的公共医疗服务效果。

1. **基本要求**　实验室应建立、文件化并维持适当的程序，以收集、评审和分析与检验前、检验中和检验后过程相关的风险信息。

与实验室检验相关的每一项不符合，包括检验前和检验后方面，均宜以受控的方式进行调查和处理（即使用文件化的不符合项处理过程）。控制水平宜与不符合相关的风险相适应。

2. **常见风险点**　制定潜在危险清单的一个有用方法是就预期用途、用户、使用环境和任何合理可预见的误用，以及检验的开发，患者标本、试剂、设备和附件的准备和使用及其最终处置提出一系列问题。如果从所有相关人员（例如，用户、维护人员、医务人员、患者等）的角度提出这些问题，则可以更全面地发现危险存在于何处。

（1）患者身份识别不正确。

（2）诊断信息不正确或缺失。

（3）医疗申请解释不正确。

（4）患者准备不正确。

（5）采集容器或保护剂不正确。

（6）采集容器标识不正确。

（7）采血操作不正确。

（8）样品混匀不正确。

（9）采集时机不正确。

（10）运输条件或时限不正确。

（11）包装不合格。

（12）样品污染或变质。

（13）实验环境不合适。

（14）样品前处理不到位。

（15）未拒收标记不正确的样品。

（16）未拒收量不足、已不稳定或在不适当温度下运输 / 贮存的样品。

（17）未拒绝类型或来源不适当的检测标本。

（18）未能提供样品采集和运送符合要求的说明。

（19）实验室和临床用户之间沟通不充分，导致申请了不正确的检验程序。

（20）样品采集前静脉内留置管冲洗不充分。

（21）在药物监测治疗中，剂量和 / 或采集时间不准确。

（22）凝血管采集量不正确。

（23）未发现使用了过期的采血管。

（24）丢失样品。

3．应对措施

（1）实验室项目申请的指导：机构应为其服务的所有用户提供如何申请检验的信息，应对填写申请单提供指导。

（2）申请的实施：机构应有制定样品采集申请的程序。程序应包括常规和急诊使用的、纸质和电子格式的书面申请和口头申请。

（3）患者指导：机构应有制定相应的程序描述提供给患者和从患者获取的信息。申请检验的类型将决定在样品采集前需要满足的特殊要求。

（4）患者识别：机构应有制定政策和程序，规定在常规和急诊情况下进行样品采集需识别的患者信息。

（5）样品采集准备：机构应有制定政策和程序，规定感染的预防和控制、知情同意书、患者准备以及偏离的记录。

（6）原始样品采集和标记：机构应制定适宜的样品采集、标记和处理的程序。

（7）运送的准备：机构应制定程序，用于需要特殊处理的样品，在运送前以及运送到实验室的过程中，保持样品的完整性。

（8）样品运送：机构应制定程序用于样品的包装和运送。样品运送应符合法规要求。

（9）样品接收：机构应制定程序用于样品的接收、评估、处理和贮存。样品接收程序应涵盖该机构接收的所有样品类型。

四、检验过程

除了对医学实验室人员造成风险的化学、机械、电气和生物特性之外，IVD 医疗器械和医学实验室检验的性能特征决定了检验结果的准确性和临床应用。未能满足预期医疗用途所需的性能特性可能会带来危险情况，宜对特定患者群体的风险进行评估。因此，宜评价不符合医学实验室或 IVD 制造商建立的与安全相关的任何性能特征，以确定是否会导致危险情况。用于分析此类危险的工具，如预先危险分析（PHA）、故障树分析（FTA）和失效模式和影响分析（FMEA）。

1．基本要求

（1）定量检验程序的性能特征：定量检验程序旨在确定患者标本中分析物的量或浓度。结果通常以区间标度报告。定量检验程序的分析性能特征包括精密度（不精密度）、正确度（偏倚）、分析特异性和定量限。性能要求取决于预期医疗应用。例如，错误的高或低结果可能导致不正确的诊断或延迟治疗，以及对患者的危害可能取决于分析物的浓度和偏倚的大小。因此，性能特征包括正确的生物参考区间定义或验证也很重要。

（2）定性检验程序的性能特征：定性检验程序旨在检测分析物的存在与否。结果报告为阳性、阴性或不确定。定性检验程序的性能通常用诊断灵敏度、诊断特异性和检出限表示。分析物不存在时的阳性结果或分析物存在时的阴性结果会导致错误诊断或延迟治疗，并对患者造成危害。

（3）风险管理计划：实验室风险管理计划的范围和所需风险管理活动考虑的检验过程因素包括

但不限于：

1）测量系统的可靠性和测量不确定度。

2）性能特征（精密度、偏倚、特异性等）。

3）检验结果的临床用途（例如，筛查、诊断、确认试验）。

2. 常见风险点　检验过程日常主要风险点：

（1）质量控制结果不符合。

（2）程序性不符合。

（3）完成时间（周转时间）延迟；时间延迟可发生在整个实验室检验周期。

（4）潜在（系统性）差错。

（5）检验程序验证/确认阶段。

（6）检验程序分析有效性或临床有效性的科学证据记录不足或不正确。

（7）检验程序未在适当的患者群体中得到验证或确认。

（8）选择了不适当的检验方法。

（9）使用不正确或不适当的参考值。

（10）在验证或确认中未使用足够数量和类型的样品。

（11）错误确定了准确度、分析灵敏度和特异性、可报告范围/临界值等。

（12）未优化的检验程序。

（13）检验方法确认不充分（例如，未包括有代表性的突变/变异体或患者样品中的可能存在的生物体；未充分优化分析方法或方法组分，如引物、寡核苷酸或核酸序列；同源性研究不充分等）。

3. 应对措施

（1）监控性能：为了识别潜在的危险及其原因，实验室可以使用的工具有：流程图，鱼骨图，潜在的失效模式及影响分析（FMEA）。实验室可使用高级别流程图绘制整个测试过程，使用鱼骨图识别每个过程步骤中的潜在危害原因，并应用 FMEA 评价风险是否可接受，以及现有控制措施是否有效。在这种情况下，实验室宜实施质量控制计划，该计划可包括统计技术、质量控制样品的类型、水平、频率和数量。

在确定风险可接受性标准时，实验室宜考虑是否可能发生由于设备故障、特性或性能衰退、标示或使用说明的任何不足或正常操作导致的死亡或严重健康恶化。如果可能发生严重的不良事件，实验室应决定风险是否可接受。无论如何，应降低风险。同时，实验室可使用合理的决策过程选择一个降低风险的终点，例如：风险可接受性最好基于公认的标准，为特定类别的检验程序或实验室服务规定当前技术水平的风险控制措施。基于统一标准的风险降低终点，确保将风险降低到可接受的水平。

如果没有公认标准可用，则宜考虑其他已发布的指南或科学文献。以已发表的指南或科学文献为基础的风险降低终点，有助于确保将风险降低到可接受的水平。

（2）识别常见失效模式：在识别故障状态下的 IVD 危险时，宜考虑可能导致不符合医疗用途要求的性能特征（如正确度、精确度、特异性等）的失效模式，例如：

1）批内不均匀性。

2）批间不一致性。

3）不可追溯的校准值。

4）不互换的校准品。

5）非特异性（例如，干扰因素）。

6）样品或试剂残留。

7）测量不精确度（仪器相关的）。

8）稳定性失效（贮存、运输、使用中）。

（3）跟进措施

1）告知医务人员诊断性能的改变。

2）更新并发布修订后的参考范围。

3）风险的原因得到纠正前，暂停进一步检验。

4）适时评审和更新工作指导书，完善风险控制措施。

五、检验结果质量（有效性）的保证

虽然制造商在其测量系统和试剂的设计中对质量负责，但实验室和实验室主任最终对测试结果的质量负责。

实验室依据制造商提供的信息，结合实验室自身要求，根据医疗规范要求，运用风险管理的原则，对测量系统的特定组合的实验室环境，及临床应用，制订质量控制计划，并监测实验室质量控制计划的有效性，以发现趋势，确定纠正措施，并提供持续的质量改进。

许多因素会对测试结果的质量产生不利影响，并对患者造成危害的风险，从测量系统的缺陷、操作人员的错误到环境条件。检验结果的质量保证环节不限于室内质量控制、室间质量评价和检验结果的可比性。

1．基本要求

（1）检验结果有效性的范围：质量控制（QC）定义为一组操作、过程和程序，用于监视测量系统，以确保结果在预期的临床应用中是可靠的。在此背景下，QC 的范围要比模拟临床患者样品的 QC 样品的测量更广，但也不一定不包括 QC 样品。

室内质量控制的检测频率应基于检验方法的稳定性和稳健性，以及错误结果对患者危害的风险而确定。风险管理技术可用于制订单独的实验室质量控制计划。CLSI 文件 EP23-A 可以为这一过程提供指导，总体包括：

1）实验室应制定监控结果有效性的程序。

2）记录结果数据的方式应能检查出趋势和漂移，如可行，应采用统计学技术审核结果。一实验室应对此监控进行策划和评审。

（2）检验结果有效性的控制方法：可以基于风险管理原则制订室内质量控制计划，宜至少包括以下步骤。

1）从制造商、用户、实验室、认可机构、文献中收集质量规范和要求的信息。

2）进行风险评估。

3）识别控制措施以降低风险。

4）制订质量控制计划。

5）监控性能。

为了识别潜在的危险及其原因，实验室可以使用风险管理工具：流程图、鱼骨图、潜在的 FMEA。实验室可使用高级别流程图绘制整个测试过程，使用鱼骨图识别每个过程步骤中的潜在危害原因，并应用 FMEA 评价风险是否可接受，以及现有控制措施是否有效。在这种情况下，实验室宜实施质量控制计划，该计划可包括统计技术、质量控制样品的类型、水平、频率和数量。

2．**常见风险点** 实验室检验结果质量（有效性）的保证日常主要风险点：

（1）室内质量控制（IQC）

1）同一被测量的性能特征在不同的临床情况下可能不同，无法满足临床预期用途。

2）试剂或/和校准品的批号变化。

3）试剂或仪器制造商提供的质控物。

4）质控品相关性能的稳定性。

5）质控品的基质效应。

6）室内质控品对检验方法的反应方式尽可能接近患者样品。

7）室内质控品无法满足检验方法的临床适宜用途，其浓度远离临床决定限水平，不能覆盖检验方法的测量范围。

8）无法获得合适的室内质控品。

9）室内质量控制的检测频率。

10）记录结果数据的方式不能检查出趋势和漂移，未采用统计学技术审核结果。

11）未按照规定的可接受标准定期评审室内质量控制数据，在一段时间范围内能够有效提示当前性能。

12）室内质量控制不符合可接受标准时，实验室依然发布患者结果。

13）实验室未评估最后一次在控的室内质控之后的患者样品结果。

（2）室间质量评价（EQA）

1）实验室未参加实验室间比对，含POCT检验方法。

2）实验室未就其检验方法建立室间质量评价的程序，包括申请、参加和结果评价。

3）室间质量评价样品的检验人员。

4）实验室选择的室间质量评价计划类型。

5）室间质量评价计划靶值设定类型。

6）使用室间质量评价计划替代方法。

7）评审室间质量评价数据。

8）室间质量评价结果超出预定的可接受标准时，采取的措施。

（3）检验结果的可比性

1）不同方法或/和设备，和/或在不同地点进行检验。

2）实验室记录比对结果、评审比对结果方式。

3）比对识别出偏差，采取的措施。

3．**应对措施**

（1）建立基于风险管理的质量控制计划：

1）收集检验过程的信息，包括人、机、料、法、环等。

2）评估过程中潜在的风险，包括风险点、风险高低。

3）制订质量控制计划以降低风险，比如运用Westgard西格玛多规则方法。

4）实施、监控和更新计划，确保达到预期目标。

（2）每个定量程序，包括两种不同浓度的对照材料；每个定性程序，包括阴性和阳性对照材料。

（3）实验室应根据每个测量系统的需要建立、维护和修改个性化的质量控制计划（QCP）。QCP是基于测试结果预期医学用途所需的性能。

（4）在制订质量保证计划时，应考虑从制造商处获得风险降低信息、适用的法规及认可规定，以及特殊的医疗服务和实验室环境。

（5）实验室应通过实施 QCPs 来管理风险，以确保测试结果质量适合临床使用：

1）监控测试过程中错误的发生。

2）引入控制程序，减少错误的发生。

六、检验后过程

每一项检验结果均应准确、清晰、明确并依据检验程序的特定说明报告。报告应包括解释检验结果所有必需的信息。当检验报告延误时，实验室应基于延误对患者的影响建立通知用户的程序。

1．基本要求

（1）正确使用中的危险：当检验程序符合其既定的性能特征要求并且没有出现使用错误时，在正确使用中也会出现错误的结果。虽然患者群体的结果可能与预期一致，但由于以下原因之一，个别患者可能会产生错误的结果：

1）测量不确定度：定量检验程序的精密度受到测量技术发展水平的限制。性能声明通常是基于 95% 的结果符合医疗应用的特定限值，这意味着允许多达 5% 的个别结果超出该限值。

2）样品基质中干扰因素的影响：新药、生化代谢物、嗜异性抗体和样品制备材料可能会影响 IVD 检验程序对某些患者样品的检测性能。实验室或医务人员通常不知道存在这些影响。

3）分析物的异质性：血液样品中的抗体和其他蛋白质是不同亚型的混合物。检验程序的性能特征可能不适用于所有患者样品。

4）阳性和阴性样品未完全区分：定性检验程序通常表现出固有的假阴性和假阳性率，这是由于临界值相关的不确定性以及上述因素（例如，测量不确定度和与样品相关的影响）造成的。

（2）当检验结果处于规定的危急值决定限时，实验室应制定报告处理程序。

（3）当地区或者国家使用不同的测量单位时，错误解释所产生的潜在风险。

2．常见风险点　检验后过程管理日常主要风险点：

（1）结果不正确。

（2）结果转录不正确。

（3）报告有歧义。

（4）结果发给错误患者。

（5）报告发送给不正确的人。

（6）缺失关于结果解释局限性的信息。

（7）未能确保及时通知危急试验结果（"危急电话"）。

（8）未能确保传递正确结果。

（9）未能将数据录入不正确或转录错误的风险降至最低。

（10）未能将错误解释实验结果的风险降至最低。

（11）未能及时纠正错误结果并通知正确结果。

（12）错误解释检验结果。

（13）检验报告中未体现分析性能和局限性的相关信息。

（14）因报告表述不清晰，临床医生错误解读报告。

（15）发布了不正确的患者结果。

（16）延迟报告检验结果。

3．应对措施

（1）警告相关的医务人员注意错误结果。

（2）如可能，复查并修改报告，对错误结果进行更正。

（3）在识别故障状态下的 IVD 危险时，应考虑在紧急情况下可能导致延迟结果的失效模式；例如试剂不稳定；硬件／软件故障；包装失效。

（4）危急值及时处理，报告率、及时率达到规定要求。

七、实验室信息管理

实验室应能够获得开展实验室活动所需的数据和信息，并确保信息的保密性、完整性和可用性。

1．**基本要求**　实验室信息系统的使用宜经过确认，确认程度宜与正在进行的检验、报告的检验结果以及系统及其数据的完整性相适应。通常，此类系统是实验室工作流程的组成部分，并可能主要在患者照护的检验前和检验后阶段存在潜在风险。

2．**常见风险点**　实验室信息管理日常主要风险点：

（1）在整个检验过程中正确识别和追溯患者及所有相关人员的能力。

（2）能够正确无误地传输和显示可读和可理解的信息，包括：医生向标本采集者或实验室的申请、检验结果、可能影响解释的样品或检验问题。

（3）容许实验室信息系统中断和／或从中断中恢复的能力。

（4）中间件的完整性和可靠性。

（5）侵入与互联网连接的系统（直接或间接）并更改或窃取患者数据的可能性。

（6）网络安全的通用性关注。

（7）未成功扫描申请单并关联到数据录入配置文件。

（8）未能直接从申请单获取信息进行数据录入。

（9）实验室信息管理系统（LIMS）记录的样品与申请单不一致。

（10）未对任何可能的关键信息进行双重数据录入。

（11）未能定期审核数据录入过程。

（12）未能关联标本和申请表，以确保正确记录所有碎片信息。

（13）数据传输失败或损坏。

（14）安全漏洞，即未能退出电脑终端、密码漏洞、数据库安全漏洞（恶意软件）、受保护网络之外的不安全数据传输，如通过电子邮件）。

（15）数据硬件或软件故障，如磁盘驱动器故障、软件应用程序故障（崩溃）、勒索软件。

（16）由于网络安全遭到破坏而导致的失效。

（17）在"智能"即时检验设备中的数字软件应用失效。

3．应对措施

（1）信息管理：实验室应通过作出具有法律效力的承诺，对在实验室活动中获得或产生的所有患者信息承担管理责任。患者信息的管理应包括隐私和保密。实验室应将其准备公开的信息事先通知用户和／或患者。除非用户和／或患者公开的信息，或实验室与患者有约定（例如：为回应投诉的目的），其他所有信息都作为专有信息并应被视为保密信息。

（2）信息发布：实验室依据法律要求或合同授权透露保密信息时，应将所发布的信息通知到相关患者，除非法律禁止。实验室应对从患者以外渠道（如投诉人、监管机构）获取的有关患者信息保密。除非信息的提供方同意，实验室应为信息的来源保密，且不应告知患者。

在适当情况下，向患者、用户及其他相关人员披露导致或可能导致患者伤害的事件，并记录为减轻这些伤害而采取的措施。

应患者和其他代表患者的医务提供者的要求提供相关信息。

（3）失效模式监控：在识别故障状态下的危险时，应考虑可能导致患者信息错误的失效模式，例如：患者姓名或身份证号错误；出生日期或年龄错误；性别错误。

（4）信息安全管理：考虑网络安全，以防止系统未经授权的访问，并保护数据不被篡改或丢失。

（徐　宁　罗　强）

第十篇

医学实验室认可
不符合项概述

本篇主要通过介绍医学实验室认可不符合项的定义、分级、分类，不符合项的提出以及整改基本要求，不规范不符合项的常见问题和原因等相关内容，以期帮助读者加深对医学实验室认可不符合项的理解，提升实验室质量管理和医疗服务质量。本篇与《医学实验室质量体系文件范例》（第 3 版）"第八篇　不符合项范例"为姐妹篇，实验室人员和评审员可结合一起阅读和参考。

第四十四章

不符合项概述

不符合项的识别和控制是实验室质量体系建立和运行过程中非常重要的一个环节，不符合的识别常来源于实验室内部审核、外部评审、客户投诉、日常检测过程中等方面。所以不符合项来源的识别、针对不符合项采取的根本原因分析和纠正措施，以及如何准确、客观地判定是否为不符合，是实验室质量体系持续改进、更好地服务于人民健康的有效手段。

本章依据 CNAS-GL008：2018《实验室认可评审不符合项分级指南》，对不符合项的定义和分级、不符合项的提出与处理、实验室对不符合项整改的基本要求、不规范不符合项归类等进行概述，以供评审员、实验室人员等进一步认识和理解不符合项的意义和控制要求，以及常见的不符合项开具的存在问题，以期帮助实验室人员认识不符合项、控制不符合项，有效促进质量体系的运行，同时，也为评审员更加准确、规范、客观地开具不符合项提供参考。

第一节　不符合项定义和分级

一、不符合项定义

不符合：未满足要求（明示的、隐含的或必须履行的需求或期望）（GB/T 19000—2008，定义 3.6.2）。

不符合项：实验室的管理或技术活动不满足要求。"要求"指 CNAS 发布的认可要求文件，包括认可规则、认可标准、认可说明和认可方案中规定的相关要求，以及实验室自身管理体系和相应检测或校准方法中规定的要求（CNAS-GL008：2018，术语和定义 3.1）。实验室管理体系文件可包括规章制度、质量手册、程序文件、作业指导书等；检验标准/方法和/或校准规范/方法等可包括国家/行业标准、检验规程、制造商说明书等。

不符合项通常包括（但不限于）以下几种类型：

（1）缺乏必要的资源，如设备、人力、设施等。

（2）未实施有效的质量控制程序。

（3）测量溯源性不满足相关要求。

（4）人员能力不足以胜任所承担的工作。

（5）操作程序，包括检测或校准的方法，缺乏技术有效性。

（6）实验室管理体系文件不满足 CNAS 认可要求。

（7）实验室运作不满足其自身文件要求。

（8）实验室未定期接受监督评审、未缴纳费用等。

二、观察项定义

观察项：对实验室运作的某个环节提出需关注或改进的建议。观察项通常包括以下几种类型：

1. 实验室的某些规定或采取的措施可能导致相关的质量活动达不到预期效果，但尚无证据表明不符合情况已发生。

2. 评审组对实验室管理体系的运作已产生疑问，但在现场评审期间由于客观原因无法进一步核实，对是否构成不符合不能作出准确的判断。

3. 现场评审中发现实验室的工作不符合相关法律法规（例如环境保护法、职业健康安全法等）要求。

4. 对实验室提出的改进建议。

三、不符合分级

根据不符合项对实验室能力和管理体系运作的影响，CNAS 将不符合项分为严重不符合项和一般不符合项。

严重不符合项：影响实验室诚信或显著影响技术能力、检测或校准结果准确性和可靠性，以及管理体系有效运作的不符合。严重不符合项可能导致现场跟踪验证、暂停、不予认可或撤销实验室的认可资格或相关检测或校准项目。严重不符合项往往与实验室的诚信和技术能力有关。例如：

1. 实验室提交的申请资料不真实，如未如实申报工作人员、检测或校准经历、设施或设备情况等。

2. 评审中发现实验室提供的记录不真实或不能提供原始记录。

3. 实验室原始记录与报告不符，有篡改数据嫌疑。

4. 实验室不做试验直接出报告。

5. 实验室在能力验证活动中串通结果，提交的结果与原始记录不符，或不能提供结果的原始记录。

6. 人员能力不足以承担申请认可的检测或校准活动。

7. 实验室没有相应的关键设备或设施。

8. 实验室对检测或校准活动未实施有效的质量控制。

9. 实验室管理体系某些环节失效。

10. 实验室故意违反 CNAS 认可要求，如超范围使用认可标识，涉及的报告数量较大。

11. 实验室在申请和接受评审活动中存在不诚信行为。

12. 实验室发生重大变化不及时通知 CNAS，如法人、组织机构、地址、关键技术人员等变动。

一般不符合项：偶发的、独立的对检测或校准结果、质量管理体系有效运作没有严重影响的不符合项。如果一般不符合项反复发生，则可能上升为严重不符合项。在实验室认可评审中经常发现一般不符合项，如：设备未按期校准；试剂或标准物质已过有效期；对内审中发现的不符合项采取的纠正措施未经验证；检测或校准活动中某些环节操作不当；原始记录信息不完整，无法再现原有试验过程等。

第二节 不符合项的提出与处理

一、不符合项的提出

1. CNAS 评审组可在文件评审、现场评审中提出不符合项，并分析其对实验室能力和管理体系有效运作的影响，评估其严重程度，以做出合理的认可推荐意见。在描述不符合项时应给出充分的证据，以确保可追溯性；应客观地说明发现的问题，不可带有主观的推测；对事实的描述应为不符合项分级提供足够的信息。这些对不符合项的描述要求也适用于观察项。

2. 当评审组无法判定评审发现是否为严重不符合项时，评审组应将发现的事实提交评审主管，获得评审主管的指导。

3. 当评审主管认为评审组对认可推荐意见不准确时，评审主管经与评审组和实验室核实后，有权重新做出认可推荐意见，并通报实验室和评审组长。

二、CNAS 对不符合项的处理措施

1. 初评

（1）对严重不符合项的处理措施：如果评审组发现严重不符合项时，评审组可根据评审总体发现做出以下推荐意见：

1）现场跟踪验证。

2）不推荐认可相关检测或校准项目。

3）不推荐认可。

如果评审中发现实验室存在诚信问题，评审组应于评审后立即将评审报告提交 CNAS 秘书处。

（2）对一般不符合项的处理措施：实验室应在 2 个月内完成纠正与纠正措施。

2. 监督评审、复评审和换证复评审

（1）对严重不符合项的处理措施：如果评审组判定不符合项构成严重不符合项时，评审组可根据评审总体情况做出以下推荐意见：

1）限期实验室在 1 个月内完成纠正和纠正措施，并进行现场跟踪验证。

2）暂停或撤销相关检测或校准项目。

3）暂停或撤销认可资格。

对暂停或撤销部分认可项目或认可资格的推荐意见，评审组应在评审后立即将此信息通报 CNAS 秘书处。

（2）对一般不符合项的处理措施：对于一般不符合项，CNAS 要求实验室在 2 个月内完成整改。

如果实验室未在规定的期限内完成整改，评审组应在评审报告中说明此情况，可以建议暂停对该机构的认可或部分能力的认可，直至其完成纠正措施并验证有效性。

第三节 实验室对不符合项整改的基本要求

对于评审员开具的不符合项，经实验室确认后，实验室可按立即纠正、原因分析、采取纠正措

施以及纠正措施有效性的验证等步骤整改。

实验室整改的基本步骤可包括：

1. 立即将发现的不良现象加以控制或消除。
2. 举一反三，排查其他地方是否存在类似问题，一并纠正。
3. 调查分析产生问题的原因。
4. 针对原因提出纠正措施。
5. 彻底付诸实施，控制纠正措施的执行情况。
6. 验证纠正措施的有效性。

对不符合项进行整改时，应注意以下几个方面：

1. 一般只针对所提出的不符合项进行，但若有其他问题也应指出。
2. 原因是否彻底分析清楚，是否抓住要害。
3. 实施过程中有无困难，是否需要其他部门配合和支持。
4. 涉及文件更改、体系调整的是否已有效执行。
5. 是否在要求的时限内完成。
6. 最终的效果如何（要重新抽样检查确认）。
7. 有无必要的记录，记录控制得如何。
8. 没有完成或无法完成的要提交实验室管理者进行决策。

第四节　不规范不符合项归类

实验室内审员、评审员等不符合识别者在描述不符合项时应给出充分的证据，以确保可追溯性；应客观地说明发现的问题。但由于评审员、内审员等对认可规则、标准等文件的理解和评审技巧的掌握也是一个逐渐学习和加深的过程。在实验室评审中，或者实验室内部审核中，有些评审员、内审员可能对认可标准的理解不够透彻，或者培训不够充分，或者可能认可标准、应用要求本身也有待完善的地方等原因，导致评审、内审等开具的不符合项和观察项等有部分不规范，本节中也把这些不规范的不符合项简况和类型做一简要介绍，并在《医学实验室质量体系文件范例（第3版）》的专题进行实例分析，以供评审员、内审员参考。

一、不规范不符合项存在的问题

不规范不符合项存在的常见的问题主要有如下情况：

1. 评审员主观要求
2. 描述不简洁
3. 概括性描述，无客观事实
4. 描述不准确
5. 事实不明确
6. 证据不充分
7. 依据不准确
8. 证据不客观

9．判断结论不准确（应为观察项，判断为不符合项）

10．多条款要求，应拆分

11．不是最小条款

12．语句不通顺

13．事实描述不清楚

14．事实描述逻辑不清楚

15．不可追溯

16．直接引用标准条款

17．直接引用标准要求

18．事实描述中增加要求

19．只描述要求，无不符合事实

20．描述中出现假设情况

21．专业判断不正确

22．替实验室找原因

二、不规范不符合项分类

本章中我们把不规范不符合项常见的问题和情况大致归纳为以下六类：

1．**未描述客观事实**　直接叙述结论、引用条款或提出要求，未描述现场相关发现。

2．**事实描述不清**　缺乏对现场发现的客观描述，事实要点（5W+1H）不完整、语言表达不顺畅、逻辑不清楚，造成无法追溯。

3．**事实描述不简洁**　对现场发现描述不够精练，核心事实不突出；额外增加分析、总结等内容。

4．**判断依据不客观**　未严格依据标准及相关领域应用要求进行判断，主观引用国际／国外标准、业内书籍及其他非强制标准作为证据，或仅根据个人经验进行判断。

5．**判断结论不准确**　对标准理解不够深入，尺度掌握不佳，造成错误判定不符合项，或观察项判定为不符合项（如"宜"条款）；另外，将法规要求与标准混淆。

6．**条款应用不恰当**　应用条款不准确或同时应用多个条款。

以上不规范不符合项的大致分类，我们在《医学实验室质量体系文件范例》（第3版）的第八篇"实验室认可范例"中的第三十九章"不规范不符合案例"将会用到，期望可为评审员和实验室进一步了解不符合项的开具要求和帮助实验室持续改进管理体系提供有效的帮助。

（柯培锋　欧财文）

参考文献

1. 庄俊华，黄宪章，翟培军. 医学实验室质量体系文件编写指南. 第2版. 北京：人民卫生出版社，2015.

2. Plebani M. The CCLM contribution to improvements in quality and patient safety. Clin Chem Lab Med, 2013, 51(1):39–46.

3. 中华人民共和国卫生部. 医疗机构临床实验室管理办法，2006.

4. ISO/TC 212. ISO 15189:2022(E) Medical laboratories-Requirements for quality and competence. International Standard Organization, 2022.

5. 翟培军，胡冬梅，付岳，等. ISO 15189《医学实验室质量和能力的要求》. 中华检验医学杂志，2022，45（7）：677–680.

6. 陆渭林. ISO/IEC 17025：2017《检测和校准实验室能力的通用要求》理解与实施. 北京：机械工业出版社，2020.

7. 孙磊，崔有祥，隋丽辉，等. ISO 9001：2015 质量管理体系标准理解与实施. 北京：中国标准出版社，2017.

8. 刘晓论，柴邦衡. ISO 9001：2015 质量管理体系文件. 第2版. 北京：机械工业出版社，2017.

9. CAP. Standards for Laboratory Accreditation. College of American Pathologists, 2022.

10. JCI. Joint commission international accreditation standards for clinical laboratories. Joint Commission International Accreditation, 2022.

11. ISO. In vitro diagnostic medical devices-Measurement of quantities in biological samples-Metrological traceability of values assigned to calibrators and control materials. ISO 17511, ISO, 2020.

12. CLSI. Method comparison and bias estimation using patient samples;approved guideline. 3rd ed. EP9-A3, CLSI. Wayne, PA: CLSI, 2013.

13. Clinical anti Laboratory Standards Institute. Interference testing in clinical chemistry. 2nd ed. EP7-A2, CLSI, 2005.

14. CLSI. User Verification of Performance for Precision and Trueness; Approved Guideline—Second Edition. CLSI document EP15-A2. Wayne, PA: Clinical and Laboratory Standards Institute, 2006.

15. 中华医学会检验医学分会临床化学学组. 生化分析仪携带污染的分析评估及处理方法专家共识. 中华检验医学杂志，2020，43（7）：712-717.

16. 王治国. 临床检验方法确认与性能验证. 北京：人民卫生出版社，2009.

17. 王治国. 临床检验生物学变异与参考区间. 北京：人民卫生出版社，2012.

18. ISO. Medical laboratories-Practical guidance for the estimation of measurement uncertainty. ISO/TS20914, ISO, 2019.

19. 国家市场监督管理总局和中国国家标准化管理委员会. GB/T 27420—2018 合格评定生物样本测量不确定度评定与表示应用指南，2018.

20. James O. Westgard, Sten A. Westgard. Basic quality management systems. Westgard QC, Inc., 2014.

21. CLSI. Laboratory quality control based on risk management; Approved guideline. EP23A, 2011.

22. CLSI. Statistical quality control for quantitative measurement procedures: principles and definitions. C24-A4, 2016.

23. 国家市场监督管理总局、国家标准管理标准化委员会. 中华人民共和国国家标准 – 常规控制图：GB/T 17989.2—2020, 2020.

24. 王治国. 临床检验质量控制技术. 第 3 版. 北京：人民卫生出版社，2014.

25. 王前，黄宪章. 临床实验室管理. 案例版教材. 北京：科学出版社，2023.

26. ISO. Information security, cybersecurity and privacy protection Information security management systems-Requirements: ISO/IEC 27001: 2022, 2022.

27. 国家市场监督管理总局，国家标准化管理委员会. 智能实验室 信息管理系统 功能要求：GB/T 40343—2021. 北京：中国标准出版社，2021.

28. 国家认证认可监督管理委员会. 实验室信息管理系统管理规范：RB/T 028—2020. 北京：中国标准出版社，2020.

29. 国家认证认可监督管理委员会. 检测实验室信息管理系统建设指南：RB/T 029—2020. 北京：中国标准出版社，2020.

30. 中华人民共和国卫生与计划生育委员会. 电子病历共享文档规范 第 7 部分：检验报告：WS/T 500.7—2016, 2016.

31. ISO. Guidance for supervisors and operators of point-of-care testing (POCT) device. ISO/TS 22583—2019. Geneva, 2019.

32. 全国人民代表大会常务委员会公报（2022 年第 22 次）. 中华人民共和国生物安全法，2020.

33. 中华人民共和国国务院令（698 号）. 病原微生物实验室生物安全管理条例，2018.

34. 国家市场监督管理总局. 实验室生物安全通用要求：GB19489—2008. 北京：中国标准出版社，2008.

35．国家卫生和计划生育委员会. 中华人民共和国卫生行业标准　微生物和生物医学实验室生物安全通用准则：WS 233—2017. 北京：人民卫生出版社，2017：

36．ISO. Medical laboratories-requirements for safety. ISO 15190: 2020. Geneva, 2020.

37．国家市场监督管理总局. 中华人民共和国国家标准　高效过滤器：GB/T 13554—2020. 北京：中国标准出版社，2020.

38．国家市场监督管理总局令（57号）. 特种设备安全监督检查办法，2022.

39．ISO. Medical laboratories-Application of risk management to medical laboratories. ISO 22367: 2020. Geneva, 2020.

40．CLSI. Risk management techniques to identify and control laboratory error sources. Approved guideline-2nd. EP18-A2. Wayne, 2009.

41．ISO. Medical devices-Application of risk management to medical devices ISO 14971: 2007. Geneva: ISO, 2007.

42．CLSI. Laboratory quality control based on risk management. Approved guideline-1st. EP23-A. Wayne, 2011.

43．CLSI. Statistical quality control for quantitative measurements procedures: principles and definitions. Approved guideline-3rd. C24-A3. Wayne, 2006.

44．ISO. Medical laboratories-Requirements for quality and competence, ISO 15189: 2012. Geneva, 2012.

45．Singh H, Giardina TD, Meyer AN, et al. Types and origins of diagnostic errors in primary care settings. JAMA Intern Med, 2013, 173(6):418–425.

46．Plebani M, Astion ML, Barth JH, et al. Harmonization of quality indicators in laboratory medicine. A preliminary consensus. Clin Chem Lab Med, 2014, 52(7):951–958.

47．Saber Tehrani AS, Lee H, Mathews SC, et al. 25-Year summary of US malpractice claims for diagnostic errors 1986–2010: an analysis from the National Practitioner Data Bank. BMJ Qual Saf, 2013, 22(8):672–680.

48．Westgard JO. Basic QC practices-training in statistical quality control for medical laboratories. 3rd ed. Madison, WI: Westgard QC, 2010.

49．Jairaman J, Sakiman Z, Li LS. Sunway Medical Laboratory Quality Control Plans Based on Six Sigma, Risk Management and Uncertainty. Clin Lab Med, 2017, 37(1):163–176.

50．Plebani M. Towards a new paradigm in laboratory medicine: the five rights. Clin Chem Lab Med, 2016, 54(12):1881–1891.

51．Plebani M. Quality in laboratory medicine: 50 years on. Clin Biochem, 2017, 50(3): 101–104.

52．Westgard JO, Westgard SA. Six Sigma Quality Management System and Design of Risk-based Statistical Quality Control. Clin Lab Med, 2017, 37(1):85–96.

53. Westgard JO. Useful measures and models for analytical quality management in medical laboratories. Clin Chem Lab Med, 2016, 54(2):223–233.

54. Westgard JO, Westgard SA. Assessing quality on the sigma-scale from proficiency testing and external quality assessment surveys. Clin Chem Lab Med, 2015, 53(10):1531–1535.

55. Coskun A, Serteser J, Kilercik M, et al. A new approach for calculating the sigma metric in clinical laboratories. Accred Qual Assur, 2015, 20(2):147–152.

56. Yago M, Alcover S. Selecting statistical procedures for quality control planning based on risk management. Clin Chem, 2016, 62(7):959–965.

57. ISO. Risk management-Principles and guidelines. ISO 31000: 2009. Geneva, 2009.

58. ISO. Risk management-Risk assessment techniques-First Edition. ISO31010: 2009. Geneva, 2009.

59. Sciacovelli L, O'Kane M, Skaik YA, et al. Quality Indicators in Laboratory Medicine: from theory to practice. Preliminary data from the IFCC Working Group Project "Laboratory Errors and Patient Safety". Clin Chem Lab Med, 2011, 49(5):835–844.

60. Plebani M. Diagnostic errors and laboratory medicine-causes and strategies. Clin Chem Lab Med, 2015, 26(1):7–14.

61. Carraro P, Plebani M. Errors in a stat laboratory: types and frequencies 10 years later. Clin Chem, 2007, 53(7):1338–1342.